医学影像成像

主　　编　石明国　郑敏文

副 主 编　余厚军　赵海涛　杨卫东　朱　霆

编　　委（以姓氏拼音为序）

白亚妮	蔡　娅	常英娟	国志义	韩闽生	胡　芮
胡鹏志	胡兴荣	康　飞	李　剑	李　娅	李桂玉
李林枫	李永飞	林　颖	吕庆波	马温惠	彭　锐
祁　伟	曲保忠	任　芳	石　磊	石明国	宋宏萍
谭必勇	汤　渝	唐永强	王　虹	王　陵	王云雅
吴志斌	向辉华	徐　健	杨洪兵	杨卫东	杨新星
叶佳俊	余厚军	张劲松	张利娟	赵海涛	赵宏亮
赵雁鸣	郑建民	郑敏文	朱　霆		

编写秘书　李　娅（兼）

人民卫生出版社

·北京·

图书在版编目（CIP）数据

医学影像成像/石明国，郑敏文主编. —北京：
人民卫生出版社，2022.5
ISBN 978-7-117-33032-9

Ⅰ.①医… Ⅱ.①石…②郑… Ⅲ.①影像诊断–基
本知识 Ⅳ.①R445

中国版本图书馆 CIP 数据核字（2022）第 059338 号

人卫智网	www.ipmph.com	医学教育、学术、考试、健康， 购书智慧智能综合服务平台
人卫官网	www.pmph.com	人卫官方资讯发布平台

医学影像成像

Yixue Yingxiang Chengxiang

主　　编：石明国　郑敏文
出版发行：人民卫生出版社（中继线 010-59780011）
地　　址：北京市朝阳区潘家园南里 19 号
邮　　编：100021
E - mail：pmph @ pmph.com
购书热线：010-59787592　010-59787584　010-65264830
印　　刷：三河市延风印装有限公司
经　　销：新华书店
开　　本：850×1168　1/16　印张：29　插页：4
字　　数：857 千字
版　　次：2022 年 5 月第 1 版
印　　次：2022 年 6 月第 1 次印刷
标准书号：ISBN 978-7-117-33032-9
定　　价：108.00 元

打击盗版举报电话：010-59787491　E-mail：WQ @ pmph.com
质量问题联系电话：010-59787234　E-mail：zhiliang @ pmph.com
数字融合服务电话：4001118166　　E-mail：zengzhi @ pmph.com

主编简介

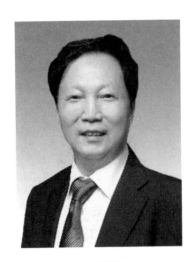

石明国

湖北籍。现任空军军医大学（原第四军医大学）西京医院医学影像学教研室主任、教授。山东泰山医学院兼职教授、硕士生导师。多次荣获第四军医大学优秀教师称号，荣立三等功2次，2012年1月荣获国防服役金质纪念章。陕西省医学会优秀个人。获全国、全军医学影像技术学科建设终身成就奖、首席专家、"伦琴学者"、人民好医生（影像技术）·大医精诚等荣誉。

中华医学会影像技术分会第六届委员会主任委员，中国医学装备协会常务理事、中国医学装备协会CT工程技术专业委员会第三、四届主任委员，中国人民解放军医学影像技术专业委员会主任委员。陕西省医学会医学影像技术分会第二、三届主任委员。第一届全国高等学校医学影像技术专业教材评审委员会副主任委员，中华医学科技奖评审委员会委员等。先后受聘为《中华放射学杂志》副总编辑，《实用放射学杂志》《中华现代影像学杂志》《国际医学放射学杂志》等10余部杂志编委、常务编委、副主编。

长期从事放射医学影像新技术应用、CT图像重建后处理及医学影像设备临床应用研究和教学工作，特别在CT设备的教学和临床应用中做出突出成绩，先后承担国家"九五"攻关课题一项、国家自然科学基金项目多项。获陕西省科学技术奖二等奖两项、陕西省优秀本科教材二等奖一项、全军科技进步三等奖五项，获国家发明专利3项。主持开展具有国内、军内先进水平的医学影像技术新业务、新技术多项。

主编专著及教材25部，副主编4部，参编多部。其中1995年主编全国第一部《实用CT影像技术学》，获西南西北地区优秀科技图书一等奖，1996年即被中华医学会选定为全国大型设备CT上岗培训教材，为我国培养了一大批医学影像技术专业应用人才。主编由高等教育出版社出版的普通高等教育"十一五"国家级规划教材《医学影像设备学》；主编由人民卫生出版社出版的全国医用设备使用人员业务能力考评教材《医用影像设备（CT/MR/DSA）成像原理与临床应用》、国家卫生健康委员会"十三五"规划教材、全国高等学校教材《医学影像设备学》《医学影像技术学·影像设备质量控制管理卷》《放射师临床工作指南》《现代CT设备质控管理与操作规范》等专著及教材。在各类专业杂志发表论文200余篇，其中多篇获优秀论文奖。

主编简介

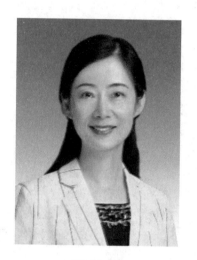

郑敏文

江苏籍。现任空军军医大学(原第四军医大学)西京医院放射科主任、教研室主任。医学博士,主任医师、教授,博士生导师。

现任中华医学会放射学分会常委、中华医学会放射学分会心胸学组组长,中国医师协会放射医师分会常委,陕西省医师协会放射医师分会会长。担任《实用放射学杂志》副主编。专业方向为心血管影像及胃肠道影像。在专业杂志发表中文论文 200 余篇、SCI 论文 36 篇;参与撰写多个影像相关中国指南/专家共识。承担国家及省部级课题 12 项,经费累计近 500 万元。荣获陕西省科学技术奖二等奖 2 项(第一完成人)、陕西省高等教育教学成果一等奖 1 项。副主编或参编国家级教材 8 部。

前　言

　　《医学影像成像》是以医学影像技术专业本科生的培养目标为依据,注重素质教育,以"厚基础、强技能"为特色,编写中以"三基"(基础理论、基本知识、基本技能)和"五性"(思想性、科学性、先进性、启发性、适用性)为原则,力求达到"新、深、精"的要求,准确反映当代医学影像成像的发展状况。

　　医学影像成像是一门多学科交叉的边缘学科,本教材共分九章,第一章绪论简要介绍医学影像成像的研究对象、分类及发展简史。第二章至第九章分别介绍普通 X 线成像、CR 与 DR、DSA、CT、MRI、超声成像、核医学成像、辅助成像设备的结构和特点。

　　教材编写以实用为目的,重点阐述医学影像设备的结构和工作原理,以医学检查设备为主线,删除了过时和滞后的知识点。注重系统性和逻辑性,重点突出,由浅入深,深入浅出。介绍每种成像设备均遵循基本结构、基本原理和基本应用的原则。

　　本教材的编写人员均在各医学院校的临床第一线工作多年,年富力强,基础扎实,临床经验丰富,并具有多年的教学实践经验,在各自的专业都参加编写过医学影像成像方面的讲义或教材,是在广泛吸收全国不同医学院校丰富的教学和临床工作经验的基础上编辑而成。

　　本教材在吸收了同类专业教材精华的同时,其内容充实新颖、前后衔接紧密,理论联系实际,注重实用性、科学性和系统性。书中对现代不断涌现出来的新成像设备、新成像技术进行了较详细的讲解,赋予了时代的内涵。

　　在编写过程中,各位编者倾尽全力,一丝不苟,在时间紧、做好本职工作的同时,加班加点,圆满而高质量地完成了编写任务。空军军医大学的各级领导和本教研室的同志们对本教材的编写给予了大力的支持,对各方面给予本书关心和帮助的同道们,在此一并表示最诚挚的感谢。

　　由于我们水平所限,时间仓促,难免存在不足之处。望使用本教材的师生、同道提出宝贵的意见,以便再版时修订和改进。

石明国　郑敏文

2021 年 11 月 19 日

目 录

第一章

绪　论

医学成像设备是诊断检查设备,是确定由于疾病或损伤所造成的功能失常的原因,获取人体内部结构的有关信息,用以了解人体内部病变是否存在,及其病变的大小、形状、范围与周围器官的关系的设备。如计算机体层成像(CT)、磁共振成像(MRI)、数字减影血管造影(DSA)、计算机 X 射线摄影(CR)、数字 X 射线摄影(DR)、核医学成像设备和超声成像设备等。

医学成像设备是卫生资源的重要组成部分,是发展卫生事业的基础,是保障人民群众身体健康的重要保障。医学影像成像的主要任务是研究医学影像设备的基本结构、基本原理、基本应用、安装调试、质量保证和日常维护管理的学科。

第一节　X 线成像设备的发展

自德国物理学家伦琴(Wilhelm Conrad Roentgen,1845—1923)发现 X 线 120 多年以来,X 线设备发生了巨大变化,特别是近 40 多年来,随着电子、材料、工艺和计算机技术的迅速发展,引入了许多新的 X 线成像方式和成像技术,从而使 X 线成像进行了彻底地改头换面,也使 X 线成像的质量产生了质的飞跃。它是一个包括多学科理论、知识和技术的综合性医疗设备,其发展过程大致可以分以下几个阶段:

一、初始阶段

这个阶段 X 线应用处在试验时期,X 线机十分简单。用含气离子管产生 X 线,用蓄电池供电给感应线圈或用大的静电发电机产生供给离子管的电压,把产生的高压用裸线输送给离子 X 射线管,无防电击和防散射线措施。因此,X 线图像质量很差,只能拍摄密度差较大的部位,操作不方便,也不安全。

二、实用阶段

在此期间,由于高真空技术的发展,于 1913 年第一只高真空热阴极,固定阳极 X 射线管由美国 Coolidge 研制成功,并应用于 X 线发生器。1915 年,高压变压器和高压整流管相继投入使用。使 X 射线发生器所产生的 X 射线的量(管电流 mA)和质(管电压 kVp)均有了很大程度地改善和提高,并不断扩大在医学领域里的应用范围。同时由于电磁学的发展,X 线机的构造步入了电磁部件控制阶段。而且,有了配合摄影、透视、治疗所需的机械结构和辅助设备,从而使 X 线进入了实用阶段。

三、提高完善阶段

1927 年研制成功旋转阳极 X 射线管,由于旋转阳极 X 射线管焦点小,输出功率高,增加了 X 线发生器的输出功率,改善了 X 线图像质量,为某些运动器官的 X 线检查(如心血管造影)创造了条件。同时 X 线检查设备的结构向更完善、更精密、多功能和自动化方向发展。除主要电路有较大改进和提高外,各种预示电路、稳压电路、保护电路也相继完善。高压发生器普遍使用单相全波整流方式,提高了 X 射线管的效率,改善了 X 线输出的质量,高压电缆由裸露式发展为防电击式。在机械和辅助设备结构上,更加坚固灵活,操作简便。这个时期还研制和开发了直线断层、记波摄影、荧光摄影和放大摄影等设备。所有 X 线检查设备的 X 线防护有了进一步加强,使 X 线机进入了防电击、防散射、高功率、多功能的时期。

四、影像增强器阶段

20世纪50年代初,出现了影像增强器,随之闭路电视和X线机组合成为X线电视成像系统,从而改变了X线图像的显示方法,实现了X线电视透视,电影摄影等新技术和新方法。由此,X线发生器主机电路和机械结构都有了改进,各种操作实现了自动化或半自动化。高压发生器广泛采用高压硅堆整流器,连接成三相六管和三相十二管整流电路,高压波形的波纹系数为13.4%或3.4%,增强了X线发生器容量。控制电路采用新型电子器件、数字技术、集成电路、自动监视、检测装置和计算机系统等。实现了自动化或半自动化控制以及遥控透视和摄影等。机械结构除更精密和灵活外,出现了悬吊架、C形臂、U形臂,并制造出多轨迹断层床、带片库胃肠检查床、血管造影床、多功能摇篮床、自动换片器、压力注射器、自动准直器等。

由于X线电视和遥控的实现,更进一步减少了X线对放射工作者的危害,也减少了被检查者接受的照射量。

五、数字化阶段

20世纪80年代初,计算机X射线摄影(computed radiography,CR)技术推广应用,90年代末数字X射线摄影(digital radiography,DR)技术以及影像存储与传输系统(picture archiving and communi-cation system,PACS)的引入,使X线成像特别是普通X线摄影数字化成为可能,为全数字化X线成像奠定了良好基础,数字化X线成像诊断技术将成为主流,相信在不久的将来就会实现全数字化X线成像乃至全数字化医院。但我们国家要使所有医院X线成像实现全数字化还有一段相当长的路要走,不过发展是相当迅速的,在短短的几年之内,许多大中型医院和较发达地区的中小型医院就很快实现了X线成像全数字化,不亚于世界发达国家的速度,这一点是我们从事放射工作人员感到欣慰的。

平板探测器的问世,不仅使普通X线摄影得到了飞跃性地改善和提高,也使心血管X线成像方式发生了根本性地改变。其中最主要的是由平板探测器替代了影像增强—电视链,使所获取的原始图像质量(如畸变)大幅提高,同时采取了许多新的图像处理方法与技术,从而使最终的数字X线图像质量得到了很大地改善和提升。另外,所需要的X线剂量也有了明显地降低,减少了被检者与操作者(特别是介入医师)的辐射剂量。

数字化的实现,特别是PACS的推广与应用,使X线图像的存储与传输发生了质的变化,不仅存储与查阅方便、操作简单、传送快捷、便于教学和远程会诊等,为数字化医院创造了先决条件,而且也大大地减少了人力和物力,所以对放射科与医院带来了前所未有的便利和先进性。

第二节　CT成像设备的发展

从1972年Housfield发明头颅CT到80年代的非螺旋CT(computed tomography)机,其发展主要在于扫描部位的延伸,从单一的头部CT拓展到体部;从80年代到90年代,是扫描速度的角逐,螺旋CT技术使横断CT演变为可以连续扫描的螺旋CT,并且突破了亚秒扫描能力;90年代到2000年代,多层CT的临床应用,大大拓展了CT的临床价值,从4/16/32/40/64/128/256层到640层CT。在这40多年间,CT的硬件、软件技术经历了几次大的革命性进步,CT技术的发展突飞猛进。

第一次是1989年在CT传统旋转扫描的基础上,采用了滑环技术和连续进床技术从而实现了螺旋扫描(sprial scan)。

第二次是1998年推出的多排螺旋CT(MDCT或MSCT)的问世,使得机架球管围绕人体旋转一圈能同时获得多幅断面图像,它的真正的价值在于较之于单排螺旋CT,多排螺旋CT大大提高了扫描速度。

第三次是2004年在北美放射学会(RSNA)上推出的64排螺旋CT,又称容积CT,开创了容积数据成像的新时代,以1秒单器官、5秒心脏、10秒全身的检查,几乎对所有器官真正同时实现了扫描速度,覆盖范围和层厚的改善。

第四次是2005年在RSNA上推出的单源螺旋CT到双源螺旋CT(DSCT)。DSCT改变了目前常规使用的一个X射线球管和一套探测器的CT成像系统,通过两套X射线球管系统和两套探测器来采集CT图像,这种简单而创造性的设计,突破了目前常规CT的局限性,大大提高时间分辨力。

随着相关学科的不断进展和临床需求的不断深入和提高,CT 技术不断发展,为临床应用提供了有力的支持,主要体现在提高速度、提高图像质量、拓展应用范围、减少辐射剂量等方面。

一、提高速度

提高速度是一个从 CT 诞生以来的一直持续的话题,它主要包括提高扫描速度和提高重建及处理速度两方面。CT 扫描速度越快越能清晰地定格人体运动器官,这一点对心脏扫描,外伤、急症和小儿的检查尤为关键。早期 CT 主要在提高轴向扫描速度方面做文章,随着多排螺旋 CT 的发展,如何提高容积扫描速度越来越为人们所关注。而重建和处理速度的提高则为提高工作效率提供了前提条件。

(一) 提高扫描速度

1. 提高轴向扫描速度　回顾 CT 的发展历程,伴随着扫描方式和技术的进步,CT 的扫描速度经历了几个重要的阶段。

(1) 20 秒阶段:平移+旋转方式扫描的最快速度;

(2) 1 秒阶段:旋转+旋转方式的最快速度;

(3) 亚秒阶段:普通螺旋(电机+皮带传动)的最快速度约 0.75 秒;

(4) <0.5 秒阶段:电磁直接驱动达到 0.35 秒;

(5) <0.3 秒阶段:利用超高速气动轴承和高压气流驱动达到 0.27 秒/圈;

(6) <0.1 秒阶段:<0.1 秒,第一代双源 CT 达 83ms;高压气流驱动工业速度已实现 0.15 秒/圈,可重建图像的采集时间仅需 75ms;

(7) <50ms 阶段:五代 CT 电子束+电磁偏转 25ms。

新型电磁驱动(又叫直接驱动技术)的优点是:提高转速,降低机械噪声;然而利用超高速气动轴承和高压气流驱动则使 CT 扫描转动更平稳、噪声更低、转速更快。目前我们可以期待的最快机械扫描 CT 将是利用超高速气动轴承和高压气流驱动的 0.15 秒/圈的 CT 机。

双源 CT 由两套相隔 90°的 X 射线管和对应的探测器组成扫描架,由于 CT 重建图像仅需采集 180°的数据,双源 CT 将 2 套探测器的数据相加,因而只需 90°的数据采集即可重建横断面图像,提高了轴向时间分辨力(83ms);除了扫描速度快,还可在两套系统上加上不同的管电压,进行实时双能量扫描。第一代双源 CT 由于扫描架空间的限制,其

中一套探测器覆盖扇形角较小,故只能在较小的视野内进行双源扫描。另一方面探测器的宽度较窄,容积扫描速度不快,一般器官的容积数据都需要在 z 轴方向叠加而获得整体的数据,由于不是同时获得因而必须配合很好的门控技术才能获得完美的图像。第二代双源 CT 在第一代双源 CT 的基础上有了很多改进和提高,已完全克服了第一代双源 CT 的不足。

2. 提高容积扫描速度　为了提高容积扫描速度,免去 z 轴方向容积数据的叠加,必须开发宽体探测器 CT。320 排 CT 很好地解决了这个难题,探测器宽 160mm,0.5mm 层厚,配置大容量计算机系统,电磁直接驱动扫描架旋转系统。可以在不移动床的情况下对大多数器官进行容积 CT,提高了容积扫描的时间分辨力。由于超宽的覆盖范围,一次扫描即可获得器官容积图像,且容积图像各个位置的数据均处于同时相,所得到的图像完全忠实于真实数据。正因为具备了这样的性能,基于此技术平台,可以进一步开展器官灌注和运动系检查,使设备检查诊断能力大幅度提高。最快轴向扫描速度 360°/0.35s,一次心跳即可完成整个心脏扫描;提高了 z 轴时间分辨力。在螺旋扫描方式中,由于大探测器阵列的辐射剂量、对比剂注射流率和高速床移动的原因,320 排 CT 只采用了其中的 64 排探测器阵列,即 32mm 的物理覆盖宽度,也就是说它在做常规螺旋扫描时,相当于一台 64 排 CT,如何在螺旋扫描中充分发挥 320 排探测器的优势,也许是下一步需要解决的问题。

(二) 重建和处理速度

重建和处理速度的提高得益于计算机技术的飞速发展。普遍采用的是并行处理、多工作站流水作业,利用多处理器的工作站,采用小型计算机系统接口(SCSI)硬盘阵列存储数据。在传输方面普遍采用光缆传输、千兆网络传输。为了适应 3D 功能和特殊诊断的需要,研发专用的图像处理软件等,从而大大提高了大数据量下的处理速度,提高了医生的工作效率,减小了劳动强度。

二、提高图像质量

长期以来空间分辨力和密度分辨力一直都是衡量 CT 图像质量的重要指标,但自从多排 CT 在心脏扫描方面的研究进展,时间分辨力逐渐成为衡量 CT 在显示运动器官图像时的重要质量指标。

（一）空间分辨力

空间分辨力（spatial resolution）指在高对比度条件下（对比度差异大于 10%）鉴别出细微差别的能力，是图像中可辨认的临界物体空间几何长度的最小极限，即对细微结构的分辨力。对于一个容积扫描，它还应该包括：

1. **垂直纵轴的平面内的空间分辨力** 也就是我们所称的轴向断层扫描的空间分辨力，它与探测器的密度相关联，探测器的密度越高，则分辨力越高；在探测器密度一定的情况下，采用 $X-Y$ 平面飞焦点技术可以使获得的原始数据加倍，从而使分辨力大大提高，最高可达 0.2mm 或 24Lp/cm。

2. **Z 轴空间分辨力** 在单排探测器阶段 Z 轴空间分辨力是很低的，它的高低与轴向扫描的厚度成反比，厚度越小，重建出来的 Z 轴平面的图像分辨力越高。但是多排螺旋 CT 诞生以后，由于探测器排与排之间的间隔与单排探测器单元之间的间隔相同，并且扫描可以采用无间隙的容积扫描，所以 Z 轴平面的图像可以达到和轴位断层相同的分辨力，这就是所谓的各向同性。同样，Z 轴飞焦点技术可以使 Z 轴方向的数据加倍，相当于 CT 探测器的排数加倍，从而使 Z 轴平面的图像分辨力也达到了 0.2mm 或 24Lp/cm。

（二）时间分辨力

时间分辨力是指 CT 扫描图像分辨运动器官部位的能力，在多排 CT 时代，因为容积扫描的出现又要分为：

1. **垂直纵轴的平面内的时间分辨力** 即轴向时间分辨力，也可以理解为轴向扫描时间的倒数，但通常就直接用扫描时间来表示，当然扫描时间越短越好。为了获得快速的扫描，有的采用气动驱动技术使旋转一圈的时间缩短到 0.27 秒，有的采用双源技术将两套数据叠加，从而使获得重建图像所需要的扫描时间缩短为 83ms。

2. **Z 轴时间分辨力** 传统 CT 的 Z 向数据是通过一层一层的轴位数据叠加获得的，因此在 Z 轴方向没有时间上的一致性，对普通多排 CT 可以在较短的时间内完成这种数据的叠加，这就是它的时间分辨力，实际上对于普通多排 CT 所谓 Z 轴时间分辨力也就是容积时间分辨力，即完成整个扫描所需要的时间，但是对于 320 排 CT 则不同，由于探测器宽度足以覆盖整个器官，它在 Z 轴方向的数据是同时获得的，因此，Z 轴方向上没有时间差异。

三、拓展应用范围

（一）心脏扫描

心脏扫描是随着多排螺旋速度加快，特别是 64 排 CT 出现以后迅速发展起来的。因为心脏是运动器官，为了显示心脏尤其是冠状动脉图像，CT 的扫描速度必须非常快，一般来说只有小于 0.5 秒/圈的 CT 机，才能较好的完成心脏扫描。

心脏成像通常使用半重建算法（cardiac half recon，CHR），即心脏单扇区重建技术来提高时间分辨力，在一个心动周期中，以设定相位为中心，提取 240° 的数据（180° 加上 X 线扇角）来进行重建。心脏多扇区重建利用心电门控技术从不同的心动周期和不同排列的探测器，收集同一相位但不同角度的原始数据，从原有的单扇区中划分出多个同一相位的小扇区，从而达到提高有效时间分辨力的目的。

以机架旋转速度 0.5 秒/圈为例，通过心脏单扇区重建技术得到的有效图像（$X-Y$）时间分辨力为：单扇区时间分辨力 SRT = 500ms×（240°/360°）× 0.75 = 250ms，其中 0.75 是半重建加权系数，心脏单扇区重建的有效时间分辨力是旋转速度的 1/2；心脏多扇区重建技术得到有效图像时间分辨力为：多扇区时间分辨力 MTR = STR/扇区数（SN）= 旋转速度/（2×扇区数）。以 0.5 秒/圈转速、4 扇区为例，最高有效图像时间分辨力 = 0.5/（2×4）= 62.5ms。由于心脏单扇区重建算法是采集在一个心动周期内 240° 的数据来进行重建，因而得到的图像时间分辨力与心率无关，但由于图像时间分辨力较低，易因运动伪影而影响图像质量。由于心脏多扇区重建算法是在不同的心动周期收集同一相位但不同角度的原始数据来进行重建，因而图像时间分辨力虽然较高，但随心率变化而变化。双源 CT 轴向时间分辨力可达 75ms，因此可在一个心动周期完成扫描而无须采用多扇区重建，从而获得更逼真的图像。

（二）CT 灌注成像（CT perfusion imaging）

灌注（perfusion）是血流通过毛细血管网，将携带的氧和营养物质输送给组织细胞的重要功能。利用影像学技术进行灌注成像可测量局部组织血液灌注，了解其血流动力学及功能变化，对临床诊断及治疗均有重要参考价值。其理论基础是核医学放射性示踪剂稀释原理和中心容积定律：BF = BV/MTT。增强 CT 所用碘对比剂基本符合非弥散性示踪剂的要求,可以根据时间密度曲线(time-density curve,TDC)计算 BF、BV、MTT 等参数。CT 灌注成像在显示形态学变化的同时反映生理功能的改变,因此是一种功能成像。目前经常使用的有脑组织灌注成像、肝灌注成像等。

(三)双能量成像

双能量成像方法早期曾用于 X 线摄影、数字 X 射线摄影(digital radiography)和 CT 扫描。2005 年首次采用双辐射源的方法再次引入 CT 检查中,由此开拓了 CT 双能成像的新领域。

双能量 CT 成像的基本原理是 X 线与物质相互作用时的衰减定律。在早期的 X 线性质研究中我们已知,相同能量的单能谱射线与单一物质相互作用时,其衰减值是不变的,但用两种有差值的不同能谱对一种物质进行照射后,我们可利用已知的某一物质的衰减值,以及使用不同辐射能衰减值的差值来计算衰减差,最终由计算机图像处理系统完成双能图像的重建。简单地说,就是利用不同穿透力的两种射线扫描同一部位,得出不同的图像相减以后可以看到我们用一种射线扫描看不到的东西,特别是密度差别不大的软组织,如肌腱、韧带等。

双能量技术的关键是如何实现能的分离:可以利用球管实现能量分离;可以利用探测器实现能量分离;可以用单源实现能量分离;也可以用双源实现能量分离。目前在 CT 临床应用中的双能成像方法主要有三种:一种是由双源 CT 扫描机,它采用两个 X 线辐射源产生两种不同的辐射能量对病人进行扫描检查;另一种是高分辨率 CT 机为代表,它采用单个 X 辐射源,利用专门设计的高压发生器,使瞬间产生高低不同的辐射能,达到双能 CT 检查的目的。

(四)仿真内镜技术

CT 仿真内镜(CT virtual endoscopy)技术是以容积扫描为基础,对图像信息进行特殊的三维后处理,重建出的图像效果类似于纤维内镜所见,所以称为 CT 仿真内镜;第三种是双层探测器的设计、通过得到高、低能投影数据而重建成像。

目前,CT 仿真内镜主要用于鼻腔、喉管、气管、支气管、胃肠道、输尿管、膀胱、血管等中空器官内病变的显示。CT 仿真内镜技术所产生的图像是逼真的内腔图像,它既可以显示出从鼻腔到支气管管腔内的肿瘤或异物,以及管腔狭窄程度,又可显示胃肠道内的息肉、肿瘤对肠道的阻塞情况,更可显示出一般很难看到的血管壁血栓形态、动脉瘤体以及动脉夹层破口情况,整个过程如同内镜在这些中空器官内的漫游穿梭,而逼真的图像不仅可为临床全面细致认识病变提供依据,更可为医学教育提供清晰的三维解剖图像。CT 仿真内镜给医生另一个内部视角来观察了解病变,它不仅是纤维内镜很好的补充手段,更可以部分替代纤维内镜应用于临床,但是 CT 仿真内镜技术也有组织特异性较差,且不能进行活检等局限性。

(五)各种后处理技术

包括所谓的 CT 图像高级重组技术在多排螺旋 CT 出现后得到了迅速发展,为临床诊断带来了新的多维诊断模式,使 CT 的临床应用有了进一步突破,并且能实现心脏冠状动脉的无创伤性成像。随着各种图像工作站的大量应用,3D 成像、一键式处理,以及从不同影像设备获得的图像间的融合技术,结合了各种设备的优点,为影像诊断带来了极大的便利。

四、减少辐射剂量

众所周知,电离辐射对人体具有伤害作用。据报道,与胸部平片相比,胸部 CT 使受检者接受的辐射高达上百倍。为了保护受检者,各大 CT 厂商在减少辐射剂量方面做了很多努力,在硬件方面和软件方面进行了改进。

(一)硬件方面

提高 CT 探测器的灵敏度和宽度,目前探测器已发展到第四代。第一代,气体探测器;第二代,晶体探测器;第三代,固态陶瓷探测器;第四代,光子探测器。灵敏度、信噪比一代比一代高,而且出现了能覆盖单个器官的宽体探测器。

普遍采用高频 X 射线发生器,配合适当的准直器和过滤器,减小软射线的危害。

(二)软件方面

管电流调制技术;

四维实时剂量调节技术;

前瞻性心电门控能减少冠状动脉 CT 血管成像的病人辐射剂量的一半以上;

经过全球多中心研究证实,使用迭代技术可以仅使用相当于原来 40% ~ 50% 的剂量即可获得较原来更好的图像质量。该技术可以应用于包括血管、心脏在内的各种 CT 检查。由于现代计算机技术的发展,虽然迭代技术需要大量的数据运算,但现在的迭代重建速度很快,可以常规应用于临床。

第三节 磁共振成像设备的发展

磁共振成像(magnetic resonance imaging,MRI)是随着计算机技术、电子技术及低温超导技术迅速发展起来的医学诊断技术,它既可提供形态学结构信息,又可提供生物化学及代谢信息,已成为当今医学诊断手段的主要技术之一。

早在 1924 年,Wolfgang Panli 提出了某些原子核具有自旋磁矩的理论。1946 年,美国物理学家哈佛大学的 E. M. Purcell 和斯坦福大学的 F. Bloch 在探索原子奥秘时,几乎同时发现磁共振现象,为此这两位科学家共同荣获了 1952 年的诺贝尔物理学奖,标志着磁共振成像技术的开端。

1970 年美国纽约州立大学的 R. V. Damadian 首先发现老鼠肿瘤组织与正常组织的磁共振信号及弛豫时间不同,且不同正常组织的弛豫时间也有差异,并说明它在医学诊断上的意义,该发现发表在 1971 年 3 月的《科学》杂志上。1972 年美国纽约州立大学的 P. C. Lauterbur 提出应用磁共振信号可以建立图像,并设计和完善了用梯度磁场加在均匀主磁场内并逐点诱发核磁共振信号,产生二维磁共振成像的反投影重建方法,1973 年在《自然》杂志上首先发表了用两个充水试管得到第一幅磁共振图像的论文,并用该方法在 1974 年得出了活鼠的磁共振图像。英国诺丁汉大学 P. Mansfield 进一步发展了有关在稳定磁场中使用附加的梯度磁场的理论,为磁共振成像技术从理论到应用奠定了基础。P. C. Lauterbur 和 P. Mansfield 共同荣获 2003 年诺贝尔生理学或医学奖。

学界在 1973—1978 年产生了多种成像方法和理论,并进行了一系列人体成像的基础医学研究和技术准备工作。1976 年,英格兰诺丁汉大学的 Peter Mansfield 首次成功地对活体进行了手指的磁共振成像,1977 年 Damadian 等得到了第一幅胸部轴位质子密度加权图像,1978 年英国的物理学家们在研制磁共振成像系统中得到了第一幅人体头部图像。

1980 年,第一台用于临床的全身 MRI 在 Fonar 公司诞生,第一台医用磁共振于 1984 年获得美国食品和药物管理局(FDA)认证。从此以后,磁共振成像系统的设计及在临床上的应用迅猛发展,各大医疗设备生产厂家纷纷投入大量技术力量进行 MRI 设备的研制与生产。我国于 1985 年引进第

一台临床 MRI 设备,1986 年中科院科键公司与美国波士顿的 Analogic 公司合资成立了安科公司,并于 1989 年生产出第一台永磁型 0.15T 磁共振设备,填补了我国在这一领域的空白。1992 年该公司又生产出我国第一台超导磁共振成像系统(0.6T)。目前,我国生产磁共振成像设备的厂家已多达十几家。

近年来 MRI 的技术的进展,主要表现在以下几个方面。

一、磁体系统

磁体是磁共振的核心部件之一,磁场强度越高,磁共振图像信噪比越高,磁体开放性越好,受检者越舒适,因此近年来,磁体向着高场强、短腔磁体、开放式及专用机发展。2017 年,FDA 已批准 7.0T 磁共振成像设备用于临床,9.4T、10.5T、11.7T 磁共振成像设备已用于科研。目前 1.5T 的磁共振系统最短磁体长度仅为 1.2 米,超导开放式磁体的场强已达到 1.0T,超大孔径 3.0T 磁共振设备孔径达到 75cm,最大视野(FOV)达到 60cm × 60cm ×50cm,80cm 孔径 0.5T 超导磁共振成像设备已经获得 FDA 批准,可承重 320kg,磁体内仅有 0.7L 液氦,骨科专用立式 MRI 设备也已问世,用于脑功能研究的垂直开放超导 3.0T 也将面世。高场 MRI 系统近年来在市场占据的份额越来越高。各公司用于关节、心脏、血管及乳腺等部位的专用 MRI 设备已陆续上市,其中有不少是由其他的较小的公司独立开发的小型专用 MR 设备。2019 年诞生了 0.064mT 仅 1.52 米高的移动 MRI 设备。2019 年,"零"液氦 MRI 设备诞生,磁体内液氦罐改为微型的水溶胶状液氦循环系统,实现 7L 或 10L 液氦填充,终身不失超磁体。另外,一直使受检病人烦恼的噪声问题,近年来也在一定程度上得到了解决。通过在磁体内置真空层、减少涡电流及应用缓冲材料,大多数设备的噪声水平可降至以往的 40% 左右。

二、梯度系统

磁共振成像的第二大系统是梯度系统,在很大程度上决定了 MRI 设备的性能。近年来梯度技术有了明显的进步。使用级联脉宽调制(PWM)功率

级构成的增强梯度放大器已可提供 2 000V 的输出电压，900A 输出电流的能力，能支持任意波形的梯度脉冲，支持各种高速、实时应用。使用目标场设计方法，对梯度线圈电感进行优化，可实现高速通断、幅度更高的梯度线圈。对全身应用，梯度强度达到 45mT/m，爬升时间至 200ms，切换率达到 200mT/（m·ms），甚至现在有设备已经达到 80mT/m，220mT/（m·ms）；随着对梯度线圈更高的性能要求，对梯度线圈的长度、功率损耗、缓解刺激神经末梢及声学噪声等方面提出更高的要求，最近在梯度线圈设计方面已提出一些新的方法。

三、射频系统

射频系统分为射频发射单元与射频接收单元。为提高射频场的均匀性，多源发射技术已经普遍应用于 3.0T 以上的磁共振成像设备，智能激发、自动射频激励与比吸收率（SAR）值优化等技术均已得到应用。

射频线圈技术经历了线极化线圈、圆极化或者正交线圈、相控阵线圈及全景成像矩阵技术几个阶段，加上多通道采集技术的发展，使得 MRI 图像的分辨率、扫描速度与对比度有了前所未有的质的飞跃。对于超高场 MRI 系统，高频线圈的发展基本与高场磁体结构的发展同步。多元阵列式全景线圈的发展十分迅速，支持并行扫描的线圈技术发展也很迅速。目前已能支持最优化的 8、16、32、64、128 接收通道配置；支持 3~4 倍的图像采集加速。

空气魔毯线圈（air coil）使硬塑料外壳变成软毯，其核心技术是使用材料 INCA 纤维导环结构，有效克服了传统铜材质线圈存在的单元间的耦合效应，使 air coil 线圈将相邻单元之间的重叠范围大幅增加，实现了最大密度的线圈单元通道分布。打破传统线圈覆盖范围，使线圈达到最大覆盖且和人体表面达到高度契合，使线圈重量轻了 60%，且信噪比和耐用度大幅提升。"一体化生命矩阵线圈系统"线圈内部集成智能匀场系统，具备数字化靶向匀场及层面匀场技术，可以感知人体磁场信息，并根据扫描需要，实时启动线圈内部匀场系统，进一步提升人体的磁场均匀性，大幅度提高了苛刻扫描部位的图像质量，拓展了临床应用范围。

高性能的射频系统可获得更高的图像质量，信噪比增加，更好地支持功能成像和磁共振特殊成像的应用。

四、软件技术的发展

临床应用和科研是磁共振成像的灵魂，随着磁共振成像系统硬件的发展，各种新软件层出不穷，充分展示了 MRI 在提前预知疾病、早发现疾病、全面评估疾病及进行疾病治疗等全方位应用上的新技术进展。

消除 MRI 最难克服的运动伪影、金属伪影和磁敏感伪影的技术均已经实现。MRI 可实现高分辨率实时 MR-DSA，对全身任何部位的血管都能获得分辨率高于 DSA 的血管增强信息（空间分辨力可达 250 微米，可多达 50 个时相）。实现超早期乳腺微小病变的诊断和鉴别诊断的技术，可以实现双侧乳腺的矢状位、轴位高时间分辨力、高空间分辨力同时成像，可以一次对比剂完成双侧乳腺上百层采集，得到双侧乳腺造影增强的信息，还可以对任何不同时相的影像进行减影，从而更加清楚的了解病变的增强。肝脏容积加速采集成像（LAVA、VIBE、THRIVE）技术，实现腹部三维容积超快速多期动态增强检查，从而敏感发现早期微小病灶。磁共振波谱成像（MRS）的主要发展有多体素 3D MRS，在 3.0T 以上系统已开拓了多种核频谱的功能，目前已可实用者有 ^{31}P、^{13}C、^{19}F、^{23}Na 频谱等。扩散张量成像采集方向可达 55~256 个方向，克服成像结构内的水各向异性扩散特征的成像方法，目前主要用于脑白质束成像，由于采集方向增加和分辨力提高，现已可获得三维的白质束图像。功能磁共振成像（fMRI）已经在高场设备上普及，多层显示的脑功能性成像、实时显示的 fMRI、3D 重建的 fMRI 等均已实现。磁共振心肌灌注成像（含应力性灌注成像）已经普及，采用 k 空间螺旋采集的磁共振血管成像（MRA）可获得极好的冠状动脉显示，且可行 3D 重建等，分子级成像——3D 酰胺质子转移（APT）成像应用于肿瘤分级分期、肿瘤治疗随访、肿瘤术后评价、立体定向活检等。

磁共振加速技术也有了长足发展，超快速成像平台融合了磁共振加速技术、临床扫描策略以及最新人工智能技术，满足不同临床及科研加速的需求。除了 2D、3D 并行采集技术及同时多层成像（SMS）外，压缩感知成像及光梭成像也加入人工智能元素，基于 k 空间优化欠采样的人工智能降噪加速技术，低分辨率扫描，高分辨率图像输出，采用智能分离噪声信号，不损失图像细节，提高图像信噪比，实现高保真度极速成像，减轻伪影，冻结运动。

超高速高清成像技术已经应用于全身、全序列磁共振成像。可实现自由呼吸成像,精确控制体部扫描的每次信号采集,采用运动不敏感的放射性 k 空间数据填充方式,每一条采集数据线都通过运动校准,这种采集方式对于病人任何运动不敏感,保证极高运动脏器成像质量,使体部 3D 动态容积成像速度最快可以达到小于 2s/期,实现自由呼吸磁共振肺部成像。

全方位的静音解决方案,所有序列和部位都可以使用静音,有效地降低 70% 以上的声压,减少对于患者听觉的影响。静音技术不降低图像质量,不延长检查时间。

人工智能(AI)已全面应用于磁共振成像设备。"天眼"技术已经普遍应用于磁共振成像定位;AI 全自动扫描可以自动完成扫描解剖部位识别,自动定位,按照序列设置不同自动对目标脏器切层,自动选择线圈单元,自动设置视野(FOV),自动定义扫描的几何参数、时序参数,对于运动部位自动设置饱和带以减小伪影,智能消除空间分辨不均的噪声和伪影等整个过程,提高扫描效率的同时,保障标准、规范、高质量的临床影像,使效率与图像质量兼得。磁共振"生命矩阵系统"能实时感知到病人的人体信息,能感知病人人体解剖,精确定位脏器,实施脏器针对性的扫描准备,可以实现无须配套任何呼吸门控装置,在扫描过程中,磁共振会全程监测病人呼吸以及心电信号,实时控制信号采集。

五、磁共振成像设备应用拓展

术中磁共振成像设备,近年来移动磁体的术中 MRI 设备由于安装复杂及性价比不高等特点装机量不多,固定磁体由于安装与普通 MRI 设备类似,支持标准手术室空间和配置,无须单独转运床,单程只有一次转运,患者安全;另一种是一拖二术中 MRI 设备方案,采用同轴双向患者转运,一个 MRI 设备带两个手术间,使用更高效。

磁共振引导聚焦超声治疗系统(磁波刀)是磁共振成像设备与超声聚焦治疗技术的整合。磁波刀应用实时 MR 引导监控测温技术来控制超声能量,提高能量递交精度,针对不同器官提供不同治疗解决方案。MRI 新的测温技术可以提供完整的周围组织热量累积情况,并以此控制治疗过程超声能量的发射,保证治疗安全、有效,避免不必要并发症,目前智能化控制和操作可大大提高消融速度,高精度相控阵探头保证高精度的聚焦点,保证了大范围精细移动焦点。智能反馈控制,实时测定温度来指导超声聚焦能量的输出,双模式测温和皮肤水冷技术是精准治疗及安全的保证。目前,磁波刀的临床应用已经从妇科拓展到骨肿瘤、骨转移疼痛及神经系统疾病。

放疗定位专用磁共振成像设备配备了一体化放疗平板、线圈桥架及索引条、外置激光定位系统、专业的几何精度校正模体和软件、面向放疗体位的线圈组合,可进行一键同步扫描,实现了用精准影像引导精准放疗。

磁共振放疗系统将放射治疗加速器与 1.5T 磁共振成像设备和在线自适应放疗流程软件系统有机集成在同一平台,在治疗过程中实时获取肿瘤和周围正常组织的磁共振影像,在线调整治疗计划,并对治疗结果进行实时评估。超导磁共振放疗系统荣获 IF 设计奖——2018 年度德国汉诺威工业设计大奖,并于 2018 年 6 月正式获得欧盟 CE 认证。

PET/MR 设备生产中的 MRI 设备基本为 3.0T,目前均能实现一体化同步扫描,可进行精准衰减校正。MRI 先进的成像技术均移植在 PET/MR 设备中,提供临床和科研平台。

第四节　核医学成像设备的发展

核医学是研究放射性核素及其射线在医学上应用的学科。核医学影像设备通过探测注射到受检患者体内的放射性药物发出的射线进行成像,是核技术、电子学、影像学、计算机和医学相互渗透互相结合的综合性医学影像设备。核医学影像可以显示人体的生理、生化过程及脏器形态改变情况,可以早期诊断疾病,目前已经成为分子影像的主要成像模式之一。

核医学影像设备最早出现在 1951 年,由卡森研制成第一台线性扫描机。扫描机由闪烁探头、电子测量电路、同步记录装置和机械扫描装置构成。闪烁探头在人体表面作"弓"字形匀速运动,连续进行计数率的定点测量、移位和同步记录,再通过打印机将体内的放射性分布图打印出来供分析诊断。虽然扫描机只能进行静态成像,并且空间分辨力和扫描速度都很低,但在此后的二十多年中一直作为核医学的影像设备使用。

1957 年由 Hal O. Anger 研制成功的 γ 相机第一次用一次成像技术代替逐点扫描方式的扫描机，是核医学影像设备突破性的进步。与扫描机相同的是，γ 相机也是探测发射单光子 γ 射线的放射性核素。Anger 型 γ 相机由直径达 40cm 的大视野探头、机架、扫描床和采集处理计算机构成。大视野的探头可以进行静态、动态和全身扫描，使核医学影像检查的应用领域得到极大扩展。直到现在 γ 相机仍然在核医学科的影像检查中占有一席之地。

1974 年，基于 Anger 型 γ 相机的单光子发射计算机体层仪（SPECT）面世。SPECT 的核心部件为 γ 相机，包含 γ 相机的所有功能。SPECT 是在 γ 相机的机架上安装了旋转装置，使探头可以围绕患者身体旋转，进行断层图像采集所必需的 360° 扫描。SPECT 消除了不同体层放射性的重叠干扰，可以单独观察某一体层内的放射性分布，不仅有利于发现深部和较小的病变，还能更准确地进行放射性分布的定量分析，又一次大幅提高了核医学影像的地位。

与 SPECT 几乎同时出现的另一类核医学影像设备是正电子发射体层仪（PET）。与 SPECT 的不同处在于：一是采用正电子核素标记的放射性药物，使用的正电子核素，如 ^{18}F 等本身为人体组成的基本元素，可标记参与活体代谢的生物活性分子，可提供在分子水平上反映体内代谢的影像；二是 PET 显像不使用准直器，而采用符合探测，使空间分辨力及灵敏度同时得到大幅度提高。PET 探头一般设计为环形结构。对探头各方向探测到的所有数据进行处理及图像重建，可获得体内放射性浓度的三维分布图像即 PET 断层图像。由于显像灵敏度很高，PET 可以更早期地从分子水平发现病变。因此在肿瘤、神经和心血管领域获得了深入广泛的应用。值得指出的是，在双探头 SPECT 系统上安装符合探测电路及相应的处理软件，就可以用 SPECT 实现部分 PET 扫描功能，从而降低了检查费用。

SPECT 和 PET 目前已经成为核医学乃至分子影像检查主要的影像设备。但无论是 SPECT 还是 PET 显像，二者都只能显示放射性药物在体内不同脏器或病变部位的分布，属于功能显像，能对病变组织进行定性诊断。但二者均不能准确确定病变的具体位置。此外，γ 光子在患者体内存在的衰减问题仅依靠 SPECT 或 PET 自身的图像也无法解决。基于这两个原因，自 2000 年以来，已经将这两类设备与 X 线 CT 相结合，构成了 SPECT/CT 和 PET/CT 这样的混合型影像设备。X 线 CT 的引入不仅解决了上述空间定位和衰减校正问题，还提供了 CT 自身的诊断优势，从而把两类影像检查的优点相互结合，生成融合图像，优势互补，使患者一次检查即可得到丰富的诊断信息，有效提高了医学影像检查的准确度和效率，也能减低患者的检查和治疗费用支出。

将 PET 和 CT 在硬件、软件及图像上有机地融合在一起的世界第一台 PET/CT 于 2001 年安装在瑞士苏黎世大学医学院。PET/CT 给功能影像赋予了精细的解剖结构，为核医学带来了新的发展前景，并使医学影像学进入到崭新的分子影像学时代。除 PET/CT 外，将 PET 和 MRI 技术整合在一起形成了全新 PET/MRI 的影像设备，该设备不仅能有效降低患者的受照辐射，同时能充分利用 MRI 多参数、多序列的特点，提供更为全面的信息。这一技术起始于 20 世纪 90 年代早期，最初主要集中于小动物影像，2006 年在北美放射学年会上报道了首例用西门子公司头部 PET/MRI 一体机同步采集的人脑融合图像，取得了令人振奋的效果，揭开了 PET/MRI 临床应用的新篇章。

SPECT 和 PET 目前研究和发展的方向包括：进一步改进系统灵敏度和空间分辨力、提高图像重建速度和精度、增强与 CT 的融合能力、采用呼吸和心电门控等手段获得"运动"时相的图像、扩展临床应用功能等等。通过这些研究可进一步提升核医学图像质量，使其更有效地发挥功能代谢成像的优势，为临床提供更清晰和准确的检查结果。

第五节　超声成像设备的发展

超声是不可触摸、无法听到的声，却有着奇妙的特性。自从 1880 年法国物理学家居里兄弟发现石英能产生压电效应，到 1917 年被朗之万利用制成最初的超声换能器装备到水下的潜艇即声呐，进行水下目标探测和定位以来，超声开始逐渐被认识利用、被开发，直至现在被广泛应用于我们的方方面面，从工业、农业、医学到军事、气象研究等等，几乎处处显现超声的"声影"。

第二次世界大战结束后,声呐中的关键技术——超声脉冲回声技术在医学超声诊断中获得了发展。50年代初以脉冲回声技术为基础的A型超声诊断仪研制成功,使超声脉冲反射技术得以在医学上的应用。尽管A型超声只能粗略表明组织内部层内结构及间距,但其无创检测仍然让医学工作者对其提供的信息给予关注。其后逐步发展起来的M型超声诊断仪和B型超声断层显像仪也都是以超声脉冲回声技术为基础的,A型、M型和B型超声诊断仪是当前医学超声诊断中应用最广泛的,因此,超声脉冲回声技术也是现代生物医学超声工程研究中最重要的一种技术。

与X射线等其他物理医学成像方法相比,超声脉冲回声法使医学检测的灵敏度、信息量获得很大的提高,避免了辐射危害,提高了安全性。医学超声成像从A型超声发展到显示解剖结构的黑白B型超声成像技术,又发展到显示动态血流的频谱和彩色多普勒技术,20世纪70年代初推出了"SSD-880"世界上第一台适用于临床的彩色血流二维显像装置,引起了超声界的震动,被称为超声诊断乃至医学影像技术的一次革命。近二十年来,多普勒超声诊断技术发展极为迅速,现已成为心血管系统疾病诊断和其他系统脏器血循环情况观察必不可少的工具。超声医学不仅在影像诊断学获得长足的发展,并不断演化催生出超声治疗学和介入诊断治疗学,把超声无创、实时诊断融入治疗中,如超声引导下穿刺活检或治疗、术中监测或高能聚集超声治疗肿瘤等。

随着微电子技术和超高速计算机技术的发展,超声在医学领域的涉及面愈来愈广泛,超声医学仪器的种类也复杂繁多。20世纪90年代以来,彩色超声血流显像仪已进入实时、多功能、高性能阶段,基本满足临床诊断需求。尤其近二十年来综合技术的发展,出现了数字化"彩超",使超声诊断技术可以为医生更加方便地观察人体内部组织状态提供实时、全面的信息,宽频、高频和密集阵元等高精尖材料技术也使超声换能器的发射和采集完成性能跳跃。近年来,超声矩阵换能器突破了瓶颈技术,实时获得空间声束的信息,从而实现心脏实时三维显像的超声技术的一次大革命,动态三维超声成像及实时三维超声成像为广大的医学工作者和患者带来全新的超声图像新模式。

目前,各种新型成像技术不断涌现,并在临床获得较好的应用,如组织多普勒成像、组织应变和应变率成像、超声造影显像、组织谐波成像及三维实时成像等,使超声诊断组织病理状态、血流灌注和运动力学等方面提供了更精确、更敏感的信息,为临床提供非常有意义的指导。超声诊断和介入治疗将随着科学技术进步,得到更好的发展和应用。

（石明国　郑敏文）

第二章

普通X射线成像

第一节 X射线的基础知识

一、X射线的发现与产生过程

（一）X射线的发现

X射线是德国物理学家威廉·康纳德·伦琴（Withelm Conrad Roentgen）发现的。1895年11月8日，一个星期五的午后，伦琴独自在实验室进行有关阴极射线的实验。当阴极射线管通电后，伦琴注意到玻璃管壁发出荧光。为了避免来自真空玻璃管壁产生的荧光的干扰，他用黑纸包严整个真空管，再给阴极射线管通电以肯定屏蔽荧光有效。尽管黑纸完全覆盖了阴极射线管，但1 000mm外涂有铂氰化钡的纸板仍可见微弱的闪光。伦琴将这个实验重复几次，毫无疑问，这既不是普通光线的反射，也不是阴极射线，因为在空气中阴极射线不可能穿过如此之远。以后7个星期，伦琴一直在实验室研究此现象。为了证明这一推测，他使用了照相底片。1895年12月22日晚，伦琴亲自用这种新的射线为他夫人照了一张手的照片，经过15分钟照射后，获得了人类第一幅X射线照片，清楚地显示手部骨骼和手上的戒指。

伦琴继续研究这种看不见的射线，发现在磁场中射线没有偏转，说明它不带电，不同于阴极射线。射线通过三棱镜并不发生折射，这和普通光线不同。他把这种不知性质的奇特射线用数学上表示未知数的"X"来表示，命名为"X射线"。辛勤工作7天以后，伦琴写了一篇手稿《关于一种新的射线，第一篇通讯》，1895年12月28日在德国Wurzburg物理学会发表。伦琴的发现以惊人的速度传遍全世界，伦琴甚至还未来得及向科学协会宣读他的发现，1896年1月23日英文译本在英国 Nature 杂志发表，2周后发表在美国 Science 杂志上。1896年1月23日伦琴在 Wurzburg 的物理学会上正式宣布了这一伟大发现。

当发现X射线的消息传到美国的第4天，就有一位医生用X射线检查了受枪伤病人的子弹异物。伦琴这一发现奠定了医学科学（放射学）发展的基础，导致物理学、应用技术学和天文学等领域的研究拓展。1901年12月10日，伦琴荣获第一个诺贝尔物理学奖。世人为了纪念他的不朽功绩，又将X射线称为伦琴射线。

（二）X射线的产生过程

1. X射线的产生 X射线是在高度真空的X射线管中通过从电子上获得能量并把它转换成具有能量的光子的办法产生的，是高速电子与阳极靶面相互作用的结果。

自伦琴发现X射线以来，经过科学家的不断研究，从理论上已经搞清了X射线是在真空条件下，高速运行的电子撞击到金属原子内部，使原子核外轨道电子发生跃迁而放射的一种能量。因此，X射线的产生必须具备3个条件：第一，电子源，根据需要随时提供足够数量的电子。第二，高速电子流，在强电场的作用下，电子作高速、定向运动。第三，适当的障碍物（靶面），接受高速电子所带来的能量，使高速电子所带的动能部分转变为X射线和热能。根据计算可知，低原子序数元素的内层电子结合能小，高速运行电子撞击原子内层电子所产生的X射线的波长较长，即能量小。高原子序数元素（如钨）的内层电子结合能大，高速运行电子撞击钨原子内层电子，便产生波长短、能量大的X射线。所以，医用X射线机的常用X射线管的靶面绝大多数由钨制成，只有用于软组织摄影的特殊X射线管的靶面由原子序数较低的钼或铑制成，它能产生波长较长的X射线，称之为软射线。

2. 能量转换过程　X 射线是在能量转换过程中产生的,它是根据靶原子的 3 个性质(核电场、轨道电子结合能、原子处于最低能态)的需要产生的。高速电子与靶原子的相互作用是很复杂的。一般来说,电子在失去它的全部能量前要经受很多次同靶原子的碰撞,从能量转换角度来看,其能量损失分为碰撞损失(collision loss)和辐射损失(radiation loss)两种情况。碰撞损失只涉及高速电子与外层电子的作用,使原子吸收能量处于激发态,这种能量损失将全部转化为热能,高速电子动能的 99%左右在碰撞损失中转换为热能。辐射损失是高速电子与靶原子内层电子或原子核相互作用的结果,通过辐射损失的能量,少部分是以 X 射线的形式辐射出去,它不足电子总动能的 1%。可见在 X 射线管中,X 射线能的转换效率是很低的。

二、X 射线能谱

(一) 连续 X 射线

连续辐射又称轫致辐射(bremsstrahlung),是辐射损失的一种,它是产生连续 X 射线的机制。轫致辐射是由轰击电子与靶原子的原子核相互作用的结果。

经典电磁学理论指出:当一个带电体在外电场中速度变化时,带电体将向外辐射电磁波。高速电子在原子核的电场作用下,速度突然变小时,它的一部分能量转变成电磁波发射出来,电子的这种能量辐射叫轫致辐射。在轫致辐射中,入射电子的能量一部分转化为辐射电磁波的能量 $h\nu$,此电磁波称为光子,其波长在 X 射线范围内,在医用 X 射线中占有重要的地位;另一部分转变为出射电子的动能,出射电子的方向将发生改变。由于每个高速电子与靶原子作用时的相对位置不同,且每个电子与靶原子作用前具有的能量也不同,所以各次相互作用对应的辐射损失也不同,因而发出的 X 光子频率也互不相同,大量的 X 光子组成了波长不等的连续 X 光谱(continuous X-ray spectrum)。靶材料为钨时,它的连续 X 射线按波长的强度分布曲线如图 2-1 所示。

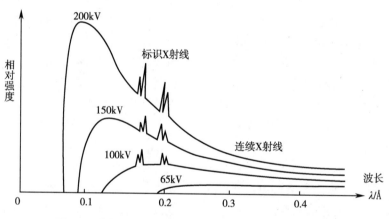

图 2-1　钨靶在不同管电压下 X 线强度分布曲线示意图

1. 极限波长　连续谱线的最短极限(最小)波长 λ_{min} 从强度分布曲线看出,每一种管电压条件下,连续谱线的 X 射线强度是随波长的变化而连续变化的。每条曲线都有一个峰值,曲线在波长增加的方向上无限延展,但强度越来越弱;在波长减小的方向上,曲线都存在一个最短极限波长 λ_{min}。随着管电压的升高,轫致辐射强度均相应增强。同时各曲线所对应的强度峰值和最短极限波长的位置均向短波长方向移动,这种现象称为连续 X 射线谱的位移规则。

最短极限波长 λ_{min} 对应的 X 光子能量最大,最大能量的光子对应的高速电子与原子核相互作

用中损失其全部能量转换成 X 射线能,由于相互作用中的能量守恒,则:

$$\frac{1}{2}mv^2 = h \cdot \nu_{max} \qquad 公式(2-1)$$

$$e \cdot V = \frac{h \cdot c}{\lambda_{min}} \qquad 公式(2-2)$$

$$\lambda_{min} = \frac{h \cdot c}{e \cdot V} \qquad 公式(2-3)$$

式中,m 为电子质量 9.11×10^{-28} g,ν_{max} 为电子的最大速度,e 为电子电量 4.803×10^{-10} 静电单位(1 静电单位 = 300V,1kV = 1 000/300 = 3.33 静电单位),V 为管电压的峰值,h 为普朗克常数 $6.62 \times$

10^{-27} erg/s（1erg＝10^{-7}J），c 为光速 $3×10^{10}$ cm/s＝$3×10^{18}$Å/s（1Å＝0.1nm）。$λ_{min}$ 可表达为：$λ_{min}＝h×c/e×V＝6.62×10^{-27}×3×10^{18}/4.803×10^{-10}×3.33V≈12.4/V$(Å)

实际上常用 kV 为管电压单位，$λ_{min}$ 的单位为 nm，则上式可写成：

$$λ_{min}≈\frac{1.24}{U}(nm)　　　公式(2-4)$$

每一个确定的管电压都有一个最短极限波长，管电压越高，波长越短。

2. X射线强度　连续谱线的X射线总强度一般采用以下公式：

$$I_连＝K·I·Z·V^2　　　公式(2-5)$$

式中 I 为管电流，Z 为原子序数，V 为管电压，K 为常数，约等于 $1.1×10^{-9}～1.4×10^{-9}$。连续X射线谱是医用X射线中最基本最重要的组成部分，连续X射线谱总强度 $I_连$ 与X射线总强度 I 近似相等，则：

$$I＝K·I·Z·V^2　　　公式(2-6)$$

(2-6)式说明，X射线总强度与X射线管阳极靶物质的原子序数 Z 和管电流 I 成正比，与管电压 V 的平方成正比。

靶物质的原子序数越高，核电场作用越强，轫致辐射产生的X射线强度也越大；管电流越大，说明单位时间内碰击阳极靶面的电子数越多，因此产生的X射线强度就越大。原子序数和管电流因素影响的是X射线的量，不影响X射线质。

管电压不仅影响X射线的量，更主要的是影响X射线的质。随着管电压的升高，连续X射线谱的位移规则越明显，使得X射线束的高能成分比低能成分的增加更为明显。由于管电压与X射线强度为平方关系，管电压增加40%，则X射线强度增加一倍。

管电压的波形也是影响X射线强度的因素之一。高压发生器送到X射线管两端的电压是脉动直流电压，X射线的最短极限波长 $λ_{min}$ 只取决于管电压的峰值(kV)，与整流波形无关，但 kV 相同的情况下，波形越平滑，X射线强度越大。

（二）标识X射线

标识放射又称特征放射（characteristic radiation），是X射线管中的高速电子以很大的动能撞击靶面时，内层电子发生跃迁而辐射出来的。只有X射线管阴极发出的电子的动能比原子结合能大时才发生。当高速电子与靶原子轨道电子碰撞时，轨道电子被击出而留下一个空位，按照能量分布最低原则，处于高能态的外层电子必然要向内层填补，产生电子跃迁，以X射线光子形式释放能量，该能量代表阳极材料的化学元素特性，这种由靶物质所决定的一部分X射线称为标识X射线。它与X射线管的管电流无关。

钨的X射线谱中（图2-1），其标识放射几个具有分离能值的向上突起的尖端，它代表一些强度较高，波长一定的X射线。

标识X射线具有以下特点：①任何元素的标识X射线的波长是固定不变的，不受其他因素的影响。从钨的X射线谱中可看出，不管管电压如何变化，每条特征放射的波长不变，它与靶原子的结构有关，不同的靶原子其特征放射不同。②在医用诊断X射线机中，仅K系的标识X射线有用。其他各系，如L、M、N等系，由于波长较长，能量较低，均被X射线管的管壁和滤过层吸收。③标识X射线只有在一定的管电压下才能出现，不同的靶原子，出现同一标识X射线所需的管电压与原子序数的平方成正比。

高能电子的能量(eV)，只有等于或大于K层电子的结合能 W_K 时，才能把K层电子击脱而产生K系标识X射线。

$$eV≥W_K　　　公式(2-7)$$

$$V≥\frac{W_K}{e}　　　公式(2-8)$$

例如，钨的K电子结合能 $W_K＝69.51$keV，则管电压 $V≥69.51$kV 时，才可能产生钨的K系标识X射线；钼的K电子结合能 $W_K＝20$keV，所以管电压 $V≥20$kV 时，才可能产生钼的K系标识X射线。

若应用量子理论和波数公式做近似计算，可得出：

$$W_K＝h·c·R·Z^2　　　公式(2-9)$$

式中，h 为普朗克常数，c 为光速，Z 为原子序数。

要产生K系的特征放射，必须满足高能电子能量 $≥W_K$，则 $V≥h·c·R·Z^2$。代入各常数：

$$V≥1.36·10^{-2}·Z^2　　　公式(2-10)$$

此式表明，不同的靶原子，出现K系标识X射线所需的管电压与原子序数成正比。

标识 X 射线的最高频率与靶元素的原子序数的平方成正比。因为 K 电子结合能与原子序数的平方成正比，所以 K 系特征放射频率也与原子序数的平方成正比。为了获得更多的有诊断价值的高能 X 射线，需采用原子序数高的钨为阳极靶材料。

K 系的特征放射强度 $I_特$ 与管电压 V 和管电流 I 有以下关系：

$$I_特 = K_1 \cdot I \cdot (V - V_K)^n \qquad 公式（2-11）$$

式中，K_1 和 n 为常数，n 约为 1.5~1.7；V_K 为 K 系的激发电压。

在医用 X 射线机中，标识 X 射线只占很少一部分。对于钨靶 X 射线管，当管电压低于 69.30kV 时不能产生 K 系标识 X 射线，必须在 80~150kV 时才产生 K 系标识 X 射线，且 K 系标识 X 射线占 X 射线辐射总量的 10%~28%。

（三）X 射线的发生效率

X 射线的发生效率是指产生的 X 射线能量占全部电子撞击阳极靶面总能量的百分比。高速电子与靶物质的相互作用过程中发生能量转换，碰撞损失的能量全部转换成热能，仅有辐射损失能量的极小部分转变为 X 射线能。

X 射线的发生效率就是 X 射线能量（强度）和高速电子流能量（功率）之比，即：

$$\eta = \frac{X 线强度}{电子流功率} = \frac{K \cdot I \cdot Z \cdot V^2}{I \cdot V} = K \cdot Z \cdot V$$

$$公式（2-12）$$

式中，η 为 X 射线发生效率，K 为常数 $1.1 \times 10^{-9} \sim 1.4 \times 10^{-9}$，$Z$ 为阳极靶面的原子序数，V 为管电压。因此，X 射线发生效率与靶面物质的原子序数和管电压成正比。在其他条件相同的情况下，高压波形越接近恒压，X 射线的发生效率越高。这也印证了高频 X 射线机 X 射线产生效率高的原因。

表 2-1 是钨靶 X 射线管在不同管电压下 X 射线的产生效率，当 100kV 仅 0.9% 的能量转换为 X 射线能，99.1% 的能量转换为热能，从而导致阳极靶面的温度升高，这是 X 射线管不能长时间连续工作的原因，也是用熔点较高的钨做阳极材料的原因之一。

（四）X 射线的质与量

X 射线从阳极靶面辐射出来以后，在空间各个方向上的分布是不均匀的，呈非对称性，并与靶面倾角有关。X 射线管近阳极端的 X 射线强度弱，近阴极端的 X 射线强度强，这个现象称为阳极效应。X 射线强度是指单位时间内垂直于 X 射线传播方向的单位面积上所通过的光电子数目和能量的总和。在实际工作中，常用质和量来表示 X 射线强度。

表 2-1　钨靶在不同管电压下的能量转换关系

管电压/kV	能量的百分数	
	X 射线能/%	热能/%
40	0.4	99.6
70	0.6	99.4
100	0.9	99.1
150	1.3	98.7
4 000	36.0	64.0

1. X 射线的质　X 射线的质表示 X 射线的硬度，即 X 射线穿透物质的能力。X 射线的质只决定每个光子能量的大小，而与光子的数目无关，光子能量越大，越不被物质吸收，其穿透本领越大，X 射线越硬；反之，X 射线的硬度就越小。X 射线的质用波长来表示，但 X 射线管发出的 X 射线是各种波长混合的连续 X 射线，很难用一个数值来表示。实际工作中，通常用 X 射线管的峰值管电压来间接地表示 X 射线的质。因为峰值管电压决定了到达靶面的电子最大动能，在轫致辐射中它决定 X 射线束的最短波长和中心波长，也即在一定程度上反映了 X 射线束中的平均波长，所以峰值管电压可以代表 X 射线的穿透能力。

X 射线的质的另一种表示方法是半值层（half-value layer，HVL）。所谓半值层是指入射 X 射线减少 1/2 时某均匀吸收体（滤过板）的厚度。不同波长的 X 射线对同一种材料有不同的吸收，故有不同的半值层。半值层越厚，说明 X 射线的质越硬。

2. X 射线的量　X 射线的量是 X 射线束的光子数目。在实际工作中，常用 X 射线管的管电流与 X 射线照射时间的乘积，即毫安秒（mAs）来表示 X 射线的量。因为管电流代表了单位时间射向阳极靶面的电子流，管电流越大，电子数目越多，和靶物质发生各种作用的 X 射线量也越大，则 X 射线强度越大。所以管电流与 X 射线强度相对应，而毫安秒则与 X 射线在该时间内的辐射总能量（放射量）相对应。

三、X射线的本质与特性

（一）X射线的本质

X射线是一种电磁波，与其他光线一样，具有波粒二象性，即波动性和微粒性，这就是X射线的本质。

1. **微粒性**　X射线照射某种金属元素时，X射线的光子与金属原子中的轨道电子碰撞，该轨道电子得到能量而被击出，金属物质失去负电荷而产生光电效应。显然只用X射线的波动性不能作出完善的解释。而用光子理论可以满意地解释，即把X射线看作一个个微粒——光子组成，且这些光子具有一定的能量（E）和动质量（m），说明了X射线具有微粒性。

$$E = h \cdot \nu \qquad 公式(2\text{-}13)$$

$$m = \frac{h \cdot \nu}{c^2} \qquad 公式(2\text{-}14)$$

2. **波动性**　X射线是一种波长很短的电磁波。1912年德国物理学家劳厄通过实验证了X射线的干涉和衍射现象。X射线是以波动方式传播，它是一种横波，在真空中的传播速度与光速相同。用λ表示X射线的波长，ν表示光波的频率，c代表光速。3者的定量联系为：

$$C = \lambda \cdot \nu \quad 或 \quad \lambda = \frac{c}{\nu} \quad \nu = \frac{c}{\lambda}$$
$$公式(2\text{-}15)$$

3. **二象性**　要充分说明X射线具有微粒和波动的二象性，X射线的微粒性和波动性并存。就要把光的本质—微粒性和波动性统一起来认识。要明确：①在电磁波谱中，X射线介于紫外线和γ射线之间。它们均可使物质电离，属于电离辐射。②X射线的波动性特征是具有波长和频率，X射线微粒性的特征是具有能量和动质量。③X射线的二象性在表现时各有侧重，传播时主要表现为波动性；辐射和吸收时主要表现为微粒性。④X射线的二象性是统一的，量子力学把光波看成是概率波这种波代表光子在空间出现的概率。所以X射线既具有波动性，又具有微粒性。

（二）X射线的特性

X射线是一种电磁波，除了具有上述电磁波具有的共同属性以外，由于它的波长短，光子能量大，还有其他电磁波不具有的特殊性质，这些特性在医学领域被加以利用，为人类的健康服务。

1. **物理特性**

（1）穿透作用：穿透作用（penetration action）是指X射线穿过物体时不被吸收的本领。X射线的波长越短，光子能量越大，穿透物质的能力越强。X射线的穿透性不仅与X射线的波长有关，还与物质的性质和结构有关。在波长一定的情况下，高原子序数的物质，密度大，吸收X射线多，X射线穿透性较差；低原子序数的物质，密度小，吸收X射线少，X射线穿透性较强。X射线穿透物质后的强度变化，反映了物质内部的密度差异，这正是X射线成像的物理基础。

（2）电离作用：物质受到X射线的照射，原子核外电子脱离原子轨道，这种作用叫作电离作用（ionization action）。在光电效应和康普顿散射的研究中，光电子脱离原子的过程叫一次电离；脱离原子的电子获得能量后与其他原子碰撞，使被击原子逸出电子叫二次电离。这种电离作用产生的正、负离子，在固体和液体中很快复合，在气体中的电离电荷容易收集，利用电离电荷的数量来测量X射线的照射量。X射线剂量测量仪和电离室自动曝光控制装置就是利用这个原理制成。电离作用能使某些物质发生化学反应，在有机体内产生生物效应，因此电离作用也是X射线损伤和治疗的基础。

（3）荧光作用：某些荧光物质（如铂氰化钡、硫化锌镉、钨酸钙等）受到X射线照射后，原子发生电离或激发使原子处于激发状态。在恢复到基态的过程中，电子的能级跃迁而辐射出可见光或紫外线光谱，这种光谱就是荧光，具有这种特性的物质叫荧光物质，而X射线使荧光物质发生荧光的作用称为荧光作用（fluorescence action）。荧光的强弱与X射线的强度有关。透视用的荧光屏和影像增强器的输入屏、X射线摄影用的增感屏以及计算机X射线摄影（computed radiography，CR）系统的成像板（imaging plate，IP）都是利用这一特性制成的。

2. **化学特性**

（1）感光作用：当X射线照射到X射线胶片上，与胶片乳剂层中的卤化银发生光化学反应，产生银颗粒沉淀，称为X射线的感光作用（sensitization action）。银颗粒沉积的多少与胶片受到X射线的照射量有关，由于X射线穿透人体后的X射线强度分布不同,使胶片的感光程度发生差异,经过化学显影后,就产生一定的黑色金属银,形成不同密度的人体组织图像。X射线摄影和工业探伤利用了这一特性。

（2）着色作用:某些物质(如铂氰化钡、铅玻璃、水晶等)经过X射线的长时间照射后,其结晶体脱水逐渐改变颜色,称为着色作用(pigmentation action)。

3. 生物特性 经一定量的X射线照射后,X射线对生物组织细胞(特别是增殖能力强的细胞)可产生抑制、损伤甚至坏死,这种对生物组织细胞具有的破坏、瓦解作用,称为X射线的生物效应(biological effect)。X射线生物效应是X射线的电离作用引起的。

生物效应可分为随机效应和非随机效应。随机效应发生的概率与剂量大小有关,这种效应不存在剂量的阈值,主要表现形式是致癌效应和遗传效应。非随机效应的严重程度随剂量的变化而变化,这种效应可能存在剂量的阈值,如过量或累计性的X射线照射,可引起某些损伤,尤其是增殖能力强的组织细胞。不同的组织细胞对X射线的敏感性不同,会产生不同程度的反应。所以在实际工作中,放射工作者一定要重视防护,特别是血液系统、生殖系统等对X射线敏感器官的防护。放射治疗也是利用了这一特性。

四、X射线与物质相互作用过程及主要效应

（一）X射线与物质相互作用

X射线与物质相互作用过程是辐射能量在物质中的传递与转移过程。X射线通过物质后强度减弱的现象叫作吸收。由于X射线是一种电离辐射,入射光子与物质作用时,能产生电离电子和散射光子,通过电离和激发的过程把能量传给物质,使X射线行进方向的强度减弱,造成了物质对X射线的吸收。X射线衰减与吸收实质上是一个过程的两个方面。X射线穿过物质时,与构成物质的原子、电子或原子核相互作用时,自身能量减少的过程称为衰减。

X射线与物质相互作用具有以下特点:

1. 物质对X射线的吸收与该物质的光学性质无关 比如铅玻璃对可见光是透明的,对X射线却能完成吸收,并不透明;薄铝片对可见光不透明,但对X射线是透明的。

2. 作用的原子性 由于X射线光子能量远大于组成分子的各个原子间的结合能,所以X射线光子能深入到分子内与各个原子发生作用。物质对X射线的吸收是在原子内部的相互作用过程中形成的,分子的吸收可由组成分子的各个原子的吸收相加而成。

3. 每次作用结果是光子损失大部分或全部能量 这与高速电子和物质的相互作用不同,比如能量为1MeV的高速电子至完全被阻止,这期间要经过与原子的相互作用达一万次左右,每次作用仅损失很小的能量,而一个X射线光子的能量被完全吸收作用大约30次便可。

4. 作用过程的复杂性 X射线进入生物组织后,从X射线光子能量传递给次级电子到最终引起生物损伤,是一个复杂的作用过程(图2-2)

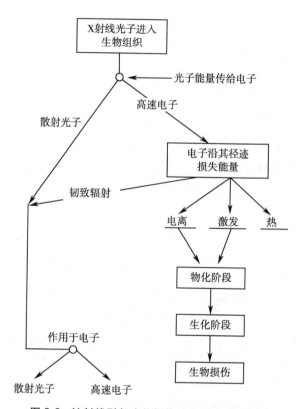

图2-2 X射线引起生物损伤的作用过程示意图

如图所示,X射线光子进入生物组织后,与体内原子核外的某一电子相互作用,形成高速电子和散射电子。高速电子沿途与原子作用,使其电离或激发,引起化学变化和生物损伤。在吸收的能量中,97%能量转换为热能,仅3%的能量以化学变化形式积存起来。有些高速电子可能与原子作用后产生韧致辐射,这些射线和散射线又像原射线一样,继续与其他核外电子相互作用,重复上述

过程。

X射线通过物质后,可与原子中的电子、原子核、核电场、电子的电场及原子核的介子电场发生相互作用。作用的结果可能发生光子的吸收、弹性散射和非弹性散射。光子发生吸收时,光子的能量全部转变为其他能量,包括光电效应、光核反应、电子对效应和光介子产生。弹性散射只是改变了辐射的传播方向,是一种无能量的作用过程,又叫相干散射,包括瑞利散射、核弹性散射和德布利克散射。非弹性散射不仅改变了辐射方向,也部分吸收光子的能量,包括康普顿效应和核共振散射。

在所有X射线与物质相互作用类型中,最主要的是光电效应、康普顿效应和电子对效应。

（二）X射线与物质相互作用的主要效应

1. 光电效应

（1）光电效应的概念:当X射线光子与物质的原子内层轨道电子相互作用时,将全部能量传递给电子,一部分能量使其克服核电场的作用而脱出轨道,释放出来的电子叫光电子;另一部分剩余能量则成为光电子高速运动的动能,此种现象称为光电效应（photoelectric effect）。

光电效应具有的特点:①X射线光子与原子的内层轨道电子发生作用,且光子的能量要大于该轨道的结合能。②被击脱电子的动能等于光子能量与轨道电子结合能之和,辐射电子后的原子被电离并处于激发状态。③处于激发态的原子在恢复到基态的过程中将释放出特征X射线,这种特征X射线也称为荧光X射线,其光子的能量几乎等于光电子所在轨道的结合能。④特征X射线的光子同样可激发其他原子,被击脱的外层电子称为俄歇电子。所以,特征X射线、光电子和俄歇电子都是光电效应的产物。

（2）光电效应发生的条件:在光电效应中,光子的能量（$h \cdot \nu$）的一部分转换为被击脱电子克服核电场作用所需的脱出功（W）,另一部分转换为击脱电子的动能（E）,即满足:

$$h \cdot \nu = E + W \qquad 公式（2-16）$$

转化为脱出功的这部分能量暂时存储在原子内,随着原子由激发态回到基态的过程,以辐射标识X射线方式全部释放出来。转化为光电子动能的这部分能量可大可小,光电子将在与其他原子发生电离或激发过程中消耗掉其多余的能量。显然,要发生光电效应,光子的能量应大于或等于脱出功（或叫结合能）。即:

$$h \cdot \nu \geqslant W \qquad 公式（2-17）$$

这就是发生光电效应的条件。只有光子具有足够的能量克服电子结合能,这种效应才可能发生。例如,碘的K电子结合能为33.2keV,若光子能量为33keV,就不能击脱K电子,可以击脱M或L层电子。当光子能量等于结合能所对应的波长或频率叫作临界波长或临界频率。根据每种物质的结合能,就可以确定这种物质发生光电效应的临界波长。显然,照射光的波长如果大于临界波长,无论照射多久都不可能发生光电效应。大多数金属的临界波长都在紫外线区域内,而X射线波长短于紫外线,可以满足光电效应的条件。对低能X射线和高原子序数物质来说,光电效应占主导地位。

（3）光电效应在人体组织和对比剂中产生的特征X射线:光电效应所辐射出来的特征X射线,其光子能量与物质的原子序数有密切的关系。人体内原子序数最高的元素是钙（原子序数为20）,它的K辐射光子能量为4keV,远小于X射线光子能量,故在其发生点的几毫米之间就吸收了。人体内其他元素的特征X射线的能量更小,仅有0.5keV左右。显然,人体各个组织在X射线的照射下,所产生的光电效应的特征X射线将全部被组织所吸收。

作为对比剂主要成分碘和钡的情况就不同了,碘的原子序数为53,它的K辐射光子能量为33.2keV;钡的原子序数为56,其K辐射光子能量为37.4keV。产生的两种特征X射线均能够穿过人体组织到达图像接收装置。因此,在X射线诊断上常用人工对比的方法,来提高人体内各组织间的对比度。

（4）光电效应对图像和被检者的影响:光电效应有利于提高照片图像质量,其原因是:①不产生散射线,降低了照片的灰雾度。因为光电效应对光子能量完全吸收,不产生散射线,而且人体各组织的光电效应所辐射的特征X射线也不能进入图像接收装置。②增强了各组织间的天然对比度。这也是光电效应对光子能量完全吸收决定的。人体各组织的光电效应发生概率差别越大,各组织对X射线能量吸收的差别越显著,图像的对比度越大。

光电效应对于被检者是有害的。由于光电效应对光子能量完全吸收,而且人体各组织产生的特征 X 射线也在人体内被完全吸收,就是说发生光电效应的 X 射线能量完全被人体吸收,在体内造成大量的电离和激发,诱发各种化学效应和生物效应。所以,光电效应对被检者来说,吸收 X 射线剂量较多,生物损伤较大。

2. 康普顿效应

(1)康普顿效应的概念:光子与原子外层轨道电子作用时,光子交给轨道电子部分能量后,改变频率和方向散射,而轨道电子脱离原子轨道射出(称为反冲电子),这种现象叫作康普顿效应(compton effect),也叫作康普顿散射,如图 2-3 所示。

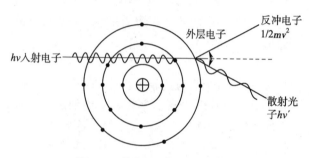

图 2-3　康普顿效应产生示意图

入射光子以 $h\cdot\nu$ 能量作用于原子外层电子,该电子吸收足够能量脱离原子轨道,与入射方向成角射出,称为康普顿电子(反冲电子),而入射光子损失部分能量后,改变频率和入射方向成角散射,称为散射光子。因康普顿效应造成在 X 射线进行方向上强度减弱,称为康普顿散射吸收。

(2)散射光子和反冲电子的能量分布:在康普顿效应中,入射光子与结合能较小的外层轨道电子相互作用,只有光子能量远大于外层电子的结合能时(约大于 1 万倍),才容易发生康普顿效应。所以可忽略轨道电子的结合能,把康普顿效应看成是入射光子与自由电子相碰撞的结果。

既然可以看成两球的自由碰撞,则按碰撞方向的不同,两球的能量分布和进行方向也不同。当侧面相碰撞时,散射光子能量最大,散射角接近 0°,反冲电子得到的能量最小且与碰撞方向近 90° 射出;当正面碰撞时,散射光子沿反向折回,散射光子能量最小,散射角为 180°,而反冲电子得到的能量最大,且沿碰撞方向射出。其他方向碰撞时,则在上述两种极端情况之间,如图 2-4 所示。

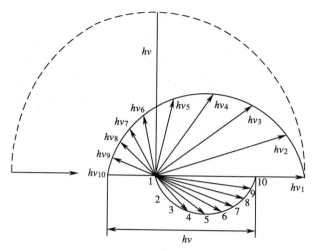

图 2-4　散射光子与反冲电子间的能量分配示意图

任何方向的碰撞均满足以下关系:

$$h\cdot\nu = \frac{1}{2}mv^2 + h\cdot\nu' \qquad 公式(2-18)$$

式中:$h\cdot\nu$ 为入射光子能量,$\frac{1}{2}mv^2$ 为反冲电子能量,$h\cdot\nu'$ 为散射光子能量。

(3)康普顿效应对图像和被检者的影响:在康普顿散射中,散射光子保留了大部分能量,传递给反冲电子的能量很少。如图 2-3 所示,在诊断 X 射线能量范围内,散射角度小的光子,几乎保留全部能量。所以小角度的散射线不可避免要到达图像接收器使图像产生灰雾。原因是散射线能量大,滤过板不能将其滤掉;而偏转角度小,滤线栅也不能将它除掉。另一方面,康普顿效应使被检者成二次辐射源,身体受到损害。

(4)光电效应与康普顿效应的比较:①两者作用的对象不同。光电效应是入射光子与原子内层电子作用的结果;康普顿效应是与原子中外层电子或自由电子作用的结果。②两者作用的条件不同。当光子能量稍大于轨道电子结合能时,最容易发生光电效应,低能 X 射线以光电效应为主;当光子能量远大于轨道电子的结合能时,最容易发生康普顿效应,高能 X 射线以康普顿效应为主。③两者对光子能量吸收程度不同。光电效应是物质对光子能量的完全吸收;而康普顿效应是物质对光子能量的小部分吸收。④两者的能量分配关系不同。在光电效应中,光子能量的大部分转换为特征 X 射线,小部分转换为光电子的动能;而康普顿效应中,光子能量大部分转换为散射线,小部分转换为反冲电子的动能。⑤两者对图像质量的影响不同。光电效应减轻了图像的灰雾,增强了图像的对比度,有利于提高照片图像质量;而康普顿效应中保留了散射线的大部分能量,必然会穿过人体到达图像接收器,使图像产生灰雾,降低图像的对比度。⑥两者对被检者的危害程度不同。光电效应使被检者对光子能量完全吸收,导致组织的电离或激发,诱发各种化学反应和生物损伤,对被检者危害大;康普顿效应使被检者对光子能量小部分吸收,即反冲电子的动能,绝大部分能量保留在散射线中,并射出身体外,因此康普顿效应对被检者的危害程度要小很多。

3. 电子对效应

（1）电子对效应的概念:入射 X 射线光子与原子核周围的电场相互作用时,一个入射光子突然消失而转化为一对正、负电子,这种现象称为电子对效应(electron pair effect)。

（2）电子对效应发生的条件:发生电子对效应必须满足一定的条件。在核电场中,要求入射光子的能量 $h \cdot \nu \geq 1.02 \mathrm{MeV}$（即两个电子静止质量的能量 $2me^2$）。在电子场中,要求入射光子的能量 $h \times \nu \geq 2.04 \mathrm{MeV}$（即四个电子静止质量的能量 $4me^2$）。

电子对效应在核电场中发生的概率远大于在电子场中发生的概率。前者发生概率与原子序数的平方成正比,也近似地与光子能量的对数成正比;后者发生概率与原子序数成正比。

电子对效应只有在光子能量极高的情况下发生,比如要产生 1.02MeV 的光子能量,X 射线管的管电压应为 1 020kV。所以在诊断 X 射线范围内,电子对效应一般不可能发生。

4. 相互作用发生的概率

（1）X 射线与物质相互作用的产物:一束具有一定强度的 X 射线通过一定厚度的物质后转换为5个部分能量——①热能;②穿透后强度减弱了的 X 射线能;③荧光 X 射线能(即特征 X 射线能);④从原子中分离出来的电子动能(包括反冲电子、光电子、俄歇电子);⑤散射 X 射线能(包括相干散射和非相干散射两部分)。其中反冲电子、非相干散射 X 射线是康普顿效应的产物,光电子、俄歇电子和荧光 X 射线是光电效应的产物。

（2）原子序数和光子能量与3种基本作用的关系:X 射线与物质的3种基本作用是光电效应、康普顿效应和电子对效应。在 0.01 ~ 10MeV 光子能量范围内,几乎所有效应都是以上3种基本作用产生的。在不同的光子能量和不同的原子序数时,3种基本作用发生的概率不同,具有以下特征:

①光子能量低于 0.8MeV 时,光电效应和康普顿效应同时发生,越低于 0.8MeV,原子序数越高时,光电效应越占优势。对于每种光子能量来说,都有两种效应概率相等的对应原子序数(称为临界元素),高于临界元素的原子序数时,光电效应占优势,低于时则康普顿效应占优势。②光子能量在 0.8~4MeV 之间时,无论原子序数多少及光子能量如何变化,康普顿效应都占主导地位。③光子能量高于 4MeV 时,占主导地位的可能是康普顿效应,也可能是电子对效应。对于每种光子能量来说,都有两种效应概率相等的临界元素,高于临界元素的原子序数时,电子对效应占优势,低于时则康普顿效应占优势。

（3）诊断 X 射线中基本作用发生的概率:诊断 X 射线的能量范围多在 20 ~ 100keV 之间,这时电子对效应不可能发生,X 射线与物质的相互作用有光电效应、康普顿效应和相干散射 3 种,前 2 种占主导地位,相干散射仅占 5% 左右。

在 X 射线检查中,要根据不同组织及不同体位,选择不同能量的 X 射线(通常由管电压决定),在被检者防护和图像对比度之间作出合理的选择。

五、X 射线的减弱规律

(一) X 射线强度减弱方式

X 射线强度减弱有距离减弱和穿过物质减弱两种方式。

1. 距离减弱 从 X 射线管焦点发出的 X 射线向空间各个方向辐射,在以焦点为中心而半径不同的各球面上的 X 射线强度与距离(即半径)的平方成反比,这个规律叫 X 射线强度减弱的反平方法则,即:

$$I \propto 1/r^2 \qquad 公式(2-19)$$

反平方法则只有在真空条件下才成立,即不存在 X 射线与物质的相互作用,在空气中,通常应用距离内,空气对 X 射线的吸收与距离所致减弱相比可以忽略,所以反平方法则仍可近似地应用。

2. 物质减弱 这是 X 射线与物质发生各种相互作用而造成对 X 射线能量的吸收,X 射线穿过物质时,决定其减弱程度的有四个因素,一是 X 射线光子能量,其他三个属于吸收物质的性质,即密度、原子序数和每克电子数。

(二) 影响 X 射线减弱的因素

1. 光子能量和原子序数对减弱影响 在诊断 X 射线范围内,只有光电效应、康普顿效应和相干散射三种作用。对同一种物质,光子能量增加时,光电效应作用率下降,而康普顿效应作用率上升;对不同物质,有效原子序数越高,光电效应作用率越大,而康普顿效应作用率越小。表2-2是不同物质,不同能量时光电效应作用的百分数。

表2-2 光电效应作用的百分数

X 射线能量/keV	水 = 7.42	骨 = 13.8	碘化钠 = 49.8
20	65%	85%	95%
60	7%	31%	95%
100	2%	9%	88%

有效原子序数是指在相同条件下,1kg 复杂物质(混合物或化合物)与 1kg 单质所吸收的辐射能量相同时,则此单质的原子序数就是复杂物质的有效原子序数。

复杂物质的有效原子序数可用下面经验公式计算:

$$Z = \sqrt[2.94]{a_1 z_1^{2.94} + a_2 z_2^{2.94} + a_3 z_3^{2.94} + \cdots}$$

公式(2-20)

式中 a_1、a_2、a_3 等分别是原子序数 Z_1、Z_2、Z_3 等各元素中所含电子分数值。应用这个公式求得水的有效原子序数为 7.42;骨为 14,人体组织与水的有效原子序数相近似,因此,用水作软组织的仿真模型;用原子序数 13 的铝作骨的仿真模型。

2. 光子能量对减弱的影响 光子能量对 X 射线的减弱也有直接影响,表2-3是不同能量的 X 射线,通过 10cm 水模后穿过的百分数。

表2-3 不同能量射线穿过 10cm 水模后穿过光子的百分数

光子能量/keV	光子穿过百分数/%
20	0.04
30	2.5
⋮	⋮
100	18.0
150	22.0

实验指出:穿过光子的百分数随光子能量的增加而增加,对低能 X 射线,绝大部分通过光电效应减弱;对高能 X 射线,绝大部分通过康普顿效应减弱。不管哪种效应起主要作用,一般都是随光子能量的增加穿透光子的百分数增大。然而,对高原子序数的吸收物质,由于边界吸收的影响,并不完全遵守这个规律。

3. 原子序数对减弱的影响 对低原子序数物质,光子能量增加,穿过物质的量增加,但对高原子序数物质,光子能量增加,穿过物质的量还可能下降,这是因为光子能量稍大于吸收物质原子的 K 层轨道电子结合能,光电效应的概率突然增大,产生对 X 射线非常明显的吸收,光电效应发生突变的这个能量值称为 K 边界,当然也可以有 L 边界或 M 边界等,不过越是原子外层的边界,光电效应概率的突变程度越来越弱,表2-4是不同能量的 X 射线穿过 1mm 铅板后穿过光子的百分数。

表2-4 穿过 1mm 铅板后穿过光子的百分数

光子能量/keV	光子穿过的百分数/%
50	0.016
60	0.04
80	6.8
88	12.0
铅的 K 边界	
88	0.026
100	0.14
150	0.96

从表2-4看出,铅的 K 边界为 88keV,当光子能量稍大于 K 边界时,穿过铅的光子量几乎突然下降至零。

对于低原子序数物质也有 K 边界,但能量太低,一般在 1keV 以下,远低于诊断 X 射线的能量,所以没有实际意义。

X 射线诊断上常用的碘剂和钡剂对比剂,除了毒性低还有理想的 K 边界,其 K 边界的能量正好处于诊断 X 射线的平均能量,可以产生显著的光电效应,形成 X 射线影像的高对比度。

4. 密度对减弱的影响 物质密度的变化反映了电子数目和质量的变化,必然直接影响各种作用的发生概率,所以 X 射线的减弱与密度成正比。

每克电子数对减弱的影响,每克物质中的电子数目叫每克电子数,单位是电子每克(e/g),它与密度(单位是 g/cm³)的乘积为物质的每立方厘米的电子数(e/cm³),表2-5是物质密度和每克电子数。

表 2-5　物质密度和每克电子数

物质	密度/ （g/cm³）	每克分子数/ （×10²³e/g）	每立方厘米电子数/ （10²³e/cm³）	有效原子系数
氢	0.000 089 9	6.00	0.000 54	1
氧	0.001 429	3.01	0.004 3	8
空气	0.001 293	3.01	0.009 3	7.64
水	1.00	3.34	3.34	7.42
脂肪	0.91	3.48	3.17	5.92
肌肉	1.00	3.36	3.36	7.42
骨	1.85	3.00	5.55	13.8
铅	2.70	2.90	7.83	13.0

从表 2-5 中看出，除氢以外所有物质的每克电子数都大体相同。氢没有中子，所以它每克电子数比其他任何元素都多，一般有效原子序数高的物质比有效原子序数低的物质每克电子数要少。

X 射线减弱与一定厚度内的电子总数有关，电子数越多减弱越多，而电子数目取决于每立方厘米电子数或每克电子数与密度的乘积。

在康普顿效应为主要作用时，每立方厘米电子数成为 X 射线减弱的主要因素。这时各种组织对 X 射线的减弱差别与每立方厘米电子数成正比。

例：求骨与肌肉、肌肉与脂肪在康普顿效应中的 X 射线减弱比值。

解：骨/肌肉 = $5.5×10^{23}/3.36×10^{23} ≈ 1.65$（倍）

肌肉/脂肪 = $3.36×10^{23}/3.17×10^{23} ≈ 1.06$（倍）

计算表明，对骨和肌肉之间，康普顿效应造成的吸收差异很大，X 射线影像对比度较强，所以拍摄这种影像应选择高能 X 射线，使康普顿效应为主要作用为宜；若拍摄肌肉与脂肪之间的影像，就宜选择低能 X 射线，使光电效应为主要作用才好。

（三）物质对 X 射线的吸收规律

X 射线穿过物质时，由于发生各种相互作用，使 X 射线在进行方向上强度减弱，称为物质对 X 射线的吸收，为了说明物质对 X 射线的吸收规律，要讨论两种 X 射线的吸收规律。

物质对单能窄束 X 射线的吸收规律，所谓单能是指 X 射线束中的所有光子能量均相同，而窄束是一个物理概念，非几何尺寸，而是指 X 射线束中除了方向一致的原射线外，没有任何散射线，在这种条件下，物质对 X 射线的吸收符合对光的吸收的普遍的指数规律（朗伯定律）。即：

$$I = I_0 e^{-\mu x} \qquad 公式（2-21）$$

式中：I 为出射 X 射线强度；I_0 为入射 X 射线强度；x 为物质厚度；e 为自然对数底；μ 为物质对该波长射线的线性吸收系数。

对上式微分后，得：

$$\mu = \mathrm{d}I/I\mathrm{d}x \qquad 公式（2-22）$$

从（2-21）式可看出，μ 的物理意义是，表示单能窄束 X 射线通过单位厚度物质时强度的相对变化，负号表示强度减少。

对特定 X 射线和物质，由于 μ 是常数，所以指数减弱规律也就是射线强度在通过相同的物质层中都以相同的比率减弱，如选用每一层厚度都是 1cm 的水模型作为单能窄束的吸收体，如图 2-5 所示。

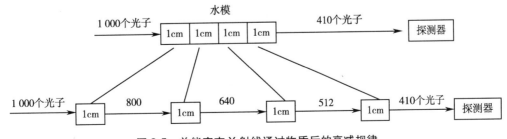

图 2-5　单能窄束 X 射线通过物质后的衰减规律

设入射单能光子 1 000 个,每通过 1cm 厚的水层后,光子数减少 20%,可见单能窄束 X 射线通过物质后只有光子个数的减少,而无光子能量的变化,且通过等厚物质以相同比率减弱,这就是指数吸收规律代表的物理意义。

单能窄束 X 射线束是一种理想,经过吸收体后到达探测点的 X 射线,实际上是宽束连续的混合线,宽束是指既有减弱的原发 X 射线,又有从吸收体各个方向辐射过来的散射线,连续是指实际 X 射线束是从某一最小值到某一最大值之间的各种能量的光子组成的混合线。

对宽束 X 射线应在指数规律中引入积累因子 B 加以修正,即:

$$I = BI_0 e^{-\mu x} \qquad 公式(2-23)$$

显然,B 是大于 1 的数,它是一个描述散射线对 X 射线强度影响的物理量,积累因子的大小与多种因素有关,如 X 射线波长、吸收物质的原子序数和几何尺寸、探测点的相对位置等等,一般通过近似计算或实验方法求得。

由于 X 射线束的连续性,通常以平均的光子能量代表连续 X 射线的硬度,其值一般在最高能量的 1/3~1/2 之间。

物质对连续 X 射线的吸收,不遵守指数吸收规律;连续 X 射线通过吸收体以后,不只是强度减小,而且能谱变窄,其中低能成分减小,高能成分相对增大,平均能量提高,吸收体越厚或原子序数越高,这种变化越显著,如图 2-6 所示。

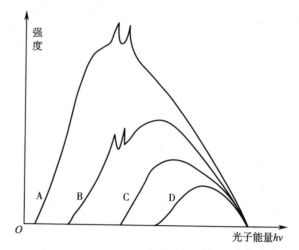

图 2-6　连续 X 线通过吸收体后能谱示意图

图 2-6 中的能谱曲线 A、B、C、D 是穿过吸收体的厚度依次递增而使频谱变窄,它使高能端不变,而低能端不断提高,平均能量也提高。

连续 X 射线的平均能量越高,穿过同一物质同样厚度时,其强度减弱速率越小,减弱后的平均能量提高。

第二节　医用诊断 X 射线机的基本组成及分类

一、医用诊断 X 射线机的基本组成

医用 X 射线机(X 射线检查设备或 X 射线成像设备)经过了一百多年的发展,它是当今医学诊断特别是在放射诊断与放射介入治疗方面不可缺少的医疗设备,也是结构精密、性能比较完善和先进、应用广泛的医疗设备,而且发挥着越来越大的作用,在医学影像领域占有非常重要的位置,应该说占据半壁江山。

一套(台)X 射线机因容量大小和使用目的不同,结构简繁不一,一般由主机系统和辅助装置两大部件构成,如图 2-7 所示。

(一) 主机系统

主机系统,从 X 射线产生过程分别包括控制器(调节 X 射线量和质、各相关部分电源分配、各相关部分联系和控制)、高压发生器(含 X 射线管灯丝加热变压器和高压电缆)等所必备的部件,也就是通常所说的 X 射线发生器。

1. **控制器或控制柜**　控制 X 射线产生和调节 X 射线量和质等的部件。这部分在第三节介绍。

2. **高压发生器**　供给 X 射线管组件能量的部件。这部分在第四节介绍。

3. **X 射线管组件**　产生 X 射线的部件。这部分在第五节介绍。

4. **相关电源分配和控制电路分析**　这部分在第六节介绍。

(二) 辅助装置

为了实现 X 射线的检查,除有主机系统外,还必须配备一些辅助装置,才能顺利地完成 X 射线检查和介入治疗工作。

1. **摄影装置**　用于 X 射线摄影检查的装置。由于 X 射线摄影检查方法不同,有滤线栅摄影平

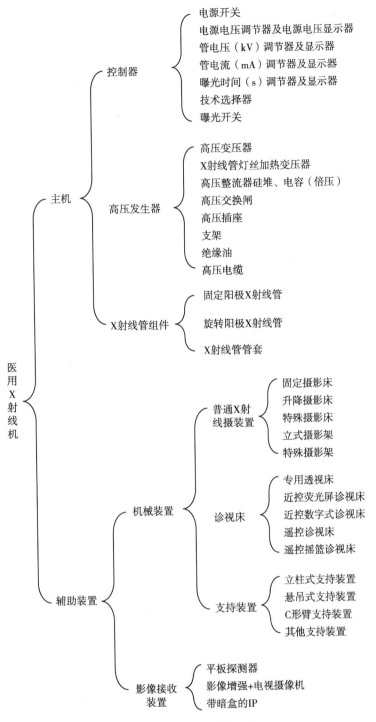

图 2-7　医用 X 射线机的组成

床,此种床有固定的电动机带动床面升降,床面浮动。断层摄影床,此种床有直线纵向断层床和多轨迹断层床,这种摄影床已基本淘汰。各专科用的专用床和立式胸部摄影架等。

2. **诊视床**　用于 X 射线透视检查的装置。此种床用电动机带动床身直立、平卧、负角(即头低位),可在直立与平卧中间任一角度停止易于在各种角度上检查。有的床面可上、下移动,左右移动;

影像转换设备和 X 射线管同步。X 射线管组件有床上型和床下型。

3. **支持和悬吊装置**　支持或悬吊 X 射线管组件,影像增强器或导管床装置。有双地轨支持 X 射线管组件的立柱;天地轨支持 X 射线管组件立柱;悬吊 X 射线管组件、影像接收器或导管床的悬吊架。

4. **影像转换和记录装置**　把 X 射线影像转换

成荧光影像和把 X 射线影像或荧光影像记录下来的设备。例如,荧光屏、胶片、影像增强器、X 射线电视、快速换片器摄影、电影摄影、录像、数字探测器等。

5. 提高图像质量的装置 如滤线栅、准直器、压迫器等。

这些部分在第七节介绍。

二、医用诊断用 X 射线机的分类

按照我国习惯,通常以 X 射线机的结构特点、最大输出功率、应用范围等进行分类。

(一) 按结构分类

1. 携带式 这种 X 射线机结构简单、重量轻、装卸方便,整机装于背包内就可背走,用市电或用小型发电机供电。由于输出功率仅有 1kW 以下(10mA,75kV),故只能作野战透视和四肢摄影,也可在巡诊查体中应用。

2. 移动式 这种 X 射线机在机座上装有滚轮,可在病房中进行床边 X 射线摄影检查,亦可在野战进行骨折复位及异物定位。如配备 C 形臂、影像增强器和 X 射线电视系统(平板探测器),可用于介入性手术的监视或骨折复位监视,可用病房内插座电源。充、放电式移动式 X 射线机 X 射线摄影条件高,可投照出较满意的 X 射线图像,也可以用病房电源插座。

3. 固定式 通常按其输出功率分为中型和大型两种。

(1) 中型:这种 X 射线机用双焦点旋转阳极 X 射线管(但仍有用固定阳极 X 射线管),配有电动诊视床、X 射线管立柱、滤线栅、摄影床以及简易直线断层设备等。除能进行一般透视、摄影外,还能进行胃肠检查和直线断层摄影。对电源电压、频率和电源电阻有一定要求,达到这些条件才能发挥其性能。

(2) 大型:这种 X 射线机多有两只以上旋转阳极 X 射线管,配有电动诊视床、滤线栅摄影床和立式胸部架。血管造影 X 射线成像系统,多数配有影像接收器(X 射线电视系统或平板探测器),和影像接收器用 C 形臂或悬吊架支撑,X 射线管组件,还配备一些检查需要的辅助设备,能完成一机多用。这种大型 X 射线机的发生器要求有良好的电源电压以保证工作性能稳定,充分发挥其作用。

(二) 按最大输出功率分类

是指按 X 射线管的标称功率,如 5kW、10kW、20kW、30kW、50kW、80kW、100kW 等,在我国通常以 X 射线管允许通过的最大管电流的大小分类:

1. 小型机 最大 X 射线管电流在 200mA 以下、最高管电压在 90~100kV 之间的 X 射线机。

2. 中型机 最大管电流在 200~500mA、最高管电压在 100~125kV 之间的 X 射线机。

3. 大型机 最大管电流在 500mA 以上、最高管电压在 125~150kV 之间的 X 射线机。

(三) 按应用范围分类

1. 综合性 X 射线机 指固定式 X 射线机,具有透视和摄影等多种功能,适合做各种疾病 X 射线检查。

2. 专用 X 射线机 为了适应某种专科疾病检查而设计的 X 射线机。配有各种专科疾病检查的辅助设备,如心血管造影 X 射线机、乳腺摄影 X 射线机、泌尿疾病检查用 X 射线机、口腔 X 射线机等。

诊断用 X 射线机的分类除上述外还有很多,如按使用目的可分为透视 X 射线机、摄影 X 射线机、胃肠 X 射线机等;按高压变压器工作频率分为工频 X 射线机、中频 X 射线机、高频 X 射线机;按高压整流形式可分为单相半波整流、单相全波整流、三相全波整流 X 射线机等。

第三节 控 制 器

控制器由操作台和与它相组合的控制电路、高压发生器、X 射线管组件组成,通常被称为 X 射线发生器(X-ray generator),如图 2-8 所示。此图是传统 X 射线控制器的基本结构及各部分相互之间的关系。

控制器需要的电能由交流电源供电。产生 X 射线需要的高电压由高压发生器(high voltage gen-erator)和与它结合的电路提供。控制和调节供给 X 射线管组件的电能,使产生的 X 射线满足 X 射线检查中的需要。为此,需要有对 X 射线控制(X-ray control)的装置,即控制台(control console)。此装置是技术人员接触最多的部件,因此,下面叙述控制台的一些共同特点。

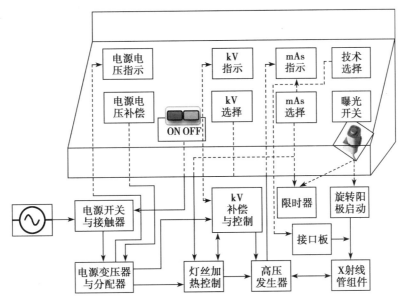

图 2-8 传统 X 射线控制器的基本结构示意图

一、变压器

变压器（transformer）是改变交流电压和电流的电变磁、磁变电的电磁部件，既能增加电压又能降低电压。变压器多是浸泡在绝缘油内使用，油的作用是在变压器工作中间起绝缘和冷却作用。X 射线发生器中有三种变压器，即升压变压器、降压变压器和自耦变压器。

（一）自耦变压器

自耦变压器（autotransformer）是一种特殊型变压器，只有一个线圈的自感变压器。它可输出不同的电压供给 X 射线控制器内各个电路。

自耦变压器可以称为 X 射线控制器内的电源，位于控制器或柜内下部，它在电路中的符号如图2-9 所示。

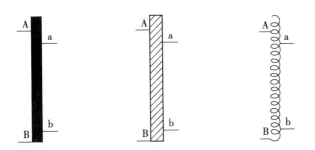

图 2-9 自耦变压器电路图中的符号（AB 为初级 ab 为次级）

中、高频 X 射线机全不用自耦变压器。

（二）其他变压器

中、高频 X 射线机虽然不用自耦变压器，但必须有供给各个装置、部件或电路的不同电源的变压器，有升压变压器（如供给逆变器的电源，将市用电 220V 或 380V 升至该机的设计要求）和降压变压器（供给各控制电路的电源）。

二、控制台

控制台（操作台）位于控制室内，控制室的墙要达到对射线的防护要求。控制室墙上装的铅玻璃窗用于技术人员在整个时间观察病人和 X 射线机的工作情况。控制台内装有许多部件。

控制台上装有控制钮、仪表和各种功能的按钮或选择器。这里只将主要的控制钮和仪表，操作台共有的予以简介。

（一）电源通、断开关

控制台上有电源通（ON）、断（OFF）开关（按键），用于启动和关闭整个 X 射线机。当按下"ON"按钮时电源供电给控制台内或柜内的自耦变压器和其他电路。

（二）电源电压补偿器和指示器

交流电源电压经常发生波动造成电源电压不稳定。电源电压补偿器的用途就是保证稳定电压供给自耦变压器。因为电源电压任一波动都会影响曝光时 X 射线的输出，结果影响 X 射线摄影的影像密度。

过去的设备用手动调节电源电压补偿，在整个工作时间必须保证指示器指示至正确值上。现代 X 射线机用自动电源电压补偿器（automatic line voltage compensation）。这样的自动补偿器，偶尔电源电压波动时自动补偿电压达到正确值。

中、高频 X 射线机没有电源电压补偿器和指示器。

（三） X 射线管电压、管电流和时间选择器

这三个选择器是技术人员经常要调节的曝光参数，因为不同类型的检查调节不同的曝光参数。这些曝光参数多由技术人员根据现场摄影状况设定。

X 射线管电压（kV）选择器与自耦变压器通过波段开关连接。技术人员用它为曝光选择 X 射线管两极电压。有些发生器用粗和细千伏选择器分别每挡调节 10kV 和 1kV。另外一些发生器用连续（滑动）调节千伏选择器。在各个参数中 kV 是确定 X 射线束的质（穿透力）。

从 X 射线管的阴极到阳极的电子数量由毫安选择器确定。摄影用的 mA 调节范围较宽（20～1 000mA），而连续透视 mA 调节范围很小，可从 0.5～5mA，最大可到 10mA。

时间选择器，决定供给 X 射线管的高压开始和终止之间的时间，即控制 X 射线产生时间长、短。

技术人员选择 kV、mA 和时间，确定 X 射线摄影影像密度。

（四） 自动密度控制

现在用的大多数影像设备均与自动曝光定时电路相结合。这样的自动，允许用自动密度控制（automatic density control，ADC），其意义是在任一解剖部位，不管瘦、中、胖病人的预计密度（由厂家预先设定，根据不同用户要求可以更改预设）均预先按程序编入曝光定时电路。用自动限时电路，技术人员只选择检查部位相近的 kV 值均可。

有些 X 射线机配有解剖程序摄影（anatomically programmed radiography，APR）系统。用此系统，技术人员可用相应按钮或敏感型触摸键（sensor-type touch key）选择检查，用 APR 检查自动地选择 kV、mA 和曝光时间。

现在，有些 X 射线机特别是用在专门血管造影检查中，对穿过物体自动地提供最佳曝光参数选择。在这个方法上，检查初到达检查部位上剂量很低，测定病人吸收量与发生器的 X 射线管输出量比较，使 mA 和 kV 自动计算最佳值得到最好的对比度。

（五） kV、mA 和时间显示

X 射线管电压、管电流和曝光时间分别显示在 kV 表、mA 表和曝光时间表上。当曝光发生时，这些表显示并指示出当时曝光参数值。

（六） 曝光手开关

X 射线发生器上的曝光手开关必须是连续型的，即开关结构只有连续按下开关电路才能接通。这样开始曝光才能使机器安全。

在固定型 X 射线摄影设备上，此开关位于操作台。然而在另外一些情况下，此开关是用电缆连接使用。在这种情况下，技术人员应该记住，在摄影曝光时必须身居控制室内。

大多数 X 射线曝光开关的工作是建立在两个动作上：即按下开关第一挡，第一个动作开始延时，使阳极旋转和 X 射线管灯丝增温，延时时间一到"Ready"（准备）指示灯亮。接着按下开关第二挡，即第二个动作，使 X 射线产生并在预调时间中连续产生 X 射线。在产生 X 射线同时，"X-ray"（X 射线）指示灯亮，待预调曝光时间一到，曝光终止"X-ray"灯熄灭。

（七） 滤线栅选择器

滤线栅选择器用于选择用或不用滤线栅，当 X 射线穿过厚部位时，在该部位中产生的散射线增加，此种散射线达到影像接收器上影响影像质量。于是在病人和影像接收器中间插入滤线栅，滤除散射线，改善影像质量。

滤线栅是由滤线栅，托盘和驱动滤线栅运动的电路等构成。位于 X 射线检查床面的下面或立式摄影架面的后面。

应用固定滤线栅的装置（有插入型和固定型），不需滤线栅选择器。

（八） X 射线管组件选择器

一套大型 X 射线机可以有两个 X 射线检查室（如摄影工作台和诊视工作台）共用一个操作台，也就是通常说的工作台选择或交换，这时，工作人员必须注意选择使用室的 X 射线管组件（工作台）。

（九） 技术选择

同一个 X 射线组件用于不同检查装置（卧式摄影床摄影或简易体层摄影或立式摄影架摄影）时，需要技术人员来选择某种技术，完成相应的检查技术。

现在数字 X 射线机的图像处理与 X 射线控制台已为一体化，所有功能选择或操作均在计算机系统的显示器屏（触摸屏）上进行。设备的启动和关闭也由计算机控制。

第四节　高压发生器

高压发生器(high voltage generator)的作用就是将X射线管所需施加的管电压从自耦变压器(工频X射线发生器)或逆变器(中高频X射线发生器)输送到高压变压器的初级,在次级感应出高压交流电压,再将高压交流电压经高压整流器进行整流或进行倍压及滤波,变成脉动直流供给X射线管两端,作为驱动电子流高速运动的动力高压源。X射线管管电流检测和管电压检测以及冷却和高压绝缘等功能。

高压发生器种类很多,按输出方式可分为:

单峰高压发生器。输出未经整流的电压,但在电源每一周期内有一个峰值电压的单相电源供电的高压发生器(X射线管自整流)。

双峰高压发生器。由单相电源供电,输出的整流电压在电源每一周期内有两个峰值的高压发生器。

六峰高压发生器。由三相电源供电,输出的整流电压在电源每一周期内有六个峰值的高压发生器。

十二峰高压发生器。由三相电源供电,输出的整流电压在电源每一周期内有十二个峰值的高压发生器。

恒压高压发生器。输出电压波纹率不超过规定值的高压发生器。

贮能高压发生器。能将供给X射线管能量的全部或一部分储存在适当组件中的高压发生器。

电容放电式高压发生器。能将电能储存在高压电容器内,并在一次加载中经过放电将其能量供给X射线管的高压发生器。

倍压式高压发生器。由串联连接的一些整流器和电容器组成的高压发生器,其产生的恒定输出电压是变压器电压的整流倍数。

一、高压发生器的基本结构

高压发生器主要由高压变压器、高压整流器、高压电压和电流检测、高压交换系统(这只是在供两个X射线管以上的高压发生器装置中有)、高压插座、大小X射线管灯丝加热变压器、绝缘变压器油、方或圆形耐油容器等组成,如图2-10所示。工频高压发生器的高压变压器由于比较笨重,重量比较重,有几百千克重,需3~4人才能抬动,如果80kW以上的X射线发生器,则需更多的人或用其他动力才能移动,而高频高压发生器装置由于高压变压器体积非常小,高压发生器装置1~2人甚至1个人就可以挪动。

二、X射线管灯丝加热变压器的基本结构

X射线管灯丝加热变压器是降压变压器(step-down transformer),在X射线发生器中又称为灯丝变压器(filament transformer),它也是两个线圈的互感变压器。灯丝变压器将电源电压降低至10~20V、3~5A供给X射线管灯丝。X射线管灯丝加热变压器是由铁芯、初次级线圈构成的,如图2-11所示。

供给中、高频X射线机灯丝变压器的电源加压,也是工频交流电源经整流滤波后逆变为中、高频交流供给灯丝变压器初级线圈。

(一)铁芯

以往X射线管灯丝加热变压器的铁芯是表面涂漆的硅钢片,用交插叠片叠成"口"字形,在装线圈的臂上叠成阶梯形。

现今X射线管灯丝加热变压器铁芯是用"C"形卷铁芯,中频铁芯用铁氧体。

(二)初级线圈

因X射线管灯丝加热变压器的初级线圈流过的电流较小,导线的线径较细,多用直径为0.19~0.51mm的漆包线,分数层绕在用黄蜡绸或绝缘纸包好的阶梯形铁芯臂上,层间用电缆纸绝缘,总匝数在800~1 000匝。

(三)次级线圈

X射线管灯丝加热变压器的次级线圈电流较大,多用直经为0.8~2.1mm的玻璃丝包圆铜线,分2~3层绕制,总匝数为数十匝。

双焦点X射线管有两个灯丝,X射线管大小焦点灯丝加热功率不同,两个灯丝加热变压器的容量也不同,如今,为加工方便,通常采用同一种容量(大焦点灯丝)的变压器。

X射线管灯丝加热变压器的次级由于与高压阴极连接,所以要求绝缘度高,初、次级之间也要有很好的绝缘。

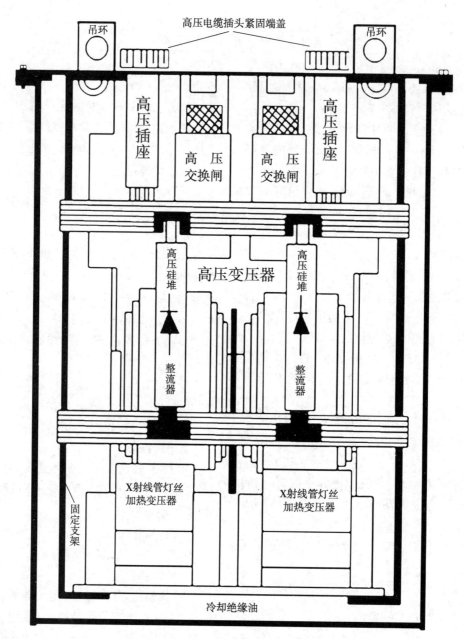

图 2-10 高压发生器结构示意图

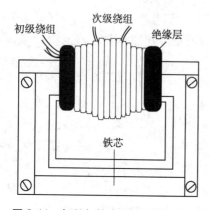

图 2-11 灯丝加热变压器结构示意图

三、高压变压器的基本结构与特点

高压变压器是升压变压器（step-up transformer），在 X 射线发生器中又可称高压变压器（high voltage transformer），它是初、次级线圈互相绝缘的互感应变压器。它的初级线圈从自耦变压器抽头或滑动调节的升高或降低电压供给高压变压器，高压变压器次级线圈将电压变高经整流后输出给 X 射线管两极。高压变压器将交流电源电压单相 220V，或两相 380V 或三相 380V 变成诊断放射学的电压范围 50~150kV（乳腺机在 50kV 以下）。

供给中、高频 X 射线发生器高压变压器初级线圈的电压是工频以上频率的交流电压,可由几百赫兹至几百千赫兹的交流电压,称为中频或高频 X 射线发生器。

中、高频 X 射线发生器高压变压器初级供电:工频单相或三相交流电源经整流滤波后再逆变成为中频或高频交流供给高压变压器初级线圈。

(一) 高压变压器的结构

高压变压器是产生供给 X 射线管两极高电压,使 X 射线管灯丝的自由电子高速运动的能源,其工作原理与一般互感变压器工作原理一样,主要由初级线圈、次级线圈、绝缘层、铁芯等组成,如图 2-12 所示。X 射线发生器的高压变压器用于特殊运行状态,所以有它的特点,结构上也有与一般变压器不同之处。

(二) 高压变压器的特点

1. 高压变压器次级输出电压高 诊断用 X 射线发生器的高压变压器次级输出的电压在 50～150kV 范围内,这就要求高压变压器要有很好的绝缘,为此,X 射线发生器的高压变压器浸在绝缘油中使用,因为这种绝缘油具有很好的绝缘能力和流动性,既可满足绝缘要求,又可以起到散热作用。

2. 连续负载小,瞬间负载大 诊断用 X 射线发生器的高压变压器的负载电流在透视时连续工作不超过 5mA;摄影时可高达所用 X 射线管的最大 mA 值,但负载时间是瞬间的,这样对诊断用 X 射线发生器的高压变压器只考虑瞬间负载要求,依此,解决高压绝缘问题,就可缩小高压变压器的体积。

3. 容量小 由于诊断用 X 射线发生器是瞬间大负载,因此,所用高压变压器容量就可以按同容量一般电力变压器容量的 1/3 设计。

4. 中性点接地 高压变压器次级线圈的中性点接地,可降低高压变压器的绝缘性能要求,由此可缩小高压变压器的体积,由于中性点接地为零电位,就可把测量管电流的 mA 表串联于中性点,可装在控制台上监测。

(三) 高压变压器绕组

1. 高压变压器的初级绕组(线圈) 高压变压器的初级绕组电压较低,一般不超过交流 500V;电流较大,高达几十或上百安培,因此,初级绕组线圈是匝数少,线径较粗,多采用高强度漆包线或玻璃丝包线或扁铜线,匝间绝缘靠绝缘漆或玻璃丝,层间绝缘用绝缘纸,高压变压器初级线圈绕成一个或两个,两个线圈既可以串联使用,又可并联使用,视电源电压而定。

高压变压器初级绕组线圈导线的线径较粗,通过的电流较大,直流电阻则小,所以电压降不容忽视,因此,X 射线发生器的高压变压器上所标志的初级电压值,是指该高压变压器次级绕组线圈最大负载时的电压值,所以无负载时比负载时电压高。

2. 高压变压器的次级绕组(线圈) 高压变压器次级绕组线圈的匝数多,线径细,多采用高强度漆包线绕制,匝间绝缘靠高强度绝缘漆,层间绝缘用多层绝缘纸。高压变压器次级绕组线圈大都采

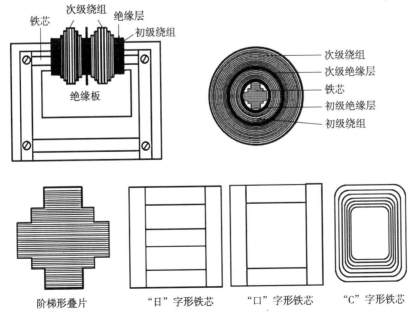

图 2-12 高压变压器结构示意图

用两个线圈同相串联的中性点接地连接法连接。

高压变压器次级绕组线圈始端靠近初级线圈，因此，靠近初级线圈的次级绕组线圈层电压最低，两个次级绕组线圈的末端是高压变压器输出端，这样次级绕组线圈的匝数随着由里层向外层一层一层的增加，匝数也一匝一匝的增加，电压也随匝数和层数一匝一层的增高，所以绕制时把整个线圈分几个层次，每个层次有几层，最里面层次的匝数最多，向外各层次的匝数逐渐减少，使次级绕组线圈形成阶梯形，以增加两个绕组线圈之间和线圈对地之间的绝缘。

高压变压器次级两个绕组线圈始端接地，称为高压次级中性点接地，中性点接地可降低高压变压器的绝缘要求，减少绝缘物，缩小高压变压器的体积。因为高压变压器次级中性点接地后，其中性点就与大地同电位为零电位，这样，两个次级末端，不管哪一个对中性点电压只等于两个末端电压之 1/2。如次级两个末端输出电压为 150kV，那么每个末端对中性点电压应为 75kV，这样就降低了次级绕组线圈对地及对初级线圈的绝缘要求，缩小了高压变压器的体积。

有了次级绕组线圈中性点接地，就可把测量管电流的 mA 表接至中性点，装在控制台上，便于操作者直观管电流情况，为了防止 mA 表电路断路，使中性点电位升高，造成电击危险，在高压发生器接线板有关接线端上与 mA 表并联一只辉光管或一只电容器或装上一对放电针作保护措施。

高压变压器次级绕组线圈匝数很多，匝与匝、层与层之间，以及次级绕组线圈与地之间都存有分布电容，加上电压较高，必将产生电容电流，一般的诊断 X 射线发生器在工作时电压可达在 60 ~ 100kV，电容电流可高达 1~2mA，为使 mA 表在透视时测量出准确的管电流值，必须把这个电容电流抵消掉，不使其流过 mA 表。

3. 高压变压器初、次级绕组线圈间绝缘　由于初级与次级绕组线圈之间的电位差较大，所以初级与次级绕组线圈之间绝缘，必须超过初、次级之间的电位差，一般采用厚的绝缘套筒制成。

（四）三相高压变压器

在工频大型诊断用 X 射线发生器中常采用三相交流供电，高压变压器也是三相的，对三相高压变压器与单相高压变压器相同处不再赘述，下面只叙述不同点。

1. 普通型三相高压变压器　X 射线发生器用

三相高压变压器，一般都是初级 3 个线圈，次级 3 个线圈或 6 个线圈，初级 3 个线圈多接成三角形，因为三角形接法的负载近似恒定的直流，每一相中的电流近似矩形波，次级 3 个线圈接成星形，用 6 只高压整流器进行全波整流输出时是 6 个脉冲，三相 6 只高压整流器全波整流电路的中性点不能直接接地，因其对地不产生对称电压，所以不能直接接 mA 表测量管电流，可以用高压变压器次级中三相的一相内串入 1 个交流互感器进行间接测量，为了克服上述不能直接测量管电流的不足，可用下述方法解决。

三相高压变压器的次级线圈绕成 6 个线圈，12 只高压整流器接成两个星形，输出的是 6 个脉冲，中性点接地，这时整流输出电压正负端对地电位对称，可把 mA 表串入中性点，直接测量流过 X 射线管电流。

把三相高压变压器次级 6 个线圈中 3 个线圈接成三角形，3 个线圈接成星形，就能输出 12 个脉冲，星形和三角形中间之中性点可直接接地，并可连接 mA 表，直接测量管电流。

输出 12 个脉冲的三相高压变压器次级线圈，用星形、三角形接法，星形接法的线圈匝数少，阻抗小，整流后的波形高；三角形接法的线圈匝数多，阻抗大，整流后的波形低，形成了输出波形不平衡，为使三相高压变压器次级两种接法的输出波形平衡，必须使两种接法的阻抗相等。

2. 共轭型三相高压变压器　共轭型变压器铁芯构造是采用共轭式，相当于两组三相铁芯，两组共用 1 个铁轭，故称为共轭型三相高压变压器。初级线圈绕成 6 个长线圈和 6 个短线圈，长短线圈匝数比为 1:2。初级线圈的装配法如下：

首先，把 3 个初级线圈的 3 个长线圈套在铁芯的 3 个芯柱上。然后把 3 个短线圈套在 3 个长线圈外面，其次把另外 3 个长线圈套在铁芯的 3 个芯柱上，再把 3 个短线圈套在 3 个长线圈外面，在短线圈外面套上初、次级线圈绝缘套筒，再把 6 个次级线圈在每个芯柱上各套一个，这种变压器重要的是初级线圈的连接方法。

次级线圈的 6 个线圈接成两个星形，用 12 个高压整流器整流，输出 12 个脉冲，由于此电路对地完全对称，阻抗压降完全平衡，X 射线管两端对地电位相等，结构简化、工艺简单、便于生产，因此，此电路被广泛应用于大型工频 X 射线发生器中。

（五）变压器的铁芯

以往高压变压器的铁芯是用 0.35mm 厚,宽度不同的矩形硅钢片叠成阶梯形。为减少涡流损失,每片的表面均涂上绝缘漆,叠成"口"字形或"日"字形铁芯整体,成为闭路式导磁体,并用扁铁或角铁夹紧用螺栓固定,以减少漏磁,硅钢片叠成阶梯形,使其形成近似圆形铁芯,就可以与缠有初级线圈的圆形绝缘套筒紧密结合减少空气间隙,提高导磁率,形成均匀电场。为了减少硅钢片间接合部的磁阻,采用各层之间交叉插入叠片,消除明显的接合部。

现代工频高压变压器的铁芯是用 C 形卷铁芯。这种铁芯用 0.3～0.5mm 厚的带状硅钢片绕在一定尺寸的模芯上,经过退火,浸漆,切开和研磨等工序制成有一定截面积的整体铁芯,装配时把绕好了的高压初、次级线圈同绝缘套筒,依次套在铁芯上用夹板夹紧即可,这种 C 形铁芯,由于卷紧密接合缝隙小和少,导磁率好,因此励磁电流少,空载损耗小,与同容量的叠片铁芯比,铁芯重量和体积都有所减少,而且,C 形卷绕铁芯的生产易实现自动化。

中、高频变压器的铁芯是铁氧体,由于频率增加,可以缩小变压器的铁芯和线圈铜线的体积,从简化的变压器方程式可得:

$$\frac{U}{f} \cdot n \cdot A = 常数 \qquad 公式(2-24)$$

式中:U 为变压器电压;f 为频率;n 为线圈匝数;A 为铁芯截面积。

从公式(2-24)可看出,频率增加 100 倍,线圈和铁芯截面积的乘积可缩小 100 倍。

中、高频高压发生器所使用的高压变压器在工作原理上与工频高压发生器所使用的高压变压器基本一致,所不同的是由于高频高压发生器所使用的高压变压器的铁芯面积和线圈匝数减小,所以初、次级及线圈绕组层与层之间绝缘要求更高。

四、高压整流器

X 射线机的高压发生器中除 X 射线管自整流(如牙科机和低功率移动机)之外,都需要将高压交流电能转换成高压脉动直流电能,起这种整流作用的部件,称为高压整流器(high voltage rectifier)。自整流就是 X 射线管起整流作用。

早期的高压整流器是玻璃真空二极管,而现今 X 射线发生器的高压整流元件全是用半导体整流器,半导体整流器种类很多,有氧化铜整流器、硒整流器、硅整流器等,但 X 射线发生器的高压整流电路中,目前广泛应用高压硅整流器,通常称为高压硅堆又叫硅柱。

高压硅整流器的管芯是用多个单晶硅二极管(PN 结)制成的,每个二极管间用银丝串接,整个外壳用环氧树脂等材料封装,两端封有与管芯两极相接的引出线,并根据高压发生器内安装需要装上不同形式的插座,高压硅整流器也有的制成片状,每片工作电压高达 10kV(但片与片之间易接触不良),以后又改成管柱状或方形实体(图 2-13),使其体积小,寿命长,机械强度高,性能参数稳定,正向压降小,反向电压分布均衡等优点。

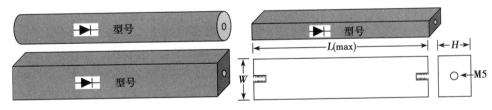

图 2-13 高压硅整流器示意图（柱状标注直径）

X 射线发生器高压次级整流器整流方式有交流单相桥式全波整流、三相 6 个整流器、12 个整流器 6 个脉冲、12 个整流器 12 个脉冲和倍压整流电路。整流方式对产生 X 射线的效率起重要作用。

五、高压电缆

在大中型 X 射线机中,高压发生器和 X 射线管组件是分开独立的装置,两者之间通过两根特制的电缆连接在一起,这种特制的电缆称为高压电缆(high voltage cable),它的作用是把高压发生器内产生的脉动直流高压送到 X 射线管两端,同时把灯丝加热电压送到 X 射线管的阴极灯丝,构成高压电路。

（一）对高压电缆的要求

要求尽可能把高压电缆制成轻便、较细、柔软、耐压高,实际使用中不怕移动弯曲。

（二）高压电缆的种类

1. 按电缆内芯线排列分 有同心圆型和非同心圆型两种。

2. 按电缆内芯线数目分 有 2 根芯线,用于单焦点 1 个灯丝 X 射线管;3 根芯线,用于大、小两个焦点灯丝的 X 射线管;4 根芯线,用于双焦点带栅控的或 3 焦点的 X 射线管。

（三）高压电缆的构造

按照高压电缆的构造,由内向外分为 5 层,各层的构造和作用分述如图 2-14 所示。

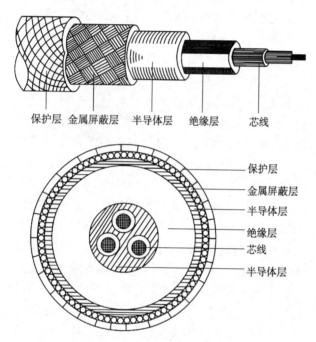

图 2-14 高压电缆结构示意图

1. 导电芯线 位于高压电缆的最内层,每根芯线均由多股细铜丝构成,外包绝缘橡胶,其绝缘要求要能耐受 50Hz、1kV 电压试验 5 分钟不击穿,芯线是用于输送灯丝加热电流和 X 射线管阳极电流。

2. 高压绝缘层 位于绝缘橡胶层之外,是高压电缆主要高压绝缘层,以往用天然橡胶,或用天然橡胶与化学原料配制而成,呈灰质白色,厚度约 4.5～13mm 之间,现今使用高绝缘性能的塑料作高压绝缘层,使电缆制得更细。高压绝缘层是高压电缆的主要绝缘层,绝缘材料要紧密结实,具有良好的机械强度和韧性。

3. 半导体层 位于高压绝缘层之外,是用半导体材料与橡胶制成,紧包在高压绝缘层上,呈灰黑色,厚度约 1～1.5mm。利用半导体的导电性能消除高压绝缘层外表面与金属屏蔽层之间的静电场,从而均匀了绝缘层外表面的电荷分布,并使分布在绝缘层外表面的电荷,通过半导体流入金属网层,这就避免了由于静电场不均匀而造成的高压绝缘层的老化和破坏,造成高压电缆击穿。

在非同心圆构造的电缆中,芯线的绝缘橡胶外面也有一层半导体层,称为内半导体层,由于 3 根芯线不是同心圆,其电场分布不均匀,突起的部位电荷分布密度大,电位高,易引起突起部电缆击穿,故内半导体层的作用就是为了使芯线与高压绝缘层之间的电场分布均匀,避免由于电荷分布不均匀而造成的电缆击穿,而同心圆芯线电缆,因其电场分布均匀,所以不用内半导体层。

4. 金属屏蔽层 此金属网是用直径小于 0.3mm 的镀锡铜丝编织而成,紧紧地包在外半导体层上,形成整体的铜丝网层,在电缆的两端金属网与电缆插头金属环焊接,借固定环形成良好的接地线,一旦高压电缆击穿,高压电流可通过金属网而入地,从而确保病员和工作人员的安全。

5. 保护层 位于高压电缆的最外层,以往多用黑色的棉纱和维尼纶线织成,包在电缆的金属网层外面,现多用塑料包在金属网层的外面,作为保护层,因而,加强了高压电缆的机械防护,如摩擦,防止油污,有害气体和紫外线对电缆的损害等。

高压电缆内部的芯线与金属网之间形成了沿电缆分布电容,该电容量约为每米 150～200μF,电容量虽小但使用时电压很高,故此电容电流不容忽视,在单相桥式全波整流 X 射线发生器中,它同高压变压器的电容电流一起对透视管电流指示的真实性产生影响所以要抵消掉它。

高压电缆所能承受（容许）的最大电压值与所使用高压发生器输出脉动直流波形有关,脉动成分越大,所能承受电压值就越低。

六、其他高压部件

（一）高压插头和插座

高压插头和插座是大中型 X 射线发生器不可缺少的高压部件。

1. 插头和插座的作用 大中型 X 射线机的高压发生器和 X 射线管组件,全用高压电缆连接,为保证高压绝缘和装卸方便,一般都将高压电缆制成可以拆卸的形式,在电缆两端装上高压插头,在高压发生器和 X 射线管组件上,分别装上与电缆插头相对应（匹配）的插座,工作时,只要将高压电缆两

图中标注（上图）：保护层　金属屏蔽层　半导体层　绝缘层　芯线

图中标注（下图）：保护层　金属屏蔽层　半导体层　绝缘层　芯线　半导体层

端的插头,分别插入高压发生器和X射线管组件上的插座内,就可将高压次级和灯丝电路接通。

2. 插头和插座的构造 高压电缆的插头和插座,因在高压下工作,其耐压要求很高,故多采用机械强度大,绝缘性能好的压塑性材料,陶瓷性材料和橡胶等,将其压制成圆筒形,近些年来,为了便于通用,各生产厂家的插头和插座均采用国际统一标准,其构造如图2-15所示。

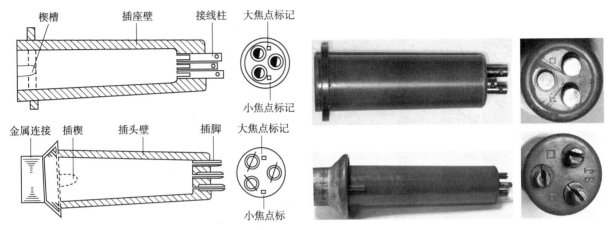

图2-15 高压插座和高压插头结构示意图

插座的底部压铸上3个铜制接线柱,接线柱上端钻有10mm深的圆孔,以便让插头上的触头插入,插头的底部压铸上3个铜制触头,在触头的根部钻有1个小的引线孔以便将电缆芯线引线穿出焊接在相应的触头根部,插头上端镶有铜制的接地环,此环与高压电缆的金属屏蔽层相焊接,使用时电缆金属屏蔽层通过此环与接地漏斗,电缆锁母和高压发生器或X射线管组件的外壳相连接,从而达到接地之目的,用接地漏斗为改善接地处的电场分布,达到分布均匀,不密集于一点。

当插头插入插座时,触头就与插座的接线柱10mm深的圆孔紧密接触,由于插座底部3个接线柱和插头底部3个触头均为等腰三角形排列,因此,插入时应注意角度,插紧后不能扭转以免损坏触头,现的插头和插座,为了插入方便和防止插头扭转,插座口处有一楔槽,插头顶部有一对应的插楔,插入时,插楔对准楔槽,插入后即可固定紧。

(二)高压交换闸

在大中型X射线机中,一个高压发生器既要供2个或3个X射线管组件(管位)工作,但又不能同时工作,一般在单位时间内只能有一个X射线管组件工作,这样就必须有一个能够交换X射线管组件工作的装置,此装置称为高压交换闸。

高压交换闸就是把高压发生器内X射线管的灯丝加热电压和管电压,输送到需要工作的X射线管组件上,达到按设计要求选择使用X射线管组件的目的。

1. 高压交换闸的结构特点 高压交换闸不仅要接通高压管电压及灯丝电压,而且动作频繁,因此在结构上要求有很高的绝缘强度和机械强度;能承受所连接电路的最高电压值,以防高压击穿;为保证触点接触良好,不产生接触电阻,其触点面积要大并富有弹性。

2. 高压交换闸的构造 目前,高压交换闸均用继电器式,其构造有铁芯、吸合线圈、衔铁和带有触头的高压绝缘臂,工作原理与普通继电器相同,即当吸合线圈通电后,吸动衔铁带动高压绝缘臂启动,动静触点闭合将电路接通。

继电器的线圈、衔铁和触点均浸在高压发生器的油箱内,吸合线圈的电源由控制台内的交换开关予以控制,其工作电压多为交流220V或110V,也有用直流继电器的,其工作电压为直流电压。

过去曾用过电动机式高压交换闸,它是用可逆电动机控制动触点的运动,来进行工作的。

(三)X射线管头

一些小型(30mA或50mA)X射线机,为了轻便简单,将X射线管、高压变压器和灯丝加热变压器共同装在一个充满绝缘油的容器内,称为X射线管头(组合式机头),如文末彩图2-16所示。有些中高频X射线发生器功率在50kW的也采用这种X射线管头。

X射线管头的外壳,一般用1~1.5mm厚的薄钢板制成,或将钢板直接拉伸成圆桶形,也有方形

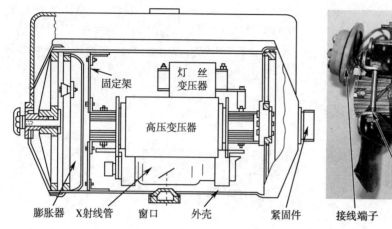
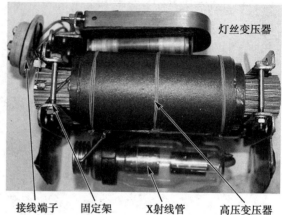

图 2-16　X 射线管头结构示意图

的,其作用和主要结构与 X 射线管管套相似,所不同是组合式机头没有高压电缆,因而外壳上没有高压插座,只有一些低压连接线的插座或插头,其连接线直接与控制台相接。

第五节　X 射线管组件

一、概述

（一）X 射线管的主要简史

X 射线管(X-ray tube)的产生和发展要追溯至 1895 年伦琴发现 X 射线。当时伦琴用的是内含少量气体(导通形成电流)和两个电极,一个阳极(正)和一个阴极(负)的密封玻璃管,叫作 Crookes 管。

Crookes 管内电极温度增加时,管内少量气体被电极吸收和穿过,离子进入玻璃壳内,使管内失去一定量气体。由于管内气体减少就需要较高电压才能产生导通电流。而且,管电流和管电压不能分别改变,因此,要增加管电流就得增加管电压。

在 1913 年,Coolidge 介绍了"热阴极"(hot-cathode)管或称为 Coolidge 管。这种管子是高真空二极管,用一定电压和电流给阴极灯丝加热,使热阴极灯丝中发射出电子,并由高压加速电子运动撞至阳极。按照这个理论制造出第一只 X 射线管,称为静止阳极 X 射线管(stationary-anode X-ray tube)。

在 1897 年 E. Thomson 教授提出旋转阳极理论,成为增加阳极耐热量的一种方法,因为这是静止阳极 X 射线管的主要缺点。由这个理论于 1930 年发展成旋转阳极 X 射线管(rotating target X-ray tube)。随着旋转阳极 X 射线管的进一步发展,它就成为制造和使用人员关注的重点,主要关注点是旋转阳极盘和装电极的管壳。

今天,旋转阳极 X 射线管广泛用于全部 X 射线机中。而静止阳极 X 射线管一直用在低功率(低输出)移动式或牙科 X 射线机中。

（二）X 射线成像对 X 射线管的要求

为了实现病人接受的 X 射线量尽量少,X 射线图像质量最佳的要求,对 X 射线管有如下的要求:

1. 很锐利的 X 射线图像(高清晰度)。

2. 很短的曝光时间,减少由于挪动造成的影像模糊。

3. 对某些结构要得到最佳图像必须能输出特殊 X 射线(例如,为得到软组织 X 射线图像用钼或铑靶获得低千伏的 X 射线)。

4. 快速连续 X 射线摄影需要反复曝光。

5. 能承受高电能负载。

6. 能迅速散热。

X 射线机中用的 X 射线管,按阳极结构不同分为:静止阳极 X 射线管和旋转阳极 X 射线管两种。

二、静止阳极 X 射线管

静止阳极(stationary anode)X 射线管顾名思义,就是阳极在工作时靶静止不动,它的结构如图 2-17 所示。此种 X 射线管由密封玻璃管壳内装有两个电极,即阳极和阴极制成。

（一）阴极

阴极(cathode)是负电极,是由阴极罩(又称聚

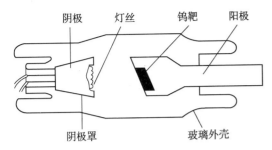

图 2-17 静止阳极 X 射线管结构示意图

射罩)和灯丝构成。

1. **灯丝** 灯丝(filament)是用钨丝制成,绕成螺旋管状。因为钨具有较多电子,并有较高的熔点,在高温下不易蒸发;有一定延展性容易加工成形,而且成形后不易变形等特点。

为了发挥 X 射线管的使用效率,一般诊断用 X 射线管的阴极均装有长、短 2 个灯丝,称为双焦点(1 个大焦点和 1 个小焦点)X 射线管。长灯丝流过电流后发射电子多,管电流大,在阳极靶上形成的焦点大,称为大焦点;短灯丝加热后发射电子少,管电流小,在阳极靶上形成的焦点小,称为小焦点。

灯丝内流过电流生热,热至一定程度放出电子,这就是热阴极 X 射线管电子来源的原理。灯丝释放出电子数随灯丝温度升高而增加,因此,灯丝在高温下的时间尽量缩短以减少灯丝蒸发,延长 X 射线管的使用时间。

2. **聚焦罩** 灯丝装在用镍或铁镍合金制成的长方形罩内,称为聚焦罩。此罩制成圆弧形或阶梯形,以便使灯丝发射的电子聚焦在阳极靶上。

当灯丝加热后,灯丝释放出大量的电子,在没有高电压作用下时灯丝周围发出的电子形成电子云。这个电子云被称为空间电荷(space charge),它阻止电子进一步发出。当在高电压(管电压)作用下,电子云中的电子飞向阳极靶,但由于电子之间相互排斥作用,使电子呈散射状态,尤其是管电压低时散射更显著,将灯丝装入聚焦罩内并将聚焦罩与灯丝一端连接,灯丝附近形成一个对称的静电场,在该电场的作用下,灯丝前方发射的电子先发散后会聚撞至阳极靶面上,形成主焦点,灯丝侧面发射的电子先发散,后会聚再发散撞至阳极靶面上形成副焦点。由于副焦点在主焦点的分布位置不同,改变了 X 射线管实际焦点上的电子密度分布,即 X 射线放射强度分布形成双峰形、矩形、高斯形。

聚焦罩还可防止二次电子造成的危害。在自

整流电路阳极过热时会从阳极反射出电子,称为二次电子,它会将灯丝轰击断或将玻璃壳轰击出洞,甚至破裂。有了聚焦罩就能将大部分二次电子吸附到罩上,以保护灯丝和玻璃壳的安全。

灯丝在聚焦罩内深度和聚焦罩的宽度,直接影响聚焦作用。

(二)阳极

阳极(anode)是正电极,位于阴极对面一端,是由阳极靶面、铜体、阳极罩和阳极柄构成,如图 2-18 所示。

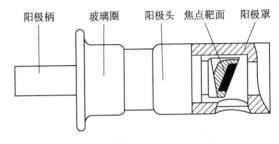

图 2-18 静止阳极结构示意图

1. **靶面和铜体** 靶面用金属钨制成,一般厚度为 1.5~3.0mm 的正方形或长方形钨片,通过真空熔焊在无氧实心铜体上。

钨片是受高速电子撞击的靶面,接受高速电子的全部动能,因为高速电子的全部动能 99% 转换成热能,只有 1% 左右的电子动能转换成 X 射线。因此,阳极的材料选用熔点高,转换效率高的金属钨,但钨的导热率差,铜的导热率好,为增加散热能力,把钨片熔焊在无氧实心铜体上,制成了 X 射线发射率高,导热率好的静止阳极。

2. **阳极罩** 阳极罩是装在靶面和铜体的外面和前面,用无氧铜制成。其纵轴方向有个圆形开口正对阴极灯丝,从灯丝飞出的高速电子通过此开口撞击阳极靶面,在 X 射线射出口处也有个圆形开口,由靶面射出的 X 射线经此口射出。

阳极罩的作用是吸收二次电子和散射线。高速电子撞至阳极靶面时会有少量电子从靶面反射出来,称为二次电子。二次电子的能量为原能量的 90% 左右,如撞击玻璃壳上会撞穿玻璃壳而漏气,使 X 射线管报废。二次电子也可能再撞至靶面放射出方向不一的 X 射线,称为散射线,它直接影响 X 射线成像质量,装上阳极罩就可减轻上述危害。

3. **阳极柄** 阳极柄用紫铜制成,并和铜体(即阳极头)相结合,把铜体引出管外浸在管套内绝缘油中,其作用是将铜体热量传导至绝缘油中,阳极柄的另一个作用是将高压输送至阳极上。

4. 玻璃圈　玻璃圈是阳极铜体和玻璃壳的连接部分,由铁钴合金制成的膨胀合金圈与玻璃喇叭两个部分封接而成,使其玻璃端与玻璃壳封接端膨胀系数一致。

5. 玻璃壳　X 射线管的玻璃壳多采用耐高温,绝缘强度高,膨胀系数小的钼质玻璃制成。

X 射线管玻璃壳的作用是支撑阴、阳两个电极和保持管内真空的空间和真空度（10^{-7}mmHg,1mmHg = 133.322Pa）。因为管壳内若有气体存在就会引起热灯丝氧化,缩短了 X 射线管的使用时间;高速电子气体分子相撞降低了电子的速度,影响了 X 射线的质。因此,在生产 X 射线管中间不但要注意管壳内真空度,还必须注意把管内金属全部排气。

（三）静止阳极 X 射线管的缺点

静止阳极 X 射线管虽然结构简单,制造成本低,但它有如下缺点:

其一,X 射线管的负载容量受限制。负载容量,即 X 射线管能承受的电负载（千伏、mA 和时间）增加不了。

其二,高速电子撞击靶的面积受限制。焦点面积不能做得太小。

其三,连续负载（反复曝光）工作受限制。因为钨和铜的温度达到一定高时,铜的传热率减少,散热就困难,连续工作时间短。

三、旋转阳极 X 射线管

旋转阳极（rotating anode）X 射线管——因产生 X 射线时,阳极是旋转的而得名。它主要是由旋转的阳极盘、偏离 X 射线管纵轴中心对准阳极盘焦点轨道的阴极和玻璃壳或玻璃金属壳或金属壳构成,如图 2-19 所示。

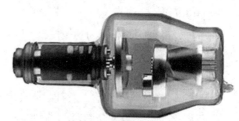

旋转阳极X射线管外形图

图 2-19　旋转阳极 X 射线管结构示意图

阴极由聚集罩（focusing cup）和灯丝构成。灯丝是电子源,为增加钨丝表面积和形成线状焦点而用细的钨丝绕成螺线状。

当阴极灯丝的钨丝流过电流转换成很高温度（约 2 000℃）时,钨丝周围就发射出电子。钨丝发射出电子之比率与钨丝的温度和表面的面积有关。即钨丝表面积越大,流过钨丝电流越大转换的温度越高,钨丝发射出电子的比率就越多。当 X 射线管两极有高电压作用时,钨丝发射出的电子就在起电子透镜作用的聚焦罩作用下,高速向阳极靶运动。

旋转阳极 X 射线管的灯丝大多数有大、小 2 个灯丝（又称大、小焦点）,称为双焦点 X 射线管;还有 3 个灯丝（大、小和微焦点）称为 3 焦点 X 射线管;近来有 2 个灯丝 3 个焦点的 X 射线管应用,除 2 个灯丝单独使用外,还可 2 个灯丝同时使用,称为可变焦点。一般双焦点 X 射线管的 2 个灯丝是并排组装,单位时间内只允许 1 个灯丝工作产生足够的电子,但是为了从一个灯丝转换到另一个灯丝

能够迅速地达到所要求的温度,所以在某一个灯丝工作时,另一个灯丝预热,但不产生电子（处在临界状态）,这种情况一般在用小焦点进行透视时,同时给大焦点灯丝施加一定电压,使其预热。

X 射线管在大负荷下工作时间过长会引起钨丝蒸发。这种蒸发会引起 X 射线管玻璃壳上金属镀层,又会引起管内弧光放电造成 X 射线管损坏;蒸发会减少钨丝直径,使其变细,其直径减少 10% 就有可能被烧断,同时将会导致电子发射率减低,这就是为什么在 X 射线管使用一定时间之后必须校正的原因,尤以工频 X 射线发生器显著。

纯钨灯丝适宜的管电流是 300mA,最高 500mA 以下。如果管电流增加至这个值以上,灯丝使用时间就会成为 X 射线管早期损坏的主要原因。如果要用较高的 mA 发生器,就必须有较充足的电子从灯丝中发射出来。为此,敷氧化钍的钨灯丝用于高 mA 技术,已应用于实际高 mA 发生器中。

敷氧化钍钨灯丝比纯钨灯丝更有效率。涂钍钨灯丝不但灯丝使用时间长,而且 mA 值也高。现

已生产出 2 000mA 的涂钍钨灯丝X射线管。

现今有厂家采用平板灯丝,其材料还是钨,它不是纯平板,而是制成凹槽型。这种平板灯丝物理体积比传统螺旋灯丝粗,耐久性提高,灯丝寿命更长;平板灯丝受热均匀,聚焦性能好,轰击靶面产生的X射线更加均匀,实际焦点尺寸更小。

如今冷阴极已经问世,这种冷阴极是基于碳纳米管(carbon nanotube,CNT)薄膜片作为X射线管阴极电子发射体(场致发射),它是在金属衬底(基底)生长纳米管薄膜(衬底片中心的发射面积上生成纳米碳管阵列)。采用化学气相沉积法(chemical vapor deposition,CVD)等方法制备。在纳米碳管薄膜片相对应的位置上设计有栅极和聚焦极,栅极使阴极电场均匀分布以提高纳米管的发射效率并能减小电子束发散,聚焦极用来对电子束进行聚焦。除按常规加管电压外,还在栅极与阴极之间加电压,用以调控管电流。冷阴极的优势:由于冷阴极不需预热,功耗低、体积小、寿命长,另外,响应速度快、发射电流密度高、发射电子起始时间零迟滞、电子分布均匀、焦点尺寸小。缺陷:电子发射效率低、发稳定性差、聚焦效果差,所以需要设置栅极和聚焦极来克服后两者的缺陷。

（一）旋转阳极

旋转阳极由阳极盘和盘上的靶面、转子及转子的轴承、连接转子和靶盘的杆等构成,如图2-20所示。

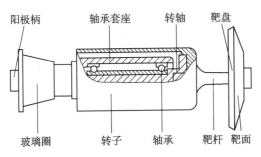
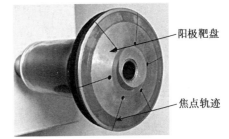

图2-20 旋转阳极X射线管阳极结构示意图

（图中标注：阳极柄、轴承套座、转轴、靶盘、玻璃圈、转子、轴承、靶杆、靶面；阳极靶盘、焦点轨迹）

（二）旋转阳极盘

早期X射线管的旋转阳极盘(靶盘)是用纯钨制成,用短的钼杆支撑盘的中心。钼杆另一端装在小感应电动机的转子轴上(铜圆柱)。

20世纪60年代开始使用一种新的旋转阳极盘,称为复合阳极盘(靶盘)。这种盘用两种物质或多种组合制成,有产生X射线层的合金层(铼和钨)和吸收并存贮合金层产生热的基底层(钼和石墨)制成。铼(rhenium,Re)钨(tungsten,W)合金盘与纯钨盘比较有以下3个优点:

(1) 铼钨合金盘面的晶粒较细,抗热膨胀性能提高,使盘面在高温下不易龟裂。

(2) X射线辐射率下降较慢,使用两万次以后,纯钨盘的X射线输出降到原来的55%,而合金盘的X射线输出只下降到原来的87%。

(3) 提高了热容量,合金盘比纯钨盘提高了5×10^4J,这是由于钼和石墨的比重都比钨小,而比热都比钨大。这种合金盘的重量只增加100g,但热容量却大有增加。

旋转阳极(靶)盘的直径从 50~125mm 或更大。盘的直径是确定X射线管能承受最大可容许负载的因素之一。盘直径越大X射线管能承受的电负载就越大。

旋转阳极靶盘上周边倾斜的轨道和X射线束的中心线之间形成的角度,称为靶角。旋转阳极X射线管的靶角范围从7°~20°。靶角对许多因素都有影响并有其实际意义,如照射野可达范围、靶-影像接收器距离和焦点负载等。

2. 转子 转子一般采用无氧铜制成与感应电动机转子一样,旋转需要的能量由感应电动机的定子供给,定子套在X射线管玻璃壳的外面,固定在管套的阳极端。当单相交流供给定子时,定子便产生旋转磁场,在转子(铜圆柱)中感应出涡流拖动转子在磁场方向上旋转。转子旋转的速度与供电的电源频率有关,其转速可用下式计算,即:

$$n=60\frac{f}{p} \qquad 公式(2-25)$$

式中:n 为转速,单位是每分钟转数(revolutions per minute,r/min);f 为供电电源的频率;p 为定子线圈的对数,2个线圈为1对。

转子的实际转速慢于磁场速度的10%左右。无氧铜的转子表面为黑化铜管,是为了提高热辐射能力。

我国交流电的频率是 50Hz，每分钟转速为 3 000r/min，为了增加 X 射线管的额定负载值（容量），用 150Hz 供电电源供给定子线圈，转子旋转速度就可增至 9 000r/min，还有用 180Hz 电源，转子的转速可增至 10 000r/min，称为高速旋转 X 射线管。转子转速与 X 射线管容量关系，如下式，即：

$$P=K \cdot \sqrt{nd} \qquad 公式(2-26)$$

式中：P 为 X 射线管容量；单位 kW；K 为常数，$1.1 \times 10^{-9} \sim 1.4 \times 10^{-9}$；$n$ 为转速；d 为焦点轨道直径。

从上式可知，9 000r/min 的速度比 3 000r/min 的速度增加 X 射线管容量 70%，因为热分布在轨道上面积大了。

（1）转轴和轴承：转轴装入轴承套座中，轴承套座一般用无氧铜或纯铁制成，转轴用无氧铜制成。转轴两端各装一只轴承通过这两只轴承支撑转子转动和定位。这两只轴承是用耐热（约 400℃）的合金制成。这种只用轴承在一端支撑转子的旋转，称为单端支撑旋转阳极 X 射线管。20 世纪 80 年代出现了双轴承两端支撑转子的旋转，称为双端支撑旋转阳极 X 射线管，如图 2-21 所示。

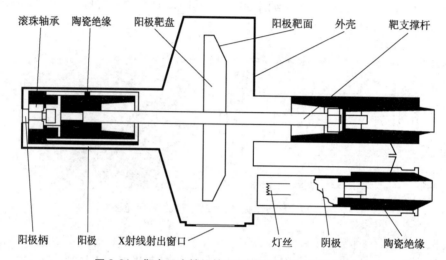

图 2-21　靶盘双支撑旋转阳极 X 射线管结构示意图

（2）润滑与制动：X 射线管的旋转阳极轴承的润滑剂均采用固体润滑材料，如二硫化钼、银、铅等，由于轴承上使用的固体润滑材料不同，要求的静转时间（从断开定子线圈电源开始至转子停止转动所需之时间）不同。用银或铅作润滑剂，一般为数分钟，二硫化钼作润滑剂可达 20 分钟，如果低速旋转阳极 X 射线管，静转时间少于 30 秒，此 X 射线管就应该报废了。现代新型高速旋转阳极 X 射线管采用液态金属作为润滑，被称作旋转阳极永不磨损，所以它的阳极寿命较长。这种 X 射线管只要一启动可以长时间运转，可以实现 X 射线透视/摄影切换无等待，这在 X 射线介入是非常有应用价值的。但是这种 X 射线管致命的缺陷就是价格非常昂贵，所以目前只在心血管 X 射线检查设备与 CT 设备中应用。

为了减少空转磨损，低速度旋转阳极 X 射线管有的设有制动（断开定子线圈电源后，立即给定子线圈通上一个相反方向电流，使转子很快停止转动或使转速慢下来）措施，有的没有制动措施。而高速旋转阳极 X 射线管，必须得有正常工作的制动措施，因为转子物质的临界转速为 5 000~7 000r/min 之间，如果转子的转速处在临界转速范围内，整个转子物质产生共振，引起整个 X 射线管的损坏。所以，高速旋转阳极 X 射线管的制动起着使转子的转速迅速越过临界转速的作用。

（三）旋转阳极 X 射线管的管壳

管壳的作用是支撑阳极和阴极的机构和保持管内真空。普通 X 射线管一般用硬质、能承受机械压力、耐热和耐高压的玻璃制成。从管内射出 X 射线处的玻璃壳部分叫作 X 射线管窗口。此窗口处玻璃较薄，是为了减少对 X 射线的衰减。由于玻璃的物理特性易附着钨的沉积，因此易造成电子撞击而损坏 X 射线管，另一个缺点是玻璃管壳较大，X 射线管较重，冷却较差。

20 世纪 80 年代生产出 X 射线管两端用玻璃，中间用金属的管壳 X 射线管。金属管壳包缠阴极和阳极之间的电子光学视野，就可引起较高阴极发射，在适当短曝光时间中间发射出较高的管电流，管壳金属部分可免遭钨的金属沉积,此种管壳用两层窗口,第 1 层是铍窗口,第 2 层是铝窗口,两层窗口与单层玻璃窗口比较,提供了最佳 X 射线滤过,最低限度的焦点外辐射和减少散射线。

就在 20 世纪 80 年代又研制成全金属陶瓷绝缘管壳的旋转阳极 X 射线管。

金属管壳旋转阳极 X 射线管具有以下 5 个优点:可提高热存贮容量两倍;提高了图像质量,由于用了较大负载能力的直径 120mm 靶盘和金属管壳前吸收二次电子,因而改善了信噪比,减少了散射线;延长了管子的使用寿命,由于用双轴承支撑,增加了靶盘旋转的稳定度,金属管壳不受金属沉积的危害;机械支撑力增强,对射线防护和冷却好;可使用于连续曝光。

四、特殊 X 射线管

为了完成某些特殊 X 射线摄影技术,已经生产出多种特殊 X 射线管,这里只介绍两种特殊 X 射线管,即三极 X 射线管和钼靶 X 射线管。

(一) 三极 X 射线管

三极 X 射线管由 3 个电极,即阳极、阴极和控制栅极(control grid)组成,又称栅控 X 射线管。

栅极的作用是允许 X 射线管自己控制 X 射线的产生。在灯丝和栅极之间施加 $-3 \sim -2kV$ 的控制电压,电子就不能向阳极靶方向运动,就不能产生 X 射线。当栅极上电压等于近似零时,才能产生 X 射线。在曝光之前高压已经加在 X 射线管两端,X 射线的产生和终止是控制栅压来完成的,所以曝光 X 射线脉冲起始上升和终止下降没有暂态过程,上升和下降沿都非常陡直,几乎是方波,X 射线的线质非常好,因此在心血管 X 射线成像设备中得到广泛应用。这种栅控 X 射线管几乎可以瞬时起动和终止曝光,与电容器充、放电高压发生器耦合应用可行病房摄影。

(二) 钼靶 X 射线管

人的乳腺是软组织,因此,乳腺 X 射线摄影技术也就称为软组织 X 射线摄影。对乳腺等软组织进行 X 射线摄影时,为了提高 X 射线图像对比度,必须使用大剂量的软射线,一般 X 射线管不适用于软组织 X 射线摄影,就是用 30kV,管电流也下降,使摄影时间加长。因此,对软组织 X 射线摄影必须采用钼靶 X 射线管。

在乳腺 X 射线摄影中,生命组织对比度是重要的,尤其是健康软组织和非健康软组织之间的密度

差是很小的,特别是微小钙化的衰减,就成为图像的焦点。

乳腺 X 射线摄影技术一般使用 $20 \sim 40kV$ 的低千伏摄影。这就要求 X 射线管和滤过具有和一般 X 射线管和滤过不同的独特要求。

1. 钼靶 X 射线管构造　钼靶 X 射线管用钼质靶,铍窗,近的极间距离,不产生波长较长的 X 射线。

2. 钼靶　1969 年开始用钼(molybdenum,Mo)靶 X 射线管进行乳腺 X 射线摄影。钼(原子序数 42,熔点为 $2\,622℃$,X 射线发生率是钨靶的 0.57 倍),钼靶对乳腺等软组织摄影主要是用钼的标识射线。

钼靶辐射 X 射线波谱是在连续谱线上叠加了强度很大的波长为 $0.63Å(1Å = 0.1nm)$ 和 $0.7Å$ 的标识 X 射线。

3. 铍窗　钼靶 X 射线管一般用铍作为输出 X 射线窗口,铍的原子序数为 4,软 X 射线极易穿过,X 射线管可放射出大量的软 X 射线,并用钼(0.03mm 厚)片进行滤过。因为钼片对 $0.63Å$ 波长以下的 X 射线具有很强的选择吸收作用;同时,对 $0.7Å$ 波长以上的较软 X 射线易被钼吸收。这样,就把无用的软 X 射线以及较硬的 X 射线都吸收掉,余下的 X 射线就是对软组织形成 X 射线图像效果非常显著的近似单一波长的 X 射线。

4. 极间距离　钼靶 X 射线管的管电压较低,由于空间电荷影响,管电流较小,为了改进它的灯丝特性,缩短了阴极和阳极之间的距离,使极间电场增大,以降低空间电荷的影响。由于极间缩短,在相同灯丝加热条件下,钼靶 X 射线管电流要比一般 X 射线管的管电流大。

目前有许多厂家推出了双靶面(双角度)乳腺 X 射线摄影的 X 射线管,这些双靶面有用钼和铑(rhodium,Rh)或钨制成的,也有用钼合金(用钼-钒或钼-钨合金靶)的,同时都配有铝、钼、铑等滤过板,这些滤过板有些厂家可以通过预曝光自动选择。为了提高 X 射线管的热容量和功率,现多数厂家采用高速旋转阳极 X 射线管(9 000r/min,热容量可达 300kHU)。由于 X 射线管的阳极的转速提高,阳极旋转轴的磨损加快,所以防止转轴磨损不得不采用新的滑润方式。一般这种专用 X 射线管的焦点采用微焦点(0.1~0.3mm),所以它的灯丝与普通 X 射线管的灯丝是不同的。

五、X 射线管的焦点

固定阳极 X 射线管的阳极是用无氧实心铜块制成。在铜块上倾斜角表面嵌入一块矩形钨片,被称为靶(target)。高速电子集中撞击在靶的小面积被称为焦点(focus 或 focal point),是放射 X 射线的源,如图 2-22(a)所示。

旋转阳极 X 射线管的焦点是靶盘周围倾斜角的靶。所以它的焦点是靶盘直径×3.14,因此,它的焦点远大于固定阳极的焦点,其管容量也远大于固定阳极管,如图 2-22(b)所示。

X 射线管阳极的焦点决定着 X 射线管的容量和图像清晰度,所以对 X 射线管阳极的焦点必须要进一步了解。

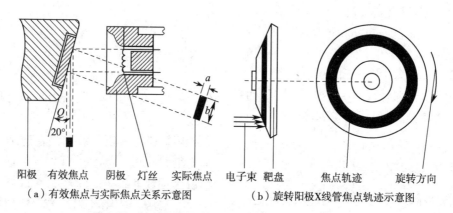

(a)有效焦点与实际焦点关系示意图　　　(b)旋转阳极X线管焦点轨迹示意图

图 2-22　X 射线管焦点及有效焦点和实际焦点示意图

(一)实际焦点与有效焦点

从阴极灯丝发射出来的高速电子束撞击至阳极靶面上的面积,称为实际焦点。实际焦点与 X 射线管轴垂直方向上的投影,称为有效焦点。此有效焦点是 X 射线管的标称焦点,如图 2-22(a)所示。

实际焦点经过投影后其宽度 a 不变,而长度为 $b\sin\theta$[如图 2-21(a)],假设实际焦点长为 5.0mm,$Q=20°$时,有效焦点的长度为 1.7mm。因此,有效焦点的长度与靶角 θ 有关,靶角越小,有效焦点就越小。

1. 有效焦点的变化　X 射线管轴垂直方向上的投影位置不同,有效焦点大小也不同,这是因为越靠近阳极侧靶角 θ 越小,有效焦点也就小。

2. 有效焦点与图像清晰度的关系　有效焦点大小决定图像清晰度,若有效焦点是个点,因为无伴影,所以图像清晰度高;若有效焦点是个面(实际上就是一个面),由于有伴影,则图像清晰度就会变低。

(二)X 射线强度的空间分布

X 射线管的 X 射线强度分布是近阳极端的 X 射线强度弱,近阴极端的 X 射线强度强,这种现象称为阳极效应,又称足跟效应(heel effect)。

阳极效应是由于厚靶的特点决定的,厚靶产生的 X 射线不仅来自靶面,而且大量的是来自靶内层,因在靶内路程的长短不一而造成衰减的差异,必然是近阳极端放射出 X 射线强度弱,近阴极端放

射出 X 射线强度强,总的 X 射线强度分布也是如此,如图 2-23 所示。

图 2-23(a)是纵剖图的强度分布曲线,从图上看出,近阳极端 X 射线强度弱,近阴极端 X 射线强度强,最强是 110°,不同方向上,X 射线强度不同,这是投照工作中很好利用的足跟效应。

图 2-23(b)是横剖图的强度分布曲线,从图上看出,X 射线集中于下半平面,相对两边 X 射线强度是对称的。

在实际投照工作应很好地利用 X 射线强度分布曲线。为此应该注意以下 4 点:

1. 把阳极效应(足跟效应)与人体不同体厚和密度结合起来,使入射至人体不同体厚和密度的"等效"X 射线强度相等。

2. 焦-探测器距较大时,阳极效应不太明显。

3. 在焦-探测器距相同时,小照射野受阳极效应影响比大照射野小。

4. 应尽可能利用中心线附近强度较大且均匀的 X 射线束。

(三)实际焦点与 X 射线管容量的关系

实际焦点大小确定 X 射线管的容量,这是因为实际焦点的面积大,它所能承受的热量大,因此 X 射线管的容量也就大。在固定阳极 X 射线管中,1s 能承受的负载为 200W/mm²,如一只实际焦点为 25mm² 的 X 射线管一秒钟能承受的负载

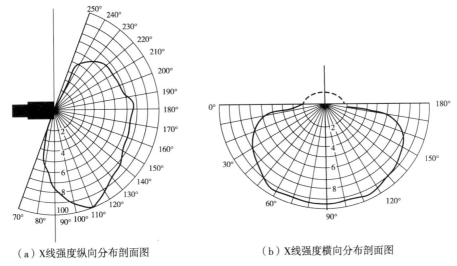

（a）X线强度纵向分布剖面图　　　　　（b）X线强度横向分布剖面图

图 2-23　X 射线强度空间分布示意图

是：$200W/mm^2 \times 25mm^2 = 25kW$。

（四）靶角与 X 射线管容量的关系

在同样大小的有效焦点条件下，电子束撞击阳极的面积随阳极靶的靶角而变。靶角越小负载越大，如靶角 15° 的 X 射线管，其负载为 100%，而靶角 7° 的 X 射线管，负载为 200%。

靶角越小，投照的射野也越小。在靶-影像接收器距离一定时，投照射野应当包括使用影像接收器的最大尺寸，如果靶-影像接收器距 1 000mm，探测器为 350mm×430mm 时最好用靶角不小于 12° 的 X 射线管。

（五）焦点增涨

在使用 X 射线管中间，当改变 mA 和 kV 时，焦点大小也随之改变，这种现象称为焦点增涨（blooming）。这是由于电子之间库伦排斥力的作用结果，较高的 mA 值比 kV 有较明显的焦点尺寸增涨效应。

六、X 射线管管套

X 射线管装在 X 射线管室内或 X 射线管套（X-ray tube housing）内。X 射线管的管套有如下用途：对装在套内 X 射线管提供支撑；对除窗口应放射出 X 射线外，起到吸收作用。对人起到防护作用；对应用至 X 射线管上的高电压起到绝缘作用；对 X 射线管产生的热起到散热作用。

管套一般制成圆柱形，用铝、合金铝或钢制成。从高压发生器输出的高电压经高压电缆输送给 X 射线管套装的绝缘插座，称为高压电缆插座，简称高压插座。

管套有允许 X 射线束射出的窗口（tube port）。管套的输出窗口使使用的 X 射线束通过，因此这个窗口用玻璃，透明塑料或铝制成。在管套的输出窗口还有一个用铅制成的喇叭罩，靠近 X 射线束射出的窗口端开有圆形或方形开口，在外有一个可以装卸的 X 射线射野限制器装配盘，用来装 X 射线射野限制器。

管套内衬有一层薄的铅皮，用于吸收各个方向的 X 射线，保护病人和工作人员免遭 X 射线照射。

管套内除 X 射线管和高压插座定子线圈外装有绝缘能力很高的绝缘油，此油起绝缘和散热两大作用。当油温升高时要膨胀，为给油膨胀留有空间在管套一端装有胀缩器。此胀缩器富有弹性，能随油体积变化，多采用不溶解绝缘油的、弹性持久的、坚韧不裂的橡胶制成。图 2-24 是固定阳极 X 射线管套与 X 射线管组装示意图，图 2-25 是旋转阳级 X 射线管套与 X 射线管组表示意图，这种组合我们称它为 X 射线管组件（X-ray tube assembly）。

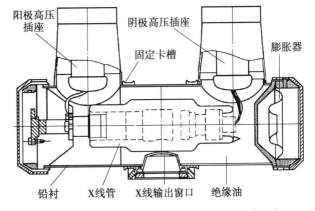

图 2-24　固定阳极 X 射线管套与 X 射线管组装示意图

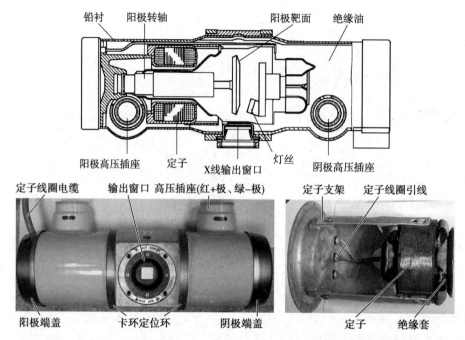

图 2-25　旋转阳极 X 射线管套与 X 射线管组装示意图(上)、实物套管和定子(下)

七、X 射线管冷却

从 X 射线转换效率我们知道几乎 99% 都被转换成热能,所以 X 射线管在工作中间必须散热,如果这些热能不能迅速消散,就会使 X 射线管过热而不能工作。为此,散热就是 X 射线管的重要问题,可用各种方法对 X 射线管散热,又称对 X 射线管冷却。

冷却 X 射线管的最初方法,包括油的对流循环方法和在管套外边装电风扇,使管套空气流动冷却方法。

现在 X 射线成像设备(心血管、CT 等 X 射线成像)中使用热交换器冷却 X 射线管。热交换器由油泵或水泵、具有弹性柔软管子、散热器和电风扇构成。油泵或水泵散热器和电风扇装在密封容器内,用具有弹性柔软管子把热交换器和 X 射线管组件连接起来(1 进 1 出),X 射线管工作一定时间或自动检测温度启动热交换器开始制冷,循环泵也开始工作,将已制冷的油或水送到 X 射线管组件,将 X 射线管组件的热油或水带回进行制冷,如此反复循环把 X 射线管阳极靶盘产生的热散掉。

上述热交换为外循环冷却,一般 X 射线管冷却大多采取双重冷却,这就是内循环冷却。它是在 X 射线管管套设置 1 套制冷系统,制冷器有两个 1 进 1 出与管套内腔相通,由循环泵到管套中的油进行循环,从而达到冷却的目的。有的生产厂家采取了更新的冷却方法,在 X 射线管阳极上做文章,阳极的中空主轴与阳极靶盘相通,并有 1 套循环系统,工作时循环系统启动,能够迅速将靶盘上的热散出去。

静止阳极 X 射线管产生的热量靠传导方法把阳极靶面上的热传导给铜体,由铜体传导给阳极板,由阳极柄再把热传导至 X 射线管壳外,阳极柄上的散热器,再传导至绝缘油和 X 射线管套。

八、X 射线管的主要规格与特性

为了在使用 X 射线管中使其达到最佳的性能,就有必要知道 X 射线管安全工作的因素。从这些安全因素中产生的数据,一般称为 X 射线管的规格。用表和曲线的形式表示可用的数据被称为规格。用表和曲线的形式表示可用的数据被称为规格表或规格曲线。在讨论 X 射线管规格时应注意以下因素(这些也是 X 射线管的主要技术指标)。

(一)最大管电压

施加至 X 射线管两极,不造成 X 射线管损坏的瞬间最大可容许的安全管电压值,称之为最大管电压。最大管电压(kV)与如下因素有关:

X 射线管内阴极和阳极之间距离;阳极和阴极的构造形状和玻璃壳形状;供给高压至 X 射线管的整流电路类型;在电压中,偶尔会出现瞬间电涌,只要此电涌在最大管电压规格10%以下,X射线管就能耐住这个电涌。

(二) 最大管电流

在一定管电压和一定曝光时间条件下,能允许X射线管流过的最大额定值电流,称为最大管电流(mA)或最大平均管电流,在使用中这个额定值绝对不能超过。

最大平均管电流与施加至X射线管灯丝(大、小灯丝)上的电流和电压之最大值有关。灯丝是按两种工作方式分配最大规格。

第一,连续方式,灯丝长时间处在曝光需要值,例如透视工作。

第二,瞬间方式,在短时间(短于30秒)灯丝增温至曝光需要值的工作电压,例如摄影工作。

典型灯丝电压和电流值范围分别为小和大灯丝从3~7.5V和3.5A至4~12V和3~5.5A,如摄影曝光,灯丝电流不超过5.5A。

(三) 最大曝光时间

在一定管电压(kV)和一定管电流(mA)的条件下,允许给X射线管两极最长施加高压的时间,称为最大曝光时间(s)。在实际使用中这个额定值不能超过,不然会导致X射线管阳极面热量积累过多而损坏。

通常我们把管电流(mA)和曝光时间(s)乘积称为毫安秒(mAs)。这二者在实际工作中是互相制约的,其乘积的额定值不能超过。

(四) 容量

X射线管的容量系指管电压(kV)的有效值(kV_E)和管电流(mA)的有效值(mA_E)二者之积,用P代表X射线管容量,单位是kW,可用下式计算:

$$P = \frac{kV_E \cdot mA_E}{1\,000} \qquad 公式(2-27)$$

kV_E和mA_E值随整流方式不同而异,如单相桥式全波整流的发生器,kV_E是kV的0.707倍,管电流有效值是平均值的1.1倍,故其容量为:

$$P = \frac{0.707kV \cdot 1.1mA}{1\,000} \qquad 公式(2-28)$$

在单相全波整流、半波整流和自整流条件下的容量之比,可取如下经验数值:

$$P_全 : P_半 : P_自 = 10 : 8 : 6.6$$

利用这个比值,可以完善地解决固定阳极X射

线管在单相交流高压次级电路中1次曝光量的计算问题。

限制X射线管容量的主要因素是阳极靶的热容量。在使用X射线管的过程中,不论连续使用,瞬间使用或间断使用,都不能使阳极靶面过热而损坏X射线管。因此,X射线管使用条件不能超过一定的安全量,这个最大安全负载量称为X射线管的容量。

1. **代表容量**　X射线管的容量不是一个常量,而是与焦点大小、高压供电整流方式和曝光时间有关。在一定整流方式和曝光时间条件下,X射线管能允许的最大容量,称为代表容量。

静止阳极X射线管的代表容量,是指X射线管工作在单相桥式全波整流电路中,曝光时间1s时所能承受的最大功率(kW)。

旋转阳极X射线管的代表容量,是指X射线管工作在三相6管全波整流电路中,曝光时间0.1s时所能承受的最大功率(kW)。

2. **与X射线管容量有关的因素**　与X射线管容量有关的因素很多,如X射线管焦点、阳极靶物质、阳极靶角、旋转阳极靶直径的转速、负载时间和负载方式等就不一一叙述了。只把供给X射线管高压的整流方式与X射线管容量的关系简述如下:

(1) 单相自整流电路:在单相自整流电路中每个周期(我国50Hz,20ms,针对工频X射线发生器而言)只有1个脉冲,由于X射线管在间断的半周中工作,所以X射线管要承受反方向电压,如果阳极过热,易产生逆电流,因此,X射线管容量为:

$$P = \frac{0.707kV \cdot 0.318mA}{1\,000} \qquad 公式(2-29)$$

(2) 单相桥式全波整流电路:单相桥式全波整流电路中每个周期有2个脉冲,管电压和管电流的波形都是正弦波,管电压和管电流是同步的,因此,在峰值瞬间,其能量要大于三相整流电路相对应值,X射线管容量为:

$$P = \frac{0.707kV \cdot 0.637mA}{1\,000} \qquad 公式(2-30)$$

(3) 6个脉冲三相全波12只整流器整流电路:此种整流方式施加在X射线管的管电压和管电流近似为一个恒定值,X射线管容量为:

$$p = \frac{0.96kV \cdot mA}{1\,000} \qquad 公式(2\text{-}31)$$

（4）12 个脉冲三相全波 12 只整流器整流电路：此种整流方式施加在 X 射线管的管电压和管电流也近似为一个恒定值，但比前者波纹小，所以容量要大一些，其 X 射线管容量为：

$$p = \frac{0.98kV \cdot mA}{1\,000} \qquad 公式(2\text{-}32)$$

对中、高频 X 射线发生器来说，由于施加在 X 射线管的管电压和管电流更接近恒定值，波纹更小，所以在这种 X 射线发生器工作的 X 射线管，它的容量接近 100%，一般按 99% 计算是安全的。

（五）瞬间负载曲线

瞬间负载是短时间、高千伏、高毫安一次性给 X 射线管阳极施加负载。生产 X 射线管厂对每只 X 射线管都要给负载曲线，供使用管时参考，图 2-26 是某 X 射线管的负载曲线。

负载曲线是以管电压（kV）作为变量，以曝光时间为函数画出管电流（mA）的曲线，负载曲线上的数值是 X 射线管的最大值，所以在实际应用中，必须适当降低曲线值使用，一般只使用负载曲线上值的 85%～90% 左右，连续负载与瞬间负载交替使用时，摄影条件只能用负载曲线的 80%，间断快速连续负载只能用负载曲线的 70%。

（六）X 射线管生热和冷却曲线

X 射线管工作中间阳极产生的热量与管电压（kV）、管电流（mA）和负载时间（s）、整流方式和高压电缆长度有关。

为了方便计算，对输入给 X 射线管的功率引入

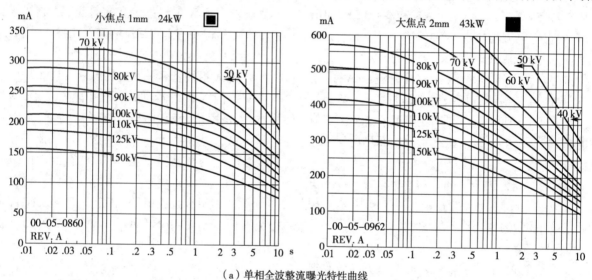

（a）单相全波整流曝光特性曲线

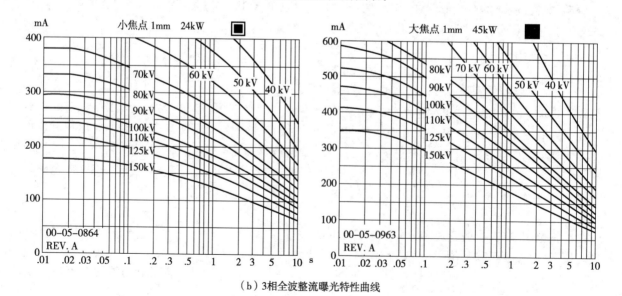

（b）3相全波整流曝光特性曲线

图 2-26 同功率 X 射线管在不同高压整流方式下曝光特性曲线

一个新的单位,称为热量单位,用 HU 代表。

当 X 射线管工作在 2 个脉冲负载时,每根高压电缆长度短于 6m,管电流大于 10mA 时,阳极上产生的 *HU* 值为:

$$HU = kV \cdot mA \cdot s \qquad 公式(2-33)$$

如高压电缆长于 6m,管电流小于 10mA 时,阳极上产生的 HU 值为:

$$HU = 1.35kV \cdot mA \cdot s \qquad 公式(2-34)$$

由于高压电缆存在一定的潜布电容,电缆越长则潜布电容越大,在曝光结束后瞬间,由于灯丝仍有少量热电子发射或残留的空间电荷,潜布电容上所充电荷通过 X 射线管有一个短暂的放电过程,并在阳极上增加热量积累。显然,若管电流越小,电缆越长,阳极增热的相对比例越大,故计算热容量时要乘上一个系数 1.35。

当 X 射线管工作在 6 个脉冲负载时,阳极上产生的 *HU* 值为:

$$HU = 1.35kV \cdot mA \cdot s \qquad 公式(2-35)$$

当 X 射线管工作在 12 个脉冲负载时,阳极上产生的 *HU* 值为:

$$HU = 1.41kV \cdot mA \cdot s \qquad 公式(2-36)$$

对于三相全波整流,在每个周期内,相对单相全波整流来说,处于高能状态的电子数目大大增加,故计算热容量时也要乘以系数 1.35。

一个 X 射线管有一个额定的最大热容量,在连续或间断工作中不能超过这个热容量,如超过了就要造成 X 射线管损坏。在工作时,对应一定的生热速率(HU/s),阳极的热量积累与时间的关系曲线称为该管的生热特性曲线。

X 射线管工作时,阳极的热量消散与时间的关系曲线称为该管的冷却特性曲线。下面曲线是将 X 射线管生热和冷却曲线绘制在一表中,如图 2-27 所示。

(七)怎么样延长 X 射线管的使用时间

有的 X 射线诊断技术要求用较高功率(较大电负载)的 X 射线管,因此,对技术人员重要的是要考虑,为了延长 X 射线管使用时间,怎么样使用 X 射线管和曝光因素。下面列举几种考虑因素。

1. 阳极温度不能过高　为延长 X 射线管使用

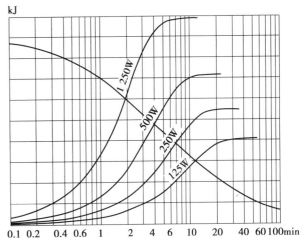

图 2-27　X 射线管阳极生热与冷却关系曲线

时间,使用技术上允许、小于额定的最大规格,即摄影规格表上值不能超过。应尽量避免不恰当地实际操作,特别是用三相工频 X 射线发生器,在阳极处在冷(室温)的状态下不使用满负载,为了减少对冷阳极的热冲击,应该先用较低比例因素曝光,然后再用负载最大安全值曝光,这就是为什么有些 X 射线发生器在第 1 次开机或超过一定时间没有使用,必须先给所要使用的 X 射线管加温,从低 kV 和 mA 开始曝光逐步升到设定的值为止,比如 CT 就是这样。

2. 阳极存贮容量　用于多次曝光,如数字电影摄影、血管造影摄影,必须认真考虑阳极冷却表并严格执行。为了延长 X 射线管使用时间,必须用恰当地实际工作,即先用小于额定的最大值。

3. 阳极旋转　如果阳极旋转频繁地起动,就会增加管套的热量,从而降低了阳极承受热的能力。不能随便使用高速,这样将增加轴承的磨损。在高速使用中不要使 X 射线管突然运动和停止。

4. 管套存贮容量　为了避免管套过热,必须细心观察额定的最大容量。要认真保证不超过容量,以免发生管套焊缝裂开漏油。连续曝光使用之后,要进行连续冷却,不能曝光一完就关机。

5. 延长灯丝寿命　在 X 射线管整个使用过程中,第一要避免过长的增温时间(比如在常规 X 射线摄影时,不要经常将曝光手开关准备挡长时间按下,因为在这种条件下所选择 X 射线管的某一灯丝是在增温状态),第二要一定按规格表使用,可避免缩短使用时间。

第六节 控制电路分析

X 射线机电路是根据设计要求,由各个元部件组合用电线连接而成。根据产生 X 射线的要求,工频 X 射线发生器的基本电路(中高频 X 射线发生器基本类似,将一并讨论)有电源电路、灯丝加热初级电路、高压初级电路、高压次级电路和控制电路。这 5 大电路之间的相互关系可用方框图表示如下,如图 2-28 所示。

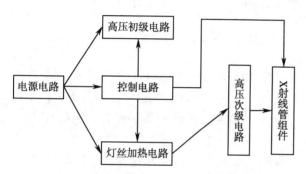

图 2-28 工频 X 射线发生器五大电路相互关系

一、电源电路

电源电路在工频 X 射线发生器中是指控制室墙上闸刀至控制台(或柜)内自耦变压器线圈的初级。它的方框图如图 2-29 所示。对于使用墙上通用插座供电的小功率 X 射线发生器来说,电源电路是指墙上电源插座至控制台的自耦变压器初级的电路,这种发生器的电源电压调节多采用波段开关进行调节。

(一)接触器控制、手动滑轮式调节的电源电路

这种电源电路广泛应用于中、大型 X 射线发生

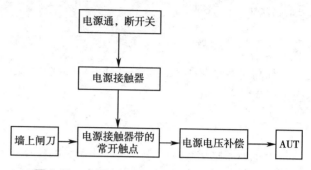

图 2-29 电源电路原理框图(AUT,自耦变压器)

器中。电源通断由电源接触器控制,而电源电压波动的补偿调节,由自耦变压器上滑动碳轮手动连续调节来实现。

电路举例分析(以图 2-30 为例):

电源接触器线圈 LC 供电电路:电源 L_1→保险丝 F_1→电源开关通"ON"按钮(按下)→电源开关"OFF"按钮→电源接触器线圈 LC→保险丝 F_2→电源 L_2。

电源接触器线圈 LC 自锁电路:电源 L_1→保险丝 F_1→接触器 LC 带的触点 LC_3→电源开关"OFF"按钮→电源接触器线圈 LC→保险丝 F_2→电源 L_2。

供电给自耦变压器线圈初级电路:电源 L_1→保险丝 F_1→接触器 LC 带的触点 LC_1→自耦变压器线圈 AT→电源电压补偿器 LVC→接触器 LC 带的触点 LC_2→保险丝 F_2→电源 L_2。

按下电源开关"OFF"整机电源断开。

(二)自动滑轮式调节的电源电路

手动调节电源波动的补偿极不方便,难以及时补偿。所以在自动化程度较高的中、大型 X 线发生

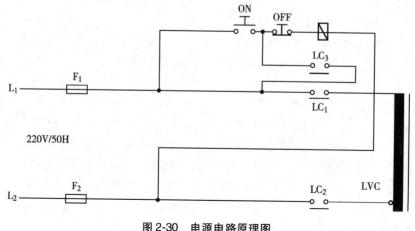

图 2-30 电源电路原理图

器中,常采用电源电压自动补偿以实现补偿的及时性和稳定性。

这种电源电路在电源通断控制上与接触器控制、手动滑轮式调节的电源电路没有明显区别,主要是电源补偿是自动的,它是设置了 1 套自动电源补偿调节电路,电路原理框图如图 2-31 所示。

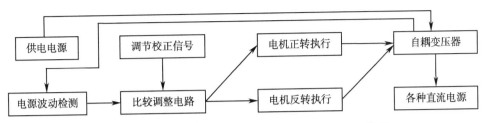

图 2-31　自动滑轮式电源电压调节电源补偿电路原理框图

工作过程简述:当外电源发生波动时(上升或下降),自耦变压器的次级也跟着波动,电源波动检测电路将变化的信号送到比较调整电路,与调节校正信号进行比较,如果电源波动检测电路输出的信号高出调节校正信号(外电源上升),比较调整电路输出负电平,电机反转执行电路工作,电机反转,带动碳轮在自耦变压器上向线圈匝数多的方向移动,使次级输出电压降低,直到电源波动检测电路输出的信号与调节校正信号相等时,比较调整电路输出零电平,电机停止,调节完成。反之,如果电源波动检测电路输出的信号低于调节校正信号(外电源下降),比较调整电路输出正电平,电机正转执行电路工作,电机正转,带动碳轮在自耦变压器上向线圈匝数少的方向移动,使次级输出电压升高,直到电源波动检测电路输出的信号与调节校正信号相等时,比较调整电路输出零电平,电机停止,调节完成。无论外电源电压任何变化,该电路自动重复上述过程,使自耦变压器的次级输出电压保持在该 X 射线发生器所要求的范围内。但是在曝光手开关准备挡按下后,自动切断自动调节电路,不再进行调节。这是因为在曝光过程中电源回路中的工作电流非常大(高达 100A),不允许调节。

二、灯丝加热电路

X 射线管灯丝加热电路在工频 X 射线发生器中指由自耦变压器次级供电给灯丝加热变压器初级线圈的电路。中、高频 X 射线发生器中指由自交直流变换(整流滤波)、逆变器供电给灯丝加热变压器初级线圈的电路。

(一) X 射线管灯丝加热电源

为了保证 X 射线管的管电流在任何情况下都是稳定的,则必须有一个十分稳定电压源,这在工频 X 射线发生器显得尤为重要,所以在灯丝加热电路中设置了稳压电源,即磁饱和稳压电源。而中、高频 X 射线发生器灯丝加热大多采用逆变技术,只需要提供一个直流电压源,当然也要稳定。

1. 磁饱和稳压电源　在工频 X 射线发生器中灯丝加热稳压电源一般采用磁饱和谐振式稳压器,此种稳压电源稳定度能达到 ±1%,能满足管电流的稳定要求。但其对电源频率的变化不能超过 ±1Hz。

(1) 磁饱和稳压器结构:谐振式磁饱和稳压器有单铁芯和双铁芯稳压器之分,这里以单铁芯为例,其结构示意图如图 2-32 左边所示。它由 4 个线圈、1 个电容器和 1 个铁芯组成,在大截面积的

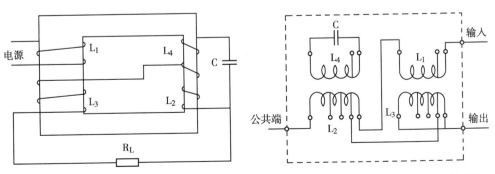

图 2-32　谐振式磁饱和稳压器基本结构与电路示意图(左边为基本结构,右边为电路连接图)

铁芯上绕制了初级线圈 L_1 和补偿线圈 L_3，截面积小的铁芯上绕的次级线圈 L_2 和辅助线圈 L_4，电容器与 L_2 和 L_4 并联，R_L 是负载。在初级施加电源电压时，初级线圈中电流产生磁通，虽不足以使截面积的铁芯饱和，但截面积小的铁芯已完全饱和了。当输入电源电压升高时，磁路中的磁通变增加，则漏磁也增加，初级线圈中的电压降有所增大，导致次级线圈电压上升很少，输出到负载上的电压等于次级线圈的电压和补偿线圈电压的差值，所以变化就更小，反之则反，从而达到了稳压的目的。

（2）磁饱和稳压工作原理：以图 2-32 右边的实际磁饱和稳压电路为例，当输入到稳压器的电压发生波动时，假如电压升高，这时 L_1 的电压降增大，则绕组内的电流增大，导致 L_3 的感应电压上升，但由于 L_3 与 L_2 的极性相反，两者增量电压相互抵消，从而使输出电压保持不变。

L_2 和 L_3 都有预留抽头，L_2 的抽头用来适应输入电压的高低调节，对电源电压进行补偿；L_3 用来调节适当的补偿电压，一旦调整好一般不需要再调整，除非特殊情况。

L_4 和 C 组成谐振电路，当 $\omega L = 1/\omega C$ 时，该电路回路中产生电压谐振，这时电路中的阻抗最小，该电路中的电流有效值可能达到最大值，使铁芯达到磁饱和的程度，这样使 L_2 的电压降变化很小。在该电路发生谐振时，线圈电感电压 U_L 电容电压 U_C 的值是相等但相位相反，所以在任何时刻电路中的两个电抗部分内的即时功率也是值相等而极性相反。于是磁场能量的增加，完全是由于电场能量的减少，反之则反，因此，稳压器所损耗的功率只是线圈绕组有效电阻所消耗的能量，有利于降低能耗，同时降低了稳压器的发热等。

2. 直流电源 中、高频 X 射线发生器灯丝加热电路逆变器所使用的直流电源，就是将一定的交流电压经过整流器整流变换成直流并进行简单地滤波处理就可以了，由于简单这里就不予以介绍了。

（二）透视灯丝加热电路

1. 工频 X 射线发生器透视灯丝加热电路 工频 X 射线发生器透视灯丝加热电路是向 X 射线管小焦点灯丝提供加热电压和电流。该电路原理框图如图 2-33 所示。

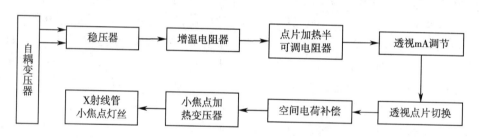

图 2-33 透视 X 射线管灯丝加热电路原理框图

在透视灯丝加热电路中从稳压器输出端到小焦点灯丝加热变压器初级经过了增温电阻器（半可调式）、点片加热半可调电阻器、透视 mA 调节电位器、透视点片切换、小焦点灯丝加热空间补偿器、小焦点灯丝加热变压器初级。由于透视电流比较小，增温与点片半可调电阻器（也可以调节设置或限制最大透视 mA 值）全部串在回路中，由改变透视 mA 调节电位器的阻值大小来调节施加到小焦点灯丝加热变压器的电压达到调节透视 mA 的目的。透视 mA 调节电位器的旋转轴引到控制台面板上，装配旋钮可以人工调节。实际应用电路原理图参考图 2-34。图 2-34 中"ZW"为摄影准备增温继电器所带的常开触点，透视时断开，使 R_1 全部串入，R_3 为点片摄影丝加热电阻器（下调节卡环），上调节卡环用来限制透视 mA 的最大值，R_4 为透视 mA

调节电位器，"SP"为点片透视交换（切换），用转换开关或继电器切换，"mAXZ"为毫安选择器，"SFP"为小焦点灯丝加热空间电荷补偿器，"LFP"为大焦点灯丝加热空间电荷补偿器，"SF"为小焦点灯丝加热变压器初级，"LF"为大焦点灯丝加热变压器初级。

透视 mA 调节电路回路是这样的：稳压器输出端→R_1→R_3→R_4→SP→mAXZ→SFP→SF→稳压器公共端，透视 mA 的大小是用改变 R_4 电位器阻值实现的，R_4 电位器阻值增大，透视 mA 降低，R_4 电位器阻值减小，透视 mA 增加。

2. 中、高频 X 射线发生器透视灯丝加热电路 与工频 X 射线发生器不同的是中、高频 X 射线发生器 X 射线管灯丝加热电路由灯丝加热电压产生电路和加热控制电路等组成，如图 2-35 所示。

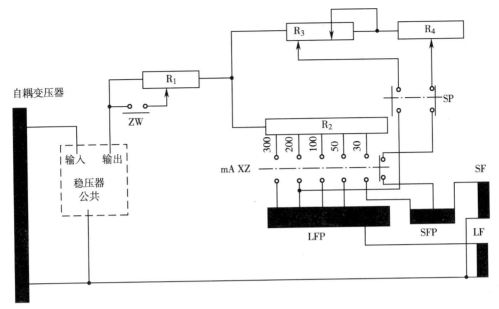

图 2-34 X射线管灯丝加热电路原理图

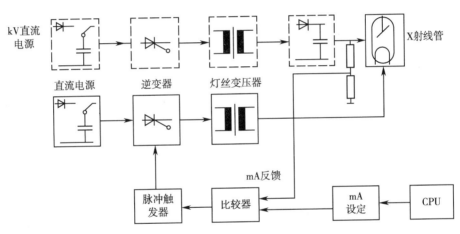

图 2-35 中高频X射线发生器X射线管灯丝加热原理框图

（1）灯丝加热电压产生电路：灯丝加热电压产生电路由电压源、电压源监测、短路保护、逆变器、触发脉冲变压器、灯丝加热变压器构成，如图2-36所示。

（2）加热控制电路：加热控制电路由mA设定、mA反馈、调节器、U/F转换及触发脉冲产生器等构成，如图2-37所示。

（三）点片灯丝加热电路

1. 工频X射线发生器点片灯丝加热电路 工频X射线发生器点片灯丝加热电路是向诊视床用X射线管大焦点灯丝提供加热电压和电流的电路。电路原理请参考图2-34。

点片灯丝加热电路回路是这样的：稳压器输出端→R₁→R₃→SP（点片时切换到点片位并切断透

视加热回路）→200mA（根据所使用X射线管而定）→LFP→LF→稳压器公共端。当点片准备时"SP"切换到点片位，"ZW"常开触点闭合，短路部分R₁，使加到大焦点灯丝变压器的电压升高迅速到达所设定温度，这就是我们所说的增温。

在这里有必要讨论一下空间电荷补偿。由于热运动使灯丝的原子外层轨道电子脱离原子核的束缚而成为自由电子，这些自由电子悬浮在灯丝周围空间称为空间电荷。空间电荷为负电荷，它排斥灯丝继续发射电子，而且电子之间也有互相排斥力。因此，在一定的管电压下，管电流会随着管电压改变而改变。而在实际工作中，希望管电压和管电流互相不影响，故需要空间电荷补偿器。

补偿原理就是管电压升高时降低灯丝加热电

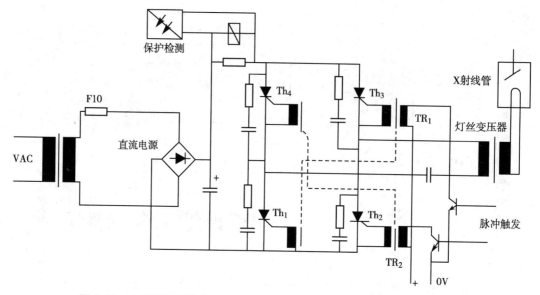

图 2-36　中高频 X 射线发生器 X 射线管灯丝加热电压产生原理(逆变部分)

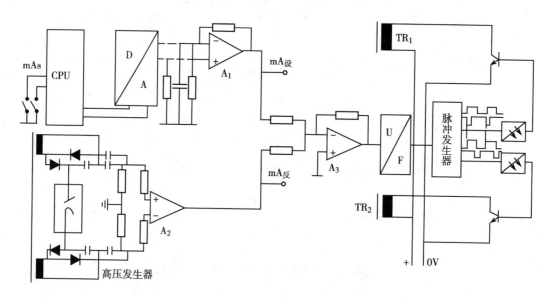

图 2-37　中高频 X 射线发生器 X 射线管灯丝加热控制原理(控制部分)

压,管电压降低时升高灯丝加热电压。

补偿方法有用电阻器式、电感式和电子式。电感式补偿用变压器初级并联于高压变压器初级,次级串联于灯线加热变压器初级,补偿电流方向和灯丝加热电流方向相反,从而达到补偿之目的。

2. 中、高频 X 射线发生器点片灯丝加热电路　该电路与前面中、高频 X 射线发生器透视灯丝加热电路基本相同,请参考图 2-35~图 2-37 进行分析。

(四) 普通摄影灯丝加热电路

1. 工频 X 射线发生器普通摄影灯丝加热电路　工频 X 射线发生器普通灯丝加热电路是向普通摄影用 X 射线管大、小焦点灯丝提供加热电压和电流的电路。电路原理请参考图 2-33。

普通摄影灯丝加热电路回路是这样的:以小焦点灯丝加热为例,稳压器输出端→R_1→R_2→30mA→mAXZ→SFP→SF→稳压器公共端。当曝光手开关准备挡按下时,"ZW"常开触点闭合,短路部分 R_1,使加到小焦点灯丝变压器的电压升高迅速到达所设定温度。

现今的程控 X 射线发生器的 X 射线管灯丝加热与常规不同采用的是逆变方式,逆变器的触发脉冲为脉宽调制(pulse width modulation,PWM)脉冲,脉冲控制是由操作者在控制台选择某一挡 mA 和 kV、中央处理器(central processing unit,CPU)根据所选择的参数,通过查表方式获取相应的灯丝加热数据(并将空间电荷补偿考虑在内)变成一定频率的方波脉冲信号,通过接口电路送到灯丝加热调制电路与所选定的 X 射线管相应 mA 挡设定的脉冲信号进行调制,产生一定频率的脉宽调制脉冲,驱动脉冲发生器触发逆变器将直流电源变成一定频率的交流电压施加到灯丝加热变压器的初级线圈,次级线圈感应出相应的灯丝加热电压加到相应的灯丝。

2. 中、高频 X 射线发生器普通摄影灯丝加热电路 该电路与前面中、高频 X 射线发生器透视灯丝加热电路基本相同,请参考图 2-34~图 2-36 进行分析。

三、工频 X 射线发生器高压初级电路

高压初级电路在工频 X 射线发生器中指自耦变压器次级供电给高压变压器初级线圈的电路。此电路还含有管电压值指示电路。其电路的方框图如图 2-38 所示(接触器触点控制通断方式)。

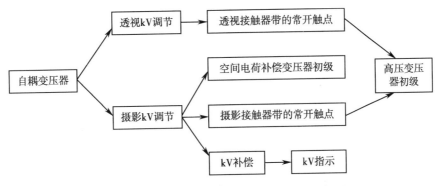

图 2-38 接触器控制通断高压初级电路原理框图

工频 X 射线发生器的高压初级电路由以下几部分组成:

(一)管电压(kV)调节

透视或摄影管电压调节,有波段式调节(早期或便携式 X 射线机)和滑动式调节;有手动调节和自动调节。

(二)高压初级电路接通

高压初级电路是供电给高压变压器初级线圈,初级线圈有电,次级即有电供给 X 射线管,即产生 X 射线。因此,高压变压器初级电源接通就是曝光的开始,初级电源断开就是曝光的结束。

高压变压器初级供电用接触器或用可控硅接通,施加在高压变压器初级电源的时间(也就是曝光时间)就是两者的通断时间,由曝光限时器或透视开关控制。除了早期和便携式 X 射线机外现大多采用可控硅控制,但透视由于电流小,以接触器控制为多。

(三)管电压预示和补偿

管电压预示,在未产生 X 射线之前能预先指示出真正的管电压(kV)值(间接指示),方便预先调节曝光条件。

管电压补偿,就是补偿管电流(mA)和电路中电阻对管电压(kV)的影响。

补偿方法,有用电位器或电阻器式,变压器式和自动补偿式等。

1. 透视高压初级电路 透视高压初级电路工作原理请参考图 2-39,工作回路为:自耦变压器 AT 的 0 端→高压变压器 HT 的 P_1 端→高压变压器初级线圈 HT→高压变压器 HT 的 P_2 端→透视接触器 FC 带的触点→防突波电阻器 R_4 后被另一付触点短路→透视 kV 滑动调节器 FkV→自耦变压器 AT。

2. 摄影高压初级电路 摄影高压初级电路工作原理请参考图 2-39,工作回路为:自耦变压器 AT 的 0 端→HT 的 P_1 端→HT→HT 的 P_2 端→摄影接触器 XC 带的触点→防突波电阻 R_3 后被另一付触点短路→摄影 kV 滑动调节器 RkV→自耦变压器 AT。

3. 空间电荷补偿变压器初级电路(参考图 2-39) AT 的 0 端→空间电荷补偿变压器初级线圈 PC_1→摄影 kV 调节器 RkV→AT。由此知,PC 与 HT 初级并联,二者电压变化是一致的,随 RkV 调节而变。

4. 千伏补偿电路(参考图 2-39) AT 的 0 端→半可调电阻器 R_1(补偿 mA 引起的电压降)→半可调电阻器 R_2(补偿电路引起的电压降)→RkV。

5. 千伏预示电路(参考图 2-39) AT 的 0 端→R_1→摄影毫安选择器→kV 表→RkV。间接(模拟)指示施加在 X 射线管的管电压值。

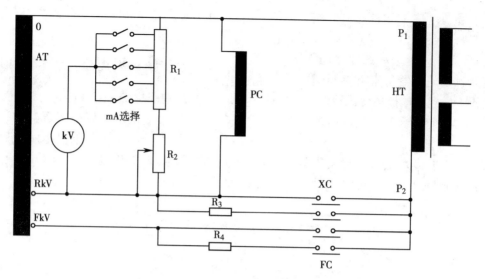

图 2-39 接触器控制高压初级电路原理图

四、中、高频 X 射线发生器高压初级电路

中、高频 X 射线发生器的高压初级电路则指交直流电压变换(整流)、kV 控制、逆变器(直交变换)供电给高压变压器初级线圈的电路。

在讨论中、高频 X 射线发生器高压初级电路之前有必要了解高频逆变的工作原理以及与工频 X 射线发生器相比的主要优点。

中、高频 X 射线发生器与工频 X 线发生器的根本不同点,是在于中、高频 X 线发生器供给高压变压器及 X 射线管灯丝加热变压器初级的电源工作频率与工频不同,为直流逆变式,所以 kV、mA 的实现和控制方法发生了很大(根本性)变化。故我们重点介绍中、高频电源的工作原理,中、高频电源输出功率或电压(kV)的调节、常见逆变电源分析。

(一)电源组成与工作原理

电源主要由三部分构成:直流电源、直流逆变、逆变控制。

1. 直流电源 直流电源可以直接使用蓄电池,但一般都是将电网交流电压经整流滤波变为直流。15kW 以下 X 射线发生器多使用单相交流电源,15kW 以上的 X 射线发生器多使用三相交流电源,整流电路多采用桥式全波整流。

中、高频 X 射线发生器对直流电源精度要求不高,无须像工频机那样需要进行初级稳压,因为中、高频 X 射线发生器 kV 稳定采用的是闭环控制,所以不怕电网电压在一定范围内波动的影响。

2. 直流逆变 直流逆变就是将直流电压变换成某一频率的交流电压。直流逆变的方法很多,有单端逆变、半桥式逆变。目前,中、高频 X 线发生器所使用的高压逆变电路,工作频率在 20kHz 以下的,全部是桥式可控硅逆变电路,工作频率在 20kHz 以上的,多采用大功率晶闸管或模块桥式逆变电路。

桥式逆变原理:桥式逆变原理如图 2-40 所示。

图 2-40 中 $K_1 \sim K_4$ 表示 4 个开关,可以是可控硅,也可以是三极管,Z 代表负载。下面我们分 4 个时间段进行讨论:

在 t_1 时刻:K_1、K_3 闭合,电流为 I_1,Z 上电压为 E;在 t_2 时刻:K_1、K_3 断开,电流为 0,Z 上电压为 0;在 t_3 时刻:K_2、K_4 闭合,电流为 I_2,Z 上电压为 $-E$;在 t_4 时刻:K_2、K_4 断开,电流为 0,Z 上电压为 0。Z

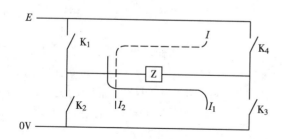
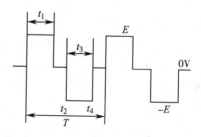

图 2-40 桥式逆变原理示意图

上电压信号波形如图 2-40 右所示。

上面 4 个过程构成逆变的周期 T，不断重复这 4 个过程就是桥式逆变。

3. 电源输出功率和电压的调节

（1）输出功率调节：交流电源输出功率可由 (2-36) 式确定：

$$P = \frac{1}{T}\int_0^T p \cdot t\mathrm{d}t = \frac{1}{T}\int_0^T V \cdot i\mathrm{d}t$$

公式（2-37）

式中 T 是周期，$V \cdot i$ 是时间的函数，$V \cdot i\mathrm{d}t$ 是功率微分。分析公式可以看出，如果 T=恒值，即电源频率不变，则可以通过改变功率微分部分的值，即改变周期 T 内有功部分和无功部分的占空比来改变输出功率，我们称其为脉宽调制控制，有些灯丝加热采用这种方式。如果功率微分部分不变，则可以通过改变频率来改变输出功率，我们称其为频率调制控制，高压变压器初级供电逆变目前以这种控制方式为主。

（2）逆变电源电压调节：交流电压有效值由 (2-37) 式确定：

$$E_{\mathrm{eff}} = \frac{1}{T}\int_0^T e\mathrm{d}t$$

公式（2-38）

式中 T 为周期，e 是时间的函数，分析的方法与功率调节相同，所以逆变电源电压的调节同功率调节一样，也是通过调脉宽或调频率来实现。

X 线发生器高压初级电压峰值常为恒定值，这是因为直流电源常为恒定值，所以，如不采取措施，不论调脉宽或调频率，都不能改变次级高压峰值，这对 X 线发生器来说是不行的，同样也不符合一般直流电源的要求。所以，作为直流电源，逆变电源输出必须加滤波电容，一方面使电压波形变得平整，另一方面可以通过调脉宽或调频率的方法改变对电容的充电速率，从而使电容充放电速率达到某种平衡，即使电容上的电压维持在某一水平上。从而实现改变 X 射线管管电压的目的。

（二）常见中、高频 X 线发生器逆变电源分析

中、高频 X 线发生器逆变电源的原理框图如图 2-41 所示。逆变电源为可控硅桥式逆变电源，控制电路主要由 kV 检测、比较和压频转换电路构成。V_s 为 kV 预置电压，不同 V_s 值对应着不同的 kV 值。V_r 为实际 kV 分压值。V_s 与 V_r 经过比较器产生误差电压 V_d，V_d 的大小决定压控振荡器输出频率，亦即决定逆变电源的工作频率。V_s 是设定值，一旦选定便不再变化。V_r 是检测值，是随 kV 变化而变化的，kV 恒定时误差电压 V_d 不变，kV 出现负偏差时 V_d 增大，逆变电源工作频率增高使 kV 回到正常值。反之亦然。

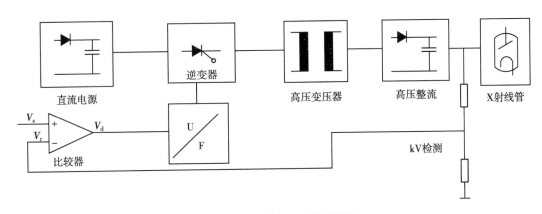

图 2-41 高压电源工作原理框图

1. **kV 控制电路** kV 控制电路由 kV 设定、kV 反馈、调节器、U/F 转换及脉冲发生器等组成，如图 2-42 所示。设定 kV 经中央处理器处理，输出相应的数字量，送到 D/A 转换器转换成设定 kV 相对应的模拟信号，并与 kV 反馈信号进行比较调节，产生控制 kV 的电压信号，再经 U/F 转换器，产生一定频率的脉冲，控制触发脉冲发生器产生两组触发逆变器的触发脉冲，实现 kV 控制。

2. **高压初级控制电路** 高压初级控制电路由整流、滤波、短路保护、逆变器、触发脉冲变压器、高压变压器次级等构成，如图 2-43 所示。

其中逆变器有的用可控硅，有的用大功率晶闸管或场效应管（特别超过 20kHz 以上者），若逆变器件是非可控硅，不需触发脉冲变压器，而用晶闸管或场效应管控制逆变器工作。

整流、滤波，实现交-直变换，向逆变器提供所

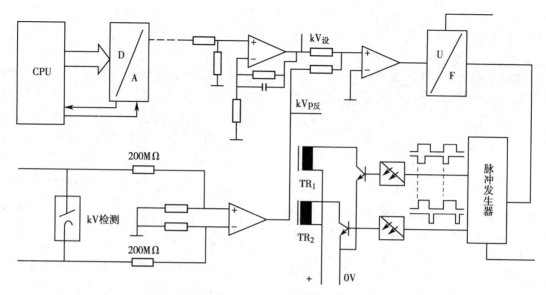

图 2-42 千伏控制示意图

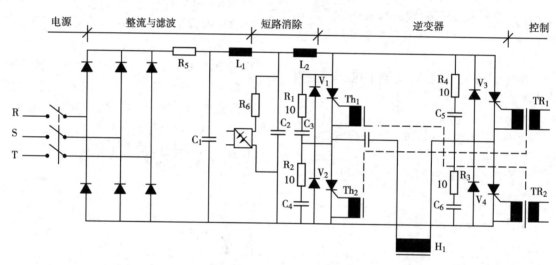

图 2-43 逆变器电路原理图

需直流电压源。短路保护起着监测整流、滤波后的直流电源的电压值和保护逆变器短路。逆变器和触发脉冲变压器完成直-交变换，向高压变压器初级提供所需交流电压源。

3. 高压电路 高压电路由高压变压器次级、高压整流器、倍压电容器、kV 和 mA 反馈、高压电缆、X 射线管组成，如图 2-44 所示，完成向 X 射线管两端供给所需恒流电源。

正如前面所述，中、高频与工频 X 线发生器的根本区别，是它的高压发生器和 X 射线管灯丝加热的工作频率不同。中、高频 X 线发生器 kV 和 mA 为闭环控制，工频 X 线发生器的 kV 和 mA 为开环控制，且中高、频 X 线发生器引入微机及高度集成化电路、高新技术，从而使其各种性能指标得以提

高，这就是为什么中、高频取代工频 X 线发生器的关键所在。中、高频 X 线发生器的整机结构如图 2-45 所示。

（三）中、高频 X 射线发生器的主要优点

由于中、频 X 线发生器的高压发生装置与 X 射线管灯丝加热系统，从工频变压器式结构改为中频逆变式结构后将显示出下列优点：

第一，与单相工频相比，中、高频输出剂量高，中、高频电源经整流滤波输出的是恒定直流，波纹因数小于 ±5%，精度差小于 ±5%。单相工频电源整流输出是脉动直流，波纹因数为 100%，如图 2-45，kV 精度差大于 ±10%。

第二，可进行实时控制，工频 X 线发生器高压初级用滑轮在自耦变压器上调节电压。曝光前进

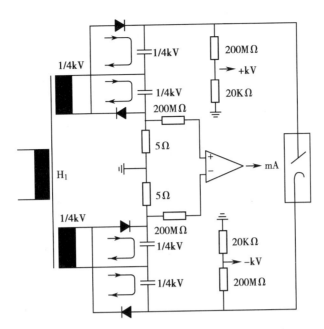

图 2-44　高压倍压整流与 kV、mA 反馈检测电路

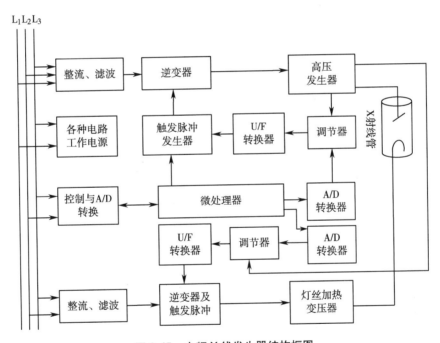

图 2-45　中频 X 线发生器结构框图

行交流稳压,使设定初级电压不受电源电压波动的影响。一旦开始曝光,为防止碳轮移动产生电弧,同时由于曝光时间很短,碳轮驱动系统的机械惯性跟不上电信号的变化,碳轮便固定不动,这时由于电源电压波动或其他因素造成高压输出不稳便无法调节。

中、高频 X 线发生器高压逆变电源触发频率不仅受设定值控制,同时还受 kV 检测信号控制。在曝光过程中触发频率可根据实测 kV 进行迅速地调

整跟踪以保证 kV 的精度。

工频 X 线发生器需要磁饱和稳压器对灯丝电源进行稳压,由于空间电荷效应,灯丝电源还要进行 kV 补偿,尽管采取很多措施,曝光实际 mA 与期望值仍有很大误差。

中、高频灯丝电源由于受管电流控制,实际管电流在曝光过程中将随时被检测并反馈至灯丝电源控制部分,使管电流保持恒定不变。采用中频逆变电源,mAs 精度很容易做到±5%,而工频电源则

在±15%以上。

实时控制还使得中频 X 线发生器曝光重复性大大提高。这是因为中、高频电源控制电路的设定值可以做得很精确，检测电路也可以做到很稳定，所以不论其他影响 kV、mA 的因素有多少，只要其变化在某一允许范围内，中、高频 X 线发生器每次曝光输出量都可保证基本一致，而工频机就很难做到这一点。

第三，电源和高压发生器体积小，中、高频电源高压初级电路由整流、滤波和逆变元件组成。工频电源是滑轮自耦变压器。

第四，最小曝光时间短，中、高频 X 发生器高压波形上升沿很陡，一般是十几至几十纳秒，所以最短曝光时间可达 1ms。

第五，有利于向智能化发展，中、高频 X 线发生器已全部电子化，微机的应用将使其性能（降落负载、实时控制、监视、显示、故障报警、自动处理等）提高到一个崭新水平，为 X 线技术数字化创造了条件。

第六，可直接用直流供电，这就意味着可利用储能器来解决电源质量或条件差的难题。这对缺乏交流电的场合，如边远地区、地质和野战条件下，具有特殊意义。

第七，由于输出强度均匀，不会因频闪效应而使活动滤线栅的铅条阴影在胶片或数字图像上显示。

五、高压次级电路

高压次级电路是由高压变压器次级线圈至 X 射线管的电路。此电路将高压变压器次级线圈所产生交流高压经整流变成脉动直流，用高压电缆（组合机头不需要）输送至 X 射线管。此电路还包括管电流（mA）测量电路和消除电容电流电路，主要由高压变压器次级、高压整流、管电流检测、高压交换（组合机头不需要）、高压电缆、X 射线管等组成，其电路的方框图如图 2-46 所示。

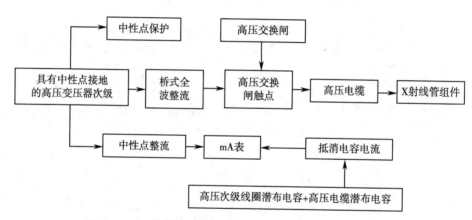

图 2-46　高压次级电路框图（以单相桥式全波整流电路为例）

高压次级电路按整流方式不同可分为单相全波桥式整流、三相 6 波全波桥式整流、三相 12 全波桥式整流，这里以单相全波桥式整流电路为例进行讨论。

电路举例分析（电路原理图如图 2-47 所示）：

当高压变压器次级线圈上端为正下端为负时，电流流向（以一管为例）为：高压变压器次级线圈上端（+）→整流器 BG_{102}→X 射线管交换闸 GQ_{1a} 触点→X 射线管 XG_1 的阳级→阴极→X 射线管交换闸 GQ_{1K}→整流器 BG_{104}→高压变压器次级线圈下端（-）→次级线圈→M_2 端→中性点整流器 BG_1（+）→mA 表→中性点整流器 BG_1（-）→M_1 端→次级线圈→次级线圈上端。

当高压变压器次级线圈下端为正上端为负时

的电流流向：高压变压器次级线圈下端（+）→整流器 BG_{101}→X 射线管交换闸 GQ_{1a} 触点→X 射线管 XG_1 的阳级→阴极→X 射线管交换闸 GQ_{1K}→整流器 BG_{103}→高压变压器次级线圈上端（-）→次级线圈→M_1 端→中性点整流器 BG_1（+）→mA 表→中性点整流器 BG_1（-）→M_2 端→次级线圈→次级线圈下端。

中性点处 M_1、M_2 之间接了一个辉光管，用于防止接地线不接地，此处电位升高造成控制台上有高电位电击工作人员，因为 mA 表装在控制操纵台的面板上。

中性点整流器并联有电阻器并由透视准备继电器或透视摄影交换继电器之常开触点在透视时接通，用于消除电容电流，使其不流入 mA 表。

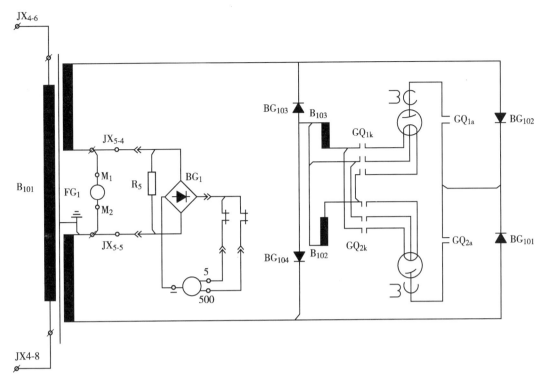

图 2-47　单相全波整流高压次级电路原理图

六、其他控制电路

除了前面所介绍的基本控制电路外,还有一些在有些 X 射线机是必不可少的控制电路,所以有必要介绍这些控制电路。

(一)旋转阳极启动电路

旋转阳极启动电路是给旋转阳极 X 射线管定子线圈供电并保证转子(旋转阳极)旋转达全速才能产生 X 射线的控制电路。

旋转阳极 X 射线管的阳极旋转是用单相交流感应式电动机原理。这种单相交流电动机是利用电容器移相,把单相分为两相。将时间上相差 90°的两相交流电流引入定子的两个线圈中,就可产生一个旋转磁场,使封闭在 X 射线管壳内的转子得到转矩,带动阳极靶盘旋转。定子线圈中的运转线圈、启动线圈和移相电容器的电路,如图 2-48 所示。

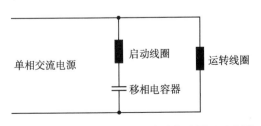

图 2-48　X 射线管旋转阳极启动电路原理示意图

旋转阳极靶盘在产生 X 射线之前就要旋转起来,并希望经过短时间达到设计的全速才能曝光产生 X 射线。由旋转阳极靶盘在静止状态到旋转达设计的全速,此短时间称为延时,一般旋转阳极管需要 0.8~1.2s 的延时,掌握此延时时间的部件叫延时器。使旋转阳极靶盘迅速由静止状态旋转起来,在延时的时间内需要供给定子线圈较高电压,称此电压为启动电压,可使靶盘迅速达到全速。当延时的时间一到立即把较高的启动电压降低至正常运转电压。在靶盘达到设计转速的同时,控制产生 X 射线的电路接通,就有可能产生 X 射线。

为了防止旋转阳极不旋转就给阳极靶盘和阴极之间加上高压损坏 X 射线管。在运转线圈电路中串联了电流继电器线圈或电流互感器,在启动线圈电路与移相电容器并联了电压继电器线圈或电压互感器安全保护部件。如旋转阳极不旋转,电路中电流、电压继电器不工作,它们在控制电路中的常开触点不接通,高压变压器初级电路断路,无高压加在 X 射线管的两极上,即无 X 射线产生,保护了 X 射线管。现今,旋转阳极启动保护多用电子电路保护,图 2-49 是这种旋转阳极启动电路的一种电路。

当曝光手开关按下在准备位时,KR 吸合,AC 120V 经 R_2、V_4 触发 V_3 导通,AC 120V 经 V_3、KC

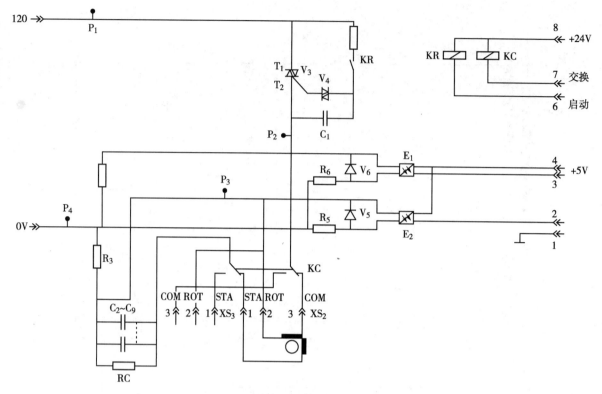

图 2-49　X 射线管旋转阳极启动电路原理示意图

触点与定子电枢绕组相连；AC 120V 还经 V₃、KC 触点和移相电容与定子启动绕组相连。阳极启动后，电枢绕组电流在 R₄ 上产生压降，启动绕组电流在 R₃ 上产生压降，两组电压经光耦 E₁、E₂ 输出，作为启动检测信号。KC 为管位切换继电器，KC 常闭触点接 Ⅱ 管位阳极启动，KC 常开触点接 Ⅰ 管位阳极启动。

为了减少阳极靶盘轴承的磨损，延长 X 射线管使用时间。在曝光结束后，应使旋转阳极靶盘在短时间内停止旋转。因此，在旋转阳极启动器中应设有制动装置。制动装置就是曝光一结束，供给定子线圈的工作电压断开后，立即供给定子线圈一个脉冲直流，以便产生一个制动力矩，使正在旋转的阳极迅速停止转动，几秒钟之后，这个脉冲直流自动地断开。在 3 000r/min 的旋转阳极启动器中有的厂家设有制动装置，有的无制动装置，这就只有靠阳极靶盘自然停止转动。

在 9 000r/min 的旋转阳极启动器中，必须设有制动装置。而且制动装置必须工作正常，可保旋转阳级 X 射线管正常工作和延长 X 射线管使用时间。

现在，大型 X 射线机组为提高 X 射线管的容量适应快速摄影的要求，采用变频高速启动器，使旋转阳级 X 射线管的阳极在摄影时高速旋转，提高了旋转阳极 X 射线管的容量。

用单相交流电源，经整流，电压交换和逆变电路把供给旋转阳极定子线圈电压提高，频率提高，从而提高旋转阳极的转子转速。其电路原理图如图 2-50 所示。

整流电路：这个电路是把单相交流输入至整流器，整流后经电容器滤波成为直流电源。输入的单相交流，第一个半周波经可控硅 Q₁₋₀₁ 给电容器 C_A 充电。下一个半周波经可控硅 Q₁₋₀₂ 给电容器 C_B 充电。因电容器 C_A 和 C_B 是串联连接，所以在图 2-50 上的 A 点和 C 点之间的电位差，无负载时近似直流电压 360V。即通过双倍压整流得到 X 射线管阳极高速旋转所需之电压。通过控制光电耦合器 PC₁₋₀₅ 和 PC₁₋₀₆ 的导通或截止，实现控制可控硅的导通或截止。

电压交换电路：X 射线管阳极高速旋转所需电压，在负载下近似 300V，而这个电压的一半足够 X 射线管阳极常速所需电压。因而，此电路就是依照高速旋转或常速旋转交换每种转速所需电压，用晶体管 Tr₅ 实现电压交换。

在晶体管 Tr₅ 截止时（即光电耦合器 PC₁₋₀₄ 控制信号截止时），供给至负载的负载电流经过二极管 D₆ 返回电容器 C_A。在这种情况下，电容器 C_A 单独成为负载电路的电源。因此，负载电压近似

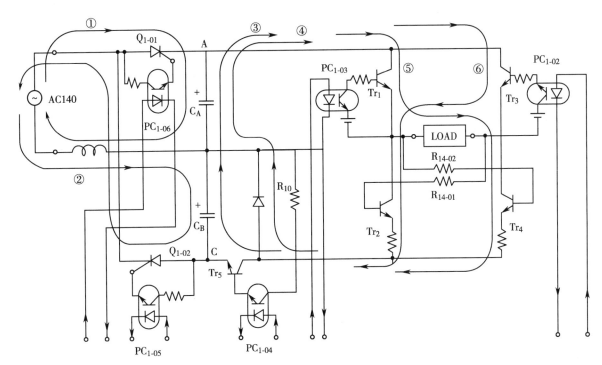

图 2-50 逆变器提高频率的高速旋转阳极启动电路原理图

150V，为常速旋转所需的电压。

在晶体管 Tr_5 导通时（即光电耦合器 PC_{1-04} 控制信号导通时），二极管 D_6 因电压反向而截止。因而，负载电流经过 Tr_5 返回至电容器 C_B。在这种情况下，电容器 C_A 和电容器 C_B 串起来成为负载电路的电源。因此，负载电压近似 300V，为高速旋转所需的电压。

逆变电路：由晶体管 Tr_1～Tr_4 组成桥式电路。光电耦合器 PC_{1-02} 和 PC_{1-03} 接收从控制电路送来的接通信号可行交替导通。与控制电路相结合的逻辑电路使正接通信号导通光电耦合器 PC_{1-02} 或 PC_{1-03} 中任一个。

如果光电耦合器 PC_{1-03} 导通，晶体管 Tr_1 导通，同时，晶体管 Tr_4 也导通。因为电流经过电阻器 R_{14-01} 流入晶体管 Tr_4 的基极。因而，电源 A 端正电位经 Tr_1、负载（旋转阳极定子线圈）、Tr_4、电阻器 R_{15-06}、晶体管 Tr_5 至电源 C 端负电位。

如果光电耦合器 PC_{1-02} 导通，晶体管 Tr_3 导通，同时，晶体管 Tr_2 也导通。因为电流经过电阻器 R_{14-04} 流入晶体管 Tr_2 的基极。因而，电源 A 端正电位经 Tr_3、负载（旋转阳极定子线圈）、Tr_2、电阻器 R_{15-03}、晶体管 Tr_5 至电源 C 端负电位。

由晶体管 Tr_1～Tr_4 组成的电桥，实现交替地工作，就能供电给旋转阳极线圈需要的交流电流。这个交流电流的频率由控制电路中振荡器确定。

控制电路：控制电路由以 CMOS IC（互补金属氧化物半导体集成电路）相结合为基础的逻辑电路和以运算放大器相结合为基础的模拟电路组成。

延时器：延时器和延时电路是 X 射线发生器不可缺少的部件，尤其是用旋转阳极 X 射线管的 X 射线发生器。延时器种类很多，今天多用 RC 电路（电阻-电容电路）构成的延时电路（现今由计算机控制的 X 射线发生器其延时用软件控制）。在延时的时间内，使旋转阳极 X 射线管的阳极由静止起动旋转并达到设计转速，由起动电压降至正常工作电压，延时开始，X 射线管灯丝开始增温至预置管电流要求的温度，为摄影曝光准备好一切条件。

（二）过负载保护电路

X 射线机的过载（容量）保护电路是从电路结构上防止使用者误操作超过 X 射线管的额定负载的一种安全措施，当这种误操作偶尔发生时，应保证不产生 X 射线。X 射线摄影曝光是一种瞬时负载，这种保护属于一次性预置保护，对于一次额定值内的连续重复曝光而出现的累积性过载不能起到保护作用。为了防止累积性过载应根据 X 射线管组件的热容量特性，保证相邻曝光之间的间歇时间或降低 X 射线管的容量百分率使用。

X 射线管过载保护电路是以 X 射线管瞬时容量曲线为根据，在设计和校正时应参考所使用的 X 射线管容量曲线（每一种同类型同规格的 X 射管均有一组特定的容量曲线）。

一次性预置保护均应预置在曲线以下，绝对不允许预置在曲线之上。如出现预置值在曲线之上，保护电路就自动阻止曝光,任何形式的过载保护电路都应符合这一原则。

中、大型 X 射线发生器都设置有瞬时负载保护电路,有的还设有参量保护电路,如过流保护、过压保护、冷高压保护电路等。

1. 参数联锁式瞬时负载保护电路　在摄影 3 个参数自由选择的 X 射线发生器中,均采用参数联锁式瞬时负载保护电路。

这种保护电路一般包括信号输入电路和驱动电路两部分。输入信号值反映了电压、电流和时间 3 个参量的变化。这 3 个参量的信号值,由瞬时负载曲线坐标系中每个坐标点上的值确定,从而确定

了输入信号的临界值,一旦调节 3 个参量值大于临界值,就通过驱动电路阻止 X 射线产生。当然,一切能够顺利进行下去的曝光,必须都是在临界值之下。参数联锁式瞬时负载保护形式的结构如图 2-51 所示。

2. 负荷率式瞬时负载保护电路　负荷率式保护电路之基础仍是曝光的 3 个参量联锁保护电路,把电压、电流和时间 3 个参量的模拟信号送入一个称为负荷率计的指针仪表上或数字仪表上。预置的一次曝光参量能从负荷率计上看到所占 X 射线管额定值的百分之多少。当预置的一次曝光负载超过额定值时,则通过驱动电路使过载保护继电器工作,使曝光不能进行。应特别注意的是负荷率计指示的是一次性的曝光负荷率。负荷率计电路的原理图如图 2-52 所示。

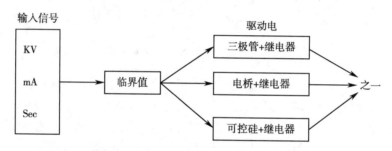

图 2-51　参数联锁式瞬时负载保护形式框图

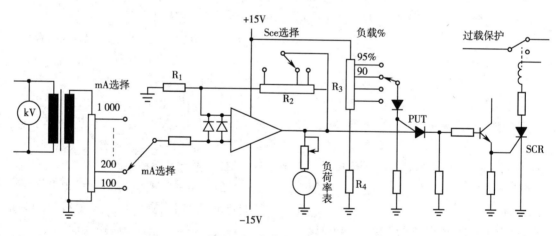

图 2-52　负荷率电路原理图

由 kV 和 mA 变化关系的值加到运算放大器同相输入端,反相输入端是受曝光时间选择的放大倍数。运算放大器的输出端输出电压反映了电压、电流和时间 3 个参量的联锁变化关系,此值加到负荷率计上,以指示出此次预置负载为额定值的百分数。

此保护电路是利用 PUT 管的特性组成的,由电阻器 R_3、R_4 构分压电路,以设定出 PUT 管控制

极的极限电压,此极限电压校正在以 X 射线管额定负载的百分比为保护点值。当由运算放大器输出端送出至 PUT 管阳极端的联锁信号电压高于控制极上已设定的极限电压时,PUT 管导通,晶体管导通,其发射极电路中电阻器的电压降值送入可控硅触发极,可控硅导通,保护继电器工作,使曝光不能开始,起到了过负载保护作用。

3. 降落负载式瞬时负载保护原理　降落负载

曝光,就是用 X 射线管最大允许功率开始曝光,随后按 X 射线管瞬时功率曲线随曝光时间增加连续地或分段地降低,这样一次摄影就称为降落负载曝光。

采用降落负载曝光,X 射线管一开始曝光就工作在最高允许功率,靶面温度立即升至极限,随后在整个曝光过程中,X 射线管始终工作在允许的功率极限中,而靶面温度也保持在极限(靶面生热和散热处在动态平衡中),这样就充分发挥 X 射线管的效能,尽可能地缩短曝光时间,减少影像的动态模糊。

降落负载曝光一般应用于单钮调节系统中,即每次曝光前选定所需 kV 值后,以 X 射线管最大瞬时功率下所对应的最大管电流开始曝光。降落负载曝光 kV 不变,mA 按瞬时功率曲线的指数变化规律随曝光时间增加连续地或分段地自动降低。降低 mA 方法,有的采用电动机自动调节灯丝加热初级电路串联电阻器的阻值,有的用继电器带的常闭触点把电阻器串入灯丝加热初级电路,有的用充得电的电容器放电逐渐减少控制管电流的信号,降低 mA 值。

在自动降落负载时,由于管电流随曝光时间增加而减少,导致高压电路电压降的减少,使管电压相对增高,故在控制系统中要有相应的管电压补偿电路。此补偿电路可在高压初级电路中采用分级串入电阻器,交换供电电压或用电动机拖动自耦变压器上调节 kV 的滑动碳轮,降低随 mA 减少而增加的电压,保持 kV 值恒定。也有的厂生产的机器,自动降落负载过程中,kV 不补偿,就出现曝光开始 kV 值低于曝光结束 kV 值。

(三) 曝光限时控制电路

曝光限时电路被称为限时器,限时器是控制 X 射线曝光时间的装置,即控制高压初级电路摄影接触器(可控硅、高压逆变器)的工作时间,就是产生 X 射线的时间。

限时器种类很多,以限时器结构原理看,有钟表式限时器;电动机式限时器;电子电路限时器和自动限时器。前两种限时器已基本完全淘汰了,电子限时器在程控工频 X 射线发生器和中、高频 X 射线发生器中现今已被计算机软件所取代。但在一些小型简易 X 射线机还通常使用,故在此有必要简单地介绍一下。

限时器与主要有关控制电路的关系如图 2-53 所示。

1. 电子限时器工作原理　电子限时器工作原理就是 RC 电路。所谓 RC 电路就是电容器经可变电阻器充电或放电。这里充电电路为例,当电容器充电至一定值时的时间 t 与电容器的电容量 C 和电阻器阻值 R 的乘积成正比。R 值越小,曝光时间越短,反之则反。

按照电子限时器工作原理设计的电子限时器电路此电路的方框图如图 2-54 所示。

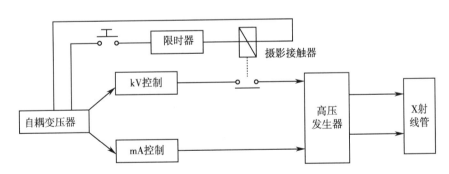

图 2-53　限时器与有关控制电路的关系

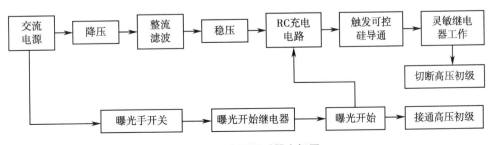

图 2-54　电子限时器方框图

当电源供电后,按下曝光手开关,曝光开始继电器线圈有电流流过并吸合,它带的常开触点闭合,接通摄影接触器线圈的电路,曝光开始。同时它带的常开触点闭合了充电电路,电容器充电电路开始工作,开始给电容器 C 充电。

直流稳压电源经不同的电阻值 R 给电容器 C 充电,待电容器 C 充得的电压达到单结晶体管(UJT)的峰点电压时,单结晶体管立即导通有电流流过,在电阻器上产生电压降,此电压经电阻器和二极管触发可控硅(SCR)导通,灵敏继电器线圈有电流流过,它带的常闭触点打开摄影接触器线圈电路,使曝光终止。

曝光终止后松开手开关,曝光开始继电器带的常开触点闭合,接通电容器 C 放电电路,使限时电容器上的残留电压放掉,以备下一次再用。

2. 自动限时器　自动限时器由一种转换 X 射线束成为电信号部件构成。这个电信号作用于 X 射线发生器中限时器电路,经过适当时间胶片或所摄影图像达到充足射线产生适当密度时曝光终止。

在 X 射线成像中可用的自动曝光限时器有两种类型:以荧光原理为基础的光电池或光电倍增管,称为光电限时器(phototimers);以电离原理为基础的电离室,称为电离室限时器(ionization timers)。但在常规 X 射线摄影中后者使用为最多,前者主要用在普通 X 射线透视与点片摄影中,这里只介绍后者。

电离室限时器:电离室是电离室限时器的基本部件,电离室内含有两块金属电极,极间含有一定容量的气体。一定容量气体的面积被称为测量野或探测野。

电离室通常是一个扁平并列金属板制成,射线易穿过,位于暗盒的前面和吸收散射线的滤线栅后面。自动控制过程如图 2-55 所示。

当穿过投照部位的 X 射线通过电离室时,产生电离电流,其值与入射至胶片的 X 射线强度成正比。这个电流通过可变电阻器 R 预选值给限时电路中电容器 C 充电。一旦电容器的充电值达到可控硅部件导通就断开曝光触点,因此终止曝光,如图 2-56 所示。

自动曝光限时器可有一个或多个测量野,可用各种方法安排多个测量野。一般 3 个测量野用得较多,并允许技术人员自由地选择对检查部位适宜的测量野数和位置。

3 个测量野自动限时器是用得最广泛自动限时器,3 个测量野的位置。用单个测量野还是用 3 个测量野与检查部位和主要显示范围有关。如常规胸部检查就要选用两个向外的测量野,检查脊柱就要选用中间的测量野。

在某些情况下(如病人病理改变,改变屏片组合等)技术人员可以用控制台上密度选择器改变密度值产生最适合正常密度的胶片密度。

在一般情况下,密度选择器安排在正常指示器

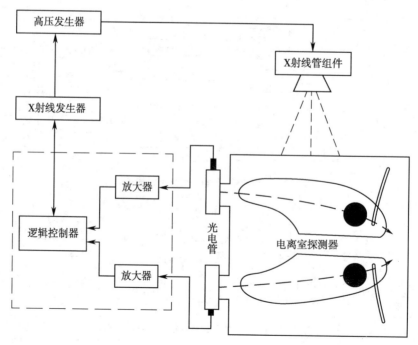

图 2-55　肺部摄影用的两个对称的光电拾光器控时的原理图

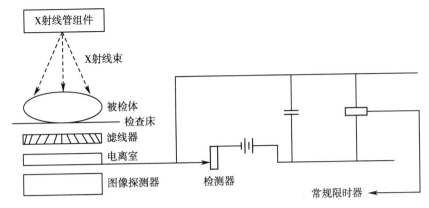

图 2-56 电离室限时器工作原理简图

位置上(大多数机器正常位置上用 N 表示)。选择密度可用移动选择器的安排,如可移动至+1 或+2 或-1 或-2。这些安排可提供增加 mAs50%(+1)和 100%(+2),可减少 mAs 25%(-1)和 50%(-2)。有些机器用程序化提供不同值的 mAs。

3. 自动限时器的优点 自动曝光限时在今天 X 射线成像设备中得到广泛应用,特别在一般 X 射线摄影和透视中应用与日俱增。这是因为自动曝光限时可保证:密度一致的图像,不管病人大小和胖瘦均可得到密度一致的图像;由于曝光时间正确减少了病人的剂量;由于正确曝光不需要重照,减少了无用的工作量;如果射线源至图像接收器距离变了,自动补偿曝光量。

(四) 控制电路

控制电路主要控制 X 射线产生,即控制高压初级电路中的透视和摄影接触器的接通和切断(高压初级电源接通与切断用接触器控制的方式)。其次控制与透视和摄影有关的选择,交换各个电路和防过载等保护电路,如图 2-57 所示。

这里我们以普通 X 射线摄影为例进行分析工作过程。当进行普通 X 射线摄影时,先将控制台上的透视点片选择键、普通摄影选择键按下;按下曝光手开关第 1 挡,SFJ 继电器(启动继电器)吸合,X 射线管旋转阳极电路工作,旋转阳极启动正常时,电压继电器 YJ 工作,在控制电路中 YJ 常开触点闭合,延时继电器 SJ 工作;旋转阳极启动延时到,SJ 常开触点闭合,辅助继电器 FZJ 工作,限时器准备曝光继电器 J$_3$ 工作,同时控制台上的曝光准备指示灯点亮;这时按下曝光手开关第 2 挡,摄影准备继电器 SCR 工作,它的常开触点闭合,如果所选择的摄影条件正常,则过载保护常闭触点不会断开,所以摄影接触器 TC 工作,将高压变压器初级供电回路

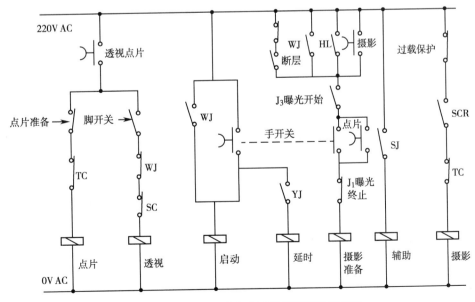

图 2-57 工频 X 射线发生器透视摄影控制电路

图中 HL 用滤线器摄影工作正常时闭合

接通,曝光开始,同时限时器计时开始;当所选择的曝光时间到了后,限时器电路中曝光终止继电器 J₁ 工作,切断摄影准备继电器 SCR 线圈的电源,SCR 落下,切断了摄影接触器 TC 线圈的电源,TC 断电并落下,切断高压变压器初级的供电电源,曝光结束。

程控与中、高频 X 射线发生器这些控制多由软件程序和接口电路完成,电路更加简捷与可靠。由于篇幅关系在这里就不介绍了。

第七节　普通 X 射线机的附属装置

一、普通 X 射线摄影附属装置

普通 X 射线摄影在整个放射诊断成像中占据半壁江山,在中小型医院占 70% 以上,可见它有非常重要的位置。它的功用就是完成普通(常规)X 射线摄影,所以一般它们由 X 射线管组件支持装置与摄影平床组成,现分别介绍如下:

(一)X 射线管组件支持装置

X 射线管组件支持装置从结构上可分为落地式和悬吊式两种。

1. **落地式 X 射线管组件支持装置**　落地式 X 射线管组件支持装置(通常称为立柱)从结构上可分为 3 种,即地轨式、天地轨式和摄影平床一体化式,它们结构简单,安装容易,成本低等特点,其结构如图 2-58 所示。

(1)地轨式 X 射线管组件支持装置:这种 X 射线管组件支持装置一般均采用双地轨形式,立柱固定在底座上,底座在双地轨上滑动,带动立柱和 X 射线管组件在双轨道上纵向水平移动。这种立柱支持方式对机房高度无特殊要求,安装方便,不过占地面积大,灵活性比较好。

(2)天地轨式 X 射线管组件支持装置:立柱由一条地轨和一条天轨支持,立柱顶端为一可调节的延长杆。天轨只起导向和支持作用,不承重。此种方式对机房高度有一定的要求(一般在 2 900mm 以上),安装比前一种难,天地轨的准直要求高,立柱运动的稳定性与灵活度取决于天地轨的安装精度。

(3)摄影床一体化 X 射线管组件支持装置:这种 X 射线管组件支持装置其立柱纵向运动轨道是与摄影平床固定在一起的,具有结构简单、安装容易,但由于立柱纵向运动轨道较短,应用范围较前两种窄,比如配备立式胸部摄影架,在胸部摄影架上进行摄影时受到一定的限制;另外如果暗盒托盘或探测器与立柱固定在一起的话,给有角度 X 射线摄影带来非常不便。

现今 X 射线管组件支持装置可以实现自动跟踪,有三种自动跟踪方式,即与立式摄影架自动跟踪、与摄影平床探测器自动跟踪、与摄影平床升降自动跟踪(配升降摄影平床)。有的还可以实现全景拼接功能。

2. **悬吊式 X 射线管组件支持装置**　悬吊

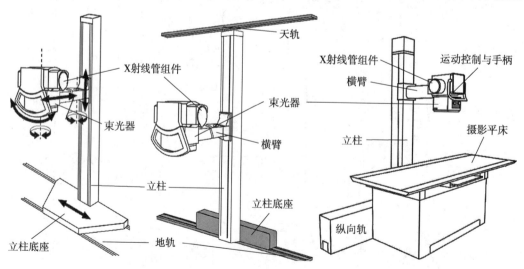

(左)地轨 X 射线管组件支持装置　　(中)天地轨 X 射线管组件支持装置　　(右)一体化 X 射线管组件支持装置

图 2-58　落地式 X 射线管组件支持装置结构示意图

（ceiling）式 X 射线管组件支持装置（以下简称"悬吊架"）与前面落地式 X 射线管组件支持装置相比，结构复杂、安装难度较大、相对成本较高，但它能充分利用机房上部空间，减少地面拥挤，具有运动灵活、操作方便、应用范围广的特点，所以特别适用于多功能 X 射线摄影，受到了多数 X 射线摄影技术人员的喜爱。

悬吊架由固定纵向天轨、移动横轨、伸缩吊架、横臂、控制盒和 X 射线管组件固定卡环等组成，如图 2-59 所示。

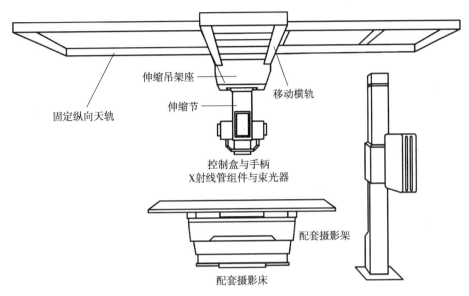

图 2-59 悬吊 X 射线管组件支持装置结构示意图

固定纵向天轨牢牢地固定在天花板上或专用过梁上，它承担着天轨以下悬吊部分的全部重量。移动横轨带着伸缩吊架，可在固定天轨上作纵向运动，范围可达 2 000～4 000mm；伸缩吊架在横轨上可做横向运动，范围为 1 000～2 000mm。

上述两种运动完成 X 射线管组件在水平面的二维运动，而伸缩吊架本身的竖向伸缩，则完成第三维的运动，范围约为 1 500mm。伸缩吊架一般由 5 节伸缩节构成，第 1 节是固定的，下面 4 节均能作上下伸缩活动，且每一节都套在上一节里，其内由轨道和轴承导向，稳定性好。

横臂装在伸缩吊架最后一节的下端，其一端有 X 射线管组件固定卡环，另一端装配控制盒和把手。X 射线管组件可以绕横臂及自身长轴转动，X 射线管组件绕横臂转动可达 ±90° 以上。上述所有的运动大多采用电磁锁止与释放方式（也有采用电动方式的，但比较少），各锁止与释放控制开关（或按键）集中设在控制盒上。

控制盒有简单的开关直接控制电磁刹车或继电器锁止与释放，X 射线管组件沿横臂纵轴旋转角度指针式指示，这种控制方式简单，20 世纪 90 年代以前大多采用这种方式。20 世纪 90 年代以后采用触摸或按键由电子电路控制执行元件控制电磁刹车或继电器锁止与释放，X 射线管组件沿横臂纵轴旋转（X 射线管组件水平旋转）角度指示用数字显示（有些同时还有圆盘刻度滚珠指示，如图 2-59 左所示），这种控制的盒的面板示意图如图 2-60 所示。落地与悬吊架的控制盒和手柄基本类似。

悬吊架中伸缩吊架的平衡方式多采用弹簧-塔轮-滑轮组式，其结构有两种，一种为圆柱弹簧式，另一种结构为盘簧式。

悬吊架移动控制有手动和自动两种，自动控制的悬吊架可以实现全自动跟踪和拼接功能。

（二）摄影平床

摄影平床是 X 射线投照人体各部位所使用的摄影床，有全固定或半固定式摄影平床（床面不能移动或只能纵向移动，这种平床目前基本淘汰，所以这里不介绍）和浮动（多方向）床面摄影平床，浮动床面摄影平床主要有 3 种类型，它们分别是固定式床面多方向移动摄影平床、升降式床面多方向移动摄影平床、特殊用途摄影平床。

1. 固定式床面多方向移动摄影平床 由金属床架、胶木板床面、附属部件与控制电路组成。此床面能纵向和横向移动，纵向移动 1 200mm，横向移动 300mm，活动床面有电磁制动器制动，一般用脚踏式开关控制，这样对摆位置很方便。床面下有

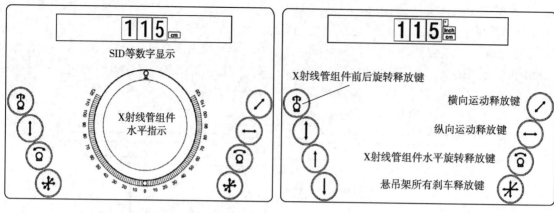

图 2-60 X 射线管组件运动控制盒面板示意图（薄膜按键与数字显示）

探测器托架与滤线栅,探测器托架与滤线栅能纵向移动,机械制动或电磁刹车制动。这种类型的摄影平床有各式各样,这里只列举一种常用式样,如图2-61所示。

2. **升降式床面多方向移动摄影平床** 此种摄影床与固定式床面多方向移动摄影平床的主要区别是上下能够升降,结构相对复杂一些,当然价格也相对贵一些。升降范围500~1 000mm,控制方式有脚踏开关和床旁按键式。这种床的优点是:被检者上下方便(特别是小孩和移动不便的),另外操作者可以根据自己所需方便操作高度任意选择,操作者比较舒适等。

3. **特殊用途摄影平床** 此种摄影平床是为了适应多用途DR系统而制造的,这种摄影平床目前主要有单端固定升降床面多方向移动式(类似心血管X射线成像系统的导管床),单端可移动(床面多方向移动)和单端固定(两端支撑)沿固定点任意旋转床面多方向移动。前两种多用于平板探测器能水平方向移动的多功能DR系统,便于探测器多方向移动,后者特别适用于立柱式平板探测器多

用途DR系统,床面移开后便于其他不需要摄影床的摄影,比如胸部摄影等。

（三）立式摄影架

立式摄影架是用来专门进行胸部和其他立位或多用途X射线摄影的装置,所以种类较多,比如有专门用来进行胸部X射线摄影的装置,这种胸部摄影装置探测器架是与垂直立柱平行装配的有正中(DR和新型胸部CR)和侧面平行两种(早期飞点扫描CR),不能倾斜角度,探测器能够上下移动,有手动和电动之分,多与立柱式X射线组件支持架相配,探测器与X射线组件可自动跟踪,结构与组装如图2-62(左)所示。用得比较多的是探测器架能够倾斜,可进行多用途X射线摄影,探测器支架倾斜控制有手动和电动方式,上下移动也有手动和电动控制,多与悬吊X射线组件支持架相配,特别是多用途X射线摄影更是如此,探测器与X射线组件也可自动跟踪,这种胸部摄影架的结构如图2-62(右)所示。还有一种是带天地轨的立位胸部摄影架,立柱可以纵向移动和沿纵轴水平旋转,探测器架可以多向旋转或移动,配备单端固定床面多

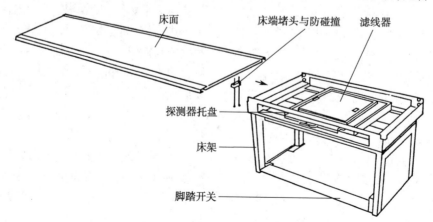

图 2-61 床面多方向移动摄影平床结构示意图

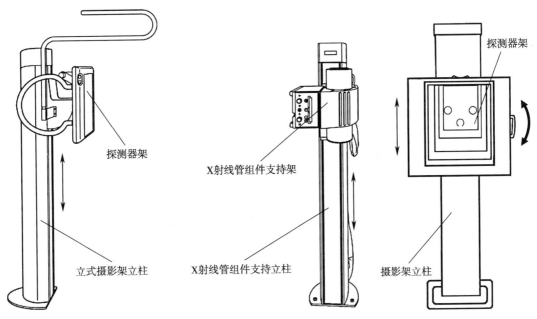

（左）双立柱立式专用X射线摄影装置结构示意图　　　　　　（右）立式X射线摄影装置结构示意图

图 2-62　立式 X 射线摄影装置结构示意图

方向移动摄影平床和悬吊 X 射线组件支持架,可实现全部位 X 射线摄影。

（四）其他摄影装置

X 射线摄影装置还有许多种,特别是 DR 推出以后,各式各样的摄影装置也相继推出,比如 U 形和 C 形摄影架,这两种摄影架结构多样,有探测器与 X 射线管组件距离固定不变的,但为了实现多用途 X 射线摄影,大多采用探测器与 X 射线管组件距离可调的摄影架(1 000～2 000mm);有落地式和悬吊式(如图 2-63 所示),悬吊式使用更为方便,无论是落地式还是悬吊式一个共同的缺陷就是探测器与 X 射线管组件任何一方角度变化时,均导致 X 射线中心和探测器中心改变,从而产生投照死角,

有些特殊投照位置不能满足。

另外还有双悬吊式 X 射线摄影装置,即悬吊探测器架与悬吊 X 射线管组件支持架组合而成,这种 X 射线摄影装置可以实现全自动智能化 X 射线摄影,根据预设摄影体位,一键操作,使用方便、灵活,但所需安装空间相对较大,价格也较高。

现今有许多新的技术用于普通 X 射线摄影装置中,比如操作界面图形化、自动语音提示(启动曝光手闸时,自动语音提示,拍摄结束后,自动语音提醒拍摄结束。根据不同检查部位,自动提醒患者检查时注意事项)、智能防碰系统(红外线测距及防碰撞等装置,探测到障碍物前可自动停。或探测到移动阻力大于设定值时自动停止)、智能整机睡眠

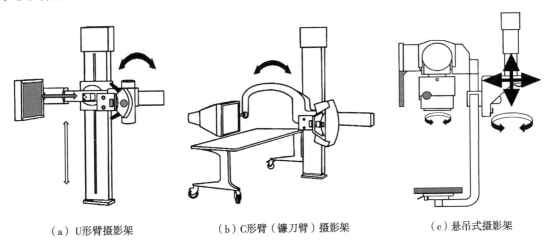

（a）U形臂摄影架　　　　　　（b）C形臂（镰刀臂）摄影架　　　　　　（c）悬吊式摄影架

图 2-63　U 形臂、C 形臂与悬吊式摄影架结构示意图

和唤醒功能、一键到位功能等。

二、普通 X 射线透视与点片摄影附属装置

用于普通 X 射线透视与造影的附属装置,通常称为诊视床。诊视床的床身起倒多由电动机驱动(有些简易诊视床也有手动的),故又称电动诊视床。由机械和电路机构组成。机构结构包括床座、床架(床身主体)、床面、探测器架及其平衡装置、点片装置和电动机驱动的减速装置等。

为了适应各种不同角度的透视和点片摄影的需要,床架可在 +90°~-15°(有些可达 -90°)范围内电动回转,并可以此范围内任意角度由操作者控制,还可在垂直水平和最大负角自动停止运动。床架回转是由驱动电动机的正反转,通过齿轮变速器或蜗轮、蜗杆拖动床架运动。床面能电动伸出、缩回(称为床面纵向移动),伸出长短不同类型的床不一致,头脚端不一致,不同床架位置也不一样。床面的伸出、缩回,则由床面驱动电机的正反转,通过变速器带动链条拖动床面运动,有些床面不能纵向移动。床面横向移动多用驱动电机通过齿轮变速器在齿条上运动拖动床面作横向移动,移动范围

±150mm 或更大。探测器架一般与 X 射线管组件支持架为一体的结构,能做沿床面纵向上下移动。由于诊视床在结构和操作方式不同,我们大致把它们分为两种——近控和遥控。

(一)近控诊视床

这种诊视床的探测器架可以上下、左右和前后移动。上下移动由平衡装置平衡,可停于移动范围内任意位置。平衡装置分外平衡和内平衡。外平衡装置系用一钢丝绳将探测器架吊住,通过探测器天轨、滑轮等由床外平衡锤平衡;也有专用弹簧式平衡悬吊架,该悬吊架装在与床面纵向平行的天轨上,便于探测器上下移动。内平衡装置将探测器架通过钢丝绳,滑轮等由设在床一侧的平衡锤平衡。前后移动也可采用内外平衡装置。探测器的制动多采用电磁制动器,即由开关控制的直流强力电磁铁,将探测器固定于需要位置。如图 2-64 所示。这种诊视床的点片摄影方式有手动和自动之分,所谓手动点片就是由操作者拉动探测器(如暗盒架)向点片方向移动,曝光完后再由操作者拉向停放位。而自动点片在点片时,操作者按下曝光手开关探测器自动移动到点片位,曝光完成后,操作者松开曝光,探测器自动回到停放位。

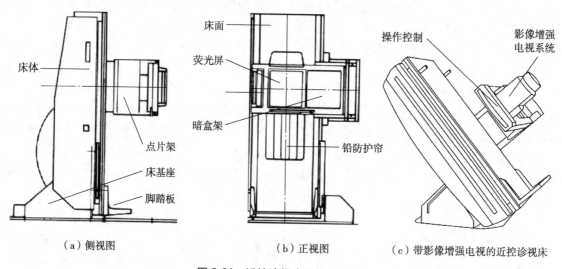

（a）侧视图　　　　　（b）正视图　　　（c）带影像增强电视的近控诊视床

图 2-64　近控诊视床结构示意图

(二)遥控诊视床

遥控诊视床(remote control table 或 tilt table)不仅床架直立、水平、负角度转动,床面浮动(纵向与横向移动)采用电动控制,而且探测器架的三维运动和各方向锁定、点片动作、滤线栅使用等,全部采用电动控制。遥控诊视床种类很多,大致可以分为暗盒式自动点片遥控诊视床、无暗盒自动点片遥

控诊视床、数字点片遥控诊视床、摇篮式遥控诊视床和专用遥控透视 5 种。

遥控诊视床按 X 射线管组件位置,可分为床下 X 射线管组件式和床上 X 射线管组件式诊视床。床下 X 射线管组件为老式诊视床,只是各种动作电动化。一般在点片装置上也设有各种动作的控制钮,除遥控操作外也可进行近控操作。床上 X 射线

管组件式是把点片探测器设计在床面下,这种形式的遥控诊视床在床面上只有一个 X 射线管组件和机械手式压迫器,显得干净利落。透视时病人转动无探测器架妨碍,X 射线管组件的位置和普通摄影床相同,故可很方便地进行普通摄影。

1. **自动点片遥控诊视床** 自动点片遥控诊视床一般称为通用诊视床,由立柱与横臂支持,位于床上,暗盒点片装置和探测器(如影像增强-电视链)位于床下,这种形式的比较多。有床面能纵向上下(向头端为上、向脚端为下)移动(移动范围在 500~1 200mm)和床面不能纵向上下移动两种形式,而床面都能横向移动。有的点片装置与 X 射线管组件立柱为一体,由一个驱动机构带动运动,有的点片装置与 X 射线管组件立柱是独立的(点片

装置与 X 射线管组件立柱由一可动连杆连接)分别由两套驱动机构驱动,为保证正确对中,两者运动是严格同步的,为了实现有角度透视或点片摄影,点片装置或 X 射线管组件立柱任何一个移动,另一个保持不动就可,但大多是 X 射线管组件立柱移动,这两者能沿床面纵向移动,移动范围在 800~1 800mm。有些诊视床配电动旋转脚踏板,在床身垂直或一定倾斜角度时可以旋转。这种诊视床都配有压迫器、顶肩、扶手等常用附件。点片摄影为全自动,并可实现不同暗盒多种分格点片摄影,暗盒的装卸是人工完成的。由于操作者与被检者是分室的,为了便于交流,一般配有双向通话系统。这种类型的诊视床基本结构如图 2-65 所示。

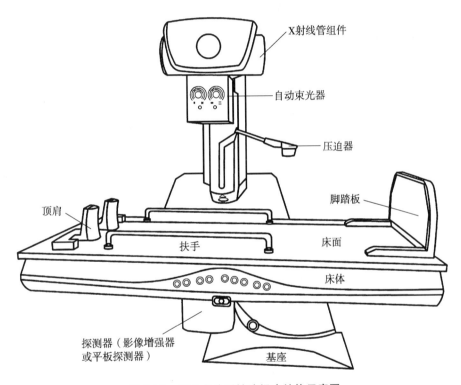

图 2-65 自动点片遥控诊视床结构示意图

2. **无暗盒自动点片遥控诊视床** 配有无暗盒点片装置的遥控诊视床称为无暗盒自动点片遥控诊视床,点片装置由供收片盒、胶片传送、胶片密着、增感屏等组成。供片盒一次可装入 50 张胶片,有单尺寸(10 英寸×12 英寸,1 英寸 = 2.54mm)和多尺寸(还可以有 11 英寸×14 英寸与 14 英寸×14 英寸)之分,有单通道单尺寸、单通道多尺寸(1 个供片盒插孔,单位时间内只能使用 1 种尺寸的胶片)、多通道多尺寸(每种尺寸分别有供片盒插孔),收片盒可一次收集 100 张胶片,这使操作者无

须频繁换片,缩短了检查时间,提高了工作效率。但这种诊视床随着平板探测器的出现,已被淘汰。

3. **数字点片遥控诊视床** 数字点片遥控诊视床与暗盒式自动点片遥控诊视床基本类似,只是少了暗盒点片装置,多用于 14 英寸以上影像增强器或平板探测器,由于没有暗盒点片装置,探测器离床面近,所以所获取的图像放大小,由于采用数字点片摄影,没有了普通点片装置,点片故障率降低了很多。另外,由于平板探测器的引入,数字断层或体层摄影(digital tomography)逐步兴起,所以要

求遥控诊视床或普通摄影系统配置断层装置,主要增设X射线管组件立柱向头向脚倾斜角度,一般倾斜范围在各40°左右(角度可选)。断层摄影要求X射线管组件与探测器做相对运动,两者之间有机械联动机构。由于CT的出现,普通断层摄影已基本淘汰,当今兴起的数字断层摄影,在实际临床应用不是十分广泛,故在这里只是提出来,作为读者了解,不再介绍它的结构与工作原理了。

4. 摇篮式遥控诊视床 摇篮式遥控诊视床主要针对胃肠道(如钡餐、钡灌肠等造影)造影而设计的,与前面几种诊视床主要不同的是床面能沿纵轴360°旋转,床面为"C"凹面形,被检者在检查时用绑带绑在床面上,探测器与X射线管组件也能沿纵轴在一定范围内旋转,从而满足各种不同角度的X射线透视观察与点片摄影。但由于这种诊视床通用性比较差,结构复杂,现很少有厂家生产这种诊视床,已几乎淘汰了。

5. 专用遥控透视诊视系统 为了满足胸腹部等部位的X射线透视,国内许多厂家设计生产了这种专用诊视装置,也是中国独有的。主要由探测器与X射线管组件支持臂、立柱、立式被检者支持架、探测器(影像增强-电视链)、X射线管组件、束光器、控制系统组成。探测器与X射线管组件之间的距离有固定和可变两种。这种诊视装置的特点是:立柱垂直固定不动,探测器与X射线管组件支持臂在立柱上能由电机驱动链条带动上下移动(移动范围约800mm);立式被检者支持架可沿中轴(约±45°)电动驱动旋转,能左右电动驱动移动(约120mm);多用组合机头(X射线管、高压发生器、灯丝变压器组装在圆形或方形容器中,用绝缘变压器油进行绝缘

与冷却)。

三、移动与便携式X射线机

(一) 移动X射线机

床旁移动X射线机(mobile X-ray unit 或 mobile stand)的主要结构特点就是移动灵活、使用普通220V交流电源(病房墙上电源插座)。X射线发生器的控制台、X射线管组件、准直器等组装在一个能移动机架上,机座由3个或4个移动轮(万向)支撑和移动,移动方式有人力推动和电力牵引两种,以前者居多。X射线管组件能够上下移动,前后左右也能移动或伸缩。X射线发生器的功率可为2~50kW,有组合机头和X射线管组件分离两种。

1. 手动床旁移动X射线机 手动床旁移动X射线机有专门摄影、透视和摄影两用的两种类型。

两用的机型一般采用U形或C形架将X射线管组件或组合机头与暗箱式透视荧光屏分别装在两端,这种机型多见于国产。专门摄影的移动X射线机目前主要有伸缩臂式与立柱横臂式X射线管组件或组合机头支持架,其结构如图2-66所示。

2. 电动储存电源床旁移动X射线机 电动储存电源床旁移动X射线机是一种配备可充电式蓄电池机器,可分为移动电动驱动与移动电动驱动和X射线摄影共用一个蓄电池,前者只是移动电动驱动,X射线摄影需用外接电源。后者移动电动驱动和X射线摄影均用同一个蓄电池供电,X射线摄影时不需要外接电源,但使用一定时间后必须进行充电处理,这种移动X射线机的优点是能在没有外供电源条件下使用,比如车载或野外等。

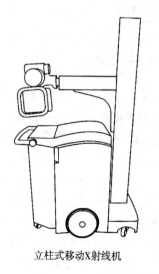

立柱式移动X射线机

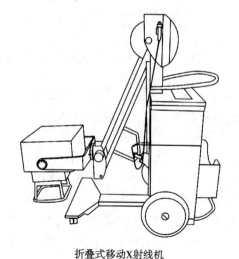

折叠式移动X射线机

图2-66 床旁移动X射线机结构示意图

现今的移动 X 射线机引入了许多新的技术。比如曝光模式(手开关、遥控无线曝光开关、遥控延时等)、X 射线管组件配置触摸显示屏(曝光条件选择、部位选择、图像预览等)、可视化曝光(在束光器下部或 X 射线管组件某处装设摄像头,操作者在远离辐射处通过便携显示器观察被检者情况)、操作者与被检者之间无线通话、智能防碰撞、虚拟滤线栅(软件实现)、操作界面图形化等、激光智能测距[在 X 射线组件支臂选择好射线源至探测器距离(SID),手动调节 SID,到达已选 SID,SID 指示灯或指示条灯变成绿色]、激光对准、准确找探测器平面与 X 射线管或束光器平面平行(当探测器放置在一定平面时,选择该功能,X 射线组件或束光器纵轴发出两束激光到探测器两端,旋转 X 射线组件角度,两平面一致,相应指示器显示告知)等。

(二) 便携式 X 射线机

便携式 X 射线机(portable X-ray machine)结构简单,整个机器的有关部件是可以组装和拆卸的,可以装在组装箱里,重量在 30kg 以下,能手提或肩背,功率在 1~3kW。适用于出诊、野外或战地。这类机器都是将高压发生器(高压变压器、X 射线管灯丝加热)与 X 射线管装到一个方形或圆形容器中,称为组合式机头,多数采用自整流方式。主要由控制箱、组合式机头、荧光屏、束光器、各种带插接的连接电缆、支持架(方或圆形立柱、横臂、U 形或 C 形臂)、包装箱等组成,图 2-67 是这种机器结构示意图。

还有一种专用 X 射线摄影便携式 X 射线机,也是可组装和拆卸的,有些将控制器与组合机头组合在一起,显得更为简洁。

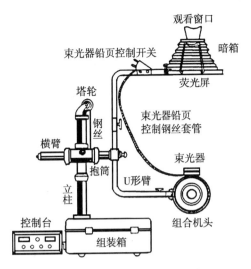

图 2-67　便携式 X 线机结构示意图

另外一种类型的便携式 X 射线机采用低 X 射线剂量、小功率(约 80W)、高性能真空陶瓷影像增强器(输出直径约 50mm)数字成像系统,附带内置式可充电电池,无须外接电源就可以工作,所以适合野外四肢骨折复位、取异物和外固定支架配套等,更适合于运动员和野外作业人员以及军事战地人员在遇到伤害时的现场 X 射线诊断。也适合于保安部门、海关、邮电部门的安全检查等。

(三) 移动 C 形臂 X 射线机

移动 C 形臂式 X 射线机 60 年代初为适应各种不同的 X 射线特殊检查而生产出一种新型的 X 射线管组件和探测器支持装置。如图 2-68 所示。一般用于小型移动式 X 射线设备,但也有将它装于吊架或立柱上使用的。C 形臂的一端装有 X 射线管组件(或组合机头)和准直器,另一端则装有 X 射线影像接收器(探测器),如影像增强器、X 射线电

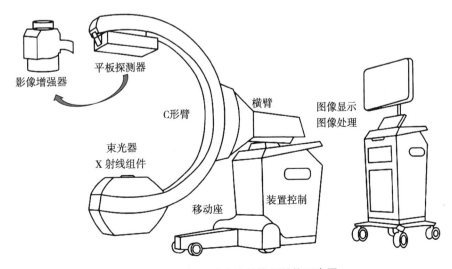

图 2-68　移动 C 形臂 X 射线机结构示意图

视摄像机或平板探测器等。小型移动式 C 形臂的焦点-探测器距在 650～800mm，一般固定不变，可沿滑槽移动，也能绕水平轴转动，以调节 X 射线管组件的不同投照角度，适应不同体位和位置的检查要求。

C 形臂具有结构紧凑、占空间少、转动灵活、范围大，特别是需要同时正、侧位摄影检查时，可用双 C 形臂 X 射线机，为其他形式的 X 射线管组件支持装置所不能及的，因此常用于骨科手术和心导管检查中。

（四）移动 G 形臂与 O 形臂 X 射线机

1. 移动 G 形臂 移动 G 形臂是近 10 年推出新产品，实际上技术在传统的 C 形臂上增加一套成像装置，由 G 形机架（该机架上分别成 180°装配两套高压组件、两套影像接收器、两套束光器、两套滤线栅、两套定位指示器等）、两套 X 射线控制器、移动支架、图像处理、图像显示等几大部分组成。如图 2-69 所示。

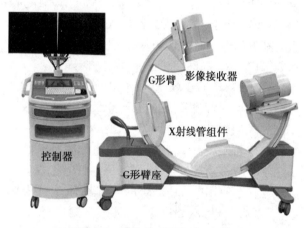

图 2-69 移动 G 形臂组成示意图

与传统 C 形臂相比一个显著特点，就是正侧位（或双侧）一次成像。使得医生在术前、术中、术后均可同时观察手术区域的正位和侧位（双侧），从而摆脱了传统 C 形臂一次只能观察一个方向图像的弊端，使医生无须频繁转动影像设备就可以直接观察到手术区域的正、侧位图像，提高了定位的准确性、减小手术的风险、提高手术的成功率、减轻了医生的劳动强度，而且精确的定位和避免转臂，手术时间可以大大减短，使患者的照射时间变少。

G 形臂的推出，给三维成像提供了平台，比 C 形臂更容易实现。

2. 移动 O 形臂 移动 O 形臂是继 G 形臂之后推出用于外科手术室新型的 X 射线成像装置，它综合了二维 C 臂、三维 C 臂、G 形臂、CT 的优点，主要由 O 形臂、移动支架、图像处理和图像显示组成。其中 O 形臂中装配有两侧相对 180°的平板探测器和 X 射线管组件，外形图如图 2-70 所示。

O 形臂的前侧臂可以打开和闭合。在对病人进行扫描时，前侧臂机架可以打开，侧位进入床体，然后闭合进行类似 CT 360°扫描获取图像，为手术医师提供术前和术后的有价值的图像信息。既有与 CT 相媲美的图像质量，又有 C 臂的灵活移动性。对骨科长节段的脊柱手术、骨盆手术、钙质流失的骨科手术、颈胸联合的内固定手术等，以及神经外科的颅骨创伤，颅内出血，三叉神经痛治疗，癫痫毁损和帕金森治疗，垂体瘤、椎管内肿瘤等手术很有帮助。

四、专用 X 射线机及成像附属装置

为了适应不同的 X 射线检查目的，针对这些检查技术而设计出来专用 X 射线成像附属装置，下面我们分别讨论 4 种常用专用 X 射线成像附属装置。

（一）泌尿系 X 射线成像附属装置

泌尿系 X 射线成像附属装置与暗盒式自动点片遥控诊视床基本类似，所不同的主要是探测器靠

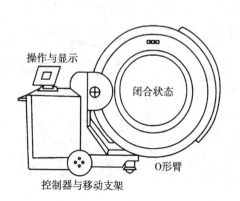

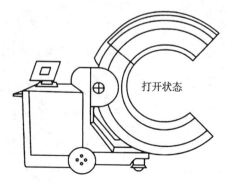

图 2-70 移动 O 形臂组成示意图

脚端尽量近,必须配备一对腿支架,防湿与接水部件。

(二)乳腺摄影X射线机

乳腺摄影X射线机(mammography unit)是针对妇女乳腺X射线摄影而专门设计的,主要由立柱和支持架组成,支架在立柱上可以上下移动,有手动和电动两种,尤以电动为多,支架有U形和O形两种,U形支架可沿横轴旋转,O形支架可以两轴旋转,更有利于与活检穿刺组合应用。支架结构特点必须有放乳腺的平台和压迫乳腺的压板(压力可调和上下升降),乳腺摄影时适当加压会提高摄影效果,这是因为:使散乱射线减少,提高影像质量;使乳腺密度均匀;使重叠的乳腺结构分离,病变易

于显示;使乳腺组织软射线量减少;降低几何模糊度;使乳腺组织固定、防止移动。由于加压会使被检者产生不适感,因此必须在图像质量、不适感及厚度之间寻找最佳点,一般为12kg左右。旋转臂,平台上面板由吸收X射线少的材料制成,平台中有乳腺摄影专用滤线栅(密纹栅,一般用8.0Lp/mm)、自动曝光检测器(如电离室等,一般是多点式)、图像探测器(有暗盒、电荷耦合器件和平板式探测器)。X射线管阳极的靶材料早期采用钼(molybdenum,Mo),目前有钼和铑(rhodium,Rh)双靶,或采用钼和铑以及其他材料作为滤过,小焦点在0.1mm,大焦点在0.3mm,最高管电压可达45kV。图2-71是乳腺X射线摄影机的结构示意图。

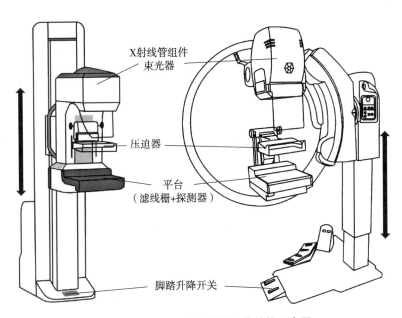

图2-71 乳腺X射线摄影机的结构示意图

(三)口腔X射线摄影机

口腔X射线摄影机主要有牙片X射线摄影机与口腔全景X射线摄影机两种。牙片X射线摄影机(dental X-ray unit)又称为牙科X射线摄影机,它是为了病牙根部情况而对牙齿进行X射线摄片的一种装置,是口腔专科或口腔医院专用的X射线摄影装置,主要用来拍牙片、咬合片和咬翼片等。这种装置可分为移动式、悬挂式和与综合治疗机组合在一起3种,主要由组合机头、活动臂和控制系统3部分组成。这种装置的特点是发生器的功率低约1kW、体积小、安装简单、移动灵活和使用方便。图2-72(a)和(b)是这类X射线摄影机的外形结构示意图。

目前有多种类似像普通照相机的便携式(手持

式)牙科X射线摄影机问世。这种装置一般固定管电压(70kV),管电流固定或可调,曝光时间可调,额定功率在50~60W。有的与数字图像读取器连接(有线或无线)获取读取图像进行图像处理。

口腔全景X射线摄影机也被称为曲面体层X射线摄影机(orthopantomographic unit)主要用来进行上/下颌骨、颌面等X射线摄影,主要由组合机头、控制台与机械部分组成。与牙片X射线摄影机不同的是机械部分结构较复杂,它包括了头颅固定架、立柱、升降系统、测定系统和底座等,它的外形结构如图2-72(c)所示。

(四)束光器

束光器有很多名称,如线束器、遮光器、缩光器、阻光筒和准直器(collimator)等,GB 10149—

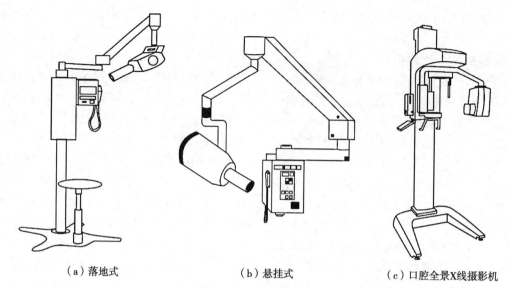

（a）落地式　　　　　　　　　（b）悬挂式　　　　　　　　（c）口腔全景X线摄影机

图 2-72　牙科与口腔全景 X 射线摄影机的结构示意图

1988 中称束光器（beam limiting device）。束光器的作用是将 X 射线初始线束或原发线束限制在所需要投照部位一定范围的区域或所用影像接收器大小区域，减少初始线束的散射，减少被检者不必要的 X 射线辐射，也减少了 X 射线辐射对周围的污染，有助于对 X 射线辐射的防护。被检者投照部位产生散射线的量，可用限制初始线束达到投照部位面积（射野大小）加以限制。这要通过使用 X 射线束限制装置实现，就是在 X 射线管组件射出 X 射线窗口处装上约束初始 X 射线束射至被检者投照部位上的面积，限制辐射野尺寸的装置，这种装置就叫作束光器。

早期所使用的束光器是圆柱形或圆锥形的，还有伸缩性圆柱形的。现在基本上都用矩形多铅叶式束光器。简单的常规应用的束光器是一个可以移动的两副铅叶片（约 3.2mm 厚）能形成方形或矩形口径，限制初始线束的装置，有点类似生活摄像机的快门。所以，铅叶片就成为束光器快门。其结构由一套铅叶片（8 片，左右上下各 2 片）、铅叶片调节系统（光阑）、光野指示器（照射灯和反光镜）、限时器、外罩（用钢板制成和内衬铅皮，能防 150kV 的散射线）和射野指示器、与 X 射线管组件窗口连接件等组成，如图 2-73 所示。

束光器近叶片位于最靠近 X 射线管组件窗口，远叶片就是在束光器的下部，手动束光器的调节是用两个手动旋钮分别调节并由内部联动驱动装置带动上下铅叶片前后左右移动，由光野指示器间接表示 X 射线射野实际照射大小，实现 X 射线射野

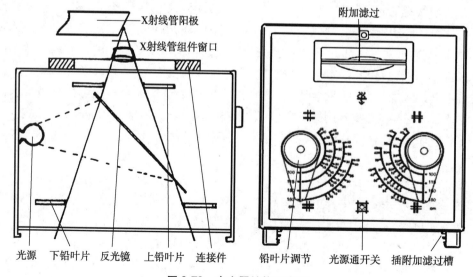

图 2-73　束光器结构示意图

的限制。

光野指示器是由反光镜和提供高强度光束的石英碘钨灯泡构成。反光镜与投射至被检者投照部位的光束成角。光束必须与 X 射线束恰当地准直,重要的是光束指示的范围一定是 X 射线束射出范围,才不至于使被检者接收不必要的 X 射线。

大多数用按钮开关起动集成电路限时器控制光束照明时间。限时固定时间一般约为 30~60s,这个时间一到就自动地关掉光束。

线束定位器是一块透明塑料板,板上有互相交叉成 90° 的两条线。交叉点标记 X 射线中心线束的位置。这个交叉点用于定位检查部位的中心点。

现代的光野指示器都有 X 射线射野范围指示表(或数字显示),射野范围的值,就是调节叶片大小的值,是初始线束至被检者投照部位上的面积值。射野范围的调节与几个参数有关,如焦点-影像接收器距离,检查时用的影像接收器(如暗盒)尺寸,X 射线管焦点至束光器远叶片的距离等。

由于束光器在任何一个 X 射线成像设备上都必须使用,所以必须有各种类型的束光器,简单地可以分为两大类,即手动和自动束光器。前面所介绍的是手动束光器,下面介绍自动束光器。

自动束光器主要用在各种 X 射线诊断床和心血管 X 射线成像设备中,但普通 X 射线摄影在自动影像接收器(摄影区域)尺寸跟踪中也应用,特别是现在数字化 X 射线摄影系统应用更广泛。这里我们以自动暗盒尺寸跟踪为例,描述其工作原理与实现方法。这套系统是由暗盒尺寸识别(在暗盒托架中或 X 射线诊断床点片装置中或手动选择暗盒尺寸等)或投照部位预设置选择(如平板探测器数字 X 射线摄影系统)、焦点-影像接收器距离跟踪束光器自动跟踪控制等组成。原理方框图如图 2-74 所示。

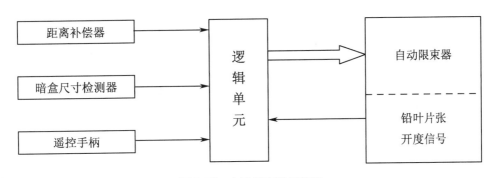

图 2-74　自动限束器原理图

1. **逻辑单元**　这个单元由两个电路组成,一是照射野大小信号设定电路,此设定信号的大小受距离补偿器发出的焦点-影像接收器距离信号、胶片尺寸检测器检测到胶片尺寸信号和由遥控手柄输出的透视射野大小信号。二是给束光器传送照射野大小信号电路,这个信号是照射野大小设定信号与铅叶片张开度信号比较后所得。

2. **距离补偿器**　当焦点-影像接收器距离改变时,铅叶片的张开度必须作相应改变,才能保持设定的照射野大小不变,因此设置了距离补偿器。它实际上是一个随焦点-影像接收器距离变化的电位器,把距离信号转换成为电阻值信号,并送入逻辑单元。如距离加大,电阻值也随之增大,使射野设定信号值降低,铅叶片张开度缩小,保持射野的原先设定大小。对于距离固定的设备,就不需要设距离补偿器了。

3. **影像接收器尺寸检测器**　这是将影像接收器尺寸信号传送给逻辑单元影像接收器探测器尺寸检测器有多种,如按下与选择影像接收器(暗盒)尺寸相对应的按钮开关,比如装入暗盒触动引导开关、自检出胶片尺寸、装入暗盒改变电位器的阻值、自检出暗盒尺寸等。这都要按 X 射线机要求进行恰当地选择。

4. **遥控手柄**　透视时,用两个手柄操纵两个电位器调节透视射野的大小,一个调节铅叶片的水平方向开闭,一个调节铅叶片的垂直方向开闭。手柄从一端移动至另一端,就是铅叶片从全闭至全开或从全开至全闭。

束光器不但改善了图像对比度,而且还可以改善图像的清晰度。

束光器对初始线束提供一些滤过,这些是由束光器结构造成的。如反光镜对通过它的射线束光器总的增加滤过等于约 1~1.5mmAl。

(五)　滤线栅

为了减少散射线到达影像接收器,提高图像质量,人们采用抗散射线装置限制散射线,用得最广泛之一的是抗散射线滤线栅(器)。它是一个放在病人和影像接收器之间的装置,用于吸收散射线改善图像对比度。其原理如图2-75所示。

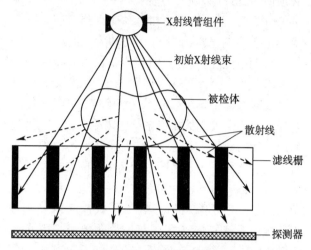

图2-75　用滤线栅抗散射线的原理示意图

滤线栅是在1913年由Gustave Bucky发明的。他的想法是制造一个装置能吸收散射线并能最大限度的使初级线束穿过此设备,并由他制成了第一个滤线栅。于1920年由Potter制成第一个活动滤线栅,称为Potter-Bucky。以后此设备得到不断地改进,从油泵式发展为振动式、电动式,至今已发展成为微机控制的活动滤线栅。

1. 滤线栅的结构　滤线栅的结构是排列一系列很薄的X射线穿不过去的物质(叫吸收体,一般为铅条)又交替地用很薄的X射线易穿过去的物质(叫中间物质),如图2-76所示。

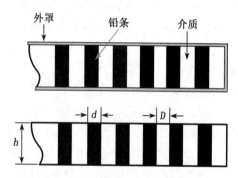

图2-76　滤线栅基本结构与栅比示意图

(1) 薄层片的性质:薄层片(铅条)对滤线栅的设计和性能起着很重要的作用,对薄层片物质要求——高吸收性能;高密度;高原子序数。能满足这些要求的一种物质就是铅,然而,另一些元素,如金和钨也可用作滤线栅的薄层片。

铅的原子序数是82,它的密度是11.35g/cm³。

这两个性能使铅能有效地吸收散射线。相对地讲铅的价格便宜并易成形,拉成薄层片条状具有制成滤线栅的重要特点。

铅薄片的厚度和间隔,为达到有效地衰减散射线,铅薄片应该等于0.1mm(100μm),但大多数滤线栅一般厚度等于0.05mm(50μm),然而,高密度滤线栅用的0.045mm(45μm)厚铅薄片,铅薄片高是3mm左右。

(2) 铅薄层片的安排:为了使初级线束最大限度地穿过滤线栅,铅薄片的安排有如下几种形式。

①平行型滤线栅:铅薄层片互相平行安排,这样安排的滤线栅称为平行型滤线栅(parallel linear grid)。

平行型滤线栅的缺点之一是在一定范围上吸收初始线束。这种现象称为滤线栅截断(grid cut-off),这在临床工作中是有害的。因为投照出的图像一部分密度减少(称为部分截断)或在图像上全无密度(称为全部截断)。

平行型滤线栅的另一个缺点是在使用中射线源至探测器距离(source imager distance,SID)不能变,必须在指定的SID使用,否则就会发生滤线栅截断。

平行型滤线栅最好用在大SID和小尺寸胶片,X射线管射出的初始线束只能沿铅薄片成角不能交叉。

②聚焦滤线栅:为了克服平行型滤线栅的缺点,人们发明了另一种安排方式。就是铅薄片按一定规律向滤线栅中心倾斜,使每个铅薄片都倾斜向一条聚焦线上。这样安排的铅薄片的滤线栅称为聚焦滤线栅(focused grid)。薄铅片的安排与初级线束斜射线基本一致。

X射线管就是这个半径圆的中心。滤线栅半径是不变的,因此,允许滤线栅使用不同的聚焦距离。聚焦距离可从850mm变化至1 120mm,滤线栅真正焦点是950mm。聚焦距离在滤线栅上有标志。

用聚焦滤线栅,X射线管组件只能沿铅薄片的长轴成角度,绝不能与铅薄片交叉。X射线束的中心线必须在滤线栅中心才能得到最佳结果。

③交叉滤线栅:这是两块平行型滤线栅互相重叠,铅薄片要互相垂直的滤线栅,称为交叉滤线栅(cross grid)。

交叉滤线栅比平行型或聚焦滤线栅能滤过较多的散射线,这是因为它在两个方向上吸收散射线。这种滤线栅不是放射科经常一般使用的,因为它的缺点大于优点。

（3）中间物质:中间物质又称间隔物质用于支撑铅薄片并牢固地保持铅薄片位置。为此所用物质是很薄的(约 0.350mm)而且 X 射线易穿过。这种物质要不能吸收水分,满足这一点的有铝和塑料纤维是最常使用的物质。

铝有不吸收水分,并可减少图像上可能看到的滤线栅线条影,比塑料纤维有吸收散射线的优点。塑料纤维制的滤线栅成像时比铅制的滤线栅要求的射线量少,因为铝有吸收初级线束的能力,因此铝制滤线栅要求增加曝光因素。特别是低千伏,如用铝制滤线栅病人剂量约高出 20%。因此,塑料纤维物质制的滤线栅通常比铝物质制成的滤线栅普及。

铅薄片和间隔物质封装在外包装壳内,通常用铝外包装壳,铅机械性能坚硬。其他滤线栅条(薄层片和间隔物质),例如,用在乳腺摄影的滤线栅是包装在碳纤维和松香物质中,就可有较多的初始线束穿过。

2. 滤线栅原理 前面介绍了制造滤线栅所用物质,并指出滤线栅的作用是吸收散射线和改善图像对比度。

滤线栅放在病人和影像接收器之间,它必须允许大量 X 射线的初始线束穿过。由于初始线束倾斜度比散射线小,所以它们的大多数穿过中间物质,但有一些仍被铅薄片吸收,因而引起滤线栅截止。这就是使用滤线栅时必须增加曝光因素的原因。

散射线比初始线束倾斜角度大,因此在通过滤线栅时就落入铅薄片上而被吸收。但这又与初始线束的能量有关,能量大的散射线也可以穿过铅薄片。

如果铅薄片之间靠得比较紧,允许散射线穿过铅薄片的角度减少,这个角度称为固体角度效应。这个固体角度效应因素影响滤线栅滤掉散射线的量。这个滤掉的散射线称为滤线栅的滤过效率。对滤线栅设计得好可达到约 80%~90% 的滤过效率。入射散射线穿过滤线栅部分称为散射线穿过滤线栅,不同比率滤线栅的滤过效率不同,如,6∶1交叉型最好的;8∶1线性型好的;10∶1线性型很好的;12∶1线性型优良。

3. 滤线栅的技术参数 滤线栅能够滤除散射线与下述几个因素有关。

（1）栅比:在滤线栅制作中,铅薄片(铅条)被 X 射线易穿过物质隔开。铅条尺寸,如厚度 d,高度 h,间隔物质的厚度 D。栅比(grid ratio,GR)的定义是铅条的高度与铅条之间的间隔物质距离之比。这个比例可用下式表示:

$$GR = \frac{h}{D} \qquad 公式(2-39)$$

如果铅条的高是 3.2mm,铅条间的距离是 0.2mm(间隔物质的厚度),而栅比是:$GR = 3.2/0.2 = 16$,间隔物质高于宽的 16 倍,称为栅比是 16∶1。当间隔物质高于宽的 12 倍时,栅比是 12∶1,等等。影像科普遍用的栅比是 5∶1、6∶1、8∶1、10∶1、12∶1和 16∶1,滤线栅内最常用的是 12∶1。

栅比与滤过效应关系是较高的栅比有较大的滤过效应。高栅比滤线栅比低栅比滤线栅滤过较多散射线。因为高栅比滤线栅比低栅比滤线栅有较小固体角度效应,即它们只允许较小角度的散射线穿过。然而,当滤线栅的栅比增加时,病人的曝光量相对地也增加。

（2）相对的被检者曝光量:相对的被检者曝光量的定义,就是为了在影像接收器上得到同样的曝光量,使用滤线栅的曝光量比不使用滤线栅曝光量要增加。用滤线栅时被检者曝光量要增加。活动滤线栅与静止滤线栅相比,在同样设计参数中活动滤线栅照射量要增加 15%。较高栅比滤线栅的曝光量多于较低栅比滤线栅的曝光量。

（3）滤线栅频率:铅条数或间隔数可用每毫米线数(Lp/mm)表示,或简称滤线栅频率或线密度。

这个因素在滤线栅的性能上起着重要作用,频率越高滤过散射线越多,在图像上可见滤线栅铅条影越少。滤线栅频率正常范围是 2.4~4.3Lp/mm。还可以用较高线密度滤线栅。但用较高线密度滤线栅,相对地病人曝光量增加,因为较多铅条吸收了初始线束。

（4）对比度改善因素:用滤线栅的主要目的就是为了改善图像对比度。为了测量对比度的改善引入一个定量工作的因素。这个因素被称为对比度改善因素(contrast improvement ratio or contrast factor),用 K 表示,它的定义是用抗散射线设备的对比度与不用抗散射线设备的对比度之比率。对用抗散射滤线栅,K 是用滤线栅对比度与不用滤线栅对比度的比率。K 与几个因素有关,包括被检者厚度,射野大小和初始线束的物理特性。表 2-6 中列出几种不同栅比的滤线栅对比度改善因数的 K 的数值,而这些栅比不同滤线栅的铅条和间隔物质厚度是同样的。$K = 1$ 表示无对比度改善;高于 1 表示有较好的对比度改善。

表 2-6　不同栅比滤线栅对比度改善因素

栅比	在 70kV 时	在 90kV 时	在 120kV 时
不用滤线栅	1.0	1.0	1.0
5:1线性	3.5	2.5	2.0
8:1线性	4.75	3.25	2.5
12:1线性	5.25	3.75	3.0
16:1线性	5.75	4.0	3.25
5:1交叉	5.75	3.5	2.75
8:1交叉	6.75	4.25	3.25

(5) 选择性:选择性(selectivity)用 Σ 表示,其意义是穿过被检体的初始线束(transmission of primary radiation,Tp)与穿过被检体的散射线(total radiation,Ts)之比。用公式表示:

$$\Sigma = \frac{Tp}{Ts} \qquad 公式(2-40)$$

滤线栅选择性不只是与栅比有关,还与制造时铅条的含铅量有关。如铅条制得较宽,虽然栅比没有改变,但含铅量增加,也就增加了滤过效应和对比度改善因素,当然,铅条的厚度必须保持在适当限度内。

(6) 滤线栅因素(bucky factor,BF):滤线栅因素对技术人员很重要,因为曝光因素技术表中有用滤线栅和不同滤线栅技术。

抗散射线技术的 BF 定义为入射 X 射线与穿过 X 射线的比率。滤线栅的 BF 可用下式表示:

$$BF = \frac{用滤线栅的技术因素(mAs)}{不用滤线栅的技术因素(mAs)}$$

公式(2-41)

一般,高频率和高栅比滤线栅有较高滤线栅的因素。例如,5.7Lp/mm、16:1栅比的滤线栅比 3.3Lp/mm、12:1栅比的滤线栅有稍高的滤线栅因素。

12:1和16:1滤线栅的滤线栅因素,在 70kV 时分别是 4 和 4.5。这就是从图像质量上看 16:1 滤线栅稍好于 12:1 滤线栅。然而,较高的滤线栅因素也标志着较大的被检者剂量。从 12:1滤线栅因

素增加至 16:1滤线栅因素无重要意义。因此,将12:1滤线栅作为临床常用滤线栅。

4. 使用静止滤线栅应注意事项　检查滤线栅的栅比,因为它将影响选择曝光因素;检查滤线栅面向 X 射线管面是否正确,在曝光中间一定保证面向 X 射线管组件和面向 X 射线管组件输出窗口;检查滤线栅铅条放置方向,即滤线栅长轴方向与 X 射线管组件纵轴方向一致易于使用 X 射线管成角技术;检查滤线栅的正确聚焦距离,并用尺测量之;检查滤线栅放置不能成角;投照位置中心至 X 射线管和滤线栅中心一致。

5. 高线条密度滤线栅　消除常用静止滤线栅在胶片上留下的滤线栅铅条线影,以免影响诊断。为此,制出了高线条密度滤线栅。

高线条密度滤线栅用 0.045mm(45μm)厚铅条,间隔物质 0.13mm(130μm)厚,而低线条密度滤线栅(常用滤线栅)用 0.05mm(50μm)厚铅条,间隔物质 0.2~0.25mm(200~250μm)厚。高线条密度滤线频率大约是 5.7Lp/mm,而低线条密度滤线栅(常用滤线栅)频率大约是 3.3~4.0Lp/mm。

高线条密度滤线栅的性能:高线条密度滤线栅的对比度改善因素和滤线栅因素都稍小于低线条密度常规滤线栅;此种滤线栅静止使用时,图像中看不到线条影;不用活动滤线栅仍能提供锐利的图像,因为在形成图像中其有较好的线束几何(较短的物-片距离)和无滤线栅运动;能"减少病人剂量和排除滤线栅偏离中心";减少曝光时间,排除了频闪效应。

6. 选择滤线栅应注意的事项　临床 X 射线摄影应根据下述 3 个因素选择滤线栅:

(1) 被检者产生散射线的量:如投照部位较厚,较高栅比滤线栅比较低栅比滤线栅有效。

(2) 千伏技术:使用高千伏(减少病人剂量)需要较高栅比滤线栅。当千伏技术低于 90kV,用8:1栅比滤线栅可提供较合适的对比度。在 90kV 以上使用 12:1栅比滤线栅。如用高千伏摄影,最好用 16:1滤线栅。

(3) X 射线发生器容量:一般情况下,发生器能输出 100kV 以上,使用 16:1栅比滤线栅效果最好。

7. 用滤线栅的缺点　用滤线栅时被检者接收较高的 X 射线剂量,这通过上面讨论已很明确了。虽然用了很多新技术可降低被检者接收的 X 射线量,但仍比不用稍高。另一方面,滤线栅不能很有

效地传送初始线束,X 射线经铅条、中间物质和金属外壳而吸收。

8. 滤线栅的类型 在滤线栅设计上,铅薄片和中间物质安排成平行型,聚焦型和交叉型滤线栅。这些滤线栅既可静止使用又可在运动中使用。

(1)静止滤线栅:静止滤线栅(stationary grid),不论平行型、聚焦型和交叉型都是固定放在探测器的前面,X 射线曝光中间滤线栅不运动。所谓静止滤线栅就是一块静止滤线栅,栅密度要在4.0 铅条/mm 以上,否则在图像上会出现铅薄片(铅条)影,形成滤线栅线,这是初始线束被铅条吸收之结果。中间物质处出现淡淡的黑线影。这些线条影会影响图像质量,因此,限制了静止滤线栅的使用。为使 X 射线成像图像上看不到显著的铅条影,铅薄片制作得很薄,排列密度大。目前静止滤线栅的栅条采用铝条或铝合金条代替铅条,栅密度很高。

静止滤线栅适用于移动式 X 射线机到病房床旁 X 射线摄影。它可以是一个独立部件,又可以放在暗盒上或固定在暗盒上使用,称为滤线栅暗盒。静止滤线栅还可以用在 X 射线摄影工作室,还可以用在透视机上,透视时或点片时使用。心血管造影 X 射线机置在影像接收器输入面上(用固定罩固定,可拆卸)。现在 DR 多数也用静止滤线栅。

(2)活动滤线栅:活动滤线栅(moving grid)是为了消除静止滤线栅的栅条影,可以用在曝光时间滤线栅移动方法消除滤线栅的栅条影。这个想法是在 1920 年 Hollis Potter 提出。他用一个驱动机械,在曝光中间滤线栅成直角移动铅条,曝光终止时,移动停止。由于滤线栅的移动使图像上不留下铅条影,从而完全消除了滤线栅的铅条影。

活动滤线栅被称为 bucky。滤线栅是一个完整的部件,装在摄影床面下或摄影/透视床面下或立式摄影架面板后。如装在摄影床的床面下并有纵行轨道,技术人员可沿床的长轴移动它。

移动滤线栅的主要构成部件是:抗散射线滤线栅;控制滤线栅移动的机构;影像接收器托架等。

滤线栅运动不是一个简单动作,因为要保证最佳效果必须考虑运动起始、终止的时间和运动均速等。如运动平滑,动作自由才能不留下铅条影子。在整个曝光过程,滤线栅运行比率必须均匀。必须很精细地使滤线栅移动于曝光开始之前,并运行至最大均速才开始曝光。运行速度开始降低时曝光终止之后逐渐降速至零。

9. 驱动滤线栅运动方式 在滤线栅中滤线栅的运动有 3 种机械动力。过去用的是单冲程运动机械或称单冲油压机械机构,是早期最常用的滤线栅运动,现已被淘汰了。

滤线栅的另一种运动方式是利用往复运动机械。是用电动机和偏心凸轮与 X 射线曝光限时电路相结合,滤线栅用快速和常速运动在暗盒上面,慢速运动带动滤线栅返回至原位。这种机械一直用在摄影设备上,但它的结构较复杂不久由大众型机械代替。

振荡机械比往复运动滤线栅机械简单。在曝光中间,滤线栅以来回方式运动。此种滤线栅运动机构是由支撑滤线栅框架、滤线栅和弹簧片构成,借助弹簧片疏张,压缩带动滤线栅振荡运动。当 X 射线曝光开关被按下时,螺旋管型电磁铁吸动衔铁,并瞬间自动切断电源,螺旋管型电磁铁线圈无电,滤线栅靠弹簧力量开始振荡。一开始振荡的快、幅度大,约 30 秒后慢下来,最后停止振荡。就在滤线栅慢下来之前 30 秒内进行产生 X 射线曝光。

现今有用专用微处理器控制直流永磁电动机驱动滤线栅往复运动。

第八节 普通 X 射线机的质量控制与常规保养维护及典型故障分析

一、普通 X 射线机的质量控制

医用诊断 X 射线机(以下称 X 射线机)属于大型、精密、贵重的医疗诊断和治疗设备之一,为了确保这些机器能够稳定、正常地运转,充分发挥它们的功用,更好地为伤病员和医院服务,所以工作人员正确使用和常规保养 X 射线机,工程技术人员正确维修与检测是非常重要的,也是非常必要的,这是从事放射诊断与治疗所有工作人员以及维修工程技术人员责无旁贷的职责。除了正确使用与常规保养之外,定期对医用 X 射线机进行监测或检测是质量控制(quality control)的重要环节,这项工作主要由维修工程技术人员与专门有资质的部门进行或实施。

（一）主要检测工具介绍

除了常规用检测仪表外,普通 X 射线机检测还必须有专用检测仪表或装置,现分别介绍如下:

1. 管电压检测仪 管电压检测仪按检测方式不同有直接与间接测试两类。

直接检测(测试)就是把高压分配器直接插入高压回路,可在高压发生器侧、也可在 X 射线管侧,大多在高压发生器侧,用示波器或直读表测试其间接指示值。这种高压测试仪由于直接插入高压回路,危险性比较大,使用应特别小心。这种方式大多在工厂组装调试采用。

间接测试式的高压检测(测试)仪是将探测器置在 X 射线射野内间接测量直读 X 射线管电压。该检测仪安全,使用方便,但价格较贵,国内目前生产较少,多为进口。

2. 曝光时间检测仪 曝光时间检测仪有介入与非介入式两类。

介入式系统系指在测量时测试仪的输入计时信号必须接入 X 射线发生器计时器所控制曝光电路(如高压初级),但得采取隔离措施。这类检测试仪多为脉冲计数法、数字计时法和电子毫秒法。

非介入式检测仪系指测试仪不直接接在 X 射线发生器内,是将检测仪置在 X 射线照射野中,直接测量 X 射线产生的时间。

3. 毫安秒检测仪 毫安秒(mAs)检测有介入式与非介入式两种。

介入式系指毫安秒检测仪必须串入 X 射线管电流测量回路中。该检测仪有磁电式(指针式)和数字式两类。磁电式 mAs 表大多为旧式表,现多用数字式 mAs 表。

非介入式系指检测试仪不直接接在 X 射线发生器内,是将检测仪钳在 X 射线组件侧高压电缆上(一般在阳极端)。

4. X 射线剂量仪 X 射线剂量仪为非介入式测量仪,即测量时将探测器置入 X 射线射野中进行测量。

5. 半值层检测仪 检测仪就是 X 射线剂量仪,只是配备检测架与不同厚度的纯铝片。

6. 其他检测仪 检测影像接收器(X 射线影像增强与电视系统、平板探测器等)分辨力测试卡,一般用 0.6~5Lp/mm;还有高低分辨力测试卡。

X 射线管焦点测试卡(星卡)用来检测 X 射线管焦点尺寸,一般用 2 度星卡。

上面分别简述和介绍了一些 X 射线机的检测

仪,这些仪器是日常维修和质量保证(quality assurance,QA)、质量控制(quality control,QC)中的必备仪器。目前市售的 QA、QC 综合检测仪有适合一般医院与大型医院应用。另外还有 X 射线机 QA、QC 专用综合性能测试仪,现今大多用这种专用综合性能测试仪机型检测,非常快捷,一次曝光可以获得多个检测数据。但这种检测仪价格不菲。

（二）质量检测相关标准介绍

为了评价医用 X 射线机的质量有统一的标准,我国制定和颁布了国家标准、行业标准与地方计量检定规程等。我们是卫生行业,所以执行中华人民共和国卫生行业标准,《医用 X 射线诊断设备质量控制检测规范》(WS 76—2020)。在该标准中分别描述了范围、术语和定义、质量控制检测要求、检测方法等。

（三）主要性能指标检测方法

普通医用 X 射线机主要性能检测的项目有:

X 射线透视设备的检测项目及技术要求:透视受检者入射体表空气比释动能率典型值(单位 mGy/min)、透视受检者入射体表空气比释动能率最大值(单位 mGy/min)、高对比度分辨力、低对比度分辨力、入射屏前空气比释、自动亮度控制、透视防护区检测平面上周围剂量当量率(单位 μSv/h)等。参照《医用 X 射线诊断设备质量控制检测规范》(WS 76—2020)的表 B.1~表 B.5,检测方法参照其中的《4 X 射线透视设备通用检测项目与检测方法》。X 射线摄影设备的检测项目及技术要求:管电压指示的偏离、辐射输出量重复性、输出量线性、有用线束半值层、曝光时间指示的偏离、AEC(自动曝光控制)重复性、AEC 响应、AEC 电离室之间一致性、有用线束垂直度偏离、光野与照射野四边的偏离。参照《医用 X 射线诊断设备质量控制检测规范》(WS 76—2020)的表 C.1~表 C.2,检测方法请参照其中的《7 X 射线摄影设备质量控制检测通用项目与检测方法》。

二、普通 X 线机的正确使用与常规保养及故障检修原则

我们知道 X 线机属于大型、精密、贵重的医疗诊断和治疗设备之一,为了确保这些设备能够稳定、正常地运转,充分发挥它们的功用,更好地为伤病员和医院服务,所以工作人员正确使用和常规保养 X 线机,工程技术人员正确维修与检测是非常重要的,也是非常必要的。

（一）X线机的正确使用

1. 强化领导，严格制度　实行科领导负责制，制定切实可行的正确使用X线机的严格制度，科领导与工程技术人员应严肃认真地帮助和监督各类使用人员，严格按制度办事。

2. 加强使用人员技术培训持证上岗　各类使用人员在操作X线机之前，必须进行专门技术培训，熟悉和掌握X线机的基本知识与正确使用方法，经考试合格后上岗，必要时必须取得大型设备上岗证方可使用或操作X线机。严禁不合格人员使用或操作X线机。

3. 严格按程序或步骤操作　由于X线机种类较多，在结构和性能以及操作方法上有很大的差别。所以每个使用人员在操作不同类型的X线机时，首先应了解与掌握该设备的主要结构和性能，心中的确有数后方可上机操作，且应严格地按操作程序或步骤进行操作，绝对不可随心所欲。严禁在摄影曝光过程中改变任何曝光参数，以防造成严重后果。严禁连续大容量与超负荷使用。严禁首次开机突然大容量曝光，必要时应对X射线管进行老化训练，以免损坏X射线管。

4. 认真观察设备仪表显示与及时报告　在使用X线机设备时应认真仔细观察操作台上的各种仪表显示或指示情况是否正常，同时也应辨别机器或部件有无不正常声音或味道，发现问题必须立即停止使用，并及时上报有关领导，同时迅速通知工程技术人员进行及时处理与维修，应在现场及时将故障情况较准确地告诉工程技术人员，以便工程技术人员能够及时应急处理或维修，尽早排除故障恢复使用。

5. 不要频繁地开启与切断X线机的电源　由于X线机是由大量的电子元件组成，在开或关电源时对这些电子元件产生较大的浪涌电流而使其容易损坏，导致设备不能正常工作或性能下降。

（二）X线机的常规保养

X线机的常规保养这项工作是针对使用人员的，在日常工作中应严守以下几点：

1. 严格保持设备与操作间的良好环境　由于X线机是由许多电子元件与机械机构组成，对周围的工作环境要求比较严格，特别是一些大型复杂的检查设备更是如此。所以无论是设备间还是操作间都必须有良好的通风和合适的干湿度与适应的温度，室内温度一般保持在 $20 \sim 22{}^\circ\!C$ 为宜。特别是湿度绝不能超过允许的范围，否则容易造成电路中电子元件性能参数发生改变或损坏，也会使机械部件发生生锈或腐蚀，导致机械灵活度下降等，这在南方尤为重要，因此在开启设备之前应先开启室内空调，到达设备工作所要求的温度等后再接通X线机设备的电源。

2. 保持设备间、操作间与设备清洁　在使用设备之前和使用结束之后，应及时对房间与设备进行清洁卫生处理，有效防止和减少灰尘进入设备内部。不使用时设备最好有透气性能好的防尘罩罩着，更有利于清洁。

3. 爱护设备延长使用寿命　在使用或操作过程中，应认真仔细、稳、准、轻，杜绝野蛮操作，要像爱护自己的东西去爱护设备，从而延长设备的使用寿命。

4. 及时发现与沟通　在使用设备过程中随时随地注意它们各个部分的工作状况，出现异常及时与工程技术人员进行沟通，采取必要的措施检测与调校，使设备处在良好的状态下稳定运行。

（三）X线机的日常维护与定期检测

1. 日常维护　负责X线机维修的工程技术人员应每天巡查每台（套）X线机的工作或运转情况，做到心中有数，及时发现和解决问题，主要有以下几点：

（1）认真仔细巡查监督和指导：在巡查过程中认真仔细观察每台X线机操作台上的各仪表指示是否正常，各种旋钮或按键有无异常，如果有问题及时维修或调整。经常紧固各机件的固定螺钉或螺栓，特别是活动部件和部位的螺钉或螺栓必须每天检查，绝不有误。平时有责任监督、指导和帮助使用人员正确操作X线机，发现操作不当应及时帮助纠正，并耐心示教。

（2）经常清洁活动部位与钢丝绳表面和上滑润剂，保持运动灵活。

（3）接触检查：经常检查各接地部件和导线接触是否良好，确保使用工作人员、被检者和设备的安全。经常检查高压电缆的紧固端盖紧固以及接地是否良好，高压电缆不能过度弯曲、受热或受潮，其表面不能大面积损伤，尤其是金属网不能有断裂。

（4）供电电源质量检测：经常检测供给X线机电源的质量，如果供电电源经常出现质量问题（电源电压、频率或内阻超出允许范围），则应采取必要措施，降低X射线发生器的使用条件，强烈建议有关部门改善供电电源的质量，确保X线机的性能和使用寿命。

（5）确保图像质量稳定：如果出现 X 线透视或摄影图像质量不稳定，则应立即停机进行认真仔细分析，采取必要的措施进行维修与调整，符合要求并达到最佳工作状态后方可再投入使用。

2. 定期检测　定期检测主要按质量控制要求对 X 线机进行必要的定期检测，分两部分进行，即机械与电气部分。

（1）机械部分的检测：活动和运动部分应每半年或 1 年进行 1 次检测，必要时进行调整或更换部件；半年或 1 年对紧固件进行 1 次检测或检查；钢丝绳部分应 1 个月或 1 季度进行 1 次检测或检查，发现断股或折痕时应及时更换，及时清洁其表面和滑润并调整松紧度。

（2）电气部分的检测：半年或 1 年进行 1 次各连接电缆或导线的检查，检查它们的紧固和老化情况，必要时进行更换；机器内部应每季度或半年进行 1 次清洁；每 1 年 1 次检查继电器与接触器插接或固定、触点的接触情况，必要时清洁或调整触点，使其接触良好；各限位开关或探测器（传感器）的检查，应每季度或半年进行 1 次；各控制单元和交直流电源的检测，应每季度或半年进行 1 次；主要性能检测，对 X 射线发生器而言主要是电压、电流、时间 3 参量和输出剂量，对成像链参数主要是稳定性、分辨率、畸变率等，一般应每季度或半年进行 1 次。

（四）X 线机的故障检修基本原则

医用电子仪器的一般检测方法与原则均适合 X 线机检修。这里我们只是简单地介绍基本原则与注意事项。

1. 了解发生故障时机器所处工作状态和现象或特征　机器出现故障在进行检修之前，必须首先详细了解发生故障时所处的工作状态和现象。根据故障现象特征，结合说明书和电路图进行认真分析，确定或判断故障大致范围，确定检测方案与方法步骤，切忌盲目检测与检修，以免导致不可挽回的损失。

2. 检测仪表连接安全　在设备检修中要特别注意检测仪表正确连接，否则有可能导致仪表或设备损坏，特别是用示波器检测可控硅、大功率模块等时千万要注意，一旦出错就会导致它们的损坏。

3. 静电防护　在现代 X 线机中有许多电子元件，所以在检查或检测设备过程中必须做好防静电措施，不要用手直接触摸电路板或电子元件，所取出的电路板或元器件应放置在防静电的物质上，以免导致损坏。

4. 元部件更换　在决定更换某个元部件时，首先应弄清如何更换，最好更换与原元部件型号一致的，如果不一致，必须查实所替代元件性能参数是否匹配，更换后对设备性能是否有影响，比如更换 X 射线管时，如果不是原型号，则必须详细了解替代 X 射线管是否与 X 射线发生器相匹配，特别是阳极转速、功率、大小焦点、灯丝尺寸等，能否直接更换？要做哪些改动或调整，必须有绝对把握时才能更换，决不能做无把握之事，否则将会造成无法挽回的重大损失。

5. 自身与设备安全　在检查或检测 X 线机时最好有两人（经验丰富的工程技术人员）在现场，这是设备检修规章制度所要求的，一旦发生问题以便及时有效处置。在这里特别要提醒的是在检查或检测高压发生部件时，首先应切断整个设备电源，检查或检测前应采取高压放电处理，检查或检测 X 射线管或高压电缆，先将任一高压电缆取下，将其芯线金属接插件对地进行放电，高压次级（与整流器连接）用一绝缘导线两端少许裸露对地放电处理，否则将会发生高压电击的危险。

6. X 线辐射防护　由于 X 线机所产生的 X 射线对人体有损害，所以在进行检查或检测时应尽量避免在有 X 线产生的情况下进行，同时也要注意周围有无其他人员在有害辐射区域。即使在不得已的情况下必须在有 X 线产生时检查或检测，也必须穿戴防护铅衣、铅帽、铅围脖、铅眼睛等，尽量减少不必要的 X 线辐射。

7. 维修记录　每台（套）X 线机都必须建立单独的安装调试与检修记录档案，这是质量控制所要求的，也是工程技术人员的经验总结和宝贵的资料，同时是质量控制监测和今后维修的重要参考文献。

三、常见典型故障分析

X 线机的故障是多种多样的，也可以说是千变万化的，不同机型有不同的故障现象，甚至相同的机型相同的故障现象可能故障部位不一定相同，所以在下文我们只列举一些常见故障的现象、分析、检查和处理方法，仅供读者参考。

工频机电源电路故障分析

故障现象	按下开机键,机器没反应,无法开机。
故障分析	根据现象,判断为电源开机电路或后续电路问题。
故障检查和处理	首先检查控制台电源主保险,如果该保险熔断,先不要更换新保险。把供给自耦变压器的电源引线(两根或三根,最好从接触器端)取下,更换新保险,开机试验,如果开机瞬间又烧断,这时要检测供给电源接触器开机回路是否有短路。如果开机正常,检查后续电路是否有短路情况。 如果电源主保险正常,首先测量供电电源是否正常,如果正常,检测供给电源接触器线圈回路。 根据检查和检测结果进行处理。

高频机电源电路故障分析

故障现象	按下开机键,机器没反应,无法开机。
故障分析	根据故障现象,判断供电电源和电源接通控制回路问题。
故障检查和处理	因为只要供给机器电源总闸合上,一般就有单独供给电源开关控制小型变压器(降压)得电,次级输出交流电压经整流稳压产生 24V 或 12V 的直流电压(电压正常大多有指示灯),供给该控制电路用。所以首先检查该控制板上的指示灯是否点亮,如果不亮,检测供电电源是否供给,电源正常,检查变压器、整流、稳压部分。如果指示灯亮,检测控制台通(ON)、断(OFF)薄膜开关及有关控制电路的元部件。如果上述均工作正常,检测该电路板上电源开关控制继电器的常开触点是否接触良好,正常,检查整机电源通断接触器(先检查它是否吸合)和它的触点等。如果是一体化操作台,要检测计算机到 X 射线发生器的接口电路是否工作正常,逐一排除处理。

工频 X 射线发生器 X 射线管灯丝加热电路典型故障分析

故障现象	透视工作正常,摄影时无 X 射线,mA 表无指示。
故障分析	按下曝光手开关 I 挡,旋转阳极启动,但曝光准备灯不亮,检查灯丝是否加热,灯丝无加热,故障在灯丝加热电路中。
故障检查和处理	拆下高压初级,检查摄影准备继电器,在曝光手开关 I 挡时该继电器是否吸合,因该继电器触点通时,灯丝电路才有输出,正常,检测磁饱和稳压器输出是否正常,逐步排除处理。
故障现象	摄影正常,透视无 X 射线。
故障分析	根据现象判断为 X 射线管小焦点灯丝加热回路问题,应检查 X 射线管小焦点灯丝是否点亮。
故障检查和处理	首先检查 X 射线管小焦点灯丝,开机后没亮,检查控制台 F0、F1 间无电压,说明小焦灯点丝电路问题,检查各控制继电器常闭接点是否有问题,检查灯丝调节旋钮是否正常,透视 mA 调节电位阻是否正常,逐一排除处理。
故障现象	拍片和透视曝光正常,点片无射线。
故障分析	按下曝光手开关 I 挡灯不亮,但旋转阳极转,说明点片时灯丝没有加电。因点片一般为固定 mA,所以测控制台或控制柜中大焦点灯丝 F0 和 F2 点片时是否有电压,根据以上情况判断故障在灯丝加热电路。
故障检查和处理	首先检测 X 射线管灯丝加热电路,因拍片和透视正常,说明灯丝线路公共线路正常,重点检查胃肠摄影电路。检测灯丝加热可调电阻及调节环,空间电荷补偿变压器的专用胃肠端是否正常;点片交换接触器是否接通等,逐一排除处理。

高频 X 射线发生器 X 射线管灯丝加热电路典型故障分析

故障现象	X 射线摄影曝光,出现与灯丝加热相关的故障代码。
故障分析	比如故障代码提示是没有检测到灯丝加热电流,根据现象,首先判断是 X 射线管、高压电缆、高压发生器问题、灯丝加热电路问题。
故障检查和处理	首先检查灯丝控制板,观察该板上有关指示灯是否点亮,如果不亮,说明无灯丝加热电压输出,检测灯丝控制电源电压是否正常,如果正常,用示波器检测触发控制波形是否正常,正常,触发变压器和驱动场效应管是否正常,逐一排除处理。

高频 X 射线发生器 X 射线管灯丝加热电路典型故障分析	
故障现象	开机系统自检没通过,提示小焦点预热错误代码。
故障分析	根据现象,判断小焦点灯丝加热在开机时没检测到。控制台在开机时要对小焦点和大焦点依次瞬间加热,检测灯丝加热电路是否正常,不正常出现故障代码,所以先对灯丝加热板进行检查。
故障检查和处理	有些 X 射线发生器在相关控制板上提供故障屏蔽键或拨码开关,如果有,首先将此拨在故障屏蔽上,将机器打开,检测灯丝加热电源有无,如果经测无电压,说明电源整流稳压部分问题。如果有电压,检测后续控制电路或检测有关接插接件(包括高压电缆)是否有接插不良。逐一排除处理。
工频 X 射线发生器高压系统典型故障分析	
故障现象	摄影曝光 mA 表指针冲顶。
故障分析	根据现象判断是高压部分问题,应检查高压发生器、X 射线管和高压电缆。
故障检查和处理	首先将高压初级引线去掉,空载曝光测初级电压,经测电压正常,说明控制台线路正常,将高压初级引线接上,把高压电缆从高压发生器上拔出,加上高压实验,mA 表无反应,说明问题不在高压发生器上,将阳极高压电缆插上,并和 X 射线管组件脱开,加上高压试验(这种实验要注意安全,防止高压电击),mA 表冲顶,说明阳极电缆击穿,如果不是,可能是 X 射线管的问题,按照 X 射线管问题处理方法处理。逐一排除处理。
故障现象	透视时,监视器图像有时突然闪烁,图像不清楚。
故障分析	根据现象,先区分是电视系统问题,还是主机问题,如果是主机问题,有可能是放电造成。
故障检查和处理	先拆下摄像机,观察影像增强器输出屏图像是否正常。打开控制台,检察透视电路有无异常,如现透视突波电阻外瓷裂开并脱落,透视曝光时,电阻温度很高,根据以上现象判断应是高压问题。如果此机器使用量较大,首先判断 X 射线管是否有问题。将高压电缆从 X 射线管组件拔出,相隔 1 000mm 吊起,透视后,如果突波电阻温度正常,没有发现异常现象,将 X 射线组件窗口打开,开机观察 X 射线管内部情况,如果发现 X 射线管玻壳上有一层很亮的金属涂层,为钨钯蒸发所致,有可能 X 射线管损坏。由于钨钯蒸发,使 X 射线管内真空度不良,造成透视时,管内放电。如果是 X 射线管问题,更换 X 射线管组件。
高频 X 射线发生器高压系统典型故障分析	
故障现象	控制台开机正常,透视曝光时,发生器内有响声,点片曝光时,提示管电流(mA)超出设定的错误代码。
故障分析	透视时高压发生器内响,应是高压问题。由于低千伏下出射线,绝缘栅双极型晶体管(IGBT)损坏可能性较小,而高压发生器、X 射线管、高压电缆可能性较大。曝光 mA 值超过设置极限(高或低),根据现象判断实发 mA 值很低或高或正负 mA 值不对称。
故障检查和处理	先用示波器检测硅高压控制板±kV(测试点),如果波形很不对称,kV-正常,kV+很低,说明 kV+有问题。再检测高压板±mA(测试点4),如果波形也不对称,如果 mA+很低,可能是高压回路有问题。可以加冷高压实验,透视高压发生器内有声音,将高压电缆和 X 射线管组件脱开,加冷高压,高压发生器内还有声音,将阳极高压电缆从高压发生器拔出,再加冷高压,声音消失,kV 升到最高无异常,判断阳极高压电缆可能有问题,将阳极和阴极高压电缆互换,加冷高压,测 kV±,kV-很低,说明阳极高压电缆有问题。更换高压电缆。
故障现象	透视和点片曝光,触摸屏上提示发生器过载。
故障分析	根据现象判断应是高压主回路问题,因最低 kV 曝光出现发生器过载,首先检查 IGBT 逆变电路。
故障检查	将两块 TGBT 拆下,观察外观及测量阻值,如果没有问题,用示波器测量高压板板 kV±,发现 kV+和 kV-波形是否对称,进一步判断高压发生器和 X 射线是否有问题。逐一排除处理。

工频 X 射线发生器曝光限时控制典型故障分析（包括 AEC）	
故障现象	摄影曝光时，曝光一开始又瞬间切断，曝光不限时。
故障分析	将高压断开（除掉引线），接一灯泡，曝光，灯泡瞬间闪烁，说明主可控硅瞬间导通后又断开，查可控硅触发电路，由此判断问题在限时电路。
故障检查和处理	在限时电路中，由单结晶体管的通断时间，由此控制可控硅的触发时间，先检测单结晶体管控制，重点检测单结晶体管及前级控制元部件（二极管、三极管、稳压管、电阻、电容等）。逐一排除处理。
故障现象	自动透视 ABC（自动亮度控制）失灵，数字点片自动曝光失灵。
故障分析	根据现象，首先判断增强器输出屏是否亮，此机型为光电倍增管控制，光电倍增管要接收来自增强器输出亮度，根据亮度的强弱送出控制信号至 AEC 控制板，从控制板 kV 的高低调节 AEC 板负高压，可控制光电倍增管的感光度，从而控制输出信号。故障可能在影像增强器、光电倍增管、管分配器、控制电路问题。
故障检查和处理	拆下摄像机，透视观察增强器输出屏，检测输出光线是否正常，如果不正常，检测影像增强器。如果正常，测量倍增管输出信号（AEC 控制板），电压不正常，查光电倍增管和光分配镜（如果有）。逐一排除处理。

旋转阳极启动电路典型故障分析（普通、数字逆变等启动电路）	
故障现象	点片曝光，控制台提示旋转阳极启动故障代码。
故障分析	旋转阳极启动异常，应该是旋转阳极启动控制的问题。
故障检查和处理	首先观察旋转阳极是否启动，没有启动检查旋转阳极启动控制继电器是否工作，如果不工作，检查在曝光手开关 I 挡时阳极启动继电器是否吸合，该继电器没有吸合，需检查此控制回路。如果上述正常，检查控制台或控制柜到 X 射线管组件的旋转阳极控制引线与 X 射线管组件定子线圈。逐一排除处理。
故障现象	摄影曝光时，控制台提示旋转阳极启动异常错误代码。
故障分析	旋转阳极启动异常，判断是主控电路还是电流检测电路问题。
故障检查和处理	按下曝光手开关 I 挡时，听一下 X 射线管组件内有无声响，如果感觉阳极已启动，检测启动板在报错前有输出有电压，报错后将电压切断，由以上现象判断，故障可能在电流检测电路。逐一排除处理。

点片装置典型故障分析（包括近控与遥控诊视床）	
故障现象	点片 2 分格、4 分格胶片上有重影，有两条很直的黑道。
故障分析	经分析是因为束光器在曝光时，开口尺寸太大，因为光栅板开口两侧有两条铅皮，其他地方是铁皮，当开口尺寸太大时，射线穿过铁皮在胶片上产生影像，造成重影。
故障检查和处理	测量束光器在分格曝光时的开口尺寸，发现尺寸不对，需进行调整。
故障现象	片车不动作，不能点片。
故障分析	这种故障应该是伺服控制部分问题。
故障检查和处理	检查片车 H 伺服板有无±24V 电源，如果无 24V 电源，检查保险是否烧断，更换保险，开机又烧断，说明 H 伺服板有短路现象。检查 H 向伺服板上的相关元件（如二极管、三极管）有无损坏。逐一排除处理。
故障现象	点片图像不在胶片中间位置，朝一边偏移。
故障分析	根据现象，判断片盒夹在 H 向运动过程中，位置跑偏。

点片装置典型故障分析(包括近控与遥控诊视床)	
故障检查和处理	测 H 向跟随电位器脚阻值是否不正确,一般安装调试好后应该记录该阻值,正常调整阻值,开机正常。如果点片车运动十几次后又偏移,这就可能是齿形带跳齿造成,而跳齿原因是齿形带磨损造成,需更换皮带,调整 H 向电位器阻值。

滤线器典型故障分析	
故障现象	切换到滤线器挡,曝光时滤线栅没有移动。
故障分析	根据现象,可能是滤线器控制或滤线器的脱扣线圈问题。
故障检查和处理	根据现象,当按下曝光手开关 I 挡时,检查控制滤线器继电器是否吸合,吸合正常,检测供电电源是否正常,正常,检测滤线器的脱扣线圈及引线等。逐一排除处理。
故障现象	滤线器摄影时,不曝光。
故障分析	这种故障有可能是滤线器启动碰撞接触开关问题。
故障检查和处理	按下曝光手开关 I 挡,听平床内有无电磁铁吸合的声音,有震动,当按下 II 挡时不能曝光,判断应是滤线器没有返回曝光信号。打开平床滤线器侧盖,检查检测启动碰撞开关是否正常。逐一排除处理。

X 射线管典型故障	
故障现象	曝光时有高压加上,但是无管电流或电流不稳定。
故障分析	对于 X 射线球管来讲,只要阴极灯丝加热到有电子发射能力,在阴阳两极间加上正向高压,其两极间必定有电流通过,所以在曝光时有高压而无管电流,在查灯丝供电又正常的情况下,多为 X 射线管灯丝开路(原因有可能该 X 射线管灯丝已达到使用寿命等)。
故障检查和处理	首先确认灯丝加热电路是否正常,如果正常,这可通过直接测量灯丝电阻确认灯丝是否正常。需要注意的是,有时灯丝处于半开路状态,时通时不通,工作时加热引起开路,而断电时冷却又连通,往往引起误判。确认是 X 射线管灯丝损坏,更换同型号的 X 射线管。
故障现象	根据主机机型不同,表现为开机显示电流过大或曝光过载报警。
情况分析	管电流过大或曝光过载大多为 X 射线管内真空度出了问题(可能原因有靶面受损,管壳有裂纹或破裂,油渗入,长时间没有使用)。也有可能是 X 射线管管套内进气(膨胀器破裂或紧固圈紧固螺钉松动,绝缘油溢漏等)。
故障检查和处理	先拆下束光器在 X 射线管组件射线窗观看靶面受损情况,转动 X 射线管组件观察其内有无气泡及管芯内是否有进油。 冷高压实验:该方法是确认管芯没破裂时进一步检查真空度情况,由低 kV 开始,逐步升高,如果管内轻度真空不良,加高压时管内会出现蓝色电离辉光,并随管电压升高而扩大。如果 X 射线管存放时间较长或真空度不良时进行训练(从低管电流和低管电压开始),如故障现象消失,该 X 射线管可继续应用。如果靶面损坏不是太严重时,校准统调或降低条件使用。靶面损坏影响到射线量或管壳破裂时,需更换该 X 射线管。如果是管套内进气,根据原因逐一处理。
故障现象	在管电流/管电压/曝光时间及预热正确情况下,所显示图像密度不足,有时候伴随对比度(穿透)不好。
故障分析	密度不足为 X 射线量不够,对比度不够为 X 射线质量不够。
故障检查和处理	观看靶面受损情况,观察管芯位移情况。如果阳极靶面出现龟裂,管芯松动等,更换该 X 射线管。
故障现象	按下曝光手开关第一挡时听不到旋转阳极正常运转声。

X 射线管典型故障

故障分析	该故障发生时一般都会有故障报警提示。这种故障多为旋转阳极启动电路或定子线圈问题引起。
故障检查和处理	首先确定旋转阳极启动电路供电和起动电容是否正常,如果启动电路正常,用多用表测量起动和运转线圈阻值是否正常。如果旋转阳极定子线圈损坏(开路或短路),更换同型号的 X 射线管套和装配 X 射线管及抽真空处理。

（余厚军 彭锐）

第三章

数字X射线成像

第一节　概　述

随着医疗卫生事业的发展,以胶片为主要方式的显示、存储、传递X射线成像的传统技术已不能满足放射检查、诊断和临床诊断的要求,X射线成像设备的数字化要求日益增强。20世纪70年代研发推出的计算机X射线摄影(computed radiography,CR)技术推动了X射线成像系统数字化的进程,但这种技术不是真正的直接数字化X射线成像技术。在20世纪90年代研发推出了平面和平板影像接收器(以下称探测器),它与数字化X射线发生器及相匹配的附属装置相组合在计算机的控制和处理下获取数字X射线图像,这种X射线成像系统从根本上改变了X射线成像系统的成像方式,这种成像方式在X射线曝光后几秒钟就可直接显示所获取的图像。21世纪进入了数字化时代,数字X射线成像技术也随之飞速发展。随着医学影像存储与传输系统(picture archiving and communication system,PACS)的应用和相关材料技术和计算机技术的迅猛发展,数字X射线成像技术越来越成熟,已广泛应用于临床,X射线成像即将实现全数字化,有望在不久的将来完全取代传统胶片X射线成像方式。

数字X射线摄影(digital radiography,DR)是在传统X射线机的基础上发展起来的一种高度集成化和数字化的X射线摄影设备。目前,常规X射线诊断用的数字化成像技术有:基于计算机X射线摄像技术的CR系统、基于II-TV系统的间接数字化系统(胃肠透视/摄影,将在第四章介绍)、基于CMOS平面探测器的DR系统、基于荧光平板+CCD的DR系统、基于线扫描数字化技术和多丝正比室的DR系统、基于非晶硅平板探测器的DR系统和基于非晶硒平板探测器的DDR系统等。

一、数字化X射线成像系统基本构成

数字化X射线成像系统(设备)是一种高度集成化的数字化X射线成像设备,主要由五个相对独立的单元构成,即X射线控制器、X射线管组件和支架及束光器、检查台/床、X射线图像采集单元、信息处理和图像显示单元。

(一)X射线控制器

DR的X射线发生与传统X射线机基本一致(参考第二章相关内容),但有它的不同,其主要特点如下。

1. **X射线发生器**　X射线管多采用旋转阳极X射线管,配以高频高压发生装置,使输出X射线的品质和平均功率大幅度提高。由于X射线探测器提高了X射线利用率,DR所采用的X射线发生器的功率可以适当降低。

2. **电子线路**　运用了先进的数字电路设计理念,大量采用集成化电路板,使得设备更加小型化,系统功能更加稳定。

3. **操作台**　趋于程序化、多功能化和集成化,操作台面包括:①人性化、方便实用的操作界面;②被检者基本信息的计算机登录(包括放射信息系统、IC卡、条纹码、键盘录入等);③主要摄影参数的可视化和自动化;④按摄影部位自动调节滤过板和照射野选择。

(二)X射线管组件和支架及束光器

这部分与传统X射线成像基本一致(参考第二章相关内容)。

(三)检查台/床

这部分与传统X射线成像基本一致(参考第二章相关内容)。

（四）X射线采集单元

X射线采集单元的核心是探测器，也是DR的核心部件。在目前临床使用的DR设备中，不同类型的X射线探测器有不同的工作原理，负责完成X射线信息采集、能量转换、量化、信息传输等过程。

不同的探测器所产生的摄影功能和图像质量有一定的差异。X射线探测器的物理特性基本决定了信息量的采集，X射线探测器的采集数据量越大，图像还原能力就越强。由于探测器的技术参数可以预置，因而数字化成像质量也可以预先确定。X射线探测器物理参数并不能代表图像质量的优劣，最终形成的图像涉及数字成像链的各个环节，符合诊断要求的图像才是成像质量评价的标准。

X射线探测器安装在摄影床下或立式摄影架中（替代传统暗盒），一般与滤线栅和自动曝光控制组件组合在一起使用。即第一层是不同比率的滤线栅（铝基、碳基），第二层是自动曝光控制（automatic exposure control，AEC）组件（电离室），第三层是X射线探测器组件。

采集工作站的组件有：带硬盘单元的计算机装置，用于存储系统软件及图像；监视器；键盘、鼠标；CD（DVD）-ROM驱动器。

多叶片束光器的作用是校正滤过X射线管发出的X射线能量，吸收低能无效的X射线，减少散射线，有利于获得高质量的图像，降低被检者受照剂量，调节SID距离（仅用于手动模式），可以调节横向、垂直视野尺寸。

（五）信息处理和图像显示单元

DR设备具备强大的计算机信息处理能力，数字化X射线图像均可通过医学图像软件处理，例如，窗宽/窗位调节，图像缩放、移动、镜像、反像、旋转，长度、角度和面积测量，以及标注、注释功能等，可以满足影像诊断和临床科室对DR图像的各种需求。许多DR设备还依托专有的软硬件的支持，实现对图像的特殊处理功能，例如双能量减影、时间减影、图像拼接、融合体层等。

DR图像的显示有两种模式，一是直接由符合DICOM 3.0标准的医用显示器显示，按照图像诊断的要求，普通DR图像采用2~3M医用显示器，乳房的数字图像采用5M医用显示器；二是通过打印机打印出X射线照片，再通过观片灯的形式阅读X射线图像。DR图像的传输、存储和打印等各种临床功能的实施，必须遵从DICOM（医学数字成像和通信）标准。

数字X射线成像系统组成示意图如图3-1所示，系统通信环（system communication loop）如图3-2所示，不同DR系统通信环不同。

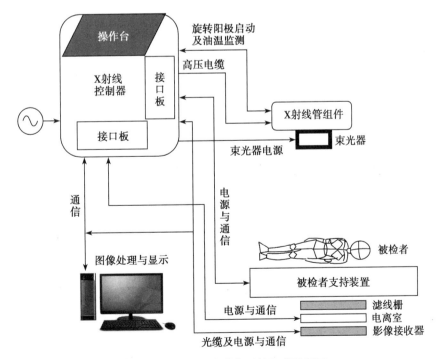

图3-1　数字X射线成像系统组成示意图

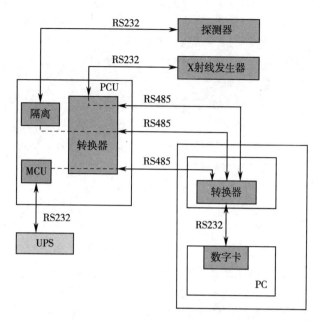

图 3-2　系统通信环示意图

二、数字化 X 射线成像技术的优缺点

（一）数字化 X 射线成像技术的优点

数字化 X 射线成像技术与传统屏/片 X 射线摄影技术相比有 5 大优点。

1. 降低了 X 射线剂量　由于数字化 X 射线成像技术形成数字化图像比形成胶片图像技术所需的 X 射线剂量要少，这是因为数字化 X 射线成像能用较低的 X 射线剂量得到较高清晰度的诊断图像，使被检者减少了 X 射线的辐射。

2. 可实现无胶片化管理　由于数字化 X 射线摄影替代了传统屏/片摄影方法，从而使放射科取消了原有的图像信息管理方式，以计算机与存储介质存贮 X 射线图像信息，实现了无胶片化管理，省去了以往的存胶片的库房，也节省了人力和物力，同时也节省了经费开支。

3. 图像存档传输方便快捷　数字化 X 射线成像的图像可以很容易地以数字格式存储，所以存储的图像很容易在计算机网络上传输，为资料共享提供了条件。这也成为人们日益关注的主要问题。数字 X 射线成像的图像也可以很容易地在图像打印输出装置（如激光打印机和其他高分辨输出设备）上打印出来，这就允许 X 射线摄影的图像在离开计算机的监视器的情况下予以观看，也可以打入诊断报告和其他记录中。数字化 X 射线成像系统的图像处理机可与医院内部联成局域网，也并可与其他医院联成广域网，以便图像传输并方便专家远程会诊。同时不但为被检者提供准确、优异的高清数字图像，

同时通过光碟或胶片或云胶片（是一种基于移动互联和云储存为支撑的新型的医学影像服务。它能将被检者的医学影像上传至云服务器中，方便医生和被检者随时随地通过手机、平板和电脑访问云进行查阅）可以为被检者提供长久高清图像保存。

4. 图像质量提高了，为 X 射线诊断提供了良好的条件　由于数字化 X 射线成像图像贮存于计算机中，因此可以通过计算机将图像按医生的需要进行修饰或处理，使图像的清晰度和分辨力达到最佳状态，特别可以对感兴趣的部分进行勾画、圈定、测量、便于医生诊断，尤其对早期病变的发现提供了良好的诊断条件。从而为提高 X 射线诊断水平奠定了良好的基础。

5. 降低了对 X 射线发生器的要求　由于数字化 X 射线成像均比传统增感屏/胶片结构的探测器 X 射线剂量要低得多，所以 X 射线发生器向小功率方向发展。摄影装置由于各种探测器的出现，逐步向专用化与多功能化发展。

（二）数字化 X 射线成像技术的缺点

由于数字化 X 射线成像技术的成像系统结构复杂、种类多、需要诸多新技术及装置融合与合理配置，所以这些成像系统现大多价格昂贵，在我国基层医院普及推广应用还比较迟缓。空间分辨力一般不及普通 X 射线胶片。但经过图像处理技术处理后，仍然能为医生提供比传统 X 射线胶片影像丰富得多的诊断信息依据。

三、数字化 X 射线成像系统的分类

对数字化 X 射线成像系统目前主要有三种分类方法。按探测器成像方式来分，又可分为线扫描成像法（line sensor or line scan imaging）和面成像法（panel sensor or panel imaging）两大类。把从 X 射线成像图像转换成电信号的方式来分，可分为间接数字化 X 射线摄影（indirect digital X-ray radiography，IDR）和直接数字 X 射线摄影（direct digital X-rayradiography，DDR）两大类。从一次曝光采集图像幅数上来分，可分为静态数字化 X 射线成像和动态字化 X 射线成像两大类。

（一）按探测器成像方式分类

按探测器成像方式分为面成像技术和线扫描成像技术，这两种技术的主要差别是在探测器采集方式上不相同。

1. 面成像技术　面成像技术的主要特点是探测器的设计采用大面积的面阵探测器，也称为平板

探测器(flat paneldetector，FPD)。探测器对X射线的有效尺寸(采集面积)沿用了屏/片系统，通常使用的有35cm×43cm和43cm×43cm，能涵盖人体被检查所有区域。面成像技术的另一个特点是在X射线曝光的瞬间，一次性地采集到被检人体成像区域的基本信息。

目前，使用面成像方式的探测器包括的非晶硅、非晶硒和CCD等平板探测器。

2. 线扫描成像技术　线扫描成像技术采用线阵的成像方法。X射线曝光时，X射线照射野呈扇面方式垂直于人体，并沿人体长轴方向，以匀速的速度扫描人体的检查区域。线阵探测器与X射线管同步移动，透过人体的X射线按照时间顺序连续不断地被线阵探测器采集，然后经过数字转换和处理，传送到计算机进行数据重建，形成数字化X射线图像。

采用线扫描成像方式的探测器主要有以下三种类型：①多丝正比电离室气体探测器；②闪烁晶体/光电二极管线阵探测器；③固态半导体/CMOS线阵探测器。

(二) 按X射线成像转换方式分类

X射线探测器成像转换的方式有两种，即直接转换方式和间接转换方式。

1. 直接转换方式　直接数字X射线摄影(DDR)的基本原理是，X射线投射到X射线探测器上，光导半导体材料采集到X射线光子后，直接将X射线强度分布转换为电信号。

用到的光导半导体材料为非晶硒(amorphous selenium，a-Se)、碘化铅(PbI_2)、碘化汞(HgI)、碲砷镉($CdAsTe$)、溴化铊($TlBr$)、碲化镉($CdTe$)和碲锌镉($CdZnTe$或CZT)。目前在DR设备上的X射线探测器主要为非晶硒平板探测器和碘化镉/碘锌镉线阵探测器。

2. 间接转换方式　间接X射线数字摄影像就是通过媒质(如影像增强器、碘化铯等)将不可见光的X射线转换成可见光，再通过光电转换器将光信号转换成电信号，经模/数(A/D)转换器把电信号变成数字信号后送入计算机进行数字处理。间接X射线数字摄影可分为5种方式：即计算机X射线摄影(computed radio-graphy，CR)方式、影像增强器-电视链成像方式(II-TV chain imaging)、平板半导体探测器成像方式、电荷耦合器件(charge coupled device，CCD)平面传感器成像方式和互补金属氧化物半导体(complementary metal semiconductor，CMOS)平面探测器成像方式。

(三) 按从一次曝光采集图像幅数分类

一次曝光能够采集多少幅图像主要取决于探测器，目前主要两种，即静态与动态探测器。

1. 静态探测器　静态探测器就是一次X射线曝光只能采集一幅图像，这种探测器主要用于常规X射线摄影，如CR与常规DR等。

2. 动态探测器　为了实现实时、快速、连续的X射线数字化图像采集和显示，也就是一次X射线曝光可以根据要求连续采集或脉冲采集，动态观察活动器官，这就必须要用动态探测器才能实现。实际上早期的影像增强器-电视链成像方式就是动态探测器，现在即将被动态平板探测器所取代。动态探测器主要用于心血管造影检查和胃肠道造影检查的机器上。

四、数字化X射线成像的主要技术参数

这里所述主要技术参数或指标是数字化X射线成像的通用技术参数，不同成像方式(探测器)会有不同的技术参数，这将在各个成像方式中介绍。

(一) 空间分辨力

1. 空间分辨力(spatial resolution)的定义　在特定条件下，特定线对组测试卡影像中用目力可分辨的最小空间频率线对组，其单位为Lp/mm。它是指成像体系可以分辨的最小空间差异，或图像空间范围内的解力或解像度，或在单位长度或面积内所能分辨的成像单元的数量。单位是长度单位(μm)或面积单位(μm^2)，通常以能够分辨清楚图像中黑白相间线条的能力来表示。黑白相间的线条简称线对，一对黑白相间的线条称之为一个线对，分辨力的线性表达单位是线对/毫米(Lp/mm)。由于观察空间分辨力必须在高对比的状况下，所以又称为高对比分辨力。

2. 空间分辨力的影响因素　空间分辨力受很多因素的影响与制约。像素尺寸大小也是影响空间分辨力的重要因素之一。探测器元件的尺寸和距离仅仅为我们提供了系统的最大空间分辨力，由于光的散射或电荷的扩散，探测器的有效空间分辨力会有所损失，但对于直接转换探测器，有效空间分辨力接近最大空间分辨力。

3. 低对比度分辨力(low contrast resolution)　在规定测量条件下，从一均匀背景中能分辨出来的规定形状和面积的最低对比度分辨力。低对比度

分辨力又称密度分辨力或组织分辨力,它是表示系统捕获和显示物体真实反差的能力或区分图像信号差异较小组织的能力。

(二)像素尺寸

一幅图像的最大的空间分辨力是由像素及其间距所决定的,多的像素不一定就意味着高的空间分辨力。在探测器面积一定的条件下为了增加空间分辨力,可以减小像素尺寸,降低单位像素面积,增加像素密度。但是单位像素的面积越小,会使像素有效因子减少,像素的感光性能越低,信噪比降低,动态范围变窄。因此,这种减小像素尺寸的方法不可能无限制地增大分辨力,相反会引起图像质量的恶化。增加了的空间分辨力又被因此带来的噪声淹没,要弥补此问题就要增大X射线曝光剂量。这与X射线影像技术的发展是相违背的。因此要选择适当的像素尺寸,不能一味减小像素尺寸。通常情况下,平板探测器空间分辨力大多在 2.5~5.0Lp/mm,对应于探测器像素尺寸为 100~200μm(像素尺寸与空间分辨力成反比)。数字乳腺X射线摄影的平板探测器空间分辨力在 5.0~10.0Lp/mm,对应于探测器像素尺寸为 50~100μm。

(三)量子探测效率

量子探测效率(detective quantum efficiency, DQE)或量子检出效率,是评价 DR 探测器系统的主要技术参数(指标)之一。该参数有机结合了照射剂量,图像对比度、噪声、空间分辨力几个重要技术参数,对 DR 系统的 X 射线检测能力进行全面表述,是评价成像质量最精确的标准。虽然 DQE 是检测图像质量最客观的评价指标,但在实际应用中用户无法检测。

1. DQE 的定义　指探测器输出影像的信噪比平方(SNR_{OUT}^2)与输入影像信噪比平方(SNR_{IN}^2)的比值,是用来描述数字化 X 射线摄影系统的平板探测器对 X 射线光子探测的效率。它反映了探测器对入射到探测器表面的 X 射线光子的吸收能力。用空间频率(f)的函数表达(公式3-1):

$$DQE(f) = \frac{SNR_{OUT}^2}{SNR_{IN}^2} \qquad 公式(3-1)$$

式中 SNR_{OUT}^2 可以用公式(3-2)表示:

$$SNR_{OUT}^2(f) = \frac{S^2 MTF^2(f)}{NPS(f)} \qquad 公式(3-2)$$

式中,S 表示在一定剂量输入 X 射线下探测器

输出影像的平均信号强度,也即各像素数值的平均值,其乘以 MTF 表示影像的有效信号,噪声信号的平方以 NPS 表示。

按照上面的定义,DQE 可以按公式(3-3)计算:

$$DQE(f) = \frac{S^2 MTF^2(f)}{NPS(f) XC} \qquad 公式(3-3)$$

式中,S 表示信号的平均强度,$MTF(f)$ 表示系统的调制传递函数,$NPS(f)$ 表示系统的噪声功率谱,X 表示 X 射线的曝光强度,C 表示 X 射线的量子系数(photons/mm^{-2}·mR^{-1}),f 表示空间频率(Lp/mm)。

由上述定义可知,DQE 与图像质量成正比,与入射 X 射线剂量成反比。由于图像质量同时正比于入射 X 射线剂量,高的 DQE 表现了系统在低入射剂量条件下获得高质量图像的能力。

2. X 射线探测器的 DQE　探测器的 DQE 代表入射 X 射线光子被探测器捕获并转换为其他可测量的能量信号的概率。也就是说,DQE 定义的是输入 X 射线转化成输出影像效率和能力。理想的 X 射线检测器应能有效地检测到入射到它上面的每一个 X 射线光子,应能够反映出入射光子的空间位置和能量。事实上,X 射线检测器的 DQE 受到探测器能量转换材料,采样点排列密度、大小和分布状态等差别的影响。

在 DQE 测量坐标系,纵坐标代表按量子采集效率的百分率,横坐标代表空间频率。DQE 是空间频率(f)的函数,以一条或一组曲线形式表示其变化。

(1) DQE 与转换介质物理特性:不同的探测单元对 X 射线信号敏感性,信号转换能力和转换速率有明显差别,对 DQE 产生重要影响的因素——①转换介质的物理特性的差异,过高或过低的能量将不能有效利用,过高的能量将穿过探测器而不发生作用;过低的能量将被完全吸收而没有激发出光子或产生电荷。②探测器材料的 K 系吸收特性决定 X 射线的吸收能力与射线敏感性。③探测器材料(发光晶体、光导半导体等)的物理特性决定在适当能量范围的 X 射线有转换能力的差异。

(2) DQE 与像素尺寸:像素尺寸大,在瞬间能捕获到的 X 射线信息量大,DQE 值也大,像素尺寸小,在瞬间能捕获到的 X 射线信息量少,DQE 值也小。一般来说,像素尺寸大,DQE 值高。

（3）DQE与影像噪声：噪声长期以来被看作是对图像质量有明显影响的一个参数，当噪声增加时，图像质量就下降了。DR图像的噪声与像素单元接收的有效光子数成反比。一般来说，像素尺寸大，像素内所包含的光子数增加，会降低图像噪声。探测器的量子采集效率越高，表示所采集图像信噪比损失越小，获得的原始信息量越多。

（4）DQE与输入X射线剂量：由上述公式可知，增加X射线剂量必然提高DQE。目前最通用的评价方法是在指定X射线剂量条件下测定DQE值。不同探测器的DQE比较也应该在同等剂量条件下实施。评价的结果将说明/比较DR成像系统在不同空间频率条件下的量子捕获能力。

（四）调制传递函数

调制传递函数（modulation transfer function，MTF）定量反映出成像系统的细节分辨特性以及在某一空间频率条件下所表现出的影像对比度，从而对DR探测器X线检测能力进行定量分析，MTF被业界公认为评价成像质量主要的标准之一。

在MTF测量坐标系，纵坐标代表从0~1的MTF值，横坐标代表空间频率。MTF是空间频率（f）的函数。以一条曲线形式表示其变化。调制传递函数的物理学定义：MTF是以空间频率为自变量的相应函数，它以函数曲线的形式显示一个成像系统的信息传递特性，即以空间频率（在图像学中用空间分辨力Lp/mm表示）为横坐标，MTF为纵坐标，连接不同频率的MTF值所构成的曲线，称为MTF曲线。

MTF值反映出图形的反差（对比度概念）：设最大亮度为I_{max}，最小亮度为I_{min}，用调制度（modulation）表示反差的大小。调制度M基本定义如公式（3-4）：

$$M = (I_{max} - I_{min})/(I_{max} + I_{min}) \quad 公式（3-4）$$

式中：I_{max}为最大亮度信号，I_{min}为最小亮度信号。

MTF的值，一般来说，调制度越高，意味着图像反差越大，信息量的传递损失越少。当最大亮度与最小亮度完全相等时反差消失，这时的调制度等于0，即成像系统已不能成像。

据资料显示，人眼对反差为0.05的图像尚能分辨，而当反差低于0.02时就完全不能察觉。套用公式得出，图像MTF值低于0.025将没有临床意义。MTF值随着空间频率的增加而减少，空间频率越高，MTF值越低；当空间频率达到一定值时，

MTF=0。即此时的空间频率为成像系统截止频率，高于该频率的信号不能被系统传递。所以，MTF值反映出成像系统对细节的分辨特性。

由于DR探测器的分辨力已经由像素大小确定，并以此为测定的极限度。一般的使用方法是：①在指定的空间频率条件下观察MTF曲线所对应的MTF数值，从而了解到图像的反差情况；②在指定的MTF数值条件下观察MTF曲线所对应的空间频率（Lp/mm）。DR系统MTF的测试条件非常严格，目前，与量子探测效率一样，大多数用户尚没有相应的测试条件。

（五）探测器灰阶深度

探测器的灰阶深度是关系到图像的密度分辨力的好坏，反映图像的层次感是否丰富，所以它是一个非常重要的参数。早期探测器的灰阶深度大多在12~14比特，现今的探测器的灰阶深度大多在14~16比特。

（六）采集时间

采集时间是由电子收集器的电路结构、电子检测技术、A/D转化率和探测器里电容充电与其曝光时间所决定的。通常情况下，不论荧光透视法或静态放射线摄影系统里，其像素值的精确性都关系到读出时间。一般来说，较长的读出时间可以获得较精确的图像质量，因为影像读出器读取的是来自每个像素单元里电流的活性流量，所以不完整的电荷转换所获得的像素值也不准确。同样的，由于感生电子的俘获，快速的图像采集也可产生图像假象。目前采集时间在几秒内完成。

（七）动态范围

动态范围是衡量探测器性能的一个关键指标，是指探测器能够线性地探测出X射线入射剂量的变化，其最低剂量与最高剂量之比。假如，DR探测器能线性地探测出剂量变化最低值是$1\mu Gy$，剂量低于$1\mu Gy$时输出都是0；能探测的最高值是10mGy，剂量再高输出也是相同；那么两输入剂量高低之比是$1\mu Gy : 10mGy = 1 : 10\,000$，为该探测器的动态范围。

数字平板探测器有着较广的动态范围，人们应该了解探测器的A/D转换器的深度、灵敏度的范围以及与对比分辨力之间的关系。一些制造商将探测器的动态范围的取数规定在数字图像灰数值数目的最大值上，如果用自动曝光控制机制，即使探测器系统的范围有限，但它仍然可以解决临床操作者因曝光条件差异而出现的图像质问题。

第二节 计算机 X 射线摄影技术

CR 系统(也被称为光可激励存储荧光体成像，photostimulable storage phosphor imaging，PSPI；存储荧光体成像，storage phosphor imaging；数字存储荧光体成像，digital storage phosphor imaging；数字发光 X 射线摄影，digital luminescence radiography)是一种应用将近 40 年的数字化 X 射线摄影技术，它的摄影方式与传统基于暗盒的屏/片系统相似，以成像板(imaging plate，IP)代替 X 射线胶片作为记录信息载体，IP 经 X 射线曝光后送入读出装置读出 X 射线影像信息，再由计算机处理。将 X 射线图像存储在荧光屏中的构想是由 Kodak 公司(Luckey)提出的，但富士公司(FUJI)是研制开发该系统的先驱，该公司(以高野正雄-Masao Takano 为研究者)于 20 世纪 70 年代就开始研制开发 CR，80 年代初研发成功，并于 90 年代推入市场正式投入使用，为替代传统屏/片系统 X 射线摄影，使之成为数字化奠定了基础。

一、CR 的基本原理和成像流程

(一) CR 的原理

CR 采用 IP 作为载体进行数字化 X 射线摄影，经人体后的 X 射线，直接投入 IP，IP 的光激励(被称为第 1 次激励或激发)荧光体中记录 X 射线的摄影部位影像，形成了潜影。再将 IP 放入图像读取器(imaging reader)或图像阅读器中，通过激光扫描使存储在 IP 内荧光体中的信号转换成光信号

(被称为第 2 次激励)，用光电倍增管或 CCD 将光信号转换成电信号，再经过 A/D 转换后，输入计算机处理，最后获取到高质量的数字 X 射线图像。信息读取完后 IP 被送到强光擦除系统进行强光照射，擦除 IP 全部信息，为下一次循环使用做准备。IP 成像原理如图 3-3 所示。

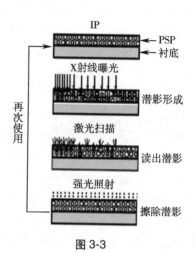

图 3-3

(二) CR 的工作流程

CR 的工作流程与传统屏/胶系统基本类似，只不过是用 IP 代替了胶片与增感屏，暗盒规格与尺寸和传统屏/胶系统一样，图像处理前的摄影步骤也基本一致，只是用打号与识别记录病人信息代替铅号码而已，但记录的信息更多。图像再现处理方式完全不同(工作流程见图 3-4)。

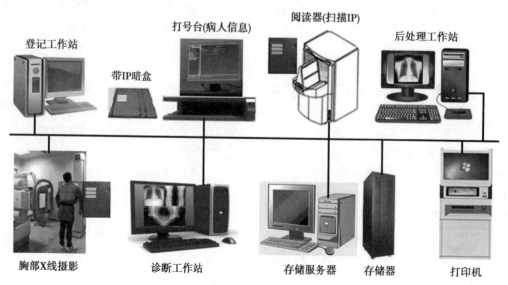

图 3-4 CR 系统成像流程示意图

1. 第一步 常规是将被检者的基本信息(姓名、性别、年龄等,可以从登记工作站或从打号台)记录到 IP 中,通过打号台输入(带 IP 的暗盒插入打号台的信息录入器)。

2. 第二步 将已记录被检者信息的暗盒放置到相应被检者摄影装置(摄影平床或立式摄影架的托片架中)中或摄影床的床面上,摆好位置,选择曝光条件曝光,取出已曝光的暗盒。

3. 第三步 将已曝光的暗盒(有潜影的 IP 暗盒)送入图像阅读器,自动打开暗盒、提取 IP 并传送激光扫描通道、按顺序激光扫描 IP、激光激励 IP 使潜影以荧光的形式发射,用光电倍增管或 CCD 阵列接收 IP 发出的荧光,实现光电转换,再经 A/D 转换器变换成数字信号,送到后处理工作站或图像处理器进行处理。有些 CR 系统经阅读器读出的原始图像信息,可以在阅读器中进行预处理,并可在阅读器的预览器上或在外置预览器上显示预处理的图像,供技术人员预览所获取的图像是否达到要求。

4. 第四步 图像后处理工作站完成图像处理,对数字化的 X 射线图像作各种相关的后处理,如大小测量、放大、灰阶处理、空间频率处理、减影处理等。最后完成最佳图像的显示。

5. 后续步骤 经过处理的图像可直接送入图像打印和存储设备,或经网络送到医生诊断工作站用专用软件进行后处理,并由放射学科诊断医生书写诊断报告,而后将处理过的图像与医生书写的诊断报告送入图像打印和存储设备进行打印或存储。有些 CR 系统的阅读器输出的是原始图像信息,或经网络送到图像存储设备存储,再由放射学科诊断医生在诊断工作站经网络从存储器中调出要诊断的图像,医生在诊断工作站进行后处理,并写成诊断报告打印输出,处理后的图像也可送入激光打印机打印在胶片上。

二、IP 的基本结构与类型

(一) IP 的基本结构

IP 是 CR 系统最关键的部件,它是外观很像影像增感屏的一种薄板,它由保护层、成像层、支持层和衬层构成,与传统的 X 射线摄影用增感屏非常相似,其结构如文末彩图 3-5 所示。该板是光可激励

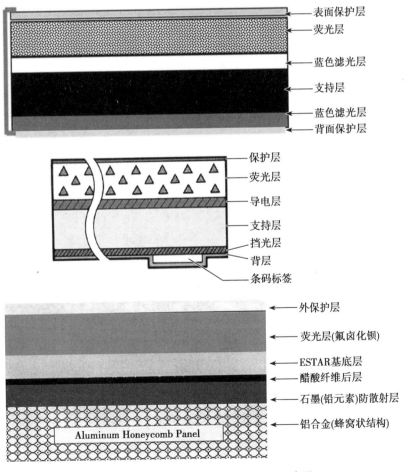

图 3-5 CR 系统 IP 成像及潜影消除示意图

成像板,它是在基质上涂上光可激励的荧光物质层(photo-stimulable phosphorous layer)BaFX:Eu²⁺(X=Cl,Br,I)而形成。这种光可激励的荧光物质可储存所吸收的 X 射线能量,即受 X 射线照射时,荧光物晶体因受激而处于亚稳态,未受辐照处则不受激。当在黑暗环境中用激光束对其进行照射时,就可激发其发出强度与入射 X 射线量成比例的荧光。该荧光可由光电转换器件转换成电信号。这种成像板的残余 X 射线潜像经可见光照射后即可消除,故它可反复使用。IP 有柔性和刚性两种。

1. 保护层　保护层一般用聚酯树脂类纤维制成(高导电率材料)。因为,在实际使用中要求保护层能够弯曲(柔性板)且耐磨性好、环境适应性要好,即不随湿度和温度的变化而变化、吸收 X 射线要少等特点。它的作用是为了防止在使用中损伤荧光层。柔性板的前后保护层材料是一样的,刚性板的前后保护层是不一样的。一般厚度为 10μm 左右。

2. 荧光层　荧光层一般用光可激励的磷质荧光物质(氟卤化钡——BaFX)制作。制作时,将磷质荧光物质混入多聚体(一般用硝化纤维素、聚氯甲酸脂、聚酯树脂与丙烯等物质)的溶液中,高密度、均匀地涂布在基板(支持层)上,干涸即可。磷质荧光物质的颗粒大小一般在 4~7μm 之间,颗粒越小图像越清晰,但灵敏度将下降,所以,灵敏度与图像清晰度是相互矛盾与相互制约的,在实际制作中是需要综合考虑的问题。

(1)荧光层的特点和特性

1)荧光层的特点:灵敏度高,相对普通增感屏它有非常宽广的敏感度,适应普通摄影的各种曝光条件,感光速度在 20 至 2 000 范围之间,即可作低剂量(高灵敏度)曝光,又作高剂量(低灵敏度)曝光;清晰度高,由于它的 X 射线曝光宽容度大,无论何种部位与曝光方法,均能获得高清晰度的图像,高分辨力 IP 现在空间分辨力可达 10pixels/mm(普通摄影)、清晰度能达到 5.0Lp/mm,可与 X 射线胶片相媲美;易受天然辐射影响,它不仅对 X 射线敏感,同时对其他的电磁波也敏感,如紫外线、γ射线、α射线、β射线及电子线等,如果这些射线的能量随着时间的积蓄,会在荧光层上形成潜影。所以,IP 可受到来自墙壁、建筑物的固定装置、天然放射性元素、宇宙射线以及 IP 自身含有的微量放射性元素的影响。因此,新的与长时间存放的 IP 在使用前必须用激发光线消除这些影响。

2)荧光层的特性:荧光层的主要特性有光谱特性、X 射线吸收特性、时间响应特性、存储信息消退特性。

光谱特性:图 3-6 为 BaFX:Eu²⁺ 磷质荧光物质的发射光谱与激发光谱的示意图。由于磷质荧光物质发出的是蓝-紫光,该光由荧光体内作为发光中心的小量二价铕离子产生的,其发光的强度随激发磷质荧光物质的光线的波长而变。第 1 次激励 IP 的 X 射线谱称为发射光谱(emission spectrum),发射光谱的峰值波长范围在 390~400nm 之间,它接近阅读器中的发射检波器(光电倍增管)的峰值光谱灵敏度。第 2 次激发 IP 的读出光谱称为激励光谱(stimulation spectrum),激励光谱的峰值波长范围在 600~680nm 之间,氦氖激光器的发射光谱(λ)为 633nm,固态二极管的发射光谱为 680nm。发射光谱与激励光谱波长的峰值间需有一定的差别,以保证两者在光学上的不一致性,从而获得最佳的图像信噪比。

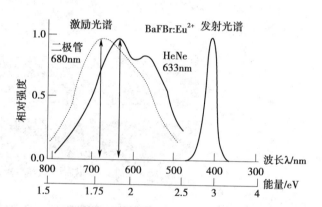

图 3-6　磷质荧光物质的发射光谱与激发光谱示意图

X 射线吸收特性:图 3-7 为 IP X 射线吸收特性曲线图。由图可见,当 X 射线第 1 次激发 IP 时,在吸收光谱中分别在约 33keV 和 37keV 处出现一陡峭的快速吸收,它分别是 IP 荧光体的碘(I)和钡(Ba)原子的 K 缘所致。钡是荧光体的重要成分,但此吸收特性与 2 次激发时的发射荧光特性无关。X 射线吸收与荧光层厚度有关,层厚越厚,吸收越好,但影响所获取图像的清晰度,不同厚度的荧光涂层,不同的荧光材料,对 X 射线的吸收效率是不同的,如图 3-8 所示。IP 发射的荧光量取决于第一次激发的 X 射线剂量,在 1:10⁴ 的范围内具有良好的线性,也就是说,IP 用于 X 射线摄影,动态范围宽(相当于胶片的宽容度),IP 比常规 X 射线摄影中屏/片系统的动态范围宽得多,无论任何部位,在允许的 X 射线剂量范围内均能获得良好的图像。

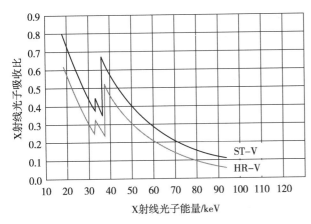

图 3-7　IP X 线吸收特性曲线图

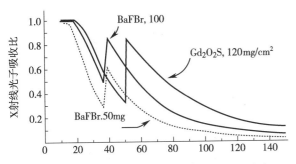

图 3-8　不同材料与厚度荧光涂层 X 线吸收效率

时间响应特性：当第 2 次激发荧光体的光线终止的瞬间，荧光体也应立即停止发光，但实际上荧光体从第 2 次激发光线终止到本身发光停止是有一段过程的，这个时间如果过长，将会影响到扫描图像的质量，若在快速扫描 IP 过程中，当前面激发的图像信息未消失，后面激发扫描开始读出的话，依次前者与后者的图像信息发生重叠，图像质量就会变坏。

IP 中的荧光体被第 2 次激发后，当其发射荧光的强度达到初始值的 1/e(e=2.718)的时间称之为光发射寿命期。IP 中的荧光体的光发射寿命期一般只有 0.8μs，由于该期非常短，所以在很短时间内以高速及高密度地读出大面积 IP 上的图像信息时，而不会发生图像信息重叠的现象。也就是说，IP 具有极好的医用 X 射线成像的时间响应特性。

存储信息消退特性：IP 中的荧光体被第 1 次激发后，储存在荧光体中的图像信息一部分色彩中心俘获的光电子将会逃逸，从而使第 2 次激发时荧光体发射出的有效光激发光强度减少，这种现象叫作消退特性。

IP 中的颗粒荧光体中图像信息消退现象是比较慢的，荧光体被第 1 次激励(即 X 射线曝光激励形成的潜影)后，储存在荧光体中的图像信息在第二次被激励(即激光扫描激励读出)前的 8 小时内，荧光体发射出的有效光激励的光强度减少约 25%，随着时间的延长和存放温度的升高，其消退增加。但实际上由于在阅读器中采取了对光电倍增管增益的电子补偿和自身补偿，在标准条件下，所曝光过的 IP 在额定存放时间内几乎不会受到消退影响，但如果 IP 曝光不足或存放过久的话，将会导致检测到的 X 射线量子不足和天然辐射的影响而发生颗粒性衰减、噪声增大。所以，已经曝光过的 IP 最好在 8 小时之内将其送入阅读器扫描读出所存储的图像信息。

表 3-1 是几种荧光体材料的物理特性。

（2）荧光晶体光可激发的机制：IP 的荧光晶体当受 X 射线或外界光的刺激时而发光并将光信息储存起来(潜影)，再次受到一定波长的光线激发时而释放出与初次激发所接受的信息相应的荧光现象称为光激励发光(photostimulated lumines-cence，PSL)或光致发光(photoluminescence)，具有这种现象的荧光物质叫作光辉尽性荧光物质(photo stimulate substance，PSS)。IP 的荧光晶体内含有微量二价铕的氟卤化钡[barium fluorohalde(BaFX：Eu²⁺，X=Cl，Br，I)]，它是目前已知光激励发光作用最强的光辉尽性荧光物质。这种荧光晶体经 X 射线或长时间紫外线的激发下，会形成被称为"F 中心"的色彩中心而着色。着色中心是吸收特定波长可见光后的离子结晶空穴。F 中心构成离子结晶阴极离子空穴处再捕获电子后的状态。微量溶

表 3-1　几种不同荧光体的物理特性

荧光体	原子序数 (Z)	k 缘吸收能量 (E_K)/keV	能隙 (E_g)/eV	平均能量 (W)/eV	光子/ 50keV	延迟时间/ μs	光发射峰值/ nm	激励光谱/ nm
BaFCl：Eu²⁺	56	37.4	(~8)	25	2 000	0.7	390	500~600
BaFBr：Eu²⁺	56	37.4	8.3	360	140	0.7	390	500~650
BaFI：Eu²⁺	56/53	37.4/33.2	(~8)			0.6	405	550~700
CsBr：Eu²⁺	55	36	7.3	250	200	0.7	440	685
RbBr：Tl⁺	37/35	15.2/13.4				0.35	433	735

入荧光体中的铕 Eu^{2+}（被称为活化剂）则转换 BaFX 中的钡而形成发光中心。当该荧光体受到 X 射线照射时，X 射线被吸收，铕便产生电离，在 PSP（光激励发光）晶体中产生电子-孔穴对，由二价变为三价（$Eu^{2+} \rightarrow Eu^{3+}$）处于离子（激发）状态，电子向导带释放，这些电子被卤素离子空穴捕获，形成亚稳态状态的 F 中心。此过程就是完成 X 射线能量转换并储存的过程。当 F 中心被特定波长的可见光激发时，将被捕获的电子释放到导带，由铕捕获，使铕离子从三价变为二价（$Eu^{3+} \rightarrow Eu^{2+}$），其能量以光的

形式释放出来，供读出器读取图像信息。亚稳态处捕获电子的数量与荧光体吸收的 X 射线剂量成正比。

图 3-9 是激励能级和光致发光过程，左图表示相互作用的示意图（由 Von Seggern 等学者提出），右图表示能级图（由 Fakahashi 等人提出）。入射 X 射线均在每一个亚稳态的"F 中心"形成一个"电子"潜影。当这些中心经激光束扫描激励后，就可以产生我们所希望的光信息逸出到 IP 的表面，供光收集系统收集。

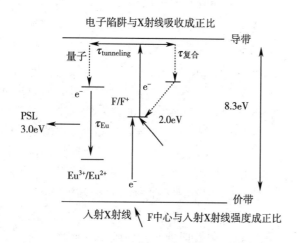

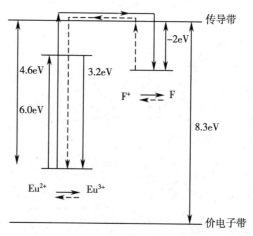

图 3-9　光可激励荧光体中的能量集储和后续光能 E_F 的产生过程示意图

由于常规 IP 的荧光层荧光材料（像 BaFBr：Eu^{2+}）为颗粒状（或称粉末）晶体，是非立方体（non-cubic）的，虽然它们有取材和制作容易、存储潜影时间长等优点，但它们有获取图像清晰度欠佳的缺陷。为了改善这种缺陷，所以人们寻找新的荧光材料替代它们，这种新的材料就是针状（needle）结构荧光材料，也被称为结构化存储荧光体（structured storage phosphors），如 RbBr：Tl^+ 和 CsBr：Eu^{2+} 比当前基于粉末存储荧光体机质好，结构化荧光体在精心控制温度、压力和机械条件下生长形成长杆状晶体或与衬底垂直的似针状体晶体。这些荧光材料是柱状立方晶体，与非立方体颗粒状晶体相比大大地减少了吸收散射，甚至厚的层也能达成高分辨力。针状结构有许多优点，它保持其中产生的任何发光沿着针状传送（光类似光纤的方式在针状柱中传送），有助于保持图像清晰度。另外，因为针状生长在衬底上，不需要黏合剂，这意味着激活层容积几乎是全荧光体，主要导致在相同激活层厚度时 X 射线吸收增加（大约增加 1 倍），激活层也可以做厚，而图像清晰度损失小，再一次导致 X 射线吸收增

加，吸收和分辨力之间的协调是轻松的事，从而带来系统设计新的灵活性。因此，针状荧光体中的激活层在空间上比粉末荧光体更均匀，能够降低 IP 结构噪声。但有一个致命的缺点就是存储潜影时间短，只有十几秒。

3. 支持层　支持层也称为基板或衬底，其作用是支持荧光层并保护它不受一般外力而损坏。此层所用材料必须具有良好的平面性与适当的柔软度和机械强度，一般用聚酯类纤维，厚度在 $200 \sim 350\mu m$ 之间。为了防止激光在荧光物质层和支持层之间发生界面反射影响图像清晰度，一般将该板制成黑色，而双面读出 IP 采用的是透明支持层。

4. 防反射层　由于 X 射线穿过物质时会发生散射，有些散射线可能再反射到荧光物质层，影响所摄影的图像。所以，在支持层的后面多加一层防反射层，此层的材料多用含铅元素物质，其厚度应为微米级（一般为 $10\mu m$ 左右）。

5. 蓝色滤光层　它的主要作用是在阅读器中扫描 IP 时，激光激发荧光体，荧光体发出蓝色光，该光在向下散射并在荧光层与支持层之间会发生

界面反射,同样当该光有可能穿过支持层在支持层与背面保护层之间会发生界面反射,这两种界面反射的散射都有可能向上混入到荧光层的第2次激发能量转换的蓝色光中去,从而影响所扫描图像的质量,即降低了所扫描图像的清晰度。为防止这种反射,在这两层之间各置一层蓝色滤光物,其材料只要能有效地吸收蓝色光的物质就可以,但要求该物质有很好的柔软度及机械强度。

6. 导电层　具有上述4和5相同的功能。

目前常规应用的IP有标准与高分辨力两种类型。标准型IP的读出像素一般为5~6pixels/mm,空间分辨力在2.5~3.0Lp/mm;高分辨力IP的读出像素一般为9~10pixels/mm,空间分辨力在4.5~5.0Lp/mm。

由于IP有柔性和刚性两种,所以,IP的传送方式不同,柔性IP是通过滚轴传送装置传送,而刚性IP则是由机械手握持,IP不直接与传送机械接触,机械摩擦少,理论上讲刚性IP要比柔性IP的寿命长。

7. 背面保护层　该层的取材与表面保护层相同。主要作用是避免IP在使用过程中的摩擦损伤。

(二)IP的类型与规格

1. 按分辨力分　有高分辨力型(high resolution,HR)和普通型(standard,ST)两类。高分辨力型多用于乳腺摄影,普通型多用于常规摄影。

2. 按基板类型分　有硬基(钢性)板、软基(柔性)板及透明基(透明)板三种。

3. 按读取方式分　有单面阅读和双面阅读两种,单面板只能单面读取,双面IP采用透明支持层,两面设有读取器件。受激光激发时,双面同时采集,提高了输出信噪比,量子检出效率(detective quantum efficiency,DQE)值比普通IP增加了30%~40%,相应降低了曝光量。

4. IP尺寸与屏/胶暗盒系统一致　乳腺摄影用:8in×10in(或18cm×24cm);普通摄影用:8in×10in(或18cm×24cm),10in×12in(或24cm×30cm),14in×14in(或35cm×35cm),14in×17in(或35cm×43cm)等。

三、IP暗盒

IP暗盒与普通屏/片系统的普通暗盒结构基本类似,材料一般采用对X射线吸收非常少的合成物质(高强度塑性材料)。为了防止产生静电,在暗盒的内层(前和后)加一层聚碳酸酯物质。在暗盒的底层加一层铅,或将足够的铅混入在底层,这样防反射效果较好,从而,避免了反射对IP图像质量的影响,对提高图像质量有利。

四、阅读器的基本结构与原理

(一)CR阅读器的分类

阅读器根据使用与结构的不同可分为暗盒式与无暗盒式两大类。暗盒式阅读器是目前应用最广的一种类型,无暗盒式阅读器是集投照与阅读为一体的装置。

暗盒式阅读器是将IP放在与传统屏/片系统X射线摄影相类似的暗盒中,这种装有IP的暗盒可在能摄影的任何X射线机上使用。经X射线曝光后的装有IP的暗盒插入阅读器的暗盒插槽中,阅读器自动地将IP从暗盒中取出,由传动装置将IP传送到扫描处,由激光发生器、光学系统、信息收集系统与信息放大系统完成对IP图像信息的读出。图像扫描与IP传送是同步进行的。IP图像信息读完后,IP被传送到图像信息擦除处,经强光照射,擦除IP上的图像信息。而后,IP经原传送通道或经另一传送通道被送回原暗盒中,可再次使用。

暗盒式阅读器有单槽与多槽之分。

(1)单槽式阅读器:所谓单槽式阅读器就是只有一个暗盒插槽,单位时间内只能插一个暗盒。暗盒插槽主要有水平式、倾斜式和垂直式3种,如图3-10所示。

单槽式阅读器IP传送通道与上述暗盒插槽相对应也有倾斜、垂直和水平3种,由于是单通道,传送与阅读扫描大多采用平移式,IP送入与送出也多用同一传送通道,也有的单槽阅读器是两个通道。

单槽式阅读器还有小型台式结构的,这种类型的阅读器由于结构简单,扫描速度都比较慢,适用于急诊室、车载、野外和医疗规模比较小的医疗单位。IP阅读有平面平行平移式和圆筒形平移式两种。小型台式单槽式阅读器已在齿科开始应用,与寻常用于X射线摄影不同的是IP尺寸、结构和装载方式,IP比普通X射线摄影的要薄,柔软度非常好,IP装在防水性好、吸收X射线少、避光好、柔软度好的带子里,曝光后的IP迅速从带子中取出,放到阅读的带子里,这种带子可以同时放入数个待扫描的IP。由于IP尺寸小,一般都可以获得高分辨

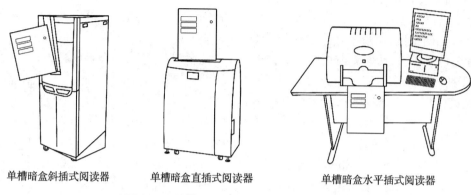

单槽暗盒斜插式阅读器　　　单槽暗盒直插式阅读器　　　单槽暗盒水平插式阅读器

图 3-10　单槽阅读器外形与暗盒插入示意图

力的图像,8~10Lp/mm。

（2）多槽式阅读器:所谓多槽式阅读器就是一个阅读器有多个暗盒插槽,单位时间内可以插入多个暗盒。暗盒插槽主要也有水平式、倾斜式和垂直式 3 种。暗盒插槽数目前有 4 槽、5 槽、8 槽和 10 槽几种。由于单位时间内可以插入多个暗盒,且暗盒传送与 IP 传送均为全自动,相对单槽阅读器而言其自动处理速度要快一些,但槽数多的就不一定比槽数少的处理速度快。处理速度的快慢,主要取决于整机结构。由于 IP 传送到阅读扫描区域和 IP 擦除潜影后传送到原暗盒均只有一个通道,阅读扫描与擦除潜影的处理速度各家可能相差不了多少,要提高速度只能在 IP 阅读扫描与擦除潜影后的传送方面下功夫了,还有就是在 IP 从暗盒中取出和送入的方式方面。

（3）无暗盒式阅读器:无暗盒式阅读器是集摄影与阅读为一体而设计的,是不可移动的,主要用于专用 X 射线摄影,如胸部、心脏专用,此种装置为立式结构,其结构如图 3-11 所示;腹部、脊柱等专用,此种装置一般为卧式结构,其结构如图 3-12 所示。

上述两种阅读器的工作过程是这样的,待用的 IP 一般自动置在待摄影区域内,当摄影曝光结束后,已曝光的 IP 由传送机构自动地驱送到扫描区,读取 IP 的图像信息,IP 的图像信息读出完后,IP 被驱送到潜影擦除区进行潜影擦除,擦除潜影的 IP 再被驱送到待用摄影区,以备继续使用,下一次摄影重复上述过程。

（二）基本结构

由于阅读器种类比较多,结构上差别比较多,我们这里以单槽柜式阅读器为例介绍其基本结构。

1. 柜式阅读器内部结构　内部功能单元标识如文末彩图 3-13 所示。

（1）操作控制面板:主要负责操纵本机的运行、信息交流、图像处理参数及各项工作自动化调整与控制及人机对话等。

（2）暗盒插入、弹出单元是负责接受 IP 盒,对未扫描 IP,要进入下一步,对已扫描的 IP 暗盒将被弹出。

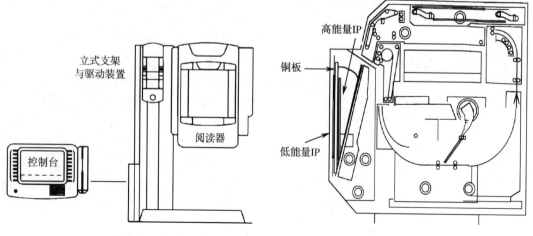

立式支架与驱动装置

控制台

阅读器

高能量IP

铜板

低能量IP

图 3-11　立式无暗盒式阅读器结构示意图（可实现能量减影）

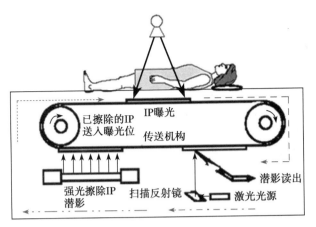

图 3-12　卧式无暗盒式阅读器机构与工作原理示意图

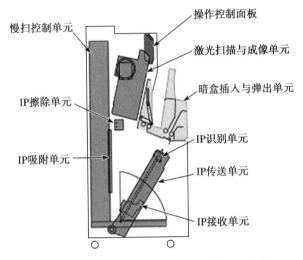

图 3-13　柜式阅读器内部功能单元标识示意图

（3）IP 识别单元：是进一步确定 IP 位置是否正确、是否已扫描、是否是与本机配套。

（4）IP 传送单元：主要是负责 IP 的传输。对已扫描的 IP 需送至 IP 鉴别单元，对未扫描的 IP，则送至 IP 接收单元。

（5）IP 接收单元：主要负责打开与关闭 IP 暗盒，对于未扫描 IP 暗盒，则负责打开暗盒并将 IP 传至 IP 吸附单元。对已扫描的 IP 负责关闭暗盒并送至传输单元。

（6）IP 吸附单元：主要负责吸附暗盒内的 IP 并送至慢扫描单元，进入扫描位准备扫描。

（7）慢扫描单元：也称为 IP 扫描准备位，此时与激光扫描成像单元同步协调运动，对 IP 进行激光扫描、图像读取。待读取完毕，将 IP 送至擦除单元。

（8）擦除单元：主要是负责对已扫描的 IP 用强光照射消除其上的所有残留信息，然后送

到 IP 接收单元、IP 传送单元、IP 鉴别单元、暗盒插入弹出单元，最后弹出暗盒，待下一次循环使用。

2. 阅读器工作流程　阅读器的工作流程就是带 IP 暗盒从送入读取器、取出 IP、传送 IP、扫描读取 IP 上的潜影、擦除 IP 上的残留潜影、IP 送入暗盒、暗盒弹出等整个过程，其工作流程，即 IP 板在读取器中运行顺序步骤如文末彩图 3-14 所示。从图 3-14 可以看出，整个读取流程大约可分 9 步。其中第 1 步是将已曝光的 IP 的暗盒送入读取器入口；第 2 步将暗盒传送到识别单元并把暗盒打开将暗盒后盖完全与前盖脱离，IP 继续保留在前盖上，识别与确认出 IP 尺寸；第 3 和 4 步将 IP 送到 IP 接收传送单元，并把 IP 稳定保持在 IP 接收传送器上；第 5 步 IP 接收传送器向上移动到起始扫描位，暗盒前盖回到暗盒传送到打开和尺寸识别单元；第 6 步开始扫描 IP 读取潜影，擦除 IP 残留潜影；第 7 步将 IP 送到接收传送单元，暗盒前盖板送入接收传送单元与 IP 耦合；第 8 步将 IP 与暗盒前盖板传送到暗盒传送到打开单元，并将暗盒后盖板盖回；第 9 步将暗盒弹出，从而完成整个读取过程。在扫描读取完成之后，所读取的图像信息经过预处理，变成数字图像，可以直接预览，而后送到后处理工作站进行必要的后处理。

下面我们将分别介绍阅读器各个功能部分。

（三）X 射线图像信息转换器

X 射线图像信息转换器就是将 IP 中图像信息读取出来的功能单元，被称为读出器。IP 经 X 射线照射后被第 1 次激发，产生空间上连续的模拟信息（即潜影），为使该信息数字化，需将 IP 送入激光扫描器由激光束第 2 次激发读出。读出器的激光发生器发射激光束为氦—氖（He Ne），激光束波长为 633nm（半导体激光束波长为 670～690nm），激光束在与 IP 垂直的方向上依次扫描整个 IP 表面，IP 上的荧光体被激光束激发产生荧光，荧光的强弱与第 1 次激发的能量精确成正比例，即呈线性关系。该荧光由沿着激光扫描线设置的高效光导器采集和导向，导入光电倍增管，被转换为相应强弱的电信号，而后经 A/D 转换器转换为数字信号，即 CR 系统完成了模拟信号到数字信号的转换过程。IP 信息一经读完，再由强光照射消除其潜影，而后重新用于成像。整个柔性 IP 过程（刚性 IP 只是传送时，IP 不经过驱动滚轴）如图 3-15 所示。

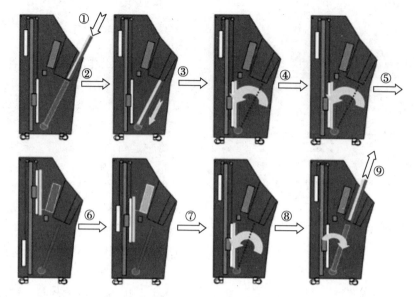

图 3-14 IP 在阅读器中运行顺序步骤示意图

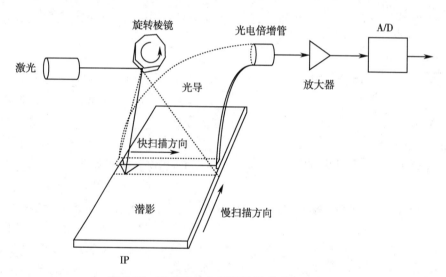

图 3-15 IP 图像信息(潜影)读出过程示意图

X 射线图像信息转换扫描还有 3 种方式。一种是常规一直采用的如图 3-15 所示的飞点扫描方式,它是一次读出一个点的信息,图像信息收集由光导与光电倍增放大器完成。一种是第 2 次激发光与图像信息收集器为一体,称为扫描头。图像信息收集器为 CCD,第 2 次激发光与 CCD 器件分别做成 1×N 个阵列,扫描时 IP 移动,扫描头固定不动,每次读出一行图像信息,并直接成为数字信号,所以,整个读出速度比前面所述扫描方式快,如图 3-16 所示。另一种也是第 2 次激发光与图像信息收集器为一体,称为扫描头。图像信息收集器为 CCD,第 2 次激发光与 CCD 器件分别做成 1×1 个阵列,扫描时扫描头移动,IP 固定不动,每次读出一个像素的图像信息,类似普通打印机打印头的工作方式,此种扫描头结构简单,成本低。

IP 图像信息读出与残影擦除系统主要由 6 部分组成:激光、光学、光收集、放大模/数转换处理、传送、擦除。

1. 激光 激光光源(束)的作用是用来局部激发存储荧光体,使其存储的能量发射出来。早期大部分实际使用 CR 系统的激发荧光体的光源用气体激光,较新的 CR 系统的激光光源都以激光二极管为基础。激光二极管可得到的波长(红)和输出功率(几十毫瓦,一般为 30mW)与当今的存储荧光体材料的激发光谱和灵敏度是很好地匹配。

由于激光是激发 IP 潜影的光源,所以它的强度和稳定性是非常重要的。强度控制的目的是需

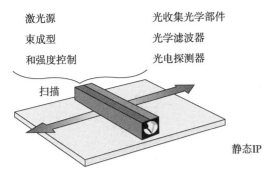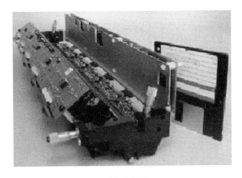

静态IP

图 3-16 线扫描 IP 图像信息（潜影）读出示意图及扫描头结构

要将 IP 的静态和动态曝光量的波动减至最小。因为这样的波动容易在图像中产生可视带状伪影。例如，沿扫描线可以发生静态强度变化，这种变化可能来自激光二极管输出的可变性。在飞点扫描器中，这样的静态强度变化是能够校准的，其方法是通过测量平野曝光量（平野曝光量：IP 在没有任何物体曝光后所测量的量）扫描的线轮廓，并根据测量的轮廓校正所有的后续扫描的数据。可变性的偏差在这里是相当大的，在 10%～15% 的数量级上。动态波动的容许偏差要求是比较严格的，容许的强度变化小于 1%。这样的动态强度变化的校正必须用有效的反馈来完成，这在激光二极管中是十分容易做到的，因为它们是直接驱动的。

2. **光学系统** 光学系统的作用是将激光器发射出的激光束进行整形、准确偏转和聚焦，使得到达被扫描的 IP 表面的激光束是非常精确的点（飞点扫描 CR 阅读器）或线（线扫描 CR 阅读器）。飞点扫描阅读器与线扫描阅读器的光学系统在结构上不同的，差异比较大，下面分别予以讨论。

（1）飞点扫描阅读器的光学系统：飞点扫描阅读器的激光束从激光发生器发射出来后经扩展器入射到扫描反光镜聚焦成每种类型阅读器所设计要求的光点，再通过透镜入射到 IP 表面，其工作过程如图 3-17 所示。扫描反光镜大多采用棱镜与反射镜组合，棱镜由高速精确控制的电机驱动，控制聚焦激光束光点精确地在 IP 所扫描的轨迹上快速运动，图 3-18 是某种阅读器光学扫描与光收集系统的结构示意图。激光束光点在 IP 上扫描类似 CRT 监视器的电子束在显示屏做快速水平扫描图样的形式扫描，这种形式就是人们通常所说的快速扫描方向（fast-scan direction），而把 IP 的移动方向

称之为慢扫描方向或副扫描方向（sub-scan direction），它与电子束在 CRT 监视器屏上垂直扫描运动类似，激光束光点在 IP 上扫描轨迹如图 3-19 所示。这种在 IP 上扫描的激光束（点）要求整形聚焦非常好，扫在整个 IP 平面上的每个点大小完全一致，这主要由棱镜和柱状透镜来实现。慢扫描方向主要靠精确控制 IP 扫描传送驱动来完成。

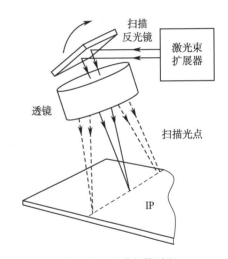

图 3-17 光学扫描过程

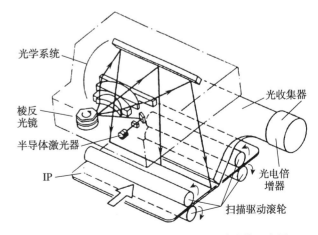

图 3-18 阅读器光学与读出光收集系统结构示意图

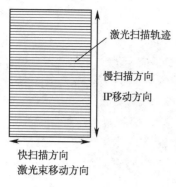

图 3-19 激光扫描轨迹

（2）线扫描阅读器光学系统：如上所述，线扫描的激光光源发生器比飞点扫描激光光源复杂，由于 $1\times N$ 个阵列激光二极管所发射出来的光源不是线形光源，而且强度分布也是不均匀的，为了使这种光源达到设计要求，有些厂家采用的办法是在激光发生器激光输出到 IP 的光路中插入两个平-凸柱面透镜，因而有可能把发散很小的（垂直方向）射束轴线聚焦到该持续的激发光的线上，且小至 $80\mu m$ 的横截面以维持那个方向的合理的 MTF（正如已经指出的那样，在屏中实际线宽主要由光散射所确定）。以这种方式所获得的线形激光束已完全满足实际应用的要求，这种光学系统高集成、紧凑、便携和高流通量的扫描器中应用。该光学系统的结构和工作方式如图 3-20 所示。

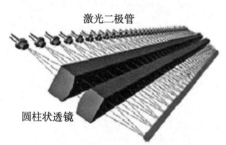

图 3-20 线扫描光学系统结构示意图

（3）光收集系统：IP 一旦被激发它就发射与存储的 X 射线曝光量成比例的光（蓝色）。这样的光发射是朗伯（Lambert）不精确的光，即向所有方向发射。光收集元件（单元）的目的是尽可能多地将所发射的光收集和引导到光探测器的活性（激活）表面上。在飞点扫描阅读器中，通常用聚丙烯（polypropylene）光管、光纤、反光镜或集成空腔谐振器来完成。当收集光学器件的入口表面尽可能地靠近 IP 表面时（即大数字孔径），可获得最大光收集效率。同样理由，出口表面也必须（至少在光学上）靠近光探测器。而在线扫描阅读器中的光收

集就比较复杂一些，AGFA 的线扫描阅读器的光收集系统设计成如图 3-21 所示的结构。

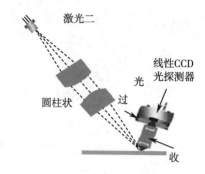

图 3-21 线扫描光聚焦与光收集示意图

有些厂家采用的是引入小梯度折射率透镜（GRIN）组阵列，即 SELFOC 微透镜，将该透镜组阵列沿照射线放置。这些微（直径 1mm）透镜组起到聚焦的作用，它们收集从扫描线发射出的光，经过单元放大，并将它成像到光探测器的特定单元上。为了从激发线捕获足够的发射光，SELFOC® 阵列必须含有多排六边形地紧密封装的 GRIN 透镜组，该透镜组横跨在整个 43cm 宽的扫描线上。利用这样的配置，SELFOC® 阵列的收集效率大约是 10%。造成这个相对低的值的部分是由于透镜之间的空隙引起的。此外，对于感兴趣的存储荧光体发射的主波长（400～450nm）来说，GRIN 光学元件的色散是合理的。

另一个解决方案就是线性微透镜矩阵的应用，该阵列的光透射特性比 GRIN 光学好许多（约为 2 倍）。在两个轴向柱面透镜之间清晰看到微透镜阵列，与扫描线垂直方向上的光收集效率基本上由轴向柱面透镜组的高度所确定，沿扫描线方向，收集效率主要由每个微透镜组的宽度确定，有了合适的相对于 IP 和收集光学元件的空隙和角度，这种微透镜阵列的收集效率大于 20%，可与飞点扫描器中光收集系统的收集效率相媲美。其结构如图 3-22 所示。

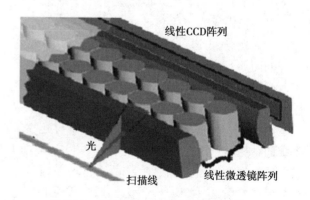

图 3-22 线扫描阅读器光收集结构示意图

为了使光收集系统所收集的光是真正的图像信息的光,所以在实际应用中就得设法把对图像清晰度无贡献的光除掉,于是在光收集通道中设计光学滤波。光学滤波的目的就是阻挡所有从 IP 来的非激发发射的光。这要求是严格的,因为激发光(红)强度和发射光(蓝)强度之间的比率大于 10^8。这就意味着光学滤波器必须对发射的波长(400~450nm,取决于存储荧光体)具有高的透过率,而对所有其他波长的光的透过率极其低,因为光探测器对这些波长的光是敏感的。线扫描阅读器的光学滤波器的设计比现有的飞点扫描阅读器更困难,特别是要对两种以上不同材料的 IP 扫描的阅读器。首先通用飞点扫描器设计成只对一种存储体材料(BaFBrI:Eu^{2+}或 RbBr:Tl)进行扫描。而可以与两种存储荧光体材料(BaFBrI:Eu^{2+}和新的 CsBr:Eu^{2+}针状荧光体)相匹配。这两种材料有不同的发射特性。第二,IR 辐射(红外辐射)在线扫描阅读器中起非常重要的作用(例如,激光二极管激发源除产生可见光外,还产生 IR 辐射)。IR 辐射对基于用激光二极管作为光源,用光电倍增管(photomultiplier tube,PMT)作为光探测器的飞点扫描器也不成问题,因为在 650nm 以上,它们的响应迅速下降。而 CCD 光探测器在 IR 中仍然十分敏感。因此,滤过器必须阻止除激发光以外的那些波长的光。

线扫描阅读器的光探测器是 CCD 光敏元件,它是专门设计的、低噪声、线性 CCD 传感器阵列,它与处理电路和嵌入式温度传感器在同一块电路板上,采用 6 个 CCD,这 6 个 CCD 在一特殊的收藏空间中端点与端点对接,它事实上提供一条沿着照亮的扫描线一个连续的探测器元件(死区不大于 70μm)。每个 CCD 含 1 464 个非对称的、面积为 50μm×400μm 的激活光元件,它们的尺寸小,并沿着照亮的扫描线(飞点扫描器中的"快速扫描"方向)取向。激活性元件的非对称性允许系统保持沿着扫描线的高分辨力,而能够收集每个像素发出足够的光以保持系统的增益和 SNR 在合理的水平(在慢扫描方向上的分辨力由照亮的线的宽度和荧光层中的光散射 1 阶地确定)。从沿扫描线的 8 784 个独立单元(像素)来的信号可以有几种不同的组合方式,可获得每个像素大小分别为 50μm、100μm 或 150μm 的快速扫描采样分辨力。

有了合理的驱动电路和工作点,这种 CCD 的动态范围超过 10^4,可与飞点扫描器中的 PMT 相媲美,且能与用于诊断成像的存储荧光屏的动态范围很好地匹配。不需要专门预扫或增益设置来确定 IP 上的实际曝光量范围。有意义的发射波长的光探测器的量子效益大于 60%,在相同波长范围内,它比 PMT 更好。

3. 放大及模/数转换处理 放大处理只是在常规飞点扫描阅读器采用 PMT 作为光探测的装置中,PMT 采用点对点地采集从光收集来的光信号,将它们按顺序转换成电信号,由于所采集的这些电信号均比较弱,所以必须进行放大处理。所放大的电信号进行模/数转换(analogue-to-digital converter,A/D),量化处理变成量化的数字信号,送到下一步进行处理,处理过程如图 3-23 所示,各处理过程的信号如图 3-24 所示。

第一是对数的放大,在数字化之前减少动态的范围,为在监视器上有更好的视觉准备数据。第二个处理步骤是当时的(时间)过滤信号,它的主要功能是使数字化先前的信号相关联,这样模拟信号与数字化采样率 f_d 进行最佳地匹配,这也避免噪声的混淆现象,而且减少或消除 X 射线滤线栅固定形状的噪声(滤线栅线条与扫描方向垂直的),理想的过滤器应该是一个低通滤波器,$f_c = 1/2f_d$ 的削峰满足采样法则。第三个处理步骤是数字化,数字化相对慢,例如每个像素 4μs,因此 A/D 每秒采样频率 $f_d = 250\ 000$ 下,工作是需要的,我们如何能建立

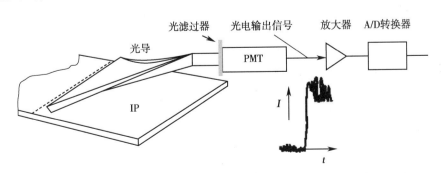

图 3-23 收集光经 PMT 采集、转换、放大和 A/D 转换的过程

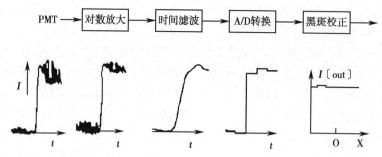

图 3-24 经 PMT 转换出电信号处理过程及各步骤所对应的信号波形示意图

适当的数字化动态范围上限是对 IP 能允许的最高曝光量,下限是最低允许曝光水平,A/D 量化噪声是微不足道的,最小有效位与最低曝光级的噪声相等,所以现在一般将动态范围设置 15~16 比特。最早的商业 CR 阅读器用 8 比特的 A/D,把大的原始动态范围充分数字化需要两种方法:第 1 用预读周期扫描大大地降低功率了的激光扫描整个图像,这允许实际图像内容的确定,PMT 增益调到与图像内容相匹配;第 2 种方法是在 A/D 之前加一个对数转换器处理从 PMT 来的信号,这就更进一步地减低了信号的有效动态范围和所需的比特数,现在模拟对数处理或平方根处理用来降低由 12 比特 A/D 数字化之前的信号的动态范围,如果对数处理用查表执行数字化,而后需要 16 比特 A/D。预扫描方法已经不用了,由于高比特深度转换器的准备有效性和处理大量数据的能力。最后使用黑点补偿校正,这是一维校正。

CCD 发出的模拟视频信号,并将其进行采样和量化为 14 比特。由于电路板经过特殊设计,使电子噪声保持在最小。因为 CCD 内部噪声通常大于 PMT 的噪声,所以,A/D 转换器采用了相关双倍采样以改善读数的信噪比(signal-to-noise ratio,SNR)。采用这样的方案,为每一个像素测量总信号值和暗电流,然后减去该暗电流,获得量化了的信号值。

4. 传送系统 传送系统的作用是将暗盒传送到所需要的位置(有些阅读器不需要这一步)、打开暗盒、从暗盒中提取 IP、将 IP 送到扫描传送滚轮、IP 扫描传送(慢扫描方向驱送)、IP 擦除传送、IP 送入暗盒,将暗盒送出等的传送。这些传送是在各个电路的精确控制下、严格按设计要求驱动相关机构准确无误地完成的。这里我们以单槽阅读器为例进行描述。

(1)暗盒传送、暗盒打开、IP 提取及 IP 送到扫描传送滚轮的传送过程:当带 IP 已曝光的暗盒或需擦除带 IP 的暗盒按正常方位送到阅读器的入口时,带有橡胶齿槽的传动机构自动将暗盒传送到设定位置并停止,由暗盒保持架与背板支撑暗盒。紧接着暗盒保持架向下移动,到达设定位置,暗盒保持架向后将暗盒送入暗盒打开装置。根据所送来的不同暗盒尺寸,暗盒打开装置将暗盒推开齿形爪推向欲打开暗盒的齿形扣,将暗盒打开,随后由暗盒后盖打开机构提起后盖板,并打开。而后,带有两个吸盘的 IP 提取机构上移动,将吸盘伸入暗盒吸住 IP 并提出,向下移动送到扫描 IP 传送滚轮入口处,吸盘松开,IP 提取机构向上移动到停止位,完成了将 IP 从暗盒中取出的过程,该装置结构如图 3-25 所示。

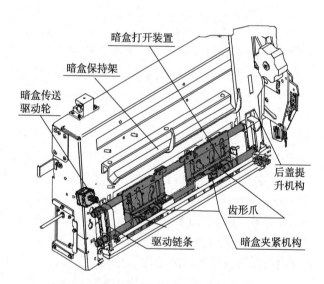

图 3-25 阅读器暗盒传送与打开系统结构图

(2)IP 扫描传送:IP 扫描传送系统由于 IP 的不同和工作方式不同,在结构和传送方式上是不同的,钢性 IP 当从暗盒取出后,保持在一个保持架上,由驱动器带动保持架按设计要求以一定速度向下移动,IP 保持不动,IP 扫描完成擦除残影后,再向上送到原暗盒,整个过程 IP 不与其他部件接触,所以 IP 不会受到磨损。柔性 IP 扫描传送是通过滚轴式滚轮驱动的,工作过程如图

3-26所示。图3-27是单槽阅读器的IP扫描传送和送出传送系统。这种传送方式在单槽阅读器中无论是IP送入还是送出都是直线驱送,而多槽阅读器在IP传送通道中有弯曲,所以在传送过程中在弯曲部分IP也要弯曲,这就要求IP柔性度非常好,否则IP荧光层发生断裂等损坏。如传送通道太脏或有其他物品掉入,可能导致IP表面磨损甚至殃及荧光层,产生难以恢复的损坏。

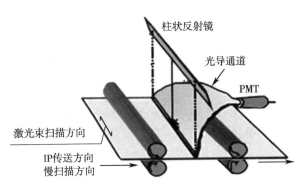

图3-26 柔性IP扫描传送过程示意图

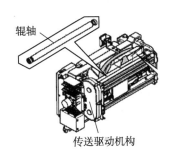

图3-27 单槽IP传送系统

IP传送系统要求非常精确和稳定地运行,特别是扫描传送更是如此,IP移动必须与激光束扫描严格地同步,两者精确匹配是获得真实和高清晰图像的基础,否则导致可见带状伪影。

5. 强光擦除系统 已曝光的IP经激光扫描二次激励将潜影以光的形式释放出来,也就是我们通常所说的潜影读出,这种读出不可能把IP荧光层中的潜影全部读完,特别是曝光剂量比较大的IP,这些未被释放出来的信息,称之为残影。在下一次使用之前必须设法将这些残影从IP荧光层中消除掉。目前大多采用高强光灯作为擦除光源,其灯是普通的卤钨灯,一般用100W的灯,直线排成1排,能覆盖最大尺寸的宽度,常规为35cm,灯的个数各厂家不一致,有些单槽阅读器用10个,排列是等距离的,以使光带分布均匀。为了滤除对荧光层有影响的光(像紫外线),在靠IP前面侧设置光滤过器,一般采用镜片。为保证擦除每个灯都正常工作,在

灯点亮控制电路中设有监测电路,点亮时监测每一个灯的电流就可以得知每一个灯的工作情况,若检测到某个灯不点亮,阅读器的显示屏立即显示有关信息,同时会有警示灯(红色)或声音提示及时告知使用者。图3-28为某种阅读器的强光擦除装置。

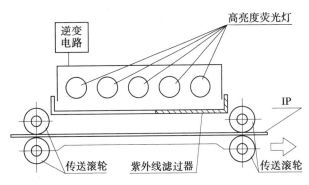

图3-28 IP潜影擦除装置示意图

经过上述过程所采集的图像质量和读出效率与诸多因素有关,除了激光与光学精度、扫描精度、光收集和数据处理精度外,起决定因素的是IP荧光层的本身。正如我们在前面所谈到的那样,常规(粉末或颗粒)荧光层结构的IP,在图像质量(清晰度)与读出效率是一对相互制约的因素,由于常规荧光层结构的IP无论是第1次激励(X射线曝光)还是第2次激励(激光扫描)均发生光散射,越往深层越严重,图3-29是激光扫描读出时光散射的示意图。所以要得到锐利度好的图像信息就要求荧光层薄,但转换效率就低,因此在制作IP时,在不影响应有图像锐利度的前提下,荧光层尽量厚。为了克服这个问题,人们找到了新的荧光材料,针状结构荧光体,这种荧光体有类似光纤的方式引导光的作用,用此种材料制作的IP,光散射比常规荧光层结构的IP少很多,图3-30是针状结构荧光体IP激光扫描读出时光散射的示意图,所以荧光层可以厚一些,从而可以获得较好的读出效率或转换效率(conversion efficiency,CE)。据资料报道当针状结

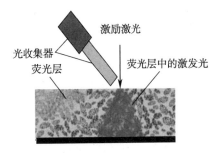

图3-29 常规荧光层IP激光扫描光散射

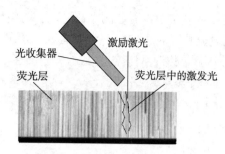

图 3-30　针状结构 IP 激光扫描光散射

构体 $CsBr:Eu^{2+}$ 每吸收 50keV X 射线量子时获得约 750 个光激励发光（photostimulated luminescence，PSL）光子，而颗粒荧光体 $BaFBr:Eu^{2+}$ 只有约 500 个 PSL 光子，在相同荧光层厚度和吸收相同 X 射线量子的情况下，$CsBr:Eu^{2+}$ 的转换效率是 $BaFBr:Eu^{2+}$ 的 150%，而且分辨力也好许多，所以现在各种间接数字转换探测器大都采用针状结构荧光材料作为闪烁体将不可见 X 射线转为可见光。

在设计阅读器的流通量时，我们必须知道所需要的读出率，IP 流通量每小时约 30~120 块。IP 传送和堆放（占空因数）的工程技术限制是总读出时间的一部分，与光可激励荧光体有关的特性也是基本限制，即发光中心的固有衰减时间，从先前激励区来的 PSL 继续发光（辉光），它是按时间常数衰减的（活性剂和晶格的特性），$BaFBr_{0.85}I_{0.15}:Eu^{2+}$ 的时间为 $0.7\mu s$，如果扫描进行得太快的话，则从一个像素来的 PSL 信号在下一个像素来的 PSL 信号开始之前不能完全衰减完，因此它会渗进下一个像素，引起空间模糊。为了避免这种现象，在已读出的这个像素和下一个读出之间应有一定间隔时间，这个间隔时间通常是常数的 5 倍以上，对 $BaFBr_{0.85}I_{0.15}:Eu^{2+}$ 来说每个像素约需 $4\mu s$，比如 2 000×2 000 个像素最短读出时间应为 16s。在扫描期间从 IP 释放出来的存储信号部分（称为读数深度）取决于存储在每单位屏面积的激发能量的量，它与入射激光强度和曝光时间成正比。每个像素的读数深度取决于激光束逗留在该像素区域上方的时间量，这个时间也叫作停留时间（dwell time），停留时间与激光束速度成反比。提高扫描速度则减少了扫描时间，增加流通量。然而，提高扫描速度则减少停留时间，降低读数深度，也降低了图像质量。增加激光强度能补偿由于高扫描速度引起的曝光降低。然而，增加激光强度也加宽了荧光层中的入射光束（由于光散射），从而导致 MTF 降低和图像质量损失。所以在考虑阅读器流通量时应充分保证图像质量的前提

下，确定多少比较合适。

为了提高图像的清晰度和转换效率有些厂家研制出了线扫描与双面读出阅读器。线扫描阅读器是 AGFA 研发的，在前面已经介绍过了，由于该技术是 IP 被一次一行地（而不是一次一个点）扫描。这种技术中的停留时间是以毫秒而不是用微秒来度量的，而扫描时间仍比飞点扫描器的扫描时间明显的短。事实上，有了新的基于 $CsBr:Eu^{2+}$ 针状存储荧光体，新的扫描装置能够获得与最新的基于 $CsI:Tl$ 和 a-Si 平面阵列平板 DR 系统相媲美的图像质量，而扫描 1 个 43cm×43cm 的 IP 只需 5s 时间。

所谓双面读出就是在 IP 的正面和背面同时同步地读出，两套密切相关的光学收集系统，图 3-31 是这种系统的光收集的结构和原理示意图。与单面读出不同的是除了两套光收集系统外，主要是 IP 的结构不同，衬底采用光反射小、光透率高的透明玻璃，激励激光束直接穿过透明 IP，只是与 PSL 中心相互作用。因此，原则上分辨力由非散射的激光束直径确定，这种方法主要问题有：无用散射激光，IP 表面不可避免有缺陷，如抓伤、灰尘颗粒、透明层光斑引起的反射，导致 MTF 低频段下降；由于激光直接（直线）穿过，没有散射延迟。所以，需要更功率大的激光；除非激光束入射到 IP 上正常，从荧光体出口面来的光反射将横向通过荧光体，到达 IP 内部的其他点，引起模糊。用远心光路（焦阑扫描，telecentric scan）扫描透镜可以实现正常入射，这样激光束始终与透镜的主轴平行射出；从透明 IP 收集 PSL 光比散射 PSL 难得多，能够被俘获的 IP 内的多数光是由总的内部反射形成的，由 Deboer 和 Luckey 提出解决方案是用与红光荧光体的折射指数相匹配黏合的粉末荧光体，使 IP 透过激励激光束，选择与蓝色 PSL 有不同折射指数（率）的材料，

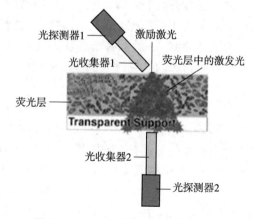

图 3-31　双面读出光收集结构与原理

于是 PSL 的散射荧光激活层就可以用通常方法收集,从而使转换效率增加。

五、读出图像信息处理

IP 图像信息读出后在送到诊断工作站之前,阅读器对原始图像信息进行预处理,图 3-32 是某厂家原始图像信息预处理的原理框图。该图像信息预处理的过程是这样的,IP 图像信息由读出后先送到曝光数据识别器(exposure data recognizer, EDR)进行图像识别,其目的是改善图像密度和对比度的稳定性,它是利用一种叫作神经网络新的算法来实现的。经识别后的图像信号送到图像增强处理单元进行处理,在这里主要进行空间频率、灰阶、伪影抑制处理和动态范围控制 4 方面的处理,目的是改善诊断图像的质量。下面就图像识别处理和图像增强处理做一简单地分析。

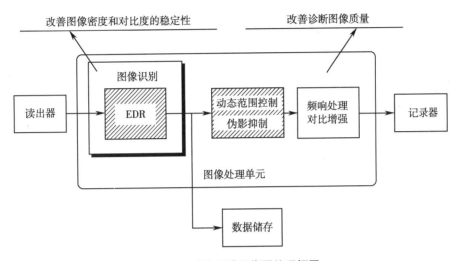

图 3-32　CR 系统图像预处理框图

(一) CR 图像处理运行原理

CR 图像处理过程中,有许多环节共同参与,这些环节可归结为"4 个象限"理论,4 个象限显示有助于我们来理解 CR 系统的控制原理(图 3-33)。

1. **第 1 象限**　X 射线剂量与成像板荧光的关系这一象限表现出了只有 IP 才有的特性,即 X 射线照射剂量与光激励发光(PSL)强度之间的关系。二者的关系跨越了 $1:10^4$ 的很宽的范围并且是线性的,该线性关系使得 CR 系统具有较高的灵敏度和较宽的动态范围。

2. **第 2 象限**　EDR 功能,表示输入到图像读出装置的信号和输出的信号之间的关系。图像读出装置以建立在图像的灵敏度和动态范围的自动调整机制上为特色。这个机制决定了读入条件与记录于 IP(X 射线剂量和图像动态范围)的图像信息有关。

曝光 1 的读出条件由(A)线指示,使用了较高的 X 射线剂量和较窄的动态范围;曝光 2 的读出条件由(B)线指示,使用了较低的 X 射线剂量和较宽的动态范围。由于 IP 的独一无二的特性(来自第 1 象限)和第 2 象限的自动调整机制,已经受到最佳数字化处理的图像信息被馈送到第 3 象限中。

3. **第 3 象限**　特殊的灰阶处理和空间频率处理,获得适用于诊断的图像,即根据诊断要求进行必要的灰度处理和空间频率处理技术。

4. **第 4 象限**　馈送于图像记录单元的图像信号被重新转换为光学信号以获得 X 射线照片。在图像记录单元中,CR 系统中使用的胶片特性曲线是可以自动调整的,当密度大于 0.3 时曝光曲线是线性的。第 4 象限决定了在 CR 系统中输出的 X 射线照片的特性曲线。不像普通的 X 射线照片的特性曲线,CR 系统的曲线能够根据 X 射线剂量和图像的动态范围来自动调整,产生与密度和对比度一致的图像。

(二) 曝光数据识别处理

IP(探测器)具有 X 射线曝光范围宽和线性度好为特点(范围超出 $1:10^4$)。然而,数字化由 IP 捕获的如此宽的曝光范围导致了密度分辨力的降低。基于这个原因,CR 系统应用了预读的方法来调整读出灵敏度,从而使必需的临床信息被数字化。

用这个方法,将从记录在 IP 上的信息采集来的图像数据,用这些数据和显示的解剖学菜单来分析图像特性。最终确定最佳的读出条件。这个方法被称为曝光数据识别(EDR)。

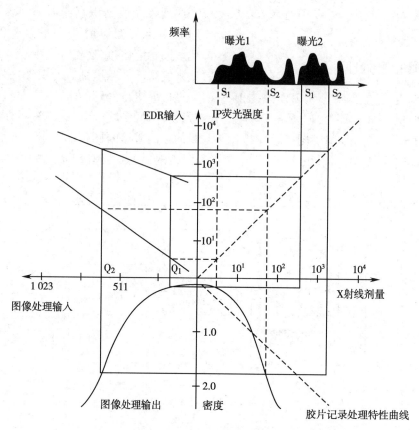

图 3-33 CR 图像处理运行原理图(四象限理论原理图)

EDR 有下列 3 种模式：

自动模式：自动地调整曝光时限和灵敏度的读数。这一模式被设置于大多数菜单栏。

半自动模式：曝光时限的读数是固定的,但灵敏度的读数可以自动调整。

固定模式：曝光时限和灵敏度的读数都被固定,这种模式需要采用与屏/片技术一样正确的曝光条件,方能获得较好的图像。

1. 自动模式 有时候,技术人员希望能够在一块 IP 上曝光多幅图像。但在一块 IP 上仅能读取出一个适合条件的图像。为了得到每一张图像的最佳数据,于是,人们设想构建和分析了这些易于分割曝光图像的分割模式直方图的数据。其中,最重要的信息是每一幅直方图的最大值 S_2 和最小值 S_1。对于一个已经确定的 IP,结果是最佳的 S_1 和 S_2 的平均值。为了达到这个目的,相关的能够承载分割曝光自动识别系统的 IP 是必需的。这项功能就是"分割曝光区域的识别处理"。

校准边缘的锐化和边界是相当重要的。必须确保没有任何曝光域外的散射射线的信息被包含到该区域中。这项功能就是"曝光区域识别处理"。

一般人们把上述的功能称为照射曝光区域模式识别器(pattern recognier for irradiated exposure field,PRIEF)。

（1）分割曝光模式识别处理:分割曝光模式识别处理提供 4 种依据——不分割(整片)、水平(竖)分割、垂直(横)分割或 1/4 分割,这 4 种分割方式如图 3-34 所示。

分割模式识别一般有如下两种方法。

1）在垂直、水平或是在一幅图像的从中心点向四周扩展的十字型区域上,是独立地进行的,并且允许检测分割线的边沿的分割模式识别,如图 3-35 所示。

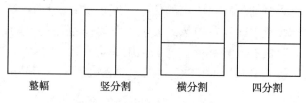

整幅　　　竖分割　　　横分割　　　四分割

图 3-34 分割曝光模式示意图

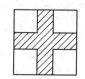

图 3-35 分割模式识别

2）基于模式匹配的分割模式识别。使用图像的直方图,首先,二进制化过程是由图像数据编码完成的(超过上限时认为是"1",低于下限是"0")。在曝光域中最主要的数据类型是二进制代码"1"和"0",随后的计算是和 1/4 分割、横分割、竖分割曝光的标准二进制模式进行匹配。选择具有最高匹配度的模式。

（2）曝光区域识别处理:每一个可识别的分割曝光区域的处理就是为了确定曝光区域的形状。图 3-36 就是相关处理的流程图。首先,计算图像数据的中心,确定曝光区域的近似的中心。接下来,从曝光域的中心沿辐射状方向进行微分。将微分后的值超过一定的上下限时其所在的位置设为曝光于边缘的候补点。曝光区域的真实边缘还得从这些候补点中进行再评估才能确定。最后,通过连接曝光区域边缘的 8 个顺序的点,可以得到一个八边形。目前使用的方法是利用"对曝光区域的候补点再评估时,该区域的形状是凸的"这一事实。然而,对于凹的校准,这个方法就不适用了。尽管用这种方法识别出来的曝光域和实际的曝光域有一些差别,但诊断所必需的信息已经完全包括在这个区域里边了,而且,它对直方图的分析也没有太大的影响。图 3-37 显示了 CR 系统能够自动地识别当前的分割和曝光模式。

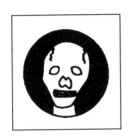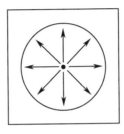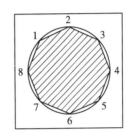

图 3-36　EDR 曝光区域识别处理示意图

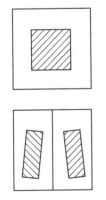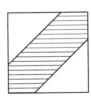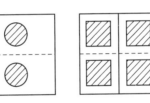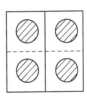

图 3-37　自动识别当前的分割和曝光模式示意图

（3）处理中分割模式和照射区域识别的优点:EDR 直方图分析是一个很重要的过程。当将所需的图像信息放在校准区域内时,通过两种处理:分割模式识别和照射区域识别,我们就能将不需要的信息(如散射线)予以除去。分割模式识别和照射区域识别方法如图 3-38 所示。

（4）直方图:IP 被送入扫描区后,先用一较弱的激光束粗略地对 IP 进行快速扫描,获得预读大致的图像数据(FUJI 采用 1.8mm×1.8mm,×8bit),形成一个预读图像直方图。图 3-39 为预读图像直方图的原理图。从这幅图中,我们可以看到,密度是不稳定的,因为在同一个解剖区域(如胸腔中的肺部,见图 3-40)里,密度会变高或是变低。通过对

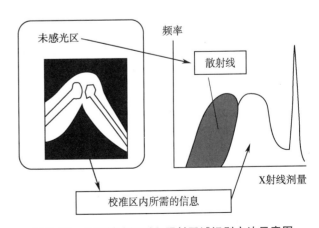

图 3-38　分割模式识别和照射区域识别方法示意图

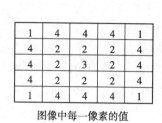

数值

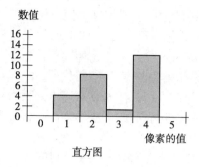

图像中每一像素的值　　　　　　　　　　　直方图

图 3-39　预读图像直方图的原理图

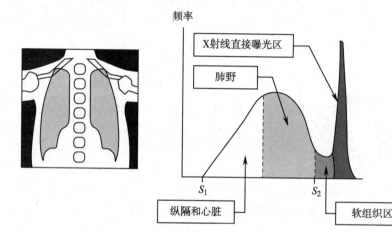

图 3-40　复合图像(胸部)实例预读图像直方图

直方图的分析和计算,系统自动地确定 X 射线剂量范围、再算出有诊断价值的光致发光光亮的范围,从而确定本次读出 IP 图像信息最佳条件,即决定光电倍增管的灵敏度和放大器的增益。因此,无论以何种条件摄影,系统读出时都会自动地校正 X 射线曝光量的误差,使读出器的输出信号总处在一定范围内,形成稳定的数字图像密度,从而以最佳的密度在显示器和记录载体上重现,给诊断者提供最佳密度的图像。

在图 3-41 中,横轴表示 X 射线剂量(光致发光)在 IP 上的积累,纵轴表示对于该模式的每一种不同 X 射线剂量(光致发光)信号的频率(像素的数目)。这些主要点(S_1 和 S_2)可由影像信息中检测到,并且被赋予特殊的密度(数值 Q_1 和 Q_2)。

S_1 和 S_2 对于图像结构来说都是不可缺少的信息界限值,并且能够被稳定地探测到。

例如,在胸部 X 片中,S_2 值在肺部高密度区域是一个界限值,而 S_1 在(胸腔)纵隔中则是一个界限值。因为直方图形状将随解剖学区域的不同而变化,测定点根据不同的菜单被最优化,以便在使用时做出正确的菜单选择。

EDR 找出两个界限值:即在(胸腔)纵隔和心脏区域中的最小剂量(S_1)和在肺部的最大剂量(S_2)。从 S_1 到 S_2 的数据对于胸部诊断是至关重要的。系统赋予了这些点以密度值。在上面的直方图中,0.4 是 S_1 的密度值,1.6 是 S_2 的密度值。

在图像读器中,数据量 Q_1 和 Q_2 被定于每个菜单栏中。在一般的胸部菜单中,Q_1 是 0.4、Q_2 是 1.6。读系统决定了数据转换线,这条线将 X 射线剂量转换为数字量。曝光时限(L 值)是对应于 0 到 1 023 的数字量的 X 射线剂量的变化范围。灵敏度(S 值)是与数字 511 对应的 S 刻度值。

1)X 射线吸收的基本物理过程,对于低能量的 X 射线,改变被照射物质的厚度,则 X 射线的吸收量会有很大的不同。对于高能量的 X 射线,改变被照射物质的厚度,则 X 射线的吸收量差别不大。

2)曝光条件对于直方图分析的影响,X 射线剂量(mAs)不同,而能量(kV)相同:无论 X 射线剂量是否相同,只要是具有了相同的位置和相同的能量,对于同一个病人,放射或曝光的直方图的形状都是相同的。直方图将沿着代表 X 射线剂量的轴线移动。图 3-42 为 X 射线剂量(mAs)不同,而能量(kV)相同直方图分析的影响的关系示意图。

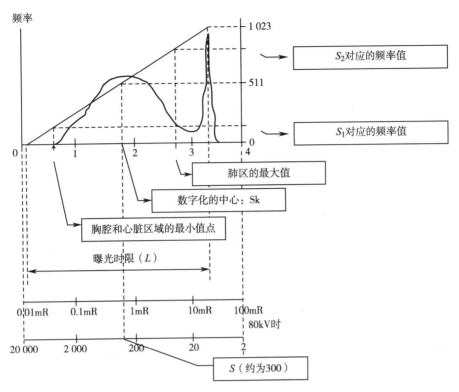

图3-41 直方图中 S_1、S_2 与 Q_1、Q_2 的相对关系,X射线剂量与数字值范围以及 S 值与数字值的相对关系

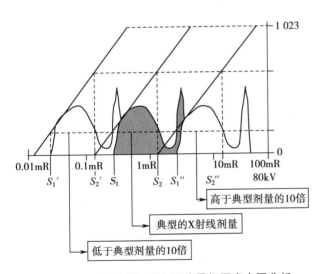

图3-42 X射线剂量不同,而能量相同直方图分析影响的关系示意图

不同的能量:低能量在吸收程度上有着很大的不同。这样,当应用高能量而不是低能量时,直方图将会变得更窄。即能量越高,动态范围越小。不同的能量对直方图分析的影响的关系示意图如图3-43所示。

2. **半自动模式** 半自动模式具有将被测光区的平均荧光亮度转换成数据量的功能。被测区域平均荧光亮度转换成数据量的值将会根据解剖学

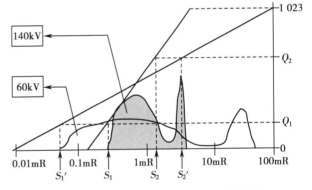

图3-43 能量不同对直方图分析的影响的关系

位置和曝光方法的不同而改变,并且这个数据量也已在每个菜单中设定了。在这种模式下,在荧光区中确定感兴趣部分的位置是必要的。这种模式对于在自动模式应用不能满意时(例如凸起的多边形)是一种替代的有效的方法。

在半自动模式中灵敏度(S值)是自动调整的,但因为曝光时限(L)是固定的,所以必须把kVp用做控制参照目标。因为当电压过高时,直方图会变窄,密度将会被认为高于平常值。而当电压过低时,直方图又会变宽,密度将会被认为低于平常值。

因此,当荧光区域中有高吸收率的材料(比如金属)时,由于平均荧光量的减少,放射量会被认为

不足。这样,读灵敏度会被依此提高。当荧光区域中包含有直接 X 射线照射区时,放射量将被认为过大(因为平均致光量将变大),并且读灵敏度将降低,产生低密度图像。

3. 固定模式　在固定模式中,由于读灵敏度(S 值)和曝光时限(L 值)固定的。因此,kV 和 mAs 对于对比度和密度有一个直接的影响。必须使用正确的曝光因素。然而,在 CR 系统中,成倍的曝光量对于成倍的读灵敏度有着相同的影响。一个读灵敏度的预置值已经确定(即在除了乳腺 X 射线摄影外的菜单中都为 200)。读灵敏度(S 值)与屏/片技术相对灵敏度(relative sensitivity, RS 值)不同。当需要输入固定 S 值时,应该注意这一现象。通常情况下,我们使用 S 值的平均值,这一平均值是由程序自动运算所得出来的。读灵感度(S 值)被输入于 ID 终端。

(三) 动态范围控制

在 CR 图像显示的标准格式中同时显示压缩了的双图像,这种显示条件是两副显示图像其中之一主要以提高对比度为条件而另一幅图像主要以空间频率处理为条件,因此拓宽了曝光时限。处理条件的组合可以任意选择。两幅图像能相应的适于高低密度区域读取分级地显示出来。这种双图像显示的临床优点是值得借鉴的。读取压缩范围的图像对某些解剖部位还存在一些问题。

如果整张胶片显示成一幅全尺寸的图像,问题就好解决。但是要利用 CR 系统通过双图像显示的方式提供一个大范围的诊断视觉的空间优势,还存在一些困难。克服这种困难是在于设计一个既

能用单一图像显示足够分辨力又能提供描述大的动态可视范围的图像特性的方法。

动态范围控制(dynamic range control, DRC)是一个能解决这个问题的新的图像处理算法。这种算法的原理可用图 3-44 实例作为参考,图 3-44(a)中的横坐标代表位置点,纵坐标代表相应的横坐标上的采样矩阵。阶梯分布的信号模拟肺野、心脏和纵隔等胸部的主要结构。各阶梯内细小的信号变化模拟肺血管和与纵隔重叠的骨骼。按公式(3-5)可实现平滑处理。

$$S_{us} = (\Sigma S_{org})/M^2 \qquad 公式(3-5)$$

如果先用(3-1)式进行平滑处理,就会获得如图 3-44(b)所示阶梯,其内细小的信号变化就会被消除掉,在图 3-44(c)加上原始信号 S_{org} 就可得到(3-6)数学表达式:

$$S_D = S_{org} + f(S_{us}) \qquad 公式(3-6)$$

可获得图 3-44(e)所表示的信号。结果在低密度区的信号得到密度提高,图像的动态范围就会变窄。在整个密度范围,在各阶梯上的细小信号变化涉及各个密度区,可作为原始图像信号保存起来。在处理中,信号对照没有减弱。这是与常规处理的主要不同之处。

函数 $f(S_{us})$ 的形式可以任意指定,如果用在图 3-44(d)中的函数,则可以原始图像中的高密度区域为中心进行压缩,处理结果如图 3-44(f)所示。如果用图 3-44(c)和图 3-44(d)的函数组合的话,那么,高低密度区域的动态范围都能够被压缩。

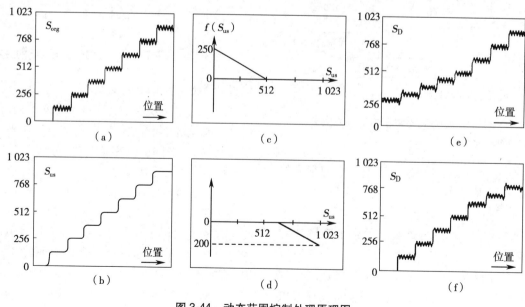

图 3-44　动态范围控制处理原理图

这种处理的过程的临床价值严格的鉴定必须由进一步研究的结果确定。动态范围控制处理技术已经可以使单一信号图像提供大范围的可视诊断信息。

（四）灰度处理

灰度处理（gradation processing）也称之为层次处理或谐调处理技术。根据系统的灵敏度自动设定机制，即使摄影中的X射线剂量和X射线质等有某些变化，在一定的敏感性范围内，CR系统中也可读出图像的信号。因此，和传统的增感屏/胶片系统的灰阶特征（H和D曲线）不同，CR系统中的灰度处理可独立控制图像的显示特征，决定用何种密度再现图像。CR系统的图像处理装置（IPC）中一旦输入了图像信号QL，即可经（3-7）式由非线性转换曲线转换为IP的输出图像信号QV。

$$QV=f(QL) \qquad 公式（3-7）$$

用同一种灰度处理技术处理所有图像的方式显然是不理想的，故CR系统可用各种灰度处理程序分别针对不同的成像目的。如胸部摄影的灰阶处理提高了相应肺野的对比度，抑制了纵隔区域的对比度，在一个很宽的图像信号范围内再现了具有诊断价值的图像。同样，在乳腺摄影中，经过灰度处理可以提高低密度区域（QL值小）的对比度，抑制高密度区域（QL值大）的对比度，利于乳腺内腺管结构与微小钙化的显示。

灰度处理的非线性转换曲线，有些厂家采用了灰度曲线（gradation curve，GT）；旋转中心（center of rotation，GC）；旋转量（rotation amount，GA）和灰度曲线移动量（gradation shift，GS）。通过这4个参数，可以获得适于诊断目的的图像对比、总体光学密度及黑白翻转效果等（图3-45）。

灰度曲线（GT）类似于胶片的H-D曲线，共有16种，如图3-46中的A～P，各种曲线的作用如表3-2所示。

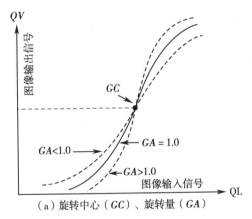

（a）旋转中心（GC）、旋转量（GA）

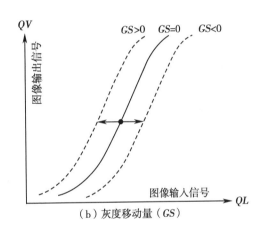

（b）灰度移动量（GS）

图3-45　影响灰度处理的非线性转换曲线的参数

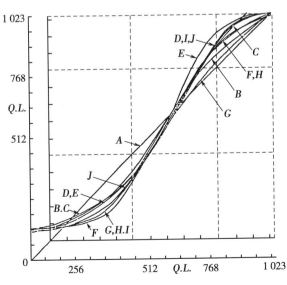

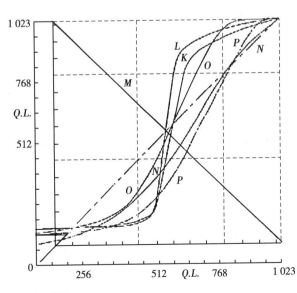

图3-46　灰度曲线（GT）

表3-2　灰度曲线(GT)的A～P的作用

A——线性灰度,提供宽的宽容度,用于一个画面有两幅图像的情况

B～J——非线性灰度(用于肩部——高密度区和足部——低密度区系统的修改)。中密度区设置L=2.2,几乎与屏/片系统相同。用在头部,颈部,胸部,乳腺,腹部和骨盆,四肢等部位

K～L——做减影,血管造影术时设定的极高的对比度,非线性

M——线性灰度,用于黑白反转

N——非线性灰度设定,用于存在密度差变化非常大时的处理

O——特别优化非线灰度,主要针对骨骼,在L=2.0,与屏/片系统中的HR-H曲线相似

P——优化非线性灰度,用于胸部肺野密度变化处理。L=2.0时,与屏/片系统中的HR-S曲线相似

　　旋转量(GA)和旋转中心(GC),GA的取值范围在-4到4(0除外),GA为1时表示所选择的灰度曲线(GT)上无对比度变化,GA取值越大对比度越高,反之,对比度越低。GC取值范围在0.3到2.4。为了改变图像上的对比度,组合利用GA和GC可以获得比较理想的效果,用GC来设置使感兴趣区(ROI)输出密度不改变,而用GA改变对比度。

　　灰度曲线移动量(GS)可实现密度位移(density shift),用GS调节整个图像密度,GS降低,图像密度减低,GS升高图像密度增加,通常GS在-1.14到1.14范围内调节时,可以获得最佳的密度。在对图像灰度进行细调时,首先用GS对原始图像的目标区域的密度进行优化,因为在非线性GT情况下,改变GS也将影响对比度,如果需要的话,而后用GA调节对比度。

(五)空间频率处理

　　空间频率处理(spatial frequency processing)是指系统对空间频率响应的调节。空间频率响应处理影响图像的锐度(sharpness)。增感屏/胶片组合系统中,随着空间频率的增加响应变小,图像内高频率成分的对比减小。CR系统中,可通过空间频率处理调节响应,提高图像中高对比成分的响应而增加局部的对比度。

　　FUJI的FCR系统中使用的空间频率处理称为非锐化屏蔽(unsharp masking)处理,因为处理中使用一个不鲜明(模糊的)的图像Qus作为蒙片图像以增强空间频率响应。其原理如图3-47及公式3-8所示。

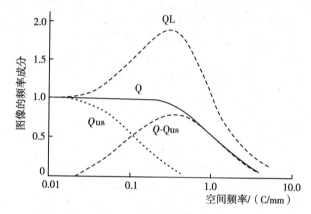

图3-47　空间频率响应曲线

$$QL(x,y)=g[Q(x,y)]$$
$$=Q(x,y)+KQ(x,y)$$
$$\times[Q(x,y)-Qus(x,y)]\qquad 公式(3\text{-}8)$$

　　Q代表原始图像;Qus代表不鲜明图像;QL代表经过处理的图像。K代表用于决定增强程度的加权系数。

　　CR系统中灰阶处理是在频率处理之后实行的,公式(3-8)和(3-9)的QL代表同一图像的信号。在图3-47中,点状曲线指示不鲜明图像的频率响应。通过(3-8)式计算移动的均值得到Qus。

$$Qus(x,y)=\dfrac{\displaystyle\sum_{i=x-[(M-1)/2]}^{x+[(M-1)/2]}\sum_{j=y-[(N-1)/2]}^{y+[(N-1)/2]}Q(i,j)}{M\times N}$$

公式(3-9)

　　式中,M×N代表非锐化屏蔽的大小,通常M=N。

　　在图3-47中,虚线表示原始图像与不鲜明图像之间的差别,即Q-Qus的频率响应;单点的曲线表示最终的经过处理的图像的频率响应,该曲线是Q-Qus乘以一定的增强系数,然后加上原始图像的结果。一幅图像中,主要增强的成分的频率是由非锐化屏蔽的大小决定的。就是说,如果使用了一个大的蒙片,不鲜明图像在低频率上的响应将变得较少,这样,Q-Qus和QL的响应峰值将移向低频侧,低频成分将被增强。相反,若使用一个小的蒙片,将增强高频成分。这样,即可通过调节蒙片的尺寸选择性增强低频或高频的频带,得到适于诊断的图像。

但是,在公式(3-4)中决定增强程度的加权系数 K 不是一个常数,而是原始图像 Q 的函数。如果把 K 确定为一常数,在施行较强的频率处理时,有时会在密度变化陡峭的区域出现伪影。如胃肠道造影检查时充钡的胃、肠壁边缘处。在图像中低密度的部分(IP 吸收的 X 射线剂量少,即 Q 值小的部分),施行显著的增强时,也会在局部加大 X 射线量子噪声,衰减图像质量。因此,K 值必须是为原始图像 Q 的函数。图 3-48 是这种情况的一个典型的例子。

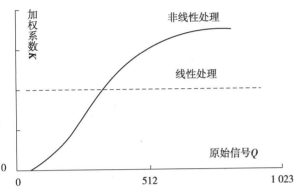

图 3-48 非锐化屏蔽处理中加权系数的函数曲线图

在图 3-48 中,K 值随原始图像的密度(信号 Q)恒定的增减。在低密度区(Q 值小的区域)K 值减小,在高密度区(Q 值大的区域)K 值增加。此类处理称为"非线性非锐化屏蔽处理"。若 K 为常数时,处理则为线性的。

实施非线性处理时,上述的成像中的不利影响将被去除,和线性处理相比,低密度的噪声也相当大程度地减少。同时,在高密度区域的图像对比也被增强到与线性处理几乎同样的程度。决定频率处理条件的频率响应方式 FUJI 用 3 个参数控制,即频率等级(frequency rank,RN)涉及由频率处理所增强的图像频率成分的频带。如前所述,该频带是由不鲜明的蒙片的大小决定的。当前的 CR 系统中,该频带被称为频率值 f_0。在该值区域,频率处理的响应最大(f_0 表示 IP 上的空间频率)。f_0 又分为 10 个频率等级,见表 3-3。0~3 为低频等级,用于增强对比度大的组织如软组织、肾脏与其他内脏的轮廓;4~5 为中频等级,用于组织对比普通的组织,如肺血管和骨骼;6~9 为高频等级,用于组织对比比较小的部位,如细微骨结构及消化道等。

表 3-3 频率处理响应最大时频率等级与空间频率的关系

RN	0	1	2	3	4	5	6	7	8	9
f_0	0.09	0.13	0.18	0.25	0.35	0.50	0.71	1.00	1.40	2.00

频率类型(frequency type,RT)和增强程度(degree of enhancement,RE),这两个参数用于特性化公式(3-9)中的增强因素的函数。当最大程度的增强,正常为 1.0 时,RT 可特性化函数的形状。目前 CR 系统中有多种 RT 的类型。RE 表示增强程度的最大值。因此,函数 $K(Q)$ 可由公式(3-10)计算:

$$K(Q)=RE \times RT(Q) \qquad 公式(3-10)$$

(六)灰阶处理与空间频率处理的效果

因为 X 射线成像系统可以被认为涉及两个过程,即图像采集和图像显示,所以在试图增加病变的检测性时可以采取两种方式。一是利用一个可以提供优质物理学图像质量的图像采集系统,即具有大的信噪比(SNR)、高的空间分辨力和宽的动态范围的图像采集系统;另一个是使图像显示最优化,从而使放射学家可以从中提取尽可能多的诊断信息。第二种方式之所以可以增加病变的检测性是因为实施检测的人在观察中不仅仅依赖于图像的物理性质,而且也依赖于显示条件。

图像显示特征的最优化处理-灰阶处理和空间频率处理可用于改善低对比度 X 射线摄影方式的可检测性。图 3-49 显示了上述处理的结果。图中使用的是熟知的受试者操作特征曲线(receiver operator characteristic curve,ROC curve)。图中检测模型为 5mm 直径。虚线表示,当用于显示的特性曲线(H 和 D)做成与在 Hi-STD/RX 的增感屏/胶片

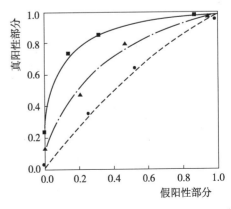

图 3-49 特性最优化处理改善图像检测的曲线图

组合中相同时的可检测性。长短相间的虚线表示特性曲线的非线性参数加倍时(对比加倍)的可检测性。实线表示实施 RN＝1,RE＝3 的频率处理时的可检测性。

这样,低对比度 X 射线摄影方式的可检测性通过图像处理被改善,其结果可用式(3-11)物理学原理解释:

$$SNR_R = S_R / N_R \qquad 公式(3-11)$$

式中表示 X 射线图像的物理学信噪比(SNR_R)。其中的 X 射线图像是 X 射线在 IP 上曝光,由图像读出装置(IDR)读出的。如果读出的图像实施图像处理,比如是对比度加倍的灰阶处理,则信号与噪声二者均将加倍,SNR 将无变化。这与图 3-49 给出的结果是矛盾的。因而,我们假定在观察者的眼、脑系统中存在一个另外的噪声成分,这个噪声是观察者固有的,设为 N_1。假定 N_1 存在时 SNR_1 的公式为:

$$SNR_R = S_R / (N_R^2 + N_1^2)^Y = SNR_R / [1 + (N_1/N_R)^2]^Y$$

$$公式(3-12)$$

这样,即可解释了实施对比增强后可检测性的增加。当对一给定的图像实施对比增强时,信号与噪声均被相同的因数所增强,SNR_R 无改变。然而,固有的(读出者内在的)噪声的相对量减少了,这样就产生一个较大的 SNR_1,得到了一个给定物体对比的较大的可检测性。

(七) 能量减影

1. 能量减影的原理 能量减影(energy subtraction)的原理如图 3-50 所示。能量减影的过程是获取同一目标物(同一部位)的两幅不同能量曝

光(高能量图像和低能量图像)的图像,对这两幅不同能量曝光的图像实施减影,从而获得我们所需要的骨和软组织分离的两幅图像。

我们知道,由于在两幅图像上骨和软组织吸收信号强度的比率不同并且使两幅图像正确加权相减,那么骨的信号就去除了,或者相反,软组织的信号就去除了。因此,减影的图像中肋骨的影像就从肺区去除了。去除肋骨可以更方便识别隐藏在肋骨后的病变。这种技术还可分辨出其他结节和钙化点等。

能量减影所得到的信号通常是与提取目标的原料和厚度相关的。如果类似于骨无机物密度的模型被同时曝光,并且其结果与消除了重叠的软组织的骨信号相比较,那么骨的无机物密度能够在数量上以 g/cm^2 测量。这种技术一般在二重能量吸收测量学中被提到,并且广泛地应用于骨无机物密度的测量中。

2. 能量减影方式 利用能量减影的最简单的方法是用两张不同的成像板来对于同一目标进行不同 X 射线的能量的曝光(图 3-51),这就是二次曝光法。当这个程序应用于解剖学上器官的运动时(如胸部),肺血管转移的位置会介于两张曝光图像之间。因此,肺血管轮廓仍然保留在减影后的图像上,这个缺点被称为运动假象。图 3-51 显示了由两次曝光法得到的图像,一个产生于肺血管运动的假象是可见的;对于运动的解剖学结构,比如胸腔和腹部,这种两次曝光法的应用受到了限制。图 3-52 中的一次曝光法就是为了纠正这一缺点而设计的。

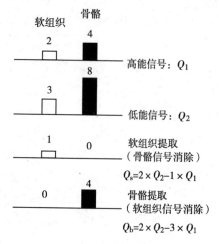

图 3-50　能量减影的原理示意图

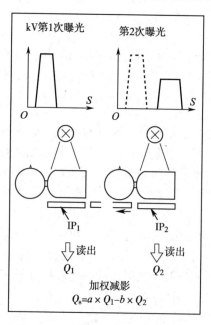

图 3-51　两次曝光能量减影方式

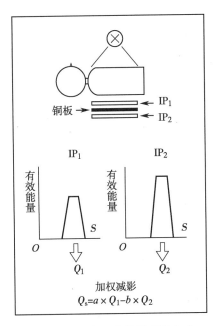

图 3-52 一次曝光能量减影方式

线由上方的板照射到下方的板,其间穿过了铜滤过板,X 射线剂量减少了 1/10~1/5,因此,X 射线的噪声增加了。因为减影图像中的噪声是来自上下成像板的噪声,所以减影图像获得了更高的噪声成分。这样便产生了一个讨厌的难题,就是为了避免不必要的噪声,必须提高 X 射线的曝光剂量。

3. **迭代滤波噪声消除(filter-iterative noise elimination,FINE)处理** 正如上面提到的,一次曝光中产生的噪声产生最大的问题是获取能量减影的胸片临床分析的质量。为了提高能量减影的质量,于是,有些厂家应用变换软组织图像和骨图像的重复处理算法就是为了解决这一问题。图 3-53 为获取软组织图像的基本原理。

在图中,第 1 步,骨骼图像 B 由高能量图像和低能量图像经过简单加权相减产生的。正如前面提到的,这个阶段获得的骨图像有相当大的噪声。

第 2 步,将第一阶段获得的骨骼图像经过滤波器 Fb 进行平滑处理,这种方法是在适当的掩模下对像素进行几次平均。经过平滑处理所获得的骨图像 Fb×B 噪声将被减少了。为了避免骨图像的模糊,在处理中,尽可能保证边缘处理过程也是平滑的。

在一次曝光法中,采用在两个 IP(成像板)之间插入一个金属(铜)过滤板,用一次曝光来获得不同能量的图像。一般用厚度为 0.5~1mm 的铜板作为滤过板。与上面(前面)的成像板相比较,下面(后面)的 IP 吸收更多更主要的高能量 X 射线。这样,就在上方的 IP 板产生了低能量图像,在下方的 IP 板产生了高能量图像。按照合适的相减可以从两块板上得到能量减影图像。原则上,一次曝光法除去了运动假象,且能够应用于胸部拍照。X 射

第 3 步,骨图像和加权平均图像 A 相减,获得软组织的图像是低噪声的减影图像。在处理过程中,不管是高能量还是低能量图像,二者噪声的降

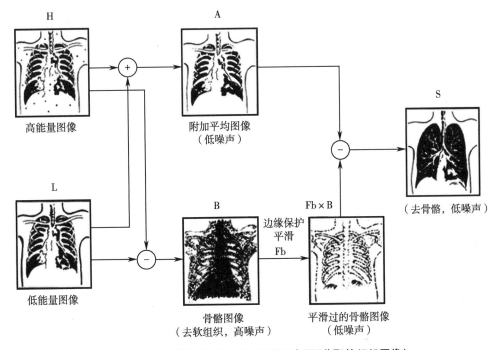

图 3-53 FINE 能量减影处理的原理示意图(获取软组织图像)

低,均可获得图像视觉明显的改善。这样,由步骤4获得的软组织图像 S 是一个低噪声的图像。这是由于图像 S 是由两幅低噪声的图像减影获得的。

另外,如果要获取骨骼图像,图 3-53 中 B 表示的图像由软组织图像代替,应用同样的处理方法即可。

在第 3 步的基础上平滑处理,获得 Fs×S 平滑图像。Fs×S 平滑软组织图像与加权平均图像 A 相减,获得骨骼的图像是低噪声的减影图像,反复使用上述处理过程,当噪声消除足够后,软组织图像 S 和骨骼图像 B 就被提取出来。这样,在不减低软组织和骨骼信号的基础上,可最大程度地改善图像的信噪比,提高减影图像的质量。其工作原理如图3-54 所示。

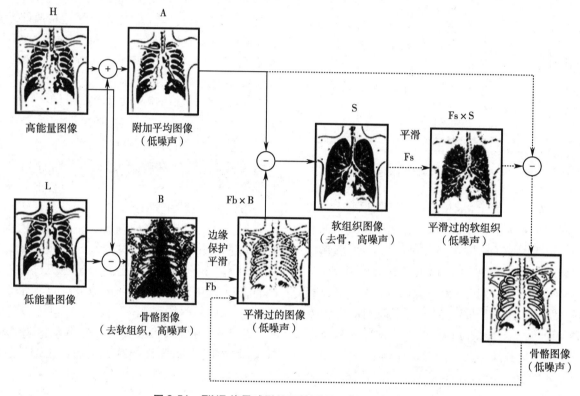

图 3-54 FINE 能量减影处理的原理示意图(迭代处理)

相对于常规能量减影来说,经过上述处理之后,所获得的能量减影图像,灰阶有提高。在软组织图像中骨骼被完全去掉,并且,在常规检查中很难看到的肺部病变能清楚地显示。减影所获得的骨骼图像相对于常规摄影的胸椎骨和肋骨图像的显示有明显的改善和提高。

除了上述处理软件外,还有如下功能软件技术:

(flexible noise control,FNC)图像噪声控制技术,该技术可以将图像上的噪声和图像信号分开,选择性抑制噪声信号,将不必要的信息从图像上删除,使得全部有用的诊断信息得到增强。

(grid pattern removal,GPR)滤线栅格消除技术,该技术可以识别图像上的滤线栅格图案,并将其滤线栅图案信号从图像中除掉,以保证有用的诊断信息。

(multi-objective frequency processing,MFP)多频率处理技术,该技术能使图像获得很高的质量。

(pattern enhancement processiong for mammography,PEM)乳腺图像优化处理技术,该技术为乳腺的专用处理软件,主要用于乳腺图像中钙化点的识别,并对钙化部分进行增强,从而使乳腺的细小钙化病变很好显示。

为了改善图像质量,提供放射学家能观察到各部位和密度差别大的图像的细节,各厂家都有图像优化专用处理软件。其目的就是使图像中的组织、边缘、团块或较大的结构自身能够有很好的对比度,对细节进行放大(或增强),也就是我们通常所说的图像最优化处理。

还可以提供许多专用处理软件,如儿科应用软件(pediatric software),提供小儿专用后处理参数,针对四组不同年龄段分别进行优化;泌尿/断层应用软件(uro/tomo software),专为泌尿系统检查优化的参数设置,排除腹部脂肪、含气肠腔等的干扰,使得肾、输尿管及膀胱平片(KUB)的小结石都能清晰地显示;乳腺应用软件,提供20pixels/mm极高分辨力及相应处理软件;齿科应用软件(dental software),齿科专用、支持口腔全景片,专为牙齿、牙龈等优化的后处理参数。

全腿/全脊柱(full leg/full spine)拼接技术,全腿/全脊柱拼接技术(全景拼接技术)需要增加专用硬件和软件,硬件是全腿/全脊柱摄影架,这种全景拼接成像主要有两种方式,即一次曝光成像和多次曝光成像。一次曝光全景成像是使用一种超长的CR摄影架(需提供相匹配长形整块固定滤线栅),内可放置2~3块35cm×43cm,IP依次首尾相互重叠,一次曝光后按顺序拼接单幅图像而成全景影像。多次曝光全景拼接成像则是采用单张IP依次部分重叠拍摄被检肢体,然后拼接。多次曝光全景拼接成像又可分为X射线管组件分段移动法和固定X射线管投照法,固定X射线管投照法所获取影像比X射线管分段移动法所获取影像失真明显增大。多次曝光全景拼接成像技术能满足临床基本需要,但与单次曝光全景拼接成像相比,多次曝光全景拼接成像技术的成功率相对较低。单次曝光全景拼接成像所获取的影像清晰度较差,但通过使用定制超长滤线栅,可以提高清晰度。

CR系统可以完成屏/片系统所能进行的所有X射线摄影,可以完全替代屏/片系统了。除了能够进行各个部位的普通X射线摄影检查外,特别适用于床旁X射线摄影检查。唯一的缺点就是不能实现实时X射线摄影。

六、CR的主要技术参数

国内外CR生产厂家比较多,CR成像设备产品、型号已超过20余种,每种型号产品都有各自的特点,这些特点包含着不同科技含量,代表着成像设备所属的档次,但也有一些特点是厂家渴求的卖点,所以应用单位一定要结合自己的实际工作需要、工作环境、经济承担能力、运行成本及研究方向等多种因素来考虑购买合适的CR系统(比如急诊室或诊所与用量比较少的单位可以购买台式CR系统,每天X射线摄影在100人次以下的单位购买单通道CR系统,每天X射线摄影在100人次以上的单位购买多通道CR系统或多台单通道CR系

统,从实际使用来说应购买多台单通道CR系统比较合适)。除了本章第一节中(四、数字化X射线成像的主要技术参数)外主要有以下三个方面。

(一) 关于图像质量相关技术参数

1. 扫描矩阵　扫描矩阵是评价CR的图像质量的一个重要参数,是表示CR设备能够采集原始图像的总像素量,此数值与扫描野大小有关,在单位扫描野内,数值越大,说明采集的像素越多,图像质量越好。

2. 影像残留因子　影像残留因子(image retention factor)检测IP擦除完全性时,根据三个不同区域像素值计算的指标,用以标示IP系统擦除性能。

(二) 图像工作站的相关技术参数

图像工作站的相关技术参数,主要是指满足CR应用界面所属领域的各项指标,关于图像处理软件,各厂商的软件名称及算法不尽相同,但其图像的标准化处理、自动灰阶处理、频率处理、动态范围控制等内容基本一致,这部分内容很多,厂商称自己有百种预置不同体位的,不同的后处理模式,有很多种不同专业的后处理软件,多功能图像预处理软件,图像处理软件包,图像增强清晰度软件等。总之,对于这些软件系统,由于涉足专利技术及公司机密,目前尚无统一标准比较,只能依据安全、准确、方便、需要、实用为原则进行参考,针对某项功能而开发的特殊功能软件,需结合自己的研究方向而抉择。关于图片的传输格式,DICOM 3.0协议,图像工作站及影像存储与传输系统(PACS)的直接传输,HL-7协议与HIS/RIS互联,直接从worklist(工作表)中选择IP标识与处理,网卡、显卡及工作站硬件配置等均属图像传输浏览管理存储,信息共享方面的内容,这些技术参数只能依据本单位的HIS、RIS、PACS的网络构建情况进行选配会更有意义。

(三) IP

IP是CR系统原始图像信息收集的核心部分,直接关系到CR的最后成像的质量等级,IP主要参数为规格、型号、图像保留半衰期,量子检出效率DQE,使用寿命等。前两项各厂商基本一致,无大争议,而后两项有很大可选择性,目前量子DQE有4个档次——10%~20%、25%、30%~37%、40%~50%,百分比越大,说明量子检出效率高。IP的寿命有6个档次——20 000次、30 000次、50 000次、2年、3年、5年,一定是寿命越长越好。

第三节　CCD平面探测器数字X射线成像技术

CCD平面传感器成像（charge coupled devices panel sensor imaging）方式是先把入射X射线经闪烁器（如荧光屏）转换为可见光，经反光镜反射到CCD芯片上，由CCD芯片将可见光信号转换成电信号，再由A/D转换器把电信号变为数字信号，并送入计算机进行处理。其工作原理如图3-55所示。

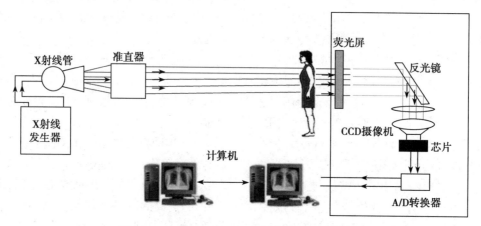

图3-55　CCD平面传感器成像工作原理示意图

CCD平面传感器还有一种平板式的，它是将磷光体或闪烁体直接耦合到CCD表面上，这种闪烁体一般主要采用掺杂的CsI（cesium iodine）结构闪烁屏，CsI掺杂Tl，因为Tl的光输出（$\lambda = 540nm$）与CCD有良好的响应匹配。但目前应用比较多的还是经由光学系统与CCD耦合的方式。

一、探测器的结构

CCD平面传感器成像系统的探测器主要由把不可见X射线转换成可见光的转换部件荧光屏、光耦合装置、光电转换装置、组合部件等组成。

（一）荧光屏

荧光屏的作用是将不可见X射线转换成可见光，其结构与屏/片系统的增感屏或透视用荧光屏类似，早期试验研究就是采用的普通透视荧光屏，由保护层、荧光层和衬底层组成。目前多数厂家采用的是针状结构CsI闪烁屏，这种针状结构CsI闪烁体光散射比粉末状闪烁体要少得多，所以，荧光层可以做得厚一些，转换效率也要高一些，余辉效应也比粉末闪烁体短很多，因此，可以获得比粉末闪烁体屏转换效率高、更锐利清晰的图像。衬底一般采用对X射线吸收很少（X射线穿透性好）的材料制成，而且要求强度要好，收缩性应与荧光层最佳匹配。保护层必须是透光性能很好的材料制成。

（二）光耦合系统

光耦合系统的作用是将荧光屏上的光信号耦合到CCD探测器的接收面上。光耦合系统目前有反射、直射和光纤耦合三种方式。

1. 反射式光耦合系统　反射式光耦合系统由与荧光屏成45°角的反射透镜和平面聚焦组合透镜组成，与II-TV成像链中的光耦合系统基本类似。这种方式的光耦合系统具有结构简单、可使用小口径透镜和减少透镜数量、光路转向可减少探测器厚度、成本较低的优点。缺点为反射使能量损耗成倍增加，放射剂量大增，有畸变（凹面反射增加了变形），噪声高（反射的散射线造成新的噪声）等。

由于光耦合是经过透镜媒介完成的，所以，光在传送和收集的过程中产生损失是不可避免的。光收集效率是值得考虑的非常重要的指标，我们知道，透镜的收集效率与传送效率（efficiency of transmission）、焦距（focal length）、微缩倍数（demagnification factor）有关，其关系可用式（3-13）表示：

$$\eta_L = \frac{T_L}{1 + 4 \times f_\#^2 \times (1+m)^2} \qquad 公式（3-13）$$

式中T_L为透镜的传送效率，一般在70%~80%之间（取决于光谱）；$f_\#$为透镜的焦距；m为微缩倍数。一般来说，光收集效率只有百分之几，其效率是非常低的。

2. 直射式光耦合系统　这种方式的光耦合系统是采用大口径的组合透镜,不经过反射透镜直接从荧光屏上耦合到 CCD 接受面上。与反射式光耦合系统相比光收集效率略好一些,畸变率相对低些。由于是组合透镜和 CCD 摄像机与荧光屏垂直放置,所以探测器比较厚,体积大。

3. 光纤耦合系统　光纤耦合系统的光传输采用光纤,光收集效率比前两种高得多,是它们的 10~15 倍,其关系可用公式(3-14)表示:

$$\eta_{TFO} = \left(\frac{1}{m}\right)^2 \times \left[\frac{(n_2^2 - n_3^2)^{1/2}}{n_1}\right]^2 \times T_F \times (1 - L_R) \times F_C$$

公式(3-14)

式中:m 为微缩倍数,n_1、n_2、n_3 分别为媒质、光纤芯与包层的折射,T_F 为传送效率;L_R 为菲涅耳(Fresnel)折射;F_C 为光纤芯的充填因子。

这种方式的探测器制造成本较高,所以实际应用的并不多,在数字乳腺 X 射线摄影有应用的例子。

(三) CCD 摄像机

CCD 摄像机在结构上与 II-TV 成像链中的基本类似(请参考第四章中的 CCD 成像原理部分),不同的是尺寸要大一些,像素尺寸小,普通数字 X 射线摄影像素为尺寸 100~200μm,乳腺数字 X 射线摄影像素为尺寸 25~50μm。CCD 芯片有采用单片,2 片或 4 片拼接的,理论上肯定单片要好。

由于 CCD 芯片受温度影响比较大,所以,必须采取冷却措施,确保其温度与工作稳定,减少热噪音和暗电流。

二、成像信号采集过程

CCD 平面传感器成像采集过程主要经过电荷产生、电荷收集、电荷传送(转移)和电荷检测 4 个过程,如图 3-56 所示。

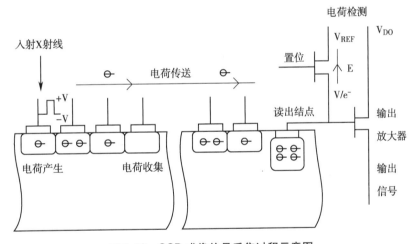

图 3-56　CCD 成像信号采集过程示意图

(一) 电荷产生

电荷产生(charge generation)的过程是这样的,X 射线经过被检体后变成强弱不同的 X 射线光子,入射到荧光屏,由荧光屏将入射 X 射线光子转换成与之相对应的明暗不同可见光,经反射和聚焦把光信号聚焦到 CCD 平面传感器上,由光敏元件产生电荷。

(二) 电荷收集

电荷收集(charge collection)也就是电荷存储,它反映了在电荷产生后探测器精确地还原图像的能力。电荷收集效率(charge collection efficiency,CCE)是非常重要的,因为它用来定义探测器的空间分辨力,理想的状态下,由光子曝光所产生的电荷都应该保持在目标像素中。我们知道,在电场弱或不存在的电场的情况下,热扩散会造成电子漂移,或扩散进入邻接的像素之内,造成串扰,像素串扰在穿过敏感器深部的近红外(IR)和软 X 射线光子最显著,在那儿存在非常弱的电场。CCD 制造厂家采用高阻抗硅晶片高压消除了扩散的负效应。

(三) 电荷传送

电荷传送(charge transfer)或转移就是将所存储的电荷转移出去的过程。对于非常大的阵列,一个小的电荷包可能需要在硅层中经过数英寸转移才能到达输出放大器。信号通道一定存在由于在设计、处理,或甚至硅自身引起的电子俘获(陷阱)

的缺陷。对于一些科学应用的CCD,电荷转移动程必须是99.9%的有效率。所以,如何提高电荷转移速度和刷新速度是非常关键的。

（四）电荷检测

电荷检测(charge measurement)是将所捕获的电荷按顺序进行读出和必要的放大处理的过程。要达到低噪音不仅要精心设计放大器而且也要精心设计处理视频信号的电子电路,陪伴信号的随机输出噪声在20和100个e-rms之间,取决于放大器的敏感度,Custom数字过滤电路能减少噪声水平达到理论水平。例如,哈勃太空望远镜(Hubble space telescope)中,CCD噪音在几个电子量级。CCD照相机用电容器控制电子带宽消除白噪声。

经过采集放大处理的信号被送到计算机进行处理,送入计算机的图像信息其图像处理方式与其他平板探测器成像方式基本相同,所以我们将放在第五节中讨论。

三、主要技术参数

CCD平面探测器成像系统目前有诸多厂家推出各种不同类型的产品,各厂商描述也不相同,综合起来主要有以下两个技术参数(其他参考本章第一节中"四、数字化X射线成像的主要技术参数")。

（一）CCD芯片组合形式

CCD芯片组合形式正如前面所述,有单片、两片和四片拼接之分,当然单片好,但价格比较高,不过就是拼接的芯片,经过软件处理后,人们用肉眼是无法辨别的。所以,无论单片还是拼接的芯片,根据实际用途只要选取图像满足要求的就可以了。

（二）成像周期

成像周期是指曝光结束到最终图像显示过程的时间,表示采集和预处理的能力或速度。这个周期与系统的分辨力、采集矩阵、像素尺寸大小等因素有关,无论如何不能大于20s,否则人们难以接受。

第四节 CMOS平面探测器数字X射线成像技术

互补金属氧化物半导体器件(complementary metal oxide semiconductor, CMOS)平面探测器是Cares Built公司研制的,2002年正式推入市场,像素尺寸为76μm,空间分辨力达到6.1Lp/mm,是目前空间分辨力最高的探测器,但系统成像速度比较慢,生成一幅预览图像需要18s,生成一幅能诊断图像从曝光到处理完成需要120s的时间,实际应用还存在问题,探测器成像有效尺寸为17in×16.6in(1in=2.54cm)。

CMOS探测器上层保护层、光转换层(一般采用荧光物质,像碘化铯等)、铅玻璃层(防干扰)、光学系统(将光转换层的可见光耦合到CMOS芯片上,采用微透镜)、CMOS芯片(将强弱不同的可见光转换成电信号,并存储电信号)、基层(下保护层,一般用强度和伸缩性比较好的材料制作)。

CMOS探测器图像获取的过程如图3-57所示。当X射线穿过被照体时,形成强弱不同的X射线束,该X射线束入射到探测器荧光层,产生与入射X射线束相对应的荧光。由光学系统将这些荧光耦合到CMOS芯片上,再由CMOS芯片光信号转换成电信号,并将这些电信号储存起来,从而捕获到

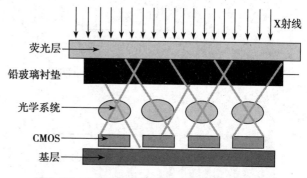

图3-57 CMOS探测器图像获取过程的示意图

所需要的图像信息。所捕获到的图像信息经放大与读出电路读出并送到图像处理系统进行处理。

每块平板由400个CMOS芯片组成,每个芯片均制成六棱形,似昆虫的眼睛,能提高图像的质量,这是Cares Built公司的专利。在CMOS芯片的后面还有控制、放大及读出电路。

这种探测器成像采集过程与CCD平面传感器基本一样主要经过电荷产生、电荷收集、电荷传送(转移)和电荷检测4个过程,如图3-58所示。

由于CMOS像素是直接可编址的(每个像素都有行和列输出线,可以直接读出像素),所以避免了许多像CCD电荷转移问题,因此,电荷读出区域转

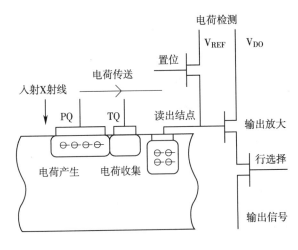

图 3-58　CMOS 探测器图像获取过程的示意图

移是高性能的像素转移。探测器完全转移电荷的能力由区域之间的电场强度决定,为了适应低电压工作的要求,因此,如何提高电荷转能力向制造商提出了挑战。

CMOS 和 CCD 读出过程(处理)是相同的,与输出 MOSFET(金属-氧化物-半导体场效应晶体管)放大器相连的电容器把信号电荷转换成电压。设计者们采取了许多巧妙的办法使该电容器非常小,但增加了放大器的增益和在噪声源上的输出信号增益。理论上,CMOS 和 CCD 的放大器应该递送相同的噪声电平。CMOS 探测器达到低噪声特性非常困难,因为模拟处理电路在芯片上,这种要求使得在设计上必须巧妙地设计出最佳的低噪声电路。

第五节　非晶硅平板探测器数字 X 射线成像技术

一、非晶硅平板探测器的基本结构

非晶硅 a-Si(amorphous silicon)平板探测器的结构如图 3-59 所示。它由碘化铯形成闪烁晶体层,将 X 射线转换为可见光;一层为薄膜非晶氧化硅层,薄膜非晶硅制成 $143\mu m \times 143\mu m$(或 $127\mu m \times 127\mu m$,动态在 $150\sim200\mu m$)的光电二极管与薄膜晶体管(thin film transistor, TFT)作为像素元件,将可见光转换为电信号;再一层为采集电路层(放大器、读出器、A/D 转换器等),读出各个像素产生的信号,并量化为数字信号,送到计算机进行处理;上下层为玻璃支撑和保护层。

非晶硅平板探测器的制作过程是这样的,它是从玻璃基板开始的。在一定面积的玻璃基板上生成非晶硅薄膜,然后渗以氢并扩散 PN 结,再用金属、绝缘体等材料制成薄膜晶体管 TFT 与光电二极管矩阵以及引线排。一个薄膜晶体管和一个光电二极管构成一个像素元。每个像素均与一条基线、一条控制线和一条信号线相连接。电路原理图如图 3-60 所示。TFT 与光电二极管矩阵上面为一层有一定厚度的能把不可见 X 射线转为可见光的荧光闪烁晶体层,荧光闪烁晶体一般用碘化铯,为减少光的散射,提高空间分辨力,现大多采用新型针状结晶结构的碘化铯荧光闪烁晶体。

闪烁晶体是一种吸收 X 射线并将其能量转换成可见光的化合物,好的闪烁晶体,每个入射 X 射线光子能产生许多个可见光光子,每 1keV 的 X 射线能产生 20~50 个可见光光子。闪烁晶体一般是由高原子序数材料组成的,它吸收 X 射线的能力强,像磷和碘化铯就是我们常用的较理想的闪烁晶

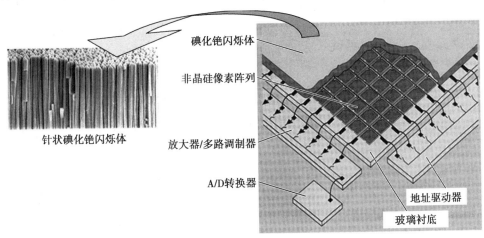

图 3-59　非晶硅平板探测器的结构

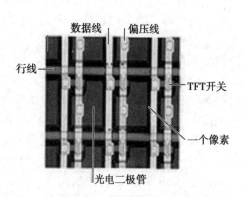

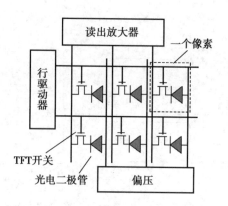

图 3-60　薄膜晶体管(TFT)与光电二极管矩阵及引线与电路结构示意图

体材料,但在非晶硅平板检测器中大都用碘化铯闪烁晶体作为把不可见 X 射线转换成可见光的转换材料。

磷闪烁晶体(phosphorus scintillator)一种受到 X 射线照射时能发光的物质。在 X 射线成像上使用的磷是用稀土硫氧化物掺入其他稀土元素,通常是硫氧化钆(gadolinium oxysulfide)和硫氧化镧掺入铽。这种闪烁晶体可发出蓝光或绿光。使用不同颗粒掺入不同的化合物,可产生不同的分辨力和亮度。将上述闪烁晶体紧贴非晶硅光电二极管,对吸收 X 射线产生荧光有很好的灵敏度,产生一个可见光子只需几十电子伏。但闪烁晶体的涂层必须足够厚,方能阻止高能射线,否则光散射就会成为问题。这种闪烁晶体与非晶硅光电二极管结合及光电转换示意图如图 3-61 所示。

碘化铯闪烁晶体(cesium iodine scintillator, CsI)有比较高的原子序数,是吸收 X 射线产生荧光的最佳材料,产生一个可见光子只需 20~25eV。当 CsI 掺入铽(terbium)时,发出 550nm 的荧光,这正好是非晶硅光谱灵敏度的峰值,这两者的结合具有很好的量子探测效率(DQE)。在适当的蒸发条件下,它会随着针状排列密度变化,这样产生的晶体作为光导管,使吸收 X 射线产生荧光光子在输入层的附近,输入涂层可以做得比较厚(可到 1mm),从而,可以获得较高的分辨力。这种闪烁晶体与非晶硅光电二极管结合及光电转换示意图如图 3-62 所示。

二、非晶硅平板探测器的工作原理

当 X 射线穿过被检体射入非晶硅平板探测器的碘化铯闪烁晶体层时,产生与入射 X 射线强弱相对应的可见光,由光电二极管将可见光转换成强弱

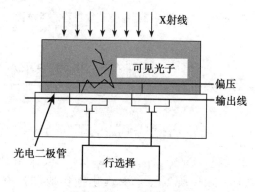

图 3-61　磷闪烁晶体与非晶硅光电二极管结合

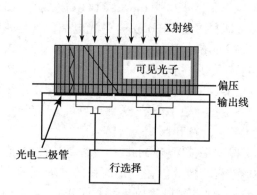

图 3-62　碘化铯闪烁晶体与非晶硅光电二极管结合

不同的电信号,而后由读出电路读出。

在工作时,光电二极管加有反向偏置电压,当薄膜晶体管(TFT)开关截止时,通过闪烁晶体的光产生的电荷聚集在二极管上。读出时,某一行加上驱动脉冲电压,这一行的薄膜晶体开关被打开,电荷从被选行的二极管中沿数据线同时读出,这些电信号经放大器放大,由 A/D 转换器转换成数据信号,并送入计算机处理,重复上述过程,直到读出全部读出图像信号为止。在读出一行信息后并将原有电信息自动完全清除。电路原理如图 3-63 所示,图 3-64 是 3×3 像素读出电路原理图。

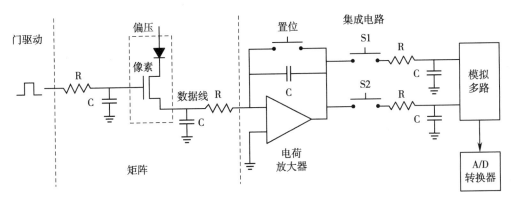

图 3-63 读出电路原理图

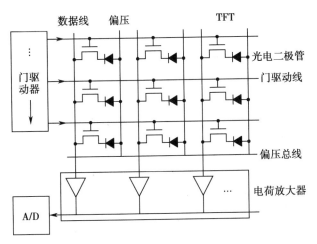

图 3-64 3×3 像素读出电路原理图

图 3-65 是非晶硅平板探测器 X 射线成像系统的组成及相互之间的关系示意图。主要由平板探测器、主计算机、图像存储、图像软/硬拷贝、X 射线发生器及其他辅助检查装置等组成。

平板探测器是整个成像链中最关键的部件,由它来将 X 射线光子转换成数字信号,数字图像初始获取质量的优劣也将由它决定,所以设计者们根据不同应用场合与需要,研制出各种类型的探测器。比如用于乳腺数字 X 射线成像系统的平板探测器像素尺寸在 $50 \sim 100 \mu m$,普通数字 X 射线摄影成像系统的平板探测器像素尺寸在 $100 \sim 200 \mu m$,动态数字 X 射线成像系统的平板探测器像素尺寸在 $150 \sim 200 \mu m$ 之间。逻辑与接口控制主要功能是控制有序地读出探测器中的像素信号。主计算机与图像预处理主要完成在准备 X 射线曝光时,向探测器发出接收曝光准备指令和向 X 射线发生器曝光发出曝光准备指令,当 X 射线发生器曝光完毕,向主机发出曝光结束信号,接到 X 射线发生器的曝光结束信号后立即向探测器发出图像采集指令,图像采集完,主机立即接收从探测器送来的图像数据信息并同时进行存储,并按照预先选定的部位或设定

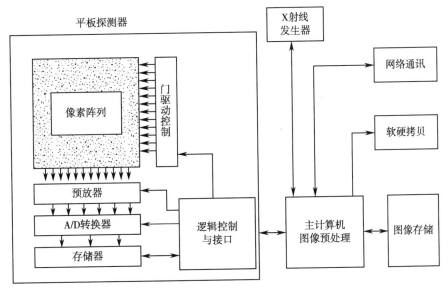

图 3-65 非晶硅平板检测器 X 射线成像系统的组成及相互之间的关系

的预处理方式进行处理,将处理好的图像送到显示器进行显示,或进行硬拷贝,或进行网络图像传送等整个过程。

非晶硅平板检测器由于它的采集速度快(25f/s 以上,目前可高达 60f/s),即可实现动态采集,所以适用各种数字 X 射线成像,特别适用于数字胃肠及数字血管等动态 X 射线成像,在不久的将来它会有可能完全取代影像增强-电视链采集成像系统。

三、图像处理

所有数字 X 射线成像系统的图像处理都与 CR 基本类似,所以 CR 的图像处理方法可以用于平板探测器等数字 X 射线成像系统。除了最基本的处理方法外,各生产厂家采用了各自的特殊处理方法,但最终结果都是使图像对比细节增强、噪声降低、清晰度和锐利度提高、增加视觉感,如组织均衡(tissue equalization)、增强视觉图像处理(enhanced visualization image processing,EVP)、动态密度优化(dynamic density optimization,DDO)、统一化图像增强(unified image quality enhancement,UNIQUE)等。它们的共同特点是:根据不同部位自动地使每幅图像最优化(始终如一的高质量图像),也就是消除原曝光图像中过亮及过黑的区域,降低细节损失,从而提供高细节对比度、显示更佳解剖结构的图像。

平板探测器的出现以及新的计算方法的应用,有许多新的成像方式应运而生,比如双能量减影、拼接与数字断层合成技术(digital tomosynthesis)等。平板探测器双能量减影只能采用两次曝光法实现。平板探测器的拼接与 CR 的拼接实现方法不同,采用探测器与 X 射线管组件同步移动多次曝光采集图像。但有些厂家采用的是半开准直器法与探测器移动曝光采集图像,这需要专用的准直器,它这样完成的,假如只采集两幅曝光图像,先将探测器上移,X 射线管组件自动对准,束光器上射野限制铅叶片向上打开到所需要的位置(下射野限制铅叶片在中间不动),第 1 次曝光完成后,探测器自动向下移动到设定位置,束光器下射野限制铅叶片向下打开到所需要的位置(束光器上射野限制铅叶片从上自动移到中间位),进行第 2 次曝光采集

图像。如果要采集 3 幅或 4 幅图像,前述过程完成后,探测器与 X 射线管组件均向下移动到设定位置,重复两幅曝光图像的过程。这种摄影技术必须配置专用的摄影架,其目的是在探测器移动时保持被摄影部位不动。

在动态平板探测器数字成像系统中,也应用了很多新的技术和方法,高级图像处理软件的应用,从而可以获得比影像增强-电视链成像方式更优质的图像。主要生产厂家相继在心血管平板探测器数字成像系统中实现了平板 CT,其图像质量可以与中档专用 CT 图像质量相媲美,为 CT 介入和血管介入很好地结合提供了良好的平台。

全景拼接成像技术与多次曝光的 CR 全景拼接成像技术类似,区别在于两者使用的成像介质不同,分 2~3 段拍摄全脊柱或双下肢图像,在图像处理工作站上根据标记的位置进行重叠、移位等调整,生成脊柱或双下肢全景图像,能基本满足骨科术前测量、定位和术后随访的要求。现今全景拼接成像的过程自动化程度更高,设置好曝光范围后,装置会根据曝光范围来自动分割每一次曝光所能包括的范围,X 射线管和平板探测器会自动协同完成多次曝光,曝光完成后自动拼接生成全景图像(也可手动)或将图像传到工作站可通过软件自动完成全景拼接。全景拼接成像的优点是影像清晰度较高,方法简便。缺点是要求被检者的合作程度较高,在检查过程中需保持同一姿势,需要部分重叠曝光,受检者接受的剂量稍有增加。

目前在图像处理方面引入了人工智能(artificial intelligence,AI)技术,帮助放射技术人员和医师预先处理相关图像信息,从而获得更多的有用图像信息,为提高诊断准确率、减少漏诊提供了非常有用的帮助。已经实现的功能软件有:X 射线摄影图像标准位置自动识别(无论用何种方位投照,摄影完成后均自动显示标准投照位),儿童骨龄分析,肋骨骨折、肺部结节、气胸、条索影、胸腔积液自动提取等。

四、主要技术参数

参考本章第一节中的"四、数字化 X 射线成像的主要技术参数"。

第六节 非晶硒平板探测器数字 X 射线成像技术

一、非晶硒平板探测器的结构

非晶硒平板探测器与非晶硅平板检测器一样也为多层结构,所不同的是非晶硒平板探测器没有荧光转换层。它的 X 射线交互层是由光导半导体(photo-conductor)材料构成,目前常用的材料有非晶硒(a-Se)、碲砷镉(CdAsTe)、碘化铅(PbI)和碘化汞(HgI),已经商品化的检测器都是采用非晶硒。利用光导半导体材料俘获入射的 X 射线光子,直接将接收到的 X 射线转换成电信号,再由二维排列的薄膜晶体管 TFT 阵列将产生的电信号读出即可获得数字化的 X 射线影像,这种工作方式的最大优点是完全克服了在非直接转换 DR 检测器中存在由增感屏或闪烁体中的光线散射造成的图像模

糊效应,有非常高的空间分辨力。图 3-66 和图 3-67 是基于非晶硒平板探测器的结构示意图:在 TFT 阵列上涂敷 500μm 厚的非晶硒层,其上由介质层和表面电极层及保护层等构成。

二、非晶硒平板探测器的工作原理

当入射的 X 射线光子在非晶硒层激发出电子-空穴对时,电子和空穴在偏置电压下反向运动,产生电流,电流的大小与入射光子的数量成正比,这些电流信号被存储在 TFT 的极间电容上 C_{sj}。每个 TFT 和电容就形成一个像素单元,每个像素区内有一个场效应管,在读出该像素单元电信号时起开关作用,它的工作原理如图 3-68 所示。

读出像素信号时,在扫描控制电路的控制下,使相应的场效应管导通,将每个像素单元所存储的电信号按一定顺序一一读出,经放大电路将每个 TFT 像素单元电荷放大后输出,并经 A/D 转换变成 14 位二进制(14bit,2^{14})数字信号,送到计算机处理,读出过程与非晶硅平板探测器基本一致。图 3-69 是 3×3 像素矩阵读出原理示意图。

当像素矩阵信号读出完后,由控制电路自动清除潜影信号,以备继续使用。

常规 X 射线摄影应用的非晶硒平板探测器的有效探测面积为 35cm×43cm,每个 TFT 像素单元的物理尺寸为 139μm×139μm,共有 2 560×3 072 个像素单元。也有不同像素单元的物理尺寸(100μm、125μm、143μm、148μm、150μm 等)的探测器。

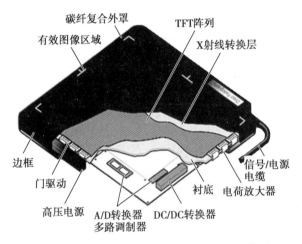

图 3-66 非晶硒平板检测器的整体结构示意图

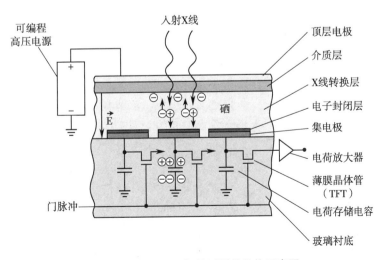

图 3-67 非晶硒平板检测器的结构示意图

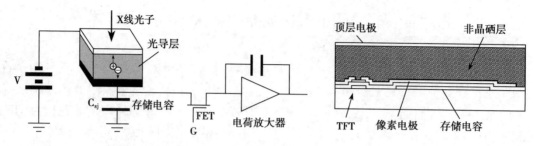

图 3-68　非晶硒平板探测器工作原理示意图(1个像素等效电路)

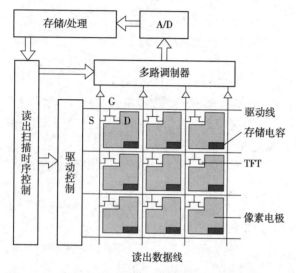

图 3-69　3×3 像素矩阵读出原理示意图

非晶硒平板探测器也在不断地改进和提高,主要是继续缩小像素单元尺寸,提高图像的分辨力;提高探测器对 X 射线的转换率,降低 X 射线剂量;进一步提高图像质量,以用于乳腺摄影。另外,也有厂家曾推出具有动态成像能力的非晶硒平板探测器,可应用于数字 X 射线胃肠及数字 X 射线血管成像,取代影像增强-电视链探测器,但现今已几乎不用了。

(一) 图像处理

图像处理和非晶硅平板探测器数字 X 射线成像系统基本相同,在这里就不赘述了。

(二) 主要技术参数

主要技术参数也与非晶硅平板探测器数字 X 射线成像系统基本相同。

第七节　线扫描数字 X 射线成像技术

线扫描是由多个独立的探测单元组成的一维阵列式 X 射线探测器。探测单元的物理尺寸和数目决定该探测器的空间分辨力和该维度的有效探测范围。该探测器中某一探测单元在某一时刻接收到的 X 射线光子转换成的电信号代表该探测单元所在列中的某一确定像素。探测器的每个独立的探测单元在每一时刻都同时工作,接收透过物体某一截面的 X 射线信息。这种探测器工作时,扇形 X 射线束和探测器做同步匀速平移运动对被检物体进行扫描,探测器将不同时刻探测到的 X 射线信号转换成按"行"分布的电信号,这些按"行"分布的电信号经 A/D 转换后按顺序存储起来,即为我们所需要的二维数字图像。

能实现线扫描探测器主要有四种:即闪烁晶体-光电二极管线阵探测器;平行线阵电离室(液态异辛烷,isooctane)探测器;"动-静态"电荷探测器(kinestatic charge detector, KCD);多丝正比室(multiwire proportional chamber, MWPC)探测器。这里以线阵多丝正比室探测器为例讨论其成像原理与应用。

一、多丝正比室线扫描直接数字化 X 射线摄影系统的组成

该系统由扫描机架,机架上安装 X 射线管组件、X 射线探测器及前端电子学系统;X 射线发生装置及电气控制系统;计算机处理系统,包括操作工作站及医生工作站等组成,系统组成如图 3-70 和图 3-71 所示。

X 射线管组件和探测器由计算机控制扫描,以数字的形式保存、处理得到的图像,并在显示器上显示。在被检者的前面,有一个狭缝宽度为 0.5～1mm 的准直器,用于形成扇形的、尺寸满足探测器工作需要的 X 射线束。探测器(640 通道或 1 024 通道)记录穿过被检者的射线束。在一行的曝光时间内,计数器中积累的信息写入计算机存贮器内,

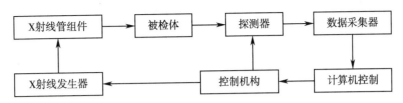

图 3-70　多丝正比室线扫描直接数字化 X 射线摄影系统组成

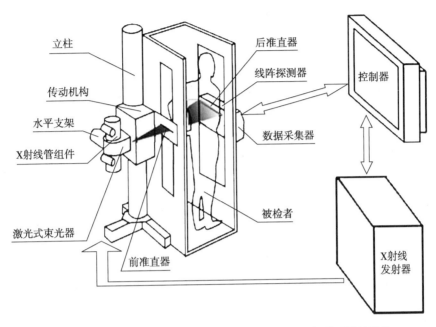

图 3-71　立式多丝正比室线扫描直接数字化 X 射线摄影系统的结构

然后开始记录下一行的信息。整个曝光过程完成后,在计算机内存中形成了一幅 640×n 或 1 024×n 矩阵的数字图像(n 是扫描的线数)。

二、探测器结构及其工作原理

探测器由拉紧的金属丝制成的阳极面和两个阴极面、漂移电极以及壳体构成,壳体内充满工作气体,如图 3-72 上部所示。

从 X 射线管组件发出的圆锥扇形 X 射线束,经水平狭缝(0.5~1.0mm)形成平面扇形 X 射线束,通过被检测人体射入水平放置的多丝正比室窗口。机械扫描系统使 X 射线管组件、水平狭缝及多丝正比室沿 X 射线束扇形平面的法线方向作均匀的同步运动,到新位置再做一次水平探测记录;如此重复进行,对待检测区域扫描一次就完成一幅 X 射线图像的拍摄。工作原理如图 3-72 下部所示。

探测器是一个封闭的金属(如铝)腔室,室内充满压力为 2 个大气压的氙气和 20% 二氧化碳的混合气体,或 6 个大气压的氙气(浓度大于 90%)和 4% 的乙烷的混合气体。穿透人体的 X 光子通过入射窗口落入漂移区内,引起气体分子电离,光

电子与工作气体的原子(氙,Xe)分离。光电子形成的初级电离的电子通过上阴极面渗入探测器的工作空间(正比区)。阳极面上的阳极金属丝的信号通过放大器进入相应的计数器。

当 X 射线粒子进入漂移电场时,其能量将使漂移电场内惰性气体分子电离,负离子奔向相对高电位的阳极。当负离子进入加速电场时,在阳极丝表面 1μm 处发生雪崩,产生大量的离子云,并高速飞向阳极丝使电位变化,前置电路检测到阳极电位达到域值范围,便输出 1 个脉冲,用计数器将这些脉冲加以计数,就可以得到正比于入射粒子的计数值。

在多丝正比室中的阴极平面总是通过数兆欧保护电阻再与直流的负高压(-3 000V DC)相连,并用高压滤波电容接地。

阳极丝位于两个阴极平面之间。阳极平面是由很多根等间隔的平行金属细丝制成。这些丝的两端都焊在阳极框架上,丝之间相互绝缘。框架是由印刷电路板经过光腐蚀制成,用接插件与电子学系统相连。

常用的金属丝为镀金钨丝、镀金钼丝、钨铼合金和软态不锈钢丝。丝的直径一般为 10μm、

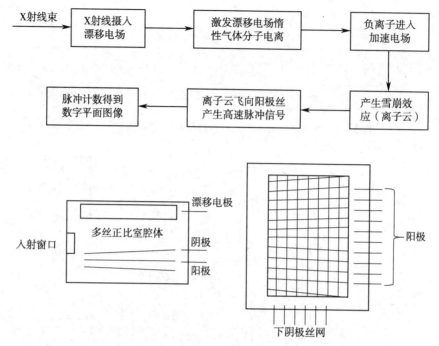

图3-72　多丝正比室探测器的结构与工作原理示意图

20μm、25μm 或 40μm。医学应用 10μm 为多。丝直径的均匀性要求很高,丝直径的不均匀将导致气体放大倍数的不均匀,也就是说,将导致输出脉冲幅度的不均匀,从而影响图像的质量(若某根阳极丝的直径发生变化,则该丝上的电荷密度也要发生变化,导致气体放大倍数的变化)。丝不能有局部的损伤,以免在室中形成局部的高电场区域而引起放电。阳极丝丝距(阳极丝之间的距离)与多丝正比室的空间分辨力和时间分辨力有极密切的关系。丝距越小,空间定位的精度就越高,时间分辨力也越好。但是丝距的减小是有限制的,当丝距减小就会引起电容减小,为了使单位丝长度上的电荷保持不变,则需增加工作电压,工作电压的增加会使得稳定性变差,易发生击穿和电晕现象,医学应用一般在 300~500μm。

阴极平面是用细的金属丝平行等距的拉在阴极框架上制成。常用的金属丝与阳极丝相同,丝的直径多数为 100μm。丝距多为 300~500μm,阴极丝的方向大都与阳极丝垂直。

多丝正比室中使用的气体是一种混合气体,它的主要成分是氙气或氩气,通常使用的是高纯度的氙或氩,它在混合气体中的比例高于 70%~90% 以上。另一气体为二氧化碳或其他气体(如异丁烷、甲烷、乙烷、丙烷、溴化烷等),二氧化碳占 20%,这两种混合气体运行安全,能量线性好,有较高的气体放大倍数,价格便宜等。

用探测器记录X射线光子流,正比室中阳极金属丝与所记录的X射线光子流方向平行,根据阳极金属丝之间的距离等于X射线光子流与工作气体相互作用时形成的电子的行程,来选择工作气体压力。通过将探测器的有效通道数目增加1倍的方法改善空间分辨力,分别记录仅有一根阳极金属丝动作的事件和两根相邻的阳极金属丝同时动作的事件。利用以上原理可以得到很高的空间分辨力、效率和快速反应能力,这保证了在放射剂量小于传统的X射线成像放射剂量 30~100 倍的情况下,还可以得到高质量的数字化X射线图像。

三、图像数据采集系统

图像数据采集系统由前置放大器、计数器和采集器组成。阳极面上的阳极金属丝的信号通过前置放大器进入相应的计数器,计数器所计数的值再由采集器采集并保存,由图像处理器读取采集器的图像信息并进行处理。

(一)前置放大器

前置放大器(前置放大电路)的作用是将阳极面上的每根阳极金属丝的电信号进行放大。它的电路原理图如图3-73所示。

(二)采集器

采集器用来采集每块计数器板的计数值,每块计数器板有多个 16 位二进制数据(计数值范围为 0~65 535)。一次共采集多个 16 位二进制数据,采集起来放在暂存器之中,然后再一次性把数据发送给图像处理器。电路原理图如图3-74所示。

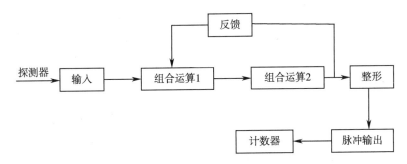

图 3-73　前置放大器电路原理示意图

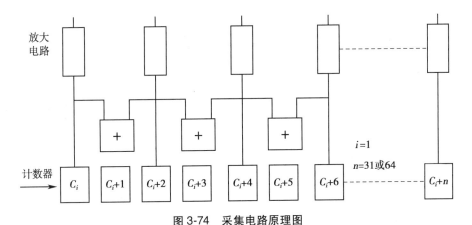

图 3-74　采集电路原理图

（三）计数器

计数器（计数电路）的作用是计每个前置放大器的脉冲数值。根据不同系统采用多块计数器板组合，每块与多丝正比室的信号引出线相连，计数器板把信号线传送来的尖脉冲进行放大延时与插出符合通道等处理，再进行计数并把计数值保存起来。

四、适用范围

线扫描数字 X 射线成像设备的生产厂家已推出多种用途的配套产品，如胸部专用、全身扫描系统等。但由于扫描时间比较长，早期扫一幅胸部 X射线图像需要 4~8 秒，所以对活动脏器与不易配合被检者难以获得满意图像，应用受到一定限制。现今有厂家推出立式双向扫描成像装置（分别以180°相对装配的两套多丝正比室探测器和两套 X射线管组件），工作时正、侧位同时扫描，一次同时获取正、侧位两幅图像，脊柱扫描成像 5~10 秒，全身扫描成像在 25 秒以内。相对于常规 DR 的拼接失真小，且被检者的辐射剂量降低很多。图像后处理可以获得二维或三维图像。主要用于骨科负重位全景成像，为骨科精准手术治疗提供非常有用的帮助。

第八节　数字乳腺 X 射线成像系统

乳腺 X 射线摄影在 20 世纪 30 年代初由 Stafford Warren 应用于临床。Gros 于 1969 年首创钼靶X 射线机，70 年代后期至今，以单面感光胶片作为信息载体，以及不断改进乳腺摄影机的机械和 X 射线管的性能，引入微机控制系统等。在 20 世纪 90年代后期出现的数字化乳腺 X 射线摄影系统，图像质量超过传统的模拟图像，而且降低 X 射线辐射剂量，其图像可以储存、传输，并可进行多种后处理。由于高分辨显像设备和许多新的探测器研制成功，所以数字化乳腺 X 射线摄影发展非常迅速，在不久的将来就会完全取代传统的屏/胶系统。

真正应用于临床乳腺 X 射线成像方式主要有3 种，它们是胶片成像、间接数字化成像和直接数字化成像。虽然前者是作为诊断乳腺疾病的金标准，但由于它的图像质量受诸多因素的影响，所以最终将由后两种取代。普通数字化 X 射线摄影的成像方式均适用于乳腺 X 射线摄影，下面分别讨论 CR、平板探测器（包括 CCD、COMS、非晶硅和非晶硒探测器）、线扫描探测器成像以及新的成像技术。

一、平板探测器数字乳腺X射线成像技术

用于乳腺数字X射线成像的平板探测器的材料主要有CCD、CMOS、非晶硅、非晶硒等4种，前3种为间接数字化探测器，目前在临床应用的主要是非晶硅和非晶硒平板探测器。由于乳腺数字X射线成像的特殊性，探测器在结构上与普通和动态数字X射线成像的有所不同，数据读出方式基本一致。

（一）CCD平板探测器

CCD平板探测器由于很难制作较大尺寸的，有效成像尺寸典型的在5cm×5cm（目前也有18cm×24cm的），所以主要用在数字活检穿刺成像中。

1. 探测器的结构　用于乳腺数字成像的CCD平板探测器在闪烁体与CCD耦合方式上有两种，一种是闪烁体由锥形光纤与CCD感光面耦合，如图3-75所示；另一种是闪烁体由垂直光纤与CCD感光面耦合，如图3-76所示，这种形式用得比较多。闪烁体材料与其他非直接转换一样一般采用碘化铯添加铊CsI:Tl（早期为颗粒状，现今为针状体，直径为5μm）制作而成，也有用硫氧化钆GOS（Gd_2O_2S）的，涂层一般在150~250μm。光纤一般直径在为5μm。CCD像素尺寸为25~100μm，由于CCD对温度比较敏感，所以较大尺寸的CCD探测器必须采取冷却措施（一般采用半导体制冷器），保持温度稳定。

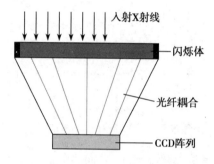

图3-75　闪烁体由锥形光纤与CCD感光面耦合的探测器

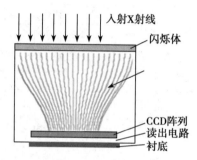

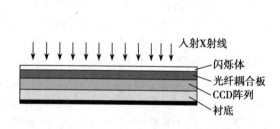

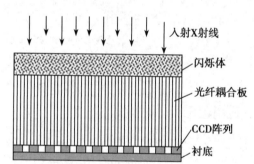

图3-76　闪烁体由光纤垂直与CCD感光面耦合的探测器

2. 工作原理　入射X射线光子撞击到闪烁体荧光层时，激发闪烁体产生荧光，把不可见的X射线转换成可见光，各点所产生的荧光强度与入射X射线光子能量成正比，所产生的这些荧光由光纤导入到CCD阵列探测器表面，由CCD阵列将强弱不同的可见光转换成相应的电信号，再由信号转移读出电路将信号读出进行必要的放大整形处理送到图像处理器。

小平板CCD探测器（2.5cm×2.5cm或5cm×5cm）获取到的图像空间分辨力目前最高可达20Lp/mm，大平板CCD探测器（18cm×24cm或19cm×25cm）获取到的图像空间分辨力目前大于10Lp/mm。图像处理都配有专用乳腺处理软件。

（二）CMOS平板探测器

CMOS数字乳腺平板探测器与前面所述的普通摄影用的大平板结构不同，它是由闪烁体、光电二极管阵列和CMOS等组成（实际上应该叫光电二极管平板探测器）。闪烁体采用碘化铯和硫氧化钆材料，闪烁体与光电二极管阵列耦合有3种方式，第1种闪烁体层直接沉淀在光电二极管阵列上，称为嵌入式闪烁体荧光层；第2种先将闪烁体荧光层沉淀在吸收X射线非常少的基板上，然后把该板（基板朝上，闪烁体荧光层面向下，称为倒挂式闪烁体荧光层）与光电二极管阵列装配；第3种将闪烁体荧光层沉淀屏蔽X射线的光纤板上，而后把光纤板与光电二极管阵列装配。

读出放大器有 2 种形式,一种称为被动式读出放大器,放大器阵列与光电二极管阵列一端相连,每个放大器通过地址选择开关与光电二极管阵列的列连接,这种读出放大电路结构简单,充填因子高,放辐射性能好,但信号中含热噪声大。另一种为主动式读出放大器,每个像素都有一个放大器将电荷直接转换成电压信号,这种读出放大电路信噪比高,可以获得高质量的图像信息,但制造成本高。

闪烁体荧光层将不可见 X 射线光子转换成可见光,由光电二极管将可见光转换成电信号,并存储在节间电容上,按一定顺序通过读出电路读出并放大这些模拟电信号,经 A/D 转换变成数字信号,送入图像处理器进行处理。

二、非晶硅与非晶硒平板探测器成像技术

非晶硅与非晶硒平板探测器在结构上与本章第五节和第六节所述探测器没有本质的区别,只是有效成像尺寸和像素尺寸不同而已。

三、数字乳腺 X 射线成像的其他技术

数字乳腺 X 射线成像由于探测器的不断地改进和完善,以及新的处理算法的出现,从而研究出了许多新的成像技术,如数字断层合成或融合(digital tomosynthesis,DT)、双能量减影(dual-energy subtraction,DES)和计算机辅助探测(诊断)(computer aided detection,computer aided diagnosis,CAD)等。

(一)数字断层合成技术

常规断层 X 射线摄影是采用 X 射线组件与探测器(胶片)相反同步运动,使人体某个断面连续地聚焦在胶片的固定位置上,产生支点平面的图像清晰,而支点平面上下图像模糊,有直线与环行(圆、椭圆等)运动形式。数字断层合成 X 射线摄影技术与常规断层 X 射线摄影技术在常规摄影应用中运动形式一样,有直线与环行两种。这里以直线断层为例,在 X 射线管组件与探测器相反同步运动过程中分别采集不同角度的图像,由后处理软件将这些不同角度的图像重建获取多层面的图像。乳腺 X 射线数字断层合成技术多采用 X 管组件做弧形运动(弧形角度一般在 20°~30°),而探测器不动,对乳腺来说一般对感兴趣区采集 8~10 幅图像,通过数据重建技术获得任意层面和任意数目的图像,层厚可以达到 5~8mm 或更薄(如 1mm)。同时可以采用三维重建技术,获得感兴趣区的三维图像,从而可更好地观察到病灶

与准确定位,有助于提高乳腺疾病诊断的准确率和手术定位准确率。

我们可以把被检体看作是由与摄影床的床面(或乳腺摄影平台)平行的许多具有微量厚度的薄层构成的,而把不同投射角度下的图像看作是各层的 X 射线吸收图像按不同位移叠加构成的,也类似于 CT 扫描的断面切层图像,只不过 X 射线数字断层合成技术采集的是纵向层面图像。在限制的角度内采集每幅图像必须以非常低的 X 射线剂量,被称为低剂量图像,每幅图像的 X 射线剂量应为普通乳腺摄影的 1/10,所以要求高灵敏和噪声低的探测器,平板探测器显示了在这方面的优势,使得乳腺 X 射线数字断层合成在近几年得到了迅速地发展。X 射线组件运动有连续和步进 2 种方式,连续运动方式在运动过程中按设定角度 X 射线自动脉冲式曝光并同步数据采集,为了避免由于 X 射线管焦点的震动使所采集的图像模糊,所以要求运动速度必须足够慢,曝光时间必须足够短,同时要求采集、存储和处理速度足够快;步进方式要求在每个设定角度曝光之前必须保证 X 射线管组件完全停止不动,才能获取不模糊的图像。图像处理目前有多种方法,比如迭代法、频域反卷积影像法(frequency domain deconvolution imaging,FDDI)、空间域图像移位消去法(image displacement elimination method,IDEM)等。

(二)双能量减影

由于钙化组织相对正常软组织对低能量 X 射线吸收率要高,而对高能量 X 射线的吸收两者没有明显的差异,所以这样两幅图像进行减影处理可以使软组织完全被减除掉,从而获得钙化组织的图像信息,有助于早期乳腺癌的诊断。乳腺双能量减影新的方法有如下几种:

1. 单次曝光电子光谱分离双能量减影技术
所谓单次曝光法电子光谱分离(electronic spectrum splitting)双能量减影技术采用硅微带光子计数能量敏感探测器(photon counting energy sensitive detector),采用两种不同阈值(碘 K 缘附近)读出电路分别同时采集单次曝光信息,获得两幅不同能量的数字图像。

2. 准单色光 X 射线束双能量减影技术　准单色光 X 射线束(quasi-monochromatic X-ray beam)双能量减影技术是借助两个准单色光镜将同一 X 射线束分离出两种不同能量的 X 射线束(18~36keV),准单色光镜是由高导向热解石墨嵌镶晶体(highly oriented pyrolytic graphite mosaic crystal)

做成。探测器为硅微带光子计数能量敏感探测器，两种不同阈值读出电路同时采集两种不同能量的两幅数字图像。

3. 单光子计数专用集成电路 单光子计数技术（single photon counting）专用集成电路（application specific integrated circuit，ASIC）的开发与成功地应用，使研发高空间分辨力、低噪声、高信噪比的探测器成为可能，前两种探测器采用的就是这种读出电路。这种电路可以与多种不同半导体敏感探测器组合把X射线直接转换成可探测电信号因为它是一种可编程读出集成电路，代表性产品是欧洲粒子物理研究所（European Organization for Nuclear Research，CERN）研发的 Medipix2 芯片，它可以与 Si、GaAs、CdZnTe 等为材料的敏感探测器组合，像素尺寸为 55μm，像素矩阵 256×256，每个像素计数器数据采集 13bit，技术速率 1MHz，有效面积 2cm×2cm，可三边对接组成大面积读出电路满足不同应用要求。

第九节　数字X射线成像的新技术

数字X射线成像进来出现了很多的新技术，其中有些用于临床，现就我们所了解到的新技术予以介绍。

一、光电转换新技术

平板探测器新技术主要是接收光信号的晶体和X射线转换成光信号的材料的应用。

（一）接收光信号的光电二极管晶体

前面介绍非晶硅平板探测器接收光信号的光电二极管材料采用的是非晶硅晶体，由于非晶硅有光致发光疲劳效应和光致衰减（Staebler-Wronski）效应，其光电转换率较低。现今人们已推出新的光电二极管材料，这种材料就是单晶硅（monocrystalline silicon），其纯度要求达到 99.999 9%，由于它晶体结构是有序的（非晶硅是无序的），它的光电转换率比非晶硅要高，有报道光子电子转换效率增加 1 倍多。又因为单晶硅结构有序，可以一个像素一个信号放大器（非晶硅一排像素一个信号放大器），本底电子噪声将大幅度降低，如果将 TFT 用 CMOS 替代，可以增加装填系数（fill factor），提高灵敏度。从而可以用较低的X射线剂量获得高质量的图像，有着很好地应用前景。

（二）X射线转换成光信号的新技术

现国内外正在研发的一种基于钙钛矿（perovskite）新型X射线探测器。这种材料的探测器，可能向两个方向发展。其一，用它制作成像碘化铯一样将X射线转换成可见光的涂层。其二，制作成与非晶硒类似的探测器，结构与非晶硒也类似，由顶层电极、钙钛矿、硅元件、底层电极、读出元件及整版保护层组成。其中钙钛矿用于捕捉X射线光子并将X光子吸收与晶格共振，发生受激辐射，转换成可见光光子。硅元件用于吸收可见光光子，发生光电效应，转换为积分电流，由读出元件将这些积分电流按一定顺序读出。用于传输电荷的顶层和下层电极之间施加的驱动电压比非晶硒低。

由于钙钛矿薄膜可以通过喷涂的方式沉积在表面，固化后留下薄层物质。与需要在真空条件下进行高温金属沉积的硅基系统相比，这种生产方式无疑要便宜和容易得多。

有报道由钙钛矿制作的探测器，其灵敏度比传统的硅探测器要高出几个数量级，成本将大大降低。

二、三维X射线成像新技术

这种新技术不同于数字乳腺三维X射线成像，以动态平板探测器与机械运动（X射线管组件、探测器、被检者保持架等）相结合，旋转 200° 或以上以一定角度曝光采集一幅图像，由计算机图像处理软件重建获得三维图像。

目前有两种方式实现，即平板探测器与X射线管组件以被检者为中心旋转，平板探测器与X射线管组件不动，被检者保持架旋转。

（一）平板探测器与X射线管组件旋转方式

这种方式整机结构与普通 DR 基本一致，机械主要由 3 部分组成，探测器支架、X射线管组件支架，被检者支架。工作时，被检者在支架上不动（站立或卧位），探测器支架和X射线管组件支架以为轴心每 1.0° 或 1.5° 曝光一次，每次曝光都基于 AEC 自动曝光控制，旋转 200°，基于X射线的投射属性，探测器接收到了相当于 360° 的被投照组织的密度信息，这些图像信息重建后得到冠、矢、轴位方向的图像。可获得任意体位类似锥形束 CT 的图像，可输出 VRT/MIP/MPR（容积再现/最大密度投影/多平面重组）图像，可进行应力位断层检查，尤其有利于脊柱、关节、骨骼等疾病诊断和治疗。

（二）被检者保持架旋转方式

这种方式在整机结构上与前者基本一致，主要是机械运动方式不同。工作时探测器支架和X射线管组件支架不动，被检者保持架旋转（相当被检者旋转），旋转角度大于200°，该支架每旋转设定角度曝光一次采集一幅图像，基于X射线的投射属性，探测器接收到了相当于360°的被投照组织的密度信息，这些图像信息重建后得到三维图像。可实现与前者基本一致的功能。

第十节 数字X射线成像系统的质量控制

为了保证从数字X射线成像系统中能获得满意的图像，对它们进行质量控制是非常重要的，也是非常必要的。为此中华人民共和国国家卫生健康委员会发布了WS 76—2020《医用X射线诊断设备质量控制检测规范》(Specification for Testing of Quality Control in Medical X-Ray Diagnostic Equipment)。本标准规定了医用X射线诊断设备质量控制检测和防护性能检测的一般要求、检测项目、检测方法及其技术要求。本标准适用于医用X射线诊断设备的质量控制检测和防护性能检测，包括X射线摄影设备［含X射线屏/片摄影设备、数字X射线摄影（DR）设备、计算机X射线摄影（CR）设备］、X射线透视设备（含直接荧光屏透视设备、影像增强器透视、平板透视设备）、牙科X射线设备（含口内机和口外机）、数字减影血管造影（DSA）X射线设备、乳腺X射线摄影设备［含乳腺X射线屏片摄影设备（乳腺屏片）、乳腺数字X射线摄影（乳腺DR）设备、乳腺计算机X射线摄影（乳腺CR）设备］。我们遵循的是它们的质量控制和检测方法以及指标，而不拘泥于同样的检测仪器和体模及附件，可以用原来X射线成像系统的相关检测仪器和体模及附件来实施质量控制。

一、质量控制检测前的准备

在进行系统检测之前应做好如下准备：

（一）X射线发生器与X射线成像有直接关系的辅助装置的校正

X射线发生器的运行稳定性，X射线的量（mAs）和质（kV）输出准确性，半值层HVL，焦点尺寸等都对X射线成像质量起着至关重要的作用，所以在进行CR系统检测之前必须对其进行校正。

与X射线成像有直接关系的辅助装置主要有：X射线束光器（准直器或缩光器）、摄影平床、滤线栅、暗盒托架、X射线管组件支持架等。这些都应该按常规X射线摄影质量控制进行检测。

（二）软硬拷贝装置与观片灯箱的校正

1. 软拷贝装置的校正 所谓软拷贝是指用来观看数字图像的显示器。显示器的一致性是非常重要的，特别是在PACS中使用多台显示器的场合更是如此。所以必须对显示器按医学数字成像和通信标准（Digital Imaging and Communications in Medicine，DICOM）标准进行校正，它是确保每幅图像在每台显示器上都是一致的和逼真的显示，这就要求我们将每个PACS网络显示终端的显示器亮度、对比度校正一致。所谓DICOM校正，是按照DICOM灰阶标准显示函数（grayscale standard display function，GSDF）进行校正，这个DICOM曲线就是设计用来描述人们视角系统对亮度和对比度的敏感程度，为了确保所有观看数字图像的显示器对我们肉眼的亮度感觉都有一个统一的标准，美国医学物理师协会第18工作组（AAPM Task Group 18组）研发了这个DICOM曲线，该曲线定义灰阶级数与亮度的关系，灰阶从0~1023级的递增表示亮度数值，0为最黑，1023为最亮，当然针对特定的显示器是以它最高的值表示最亮，用它来描述特定液晶显示器的灰阶输出效果，确定了该显示器亮度的取值范围，在这个特定的范围内灰阶的递增与显示亮度成线性关系。研究表明，液晶材料、光学滤过和玻璃等随着时间的推移状态非常稳定，所以主要是背光灯的亮度随着时间的推移变化比较大，因此必须对其进行质量控制，即进行必要的校正。正如前面所述，如果显示器用量非常大，尽量选择内置式校正方式比较理想。

2. 硬拷贝的校正 硬拷贝一般指胶片打印机。主要校正密度一致性、低对比度与高对比度分辨力、锐利度、图像周边偏差与非线性偏差度等。

3. 观片灯箱的校正 由于放射诊断医生还习惯于在观片灯箱上直接阅读胶片打印机输出的图像，还没有完全过渡到软阅读的情况下，则观片灯箱的质量控制同样也是很重要的。主要检测灯箱的亮度、亮度的均匀性、玻璃的透光性、光的扩散性、环境照度等参数。

（三）质量控制检测仪器与必要工具

1. 射线剂量仪 完全可以用X射线发生器质量控制的综合测量仪。这种检测仪生产厂家比较多，可以根据实际情况购置。不过现在大部分检测已由第三方相关检测机构完成。

2. **低对比度与高对比度分辨力测试卡** 可以用于影像增强-电视链质量控制的测试卡,比如常规 X 射线检查设备质量控制箱中的测试卡。

3. **空间分辨力测试卡** 空间分辨力测试卡一般用 0.5~5.0Lp/mm 或更高,需要 3 个。

4. **低对比度细节探测体模** 最好用专用体模比较理想。

5. **过滤板** 一般用 0.5mm 的铜板和 1.0mm 的铝板各 1 块,铜板可以采取多块(0.1~0.3mm)叠加。

6. **网格测试板** 用来测试探测器畸变率。

7. **铅板** 最好准备各种尺寸的,厚度应大于 3mm。

8. **测量尺** 2m 卷尺 1 把,"T"形或"L"形钢尺 1 把。

9. **放大镜** 放大倍数应大于 10 倍。

10. **其他** 胶布、纸,或手提电脑、密度仪等。

(四)CR 系统的 IP、暗盒与阅读器的准备

在检测前必须对所有 IP 与暗盒进行清洁处理,最好用专用的清洁剂,也可以用 95% 以上的酒精,应该用柔软不易掉末梢的布蘸上前述清洁剂清洁 IP 与暗盒,并彻底晾干。然后将所有 IP 送入阅读器进行擦除处理,必要时可以进行 2 次擦除。

打开阅读器的盖板,清洁内部灰尘,特别是强光擦除灯装置的透光玻璃与 IP 传送通道必须清洁好。检测强光擦除灯的光亮度是否满足设定要求,不满足要求必须更换。调平(用底部水平调整螺栓调整)并固定好阅读器,以免在扫描时阅读器振动。

DR 系统质量控制检测与常规 X 射线摄影一样是一项经常性与繁杂的工作,但必须严格按照规定去实施,方能保证其稳定运行,从而获得高质量的数字图像。

二、检测参数及评价

(一)系统质量控制检测种类

系统质量控制检测按照要求不同可分为 4 种:

1. **验收检测** 鉴定新安装系统是否满足厂家与用户约定的指标,重要的是是否满足国际或国家的标准,作为能否最终验收和交付使用的重要依据,也是今后状态检测与维修参考的基线值依据。

2. **状态检测** 是评价系统运行现状,鉴别超出基线值的原因。

3. **常规检测** 常规检测又被称为稳定性检测,是经常性的一种对系统检测与评价早期变化的检测。

4. **核查检测** 是在临床应用中一种对图像质量和被检者剂量为主的检测。

(二)参数检测与评价

1. **CR 系统参数检测与评价**

(1)检测参数:共计 9 项,即 IP 暗噪声、探测器剂量指示(DDI)、IP 响应均匀性、IP 响应一致性、IP 响应线性、测距误差、IP 擦除完全性、高对比度分辨力、低对比度分辨力。

(2)检测方法和评价:检测方法参考《医用 X 射线诊断设备质量控制检测规范》(WS 76—2020)中的"10 计算机 X 射线摄影(CR)设备专用检测项目与检测方法"(第 18~19 页);检测项目及评价参考其中附录 C 的表 C.4 和附录 D 的表 D.1、表 D.2。

2. **DR 系统参数检测与评价**

(1)检测参数:共计 8 项,即探测器剂量指示(DDI)、信号传递特性(STP)、响应均匀性、测距误差、残影、伪影、高对比度分辨力、低对比度分辨力。

(2)检测方法和评价:检测方法参考《医用 X 射线诊断设备质量控制检测规范》(WS 76—2020)中的"9 数字 X 射线摄影(DR)设备专用检测项目与检测方法"(第 16~18 页);检测项目及评价参考其中附录 C 的表 C.3。

3. **乳腺 DR 系统参数检测与评价**

(1)检测参数:共计 8 项,即探测器剂量指示(DDI)、信号传递特性(STP)、测距误差、残影、伪影、高对比度分辨力、低对比度分辨力。

(2)检测方法和评价:检测方法参考《医用 X 射线诊断设备质量控制检测规范》(WS 76—2020)中的"14 乳腺数字 X 射线摄影(DR)设备专用检测项目与检测方法"(第 25~27 页);检测项目及评价参考其中附录 F 的表 F.4。

三、各类人员质量控制的职责和周期

数字 X 射线成像系统的质量控制一般分 3 种级别,即常规检验(不作辐射剂量测量),称为技师级别(必须在规定的项目内实施每天、每周、每月的质控检验);详细检测(辐射剂量检测,非介入式调节),称为物理师级别(每半年实施 1 次,评价影像质量、执行验收检测或重建基准值等);系统调整(硬件和软件的维护或维修),称为维修工程师级别(一般由厂家维修工程师实施,1 年进行 1 次)。只有这三者有力配合和相互监督与协商对整个系统实施全过程的质量控制,方能确保系统高效、可靠、稳定运行。

第十一节　数字 X 射线成像系统常见故障与维护保养

由于数字 X 射线成像系统多种多样,各种故障的发生概率以及复杂程度差别较大,维修检测方法也不一样,所以在此我们只能介绍一些基本故障检修原则和常见的实例以及常规维护保养,以供参考。

一、数字 X 射线成像系统故障检修基本原则

在数字 X 射线成像系统中探测器与图像处理单元远比 X 射线发生器和辅助装置更为精密贵重,所以操作人员特别是工程技术人员一定要了解与掌握所使用的 X 射线成像系统的结构及工作原理、主要性能和操作方法,了解整个系统相互之间的关系。操作人员和工程技术人员应按各自的职责与权限认真做好日常维护、保养,从而保证整个系统正常、稳定、安全地运行,并充分发挥它们的效能,为伤病员、科室、医院及社会作出应有的贡献。

操作人员如果在使用过程中发现有任何不正常的现象,在不得已的情况下需要关断设备电源的,立即关断电源,并记录故障现象,通知工程技术人员进行维修。除此之外,出现故障时不要关断整机电源,计算机系统更是如此,否则有可能导致计算机不能恢复正常工作。无论发生任何故障操作人员必须及时通知工程技术人员,绝不能自行轻易处理,否则非常有可能导致不可挽回的损失。

二、数字 X 射线成像系统常见故障检修实例

数字 X 射线成像系统的故障不外乎硬件与软件引起的两大类故障,另外就是操作和处理不当引起的。在这里我们总结一些常见故障与排除方法,起到抛砖引玉的作用。

(一) CR 常见伪影故障

CR 最常见的故障就是图像中的伪影,有由硬件(或操作不当与操作人员技术问题)与软件引起的伪影,现将典型的硬、软件引起的伪影分别列在表 3-4 和表 3-5。

表 3-4　由硬件或操作问题引起的常见伪影

图像伪影特征	产生原因	处理与预防措施	备注
沿图像长边线(带)状白条	铅号码、胶布等物品掉入	取出掉入物品,细心操作	慢扫描方向
沿图像短边黑白条纹	IP 移动不匀,IP 或传送通道灰尘过多	清洁 IP 和传送通道,定期清洁 IP、暗盒、传送通道等	快扫描方向
沿图像长边黑色细线条	传送滚轴灰尘所致	清洁滚轴,定期清洁	快扫描方向
重影	擦除灯老化或擦除等过热自动保险跳开、IP 长时间搁置没有使用、IP 老化	更换擦除灯;保持房间通风良好;长时间没有用的 IP 使用前先擦除;更换 IP	FUJI 擦除灯管有过热自动保险
图像压缩	扫描激光强度变弱	更换激光模块	
影像中出现密度不均匀的斑点且对比度降低	曝光不足、IP 使用时间过长等	熟练掌握 CR 摄影技术,合理选择摄影条件;若 IP 使用次数已到应及时更换	
不规则片状或点状伪影	带 IP 暗盒存放不正确;电磁辐射的影响;IP 暗盒长时间没有使用,使用时没有擦除处理	熟练掌握带 IP 暗盒存放的方法以及受环境影响的各种因素	
扫描阅读无图像产生	接收准直激光点偏移,多棱镜位置偏离或驱动电机损坏	校正激光点;调整多棱镜或更换驱动电机	
图像中有压缩拉长	IP 传送速度不均匀,传送通道有异物或滚轴太脏,IP 传送驱动问题导致速度不均匀	清洁传送通道的滚轴;定期清洁传送通道,检测 IP 传送驱动	多发生在柔性 IP 阅读器中
整个图像中有竖花纹状条	滤线栅的栅比低或振动速度不对	更换滤线栅;调整滤线栅振动速度	
图像中有不规则模糊斑点	IP 受潮表面发霉所致	清洁 IP 与暗盒;改善存放条件	
指纹影	清洁 IP 板时残留或手不净触摸 IP	清洁 IP;在清洁 IP 时一定要等到 IP 的表面完全干后盖回暗盒,并不用手指触摸 IP	

表 3-5 由软件引起的常见伪影

图像伪影特征	产生原因	处理与预防措施	备注
图像清晰度差	处理参数选择不正确,处理部位选错	正确选择处理参数和予处理的部位	正确选择处理参数和部位非常重要
一半偏黑一半偏白	处理出错		
肺纹理增多	边缘增强过强	重新选择适当的参数	
植入金属伪影	与直方图分析有关	尝试弥补措施	

(二)CR 其他常见故障

CR 系统中最常见的故障是 IP 的暗盒打不开、IP 不能从暗盒中取出、IP 没有送到传送滚轴入口、IP 卡在传送滚轴通道中或 IP 掉在下端不能反方向传送等(这里主要指的是柔性 IP 扫描阅读系统)。前三种故障主要是由暗盒传送、暗盒打开和 IP 提取吸盘机械工作不正常或损坏所致。这些故障的判断和找出非常容易,因为出现故障时扫描阅读器上都有故障代码提示,如果是这些执行部件中某个部件损坏只要更换就可恢复正常,倘若这些执行部件位置不正确或变形(多数是由掉进的物品,如胶布铅号码等造成),最好由有经验的工程师或由厂家工程技术人员调整,否则将会造成无法挽回的损失。后两种故障主要是由于传送滚轴或 IP 灰尘过多引起,异物掉进传送通道也可以造成。这类故障只要按常规清洁 IP、暗盒、扫描阅读器内部和使用人员注意杜绝把异物随暗盒送入扫描阅读器,则发生概率就会大大地减少。

(三)CR 系统的维护与保养

1. 扫描器的常规保养与维护 定期对扫描器进行保养和维护,按使用环境和频率不同实施不同的定期保养和维护时间。如某台 CR 系统是 24 小时开机,作为多用途 X 射线摄影,相对灰尘较多,所以,一般 1 个月保养和维护 1 次。如果有多台专用,其他的一般 1 个季度进行 1 次。其方法是(以 AGFA SOLO 为例):先关掉扫描器的电源,并断开供给扫描器的电源。打开左右侧的侧板并取下,取下吸盘架,打开下前罩,用吸尘器吸,再用吹风机吹掉不能吸到的灰尘和不应有的物质,然后从上到下用干净的布擦除能够擦到的所有部位的灰尘。取下 IP 传送内侧上下滚轴,用蘸水的软布(一定要拧干)清洁取下的滚轴和在机上的外侧上下不可取下的滚轴,再用蘸 CURIX 屏幕清洁剂或 95% 的酒精软布清洁所有滚轴和强光擦除灯透明罩、暗盒持握

和传送机构、吸盘架等。从下前左侧取下扫描头清洁拉线,将拉线向里送,再向外拉,来回 5~6 次即可,把拉线放回原位。最后将所有取下的部件全部正确无误地装回原位。检查所有电器连接是否良好连接,所有紧固螺栓、螺钉是否松动,所有检查无误后,将所有盖板复原。打开扫描器电源,观察启动自检过程有无不正常现象,而后进行试扫描,一切正常后再交付使用。

强光潜影擦除灯检查:维护扫描器的同时,除了清洁强光潜影擦除器的透明外罩与强光潜影擦除灯表面、腔室灰尘外,主要检查强光潜影擦除灯损坏和灯丝、灯壳有无变色。或在扫描器上选择擦除方式,将一带 IP 的暗盒送入扫描器对 IP 进行擦除,然后在扫描器上选择应急扫描方式,把刚经过擦除的 IP 再送入进行试扫描,在预览器上观其扫描的图像的潜影是否彻底擦除。

电源和接地检查:在维护和保养的同时要检测供给扫描器的电源是否稳定,稳压器的输出电压是否是 230V,平时每次开机时也应观察。检查接地是否良好。

2. IP 和暗盒的保养与维护 带 IP 的暗盒应置在专门的存放架上;在投照中若暗盒上沾上不应有的污迹应立即擦除掉,尽可能采用滤线器摄影,减少暗盒直接与被投照部位接触,从而减少暗盒沾上污迹的机会;每周用湿布(蘸少量水,条件允许的话最好用专用清洁剂)清洁每个暗盒表面 1 次,必须晾干后再使用;暗盒内表面的清洁与清洁 IP 一同进行。由于各种尺寸的 IP 是混用的,所以,至少每月清洁 1 次,打开暗盒(不要取出 IP),先用不掉末的软布轻轻地擦除 IP 两面与暗盒两内表面灰尘或污迹,不要用手触摸或持拿 IP,用暗盒倒面,然后用蘸有 CURIX Screen 清洁剂或 95% 的酒精的软布清洁 IP 两面与暗盒两内表面,应在 1 个面清洁好并晾干后再反过来清洁另一面,必须待 IP 与暗盒

内表面的清洁剂完全挥发掉后才能合上暗盒。

3. ID打号台与预览器的保养与维护　由于暗盒在送入ID打号台时有向前的推力,经常将ID打号台推靠墙,导致连接到它上的电源和信号电缆过度弯曲,我们给每个ID打号台自制了一支持底板架,在底板架的后部加固约5cm宽的长木条,以免ID打号台后部接触墙面或其他,在底板架的右侧加固1cm宽的长木条,以免在送入暗盒时有向右的推力把ID打号台推出支持底板架。经常检查ID打号台的底部与上部固定螺钉是否有松动。定期清洁计算机内部与监视器内部,每天上下班清洁其表面(包括ID打号台)。

4. 图像处理器和图像存储系统的保养与维护　图像处理器(诊断工作站)除了与预览器保养与维护外,主要是定期对监视器进行亮度检测和校准,每季度1次,需用专用的照度计进行检测和校准,使其照度始终保持基本一致。另外,每季度用随机带的质量控制软件进行1次质量检测。图像存储系统每季度进行1次表面清洁,每年进行1次内部清洁,用吸尘器和吹风机,在关服务器、磁盘阵列和磁带机的电源的情况下进行清洁,清洁磁盘阵列在取下磁盘时应分别做好标记,轻拿轻放,清洁完后按原位插回,绝对不能有误。

CR与图像存储系统必须在良好的通风和最佳室温下工作。扫描器在擦除IP潜影时由于擦除强光灯点亮,产生大量的热量,特别是在连续扫描的情况下,热量更大,所以必须尽快将这些热量从扫描器内散发出去,否则,扫描器内过热将导致内部电子电路、电器元件和其他部件的损坏,从而影响它的稳定运行和使用寿命。所以,良好的通风和最佳的室温尤为重要,最佳温度应在20～22℃之间。预览器和ID打号台同样需要在良好的通风和最佳的室温下工作。图像存储系统由于是长期运行,要保证它正常工作,所以良好的通风和最佳的室温显得更为重要,最佳温度应在18～20℃之间。

为保证扫描器良好、稳定地运行,获得优质的输出数字图像,定期对其进行保养和维护是非常重要的,特别是使用柔性IP滚轴传送的扫描器更为突出。因为,在扫描过程中要求IP必须稳定、匀速地移动。如果IP传输系统(特别是传送滚轴)进入灰尘量大或脏物,将导致IP传输速度不均匀,在输出图像上形成粗细不一的白条纹。

图像读取除了IP传送部分外,还有两个非常关键的部件,它们是激光发射和光收集器。如果激光头过脏,致使发射出的激光束不均匀或减弱,导致激发IP的光不均匀或强度不够,在输出图像中产生斑片状或不均匀的阴影。要是光收集器灰尘多了,使从IP来的光经光收集器后光信号减弱或强弱与原IP发射的光不一致,有可能在输出图像中出现斑片状或细线条状白色伪影。出现上述两种任何一种现象必须及时清洁激光头或光收集器,否则将导致输出图像质量严重下降。

IP潜影强光擦除灯的表面与强光擦除灯腔透明罩内外表面如果灰尘过多或强光擦除灯使用时间过长的话,会使强光擦除灯发射出到达IP的光强度减弱,导致IP潜影擦除不彻底,在下次曝光图像中出现前次曝光图像的阴影。如果强光擦除灯排中某一灯损坏,将会导致发射到IP的光强度不一致,致使IP沿纵向与所损坏灯相对应面的潜影擦除不彻底,在下次曝光图像中出现竖道黑色不均匀阴影。所以,根据使用环境和频率,定期更换强光灯是非常必要的。

稳定的电源和良好的接地是保证扫描器正常运行的重要条件。如果输入的电源不稳定,将会导致扫描器的电器部件工作不稳定,甚至损坏,减少使用寿命等。接地不好也可引起电器部件工作不稳定,有时会产生软件丢失,致使扫描器不能正常工作。

由于IP是CR获取数字X射线摄影图像的载体,对其进行严格地控制是非常必要的,主要从以下几个方面入手。

暗盒和IP必须严格定期清洁。暗盒表面除了定期清洁外,平时在摄影中发现灰尘或污迹应及时擦除,以免灰尘和污物随暗盒带入扫描器。另外,尽量不要在暗盒上用胶布贴铅号码,即使是用了在暗盒送入扫描器之前切记不要忘了取下胶布和铅号码,否则它们掉入扫描器将会使所扫描的图像产生伪影,如果卡在IP传送通道会引起扫描器不能正常工作,甚至引起扫描器损坏,造成不可挽回的损失。

暗盒内面的两表面不能有灰尘或污物,因为它们随时都有可能附着到IP和在扫描时进入扫描器的可能。IP两面严格来讲绝对不能有灰尘或污物,实际上虽然难以做到没有一点灰尘,但我们必须尽量去做,应尽可能地减少,要是灰尘过多的话,有可能造成所扫描输出图像散在的黑或白色点片状伪影,或产生IP传送速度不均匀,使所扫描输出图像出现一条或多条横向粗细不一的白条伪影,甚至导致图像变形。而污迹是绝对不能有的,否则的话,当扫描该IP时在有污迹处由于该处所发射的光被遮挡,所扫描输出图像在相对应处出现白色伪影,或当 IP 传送到有污迹处时阻力增大,有可能导致所扫描输出图像出现横向白条伪影或图像变形。因此,一旦出现上述现象必须对该 IP 进行清洁或做适当处理,试扫描所有伪影全消除后方可再使用。

由于 IP 在长时间使用后(或强光灯长时间使用强度减弱),其潜影擦除相对比较难。所以,在 IP 使用一定时间或出现有重影时,就要考虑用软件设置改变强光灯的强度,即增加强光灯的强度,按所配备 CR 使用说明重新设置擦除剂量栏中向高一挡选择。

作为图像载体的 IP 除了对其本身进行必要的质量控制外,为了获得高质量的数字图像,人为技术因素与设备条件仍然非常重要。人为技术因素主要是摄影曝光条件选择、摆位、防反向 X 射线散射等,技术人员必须选择最佳的摄影曝光条件、最佳的摆位和最佳的图像处理方法才能获得最佳的摄影图像。所谓设备条件就是指影响摄影图像质量的 X 射线发生器 3 参量的稳定性、X 射线管有效焦点的大小,除此之外,还有一个比较重要的就是滤线栅,不能用过低栅比的滤线栅和运动较慢的滤线器,否则会产生花纹状伪影。

(四) DR 的常见故障

DR 与 CR 相比,相对故障率比较低,但由于各厂家结构不同,成像方式不同,产生故障的原因千差万别,同样故障现象,可能产生的原因各不相同,但可以根据设备故障错误代码或信息,进行检测或检查,查找故障所在。这里我们只简单地介绍平板探测器 DR 的一些常见故障,其主要故障大致可分为三类,即探测器本身故障、探测器与主机通信故障、计算机与网络故障。

1. 平板探测器本身故障　平板探测器故障大多是由于使用不当或环境因素不好导致,表 3-6 列举了一些常见故障,仅供参考。

表 3-6　平板探测器常见举例

故障现象	可能原因	处理方法	备注
图像出现网状或不规则纹理	校正不准确	重新校正	
图像出现竖黑线或竖白线(条状),横白线(少见)	探测器读出控制单路问题,移动平安探测器使用过程中碰撞或跌落导致	校正	单条黑线或白线,多数经矫正后可恢复正常,条状一般校正不过来,只能更换探测器
增益环伪影	探测器某个物理像素或读出电路引起	通常只要重新校正可以恢复正常	有时曝光剂量低时,也可能出现,经过软件调节图像可以比较明显地消除伪影
多干扰带与线伪影	温度、湿度问题引起,探测器本身问题	检查环境情况,校正,校正不能解决问题,有可能探测器损坏,更换探测器	
某一个区域图像过白或有干扰带(少见)	通常在第一幅图像出现,是暗电流引起	一般重新启动后能够恢复正常,或进行校正,如果经常出现可能是探测器有问题,校正不能恢复,更换探测器	拼接板比较容易产生这种现象

2. 探测器与主机通信故障　探测器与主机之间通信现多采用光纤连接传输信息,如果出现通信故障,主机有提示,如设备开机后能正常进入系统,选择曝光部位后"ready"指示灯不亮,无法曝光。这种故障现象可能原因是主机至探测器的光纤损坏或连接端子处接触不良。将光纤两端拆下,用手电筒向光纤一端照射,在黑暗的环境中从另一端观察,可以看到光纤传输的亮光,说明光纤完好,如果不是,有可能光纤某处损坏,进一步检测确认。如果光纤正常,检测光纤两端连接端子接触是否良好。如果两者都正常,要检测供给探测器的电源(主机或连接箱)和其他连接及图像采集卡等是否正常来判断故障所在。

3. 计算机与网络故障　计算机与网络故障是 DR 系统经常出现的故障,表 3-7 列出了一些常见故障,仅供参考。

表 3-7　计算机与网络故障

故障现象	可能原因	处理方法	备注
图像发送不到 PACS 或接收不到被检者的信息等	一般是由于网络连接或设置改变引起	检查网线连接（墙上端口、工作站端口）；检查网络参数是否正确，如 IP 地址、端口号、应用实体名称（AE title）等，参数设置正确后，可以通过 ping 服务器 IP 的方法测试网络是否连通，不连通则检查网卡或者网线是否正常	
不能打印、存图、传图、调出图像等	相关软件丢失	重新安装备份软件	
处理图像时间增长，传输不及时或曝光无法获取图像	图像数据过多，冗余数据增多，硬盘空间有限，计算机的散热不好等导致计算机反映速度变慢	定期清理计算机硬盘空间、及时清洁计算机内部灰尘、确保散热电风扇工作良好等	

（五）DR 的系统的保养与维护

1. 常规维护保养　数字平板探测器是一种精密和贵重的设备，对成像质量起着决定性的作用。因此，平时，我们做好常规的维护和保养，对提高它的使用效能和延长使用寿命具有很重要的作用。

（1）工作环境：特别是非晶硒平板探测器对温度的要求比较苛刻，正常工作温度在 10～35℃之间，而最佳工作环境是 18～30℃。湿度要求是 20%～75%之间。低于 10℃或环境温度变化剧烈时，非晶硒层可能从边缘开始从玻璃基板上分离（俗称探测器脱膜），温度越低，脱膜的可能性越大。其现象是从图像边缘开始，向图像中央突出的半圆形指甲形伪影，严重者甚至损坏平板探测器；温度过高，将会导致非晶硒探测器结晶，产生信息读出错误，形成伪影，甚至会引起平板探测器损坏。所以，正常工作期间，必须保证空调每天 24 小时正常工作，保证室内温湿度在正常之内，有可能的话恒温恒湿。

（2）按时校正：平板探测器在使用过程中由于存在各像素对 X 射线的灵敏度存在差异，还有可能产生坏点，使用应按时按厂家告知进行校正才能获得好的图像，主要做增益校正（gain calibration）和像素剂量校正（pixeldose calibration）。如果是平板探测器自身原因导致图像产生伪影或更换成像链部件等或长时间不用等情况，在使用之前都必须对平板探测器进行校正。

（3）保持探测器正常预热：除非长时间不用外，一般不要关平板探测器的电源，以保证平板探测器的正常预热状态，减少使用时开机预热等待时间。非晶硒平板探测器更是如此。

（4）及时清洁和良好通风：工作期间要及时清理探测器周围及计算机内灰尘，保持良好的散热通道。定时开窗通风或开启室内通风系统，保持室内良好通风和散热。

（5）规范操作：所有工作人员应按所在科室制定的设备操作规程进行规范操作，确保设备正常稳定运行。操作过程中出现任何不正常现象及时报告相关维修工程技术人员进行检修，恢复正常后方可使用。

（6）防止病毒侵入：不得将外接存储件（如 U 盘等）插入主机工作站、后出炉工作站及诊断工作站；不得在网络节点上运用非授权软件，防止病毒入侵。

（7）定时关机：长时间运行的设备应定时按程序关机（先退出系统，再切断电源，以免软件及数据的丢失），至少一星期关机一次。

2. 常规检测与维修　除了常规维护和保养外，还必须由相关工程技术人员对设备进行常规维护检测，设备出现故障时及时进行维修，保障设备高质量稳定运行。

（1）日常维护检测：按计划定期进行保养、监测与检测、维护每台设备，并记录在案。监督和指导使用人员规范操作。

（2）维修及时：设备有异常或故障及时检测、维修，不带病工作。

第十二节　X射线摄影成像技术

一、概述

X射线影像的形成是基于X射线的3个基本特性(穿透、荧光和感光作用)与人体组织密度和厚度的差异。X射线成像的具体过程是当一束X射线到达人体不同组织结构或不同厚度时,由于它们对X射线吸收程度不同(密度低的,如肺,吸收X射线少,密度高的如骨骼吸收X射线多;密度一致时,厚度薄的吸收X射线少,厚度厚的吸收X射线多),利用X射线对人体不同密度、厚度的组织所产生的衰减差异,穿透人体组织后的X射线在影像接收器(以下称探测器)上通过转换,以获取明暗不同、黑白对比、有层次的影像。由此可见,密度和厚度的差别是形成X射线影像对比的基础,是X射线成像的基本条件。

(一)基本术语

1. **中心线**　位于X射线照射野几何中心的一束X射线,代表X射线的摄影方向。

2. **照射野**　通过X射线管窗口的X射线束入射于被照体的曝光面的大小称为照射野,照射野的大小与X射线影像的对比度、影像密度以及被检者辐射剂量都有很重要的关系。

3. **摄影距离**　X射线管焦点到探测器表面的距离。

(二)X射线摄影体位与体表标志

1. **解剖学体位**　人体直立,两眼平视正前方,两上肢下垂置于躯干两侧,掌心向前,两足尖向前,为解剖学体位。X射线摄影的各种体位均以此体位为基准。

2. **方位**　根据标准姿势,近头者为上;近足者为下。以距离正中矢状面近者为内侧;距正中矢状面远者为外侧。距身体背面近者为后或背侧;距身体腹面近者为前或腹侧。距心脏近者为近端;距心脏远者为远端。

3. **矢状面**　将人体纵断为左右两个部分的断面。

4. **冠状面**　沿左右方向将身体分为前后两个部分的断面。

5. **水平面**　将人体横断为上下两部分的断面,也被称为横断面。与矢状面、冠状面垂直。

6. **听眦线**　外耳孔与同侧眼外眦之间的连线。

7. **听眶线**　外耳孔与同侧眼眶下缘的连线。

8. **听鼻线**　外耳孔与同侧鼻翼之连线。

(三)X射线摄影体位

在X射线摄影检查中,被检者位于探测器和X射线管组件之间,摄影部位与探测器、X射线管组件之间的关系,称为X射线摄影体位。

1. **前后位**　被检者背面贴近探测器,X射线方向从被检者前面入射至背面。

2. **后前位**　被检者前面贴近探测器,X射线方向从被检者后面入射至前面。

3. **侧位**　被检者左(右)侧贴近探测器,X射线方向从被检者右(左)侧入射至左(右)。

4. **标记**　在每幅X射线影像上都必须显示的两个标记是:被检者的信息标记(受检者的编号、姓名、性别、年龄)和体位标记(左/右)。

二、头颅正侧位

颅骨X射线摄影的特点和基本要求:

1. 颅骨为左右对称性结构,影像诊断时需要双侧对比,保持影像对称性很重要。

2. 去除可能形成伪影的头部异物(如眼镜、发卡、耳环、项链及假牙,散开头部成团、成束发辫等)。某些不能去除或去除有困难、但可识别的物品在不影响诊断情况下允许保留。需在备注中注明情况并通知诊断医师。

3. 头部外伤的X射线摄影,检查前了解受伤情况和主要受外力部位,观察受伤部位体表特征(如头皮损伤、出血、压痛、头皮血肿等),尽量减少被检者的搬动。对皮肤肿胀,出血或已经头部包扎,摆体位和定位较困难,应采用被检者可接受的,安全的体位方式。危重情况下应有临床医护人员现场监护。在整个转运和检查过程中,均需要注意观察被检者生命体征。

(一)头颅正位

1. **被检者准备**

(1)去除可能重叠在头部的物品(如发夹、耳环、项链、眼镜等)。

(2)适当方法固定头部。

2. **投照体位**(图3-77)　被检者俯卧于摄影床上,两肘屈曲,两前臂和手掌置于头颈部两旁,稳定身体。头颅正中矢状面垂直于床面中线,前额和鼻部紧贴床面,使听眦线垂直床面。两外耳孔距床面等距,下颌稍内收。

3. 摄影技术

（1）摄影距离：100cm。

（2）照射野：上缘超过头顶3cm，下缘包括下颌骨，两侧包括头部软组织。

（3）中心线：经枕外隆凸垂直入射。

（4）滤线栅：使用。

（5）曝光条件：65～75kV，中心电离室，自动曝光控制。

4. 影像显示（图3-78）

（1）头颅正位影像。

（2）眼眶对称，矢状缝、鼻中隔影像居中。

（3）颅骨骨纹理清晰，骨皮质锐利，软组织可见。

（二）头颅侧位

1. 被检者准备

（1）去除可能重叠在头部的物品（如发夹、耳环、项链、眼镜等）。

（2）适当方法固定头部。

2. 投照体位（图3-79）　被检者俯卧于摄影床上，头部侧转，被检侧紧贴床面，对侧肩部、前胸抬起，肘部弯曲，用前臂支撑身体并保持身体稳定。头部正中矢状面平行床面，下颌稍内收，瞳间线与床面垂直。

3. 摄影技术

（1）摄影距离：100cm。

（2）照射野：上缘超过头顶3cm，下缘包括下颌骨，两侧包括头部软组织。

（3）中心线：经外耳孔前上2.5cm处垂直入射。

（4）滤线栅：使用。

（5）曝光条件：65～75kV，中心电离室，自动曝光控制。

4. 影像显示（图3-80）

（1）头颅侧位影像，包括额骨、枕骨、顶骨等头颅诸骨。

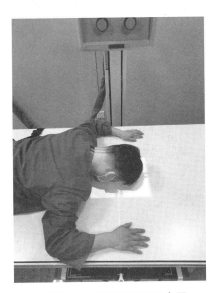

图3-77　头颅正位投照示意图

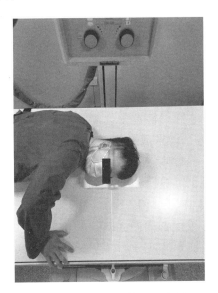

图3-79　头颅侧位投照示意图

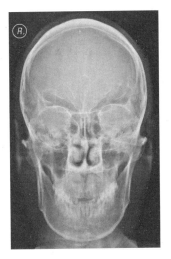

图3-78　头颅正位影像

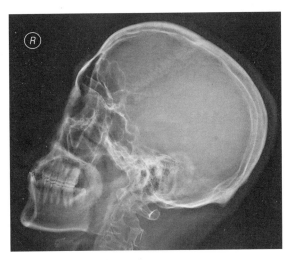

图3-80　头颅侧位影像

（2）双下颌角及其升支重叠，蝶鞍影像居中，蝶鞍底呈单边显示。

（3）颅骨内外板，板障及颅缝影显示清晰。

三、胸部正侧位

胸部 X 射线摄影的特点和基本要求：

胸部 X 射线摄影大体可分为肺部摄影，儿童/婴幼儿摄影，床旁 X 射线摄影等。常规采用正侧位组合摄影，从两个空间方位进行解剖结构定位和诊断。

胸部 X 射线摄影的移动因素主要是心脏搏动、呼吸运动。需要在检查前让被检者进行呼吸训练：

1. 胸部摄影常规采用吸气后屏气并曝光。

2. 呼吸状态不良/疾病障碍时，可采用平静呼吸时屏气。

3. 婴幼儿很难控制呼吸运动，根据婴幼儿的呼吸抓准时机曝光。

（一）胸部后前正位（立位）

1. 被检者准备

（1）去除可能产生伪影的衣物和饰品（如项链、纽扣等），散开成束发辫，必要时更衣。

（2）保持体位稳定，使病人能配合完成检查。

（3）训练被检者呼吸：常规深吸气后屏气。

2. 投照体位（图 3-81）

（1）被检者面向立式摄影架站立，双足分开站稳。双肘部屈曲，手背置于臀部，肩部向下放松，肘部前推使两肩部紧贴摄影架。人体正中矢状线与摄影架面板中线重合。

（2）头部摆正，下颌略上抬，紧贴摄影架。

3. 摄影技术

（1）摄影距离：180cm。

（2）照射野：上缘超出两肩部 3cm，下缘包括第 12 胸椎，两侧包括肩锁关节外侧。

（3）中心线：水平方向经第 6 胸椎入射。

（4）滤线栅：使用。

（5）曝光条件：125kV，两侧电离室，自动曝光控制。

4. 影像显示（图 3-82）

（1）胸部的正位影像，充分显示肺尖部。

（2）两肩胛骨投影于肺野之外，胸椎位于影像中心，双侧胸锁关节对称显示，双侧锁骨在同一水平。

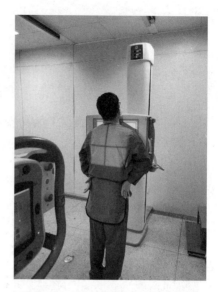

图 3-81　胸部后前正位投照示意图

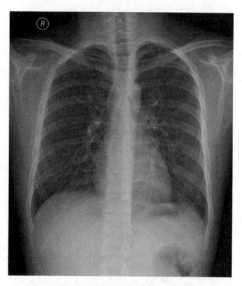

图 3-82　胸部后前正位影像

（3）双侧肩峰及肋膈角全部包括在影像内，膈肌边缘锐利。肺门阴影结构可辨。

（4）心脏、纵隔边缘清晰锐利。

（二）胸部右侧位（立位）

1. 被检者准备

（1）去除可能产生伪影的衣物和饰品（如项链、纽扣等），散开成束发辫，必要时更衣。

（2）保持体位稳定，使被检者能配合完成检查。

（3）训练被检者呼吸：常规深吸气后屏气。

2. 投照体位（图 3-83）

（1）被检者侧立摄影架前，双上肢高举，交叉抱于头部，双足分开站稳。右侧肩部紧贴摄影架面板，注意胸部冠状面与摄影架面板保持垂直，避免胸部旋转。

（2）下颌略上抬，与被检者前胸部保持一定距离，适当做收腹动作。

3. 摄影技术

（1）摄影距离：180cm。

（2）照射野：上缘超出两肩部3cm，下缘包括第12胸椎，两侧包括前胸壁和后背皮肤。

（3）中心线：水平方向经腋中线第6胸椎水平入射。

（4）滤线栅：使用。

（5）曝光条件：125kV，中心电离室，自动曝光控制。

4. 影像显示（图3-84）

（1）胸部的侧位影像，胸骨呈侧位显示。

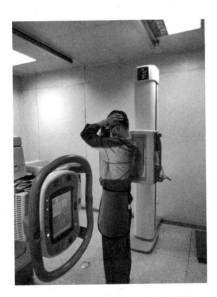

图3-83　胸部右侧位投照示意图

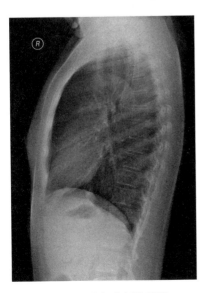

图3-84　胸部右侧位影像

（2）双膈面、肋膈角边缘清晰，可识别双侧膈顶位置。

（3）透过心脏影大致可看清肋骨影，前、后纵隔区肺纹理结构清楚。

四、腹部仰卧正位

腹部X射线摄影也称为腹部平片，多用于泌尿系结石和急腹症的初诊。泌尿系结石采用腹部仰卧正位，急腹症多采用站立位的前后位。除急腹症和外伤外，腹部X射线摄影需要清洁肠道，以减少肠道内容物和气体干扰。

（一）腹部仰卧正位

1. 被检者准备

（1）移除腹部上可能产生伪影的衣物，去除可能重叠在腹部的物品（例如腰带、拉链、纽扣、膏药等）。

（2）呼气后屏气。

2. 投照体位（图3-85）

（1）被检者仰卧于摄影床上，两腿伸直，两足尖靠拢，脊柱长轴与床面中线重合，手臂上举或置于身体两侧。

（2）人体冠状面平行床面，确保躯干部和骨盆没有旋转。

3. 摄影条件

（1）摄影距离：100cm。

（2）照射野：下缘包括耻骨联合下缘，两侧包括腹部两侧皮肤。

（3）中心线：对准剑突到耻骨联合连线的中点垂直入射。

（4）滤线栅：使用。

（5）曝光条件：65～70kV，两侧及中心电离室，自动曝光控制。

4. 影像显示（图3-86）

（1）全腹前后位影像，双膈面清晰，腹腔内结构无移动模糊。

（2）无异物影像，显示整个泌尿系走行。

（二）腹部站立前后正位

1. 被检者准备

（1）去除可能重叠在腹部的物品（例如腰带、拉链、纽扣、膏药等）。

（2）呼气后屏气。

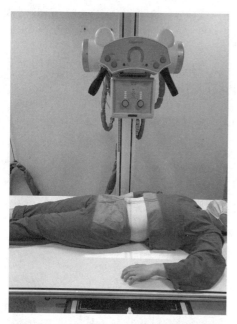

图 3-85 腹部正位投照示意图

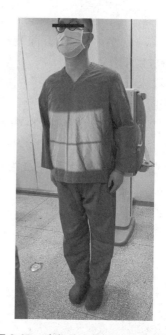

图 3-87 腹部站立正位投照示意图

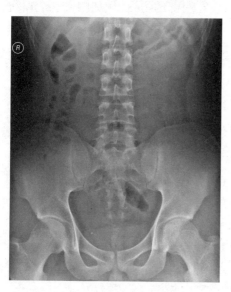

图 3-86 腹部正位影像

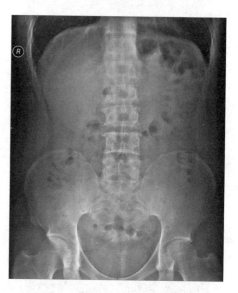

图 3-88 腹部站立正位影像

2. 投照体位(图 3-87)

被检者背靠立式摄影架站立,双足稍分开,人体躯干轴线与摄影架中线重合。双手臂置放在身体两侧。

3. 摄影条件

(1) 摄影距离:100cm。

(2) 照射野:上缘包括双膈面,两侧包括腹部两侧皮肤。

(3) 中心线:经剑突到耻骨联合连线的中点水平入射。

(4) 滤线栅:使用。

(5) 曝光条件:65~70kV,两侧及中心电离室,

自动曝光控制。

4. 影像显示(图 3-88)

全腹前后位影像,双膈面清晰完整,腹腔内结构无移动模糊。

五、颈椎正侧位

(一) 颈椎正位

1. 被检者准备

(1) 去除可能重叠在颈部的物品(例如项链、耳环、拉链、纽扣、发夹、膏药等)。

(2) 头部固定装置(颈托)可能遮挡检查部位,根据被检者病情做适当处理。

2. 投照体位(图 3-89)

（1）被检者站立于立式摄影架前,颈背部贴靠摄影架面板,头后仰。

（2）人体正中矢状面垂直摄影架面板并与面板中线重合。

3. 摄影条件

（1）摄影距离:100cm。

（2）照射野:上缘包括耳郭顶部,下缘包括第一胸椎。两侧包括颈椎两侧软组织。

（3）中心线:水平方向对准甲状软骨下方垂直入射。

（4）滤线栅:使用。

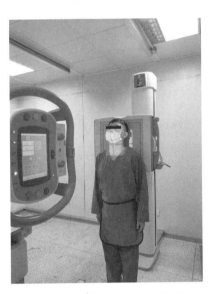

图 3-89　颈椎正位投照示意图

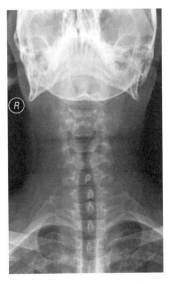

图 3-90　颈椎正位影像

（5）曝光条件:60～66kV,中心电离室,自动曝光控制。

4. 影像显示(图 3-90)

（1）颈椎的前后正位影像。棘突位于椎体正中,椎弓根到椎体边缘的距离双侧相等。

（2）颈椎椎间隙与中下段双侧钩突关节显示清晰。

（3）颈 3 至颈 7 的骨纹理、骨皮质清晰锐利。气管投影于椎体正中,边界易于分辨。

（二）颈椎侧位

1. 被检者准备

（1）去除可能重叠在颈部的物品(例如项链、耳环、拉链、纽扣、发夹、膏药等)。

（2）头部固定装置(颈托)可能遮挡检查部位时,根据被检者病情做适当处理。

（3）颈部较短的被检者,为了更好地显示下段颈椎,可嘱被检者放松,尽力向下牵拉肩部。

2. 投照体位(图 3-91)

（1）被检者侧立于立式摄影架前,右侧肩部贴靠摄影架面板,正中矢状面平行于摄影架,瞳间线垂直于摄影架,下颌前伸,头稍后仰,双肩部尽量向下牵拉。

（2）确保头部,颈部没有旋转。

3. 摄影条件

（1）摄影距离:100cm。

（2）照射野:上缘包括耳郭顶部,下缘包括颈肩部,两侧包括颈椎前、后部软组织。

（3）中心线:水平方向经颈部前后缘连线中点,对准甲状软骨入射。

（4）滤线栅:使用。

（5）曝光条件:60～66kV,中心电离室,自动曝光控制。

4. 影像显示(图 3-92)

（1）颈 1 至颈 7 椎体侧位影像,下颌角没有与颈 2 椎体重叠。

（2）各椎体骨质、椎间隙及椎间关节清晰显示。颈前软组织层次可见。

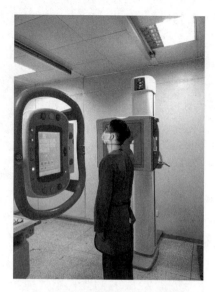

图 3-91　颈椎侧位投照示意图

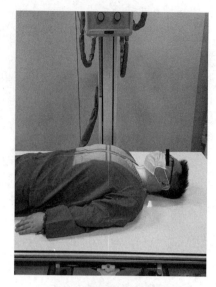

图 3-93　胸椎正位投照示意图

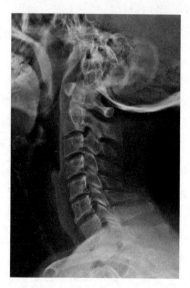

图 3-92　颈椎侧位影像

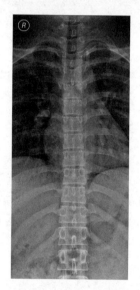

图 3-94　胸椎正位影像

六、胸椎正侧位

（一）胸椎正位

1. 被检者准备　去除可能重叠在胸椎上的物品（例如，项链、衣服上的装饰物、纽扣等）。

2. 投照体位（图 3-93）

（1）被检者仰卧于摄影床上，背部紧贴床面，头部略后仰，双手臂置于身体两侧，双下肢伸直。

（2）人体躯干轴线与床面中线重合。

3. 摄影条件

（1）摄影距离：100cm。

（2）照射野：上缘齐平颈 7（肩部以上 3cm），下缘包括第一腰椎。两侧包括脊柱旁 10~15cm。

（3）中心线：对准颈静脉切迹与剑突连线的中点（相当于第七胸椎水平）垂直入射。

（4）滤线栅：使用。

（5）曝光条件：65~70kV，中心电离室，自动曝光控制。

4. 影像显示（图 3-94）

（1）胸椎的前后正位影像。棘突位于椎体正中，椎弓根到椎体边缘的距离双侧相等。

（2）颈 7 至腰 1 的骨纹理、骨皮质清晰锐利。

（二）胸椎侧位

1. 被检者准备　去除可能重叠在胸椎上的物品（例如，项链、衣服上的装饰物、纽扣等）。

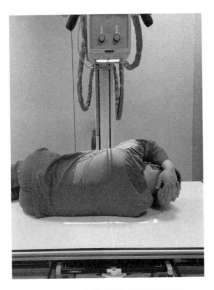

图 3-95　胸椎侧位投照示意图

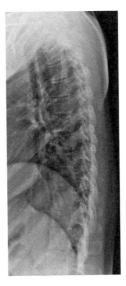

图 3-96　胸椎侧位影像

2. 投照体位(图 3-95)

(1) 被检者侧卧于摄影床上,棘突后缘置于床面中线外 5cm,双侧上肢尽量上举抱头,双下肢屈曲使定位稳定。

(2) 脊柱长轴与床面平行,确保胸腰部没有扭曲/旋转。

3. 摄影条件

(1) 摄影距离:100cm。

(2) 照射野:上缘齐平颈 7(肩部以上 3cm),下缘包括第一腰椎。后侧包括背部皮肤,前侧包括胸部侧面中线。遇脊柱后凸被检者两侧尽可能包括更宽。

(3) 中心线:对准腋后线肩胛骨下缘(相当于

胸 7 椎体平面)垂直入射。

(4) 滤线栅:使用。

(5) 曝光条件:75~80kV,中心电离室,自动曝光控制。

4. 影像显示(图 3-96)

(1) 胸 4 至胸 12 椎体侧位影像,椎体后缘边缘重叠良好,没有双边征。

(2) 各椎体骨质、椎间隙及椎间关节清晰显示。

七、腰椎正侧位

(一) 腰椎正位

1. 被检者准备　去除可能重叠在腰椎上的物品(如腰带、拉链、纽扣、膏药等)。

2. 投照体位(图 3-97)　被检者仰卧于摄影床上,双下肢伸直,背部紧贴摄影床,双手臂置于身体两侧。脊柱长轴与床面中线重合。

3. 摄影条件

(1) 摄影距离:100cm。

(2) 照射野:上缘包括胸 11 椎体,下缘包括骶椎,两侧包括脊柱旁 10~15cm。

(3) 中心线:对准脐上三横指(腰 3 椎体平面)垂直入射。

(4) 滤线栅:使用。

(5) 曝光条件:65~70kV,中心电离室,自动曝光控制。

4. 影像显示(图 3-98)

(1) 腰 1 至腰 5 椎体正位影像。

(2) 腰 1 至腰 5 椎体的骨结构显示清晰,腰大肌影边界易于分辨。

(3) 棘突重叠于椎体中下部,横突显示于椎体两侧。椎弓根对称,椎间隙清晰。

(二) 腰椎侧位

1. 被检者准备　去除可能重叠在腰椎上的物品(如腰带、拉链、纽扣、膏药等)。

2. 投照体位(图 3-99)

(1) 被检者侧卧于摄影床上(常规采用右侧卧位),脊柱长轴与床面中线重合。双上肢尽量上举抱头,双侧股骨屈曲与身体保持 90°。

(2) 注意双髋及膝部不能过度屈曲,导致腰椎生理曲度变直。

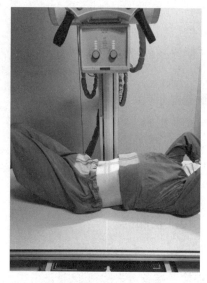

图 3-97　腰椎正位投照示意图

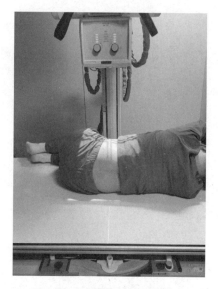

图 3-99　腰椎侧位投照示意图

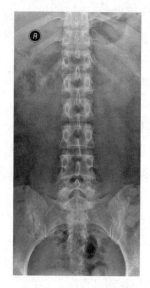

图 3-98　腰椎正位影像

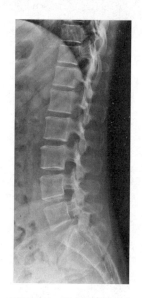

图 3-100　腰椎侧位影像

3. 摄影条件

（1）摄影距离：100cm。

（2）照射野：上缘包括第 12 胸椎，下缘包括上部骶椎。后侧包括背部皮肤，前侧包括胸部侧面中线。

（3）中心线：对准髂嵴上 3cm 垂直入射。

（4）滤线栅：使用。

（5）曝光条件：80～85kV，中心电离室，自动曝光控制。

4. 影像显示（图 3-100）

（1）腰 1 至腰 5 椎体及部分骶椎的侧位影像。

（2）腰 1 至腰 5 椎体的骨结构显示清晰，椎体呈扁方形，椎管位于椎体后缘。椎间隙清晰显示。

八、骨盆正位

1. 被检者准备

（1）排便后摄影，有利于减少盆腔粪便和肠道气体干扰。

（2）去除可能重叠在骨盆上的物品（例如腰带、拉链、纽扣、膏药等）。

2. 投照体位（图 3-101）

（1）被检者仰卧于摄影床上，腰部和骨盆紧贴摄影床，人体躯干轴线与床面中线重合。双手臂置于身体两侧。

（2）双下肢伸直，双足向内旋转 10°～15°，双足拇趾靠拢。人体冠状面平行床面，确保躯干部和骨盆没有旋转。

3. 摄影条件

（1）摄影距离：100cm。

（2）照射野：上缘包括腰4，下缘包括耻骨联合下3cm，两侧包括髋部两侧软组织。

（3）中心线：对准两侧髂前上棘连线中心与耻骨联合上缘连线的中点垂直入射。

（4）滤线栅：使用。

（5）曝光条件：65~70kV，两侧及中心电离室，自动曝光控制。

4. 影像显示（图3-102）

（1）骨盆正位影像，骨盆诸骨，髋臼和股骨头颈部均显示在照片内。

（2）骶髂关节、髋关节结构清晰。双侧骶髂关节对称。

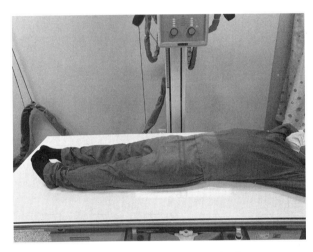

图3-101　骨盆正位投照示意图

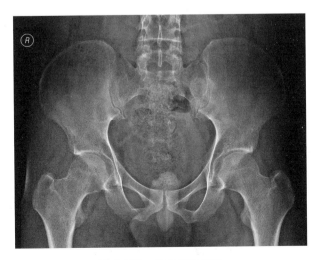

图3-102　骨盆正位影像

九、肩关节正侧位

（一）肩关节正位

1. 被检者准备　除去可能产生伪影的衣物，除去异物（如膏药等）。

2. 投照体位（图3-103）

（1）被检者站立于立式摄影架前，被检侧肩胛骨喙突置于摄影架面板正中。

（2）被检侧肩部紧贴摄影架面板，上肢下垂，肱骨外旋，掌心向前。

3. 摄影条件

（1）摄影距离：100cm。

（2）照射野：上缘超出肩部，下缘包括肱骨中段，外缘包括肩部软组织。

（3）中心线：水平方向经喙突入射。

（4）滤线栅：使用。

（5）曝光条件：63~66kV，中心电离室，自动曝光控制。

4. 影像显示（图3-104）

（1）肩关节的正位影像，包括肩关节、肩部软组织和肱骨中段。

（2）肩关节的骨质、关节面及周围软组织清晰显示。

（二）肩关节侧位（穿胸位）

1. 被检者准备　除去可能产生伪影的衣物，除去异物（如膏药等）。

2. 投照体位（图3-105）

（1）被检者侧立于立式摄影架前，被检侧上臂外缘紧贴摄影架面板。

（2）被检侧上肢及肩部尽量下垂，掌心向前，肱骨外科颈对准摄影架面板中心，对侧上肢高举抱头。

3. 摄影条件

（1）摄影距离：100cm。

（2）照射野：上缘超出肩部，下缘包括肱骨中段。

（3）中心线：水平方向通过对侧腋下，经胸腔及被检侧上臂的上1/3处入射。

（4）滤线栅：使用。

（5）曝光条件：80~85kV，中心电离室，自动曝光控制。

4. 影像显示（图3-106）

（1）肱骨上端和肩关节的轴位影像，包括肩部和肱骨中段。

（2）肩关节的骨质、关节面及周围软组织清晰显示。

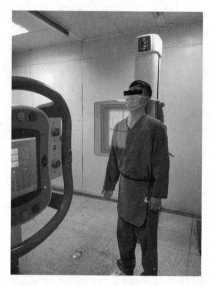

图 3-103　肩关节正位投照示意图

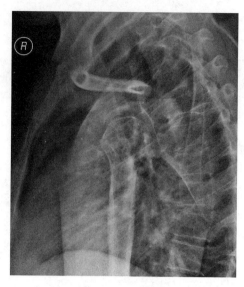

图 3-106　肩关节侧位影像

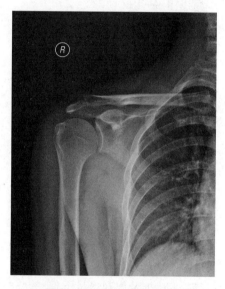

图 3-104　肩关节正位影像

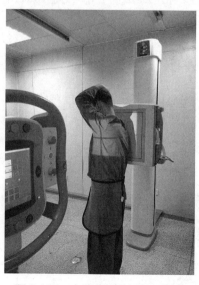

图 3-105　肩关节侧位投照示意图

十、肘关节正侧位

（一）肘关节正位

1. 被检者准备　移除可能产生伪影的衣物，除去异物（如膏药等）。

2. 投照体位（图 3-107）

（1）被检者面向摄影床就座，前臂伸直，掌心向上，尺骨鹰嘴突紧贴摄影床。

（2）肩部尽量放低，肱骨尽量伸直，与肘部相平。

3. 摄影条件

（1）摄影距离：100cm。

（2）照射野：上缘肱骨中段，下缘包括尺桡骨中段。

（3）中心线：对准肘横纹中点，垂直入射。

（4）滤线栅：使用。

（5）曝光条件：55~57kV，中心电离室，自动曝光控制。

4. 影像显示（图 3-108）

（1）肘关节的正位影像，包括肱骨中段与尺桡骨中段。

（2）肘关节的骨质、关节面及周围软组织清晰显示。

（二）肘关节侧位

1. 被检者准备　除去可能产生伪影的衣物，除去异物（如膏药等）。

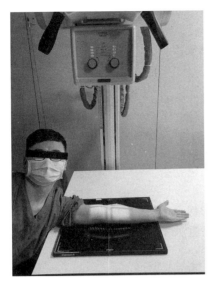

图 3-107　肘关节正位投照示意图

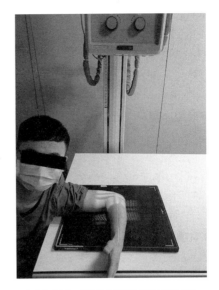

图 3-109　肘关节侧位投照示意图

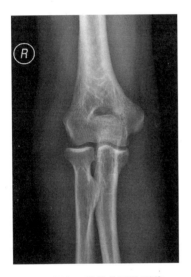

图 3-108　肘关节正位影像

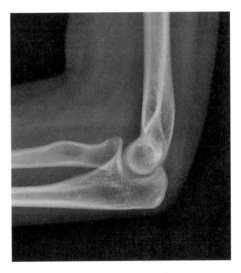

图 3-110　肘关节侧位影像

2. 投照体位（图 3-109）

（1）被检者面向摄影床侧坐，肩部下移，尽量接近肘部高度。

（2）屈肘 90°，掌心面对被检者，拇指朝上半握拳，内侧紧贴摄影床。

3. 摄影条件

（1）摄影距离：100cm。

（2）照射野：上缘包括肱骨中段，下缘包括尺桡骨中段。

（3）中心线：对准肱骨外上髁，垂直入射。

（4）滤线栅：使用。

（5）曝光条件：55～57kV，中心电离室，自动曝光控制。

4. 影像显示（图 3-110）

（1）肘关节的侧位影像，包括肱骨中段与尺桡骨中段。

（2）肘关节的骨质、关节面及周围软组织清晰显示。

十一、腕关节正侧位

（一）腕关节正位

1. 被检者准备　移除腕关节上的衣物，除去异物（如膏药、手镯等）。

2. 投照体位（图 3-111）

（1）被检者面向摄影床就座，前臂伸直。

（2）手半握拳，掌心向下，腕部紧贴摄影床。

3. 摄影条件

（1）摄影距离：100cm。

（2）照射野：上缘包括掌骨，下缘包括尺桡骨远端。

（3）中心线：对准尺骨和桡骨茎突连线的中点,垂直入射。

（4）滤线栅：使用。

（5）曝光条件：50~55kV,中心电离室,自动曝光控制。

4. 影像显示（图 3-112）

（1）腕关节的正位影像,包括掌骨与尺桡骨远端。

（2）腕骨、掌骨近端、尺桡骨远端的骨质、关节及周围软组织影像清晰显示。

（二）腕关节侧位

1. 被检者准备　移除腕关节上的衣物,除去异物（如膏药、手镯等）。

2. 投照体位（图 3-113）

（1）被检者面向摄影床就座,前臂伸直。

（2）手掌外旋,半握拳,第 5 掌骨和前臂尺侧紧贴摄影床。

3. 摄影条件

（1）摄影距离：100cm。

（2）照射野：上缘包括掌骨,下缘包括尺桡骨远端。

（3）中心线：对准桡骨茎突中点,垂直入射。

（4）滤线栅：使用。

（5）曝光条件：50~55kV,中心电离室,自动曝光控制。

4. 影像显示（图 3-114）

（1）腕关节的侧位影像,包括掌骨与尺桡骨远端。

（2）腕骨、掌骨近端、尺桡骨远端的骨质、关节及周围软组织影像清晰显示。

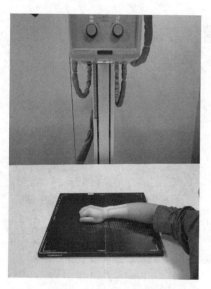

图 3-111　腕关节正位投照示意图

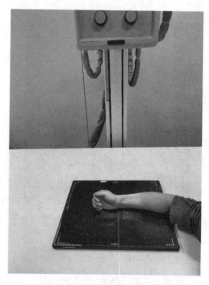

图 3-113　腕关节侧位投照示意图

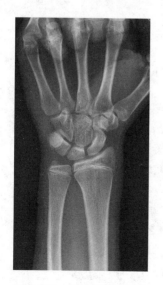

图 3-112　腕关节正位影像

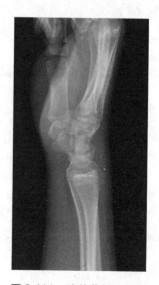

图 3-114　腕关节侧位影像

十二、髋关节正侧位

（一）髋关节正位

1. 被检者准备 脱去有可能产生伪影的衣服。除去异物（如膏药等）。

2. 投照体位（图3-115）

（1）被检者仰卧于摄影床上，双下肢伸直，双足稍内旋，两足尖相对。

（2）被检侧髋关节置于摄影床中线上。身体长轴与探测器长轴一致。

3. 摄影条件

（1）摄影距离：100cm。

（2）照射野：上缘包括髂骨嵴，下缘包括股骨中上段。

（3）中心线：对准股骨头（髂前上棘与耻骨联合的中点向外下做垂线5cm处）垂直入射。

（4）滤线栅：使用。

（5）曝光条件：65~70kV，中心电离室，自动曝光控制。

4. 影像显示（图3-116）

（1）髋关节的正位影像。

（2）髋关节的骨质、关节面及周围软组织清晰显示。

（二）髋关节侧位

1. 被检者准备 脱去有可能产生伪影的衣服。除去异物（如膏药等）。

2. 投照体位（图3-117）

（1）被检者侧卧于摄影床上，被检侧髋关节紧

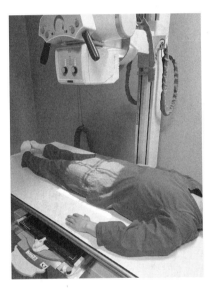

图3-115 髋关节正位投照示意图

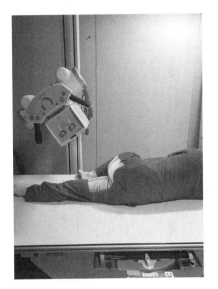

图3-117 髋关节侧位投照示意图

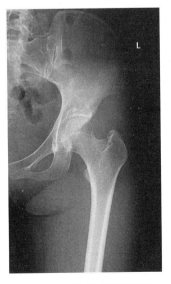

图3-116 髋关节正位影像

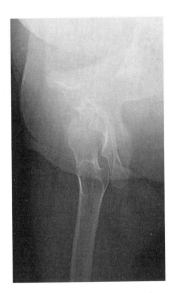

图3-118 髋关节侧位影像

贴摄影床,对侧髋关节膝关节向前屈曲90°并置于被检侧下肢的前方。

（2）被检侧髋关节与摄影床中心重合。身体长轴与摄影床长轴一致。

3. 摄影条件

（1）摄影距离:100cm。

（2）照射野:上缘包括髂骨嵴,下缘包括股骨中上段

（3）中心线:向头侧倾斜30°~40°角,经腹股沟中点入射。

（4）滤线栅:使用。

（5）曝光条件:80~85kV,中心电离室,自动曝光控制。

4. 影像显示（图3-118）

（1）髋关节的侧位影像。

（2）髋关节的骨质、关节面及周围软组织清晰显示。

十三、膝关节正侧位

（一）膝关节正位

1. 被检者准备 脱去有可能产生伪影的衣服。除去异物（如膏药等）。

2. 投照体位（图3-119）

（1）被检者仰卧于摄影床上,被检侧下肢伸直,足尖向上稍内旋。

（2）下肢长轴与探测器长轴一致。

3. 摄影条件

（1）摄影距离:100cm。

（2）照射野:上缘包括股骨下端,下缘包括胫腓骨上端。

（3）中心线:对准髌骨下缘垂直入射。

（4）滤线栅:使用。

（5）曝光条件:60~65kV,中心电离室,自动曝光控制。

4. 影像显示（图3-120）

（1）膝关节的正位影像。包括股骨下端,胫腓骨上端。

（2）膝关节的骨质、关节面及周围软组织清晰显示。

（二）膝关节侧位

1. 被检者准备 脱去有可能产生伪影的衣服。除去异物（如膏药等）。

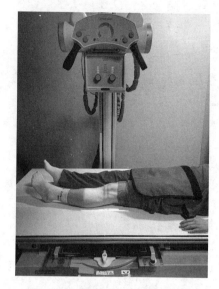

图3-119 膝关节正位投照示意图

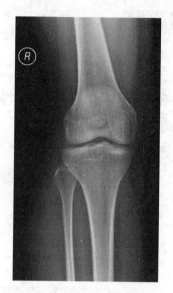

图3-120 膝关节正位影像

2. 投照体位（图3-121）

（1）被检者侧卧于摄影床上,被检侧膝关节外侧缘紧贴摄影床,膝关节屈曲约135°角。对侧下肢屈曲并置于被检侧下肢的前方。

（2）被检侧下肢长轴与探测器长轴一致。

3. 摄影条件

（1）摄影距离:100cm。

（2）照射野:上缘包括股骨下端,下缘包括胫腓骨上端。

（3）中心线:对准髌骨下缘及腘窝连线中点垂直入射。

（4）滤线栅:使用。

（5）曝光条件:60~65kV,中心电离室,自动曝光控制。

4. 影像显示（图 3-122）

（1）膝关节的侧位影像,包括股骨下端,胫腓骨上端。

（2）膝关节的骨质、关节面及周围软组织清晰显示。

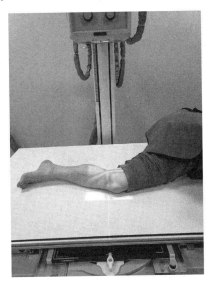

图 3-121　膝关节侧位投照示意图

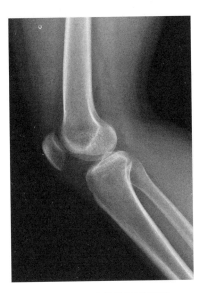

图 3-122　膝关节侧位影像

十四、踝关节正侧位

（一）踝关节正位

1. 被检者准备　脱去鞋、袜子。除去异物（如膏药等）。

2. 投照体位（图 3-123）

（1）被检者坐于摄影床上,被检侧下肢伸直,足跟紧贴摄影床,足尖向上。

（2）摄影床中线与胫腓骨长轴平行。

3. 摄影条件

（1）摄影距离:100cm。

（2）照射野:上缘包括胫腓骨下段,下缘包括跟骨下缘。

（3）中心线:对准内外踝连线中点上 1cm 垂直入射。

（4）滤线栅:使用。

（5）曝光条件:55~60kV,中心电离室,自动曝光控制。

4. 影像显示（图 3-124）

（1）踝关节的正位影像,包括胫腓骨远端及距骨。

（2）踝关节的骨质、关节面及周围软组织清晰显示。

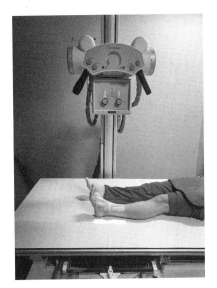

图 3-123　踝关节正位投照示意图

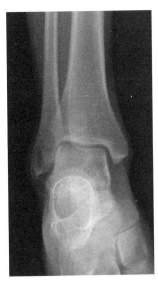

图 3-124　踝关节正位影像

（二）踝关节侧位

1. 被检者准备 脱去鞋袜,除去异物(如膏药等)。

2. 投照体位(图 3-125)

（1）被检者侧卧于摄影床上,被检侧下肢伸直,外踝紧贴摄影床。

（2）摄影床中线与被检侧胫腓骨长轴平行。

3. 摄影条件

（1）摄影距离:100cm。

（2）照射野:上缘包括胫腓骨下段,下缘包括跟骨下缘。

（3）中心线:对准内踝中心上 1cm 处,垂直入射。

（4）滤线栅:使用。

（5）曝光条件:55~60kV,中心电离室,自动曝光控制。

4. 影像显示(图 3-126)

（1）踝关节的侧位影像,包括胫腓骨远端及距骨。

（2）踝关节的骨质、关节面及周围软组织清晰显示。

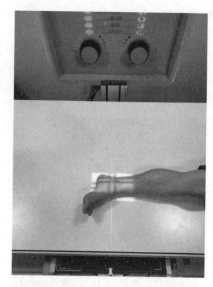

图 3-125 踝关节侧位投照示意图

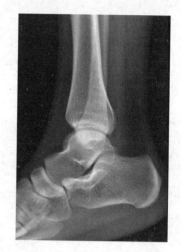

图 3-126 踝关节侧位影像

（余厚军 白亚妮 彭锐）

第四章

数字减影血管造影成像设备

数字减影血管造影(digital subtraction angiography,DSA)成像设备,简称 DSA 设备,是利用计算机处理数字化的连续摄影影像信息,以消除(减去)骨骼和软组织影像的血管造影成像技术。

DSA 设备是由美国的威斯康星大学的 Mistretta 组和亚利桑那大学的 Nadelman 组首先研制成功,于 1980 年 11 月在芝加哥召开的北美放射学会上公布。我国于 1984 年引进 DSA 设备,1985 年初应用于临床,其后迅即推广至全国大、中城市的许多医疗、教学及科研单位。

21 世纪以来由于 DSA 设备硬件、软件不断改进,其时间和空间分辨力以及图像质量明显提高,X 射线辐射剂量明显降低;平板探测器逐步替代了影像增强器(I.I)、摄像机及电视系统组成的图像采集及处理系统(成像链);随着 DSA 设备的更新换代,成像方式也日新月异,如数字脉冲透视及存储、路径图及 3D 路径图、智能三维路图导航穿刺技术、旋转 DSA 及 3D-DSA、步进 DSA、下肢跟踪 DSA、虚拟支架植入术、自动最佳角度定位、C 臂锥形束 CT 技术以及自动分析功能等被广泛应用于临床;以 DSA-CT 或 DSA-MRI 一体机为主组成的杂交手术室正在兴起,DSA 设备正朝着一体化、程序化、自动化以及智能化等方向发展。

目前,DSA 设备主要应用于心血管、脑血管及全身各部位血管造影检查及介入治疗。

第一节　DSA 设备的组成

DSA 设备主要由 X 射线发生器、图像采集与接收、显示、X 射线管组件与图像转换器支架、束光器、导管床、高压注射器等系统组成。

一、X 射线发生器系统

X 射线发生系统的结构和原理与第二章所述基本一致,但对其有特殊要求,主要为以下 5 个方面。

1. **大功率 X 射线发生器**　在心血管造影时,采集频率高,则分给每幅图像的曝光时间均很短;为了减少活动脏器在曝光期间的运动伪影,多采用脉冲曝光,曝光时间多在数毫秒。因此,要求所用的 X 射线发生器能在短时间内输出足够大的功率。现在一般用 80~100kW 的 X 射线发生器。

2. **高压发生器的高压波纹要平稳**　保证每幅图像的感光量一致,除各投照参数一致外,还要保证具有较高的千伏值和千伏值的恒定。因此,现在多采用高频高压发生器。

3. **脉冲控制**　采用脉冲控制曝光,对快速活动的脏器如心脏等,可减少其活动带来的图像模糊,获得较高的图像锐利度。脉冲控制有栅控 X 射线管方式和高压初级控制方式。栅控 X 射线管方式高压波形陡峭,从而消除软射线,但设备较复杂,增加了成本和故障率。高压初级控制方式对于软射线的抑制不如栅控 X 射线管方式,但电路简单,工作稳定,特别使用了逆变技术,控制比较容易,仍是大多用户的选择。

4. **两套 X 射线发生器**　心脏造影检查,要求同时做双向(正位、侧位)摄影。为了双向同时摄影最好用两套 X 射线发生器做同步或交替双向摄影。两套 X 射线发生器易于分别调节投照参数,可得到满意的正、侧位心脏造影的影像。

5. **X 射线管的容量大焦点小**　X 射线管容量及阳极热容量高。DSA 连续透视和曝光采集,既要求 X 射线管能有较大的输出功率,又要求其阳极热容量大。目前大型 DSA 设备的 X 射线管热容量一般在 2.4MHU 以上,高者可达 5.2MHU。多采用金属陶瓷管壳、液态金属轴承高速旋转阳极 X 射线管,转速高者可达 9 000r/min 以上。金属陶瓷管壳

X射线管提高了散热率,能够吸收由于靶面气化成的粒子,提高图像质量和X射线管的寿命。X射线管组件内的绝缘油采用外部循环散热方式或冷水进入组件内循环散热,保证X射线管的连续使用。X射线管多采用三焦点,以适应不同的照射方式和照射部位。

二、图像采集系统

X射线图像采集系统主要完成X射线信息转换,就是将X射线信息转换成电信号,这种转换器件目前有两种类型,影像增强器(image intensifier,I.I)+摄像机成像链与平板探测器(flat panel detector,FPD)。

（一）I.I+摄像机转换器件

I.I+摄像机是由图像增强器(有些需光学器件或镜头)与摄像机组成。

1. I.I I.I的作用是将穿过被检者剩余X射线信息转换成光信号。工作过程是这样的:入射到I.I输入屏的X射线信息由该屏的荧光层(一般为碘化铯)转换成可见光,再由下层光电层转换成电信号(电子),这些电子经聚焦与高压的作用下,高速撞击在输出屏的荧光层上,将电信号转换成比输入屏亮度高许多倍(5 000~10 000)的光信号。为了与摄像机相匹配,有些需要组合镜头。

（1）I.I的构成:I.I由影像增强管、壳体和电源三部分构成,如图4-1所示。

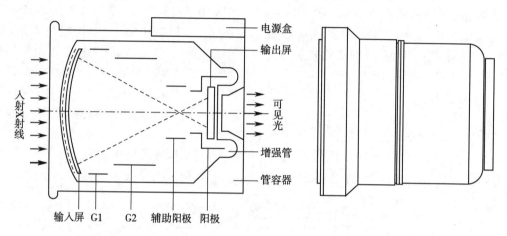

图4-1　I.I的结构示意图

1）影像增强管:影像增强管是I.I的核心。I.I转换X射线影像成为可见光影像和增强光能量输出两项功能,都是通过影像增强管实现的。影像增强管是一个圆筒形的真空器件,管内保持10^{-7}mmHg以上的高真空,输入屏、输出屏和各个电极均密封于管壳之中,管壳用玻璃加金属制成,在圆筒形玻璃壳的外壁,涂有黑色的石墨层,以防止外来的光线进入管内。

①输入屏:在影像增强管的前端面,是一个面积较大的X射线图像的入射窗口,叫输入屏,形状为圆形凸球面状或凹球面状,它的作用是接受反映被检体密度的X射线图像,并把它转化为电子图像,输入屏的结构如图4-2所示,由铝基板、荧光层、透明隔离层和光电阴极四部分组成。铝基板和增强器管包一起制成一个密封的整体,在铝基板上支持蒸涂上输入屏所需要的碘化铯(CSI)荧光层,透明隔离层和光电阴极。荧光体层吸收X射线量子,激活荧光体发光,并且按照所吸收的X射线量

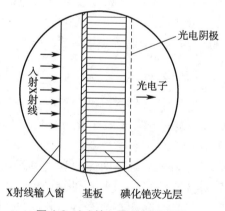

图4-2　I.I输入屏结构示意图

子的强弱,产生出一幅与之对应的荧光图像。荧光层是用以钠为激活剂的碘化铯[CSI(Na)],采取真空蒸发的方法,适当控制蒸发的速度及蒸发的方向,从而得到柱状排列的碘化铯屏。对I.I而言,它的性能的优劣,在很大程度上取决于输入屏,在于它产生的高亮度、高对比度的荧光图像。要实现这两点,就要求荧光层的X射线检出效率要高,即对

X射线量子的吸收率要高,只有被荧光层物质吸收的X射线量子,才能激发出光子,相反量子吸收率低,不仅大大减少信息的传递量,反而使得量子噪声增加,因为穿过荧光层的X射线量子不仅对荧光图像不做贡献,反而会产生X射线粒噪声,使输出屏上图像信噪变坏。同时也要求荧光的光谱特性应与光电阴极的光谱响应相匹配,两者的光谱特性在峰值点上是一致的,这样能充分地利用荧光图像的光谱能量。对荧光图像的另一个要求图像分辨力要高,有利于早期微小病灶的诊断。在位于荧光层和光电阴极之间,还有一层透明隔离层,将荧光层与光电阴极隔离开,防止它们因相互接触而产生的化学反应,对它的要求是隔离层对荧光层产生的荧光图像,在传递到光电阴极的过程中产生的衰减尽可能小。

②电子光学系统:由光电阴极、G1、G2、辅助阳极和阳极共同组成。从光电阴极发出的电子图像,在阳极电压的吸引下向输出屏飞去,由于电子之间的相互排斥力的作用,破坏了输出屏上图像的形成。增加了G1、G2、辅助阳极后,上述各电极共同组成了电子静电透镜,在聚焦电场径向力的作用下,使得企图散射的电子图像重新聚焦于输出屏上,如同光学图像经过凸透镜聚焦一样,保证了输入屏所产生图像的分辨力处于最佳状态。在实际应用中,I.I聚焦状态调整时是通过改变G2电压实现的。阳极位于输出屏和辅助阳极之间的圆锥筒状电极,阳极上加有20kV高压,通过它所产生的强直流电场的作用,使得从光电阴极发出的电子图像,经聚焦后,加速轰击输出屏,以达到增加输出光图像亮度增益的目的。辅助阳极位于阳极和聚焦极之间的圆锥筒状电极,其工作的直流电压为1.3~3kV,也位于阳极和聚焦极电压之间,由于辅助阳极的存在,改变辅助的阳极电压后就改变了聚焦极和辅助阳极、辅助阳极和阳极之间的电场结构,改变了电子运动的折射率,即改变了电子透镜的焦点位置,在输出屏尺寸不变的情况下,焦点偏后(即偏向输入屏一侧),输入屏视野就大;焦点前移,则同样输出屏尺寸的情况下,还原输入屏图像的尺寸就小。所以辅助阳极的设置,对单视野I.I,可以起到校正输入屏视野的作用;也可以通过改变辅助阳极电压,实现视野固定倍率的选择切换,如二野方式或三野方式的选择切换,但是,不同的视野其聚焦电压也要求随之相应变化;同时辅助阳极的设置还可以改善输出图像的几何失真。

③输出屏:输出屏位于影像增强管尾部的中心部分,锥筒形阳极的后面,是I.I的光图像的输出窗口,从光电阴极发出的电子图像经过聚焦和阳极高压加速后,轰击输出屏发光,重新还原出一幅反映被检体密度的光学图像。这时输出屏实现的是从电子到光子的第三次量子转换。输出屏的结构组成如图4-3所示,它是玻璃基板上蒸涂上由银激活的硫化锌镉荧光体,在电子的轰击下,发出黄绿色的荧光,其光谱能较好地与电视摄像管和X胶片的感光谱段相匹配。为了提高输出屏的影像分辨力,要求涂敷的荧光物质颗粒要细(约为普通荧光屏用荧光体直径的十分之一),密度要大,涂层要薄(约2nm厚)。荧光体的外面,喷涂一层0.5nm的铝膜,铝膜与阳极连接,它不会影响电子的通过,但可以防止由输出屏发出的荧光再次射向输入屏,而二次干扰输出屏的图像;同时它还可以把荧光层的荧光图像反射到玻璃基板的光输出端,将输出的荧光图像亮度增强;它与阳极相连接,可以接收电子轰击输出屏对荧光层所产生的二次电子。

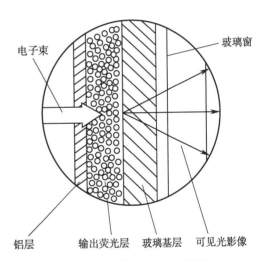

图4-3 I.I输出屏结构示意图

④离子泵:I.I是一个高真空器件,在它内部必须保持10^{-7}mmHg以上的真空度,随着生产工艺水平的提高,有些类型的增强器,已解决了高真空度的难题,但是目前仍然有此类型的增强器,或早期生产的增强器,仍然保留有除气离子泵,因此我们在此也做一个简单的介绍。在I.I内,一旦管内真空度不能满足要求时,就会造成管内电子图像的正常运动受到干扰,输出屏上的影像被扰乱、甚至产生离子斑。造成管内真空度下降的原因是增强管的制作工艺难以保证每个零件的彻底除气,随着时间、温度的变化,气体分子从电极内部缓慢逸出存

留在管内。工作时,残存气体分子被电离,电离成电子和正离子,其中电子阳极电压作用下轰击输出屏,它产生的不是我们所需要的信息因而成了干扰源;而正离子,在电场作用下飞向光电阴极,正离子的撞击,使光电阴极产生大量的二次电子,再飞向输出屏,造成输出屏中心部位的亮斑,即离子斑。这样不但影响图像的质量,还会造成光电阴极的损伤。为了提高管内的真空度,在某些型号 I.I 内,设置了具有吸气作用的电极,叫"离子泵"。离子泵不是把气体分子抽出管外,而是吸附在电极上,以提高真空度,它采用能在灼热状态下,具有强烈吸收气体原子,而又具有不可逆转特性的金属,例如钛、锆、钽等材料。在 I.I 管内设置两个片状或棒状电极,一个是阳极,一个是阴极,在阴极表面喷镀一层吸气金属,如钛或锆等,两极之间加有 2kV 直流电压,电极间气体分子在强电场作用下而发生气体电离,形成电离电流,正离子堆积在阴极附近,迅速撞击阴极,而还原成气体原子,并被吸气金属所吸附。经过一段时间后,气体分子大大减少真空度上升,当离子泵电流小于 10μA 以下时,即认为真空度恢复正常,可以使用。为了增加正离子撞击阴极的机会,在增强管靠近离子泵处,设置一个电磁线圈,通以直流电流,使之产生一个直流磁场,在这个磁场的作用下,使电子和正离子的运动轨迹向离子泵弯曲,以加速吸附气体离子提高管内真空度的过程。这种方法叫冷阴极电离法。在离子泵工作时要求 I.I 管内其他各电极电压均不工作。

⑤供电部分:供电部分产生提供 I.I 正常工作所需要的各组直流电压,它包括 25kV 的阳极电压、1.5 到 3.8kV 的辅助阳极 G3 电压、300~500V 的聚焦极 G2 电压、50~200V 的 G1 电压和 0V 光电阴极电压。如果 I.I 带有离子泵,还需要提供 3kV 的离子泵工作电压和控制离子泵工作的时间延迟电路等。I.I 供电电源采用开关电源将交流市电电源转变成直流+24V 电压,再由+24V 供电,采用高频自激式逆变电路,倍压整流的方式,得到增强器所需要的各组直流高压对 I.I 供电。

2) 壳体:壳体(管容器)是一个筒状金属外壳,一般选用铝材料制成,在金属筒内壁,沿轴线方向,均匀的附有一层铅屏蔽层和一层由坡莫合金材料制成的屏蔽层。铅屏蔽层用于防止外界散射的 X 射线对 I.I 成像的影响;坡莫合金屏蔽层用于防止外界磁场对 I.I 成像的影响。管容器位于 I.I 输出屏端,是 I.I 的保护板和安装盘,保护板用于保护

影像增强管不会受到直接冲击,是一块 0.5mm 厚合金铝板,安装盘则用来将医用 X 射线图像增强电视系统安装于 X 射线主机的合适位置。I.I 位于输出屏一端,是精密机械安装基准件,经过它一方面将影像增强管支撑,固定于管容器内,另一方面它还用于安装光学系统的物镜和电视摄像机部分,它的加工精度应保证整个影像增强电视系统之间电子光轴中心的同心度与平行度应符合规定的要求。

(2) I.I 的主要性能指标

1) 标称视野:标称视野指的是 I.I 在额定的电极电压条件下,当 X 射线源处于无限远即用平行 X 射线照射时,在输出屏上显示的最大输入屏图像尺寸。常见的有 6in、7in、9in、12in 等固定视野 I.I;还有 9in/6in/4.5in,12in/9in/6in(1in = 2.54cm)等可变视野 I.I。需要指出的是,X 射线管发出的是近距离点射线源,而被检体又不能紧贴 I.I 的输入屏,所以实际应用中的有效视野总是小于管子的标称视野。

2) 输出图像直径:输出图像直径指的是 I.I 在额定电极电压的条件下,对应于标称输入屏视野时,经聚焦后,在输出屏上成像的直径。常见的输出屏图像直径有 15mm、20mm、30mm。

3) 转换系数:转换系数是衡量 I.I 将 X 射线转换成可见光的转换效率的一个物理量。转换系数(GX)的定义是在 X 射线照射下,I.I 输出屏图像亮度的平均值(L,单位:sb/m²。1sb = 10⁴cd/m²)与 I.I 输入屏位置测得的 X 射线剂量率的平均值之比。

4) 分辨力:分辨力表征 I.I 分辨图像细节的能力。它以单位长度内(每厘米或毫米)能区分等宽的对比度为 100% 的一条黑线和一条白线相间组成的线对来表示(Lp/cm 或 Lp/mm)。它的定义是:将含有单位长度内的黑白相间宽度相等的具有多组不同宽度的线对卡,这里黑线指的是 X 射线不能穿透的高密度重金属线条,白线指的是 X 射线可穿过的线条组合而成,将其置于 I.I 的输入屏上,选择合适的剂量,当某组线对刚好能被 I.I 分辨出其间隔时,则把这一组的线对称为该 I.I 的分辨力。在输出屏上观察时,可以采用任何手段如用高倍显微镜观察,分辨出来就有效。

5) 对比度:对比度是表征 I.I 输出图像的反差程度,对比度高,就显得图像鲜明;对比度低,人眼观察有"模糊"的感觉。而临床诊断时,病灶的反应是以灰度的变化来表示,所以对比度指标应是

越大越好。

6）量子检出效率:量子检出效率(QDE)是 I.I 输出光信号的信噪比平方值与 I.I 输入信噪比的平方值之比。它反映了 I.I 检出 X 射线量子并相应转换成光信号输出的能力。

7）畸变:在 I.I 内部,存在有电子光学系统,造成了物点离开光轴时,各部分的倍率的不一致性,造成了输出屏上显示图像的几何失真。

2. 光学系统 在医用 X 射线影像增强电视系统中,电视摄像机不是对自然界的三维空间景物成像,而是对 I.I 的输出屏上反映被检体密度的影像成像。在前面的介绍中,我们知道 I.I 输出屏的尺寸只有 15mm、20mm、30mm 几种,物像的几何尺寸极小,属于近距离成像,在这样的情况下,为了保证电视摄像的有效视场,满足成像质量的要求,对电视摄像的光学要求,就要根据不同成像器件的不同像面,选择不同的光学形式。对于真空管成像,由于像面较大,和物面相差不多,则必须采用组合镜头成像方式;而对于 CCD 成像,像面小了一倍多,则既可以采用组合镜头成像,又可以采用单镜头成像,下面我们以组合镜头成像方式进行介绍。

（1）组合转像系统:采用组合转像系统的目的是解决电视摄像机单镜头对 I.I 输出屏成像时,近距离成像的像差大,视场不合适和不能在光路中插入光分配器的问题。组合转像光学系统的组成是在 I.I 和电视摄像机之间采用一组光学镜头,通常是两个镜头串列式使用,其中一个连接在 I.I 输出屏端,叫主物镜,I.I 输出屏上的物像被置于主物镜的焦平面上,根据凸透镜成像原理,焦平面上近距离物像,经过主物镜,被折射转换或模拟无穷远的平行光图像,并且可以把光图像的几何尺寸放大。主物镜输出的平行光图像送到连接在摄像机头的目镜上,当我们把摄像器件的成像面置于目镜的焦平面上时,同上面所讲的道理,目镜就可以把接收到的主物镜输出的平行光图像缩小并聚焦在成像器件的像面上。目镜均应聚焦在无穷大焦距处,以保证主物镜输出的是平行光,摄像器件也是对平行光成像。

（2）大孔径镜头的应用:I.I 输出屏上反映被检体密度的图像的亮度,虽然经过 I.I 的对光能量的增强,但是实际的亮度仍然是很弱的,大约 1lm 左右,比自然界景物的亮度要差得多,所以在透镜成像的过程中,必须尽量减少光能量的损失。由光知识我们知道,穿过透镜的光通量,与透镜的相对孔径 D/F 成正比,为了增大光能量的输出,减少经过透镜后光能量的损失,在医用 X 射线 I.I 电视系统中,光学镜头的工作状态的选择,必须选择大孔径应用的工作状态。

（3）光分配器:对光学系统而言,在主物镜与目镜之间,光能量的使用有三种方式——单通道型、双通道型和三通道型。而选择其中某种方式利用光能量进行工作,除单通道型外,都是通过光分配器,插入到主物镜与目镜之间,由外部操作控制。单通道型指的是主物镜输出光能量,只供 X 射线电视设备使用;双通道型是指主物镜输出的光能量,除了提供 X 射线电视设备使用外,还提供给 70mm 或 100mm 的点片摄影机使用;三通道型主物镜输出的光能量,使用的设备则包括 X 射线电视设备、电影摄影机设备、70mm（或 100mm）点片摄影设备。从光学系统来说,由于经过主物镜的转换,输出的是平行光图像,这样在主物镜与目镜之间距离的存在,就不会造成在电视成像器件的像面上或其他终端记录设备的像面上,成像大小的变化以及各自目镜聚焦状态的不一致。这样,我们可以利用光的反射和透射的原理,设计专用的光分配器,插入在主物镜与目镜之间,就可以将主物镜输出的平行光图像,在外部操作程序的控制下,分配给单路、两路或三路终端负载使用,实现单通道型,双通道型或三通道型功能。

目前,在我国广泛使用的国产设备中,主要应用的还是单通道型和双通道型的光学系统,它们的组成如图 4-4 所示。图 4-4 左是直通型单通道光学系统,X 射线电视成像器件通过目镜,主物镜对准 I.I 的输出屏,I.I 的电子光学中心,主物镜的光轴中心,目镜的光轴中心和摄像器件的光轴中心,四者在一条中心线上。由于临床应用的要求,造成了 X 射线诊视床体和 I.I 电视系统之间空间尺寸的紧张,为此必须改变结构形式而适应几何尺寸的变化,这样单通道型光学系统中除了直通型光学系统应用外,还有一种反射型光学系统的应用。这两者的区别就是后者通过反射镜使 I.I 的电子光轴中心、主物镜的光轴中心与目镜的光轴中心、成像器件中光轴中心是 90°角的垂直状态。在双通道的光学分配器中,有一块半透明的反射镜,它由微电机和齿轮连杆带动,在透视状态电视监视时,半透明反射镜从光路中移出,全部光能量都送到 X 射线电视摄像机通道,进行电视透视;在点片照相机工作时,半透明反射镜由微电机带动,移进光路,使从主

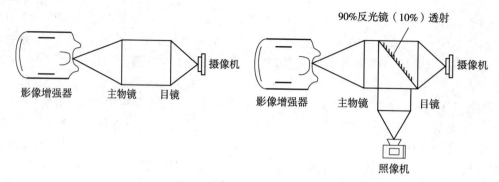

图 4-4　单通道型和双通道光分配器

物镜来的光能量,90%的能量反射进入点片摄影机通道,供其连续摄影使用,其余 10% 的光能量,透射进入电视通道,显示电视图像,这时电视设备的作用,只起到监视作用,验证点片摄影机的工作是否正常。所谓三通道,也是借助机械机构,在第三种状态时,将反射镜反射的 90% 光能量,送到第三通道,即电影摄影机通道,以拍摄电影胶片。在部分机型的光分配器中,还装有拾光棱镜和光电倍增管,组成拾光型反射镜。拾光棱镜置于主物镜输出的光路上,从主物镜输出的光能量中,拾取一小部分能量,送到光电倍增管,把光信号积分变成直流电压,再送到 X 射线发生器控制系统中,以实现 X 射线发生器摄影机的自动曝光量控制。

光学系统在医用 X 射线影像增强电视系统中具有十分重要的意义,它担负着光学成像和传递分配光能量的作用,直接影响着整个系统最终的成像效果。对光学系统而言,无论是主物镜还是目镜,其成像原理都是根据几何光学的成像原理来成像。表征镜头光学性能的主要参数如焦距、相对孔径、分辨力和光学透过率等将影响到最终监视器显示诊断图像的质量。其中两个镜头的焦距,决定了摄像器件的扫描靶面,决定了显示图像的放大率;相对孔径和镜头的光学透过率,决定了系统灵敏度;镜头的分辨力和聚焦状态调整,决定了系统的综合分辨力。

(4)光阑

1)结构:光阑是影像增强器和摄像机之间的光学结构中的一部分,位于准直透镜和聚焦透镜之间。

2)性能:DSA 成像链中的影像增强器的动态范围很大,它能输出较暗的图像和很亮的图像,且在不同的曝光剂量下都能输出良好对比度的增强图像。但其后的摄像机则不同,当光线亮度太低

时,会使产生的视频图像噪声过大;反之,当光线亮度太高时,则出现饱和现象,图像全部变亮。因此,DSA 设备成像链的动态范围响应主要依靠影像增强器和摄像机之间光学结构中的光阑控制和调节。当影像增强器输出的光线很弱时,光阑打开,摄像机接受全部来自影像增强器的成像信息;反之,当影像增强器输出的光线很强时,光阑关闭到最小,摄像机仅接受从光阑的中心小孔中照射过来的光强信息。因此,光阑中心孔径大小的调整能使成像链对不同 X 射线强度曝光信息进行成像。

对 DSA 成像链来说,光阑的作用并不局限于调整光通量和平衡摄像机的照度水平,它还屏蔽一些产生图像噪声的折射光和散射光。DSA 系统图像采集分为透视和摄影采集。两者 X 射线剂量差别大(信噪比差别大),要求镜头光圈能随时调节,保证摄像器件在适宜照度下工作。两种情况频繁交换使用,所以摄像机的光学系统采用大孔径、可自动调节的电动光圈镜头。

3.**摄像机**　摄像机的作用是将 I.I 输出屏上的光信号转换成电信号。这种转换器件主要有两种类型,它们分别是真空管与固态电荷耦合器件(charge coupled device,CCD)摄像机,目前真空管摄像机已被 CCD 摄像机所取代,所以,其工作过程以 CCD 摄像机为例简单地描述。当 I.I 输出屏上的光线投射到 CCD 的金属氧化物半导体(metal oxide semiconductor,MOS)电容器上时,光子穿过透明极及氧化层,进入 P 型 Si 衬底,衬底中处于价带的电子将吸收光子的能量而跃入导带。当光子进入衬底时产生的电子跃迁,形成了电子-空穴对。电子-空穴对在外加电场作用下,分别向电极两端移动,形成光生电荷。这些光生电荷储存在由电极所形成的"势阱"中,形成电荷包。光生电荷的产生取决于入射光子的能量和光子的数量。每个电荷

包的电量与对应像元的亮度成正比,这样一幅光的图像就转变成了对应的电荷图像。当信号电荷传到 CCD 器件的终端时,由输出电路将该信号读出。这些读出信号在后级电路的控制和调制下形成视频信号,送入计算机经视频采集与转换形成数据信号,供图像处理与存储。

(1) 真空管摄像机:

1) 基本结构:DSA 设备成像链中的真空管摄像机核心部件是摄像管,种类很多,大多采用视像管(光电导摄像管)。DSA 设备常用硫化锑视像管其外形是一个玻璃真空管,长约 15cm,最大直径 2.5～5cm。其结构由电子枪、光电导靶、管体与引脚三大部分构成。

2) 工作原理:阴极被灯丝加热,当阴极温度达到 2 000K 时,便大量地激发出热电子。通过调节控制极的电位(一般约为 −50V),可控制飞出的电子数量。加速极加约 +300V 的电位,使飞出控制极的电子得以加速,聚焦极加 0～+300V 的电位,可以使电子束在聚焦磁场的作用下使焦点刚好落在靶面上,达到聚焦目的。网电极加 +450V 电位,使电子上靶时的速度减低,使靶不会击出二次电子。

光电导靶面的信号板上的靶电位约为 15～40V,图像信号的产生分两步:①被摄景物的光像经过镜头成像在靶的外侧,靶上各像素光电导的变化使靶面各像素的阻抗产生变化,形成电导图像;②由电子束扫描靶内侧,从上向下逐点扫描阅读靶面上记录的图像形成电流信号,经信号板送出,形成图像的视频信号。

由于真空摄像管迟滞特性,在脉冲影像方式和隔行扫描制式下,每一场的影像信号幅值不等,采样需等到信号幅值稳定后才能进行,因此使得曝光脉冲宽度增加,浪费了剂量,已趋于淘汰。

(2) 固态摄像机:CCD,即电荷耦合器件,是一种有别于真空电子束扫描成像的固体成像器件,它是在大规模集成电路工艺基础上研制而成的具有光电转换能力的集成电路芯片。这种 CCD 芯片借助于必要的光学镜头和合适的外围驱动与处理电路,可以将景物图像,通过芯片中呈线性或面阵列规则排列的光敏单元转换成电荷包,在外围驱动电路的作用下,把电荷包转移到存储区,并最终传输出一个时间序列的视频信号,经过视频处理电路的处理,输出一个全电视信号,送给监视器,还原出一幅人眼可见的景物图像。

CCD 的基本单元结构是金属氧化物半导体电容(俗称 MOS 电容),常用的光敏元件有 MOS 电容器和光敏二极管两大类,这里以 MOS 为例介绍其工作原理。

1) 光电转换及储存:CCD 器件是由许多个光敏像元组成,每个光敏像元就对应一个我们在电视成像原理中,图像分解时所介绍的像素,每个光敏像元也就是一个 MOS 电容器,即金属—氧化物—半导体电容器,如图 4-5 上部所示,它是在 P 型 Si 衬底的表面上用氧化的办法生成一层厚度约 1 000～1 500Å 的 SiO₂(1Å = 0.1nm),再在 SiO₂ 表面蒸镀一金属层(多晶硅)在衬底和金属电极之间加上一个偏置电压。

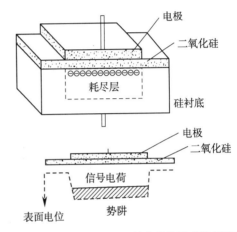

图 4-5 CCD 光敏像元的基本结构及成像示意图

MOS 电容器在外加偏置电压的作用下,在二氧化硅与衬底的界面上产生一个耗尽层,在耗尽状态时,表面电势特别大,越往衬底的深层电势越低,形成了一个势阱,偏置电压越高势阱越深,两者成正比例线性关系。当光照投射到 MOS 电容上时,光子透过透明电极及氧化层进入 Si 衬底,衬底中处于价带的电子吸收光子的能量而跃入导带,这种电子的跃迁,形成了电子-空穴对,电子-空穴对在外加电场的作用下,分别向电极两端运动,这就是光生电荷,这些产生电荷储存在由电极形成的势阱中,如图 4-5 下部所示。光生电荷也就是信号电荷,量的多少,取决于入射光子的能量(入射光波长)和入射光子的数量(入射光强度)。

2) 电荷转移:CCD 用来完成电荷包的像元向输出极转移,实质上是一个模拟量的移位寄存器,其原理如图 4-6。

在图 4-6 中,假设电荷最初存储在电极①下面的势阱中,电极①加有 10V 电压如图 4-6(a) 所示。CCD 所有电极上的电压都要求保持高于某一临界

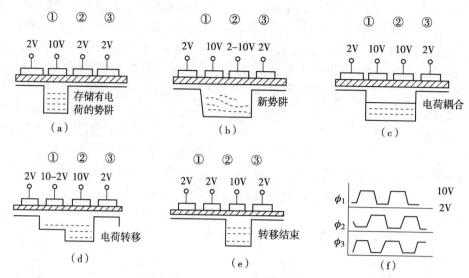

图 4-6　三相 CCD 中电荷的转移过程

电压 V_{th}，V_{th} 称为 CCD 的阈值电压，设 $V_{th} = 2V$，每个电极下面都有一定深度的势阱。显然，这时电极①下的势阱最深，逐渐将电极②的电压从 2V 增加到 20V，①、②两个电极下面的势阱具有相同的深度并合而为一，原先存储在电极①下面的电荷，就会均匀地分布在电极①和②下面，如图 4-6（b）（c）所示。然后，再逐渐将电极①的电荷降到 2V，使其势阱深度降低，这时电荷将会全部转移到电极②下面的势阱中，如图 4-6（d）（e）所示，这个过程就是电荷包从电极①到电极②的转移过程。如果电极有许多个，可将其电极按 1、4、7……2、5、8……3、6、9……的顺序分别连在一起，加上一定时序的驱动脉冲［图 4-6（f）］，即可完成电荷包从左到右转移的过程。

3）信号读出：当信号电荷传到 CCD 器件的终端时，由输出电路将该信号读出。输出电路是由多只场效应管组成，位于器件内部。信号电荷包在驱动时钟脉冲作用下，在 CCD 移位寄存器中按顺序传送到输出级。当电荷包进入最后一个势阱时，复位脉冲为正，场效应管导通。输出二极管处于很强的反向偏置之下，其结果电容被充电到直流电平上，这时输出电平被复位到一个固定的略低于直流电平的正电平上，此电平称为复位电平。当复位脉冲的正脉冲结束后，场效应管截止。由于存在一定的漏电流而产生一个小的管压降，使输出电平有一个下跳，其下跳值称为馈通电压。当复位脉冲为正时，势阱也处于高电压，由于栅压是一个比势阱低的正电压，此时信号电荷仍保留在势阱中。随着正脉冲结束，变得低于栅压时，信号电荷进入，立即使

某点电位下降到一个与信号电荷量成正比的电位上。信号电荷量越大，电位下降越大，此时场效应管输出电平也随之下降。

总之，CCD 图像信号的读出过程是：在一个场的积分周期内，光敏区吸收从目标投射来的光信号产生光电子。这些光电子储存在各像元对应的势阱中，积分期结束时（一场周期过后），在场消隐期间外来场转移脉冲作用下，所有像元势阱中的光生电荷同时转移到与光敏区对应的存储区势阱中，然后开始下一场光积分。与此同时，在行消隐期间已经转移至储存区的光生电荷在行转移脉冲的控制下，一行行依次进入水平移位寄存器。水平移位寄存器中的像元信号在行正程期间由水平时钟脉冲控制逐个向输出端转移，最后在输出端转换为视频信号。以上电荷积累、转移、读出的过程完成由驱动器产生的场、行转移脉冲和读出脉冲控制。

4）性能参数

①有效光敏像元数：有效光敏像元数是指光敏区的 MOS 电容或光敏二极管的数目。通常以水平光敏像元数和垂直光敏像元数相乘的方式给出或是以总的光敏像元数即水平和垂直光敏像元数的乘积的方式给出。目前用于 X 射线影像增强电视的 CCD 摄像器件中，其有效光敏像元数为 768（H）×592（V），即 450 000 个像素或 970（H）×592（V），450 000 个像素或 1 024×1 024 一百万像素。CCD 摄像器件的有效光敏像元数，直接影响到摄像系统的分辨力，光敏像元数愈多，图像的分辨力越高，图像越清晰。但对 X 射线电视设备而言，还有一个幅形比的考虑，对于 4∶3 的幅形比的摄像机组

件,只能利用1:1,实际可利用的不是100%的有效光敏像元数,而是75%有效光敏像元数。另外由于光敏像元是按水平和垂直次序有规则地排列成一个面阵,相互之间又是完全分开的,所以这些光敏像元对输入光学图像的分辨力的极限受奈奎斯特取样机理的限制是我们应该考虑的。

②光谱响应:光谱响应是CCD器件对于各种波长的单色光源的相对响应能力,其中响应度最大的波长称峰值响应波长响应度等于峰值的50%所对应的波长范围称为光谱响应范围。对于采用MOS电容做光敏像元的CCD器件的光谱响应范围很宽,一直到近红外谱段1 100μm,其峰值在蓝光谱段附近,700μm左右。但是在X射线I.I输出的光谱特性范围之内,黄绿光谱段,540μm左右,CCD的响应度并不高,两者之间的匹配性较摄像管差。

③光电转换特性:CCD摄像器件的光电转换特性表示器件的输入、输出特性。特性曲线由线性段和饱和段组成,线性段表示为:

$$Y = ax^r + b \qquad 公式(4-1)$$

式中,y为输出信号电压,x为曝光量。a为斜率,表示光响应度,r为光电转换系数(约等1),b为无光照时的输出电压,即暗输出电压。显然,好的CCD应具有较高的光响应度和低的暗输出电压。光响应度的大小取决于CCD像元的灵敏度和输出级的电荷-电压转换能力。光电转换特性曲线的转折点对应的曝光量叫作饱和曝光量,对应的曝光量叫作饱和输出电压。当曝光量超过饱和曝光量时,CCD输出信号不再增加。

④暗电流:固体摄像器件都存在有暗电流,其中有耗尽区中本征热激发产生的暗电流,少数载流子从中性体内向表面扩散产生的暗电流,以及表面能级热激发产生的暗电流。暗电流不均匀会造成背景不均匀,个别位置上的暗电流特别大(暗电流洪峰),会在图像上造成白斑。各处暗电流大小与位置都是固定的,可用电子学方法消除。另外,采用致冷的方法可以大幅度降低暗电流,使CCD适应低照度工作条件。

⑤噪声:CCD用于X射线成像时,由于X射线散射和影像增强器输出屏的光量子噪声,影响图像的清晰度和灰度层次。数字去噪技术是利用图像信号的强相关性和噪声的不相关性实现的去噪方法。分帧内去噪和帧间去噪,帧间去噪又为采用相同加权系数的多帧叠加去噪,和采用不同加权系数的递归滤波去噪。

⑥纹波效应:如果投射到摄像机上的物像含有超过奈奎斯特极限频率的空间频率分量,由于频率的倒置作用,这些频率分量将反射回基本频带中,这种频率交混误差将造成所谓的纹波效应,也称英尔效应。纹波效应不仅造成不能正确分辨出超过奈奎斯特采样频率的物像,还会干扰基本频带内的图像,CCD摄像机摄取超过极限分辨率时出现干涉条纹。

⑦饱和输出电压:当CCD处于饱和曝光量时,所得到的输出电压叫饱和输出电压。这时再增加曝光量,输出电压也不再增加。然而,存储在像元势阱中的信号电荷,如果超过了势阱容量,多出的信号电荷的像元带来"污染",产生假信号输出。由于溢出电荷不会随入射光减弱而在CCD中迅速消失,这种信号"污染"将会延续几个光积分周期,在这期间CCD将不能正常工作。在饱曝光量下,当像元从文件的白区扫到黑区时,白区有信号电荷溢出,黑区的输出就不再是黑电平了。为此,目前CCD中增设了抗弥散结构,使溢出电荷进入衬底,从而不会污染邻近像元。具有抗弥散结构的CCD,可以在大于饱和曝光量的100倍时正常工作,而不具有抗弥散结构的CCD,则曝光量限制在80%饱和曝光量以下。

⑧动态范围:是指电荷成比例地收集到势阱内的能力。

(二)　FPD转换器件

FPD在心血管数字X射线诊断检查设备中目前使用的主要是非晶硒与非晶硅两大类,以非晶硅为主流。它们与普通摄影的FPD最大不同点是刷新速度快(30f/s),称为动态FPD,但像素尺寸相对较大一些,一般在160~200μm,而普通X射线摄影像素尺寸一般在100~160μm。这部分请参考第三章相关内容。

三、图像接收与处理系统

图像接收系统主要是计算机,包括硬件和软件,完成与X射线发生器、探测器相互之间的通信(同步或控制),采集从探测器来的图像信息,并进行缓存、实时处理、存储、调用等。除此之外,还可以实现被检者信息的输入、调阅;图像预览、打印、后处理(如图像缩放、漫游、反转、测量、感兴趣区标注、介入导航等)以及与外设通信。图像存储与传输目前都必须遵循DICOM 3.0标准。

除了主机图像处理系统以外,为了实现或完成强大的后处理,专门配置了高级后处理工作站,将主机图像处理系统中的图像(包括被检者信息)传到或调到高级后处理工作站并存储。而后,按照要求进行后处理,除了与主机图像处理系统具有同样处理功能外,还有许多特殊处理功能(如类CT、三维、虚拟内镜、图像融合等)。

四、X射线管组件和探测器支架与导管床及显示器悬吊架

X射线管组件和探测器支架和导管床及显示器悬吊架安装在检查室内,由技术人员或医师操作完成各种血管造影或介入治疗。它们三者的组合如图4-7所示。

(一)X射线管组件和探测器支架

1. **支架结构**　现在DSA系统的支架大都采用英文字母C形结构,故称C臂。其安装方式主要有落地式和悬吊式两种(参考图4-7),落地式又分为固定落地式和移动落地式。这两种方式各有利弊,可根据工作特点和机房情况选择。

现以落地式C臂说明其结构。在C臂的两端分别相对安装X射线管和影像探测器,并使两者的

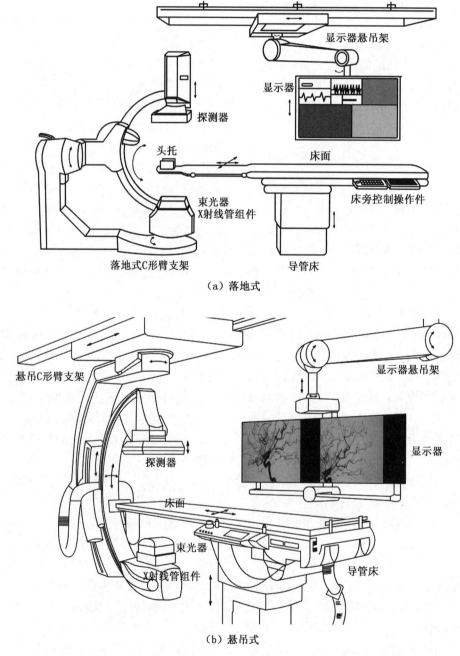

(a)落地式

(b)悬吊式

图4-7　X射线管组件和探测器支架与导管床及显示器悬吊架结构示意图

中心线始终重合在一起,即无论在任何方向进行透视,X射线中心线都始终对准影像探测器的输入屏中心。C臂由其托架支持,并设有驱动电机,使C臂能在托架上绕虚拟轴心转动。托架安装在立柱(固定或活动)或字母"L"形支架(亦称L臂)上,通过安装轴,托架可带动C臂一起转动。这两个转动使X射线管形成球面活动范围。L臂能绕活动球心垂直轴转动,则活动范围更大。

落地式C臂也称为三轴支架。C臂可围绕患者的任一水平轴(患者水平躺在导管床上)转动,托架带动C臂可围绕患者的另一水平轴转动,L臂带动C臂整体可围绕患者的垂直轴转动。围绕三轴的转动可以单独转动,也可联动,实现球面范围内对人体任意部位、角度进行透视。目前C臂旋转速度一般为15~25(°/s),最快可达40~60(°/s),一次最大旋转角度可达305°,以满足三维成像的需要。

三轴系统是旋转采集成像、计算机辅助血管最佳角度定位等功能的基础。判断机架的性能主要看L臂的旋转活动范围,C臂的转动角度范围和托架的转动角度范围;运动的速度和稳定性;影像探测器的上下运动等。设备应能自动显示C臂的位置、角度等数据。

为了扩大活动范围,悬吊式和部分落地立柱具有活动轨道,救护患者时可使C臂完全离开导管床。还有一种四轴结构,其落地支架具有双轴,可以形成横向直线运动,在救护患者时也可以使C臂完全离开导管床,四轴结构头位和侧位均可做旋转采集。目前具备六轴机架结构的设备也已应用到临床。

C臂的特点是:能在患者不动的情况下,完成对患者身体各部位多方向的透视和摄影检查。当肢体位于C臂转动中心时,在C臂活动过程中,受检部位一直处于照射野中心。C臂X射线焦点至影像探测器的距离是可调的,一般是影像探测器移动,因此,在影像探测器输入屏前设有安全罩,在支架活动和影像探测器单独活动过程中,一旦触及患者,可立即停止动作,保护患者和设备的安全。

2. 支架功能

(1)角度支持:C臂可方便地进行各种角度的透视和摄影。

(2)角度记忆:当C臂转到需要的角度进行透视观察时,系统能自动搜索并重放该角度已有的造影像,供医生诊断或介入治疗时参考;也可根据图像自动将C臂转到采集该图像时的位置重新进行透视、造影。这种技术特别有利于心脑血管的造影,尤其是冠状动脉介入治疗手术。

(3)体位记忆:专为手术医生设计了体位记忆装置,能存储多达100个体位,各种体位可事先预设,也可在造影中随时存储、调用,使造影程序化,加快了造影速度。

(4)快速旋转:C臂能在托架中快速旋转运动,达到每秒45°~60°。要求C臂具有精确的角度重现性,与图像处理软件配合完成。

(5)岁差运动:是相对于旋转DSA的另一种运动形式。它利用C臂支架两个方向的旋转,精确控制其转动方向和速度,形成了X射线管焦点在同一平面内的圆周运动。影像增强器则在支架的另一端做相反方向的圆周运动,从而形成岁差运动。

(6)安全保护:C臂支架还配有自动安全防撞装置。计算机能根据机架、床的位置自动预警和控制C臂的运动速度,利用传感器感受周围物体的距离,自动实现减速或停止(如距离物体10cm时减速,距离物体1cm时停止)。

(二)导管床

导管床具有浮动床面和升降功能。新型号导管床,还具备在一定范围内头端抬起一定的角度及床面水平左右旋转的功能等。配合C臂使用,适用手术和透视两种需要。导管床具备接触式或非接触式碰撞保护装置(参考图4-7)。

1. 高度　高度须适应不同手术者的要求。导管床的高度调整,与C臂相配合,在有微焦点X射线管的情况下可以完成不同放大倍数的放大摄影和放大血管造影。

2. 浮动床面　为了迅速改变透视部位,床面设计为在水平面内可做二维移动。特别是沿床长轴方向有较大的活动范围。配合C臂使用,床面能把患者送入X射线照射野,且床座不会影响C臂在反汤氏位方向倾斜时的活动。床面在两个方向都有电磁锁,以便将床面固定在指定位置。

为了适应下肢血管造影跟踪采集的需要,有些导管床附加有床面驱动装置。该装置在接到驱动信号后迅速将床面移动一定距离,或受人工控制。随着血液的流动,对比剂充盈远端血管,借床面移动可以进行跟踪采集,注入一次对比剂完成腹部血管摄影后,继续采集下肢的全部血管像。

3. 床面材料　采用高强度、低衰减系数的碳纤增强塑料,不但有较低的X射线吸收系数,并且有较高的机械强度。床垫采用开孔聚亚胺酯材料,具有黏弹性和舒适性,可随着患者重量和体温调整至适合的状态。

4. 悬吊床　悬吊床由纵横天轨和可移动的升降吊架支持，除具有落地式导管床的全部功能外，活动范围更大，地面更整洁。

5. 导管床手臂支架、床垫、输液支架、手术灯等辅助设施的配置能够满足手术需求。

6. 导管床旁边设有铅防护屏及防护帘等屏蔽装置，能够有效降低 X 射线对操作者的辐射剂量。

（三）显示器与悬吊架

1. 显示器　图像显示系统就是显示器（或监视器），用来显示 X 射线图像的显示器不同普通显示器，它们是医用专用显示器，一般为单色，刷新速度快（小于 16ms）、分辨率高（1~2M）、亮度高（500~900cd/m²）、对比度高[（250:1）~（300:1）]、可视角大（160°以上）为主要特点。

医用显示器主要有两大类：一类为显像管型或叫阴极射线管（cathode ray tube，CRT）型显示器；另一类为液晶显示器（liquid crystal display，LCD）。由于 CRT 型显示器体积大（真空管具有一定的长度）、重量重、工作时产生热量大、衰老快、寿命短、对使用环境要求高等缺陷，所以，目前已被 LCD 所取代，因为 LCD 具有体积小、重量轻、工作时产热少、寿命长等优点。

2. 悬吊架　显示器悬吊架用来组装显示器，组装架的大小是根据配置多少显示器（多显示器组合）或显示器的大小（单屏或大屏）选择的。悬吊架可以纵向移动、上下升降，组装显示器的框架可以轴向旋转。

五、束光器

束光器的作用是将 X 射线初始线束或原发线束限制在所需要投照部位一定范围的区域或所用探测器尺寸大小区域，减少初始线束的散射，减少被检者不必要的 X 射线辐射，也减少了 X 射线辐射对周围的污染，有助于对 X 射线辐射的防护。

束光器近叶片位于最靠近 X 射线管的焦点，用于截止焦点外产生的 X 射线。远叶片就是在束光器的下部，束光器的调节是用由内部联动驱动装置带动上下铅叶片前后左右移动实现 X 射线射野的限制。

DSA 成像设备中配置的束光器与普通不同，除了是自动（自动跟踪，当探测器尺寸、SID 变化时，束光器的铅叶片自动跟踪）的外，还有特殊设计，铅叶片为多层，有矩形、多角形，可任意旋转的楔形、

心脏形，多为两片，使得不同部位、不同厚度、不同密度（如心脏与肺，膈肌与肺），经过适当遮挡，获得基本亮度一致的图像，不同厚度、不同材料（铝、铜或其他）的滤过片，这些滤过片根据不同管电压（kV）可以自动选择，以消除软射线，减少二次辐射，优化了 X 射线的频谱。另外，DSA 还有补偿性滤板可使显示屏范围内影像密度基本一致，以免产生饱和性伪影。各种滤板可以自动或手动控制，调整很方便。

六、导管床系统

导管床或称作检查床（examining table）是用来支撑被检者和便于操作者的使用而设计的，这种床都为单端固定、可上下升降、旋转、床面纵横任意移动，有些床面为了适应特殊检查的要求，还能向头脚端倾斜，左右侧斜等。床面采用吸收 X 射线少、质地均匀、强度好的材料（一般用碳素材料）。

七、高压注射器系统

高压（压力）注射器（injection device）是 DSA 又一专用装置，用于增加注入心腔和血管内的对比剂速度，以及克服细而长的导管对注入对比剂生成的阻力，以便在短时间内快速地向心腔和血管内注入大量的对比剂。

（一）结构

高压注射器由注射头、控制台、主机、多向移动臂和机架等构成（图 4-8）。

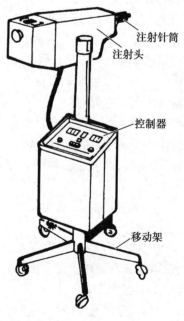

注射针筒
注射头
控制器
移动架

图 4-8　高压注射器结构示意图

（二）控制台

控制台面上有系统信息显示屏、技术参数选择，参数输入、注射控制及特殊功能键。

1. 系统显示屏　可显示信息或状态。

2. 注射、X 射线曝光延时选择键　注射延时方式（X 射线曝光后开始注射，即预置显示时间到后开始注射）。X 射线曝光延时方式（先注射后曝光，预置显示时间到后触发 X 射线曝光）。异步方式（注射与 X 射线曝光两者互不相控）。

3. 注射驱送（过度）时间、注射间隔选择　两种方式不能同时选择，选择哪一种方式，该方式的 LED 亮，所预置时间在系统显示屏上显示。注射过度时间表示从注射开始到达所预置流速的时间。注射间隔表示注射一次的总时间，即一次注射设定多少时间内注射完。

4. 注射速度（mL/s）　注射后实际速度。

5. 每次注射量　注射后实际注射量选择。

6. 注射压力　注射完后实际压力选择。

7. 注射控制预编程　用这些键操作者可把日常注射用的控制参数进行预编程，存储在存储器中，下次要用时就会很容易调出预置的程序，给使用者带来很多方便。

8. 数字输入键　这一组键为数字、字母、符号输入键。

9. 注射控制键

Multiple：允许注射器多次重复注射（只要注射筒内有足够的对比剂）；

Enalbe：注射器进入注射准备状态，在该状态下所有其他功能均无效；

Disable：此键按下后，注射器处于等待状态，这时可进行抽药（对比剂）或设置注射参量等；

Start：在控制台上启动注射。

（三）注射头

注射头由一套注射筒活塞驱动系统（一个驱动电机，一组齿轮传动系统）、位置和速度反馈电位器及编码器、容量刻度、注射筒活塞移动控制、指示灯和加热器组成。

1. 组合注射筒　100mL 或 150mL 两种。

2. 加热器　保持注射筒中已预热与体温一致的对比剂的温度，即它不是用来把注射筒内对比剂从室温加热到体温的温度，只是用来保温。

3. 注射筒压套板　无论用哪种规格套板和注射筒，注射头均可自动检测，并能自动选择合适的工作范围。

4. 注射筒活塞移动控制键　活塞前移，即为抽对比剂做准备或排气用。

5. 注射筒活塞后移控制键　活塞后移，即为抽对比剂或取活塞用。

6. 快速移动注射筒活塞控制键

7. 对比剂数量指示　实际上是表示注射筒活塞的位置。

8. 注射筒活塞移动方向检查器　顺时针转表示活塞向前，反之表示活塞向后移动。

9. 注射或出错指示等　该灯亮表示正在进行注射对比剂，闪动表示注射器出故障。

10. 允许注射指示灯　该灯亮表示注射器已准备好了，可以注射。

（四）性能参数

这些性能参数主要是调节对比剂注射流速、注射总量、压力限制及选择注射延时时间等的参数设置。血管造影中，对比剂注射的流速、总量及注射压力需根据血管的直径、走向、扭曲度、受检范围而定，同时受对比剂浓度、温度、导管尺寸、导管位置和类型等相关因素影响，正确设置注射参数对完成血管造影检查起着重要的作用。CT、MRI 设备在进行血管增强扫描时，同样要考虑高压注射器的注射方式及压力选择等参数。目前，高压注射器的分类已经逐渐细化，分别有各种设备专用的高压注射器，比如无磁高压注射器、无线高压注射器等。

第二节　DSA 成像原理与减影方式及功能

一、DSA 成像的形成与原理

DSA 是利用影像探测器（X 射线转换器）将透过人体后已衰减的无对比剂图像的 X 射线信号转换成电信号（模拟），所得到的各种不同的信号经模/数（A/D）转换成不同值的数字存储起来，再用同样方式把带有对比剂图像的数字信号与未有对比剂图像的数字信号相减，所获得的不同数值的差值信号，即减影图像，经数/模（D/A）转换成各种不同的灰度等级（或直接数字信号）在显示器上还原成图像。这样，骨骼和软组织的图像被消除，仅留下含有对比剂的血管图像。

DSA 图像的形成通常要四个步骤：通常，首先采集（获取）普通（未有对比剂）X 射线图像；再将该图像作为掩模像图像(蒙片、掩模片、基片,它与普通的 X 射线图像完全相同,而密度正好相反的图像,即正像,相当于荧光屏透视图像);第三步,采集血管造影图像;第四步,把掩模像图像与血管造影图像相减(由计算机图像处理软件完成)获得减影图像。普通 X 射线图像与血管造影图像必须是同部位同条件所采集的图像,这两种图像的采集一般是一次曝光完成的,靠高压注射器注射对比剂延迟(先曝光后注射对比剂,注射延迟时间根据不同部位、不同病因而不同)来实现。

由上面四个步骤我们可以把 DSA 成像这样简单地归纳,就是把两帧(或系列图像)人体同一部位的图像(有对比剂和无对比剂)相减,它们两者的差值部分为减影图像。无对比剂前的图像,即不含对比剂的图像称之为掩模像图像。注入对比剂后得到的图像称之为造影图像。

DSA 成像系统的过程与结构如图 4-9 所示。

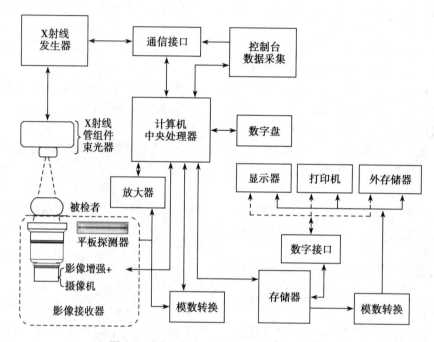

图 4-9　DSA 成像系统的过程与结构示意图

(一)DSA 图像的形成

1. **图像的检测与显示**　以 I.I+摄影机为例,它接收 X 射线透过检查部位的衰减值,并在 I.I 输出屏上模拟成像,再用高分辨率的摄像机对输出屏图像进行系统扫描,把连续的视频信号转换成间断的各自独立的信息,这些信息通过模/数转换成数字,经计算机的算术/逻辑运算,将这些数字排列成矩阵,矩阵中的每个单元经过数/模转换成模拟灰度,在阴极射线管上组成图像,通过监视器予以显示。

2. **图像的矩阵化与像素化**　原始的 X 射线图像是一幅模拟图像,不仅在空间而且在振幅(衰减值)都是一个连续体。计算机不能识别未经转换的模拟图像,只有将图像分成若干单元,并赋予数字,计算机才能进行运算处理。

摄像机扫描就是将图像矩阵化,该阵列由纵横排列的直线相互垂直相交而成,一般纵行线条数与横行线条数相等,各直线之间有一定的间隔距离,呈格栅状,这种纵横排列的格栅就叫矩阵。格栅中所分的线条越多、图像越清晰、分辨力越强。常见的矩阵有 256×256、512×512、1 024×1 024,每组数字表示纵横的线条数,两者的乘积为矩阵的像素数,即信息量。一个典型的影像含有约 25 万个这样的像素。对于正方矩阵来说,像素的数目与矩阵的行数或列数的平方成正比。

矩阵中被分割的小单元称为像素。图像的数字化是将模拟图像分解为一个矩阵中的各个像素,测量每个像素的衰减值(用不同的灰度级显示),并把测量到的数值转变为数字,再把每个像点的坐标和衰减值送入计算机处理。每个像素的信息包括在矩阵中的位置(横行地址和纵行地址)和 X 射线的衰减值,即每个像素必须产生 3 个二进制数字,第 1 个数字相当于线数,第 2 个数字相当于像素在这条线上位置,第 3 个数字为被编码的灰阶信息。所以说数字图像就是在空间坐标上和亮度上都已经离散化了的模糊图像。

像素是构成图像的最小元素,其大小决定图像的空间分辨率,随着图像矩阵的细分,空间分辨率不断提高,但密度分辨率也逐渐下降。传统的X射线图像分辨率可达 10Lp/mm,而数字图像分辨率只有 1~4Lp/mm。然而,数字 X 射线摄影中探测器的动态范围比屏胶体系的动态范围大得多,X 射线胶片一般为 1:100,增强器为 1:500,而晶体半导体检测器为 1:100 000。数字图像将模拟图像分成许多像素,并对每个像素赋予数字化,表现出来的是每个像素的不同亮度。表示像素的浓淡程度的数值有数十至数千级,以 2 的乘方数 bit 表示,一般来讲,一个 N bit 的二进制数字可表示 2^N 个灰阶水平,例如 8bit 就是 $2^8 = 256$ 级,13bit 为 $2^{13} = 8\ 192$级。人的眼睛无法分辨这样的灰度级,只有通过窗口技术进行转换。正如 CT 的灰度一样,人体组织的 CT 值范围用 Housfield 单位计算,有 -1 000~+1 000 的 2 000 个分度,而显示图像的阴极射线管由黑(暗)到白(亮)的灰度是固定的,一般只有 16 个灰阶(人眼仅能分辨出 16 个灰阶)。要用 16 个灰阶来反映 2 000 个分度,则能分辨的 CT 值是 2 000/16,即为 125HU。也就是说,两种组织的 CT 值小于 125HU 时,图像密度差不易分辨。

同理,DSA 的灰度级(灰阶)如 13bit 时约为 8 192,窗宽为 ±512,那么每个窗宽值就相当于 8 192/512,即 16 个灰度级。灰阶是指各种组织器官的微小密度差,反映在图像的黑、灰、白等图像层次。像素的数目和灰阶越大,图像越真实。

像素的大小由增强器的输入野及矩阵的大小所决定。输入野一定时,像素大小与矩阵的大小成反比;矩阵一定时,像素大小与输入野大小成反比。

3. 模/数转换　模/数转换器的功能是把来自电视摄像机的视频信号数字化。这种装置由一个非常大规模的集成线路内的 1 000 个以上比较器组成,每秒可从一个视频信号采样 2 千万次,达到每个样本千分之一(10bit)灰阶水平的精确度。扫描将图像分成许多像素(连续的物理量),然后变成数字信号(不连续的物理量),在扫描中以高电压代表电视信号明亮的部分,低电压代表电视信号黑暗的部分,按扫描规律顺序将像素的明暗变化转为电信号。

若将高电压用二进制的 1 表示,低电压用二进制的 0 表示,则图像是由高低电压起伏的电信号变为二进制的数字信号 0~1 的变化,每个数位的值(1 或 0)经接通电子开关的"开"或"关"即可被记录。这样,电视摄像机所摄的 X 射线图像也就一个换着一个点地变成数字。

视频模拟电子信号转换成数字形式,图像以数字形式存贮在存贮器内,数字化的时间和摄像管扫描的时间要同步。数字减影要求将 X 射线信号增强,在光导摄像管和模/数转换之间加一个对数放大器,使图像的亮度从亮到暗,按密度函数的对数规律变化。如果图像强度从亮到暗的活动范围超过了摄像机的活动范围,或者超过了模/数转换器的活动范围,即产生图像饱和,导致有用的信息损失。用铝滤过板可减少强度的活动范围,从而限制了饱和状态的产生。

4. 数字逻辑运算　一旦一个图像或一个图像序列被数字化和存贮,数字化处理便接续下去,从一个图像减去另一个图像仅需 33ms 或更短,数学化运算程序均由二进制运算的电子逻辑元件来完成。按惯例 0 表示一个正的二进制数,1 表示一个负的二进制数,有了负数后便可施行快速的减法运算,一个运算逻辑单元可在一秒的 200 亿分之一内完成两个二进制数的加法或减法。从两个正的图像开始,第一个图像的每个像素的数字首先逐个地颠倒和加 1,这样处理后产生一个"负"图像。然后,组成这个负图像的二进制数字再逐个像素地与第 2 个正图像相应的数相加,产生第 3 个图像,即减影图像。

5. 数/模转换　数/模转换就是将电子计算机处理过的数字,通过数/模转换器变成模拟图像在监视器上显示。在数字 X 射线摄影中,常使用过滤反投影法重建数字图像,即是通过计算机对数字图像的基本数据组进行数字卷积实现图像重建。这种卷积大多数相当于一种高通滤过,图像的背景被压抑,从而降低了动态范围,突出了图像的轮廓。

（二）DSA 系统的计算机

在 DSA 系统中,通过计算机进行图像的采集及后处理,主要包括对数变换处理,算数或逻辑运算、移动性伪影的校正处理,改善图像信噪比的时间过滤处理和自动参数分析功能等。现在的 DSA 设备则多采用医学影像专用多芯片组并行处理服务器,机体纤小,主频高,运算速度快,完全能满足图像大数据量实时处理的要求。硬盘容量大。都具备 DICOM 3.0 图像存储传输及打印功能,能够方便连接 PACS 及 RIS 网络。

（三）DSA 系统的软件需求

在理想的 DSA 硬件基础上，如果没有正确的软件，数字减影血管造影功能仍无法实现，硬件的优点也无法充分发挥，DSA 的软件设计具有重要的意义。

1. DSA 设备软件目标和模块

（1）DSA 系统软件系统设计的目标：实现 DSA 功能的各种减影方式，处理和显示良好的血管减影图像，做好所采集的 X 射线造影图像的管理，控制好计算机数字图像处理硬件同所连接的各种设备的关系。设计的软件功能好，具有容错性，实用价值高；系统易学、易掌握、操作方便；软件设计菜单化或功能键化，操作界面美观大方。

（2）DSA 系统软件系统模块：整体设计必须明确突出数字 X 射线图像这一主线，细致、合理地做好一致性规则。主要的功能模块包括：

1）采样模块：包括各种实时采样方式和减影方式、透视监视和引导监视等；包括不同显示方式下的自动回放和手动回放，原像回放和减影回放等。

2）管理模块：包括患者信息登记、修改、图像存取等。

3）处理模块：具有各种处理方法，主要作用是把减影结果图像和原始图像处理成视觉效果好，有利于诊断的图像。

4）其他模块：包括系统的系统状态调整、数据开放接口、工具软件等。

2. DSA 系统软件设计内容　软件设计是针对每一项具体的任务和具体的硬件设备，规划出每一个具体的程序模块。软件设计不等于程序编程，首先必须弄清系统各部分间的关系。DSA 设备数字图像软件系统的设计首先必须根据所选用的计算机机型、数字图像部分硬件、计算机操作系统及程序设计语言，选择合适的软件工具。

DSA 系统数字图像软件系统在总体规划和设计上，必须处理好各功能模块与计算机图像处理硬件系统状态的关系。图像载体（帧存、硬盘）与图像病例管理、显示方式的关系，图像阵列大小与操作运行方式的关系，图像内容与图像处理的关系等，以保证软件系统本身的协调一致性。在图像的采集、存储、管理、显示、分析、处理系统的设计中，还必须充分考虑到软件的操作使用者是医务人员，而不是计算机和图像处理研究人员。因此，不能把计算机和图像处理中的一些不直观的

概念，较深层的概念保留在用户提示和操作界面上，使用一些简单易懂，易被医务人员接受的提法和概念，采用被医学界接受的国内外普遍采用的名称和术语。

DSA 系统设计最基本的问题是图像。DSA 设备成像过程中的图像有掩膜像、造影像和减影像，每一帧图像（指 512×512 阵列）都是 256K 字节的数据量。对于帧存或硬盘图像保存，都必须选择是保存原始图像，还是保存减影图像，从原理上讲，二者只需保存其一。因为减影像是掩膜像像和造影像的差值图像，当保存了掩膜像像后，造影像和减影像就可以从已知的任意一个计算出另一个。对于数字血管减影来说，还常常需要重选掩膜像像进行减影与处理，所以保存原始图像是可取的。

几种图像阵列同时并存，在软件设计中是比较难的，有些参数希望通过程序直接设定，不需要操作人员进行选择。因为选择本身就意味着请操作者去学习概念、搞清选择理由，省去一些选择，一方面能加快软件的操作，另一方面可减少操作人员的负担。例如，采用隔行扫描制式做心血管造影，由于一帧两场的图像实际上带有时间差。因此，图像上经常出现心脏冠状动脉血管图像抖动现象，原因是心脏运动较快，造成在两场间隔的时间内心脏血管位置偏移。解决的方法是以场代帧，即把同一场的数据重复 2 次，构成一幅毫无抖动的新一帧图像。这幅图的数据实际上是 256×512 像素。所以在心血管造影系统中，除了 512×512 阵列以外，还应增加一种 256×512 阵列。程序可以隐含规定，只要连续以 25 帧/s 速度采样，则自动转换为 256×512 阵列，并且不作任何提示，也不加说明。

图像数据和受检者信息的一致性管理也是系统中一个重要的问题。通常在计算机硬盘中必须保存几十个，甚至上百个患者的图像数据资料，这些资料的保存和查找要求进行序列管理，也就是图像数据同患者登记信息一致，做到患者登记信息同图像文件两者同时增加，同时改变，同时取消。

（四）DSA 成像控制

DSA 成像控制方法有两种，第一种是所有的控制流程以数字图像结构部分的计算机为主体控制机器；第二种是控制 X 射线机，计算机只作部分控制。

1. 第一种控制　包括 7 种连续信号。

（1）手闸闭合信号：DSA 启动手闸直接连到

计算机的控制接口电路板上,手闸闭合意味着启动 DSA 方式。手闸松开则退出 DSA 方式,恢复 X 射线机原来状态。

(2)电路切换信号:当接受到手闸闭合信号后,计算机对 X 射线和曝光控制电路作切换,使 X 射线机接受计算机控制。

(3)曝光预备信号:X 射线机控制电路被切换后,计算机对 X 射线机发出曝光准备信号。

(4)光阑控制信号:计算机对光阑状态进行切换,主要作用是关小通光孔径。

(5)X 射线机准备完毕信号:X 射线机向计算机反馈,表示已可进行脉冲曝光。

(6)高压注射器启动信号:计算机发给高压注射器,表示从此时起,可按预设程序进行运作。

(7)脉冲曝光控制信号:计算机发给 X 射线机指令,控制 X 射线机进行脉冲曝光。

在此方式中,由于用计算机控制主机,故曝光脉冲和采样脉冲之间无须信号传递,只在计算机内部做软件调整即可。

2. 第二种控制 这种方式是手闸控制整个 X 射线机的运行,包括对高压注射器的控制。实际控制信号有:手闸第一键闭合信号;光阑控制信号;电路切换信号,使 X 射线机高压曝光启动置于计算机控制之下,此信号由计算机接受手闸第一键信号后发生;造影开始信号,由 X 射线机对计算机发出;脉冲曝光控制信号,由计算机发给 X 射线机。

上述两种控制中最关键的问题是由计算机控制的曝光脉冲必须合理、准确,并对 X 射线机的 X 射线管容量留有余地,实际中多采用 X 射线机系统的脉冲曝光功能。在软件编程时序控制中,让计算机每次检测到 X 射线机曝光开始后,延迟时间开始采样,然后再等待下一个 X 射线曝光脉冲,直到手闸释放。

(五)配置影像增强器 DSA 设备的自动剂量控制

1. 利用光电倍增管的方式 利用光电倍增管的输出量进行自动亮度控制(automatic brightness control,ABC)及自动曝光控制(AEC)。在增强管和摄像机的光学通道内放置一小块反射棱镜,将影像增强器的输出光反射到光电倍增管的输入窗,经光电倍增后,输出光电流,去控制 X 射线机的曝光参数。光电流的大小与影像增强器的输出光强度成正比。经光电倍增管放大的光电流送到运放,在运放的输入端先经电流/电压转换后,再与基准电平相比较,运放的输出信号控制调整装置,以调整 X 射线机的曝光参数。

2. 利用光电二极管矩阵的方式 DSA 的自动剂量控制包括自动亮度控制(ABC)和自动曝光控制(AEC)。透视时,在成像链的光学系统中,通过光学镜头上安装的光电二极管矩阵,将光信号转变为成比例的剂量控制信号。这一信号传递至实时控制装置,使其与器官程序中设置的透视曲线比较,自动计算,确定透视参数决定屏幕亮度。通过透视参数来确定摄影采集的参数,实现自动曝光。光电二极管矩阵模拟电离室,同真正电离室一样并可选择不同采样区域组合,实现自动曝光控制。整个过程是自动剂量控制的过程。

(六)平板探测器 DSA 设备的自动剂量控制

平板探测器 DSA 设备的自动剂量控制,即透视或摄影采集自动剂量控制是在平板上设定一个或几个区域,用户界面还有模拟的电离室选择区域,通过对该区域的选择,在透视或摄影采集下获得的平板探测器曝光指数(detector exposure index,DEXI)与系统中器官程序存储的 DEXI(在工厂实验室通过模体实际测得的)进行比较,自动计算,优化透视或摄影采集的电压、电流、时间、铜滤过等相关参数,从而改变剂量,实现自动亮度控制和自动曝光控制。对设备进行保养时,设备的透视或摄影采集平板探测器 DEXI 调整时,器官程序中存储的各透视采集模式的平板探测器的 DEXI 值都随着一起调整。

(七)平板探测器 DSA 图像采集方式

平板探测器 DSA 系统的采集系统输入的不再是视频信号,而是数字信号。采集板主要包括采集帧(幅)缓存、积分电路、积分帧缓存和 PCI 接口四部分(图 4-10)。

1. 采集帧缓存 主要是接受来自 A/D 转换后的数字信号,将图像进行反转后输出至积分电路和

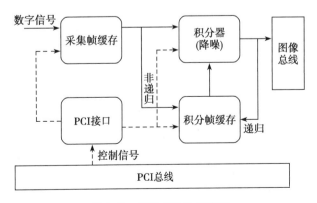

图 4-10 采集板结构示意图

积分帧缓存。采集帧缓存内包括几个小的帧缓存，这样可方便数据的进出。

2. 积分帧缓存　主要实现图像的降噪和图像的保存。实时透视和电影的图像噪声可在这通过递归和非递归的算法进行降噪，另外还有一种特殊的运动校正噪声抑制，它主要目的是降低运动物体产生的运动伪影，如心脏等。

3. 积分电路　通过对输入透视和电影图像数据进行实时积分而完成数据的平均，实现降噪。

4. PCI 接口　将从 PCI 总线传来的控制信号传递给其他部分。

二、DSA 的减影方式

DSA 的减影的方式主要有 3 种，即时间减影（temporal subtraction）、能量减影（energy subtraction）、混合减影（hybrid subtraction），减影方式不同，获取图像的方法也相异。

（一）时间减影

时间减影是 DSA 的常用方式，在注入的对比剂团块进入感兴趣区之前，将一帧或多帧图像作掩模像储存起来，并与时间顺序出现的含有对比剂的充盈像一一地进行相减。这样，两帧间相同的图像部分被消除了，而对比剂通过血管引起高密度的部分被突出地显示出来。因造影像和掩模像两者获得的时间先后不同，故称时间减影。鉴于减影中所用的掩模像和充盈像的帧数及时间不同，又可分为下列方式。

1. 常规方式处理技术　常规方式（normal mode）是取掩模像和充盈像各一帧进行相减，在确立这两帧图像时，有手动和自动供选择。手动时由操作者在曝光期根据监视器上显示的造影情况，瞬间摄制掩模像和充盈像，掩模像的选定尽可能在血管充盈前的一瞬间，充盈像的选定以血管内对比剂浓度最高为宜；自动时由操作者根据导管部位至造影部位的距离，病人的血液循环时间，事先设定注药至掩模像间的时间，以及注药到充盈像的时间。这样，掩模像和充盈像就根据设定而确立，并作减法运算。如图 4-11 所示。

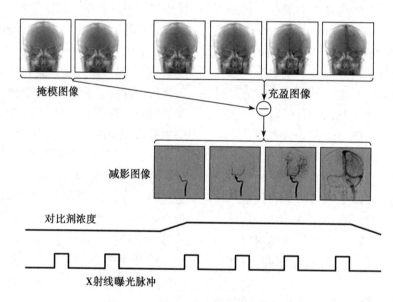

图 4-11　时间减影常规方式示意图

2. 脉冲方式处理技术　脉冲方式（pulse mode, serial mode）为每秒数帧进行 X 射线脉冲曝光采像，对未注入对比剂于造影血管前和注入对比剂的过程中对 X 射线图像进行采样和减影，最后得到一系列连续间隔的减影图像。脉冲持续时间（脉冲宽度）在几毫秒到几百毫秒之间变化，此方式与间歇性 X 射线脉冲同步，以一连串单一的曝光为其特点，射线剂量较强，所获得的图像信噪比较高，图像质量好，是一种普遍采用的方式。这种方式主要适用于脑血管、颈动脉、肝动脉、四肢动脉等活动较少的部位，对腹部血管、肺动脉等部位的减影也可酌情使用。如图 4-12 所示。

3. 超脉冲方式处理技术　超脉冲方式（super pulse mode）是在短时间进行每秒 6~30 帧的 X 射线脉冲摄像，然后逐帧高速重复减影，具有频率高、脉宽窄的特点。要求 X 射线曝光脉冲必须同视频均同步频率保持一致，其曝光信号有效间应保持在场消隐期内，对 CCIR 和 RSI170 制式，曝光脉冲频

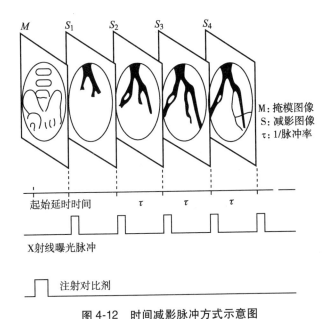

M：掩模图像
S：减影图像
τ：1/脉冲率

图 4-12　时间减影脉冲方式示意图

率分别应为 50Hz 和 60Hz，曝光脉冲宽度约在 3mAs 或 4mAs。这样，可以实时视频的速度，连续观察 X 射线数字影像或减影图像，具有动态解像率。

这种方式的优点能适应心脏、冠状动脉、主/肺动脉等活动快的部位。但对 X 射线机要求较高，它需用大电流的大容量 X 射线管及延时少的快速控制电路。一般用继电器控制曝光的 X 射线机不能适应这种要求，无法达到小于毫秒级的脉宽精度控制，必须使用可控硅等其他脉冲控制方式。

4. 连续方式处理技术　连续方式（continuous mode）与透视一样，X 射线机连续发出 X 射线照射，得到与电视摄像机同步，以 25～50 帧/s 连续采集信号，类似于超脉冲方式，能连续观察血管减影的全过程。这种方式图像频率高，能显示快速运动的部位，如心脏、大血管，单位时间内图像帧数多，时间分辨力高。

5. 时间间隔差方式处理技术　前面介绍的减影方式都以未注入对比剂的血管图像作掩模像，用含有对比剂的序列图像作为充盈像进行减影。而时间间隔差方式（time interval difference，TID）处理技术则是掩模像不固定，顺次随机地将帧间图像取出，再与其后一定间隔的图像进行减影处理，从而获得一个序列的差值图像。掩模像时时变化，边更新边重复减影处理。TID 方式相减的两帧图像在时间上相隔较小，能增强高频的变化部分，降低由于病人活动造成的低频影响，能够消除由于相位偏差造成的图像运动性伪影。

6. 路标方式处理技术　路标方式（road map mode）处理技术的使用为介入放射学的插管安全迅速创造了有利条件。具体方法是：先注入少许对比剂后摄影，再与透视下的插管作减影，形成一幅减影图像，作为一条轨迹，并重叠在透视影像上。这样，就可以清楚地显示导管的走向和尖端的具体位置，使操作者顺利地将导管插入目的区域。

这种方法分为 3 阶段：

第 1 阶段，活动的数字化透视图像。踩脚闸到松开脚闸，最后的图像——辅助掩模像形成。

第 2 阶段，活动的减影透视。减影开始于一幅掩模像形成之后，只要没有注射对比剂，监视器上就没有图像。注射了少量对比剂后，血管开始显影，血管充盈最多时，对比度最高，此时充盈像代替了辅助掩模像。

第 3 阶段，活动的图像与透视掩模像相减，显示差值部分。当血管内仍然充满对比剂作掩模像时，减影图像无信号显示；当血管内对比剂排空，被含对比剂的掩模像减影，血管显示最大的对比度，这时能使导管沿着轨迹准确地进行操作。

综上所述，路标技术是以透视的自然像作"辅助掩模像"，用含对比剂的充盈像取代辅助掩模像而作实际掩模像，与后来不含对比剂的透视像相减，获得仅含对比剂的血管像，以此作为插管的路标。

7. 心电图触发脉冲减影处理技术　心电触发脉冲减影（ECG trigger pulse subtraction mode）与固定频率工作方式不同，它与心脏大血管的搏动节律相匹配，以保证系列中所有的图像与其节律同相位，释放曝光的时间点是变化的，以便掌握最小的血管运动时间。外部心电图信号以三种方式触发采像：第 1 种方式是连续心电图标记，采用连续方式采像，在心电图信号发生的画面上作记号，这种方式最小频率为 5 帧/s；第 2 种方式是脉冲心电图标记，采用脉冲方式采像，在最接近心电图信号发生处的画面上作记号，其最小帧率亦为 5 帧/s；第 3 种方式是脉冲心电图门控，当心电图信号一发生，启动发生器，门控采像在每个触发器上储存一帧，在采像画面上标记以作触发点。此方式主要用于心脏大血管的 DSA 检查。

（二）能量减影

能量减影被称为双能量减影（dual-energy subtraction）和 K-缘减影。我们知道，在 X 射线与吸收物质发生光电吸收的能量范围,物质对 X 射线的吸收约与物质的原子序数的四次方成正比,而在发生康普顿散射的能量范围,吸收系数约与吸收物质的质量成正比。碘的 K 边缘的能量为 33.17keV,如果我们利用略低于和略高于碘的 K 边缘能量的 X 射线束进行投照摄取造影图像,在低能图像上,软组织影像的吸收约与其厚度成正比(低能射线与软组织间发生的作用为康普顿散射),而骨和充盈碘剂的血管影像则产 X 射线产生强烈的吸收。在高能 X 射线图像上,软组织、骨和充盈碘的血管对 X 射线的吸收近似线性(只与它们各自的质量近似正比),若对两幅图像进行适当的处理,就可得到软组织影像全部消失,骨组织明显消失,而充碘血管影像明显残留的图像。

如果在注入对比剂之前,利用双能量技术,先获取造影部位的纯骨组织图像,然后与造影后所获得双能量图像相减,即可得到纯血管图像。

(三) 混合减影

混合减影是基于时间与能量两种物理变量,是能量减影同时间减影相结合的技术。在对比剂到达前或到达后都采集高能和低能的影像。先做高能和低能像的减影像,得到一系列的双能减影像,在这些双能减影像中软组织像已经被消除了,再用时间减影法处理这些双能减影像,消除骨骼等背景。由于软组织像是用能量减影法消除的,因此软组织的运动将不会产生影响。

三、DSA 的主要功能

DSA 设有普通图像处理功能,并备有心血管分析软件包等各种血管造影检查的特殊功能,可作心血管、脑血管及全身各部位血管检查。

(一) 透视、脉冲透视、连续透视

透视是诊断用 X 射线设备的基本功能,DSA 设备的透视一般包括脉冲透视和连续透视两种。脉冲透视(pulsed fluoroscopy)是指在透视影像数字化的基础上实现的,利用 X 射线管栅控技术降低 X 射线辐射剂量的一种透视技术。设备的数字脉冲透视技术可有 9 档(0.5、1、2、3、4、6、7.5、15、30,单位:帧/s)选择。脉冲频率越小,脉宽越窄辐射剂量越小,介入操作者受辐射的剂量越少。但脉冲频率太低时,活动影像透视将出现动画状跳动和拖曳;脉宽太窄时透视影像质量下降。设备能对脉冲透视影像进行增强、平滑、除噪等滤波处理,从而改善影像的清晰度。

脉冲频率大于 25 帧/s 以上的脉冲透视通常称为连续透视(continuous fluoroscopy)。脉冲透视较常规透视辐射剂量减少约 40%。

每次透视的最后一帧影像被暂存,并且保留在监视器上显示,称为末帧影像冻结(last image hold,LIH)。充分利用 LIH 技术,可以减少不必要的透视,明显缩短总透视时间,达到减少辐射剂量的目的。在 LIH 状态下还能调整 DSA 滤板和隔板。

自动动态透视图像存储是优于影像冻结单幅图像的一项新技术,可存数百幅图像,用低剂量的透视来替代采集,获得清晰的动态图像,方便反复调取观察和会诊,极大地减少了剂量。

(二) DR 采集、DSA 采集、单帧采集、序列采集

DSA 设备中除透视外,还有一个重要功能就是脉冲式数字化摄影,通常称为图像采集。按照采集方式不同分为 DR 采集和 DSA 采集。按照图像采集数量分为单帧采集和序列采集。按照采集过程中是否变化采集帧率分为固定帧率采集和变速采集。

DR 采集可以采用单帧采集和序列采集两种方式,主要用于采集掩膜像(蒙片)和造影。以数字式快速短脉冲进行影像采集。根据采集矩阵的大小决定采样时钟的速率,对 512×512 矩阵,采样频率需大于 100MHz;对 768×572 矩阵和 1 024×1 024 矩阵,需要的采样频率分别为 15MHz 和 20MHz。按照对数字影像灰度级的要求选择 A/D 转换器的量化等级,即位(bit)数,一般为 12bit 或 14bit。目前设备的常规 DR 采集帧率选择范围为 0.5~30 帧/s。

DSA 采集一般采用固定帧率的序列采集方式,获得一个序列的血管减影图像。目前设备的常规采集帧率选择范围为 0.5~7.5 帧/s。

数字电影减影以快速短脉冲曝光进行数字图像采集。高速采集帧率在 1 024×1 024 矩阵选择范围为 7.5~30 帧/s,选择减小空间分辨力时可达 60 帧/s。这种采集方式多用于心脏、冠状动脉等运动部位。

(三) 旋转 DSA 及 3D-DSA

1. **旋转 DSA** 是在 C 臂旋转过程中注射对比剂、进行曝光采集,达到动态观察的检查方法。它利用 C 臂的两次旋转动作第一次旋转采集一系列蒙片像,第二次旋转时注射对比剂、曝光采集充盈像,在相同角度采集的两幅图像进行减影,以获

取序列减影图像。旋转 DSA 的优点是可获得不同角度的血管造影图像,增加了图像的观察角度,能从最佳的位置观察血管的分布,有利于提高病变血管的显示率。对脑血管造影尤其适用。

2. 3D-DSA 是近几年在旋转 DSA 技术上发展起来的新技术,是旋转血管造影技术、DSA 技术及计算机三维图像处理技术相结合的产物。其作用原理为通过旋转 DSA 采集图像,在工作站进行容积重建(volume reconstruction,VR)、表面图像显示等后处理,显示血管的三维立体图像,可以任意角度观察血管及病变的三维关系,在一定程度上克服了血管结构重叠的问题,比常规 DSA 能提供更丰富有益的影像学信息,在临床应用中发挥了重要作用。

(四)路径图及 3D 路径图

1. **路径图技术** 为复杂部位插管的方便及介入治疗的需求而设计,具体方法是,先注入少许对比剂后摄影采集(冒烟),使用峰值保持技术,将对比剂流经部位的最大密度形成图像,将此图像与以后透视的图像进行叠加显示。图像上即有前方血管的固定图像,也有导管的走向和前端位置的动态图像,利于指导导管及导丝更容易地送入病变部位的血管内。也有利用同一部位刚做过的 DSA 图像,叠加在透视图像上,作为"地图"引导导管插入。

2. **3D 路径图技术** 三维路径图技术是对该部位行血管重建,形成三维血管图像后,随着对三维图像的旋转,C 臂支架自动跟踪,自动调整为该投射方向的角度,这样使三维图像和透视图像重合,可以最大程度显示血管的立体分布,以利于引导导管和导丝顺利地进入到欲进入的血管内。另外,由于三维血管成像,则更容易选择性进入病变区的 C 臂工作位,且易显示病变形态,如颅内动脉瘤,可清晰显示瘤颈,易于确定微导管进入瘤腔内的角度和动脉瘤颈与载瘤动脉的关系;可以指导体外对微导管前端进行弯曲塑形,使之更容易进入动脉瘤内,并可在载瘤动脉内有最大的支撑力,这样在送入微弹簧圈时才不易弹出,更能较容易地完全致密填塞动脉瘤。

(五)下肢跟踪 DSA

采用快速脉冲曝光采集影像,曝光时 X 射线管和影像增强器保持静止,导管床携人体自动匀速地向前移动(有的设备在造影过程中,根据造影情况可以实时调节床的运动速度,自动选择采集参数,包括电压、时间、注射参数等),从而获得下肢血管数字减影图像,图像显示方式又分为分段显示或自动拼接显示,主要用于四肢血管检查和介入治疗;还有一种设备的采集方式,导管床不动,C 臂可从头向足侧(或从足向头侧)移动采集图像。

(六)C 臂锥形束 CT

C 臂锥形束 CT 是平板探测器 DSA 与 CT 技术结合的产物,是利用 C 臂快速旋转采集数据重建出该处的 CT 图像。一次旋转可获得区域信息,重建出多个层面的图像。由于平板探测器每个像素的面积很小,采集数据的信噪比差。目前的水平是空间分辨力优于 CT,而对比度分辨力不及 CT。图像可与 3D 血管图像相重叠,更直观。3D 与 C 臂锥形束 CT 同步处理技术,可同时得到 3D 和 CT 重建影像,并且能够同屏显示、同步处理;不仅可观察 3D 血管,还能多角度、多断面观察血管周围软组织的 CT 影像进行综合分析和判断,制订最佳手术方案;还解决了介入治疗过程中,需对手术效果评估而进行 CT 检查的要求。

(七)自动分析功能

在心室和血管造影后,计算机利用分析软件实时提取与定量诊断有关的功能性信息,添加在形态图像上。其功能主要包括:

1. **左心室体积计算和分析功能** 利用从 DSA 图像得到的左心室舒张末期像和收缩末期像,计算左心室的体积;根据这个结果再算出射血分数、室壁运动、心排血量、心脏重量及心肌血流储备等功能参数。

2. **冠状动脉或血管分析软件** 计算机运用几何、密度法等处理方式,测量血管直径、最大狭窄系数、狭窄或斑块面积病变范围及血流状况等。

3. **功能性图像** 是利用视频密度计对摄取的系列图像绘出时间视频密度曲线,再根据从曲线获得的参数形成的一种图像。这种图像反映功能性信息,与传统的反映形态学范畴信息的图像不同。从曲线可以提取对比剂在血管内流动的时间依赖性参数,局部血管的容量或深(厚)度参数,以及局部器官实质血流灌注参数,这些参数对心血管疾病的确诊和治疗不可缺少,可在早期发现病灶。

(八)虚拟支架置入术

置入支架对很多疾病是很好解决方案,但要取得手术成功的关键是正确选择合适的置入支架。虚拟支架置入系统可在有待进行支架置入的病变血管部位形象地展示支架置入的效果,可清晰地模拟显示内支架置入后的情况,包括支架置入的位置、大小是否合适、支架贴壁情况、封闭部位是否合适,如不合适可再次更换支架,直至欲置入支架十分适合时,再选择同样支架置入体内,就会取得一个良好的治疗效果。

(九) 实时平滑蒙片 DSA

实时平滑蒙片(real-time smoothed mask,RSM)DSA 是 DSA 的另一种减影方式。它是利用间隔很短的两次曝光,第一次曝光时影像增强器适当散焦,获得一幅适当模糊的图像,间隔 33 毫秒再采集一幅清晰的造影图像,两者进行减影可以获得具有适当骨骼背景的血管图像。在对比剂注射后,可在一次运动中获得减影图像,避免了普通 DSA 需要两次运动采集的麻烦和两次采集间被检者移动造成减影失败的可能。由于蒙片像随时更新,且相间隔仅为 33 毫秒,因此不会产生运动伪影。

(十) 岁差运动 DSA

利用 C 臂支架的岁差运动进行 DSA 采集方式进行检查的技术,主要用于头颅、腹部、盆腔血管重叠部位的检查。

(十一) DSA 设备高级应用技术

1. 多模态影像融合技术 多设备融合技术是指将多种成像设备所采集到的关于同一目标的图像经过一定的图像处理,最大限度地提取各自图像的信息,最后综合成同一高质量图像以供观察或进一步处理的图像。比如,DSA 或 C 臂锥形束 CT 的三维图像与 CT/MR 图像融合获得组织结构和高分辨率血管信息的重建图像。可以实现新的三维融合图像,并可用测量软件工具进行分析,也可以通过新的融合图像进行自动定位。从而给放射介入治疗带来更多的方便。

2. 血流灌注技术 目前有两种血管灌注技术,其中一种是通过彩色编码的横截面血容量图显示病变和周围组织中的血液分布,它允许测量实质血容量(PBV),以便评估治疗或生物过程(如血管生成)引起的灌注变化。另外还有一种基于测量动态的二维 DSA 图像序列上每一个像素点的对比剂摄取量,生成一个时间-密度曲线,该曲线反映的是对比剂在该组织器官中浓度的变化,间接反映组织器官灌注量的变化,我们称之为二维血流灌注成像技术。

3. 穿刺导航技术 基于术中 C 臂锥形束 CT 图像或任何形式的术前三维图像,如 CT、MRI、PET 等,结合 3D/3D 融合或 2D/3D 融合技术,可在各个断层图像上规划最佳的穿刺进针路径,并将穿刺轨迹线叠加到实时透视图像上,全程三维引导从皮肤穿刺进针至目标靶点全手术流程,以提高穿刺手术精度。

综上所述,随着 DSA 技术的不断发展,设备性能、造影方法的不断改进,DSA 设备的不足逐步得到改善。例如,运动部位成像及运动性伪影,可通过图像处理或者改进高压发生器,使用超短脉冲快速曝光加以改善等。

第三节 DSA 成像质量影响因素

DSA 对疾病的诊断依靠图像质量,它是图像学诊断和治疗的依据。然而,图像质量与 DSA 系统中的每个环节、每项因素、每个参数,以及设备的各部分的性能等密切相关。影响 DSA 成像质量的主要因素有以下几个方面:

一、X 射线发生系统的功率与 X 射线管焦点尺寸

DSA 的 X 射线管和高压发生器与其他 X 射线成像的 X 射线管具有不同的特点,它要求在短时间内连续脉冲系列曝光采集图像,需要旋转阳极且高性能、大功率、高散热量的 X 射线管。大容量 X 射线发生器是获得多帧采集像减影的必备条件,只有高管电压、大管电流、短曝光时间的性能优良的 X 射线发生器,才能产生快速脉冲曝光和脉冲透视,适应快速运动的心脏和冠状动脉 DSA 成像,实现高质量的减影图像,同时减少 X 射线剂量,有利于防护;曝光时间缩短可避免运动性模糊图像产生。

旋转阳极 X 射线管具有焦点小、功率大,散热快等优点,目前旋转阳极 X 射线管的功率多为 60~80kW,高者可达 150kW,而有效焦点多为 1~1.5,微焦点可达 0.3,图像清晰度极高。旋转阳极转速达到额定值时(需要 0.8~1.6 秒)才接通负载产生 X 射线,转速越高,X 射线管的功能越大。

二、X 射线信息传递系统的效率

X 射线信息传递系统的效率与 DSA 成像链中各元件的特性有关,DSA 诊断检查设备的每个环节都可影响 DSA 图像质量。DSA 成像链主要由 X 射

线源、病人、X 射线检测器、图像处理与显示器件等组成,每个成像环节都有一个理想的状态,而许多因素又干扰这种理想状态。

（一）理想的 X 射线源应具备条件

理想的 X 射线源应具备 3 个条件:第 1 个条件是提供高的成像能量,X 射线源应释放使碘成像所必需的 X 射线光子能量,碘浓度越低或观察的结构越小,需要的 X 射线源的能量越大;第 2 个条件是点源,若辐射 X 射线从一个无限小的"点"产生,这样对细微结构的成像能力就不会受 X 射线源的影响;第 3 个条件是单色辐射,由单一能量的光子构成 X 射线束,照射人体特定的解剖部位来形成图像。

（二）理想的 X 射线检测器应具备的条件

理想的 X 射线检测器应具备 6 个条件:①X 射线源的能量 100% 的检测效率,检测器应能检测到穿过病人的所有 X 射线光子;②影响成像的散射 X 射线能量为 0% 的检测,由于 X 射线的散射现象,会从病人身上发出低能量的 X 射线并激发检测器,如果检测器对它不产生应答,将避免散射 X 射线对图像产生影响;③无噪声检测,检测器仅检测到有用的 X 射线信息,不检测噪声;④检测器有无限的空间分辨力;⑤检测器的大视野,一次曝光所观察的解剖结构多;⑥检测器无图像失真现象,提供的图像应如实反映该部位的解剖结构。

（三）理想的图像处理系统应具备的条件

理想的图像处理系统应具备 4 个条件:①100% 显示检测器提供的解剖结构;②在模/数转换或数/模转换中无信息量的损失;③校正各种伪影,提供清晰的图像;④增强有用信息、删除无用

信息。

三、设备性伪影

所谓设备性伪影就是成像设备本身质量问题造成的伪影。这种伪影可来自成像链多方面,如 X 射线发生器、X 射线管、束光器、检测器、数据处理和传输、灰阶图像显示及图像密度和对比度调节、设计缺陷等。

（一）诊断检查设备不稳

X 射线管、检测器、摄像机等性能不稳定,而引起条纹状伪影和漩涡伪影。

（二）软件伪影

软件伪影主要条纹伪影与过冲伪影两种。

条纹伪影:丢失的高频信息会在低频处以条纹的形式虚伪地重新出现,在低频处形成伪信息,以锐界面或物体边缘为明显。

过冲伪影:当空间频率超过某值时,在物体的锐界面以光密度的梯度出现。如头颅 DSA 成像中,这种光密度过冲使颅骨内侧出现密度减弱环。抑制过冲伪影的方法是滤选用不同的滤过函数过空间频率,使高频端陡的截止变得圆滑,可降低噪声的可见度。

（三）X 射线束的几何学伪影

X 射线束的密度均匀性、宽度、长度,以及 X 射线束与检测器的偏差或失准等,都可能引起 X 射线束的几何状伪影。

（四）X 射线束硬化

X 射线束的平均能量随物体的厚度而增加,与之相应的衰减系数则减少,这个过程叫线束硬化。

第四节　DSA 设备的技术参数及临床意义

一、机架和导管床的技术参数及临床意义

（一）C 臂机架的技术参数

悬吊 C 臂机架比落地固定 C 臂机架的活动范围大,更灵活方便。目前推出的落地活动 C 臂机架活动范围更大,灵活性也很大,非常方便手术操作;转轴数目越多使用范围越大,目前 3 轴机架为基本要求,4 轴、6 轴机架已经大量用于临床工作;C 臂深度即为 C 臂机架的半径大小,更能使 C 臂运动

空间满足手术所需角度的要求;机架多位置预设,提供了存储大量摄影位置的功能,使体位操作选择更细化。

（二）束光器与影像增强器或平板探测器的自动跟踪旋转技术

无论 C 臂机架与检查床在任何投照角度,影像增强器或平板探测器始终与 X 射线管保持相对静止,实时图像始终保持正直向上且无偏转,避免产生歪曲画面而影响诊断和手术顺利进行。

（三）智能床旁控制系统的灵活性

操作者可以方便灵活地通过床旁控制系统控制机架和导管床的运动，控制束光器照射野的大小，选择采集视野的尺寸等。目前，一些较高级的床旁控制系统还可以选择采集模式（器官程序），调阅采集序列图像，更换参考图像，存储透视图像，进行图像后处理等。智能床旁控制系统方便了操作，缩短了手术时间，提高了手术安全性。

（四）导管床相关

1. 床长尺寸适中既保证被检者检查所需的运动距离，大范围的覆盖效果，同时避免床板过长在抢救时造成折断。适中的床宽避免对 C 臂运动带来的过宽干扰；床的最大承重满足被检者体重和抢救所需的压力；床面的升降范围及其旋转要求方便被检者的上下床及术者的操作。

2. 导管床的三边可放置液晶触摸控制屏，满足操作者站立的需求。配备立体三键鼠标手柄便于操作，并且防止操作者和被检者的误碰触带来的机架运动。

3. 自动角度定位系统是从两个投影角度大于 45° 的血管图像，计算出两条平行走向的血管在 360° 球体范围内的最佳展示投射角度。在临床应用中可利用正侧位 DSA 图像，测算指出某一段迂曲走行血管的最佳显示投照角度，可控制 C 臂一次调整到最佳角度来显示此段血管。

二、X 射线管组件和影像检测装置的技术参数及临床意义

（一）X 射线管

1. X 射线管的阳极连续高速旋转，高速转速可达 9 000r/min 以上，阳极热容量都在 2.4MHU 以上，保证了术中采集图像的需要；X 射线管采用油冷加水冷的双模式冷却，更好地达到冷却效果；X 射线管采用液态金属轴承技术，减小摩擦阻力，增加 X 射线管的整体性能。

2. X 射线管焦点一般都大于等于三个，即大、小、微三个焦点，不同采集部位更具选择性，图像质量越好。应急使用中，如果大焦点烧断，可以修改器官程序中的设置，改为小焦点摄影采集，不至于影响手术进行。目前，有的设备小焦点采用平板灯丝技术，增大散热面积，延长灯丝寿命。

（二）机架防碰撞保护装置

C 臂机架、X 射线管组件、平板探测器的防碰撞保护装置，用于保护被检者及设备安全。

（三）数字化平板探测器

心血管专用平板探测器尺寸目前主要为 18cm×18cm、20cm×20cm 大小；适用于心血管、脑血管及全身各部位血管介入的平板探测器尺寸主要为 30cm×38cm、41cm×41cm 等。平板探测器能实现多视野分档调节透视与采集。多视野的大平板探测器（全视野、多档放大）很好地满足了血管检查的全部临床应用。

目前常用的平板探测器的参数：像素尺寸为 155μm、200μm 两种；密度分辨力为 12bit、14bit 两种；空间分辨力为 2.5Lp/mm、3.25Lp/mm 两种；量子转换效率 77% 以上。优质的平板探测器参数大大提高了图像质量。

（四）智能滤过技术

不同形状附加滤过板和补偿滤过板更好地减少了辐射剂量，提高了图像质量。在不发射射线的条件下能够进行照射野大小和补偿滤过板位置的调整，减少不必要的照射。新型设备实现了全智能控制插入与切换，减少了操作者和被检者无谓的软射线伤害。

（五）主动防护技术

在保证图像质量的前提下，对不需要射线的操作过程尽量不出射线，充分利用计算机的辅助和模拟技术来实现；在只需极低射线剂量的手术操作中提供尽可能低的 X 射线辐射剂量，这就是所谓的"主动防护技术"。主动防护技术也包括尽可能短的 X 射线脉宽，自动的射线硬化技术等。

相关技术与功能如下：

1. 无射线束光器调整技术是在不出射线情况下，进行束光器的设定与调整。

2. 无射线患者定位技术是 X 射线中心线显示在显示器的末帧保留图像上，使操作者在射线野中进行被检者定位，从而避免了不必要的曝光。

3. 射线剂量监测功能是实时监视和显示操作者和被检者的受照射剂量数值，并能提供每一次采集所发生的剂量报告，可作为今后的参考。

第五节　DSA 设备的常规维护与典型故障分析

由于 DSA 设备多种多样,各种故障的发生概率以及复杂程度差别较大,检测、保养及维修方法也不一样。因此在此我们只介绍一些基本原则、方法和典型故障举例。

一、DSA 设备性能的检测

DSA 设备安装完毕、故障维修后及每年年检都要进行性能检测,除 X 射线发生系统的基本性能(电压、电流、时间、半值层等)外,在《医用 X 射线诊断设备质量控制检测规范》(WS 76—2020)中有明确要求,主要包括 X 射线透视设备通用检测项目(7 项):透视受检者入射体表空气比释动能率典型值、透视受检者入射体表空气比释动能率最大值、高对比度分辨力、低对比度分辨力、入射屏前空气比释动能率、自动亮度控制、透视防护区检测平面上周围剂量当量率和 DSA 设备专用检测项目(3 项):DSA 动态范围、DSA 对比灵敏度、伪影。

检测方法和评价:检测方法参考《医用 X 射线诊断设备质量控制检测规范》(WS 76—2020)中的"4 X 射线透视设备通用检测项目与检测方法"(第 8~10 页)与"6 DSA 设备专用检测项目与检测方法";检测项目及评价参考其中附录 B 的表 B.1、B.4、B.6。

二、DSA 设备故障检修基本原则

DSA 设备为高精度大型医疗器械,必须由具有 DSA 设备上岗证的技师和厂家工程师按照各自的职责和权限认真做好操作、维护、保养及检修。其他人员切勿擅自操作及检修以免造成事故;所有参考书籍的有关 X 射线设备的故障检修基本原则适用于 DSA 设备;DSA 设备是由几部分子系统组成的一个局域网络,所以操作技师特别是工程师一定要了解和掌握设备的整体结构及工作原理、主要性能和操作方法,了解整个系统相互之间的关系,根据故障现象与故障错误代码,分清硬件故障还是软件故障,划定区域,逐步缩小范围,找出故障所在。软件故障很多情况只要重启设备就能够解决。

检修时,谨慎修改主机设定的相关参数,以避免事故的发生。如确实有修改的必要,请先记录原

始数据(可采用拍照的方式),再进行修改设定。设备的安全升级要在规定时间内完成。

设备的启动及关闭要按照正规的流程严格执行,请勿在系统运行过程中强行关闭主机的供电设施,以免造成重要数据的丢失甚至电子元件的损毁;使用平板探测器的设备,平板需要 30 分钟的预热。为了能及时使用机器,不要关闭总电源,保持设备的终生通电。为避免对设备的电波动冲击和温度波动冲击引发的设备故障、损害使用寿命,除安装,维护检修或搬家时断电外,务必保持设备机器辅助设施,包括水冷、风冷、空调和除湿机的终生通电。

总之,以上方法都是为了保证整个系统正常、稳定、安全地运行,并充分发挥其功能和性能。由于系统的复杂性,在检查或治疗的过程中不能完全避免 X 射线成像系统或其他系统出现故障,请务必设立相应的应急预案。

三、DSA 设备的常规保养与维护

DSA 设备常规保养与维护要求建立三级保养及维护制度,并严格按照预留时间完成定期保养,如一级为使用科室,二级为院级医学工程处,三级为设备厂家。要建立日维护、周维护、年维护等制度及档案。

(一) 一级保养及维护

主要由使用科室每日执行,内容包括记录 DSA 设备使用状态,设备清洁,图像删除,记录机房温湿度,记录附属设备状态等。对 DSA 设备的控制台、C 臂、导管床的表面,每天早上开机前或下班后要用柔软的纱巾轻擦浮尘,以防止开机扫描时灰尘吸附到电路板等电元器件上。每天应用半干的湿拖把清扫 DSA 机房地面,最好用吸尘器先吸尘,再用拖把清扫。不能用湿拖把清扫 DSA 机房,以防止潮气吸入机器内部,造成机器生锈和电器短路。禁止使用带有腐蚀性、挥发性的液体(如草酸,甲醛溶液等)清洁设备及机房。勤查设备间的上下水以及污水管道,以防管道破裂漏水漏气导致设备被污染。

(二) 二级保养及维护

定期检查 DSA 设备的控制台、C 臂、导管床、高压发生器和计算机柜等。控制台表面各按键是否

灵活;导管床的浮动和升降是否灵活自如,有无运动障碍情况。C臂各连接导线有无松脱、断路,各螺丝、销钉有无松动等;高压发生器上的高压电缆有无松动。高压电缆的绝缘橡胶有无破损,X射线管和平板探测器的冷却系统如何等;计算机柜内有无异常的烧焦味,计算机柜内各电路板是否松动,计算机柜内的连接导线是否松脱和断开等。一旦发现异常,应及时修复和更换。

(三) 三级保养及维护

设备厂家定期做设备保养,内容很多,包括备份系统设置、错误日志分析、机械部分检查、冷却装置检查、射线剂量校准、探测器校准等。

四、DSA 设备典型故障分析

(一) DSA 设备故障分类

1. 按照故障性质分类

(1) 硬件故障:机械故障、电气故障、液路故障等。

(2) 软件故障:系统软件、应用软件、网络故障等。线束光器调整技术是在不出射线情况下,进行束光器的设定与调整。

2. 按照故障原因分类
按照故障原因可分为部件老化、环境因素、人为故障。

(二) DSA 设备产生的常见伪影

伪影(artifact)是图中明显可见的,既不体现物体结构,也不可能用噪声或系统的调制传递函数来说明的纹理。DSA 设备性伪影可来自多方面,如 X射线管、X 射线束、探测器、数据处理和传输、灰阶图像显示及图像密度和对比度调节等。

1. 条纹伪影和漩涡伪影
摄像系统中的 X 射线管、探测器、摄像机等性能不稳定造成。

2. 软件伪影

(1) 条纹伪影:丢失的高频信号会在低频处以条纹的形式重新出现,以锐界面或物体边缘为明显。

(2) 过冲伪影:当空间频率过高,在物体的锐界面以光密度的梯度出现。如头颅 DSA 成像中,这种光密度过冲使颅骨内侧出现密度减低环。

3. X 射线束的几何伪影
X 射线束的密度均匀性、宽度、长度,以及 X 射线束与探测器几何尺寸的偏差或失准等都会引起 X 射线束的硬化伪影。

4. X 射线束硬化
X 射线束的平均能量随物体的厚度而增加,与之相应的衰减系数则减少由此而产生 X 射线束的硬化伪影。

5. C 臂锥形束 CT 扫描伪影
具备 C 臂锥形束 CT 扫描功能的平板 DSA 设备在成像过程中也产生 CT 伪影。如果 C 臂不稳同时产生运动伪影。

(三) DSA 设备典型故障分析与检修

1. 时间的调整
DSA 设备及图像后处理工作站使用一段时间后,系统时间会出现误差,需要及时调整,保证图像采集后处理时间的准确性,涉及患者的检查时间与抢救时间的一致性。调整时间后需要重启设备。但目前有的厂家的图像后处理工作站时间如果超过 24 小时后调整,需要重装系统软件,应引起注意。

2. 死机
DSA 设备是由若干子系统组成的局域网,其中某一个系统没有准备好,整个系统就不能运行。如果其中一个子系统出现问题,都能导致死机。死机后,进入维修界面,根据故障提示及代码,检查相应的子系统,排除故障后开机正常。当然在不能进入维修界面的情况下,重启也是经常使用的方法之一。但是,当 DSA 设备正在刻盘、传输图像、平板探测器校准等操作还未完成的情况下,重启设备可能造成应用软件丢失,需要重新安装应用软件。

3. 电源
DSA 设备一般配电箱设置为双路供电,不能不关机进行自动切换,需要关机后手动切换电箱的电源。另外图像处理柜的弱电电源要求非常高,有些机型其供电电压稍有漂移,就导致死机。必要时在其前级增加稳压电源。

4. C 臂机架及导管床的故障
最常见的为使用中的碰撞问题。由于 C 臂的旋转和床板及防护帘之间经常发生碰撞而死机不动的情况。如果是床板与 X 射线管和束光器之间卡住,可以抬高一点床板,移动 C 臂机架即可解决问题。有时房间安装面积小,悬吊的 C 臂滑车与显示器悬吊滑车之间距离太近报警,需要增加间距。

5. X 射线管故障
灯丝烧断是其常见故障,但大、小焦点灯丝烧断后处理方法不尽相同。以 DSA 设备为例:透视正常,在采集过程中出现报错 "X-Ray aborted by again?",怀疑高压电缆插头接触不良或者大焦点灯丝断,将器官采集程序中设置为小焦点,设备正常使用。说明 X 射线管大焦点灯丝断,还可以临时使用,建议及时更换 X 射线管,以防检查体厚度过大的被检者时,由于小焦点功率不足而引起采集图像质量差,影像诊断与治疗。如果是小焦点灯丝断,处理方法因设备不同而不同,有的设备自检及透视采用小焦点,设备就只能更换 X 射线管了;有的新型号的设备小焦点灯丝断,可用大焦点进行透视和采集,虽不影响工作,为安全起见,也要尽快更换 X 射线管。

6. **水冷机故障**　设备间空调停机造成环境温度过高,使水冷机高压保护停机的故障时有发生。术中透视不出射线,报错:"Tube cooling failure."维护空调使其正常工作,按压水冷机高压复位开关,重启 DSA 设备后正常。

(林颖　余厚军　徐健　谭必勇　祁伟)

第五章

CT成像设备

计算机体层成像(computed tomography 或 computerized tomography, CT)简称 CT, 它是 X 线断层技术与计算机技术相结合的产物。CT 在 70 年代初出现不是偶然的, 它是数学算法的进步和高速数字计算机发展的必然结果。

CT 的出现标志着医学影像进入一个新阶段, 是医学史上继 1895 年发现 X 线之后又一次革命性的突破。

第一节 CT 的发展历程

一、历史回顾

1917 年, 奥地利数学家雷当(J. Radon)从数学上证明:某种物理参量的二维分布函数由该函数在其定义域内的所有线积分完全确定。该研究结果的意义在于:确定一个物理参量, 寻找该物理参量的线积分, 获得所有方向的线积分, 就能够求得该二维分布函数。

1938 年, 弗兰克(Gabrial Frank)首次在一项专利中描述图像重建法在 X 线诊断中的应用, 他设想用一种光学方法, 使用一个圆柱形的透镜把已记录在胶片上的射影反投到另一胶片上, 但此种"直接反投影"法并没有获得较 X 线体层摄影像更好的图像。

1956 年, 布雷斯韦尔(Bracewell)第一次将一系列由不同方向测得的太阳微波发射数据运用图像重建的方法, 绘制了太阳微波发射图像。

1961 年, 奥顿道夫(William H. Oldendorf)采用聚焦成一束的 ^{131}I 放射源完成了著名的旋转位移试验, 向人们揭示了获取投影数据的基本原理与方法, 并获得了题为"Radiant Energy Apparatus for Investigating Selected Areas of Interior Objects Obscured by Dense Material"的美国专利。

1963 年, 美国的科马克(Allan M. Cormack)以人体组织对 X 线的线性吸收系数为物理参量, 用 X 线投影作为人体组织对 X 线线性吸收系数的线积分, 研究出了重建图像的数学方法。在《应用物理杂志》上详细叙述了他做的实验:采用一个铝制圆桶, 周围用环状木材围上, 然后对其进行扫描而获得吸收系数的剖面图像。扫描后采用傅里叶变换计算法准确地获得铝和木材的实际吸收系数。此实验基本解决了图像重建的数学问题, 从而为 CT 技术的深入研究打下了基础。

二、G. N. Hounsfield 的发明

1967 年, 英国的豪斯菲尔德(Godfrey Hounsfield)博士在 EMI 实验研究中心, 从事图像识别和利用计算机存储手写字技术的研究。当时重建数学、计算技术和 X 射线探测器等 CT 的基本组成部分已经具备。他证实了有可能采用一种与电视光栅方式不同的另一种存储方式, 提出了体层成像(tomography)的具体方法。

此方法需要从单一平面获取 X 线投影的读数, 每个 X 线光束通路所获得的投影都可以看作是联立方程组的方程之一, 通过解这组联立方程组能获得该平面的图像。根据这个原理, 采用数学模拟法加以研究, 然后以同位素做射线源进行实验, 用 9 天的时间产生数据, 2.5 小时重建 1 幅图像, 最终得出能够区分相差 4% 的衰减系数的实验结果, X 线 CT 成像终于获得成功。

1971 年, 在 Hounsfield 博士及其同事们的不懈努力下, 第一台 CT 在 EMI 公司诞生, 并于 1971 年 9 月第一台 CT 设备安装在英国的阿特金逊-莫利医院(Atkinson-Morley's Hospital)。1971 年 10 月 4

日,在放射学家阿姆布劳斯(Jamie Ambrose)的指导下,用 CT 设备检查了第一位患者共同完成了临床试验。患者在完全清醒状态,仰卧,X 射线管在患者上方,绕检查部位旋转,在患者下方装置一计数器也同时旋转。由于人体器官、组织对射线吸收程度不同,病理组织和正常组织对 X 射线的吸收程度也不同。这些差别反映在计数器上,经电子计算机处理,便构成了身体部位的横断图像呈现在荧光屏上,得到了脑内断层分布图像。Hounsfield 和 Jamie Ambrose 共同完成了临床试验,验证了 X 线影像与相应位置人体解剖结构的一致性。

1972 年 4 月 Hounsfield 和 Ambrose 在英国放射学年会上发表正式论文,宣告了 CT 扫描机的诞生。同年 11 月,在北美放射学会(RSNA)年会上向全世界宣布了他的这一具有划时代意义的重大发明。

1974 年,美国乔治城大学(George Town University)医学中心工程师莱德利(Robert S. Ledley)设计了全身 CT 扫描机。

CT 的发明被认为是自从伦琴 1895 年发现 X 线以来,在放射医学、医学物理和相关学科领域里,没有能与之相比拟的发明。尽管许多人提出了 CT 的思想,但是由 Hounsfield 首先把这个思想发展为 CT 扫描机,Hounsfield 因为对医学诊断科学的重大贡献而受到很多奖励,1972 年获得 McRobert 奖,1974 年获得 Ziedses 工厂断层图奖章。1979 年他和 Cormack 一起获得诺贝尔生理学或医学奖,他还与 Oldendorf 共同获得了拉斯克(Lasker)奖。

三、各代 CT 扫描机的主要特点

自 20 世纪 70 年代初期 CT 机问世以来,CT 设备发展非常迅猛,产品技术日新月异地发展。短短的 30 年间,已先后发展了从头颅 CT 到超高速 CT 等五代 CT,以及现在应用最多的螺旋 CT。

(一) 第一代 CT 扫描机

第一代 CT 扫描机多属于头部专用机,采用平移(translation)+旋转(rotation)扫描方式(T/R 扫描方式),由 1 只 X 射线管和 1 个闪烁晶体探测器组成,X 射线束被准直成像铅笔芯粗细的线束,称为笔形线束(pencil beam)扫描装置(图 5-1)。X 射线管与探测器连成一体,X 射线管产生的射线束和相对的探测器环绕人体的中心做同步直线扫描运动,转 1°后,反向做直线扫描,再转 1°,直到 180°,穿过人体头部的 X 射线束被另一端的闪烁晶体探测器

接收,接收到的信号作为投影数据,即完成数据的采集过程,用于图像重建的数据是在 180°内每一方位照射的集合。

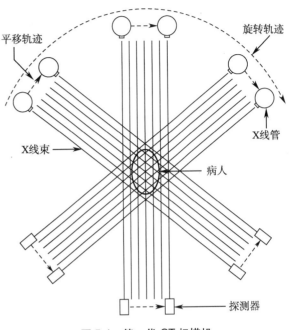

图 5-1 第一代 CT 扫描机

在第一代 CT 扫描机扫描过程中,病人的头部被放置在一个充满水的圆形橡胶帽水袋中。用现代的观点,水袋起到了滤过器的作用,使得在水袋中产生的病人头部影像干扰比较小。成像矩阵为 160×160 像素。

第一代 CT 扫描机效率很低,扫描时间长,通常需要 3~5 分钟。重建 1 幅图像的时间为 5 分钟。所以在做 CT 检查时,计算机重建上一幅图像的同时采集下一幅图像的投影数据,如果病人需要扫描 6 个层面,则需要约 35 分钟的时间,仅能用于头颅的检查。由于其扫描速度慢,采集的数据少,重建的图像较差,已被淘汰。

(二) 第二代 CT 扫描机

第二代 CT 与第一代 CT 采用同样的扫描方式,即 T/R 扫描方式,只是在第一代的基础上,将其单一笔形 X 射线束改为窄扇形线束,探测器数目也增加到 3~30 个。由于 X 射线束为 5°~20°小扇形束,所以又称为小扇束 CT 扫描机(图 5-2)。由扇形排列的多个探测器代替单一的探测器,每次平移扫描后的旋转角由 1°提高至 3°~30°,这样旋转 180°时,扫描时间就缩短到 20~90 秒。但这个时间对于扫描腹部器官来说,仍然不能避免运动伪影的产生。

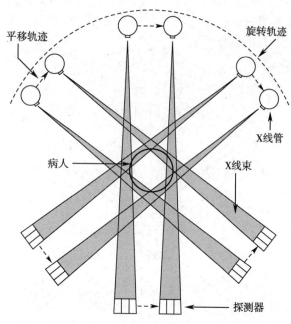

图5-2 第二代CT扫描机

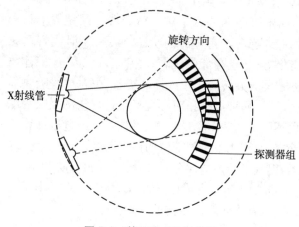

图5-3 第三代CT扫描机

快速第二代CT具有30个以上的探测器,扫描时间减至18秒。为了提高图像质量,也可采用240°、360°直线加旋转扫描,这种扫描机比第一代CT扫描机各项指标均有提高,不但可以做头部的扫描检查,实际也已经具备了对全身进行扫描的条件。

虽然扇形线束可以照射到更大的体积范围,但同时也产生了更多的散射线。由于探测器几何尺寸较大,部分X线照射在探测器的间隔中而没有得到有效的利用。此外,第二代CT要求每个探测器的性能和灵敏度必须一致,避免由于探测器灵敏度的不一致所产生的投影数据误差。它的主要弱点是扫描过程中患者的生理运动所引起的伪影。

(三) 第三代CT扫描机

第三代CT扫描机采用旋转+旋转扫描方式,即R/R扫描方式。使X射线管和探测器作为整体只围绕病人做旋转运动来进行数据采集,X射线束为30°~45°的扇形束,所以又称为广角扇束扫描机。1975年问世,称之为第三代CT扫描机。这种CT大幅度缩短了扫描时间(图5-3)。

第三代CT机有较宽的扇形角,可以包括整个被扫描体的断面,探测器的数目也极大地增加了,可达到数百个。由于采用旋转+旋转扫描方式,即X射线管做360°的顺时针和反时针旋转扫描,在旋转扫描的过程中,可辐射出极短时间的X射线脉冲,因此单层面扫描时间可以缩短到3~5秒。

该扫描机优点是构造简单,使用操作方便,使人工伪影明显减少,可获得较理想的CT图像。其缺点是要对相邻的探测器灵敏度的差异进行校正,这是因为一个角度的投影内相邻测量常由不同的探测器进行,在扫描期间绝大多数探测器从不曾接收过未经衰减的射线,造成在旋转轴周围会出现一个同心环形伪影。

值得注意的是,X射线管和探测器的供电及检测信号的输入输出均需要电缆连接,故而其扫描采用往复运动的方式实现交替层面的扫描,以避免电缆的过度缠绕。

(四) 第四代CT扫描机

第四代CT扫描机扫描方式是探测器静止而只有X射线管旋转,因此称为静止(stationarity)+旋转扫描方式,即S/R扫描方式(图5-4)。它用600个探测器紧密地排成圆周。扇形线束角度也较大,单幅图像的数据获取时间缩短至2秒。第四代CT扫描机的缺点是对散射线极其敏感,因此在每只探测器旁加1小块翼片作准直器;但这却浪费了空

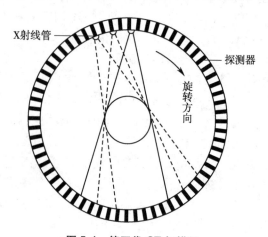

图5-4 第四代CT扫描机

间,降低了探测器的几何效率,从而增加了病人所受的辐射剂量。

第四代 CT 扫描机探测器数量多达 600~2 000 个,这就加大了设备的成本,并且这么多的探测器在扫描过程中只有扇形 X 射线束照射部分能够使用,造成了浪费。与第三代 CT 相比,第四代 CT 采用了反扇形束采集技术,将探测器作为基点来对应能够覆盖扫描范围的 X 射线束,可以有效地避免环形伪影的发生,除此以外没有明显的优势,所以只有少数厂家生产第四代 CT,并且装机数量也相对很少。

(五) 第五代 CT 扫描机

第五代 CT 扫描机的扫描方式采用静止+静止扫描方式,即 S/S 扫描方式,突出特点是 X 射线管和 X 射线探测器都是静止的。可分为两类:超高速 CT 和动态空间重建机。

(1) 超高速 CT(ultra-fast CT):这类扫描机又称作电子束 CT(electronic beam tomography,EBT),此种 CT 扫描机是由美国 Douglas Boyd 博士 1983 年首先开发并应用于临床的一种新的、特殊类型的

成像设备,其结构与前四代 CT 有明显的不同,采用 1 个大型特制扫描电子枪产生高速旋转的扇形 X 射线束,扫描速度大大加快,可达到毫秒级,动态分辨率明显提高,主要用于心血管系统疾病的检查诊断。

第五代 CT 扫描机是由一个大型特制扫描电子枪,一组有 1732 个固定探测器阵列和一个采样、整理、数据显示的计算机系统构成(图 5-5)。电子枪产生的电子束经过加速,聚焦和电磁线圈的偏转射向 4 个紧挨着的半环状钨靶。钨靶半径为 90 厘米,围成 210°圆周。当电子束轰击钨靶时即产生 X 射线,经准直器将 X 射线限制在 30°,2 厘米厚的扇形束内射向受检者,照射野为 47 厘米。与钨靶环相对有两排探测器阵列,探测器固定在两个分开的半圆环上。环的半径为 67.5 厘米,围成 210°圆周。第一个环上有 864 个探测器,第二个环上有 432 个探测器。当电子束轰击一个钨靶环时,可以扫描两个层面,当电子束同时轰击 4 个钨靶环时,可以扫描 8 个层面,对心脏、冠状动脉及心血管的研究有特殊的作用。

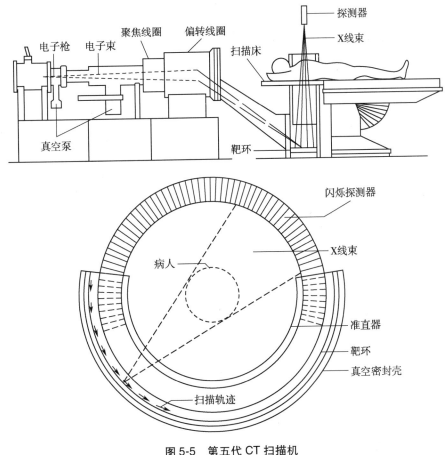

图 5-5　第五代 CT 扫描机

由于时间分辨力高,所以具有减少运动伪影、提高对比剂的利用率和进行动态研究等特点。

超高速CT对电子枪性能要求比较高:管电压130kV;管电流300~800mA;热容量为9MHU;靶基质量比传统CT扫描机高100倍。该系统可储存38次连续心搏的心电起搏数据,每次2层,共76层。扫描时间30ms、50ms和100ms,最大扫描速率每秒24次,重建矩阵256×256、512×512,重建时间1s、4s。

(2)动态空间重建机(dynamic spatial reconstructor,DSR):该机原理与常规CT的物理和数学原理相似。整机由扫描、重建和数据分析三个部分组成。扫描部分由多只X射线管排列成半圆弧阵列;与X射线管相对应的是X射线电视系统阵列,由影像增强器和电视摄像系统组成,作为探测器。采集过程采用电子时序控制的方法控制X射线管顺序产生X射线,与X射线管相对应的X射线电视系统顺序地接收X射线投影数据,形成扫描过程。由于这种CT需要多只X射线管和相应的多套X射线电视系统,造价非常昂贵,因此装机数量极少,限于篇幅不再进行介绍。

(六)螺旋CT

螺旋CT(spiral CT)是近年来得到快速发展的一种CT扫描机,是滑环技术(slip ring technology)和高频(high frequency)X射线发生装置应用的结果,并从单层螺旋CT迅速发展到了2层、4层、8层、16层、32层、64层、128层、640层,乃至发展到平板扫描CT。单层螺旋CT采用扇形X射线束、单排探测器,而多层螺旋CT则用锥形X射线束、多排探测器,大大提高了扫描速度,旋转一周的扫描时间可短至0.5秒,同时旋转一周可获得多层图像。

从某种意义上讲,螺旋CT是第三代CT的一种发展,将第三代CT的往复扫描方式利用滑环技术(图5-6)改变成了单方向连续扫描方式,并利用病人床的同步位移,获得螺旋状的扫描轨迹,再采

用特殊的重建方法建立出断面及三维图像。

相对于传统的第三代CT而言,螺旋CT在扫描速度上得到了大幅度的提高,目前已经实现了单周亚秒扫描,最快的单周扫描速度可达小于0.35秒。由于扫描速度的加快,使得螺旋CT的时间分辨力也越来越高。滑环技术结构示意如图5-6所示。螺旋扫描的基本结构和扫描轨迹如图5-7所示。

各代CT扫描机的特点如表5-1所示。

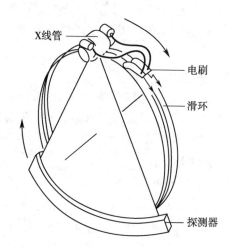

图5-6 滑环技术结构

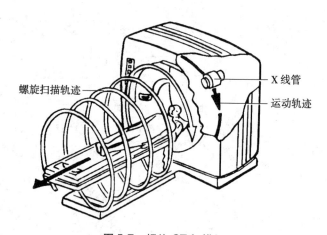

图5-7 螺旋CT扫描机

表5-1 各代CT的主要特性

CT	扫描方式	探测器数	X射线束扇	角/°	扫描时间/s	每次层数
第一代	T/R	1	笔形	—	240~300	1
第二代	T/R	3~30	窄扇形	3~26	20~210	1
第三代	R/R	256~720	扇形	21~45	3~10	1
第四代	S/R	45~7 200	广角扇形	48~120	1~5	1
第五代	S/S	1 500以上	锥形	30~45	0.03~0.1	2~8
螺旋	R/R	512以上	扇形或锥形	30~45	0.35~1	1~128

四、CT成像设备的发展

自1972年G. N. Hounsfield推出首台CT扫描机至今已经历50年，这期间CT成像设备的发展可分为三个阶段。第一个阶段为传统CT成像设备发展阶段，该阶段特点是探测器数量不断增多，X射线扫描线束的维度越来越大，图像数据采集量不断增大，扫描成像时间不断缩短，即传统的第一代至第五代CT扫描机阶段。1989年，由于解决了高压发生器与X射线球管一起旋转的难题，X射线管可以螺旋式的运动，再加上滑环结构的开发应用，把CT扫描机推上了一个新的水平，即螺旋CT扫描机的问世。螺旋CT投入使用开启了CT成像设备的第二个阶段进程。该阶段特点是设备采集的都是容积数据（即立体数据），即CT成像设备具有了影像重组功能。2005年，德国某公司推出双源螺旋CT，使CT成像步入高档成像的第三个阶段。该阶段CT成像特点包括：扫描成像时间缩短至毫秒级（即时间分辨力较高），患者接收的辐射剂量进一步减低，图像质量明显提升，患者检查时间大幅缩短。而2008年11月在北美放射学会（RSNA）年会上推出的高端新CT被业内人士称之为"后64排CT"。这些特点的产生源于CT设备制造的进步和软件设计水平的不断提高。

CT设备及其伴随的硬件、软件的发展主要依赖于X射线管、探测器、图像重建算法的开发利用及X射线束扫描方式的开发使用。

（一）CT成像设备硬件的发展

1. X射线管的发展 随着多层CT设备的出现，扫描覆盖范围增大、层厚变薄，X射线管设计也逐渐走向大热容量、高散热率和高毫安输出的方向，以能进行薄层、快速、大范围扫描和保证高质量图像。

CT的X射线管设计有两种发展趋势：一种是以"V8"大力神球管为代表的大功率高毫安输出X射线管，"V8"大力神X射线管对峰值毫安的设计要求较高，具有800mA高峰值毫安输出。另一种是以"OM"为代表的高散热率X射线管（即直冷式零兆瓦X射线管），"OM"X射线管散热率可达5MHU/min是它的最大特点，可以保证长时间的扫描而无须球管冷却等待。

随着机架旋转速度的不断加快，更宽体的探测器的发展和亚毫米的扫描层厚都要求更高的毫安输出量，才能保证一定的毫安秒（mAs）以获得良好的图像质量，而且更宽体探测器大大缩短了CT扫描时间，10s内即可覆盖全身检查，这些特点决定了X射线管的发展趋势。很多设备厂家都采用了8MHU或7.5MHU大容量X射线管，这种设计可以保证在不同胖瘦患者和扫描部位时均可以得到优质的高分辨率的图像，随着扫描时间的缩短和探测器阵列层厚变薄，将来的X射线管对峰值毫安的设计要求会更高。

X射线管的焦点尺寸和形状也是直接影响影像质量的重要因素之一，亚毫米的探测器的采集单元及达到0.3mm左右的各向同性分辨率对X射线管焦点的尺寸和形状提出了更高的要求。探测器的采集单元和X射线管焦点尺寸间需匹配，同时X射线管的峰值输出和焦点尺寸也是限制更薄的探测器采集单元发展的重要的因素之一。有的X射线管还运用了电子束滤过技术，可滤过无效的低能量电子束。这不仅减少了无效电子对阳极靶面的冲击，减少了靶面的产热量，延长X射线管的寿命，而且降低了X线散射，减少了病人的受线量，进一步提高了影像质量。

2. 探测器的发展 目前采用的固体探测器由两种新型的闪烁晶体材料耦合光电二极管做成，它们分别是钨酸钙和高纯度的稀土氧化陶瓷。其采用光学方法使这些材料和光电二极管结合在一起。钨酸钙的转换效率和光子俘获能力是99%，动态范围是1 000 000∶1；而氧化稀土陶瓷的吸收效率也是99%，闪烁晶体的发光率却是钨酸钙的3倍。现今最先进的多层螺旋CT扫描机的探测器都采用后一类超高速稀土陶瓷材料做成。

最早的层面采集CT的探测器覆盖宽度只有10mm，最薄的物理采集层厚也只能达到10mm。多排螺旋CT采取了阵列探测器，每一单列的探测器物理采集厚度可达到亚毫米，阵列探测器组合的覆盖宽度在4～16排采集的MDCT上为20mm，甚至32mm，而现在64排CT的覆盖宽度可达40mm。最薄物理采集层厚依据不同厂家可做到高分辨率的亚毫米层厚0.5mm或0.625mm。探测器发展向着宽体、薄层的方向发展。覆盖宽度越来越大，层厚越来越小，图像质量更佳，扫描速度得到很大的提升。现在64排CT在10s内即可以做完全身检查，同时所得到的图像都是高分辨率的亚毫米层厚。随着探测器技术的发展，在多层螺旋CT中，扫描速度、图像质量和覆盖范围这三者实现了有效的统一，同时实现薄层、快速、大范围的采集，拓展了临床应用范围。

探测器单元的大小是决定采集体素大小，进而也是决定图像质量的关键因素之一。在多层CT上不仅有传统的 X、Y 轴分辨率，还提出了 Z 轴分辨率的概念。在 16 排 CT 上实现了真正的"各向同性"体素采集的信息模式，即采集体系的 X、Y、Z 轴长度相等。各向同性体素采集的原始信息可以保证重建图像和任意方向模式的重组影像均可获得最佳分辨率且不失真，有利于观察微小解剖病变和结构。在 16 层 CT 上各厂家有 0.5mm、0.625mm、0.75mm 之差别，在 16 层以上 CT 包括 32、40、64 排 CT，有的厂家采用了 0.625mm 或 0.6mm 的层厚、0.5mm 的层厚。这些均受益于球管焦点、机架、探测器技术等优化的设计。随着探测器宽度从 10mm、20mm 发展到 40mm 覆盖，灌注成像技术的应用也从层面灌注发展到病灶灌注，目前已实现了器官灌注及容积灌注成像。一次扫描，一次注射对比剂，所获得的数据能同时进行动态 CTA 重建和组织灌注分析。

在探测器下一步发展中，由于采集的最薄物理单元已达到了亚毫米，再进一步提高的空间已经有限。相反，探测器的宽度却有着很大的发展空间。

在 2007 年北美放射学会（RSNA）年会上，某公司使用宝石作为探测器材料，据称是在宝石中加入稀土元素后，达到宝石的分子结构，故称为"宝石" CT，加上无缝切割技术，从而使图像质量明显提高。资料显示，其密度分辨力达到类磁共振软组织成像，空间分辨力可达 1mm 冠状动脉、7 级肝脏血管显示。在探测器的覆盖范围方面，另一家公司推出的 4D 螺旋 CT Definition AS，128 层配置，通过数字精控摇篮床技术，使扫描床往返连续运动，可达 270mm 的覆盖范围。还有一家公司推出了 Aquilion One 320 排探测器，320 层扫描仅限于非螺旋轴扫，可达 160mm 的覆盖范围，而螺旋扫描时只能用 64 层，故称 320 排 64 层螺旋 CT。某公司推出的 Brilliance iCT，128 排探测器通过飞焦点技术实现 256 层，128 排× 0.625mm 可实现 80mm 的覆盖范围。

3. 高压发生器 因为多层 CT（MSCT）扫描速度高，最快已达 0.33s，旋转部分的离心力很大，油浸工频高压发生器很容易发生漏油而损坏，故采用固态高频高压发生器代替油浸工频高压发生器。油浸工频高压发生器的主要缺点是直流质量不高、体积大、重量重、耗材多。而高频高压发生器的优点是 X 线质量好、体积小、重量轻、耗材少、易安装、

皮肤辐射剂量低，对于低压滑环式 CT 扫描机高频高压发生器可安装在机架内随 X 射线管一起旋转，目前其功率可达 50kW 左右。

4. 驱动系统 机架的驱动系统，沿用多年的皮带机械传动方式被抛弃，采用新型电磁驱动，或称直接驱动技术，提高了旋转速度，降低了机械噪声。

（二）CT 成像设备的新发展

1. 双源 CT 扫描机 2005 年北美放射学会（RSNA）年会上推出的 SOMATOM Definition 系统，是全球首台双源 CT（dual source computed tomography，DSCT），它改变了目前常规使用的一个 X 射线源和一套探测器的 CT 成像系统，通过两个 X 射线源和两套探测器来采集数据。无论患者的自身状况和心率如何，该系统都能提供高质量图像。另外，通过双源在不同能量下的数据采集，即两个 X 射线源以不同的能量设置来工作。DSCT 是 CT 在技术与临床应用领域的革命性创新，重新定义和诠释了 CT 的概念，极大地扩展了 CT 的临床应用。2008 年，某公司在原有 CT 机的基础上，推出了新一代的双源 CT 机，能够做到 0.25s/圈，扫描心脏只需 0.25s，心脏扫描辐射剂量低于 1mSv，能够进行全胸扫描，全胸扫描只需 0.6s。4D 动态扫描覆盖范围达 48cm，还可实现负荷心肌灌注分析，真正实现了微量、快速大范围的扫描。

2. 大孔径 CT Aquilion LB16 层 CT，其成像采集视野 FOV 达到 85cm，仍能保持优异的图像质量。

16 层大孔径 CT LightSpeed Xtra，孔径 80cm，承重 295kg，100kW 发生器，最大输出管电流 800mA，扫描速度 0.5s/圈。不但可用于放射治疗计划，还可用于肥胖患者及介入检查。

SOMATOM Definition AS-4D 螺旋 CT 实现了 0.30s 极限旋转速度，同时 128 层/圈的采集，0.24mm 的 Z 轴各向同性分辨率，78cm 的大孔径，100kW 的高压发生器等全新技术，为实际临床工作带来全方位的拓展。

3. 纳米板（nano-panel）技术和双能量探头技术 作为未来 CT 新技术的发展，某公司推出了两项创新的 CT 技术，即基于纳米板技术的用于容积扫描新型探头平台，其最大覆盖范围达 16cm，具有 256 列探测单元，只需一次旋转即可获得整个器官的图像，如心脏和头部等。螺旋 CT-Brilliance iCT，其核心技术为纳米探测器技术。Brilliance iCT 采用 8 厘米探测器设计，更宽的扫描范围意味着更短的时间内得到全身检查。双能量探头技术是可以

同时采集高能和低能数据的双能量探头。该新型探头由多层探测器和滤线层组成，能够同时探测低能（软射线）和高能（硬射线）X射线。两种射线同时成像可大大改进组织特征区分，可用于软组织的判别和诊断，并可简化CT血管造影的骨质和钙斑消除流程。

多（双）能技术主要可分为二种：一种是利用球管来进行能量的分离，另一种是利用探测器来进行能量的分离。这两种方法的区别在于，前者容易控制能量（kV），但会增加辐射剂量，而后者不会增加辐射剂量且可用于冠状动脉等动态物体，但需要重新对探测器设计和研发。利用球管来进行能量分离的又可分成单源探测器系统和双源双探测器系统，某公司已在2005年RSNA上推出了双源双探测器系统。在2008年RSNA年会上又推出了第二代双能量成像设备炫速双源CT，SOMATOM Definition Flash将双源CT技术推向全新高度。利用选择性能谱纯化技术（spectral selective purification technology，SPS），使组织鉴别能力增强，辐射剂量降低，可多达10余种双能量临床应用。而在2006年Stanford多排CT研讨会上推出的双能VCT技术利用的是单源系统，在2009年10月北京多排螺旋CT研讨会上推出的宝石能谱CT，其技术原理是：利用单源系统瞬时同向双能采集和数据空间能谱解析技术，通过快速能量切换（在0.5ms内实现80kVp和140kVp的高速切换）获得衰减数据，并通过对原始数据的分析实现40~140kVp范围内任意能量点单能谱图像提取，还可同时提供水、碘、钙基物质的分析工具。从而引出了能量分辨率和化学分辨率的新概念，使能量成像进入一个崭新的领域，成为新CT研究的热点。

4. **移动CT（mobile CT，MCT）**　目前使用较多的MCT主要有三种类型：轮式机架MCT、滑轨式机架MCT、C形臂术中CT（C形臂术中CT实际上不是一台传统意义上的CT设备，称为移动式三维影像X线诊断系统）。可移动的无线传输图像的头部专用8层CT机，安装在4个轮子上，可推到抢救患者床边进行头部CT检查，可用于急诊室/ICU/导管室/手术室等场所。该机没有检查床，由电池驱动，通过其设计的专利蜈蚣脚系统移动主机来扫描，扫描图像可通过网络传输到工作站。

5. **平板探测器（flat panel detector）-容积CT**　目前的平板探测器CT主要有两种几何结构：锥束系统（cone beam system）和半锥束系统（half cone beam system）。医学检查多采用锥束系统的机架式平板探测器CT，使用现有医用CT机的机械设备、X射线管和控制系统，仅将原有的探测器更换为平板探测器，修改了控制软件和重建软件。2000年度RSNA上正式展示了此类CT的设计。2013年，在我国西安召开的全国放射学学术会议上推出了超高端CT-微平板[3D]Brilliance iCT。该产品采用球面化的3D微平板探测器，其在X、Y轴和Z轴上都呈现弧形排列，可有效去除锥形束及散射线伪影，提高CT的图像质量。应用微平板3D球面探测器，可提高25%密度分辨力，有效增强对小病灶的检测能力。同时，某公司还一并推出了一种全新的CT成像方式——iMR成像技术，在CT上实现了类似磁共振的低密度分辨力的显著提高。其针对人体组织的密度差异，能够更真实的反映人体器官的结构和密度。

半锥束系统平板探测器CT用于乳腺成像检查，这是一项新兴的技术。X射线经过准直产生半锥形的射线束，不能直接使用锥束重建算法，B. Chen等人对此提出了修正的公式。

容积CT的原理是使用一定宽度的平板探测器与X射线管联动，在旋转中直接采集对应的一定厚度体积的容积性（非层面）信息，经计算机处理后形成层面的或三维的影像。2007年，在RSNA学术年会上推出320排螺旋CT-Aquilion ONE。其采用动态容积扫描模式（dynamic volume CT，DVCT），实现180°/360°不移动扫描，获得全器官全信息数据，避免了螺旋扫描因患者水平位置运动带来的移动数据误差、图像构成的时间差及重复扫描带来的不必要扫描剂量。一圈扫描覆盖160mm的范围，同时获得320层0.5mm层厚的完全同期相的CT图像，完成全器官扫描仅需0.35s，所需时间仅是64排的1/30~1/12，能满足全身大部分器官的瞬间全器官同期相成像要求。

6. **组合型CT**　PET/CT是将PET和CT整合在一台仪器上，组成一个完整的显像系统，被称作PET/CT系统（integrated PET/CT system），病人在检查时经过快速的全身扫描，可以同时获得CT解剖图像和PET功能代谢图像，两种图像优势互补，使医生在了解生物代谢信息的同时获得精准的解剖定位，以便准确地完成定位和定量诊断，从而对疾病做出全面、准确的判断。还有为适应介入治疗发展的带C形臂X线机组合的CT扫描机以及带各种定位装置的CT扫描机。

7. 计算机　微型计算机替代小型计算机,大多数 CT 机由键盘或鼠标输入方式改为部分触摸屏幕式输入,用于实现人机对话。下拉式菜单的操作方式与传统键盘相比方便了许多,提示清楚、操作简单、图标显示一目了然,加强了工作站的配置和功能,可以做多方面的图像后处理,并且可与其他影像设备联机,有利于诊断。现今 CT 采用的计算机多为速度较快的 32 位或 64 位微型计算机,运算速度大大提高,图像重建时间大幅缩短。很多机种采用了多台微型计算机并行工作,实现了扫描、重建、处理、存盘、照相同时进行,使检查时间缩短,病人流通量大幅度提高。作档案保存的 30.5cm(12inin)的刻录光盘存储量达 5.5GB,可存放 512×512 图像近 2 万幅,这种光盘数据检索速度极快,保存性能好,保存时间至少在 10 年以上,大大优于常用的磁带或软盘,所占的存放空间也大大缩小,为 CT 新技术的开展提供了首要条件。

(曲保忠　汤渝　石明国)

第二节　CT 扫描机的基本结构

CT 扫描机主要由硬件(hardware)结构和软件(software)结构两大部分组成。硬件结构按其所起的作用分为数据采集系统、图像处理系统和图像显示与存储三部分。按硬件框架分为扫描机架系统、检查床和控制台三部分。数据采集系统包括 X 射线管、X 射线发生器、准直器和滤过器、探测器、前置放大器、对数放大器、模数转换器(analog-to-digital converter, ADC)、接口电路等。

图像处理系统由电子计算机、磁盘机(包括硬盘机和软盘机、光盘等)、数模转换器(digital to analog converter, DAC)、接口电路、图像显示器、图像存储器等组成。整个系统由中央处理系统控制操纵,加上检查床便构成一台完整的 CT 机(图 5-8)。CT 扫描机采用三相五线供电,高压发生器需三相电源,其他部位是单向供电。CT 扫描机各部外壳必须可靠接地。

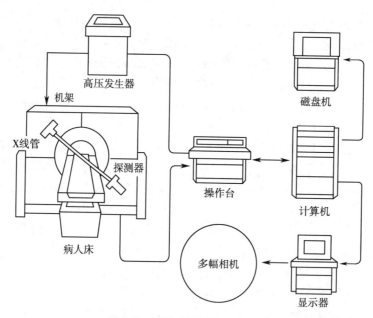

图 5-8　CT 扫描机的基本结构

一、扫描机架

扫描机架(图 5-9)是中心设有扫描孔的机械结构。扫描孔径一般在 65~75cm,现代部分 CT 扫描机的孔径已达 85cm,可适应各类体型病人检查。其内部由固定(机架部分)和转动两大部分组成:前者有旋转控制和驱动,滑环系统的碳刷、冷却系统、机架倾斜和层面指示以及机架、检查床控制电路等;后者主要包括 X 射线管、准直器和滤过器、探测器、前置放大器、采样控制部件、X 射线发生器和逆变器、低压滑环等。扫描架面板左右两侧均设有控制开关和紧急开关,以方便操作。扫描机架还可根据诊断的需要进行 ±20° 或 ±30° 的倾斜。

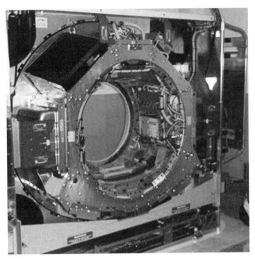

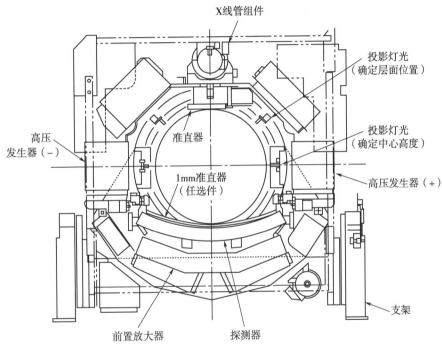

X线管组件

投影灯光
（确定层面位置）

准直器

投影灯光
（确定中心高度）

高压
发生器（－）

1mm准直器
（任选件）

高压发生器（＋）

支架

前置放大器   探测器

图 5-9　CT 扫描机架的基本结构

在电路设计上扫描机架与检查床联动,相互控制,连锁保护,保证在检查、移动过程中扫描机架不与检查床发生碰撞。为了防止因故障而损坏电气和机械部件,机架电路中设有保护电路和误差指示电路(图 5-10),一旦某一运动部分出现故障,立即切断相应的供电电源。扫描架的运动包括机架的旋转、倾斜角度、几何放大、控制光栅开口的大小、扫描床上下前后运动首先由计算机发出运动指令,由控制电路控制电机的运转,通过减速机构,完成上述各种运动。为了使运动速度稳定,电机轴装有测速发电机,输出信号反馈至控制电路。

（一）CT X 射线管

X 射线管是产生 X 射线的器件。CT 机上使用的 X 射线管与一般 X 线机上使用的 X 射线管结构基本相同,也有固定阳极 X 射线管和旋转阳极 X 射线管两种(详见第二章)。安装时固定阳极管的长轴与探测器平行,旋转阳极 X 射线管的长轴则与探测器垂直。

固定阳极 X 射线管主要用于第一、第二代 CT 机中,由于第一、第二代 CT 机的扫描方式是直线平移加旋转,扫描时间长,产热多,须采用油冷或水冷方式强制冷却球管。X 射线管两端电压和管电流要求稳定,以确保采样数据准确。

旋转阳极 X 射线管主要用在第三、第四代 CT 机上。由于扫描时间短,要求管电流较大,一般为 100~600mA,分连续发射和脉冲发射两种,多采用脉冲发射方式。脉冲的持续时间决定了每次投影的测量时间,而每转一周的脉冲数决定了投影数。

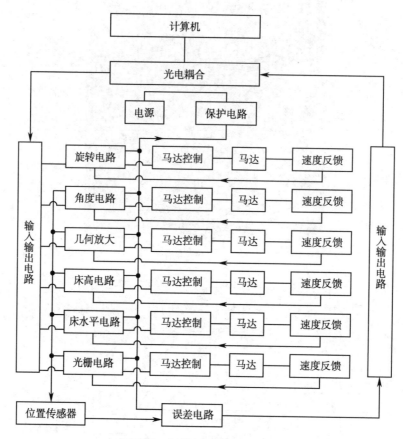

图 5-10　扫描架控制电路方框图

脉冲发射的优点：①可以使投影数与被测物体的要求相匹配，并可以通过控制射线脉冲持续时间来调节对清晰度产生不良影响的测量路径；②可以在脉冲间歇时间内自动地进行每个测量通道的零点校准，因此可以避免由于测量电子元件工作点的漂移造成的信号误差；③其他条件相同的情况下，信号强度高，与连续工作方式相比，有较好的信噪比，特别是在物体直径大时能获得噪声小的图像；④可以利用适当的发生器来切换从一个脉冲到另一个脉冲的 X 射线管电压，这样可以在测量系统旋转一周时绘制出两幅不同能量的图像，有效的应用双谱线法摄制出几何学上完全相同的双谱线图像；⑤可以减少球管产热量和降低病人的照射量。

CT 球管焦点大小约为 1，高速旋转阳极管焦点小，约为 0.6。阳极转速为 3 600r/min 或 10 000r/min 左右。

由于 CT 对 X 射线管的功率要求较高，相比传统 X 线成像，CT 成像过程中 X 线发生的时间要长很多，特别是在螺旋 CT 中，长时间 X 线发生造成阳极上大量热积累，所以就要求 X 射线管具有高的热容量和散热效率，因此，CT 用 X 射线管多采用油循环

加风冷却的双重冷却方式（图 5-11），CT X 射线管的热容量较普通 X 射线管高很多，目前 CT 用 X 射线管的热容量可高达 8MHU，而名为"飞焦点"的电子束控金属 X 射线管更号称是 0MHU 的 X 射线管，实际这种 X 射线管的散热率高达 4.7MHU/min，即使在最大负荷条件下，电子束控金属球管仍可以在 20 分钟以内冷却下来，以表示这种 X 射线管不受热容量的制约。它采用螺纹轴承阳极靶，在自身和

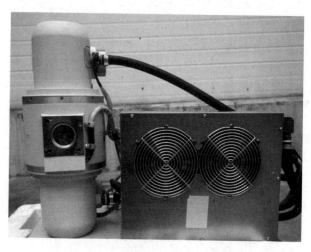

图 5-11　CT 球管及冷却装置外形

机架双重高速旋转下能保持最佳的稳定性,螺纹轴承中空,冷却油进入阳极靶核心而形成"透心凉"直接油冷技术(图5-12),液态金属润滑,延长球管使用寿命。这一设计为提高球管热容量,加快扫描速度同时降低运营成本奠定了基础。

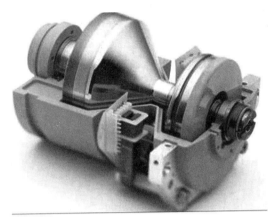

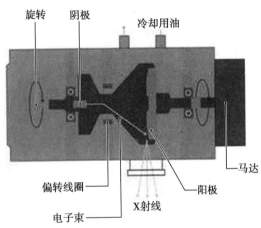

图 5-12　电子束控金属球管

目前,有些公司设计应用两个X线球管和两套探测器构成双源CT,双源CT的球管和探测器系统与64层CT相同,但两套采集系统同置于扫描机架内,球管之间相隔的距离为90°。一套扫描系统的FOV为50cm,另一套扫描系统主要用于中心视野扫描FOV为26cm。两套X射线发生器系统由一个一体化的高压发生器控制,并可分别调节两套系统的kV和mAs。

双源CT的两个球管既可同时工作,也可分别使用。当心脏成像、双能减影和全身大范围扫描时,可采用两个球管同时工作,而一般的扫描也可只用一组球管、探测器系统工作。

双源CT的另一个性能特点是可利用两个X线球管发射不同的能量(即设置不同的千伏值,如140kV和80kV)。两种不同的能量对不同的物体

其衰减不相同,如骨骼和对比剂在80kV时,骨骼的CT值为670HU,对比剂为296HU;当能量提高为140kV时,骨骼的CT值降低为450HU,而对比剂降低为144HU。利用两种不同的能量,根据目前临床实验的初步结果,它的临床意义主要表现在三个方面:①对血管和骨骼进行直接减影;②对某些组织如肿瘤组织进行特征性识别;③对人体的体液成分进行识别。故又称"能量CT"。

1. CT球管焦点的控制方法　目前对球管焦点的控制技术归纳起来有以下几种控制方法:

(1)采用动态双焦点技术设计,基本原理是X射线管的阴极采用两种相同的灯丝,在曝光前进行选择,曝光时交替使用,变换速率约1.0ms。

(2)球管外的偏转线圈产生磁场偏转真空腔内带负电的电子流,在曝光过程中对焦点进行调整——飞焦点(flying focal spot,FFS),再由积分电路控制电子流在真空的投影方向,在曝光过程中进行控制,导致电子的瞬时偏移,使高压发生时电子的撞击分别落在阳极靶面的不同位置。

(3)某公司2004年推出的新型的EBT-球管或电子束控金属球管的阳极能够得到直接冷却,所有的旋转轴承位于金属真空部件外,配合"飞焦点"技术,号称"零兆球管",英文名称写作"straton tube"。

2. 动态双焦点与飞焦点的区别　需要指出的是,关于动态双焦点和飞焦点技术,其基本原理完全不一样,可以概括为:

(1)双焦点是指X线球管大小灯丝的选择。

(2)双焦点需要在X线曝光前选择。

(3)飞焦点是在动态双焦点的基础上研发出来的。

(4)飞焦点是利用偏转线圈对电子流进行控制。

(5)飞焦点是在曝光过程中的控制技术。

(二)高压X射线发生器

在滑环技术出现之前,高压发生器独立于机架系统,发生器与X射线管之间的电信号联系由高压电缆完成。当X射线管绕人体旋转时,电缆也一起折曲、缠绕,使扫描速度受到限制,且容易出现电路及机械故障。采用滑环技术的螺旋CT机,克服了上述缺陷,特别是现在采用高频逆变高压发生器,输出波形平稳,体积小,重量轻,可将高压发生器安装在扫描机架内,使扫描系统更紧凑。

图中标注:旋转　阴极　冷却用油　马达　偏转线圈　阳极　电子束　X射线

X 射线发生器的功率目前高档 CT 机一般在 50~100kW,中档 CT 机一般在 35~45kW,低档 CT 机一般在 20~30kW,CT 机的管电压一般在 80~140kV 可调。

CT 机对高压的稳定性要求很高。因为高压值的变化直接反应 X 线能量的变化,而 X 线能量与吸收值的关系极为敏感(在光电效应区域,吸收值与能量的三次方成正比),是决定人体组织对 X 线衰减系数 μ 的关键值。因此,在 CT 的高压系统中均需采用高精度的反馈稳压措施。常用中、高频高压系统(详见第二章)和高压次级调整管系统控制。

高压次级调整管控制原理如(图 5-13),三相 380V 电源经主电源变压器调整后输入到三相高压变压器初级,初级采用星形接法。次级分 2 组,一组是三角形接法,一组是星形接法。三角形接法一组输出经三相桥式整流后产生 +80kV;星形接法的一组输出经三相桥式整流后产生 −80kV。正、负高压经四极管控制后分别加至球管正、负极上,高压可达 160kV。

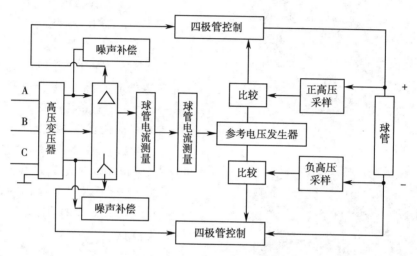

图 5-13　高压次级控制方框图

高压系统设有过电压、过电流、过载、过热等稳定保护措施,以保证 X 线输出稳定。现代高档 CT 高压发生器多采用干式高压变压器。

（三）X 线准直器与滤过器

1. X 线准直器(collimator)　用于限定 X 射线束形状的器件,X 线 CT 中准直器的作用有三点:限定成像的空间范围(限定断层层厚)、降低病人的表面辐射剂量、减少进入探测器的散射线。准直器的结构如(图 5-14)所示,准直器在 CT 中有两种:一种是 X 射线管侧准直器,又叫前准直器,它的作用是控制 X 射线束在人体长轴平行方向上的宽度,从而控制扫描层厚度;另一种是探测器侧准直器,又叫后准直器,它的狭缝分别对准每一个探测器,使探测器只接收垂直入射探测器的射线,尽量减少来自成像平面之外方向的散射线的干扰。为了在剂量不增加的前提下,有效的利用 X 线,探测器孔径宽度要略大于后准直器宽度。前后两组准直器必须精确地对准,否则会产生条形伪影。有些 CT 设备没有安装后准直器,利用探测器自身的厚度作为后准直器,这种应用在多层螺旋 CT 中最常见。

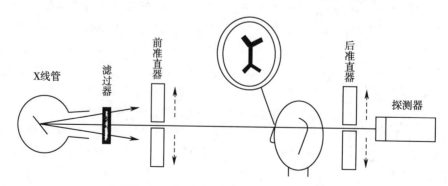

图 5-14　CT 准直器的结构和作用示意图

准直器是一种辐射衰减物质,用以限制到达探测器组件的X线角度分布。它的作用是空间定位,即只允许某一空间范围的射线进入探测器,而其他部分的射线则被吸收而不能进入探测器。准直器的材料要求是对X线吸收强、易加工、经济,一般采用铅或含有少量锑、铋的铅合金等。

准直器的形状为狭缝状,利用步进电机控制狭缝的宽度(图5-15)。传统X线CT的层厚是由狭缝宽度决定的,常见的层厚有1mm、2mm、5mm、8mm、10mm等。当选定成像的层厚时,步进电机带动狭缝运动到特定的宽度,使扇形X射线束成为选定的厚度。多排CT的X射线束为锥形。

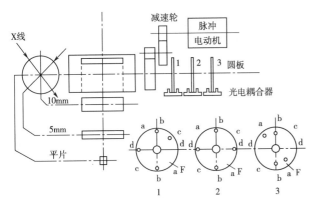

图5-15 准直器控制示意图

2. X线滤过器 用于吸收低能X射线,使其变为能量分布均匀的硬射线束的器件,它的作用是:①吸收低能X线(软射线),这些低能射线无益于CT图像的形成;②使X射线束通过滤过器和均匀圆形成像物体(水模,water phantom)后,变成能量分布均匀的硬射线束;③从而减少病人射线受照量。缺少滤过器或滤过器不良,将易出现射线硬化束伪影,表现为在头颅扫描时出现颅骨的假皮质现象。

由于人体断面近似于椭圆形,扇形波束照射时,中心射线穿透厚度大,边缘射线穿透厚度小,中心与边缘信号强度相差较大。为了减少信号强度差,增设滤过器,形状设计为楔形或"bow tie(蝶领结形)"。早期的CT滤过器是一个方形、中间成弧形凹陷的水箱。目前的滤过器是类似于领结形(或盆状)的高密度物质,常使用聚四氟乙烯(特氟纶)为材料,该材料原子序数低,密度高而均匀。这些特制的滤过器和X线球管的固有滤过共同担负对X线的滤过作用。CT系统中扫描野是可以改变的,此时滤过器的尺寸也要相应改变。[图5-16(1)]表示在第一代和第二代CT中所使用的滤过器,[图5-16(2)]代表第三代和第四代所使用的滤过器。

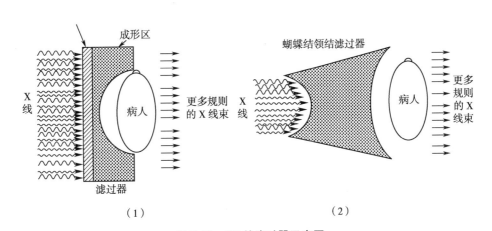

图5-16 CT的滤过器示意图

(四)探测器

CT探测器(detector)是一种将X线能量转换为电信号的装置,它由许多性能相同的小探测器单元排列而成,每个探测器对应着一束X线,如果有N个探测器单元,那么一次就可同时获得N个投影数据。就目前而言,N≥512。

1. 探测器的性能 探测器的重要性能是它们的效率、稳定性、响应性、准确性和线性、一致性、动态范围以及对X线硬度的依赖性。

(1)探测效率(detection efficiency):探测器从X射线束吸收能量的百分数。理想情况下探测器探测效率应该尽可能接近100%,几乎全部X射线束将被截获并转化为重建图像的数据。影响探测器探测效率的因素有两个:几何效率和吸收效率。

1)几何效率(也称俘获效率)η_g:如图5-17所示,几何效率(geometrical efficiency)是指获得受检体的透射 X 线的能力,是由每个探测器的孔径和相关的探测器所占总空间的比来决定的。这个空间包括探测器本身的宽度 w、静止的准直器或一个探测器与相邻探测器之间的间隔 d。即:

$$\eta_g = w/(w+d) \qquad 公式(5\text{-}1)$$

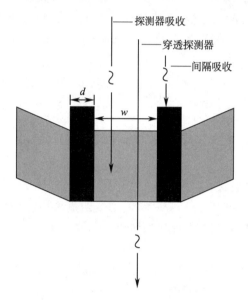

图 5-17 决定探测器效率的诸因素

射入间隔的辐射不能被探测器吸收,因而无助于图像的形成。理想的情况是探测器所占的范围要比间隔大很多。

2) 吸收效率(absorption efficiency)η_a:X 线光子进入探测器而被吸收转换的百分率,主要与探测器的类型、探测器的表面层厚度和自身厚度、组成探测器物质的原子序数、密度有关,还与 X 线光子的能量有关。

3) 总探测效率 η:几何效率和吸收效率的乘积。即:

$$\eta = \eta_g \times \eta_a \qquad 公式(5\text{-}2)$$

实际的探测器总探测效率在 50% ~ 90% 之间。探测器的探测效率越高,在一定图像质量水平的前提下病人接受的 X 线剂量越少。

(2) 稳定性(stabilization):探测器的重复性和还原性。探测器需经常进行校准以保证其稳定性。在第一、二代扫描机中,每次平移运行结束后都要校准探测器。第三代扫描机每天仅校准一次。当第三代扫描机探测器的响应偏离正常情况时,环状的伪影将在该体层扫描图像中产生。第四代扫描机在每一次旋转期间对探测器校正两次,第一次校准是沿着运动扇形射束的前缘,第二次是沿着

后缘。

(3) 响应时间(response time):探测器接受、记录和输出一个信号所需的时间。一个探测器应瞬时地响应一个信号,然后迅速地输出该信号并为响应下一个信号做好准备。对于闪烁探测器,信号通过以后,闪烁物质的余辉将使前一个读数的剩余存储影响后一个读数,为了避免余辉造成的畸变及假象,需要仔细选择闪烁物质并进行相应的校正。

(4) 准确性(accurateness)与线性(linearity):由于人体软组织及病理变化所致衰减系数的变化是很小的,因此,穿过人体的线束强度也只引起很小的变化。如果探测器对衰减系数的测量不够准确,测量中的小误差可能被误认为是信号的变化,造成图像上的伪影。

另一方面,对于探测器,还要求其线性地转换信号,即入射 X 线与探测器的输出成正比关系,这样才能够快速准确地获得成像数据。

(5) 一致性(consistency):除第一代 CT 外,CT 均采用多探测器,为了得到可以对比的检测数据,要求每两探测器之间具有一致性,即对于相同的 X 线输入,两探测器的输出应相同,因为探测器的不一致所获得的检测数据,不能够正确地表示出 X 线与成像物体之间的对应关系,造成重建图像中的伪影。

(6) 动态范围(dynamic range):探测器能够测量识别的最大信号与最小信号之比,通常可达 $10^6:1$,同时还要求探测器对 X 线硬度的依赖性要小。

2. 探测器的种类 CT 探测器类型有两种:一种是气体探测器,气体常用高压氙气,故称氙气探测器(Xe-gas detector)。另一种是荧光固体探测器,可分为两种:闪烁探测器(scintillation detector)和稀土陶瓷探测器(rare-earth ceramic detector)。

(1) 气体探测器:利用化学性能稳定的惰性气体在 X 线电离辐射的作用下产生电离的原理进行探测,由惰性气体和气体电离室构成。通过测量电离电流的大小来测量出入射 X 线的强度。气体探测器的结构如图 5-18 所示,其中图 5-18(1)表示其基本结构,图 5-18(2)表示其电极结构。

气体探测器的上下夹面由绝缘体构成,封装在充满气体的容器之中。电极用薄钨片构成,多组电极将气体容器分割成多个小室,每个小室成为一个电离室,电离室之间相互连通,整个容器中充满惰性气体,每一组电极上加直流加速电压。当 X 线入射至电离室时,X 线使气体电离,电离产生的离子

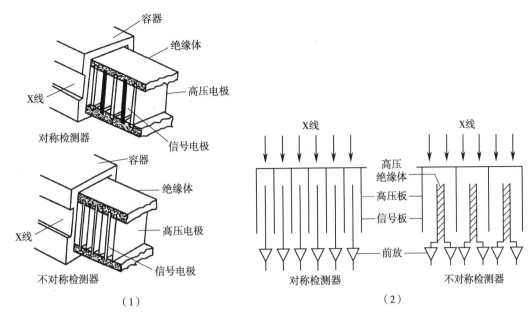

图 5-18　高压氙气探测器示意图

和自由电子在加速电压作用下形成电流,并由各个中心收集电极引线连接到相应的前置放大器,通过前置放大器放大后送入数据采集系统。电离电流会产生高温,因而隔板和收集电极均采用钨片。隔板与 X 线入射方向一致,起到后准直器的作用,它可防止由被测人体产生的散射线进入电离室。气体探测器的光子转换效率(即吸收效率)比固体探测器要低,采用高压氙气可以提高一些,因此气体探测器多为氙气探测器,氙气压力高达 20～30 个大气压。但由于钨片机械强度限制,不能采用太高的压力,这就限制了转换效率的提高。由于其几何效率高于固体探测器,因而实际上这两种探测器的总探测效率大致是相近的。气体探测器中各个探测器的电离室是相互连通的一个整体,处于同一的气压、密度、纯度、温度条件下,从而有较好的一致性。

尽管 CT 的高压发生器采用了稳压措施,但 X 射线管辐射的 X 线强度仍有一定的变化,这将影响 CT 图像。因此在 X 线出口处装有参考探测器,用于测量入射人体前的原始 X 线强度的变化,以修正探测器的测量结果。

在扫描和数据采集过程中,保证探测器系统的稳定性是非常重要的。为防止探测器零位漂移,在扫描过程中需对探测器的变化进行校正,使得在每个 X 线脉冲到来之前所有的探测器输出皆为零。此外,定期还应对系统漂移进行校正,保证探测器在全部动态范围内保持线性和稳定性。

气体探测器从工作方式上可分为比例计数型和电离室型,两者的组成结构基本相同,但在电极两端所加的电场强弱不同,使得电离室的工作区域不同,如图 5-19 所示。

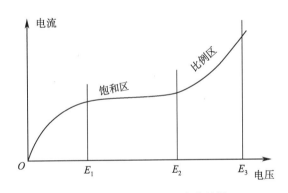

图 5-19　氙气探测器的电离特性

比例计数型工作在两极电压较高的比例区间(如图中的 E_2 和 E_3 之间),此时,随着电场强度的增加,输出电流基本按照线性比例增加。电离室型则工作在两电极电压相对较低的饱和区间(如图中 E_1 和 E_2 之间),此时电场强度的变化对于输出电流的影响不大。不论工作在哪个区间,输出电流都与入射 X 线强度成比例。在饱和区工作时受外加电场强度变化的影响较小,但是输出电流相对较小;而在比例区工作时输出电流相对加大,因而探测灵敏度得到提高,但会受到外加电场强度不稳定性的影响而产生探测失真。

气体探测器的优点是稳定性高、一致性好、响应时间短、没有余辉问题以及价格便宜;缺点是需恒温来保证气压的稳定、探测效率相对较低以及需要高mAs来获得足够强的信号,且易受外界电场、震动干扰产生伪影,有饱和现象。

(2)闪烁探测器:利用射线能使某些物质产生闪烁荧光的特性来探测射线的装置。这类物质称为闪烁晶体,其基本作用是将X线能量转换成为可见荧光能量。在闪烁晶体后面采用光电倍增管或者光电二极管等光电转换器件将此可见荧光转换成电流信号,这一电流信号即为采集到的投影数据信号。闪烁晶体与光电转换器件一起组成完整的探测器,称为闪烁探测器。由于此种探测器的探测效率高,分辨时间短,既能探测带电粒子,又能探测中性粒子,既能探测粒子的强度,又能测量它们的能量,鉴别它们的性质,所以,闪烁探测器在CT扫描机中得到了广泛应用。闪烁探测器有时也称为固体探测器。

采用光电倍增管闪烁探测器的结构如图5-20(1)。由图可见,在闪烁探测器前面加有反射层,它可以是涂有白色氧化镁粉末的铝盒,能使闪烁晶体产生的荧光光子大部分反射到光电阴极上。在

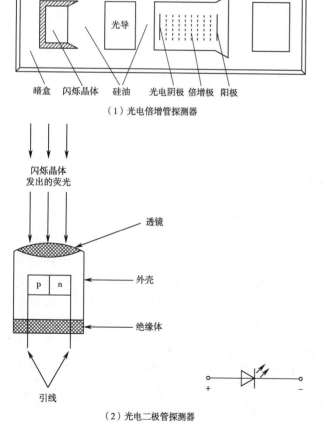

(1)光电倍增管探测器

(2)光电二极管探测器

图5-20 闪烁探测器的结构示意图

晶体与光电倍增管间放置有机玻璃制成的光导,并涂有硅油以保证良好的光耦合。

采用光电二极管的闪烁探测器结构与光电倍增管闪烁探测器结构基本相同,只是用光电二极管替代光电倍增管[图5-20(2)],这样可以使整个闪烁探测器的体积有效地减小,有利于提高CT成像的空间分辨力。

最早用的钨酸镉(CdWO₄)晶体是20世纪70年代使用的产品,目前在CT中已较少应用。这种闪烁晶体的优点是造价低、吸收率较高;缺点是余辉效应较强及不易超小分割。

使用最普遍的闪烁晶体是铊激活碘化钠晶体NaI(Tl)。这种晶体的密度适中,对γ射线和X线有较大的阻止本领,它的透明度和发光度都很高。但碘化钠晶体有一个致命的缺点就是极易潮解。晶体一旦潮解后,探测效率和能量分辨率均急剧下降,以致完全不能使用,碘化钠晶体被密封在一个铝制外壳内。

另一适用的闪烁晶体是铊激活碘化铯晶体CsI(Tl)晶体。其主要优点是在空气中不易潮解,故不需封装。但它的发光效率仅为NaI(Tl)的30%~40%,而且价格昂贵,因此远不及NaI(Tl)应用普遍。

在上述两种闪烁晶体内常加入少量的铊(Tl),因为铊受X线照射时发出可见光,可提高转换效率。但加铊的缺点是会产生时间较长的残光,有时会对信息的收集产生干扰。

闪烁晶体在使用和保存时,应避免强光照射,否则会严重影响其性能。若因强光照射致使晶体变色,可用长期避光的方法褪色,晶体的性能可得到恢复。

闪烁探测器的优点主要是探测效率比较高,使用光电二极管与闪烁晶体匹配时能将探测器制作得比较小,提高空间分辨力和几何效率以及所用X线剂量相对较低,不受外界电场干扰,无饱和现象,受温度影响相对气体较小。缺点就是余辉较大,一致性相对气体检测器而言较差。

(3)稀土(贵金属)陶瓷探测器:稀土陶瓷探测器用掺杂稀土金属的透明光学陶瓷来替代传统的闪烁晶体,与光电二极管配合来构成探测器。其特点是X线吸收率可达99%、光电转换率高、与光电二极管的响应范围匹配好、更低余辉以及更高的

稳定性,并且容易进行较小分割,因此容易与光电二极管配合制作成密集检测器阵列,目前多层螺旋CT 多采用这种探测器。

3. 各类探测器的特性比较　气体探测器和闪烁探测器在现代的 CT 装置中都有选用。目前应用最普遍的是稀土陶瓷探测器。选用哪种探测器要看偏重于哪方面的特性去考虑。

（1）温度特性:惰性气体探测器的信号强度与温度的关系极大,有的系统必须用调节加热或冷却的办法来稳定探测器的温度。然而闪烁探测器的信号强度与温度的关系较小。

（2）噪声:气体探测器中有噪声和干扰源,这在闪烁探测器中是没有的,其原因在于电离室电压波动或者电离室内绝缘体产生漏电流。另外,隔板极薄又容易出现颤动噪声,也就是说 CT 装置在运行时哪怕是极小的颤动,都可能在气体探测器中产生噪声。

（3）饱和现象:闪烁探测器的线性范围较大,即在特性曲线的范围内输出信号与 X 线强度成正比,超出 CT 要求五个数量级。但是,气体探测器在这么大的信号范围里就有可能出现饱和现象。为了避免这种情况的出现,必须仔细设计探测器系统,例如间隔的距离、气体压力以及工作电压等。

（4）散射线准直:闪烁探测器可以与一个散射线准直器组合在一起,气体探测器一般不用附加的散射线准直器,而是利用电离室隔板同时作为散射线准直器,但效果不如专用的准直器好。此外,气体探测器本身产生的散射线比闪烁探测器要多,散射线源主要来自很厚的输入窗铝板和窗口到电极板的气体层。

（5）剂量利用率:CT 设备中应用的闪烁晶体一般厚度为 5mm,实际吸收的 X 线可达 100%,将X 线转变为光信号的吸收效率可达 99%。闪烁探测器中没有技术上必需的、吸收射线较多的盲层。但在气体探测器中,从输入窗口到电极板之间的气体层却吸收射线而不产生信号。此外,也因射入的一部分量子没有被利用而直接穿过了气体探测器,引起气体探测器的射线损失,但只要通过增加压强和加深电离室,可以将这种效应控制在允许的范围里。由于很小的泄漏就会降低压强,导致吸收能力的减弱,所以在机械制造时要格外仔细以防止气体损失。

4. 多排探测器　多采用稀土陶瓷探测器制作成多排探测器(multi-row detector),它是多层 CT (multi-slice CT,MSCT)必需的器件,一周扫描可以同时获得多层 CT 图像。

多层螺旋 CT 探测器是由两种新型的闪烁晶体材料耦合光电二极管做成,它们分别是钨酸钙和高纯度的稀土氧化物陶瓷。稀土氧化陶瓷实际上是掺杂了一些像钇、钆之类金属元素的超快速氧化陶瓷(UFC),其采用光学方法使这些材料和光电二极管结合在一起。钨酸钙的 X 线吸收效率是 99%,动态范围为 $10^6:1$;氧化稀土陶瓷的吸收效率也是99%,而发光能力却是钨酸钙的 3 倍。

某些公司号称的“宝石”探测器由宝石材料加稀土陶瓷组成,采用纳米技术切割成微小晶体制成多排探测器,它与光电二极管匹配性极佳,转换效率极高,与大容量 X 线球管和超高速计算机构成所谓“宝石 CT”。

多排探测器可分为等宽阵列与非等宽阵列,又称固定阵列与自适应阵列两类。目前已有的多排探测器的排数因生产厂家的不同而有很大的区别,可分别进行两层、四层、八层、十六层、三十二层及六十四层成像等。多层图像与多排探测器之间不是一一对应的关系。通常来讲,检测器的排数应比产生图像的层数多,但采用先进的 X 线发生技术也可获得用较少排探测器获得较多层图像的效果,例如飞焦点技术的应用,可以利用三十二排探测器采用特殊的采集技术实现六十四层图像的成像。

图 5-21 给出了几种典型层数的多层 CT 的探测器示意图,其中:图(1)为等宽 16 排 1.25mm 厚探测器阵列组成的 4 或 8 层 CT 使用的探测器;图(2)为非等宽 8 排探测器阵列组成的 4 层 CT 使用的探测器,其中间两排为 1mm 厚,向两侧依次厚度为 1.5mm、2.5mm 和 5mm;图(3)为非等宽 24 排探测器阵列组成的 16 层 CT 使用的探测器,其中间16 排为 0.75mm 厚,两侧各 4 排为 1.5mm 厚;图(4)为非等宽 40 排探测器阵列组成的 32×2 层CT 使用的探测器,其中间 32 排为 0.6mm 厚,两侧各 4排为 1.2mm 厚,采用飞焦点技术用 32 排探测器可获得 64 层图像;图(5)为非等宽 52 排探测器阵列组成的 32 或 40 层 CT 使用的探测器,其中间 40 排为0.625mm 厚,两侧各 6 排为 1.25mm 厚;图(6)为等宽 64 排 0.625mm 厚探测器阵列组成的 64 层 CT使用的探测器。

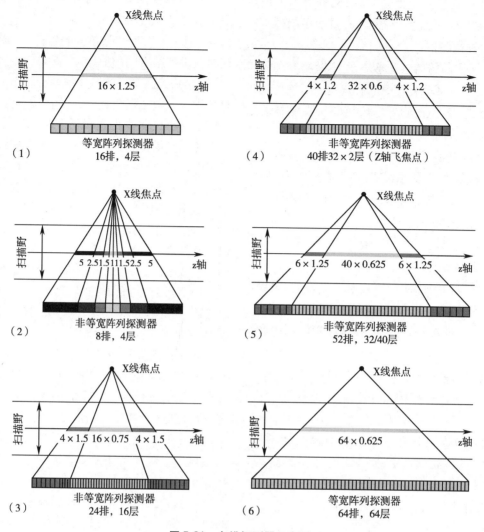

图 5-21 多排探测器示意图

根据上述设计,最薄的采集层厚依赖于每排探测器的最小宽度,最薄层厚将决定 Z 轴分辨力(z-axis resolution)。选择尽可能薄层厚的目的在于实现"真正"的立方体素采集(例如,0.33mm×0.33mm×0.33mm),常称其为各向同性(isotropy)采集,从而达到最佳的各类重建效果;采用略厚层厚者的目的在于保持基本的立方体素采集的基础上,适应多层采集中的锥形线束采集与重建方式,并达到更好的曝光剂量效率(exposure dose efficiency)。资料显示,4层采集时的曝光剂量效率为70%,0.75mm 层厚的16层采集时曝光剂量效率则为85%。

(五)数据处理与接口装置

数据处理主要由前置放大器、对数放大器、积分器、多路转换器、模/数转换器(ADC)、接口电路等构成。其作用是将探测器输出的微弱电信号经放大后,再经 ADC 转换为计算机能够识别的数字信号,并经接口电路将此数字信号输入计算机。数据处理装置的设计因 X 线发生装置的工作方式(连续或脉冲)不同而不同,它与扫描的几何方式相适应。图 5-22 是数据处理装置的构成框图。

1. 前置放大器 从探测器接收到的信号首先要经过对数压缩,以使后面的电路只需工作在一个窄的范围内。固体探测器和气体探测器的输出阻抗是很高的,输出信号又很小,必须使用高输入阻抗的前置放大器进行放大和阻抗变换。前置放大器被良好地屏蔽并置于探测器的旁边,安置在旋转机架上。

2. 对数放大器 考虑到 X 线的吸收系数与检测到的 X 线强度之间存在对数关系,因此设置了对数放大器,使其输出信号正比于 X 线强度的对数。

3. 积分器 在 CT 扫描过程中测量的是每个角度下的 X 线光子的总和,因此每次采集(在脉冲工作时就是每个脉冲)的信号要积分起来以计算光子的总和,一般在对数放大器后接有积分器。

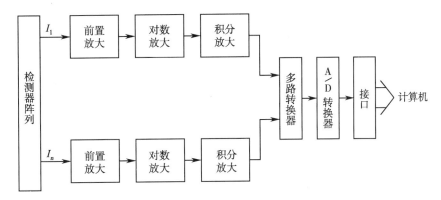

图 5-22 数据处理系统方框图

在脉冲式 X 线系统中,积分器的功能是给出一个输出电压,此电压代表在脉冲期间内接收到的信号的积累。在保持期间内,积分器将此电压经过多路转换器移至 ADC。

4. 多路转换器 各路积分器输出信号经多路转换器变成一路,使用共同的 ADC 转变为数字信号,由于 CT 信号变化动态范围很大,要求 ADC 的位数达 16bit 以上。数据处理装置除处理探测器阵列的信号外,还处理来自参考探测器的信号。

5. ADC 它是将连续模拟时域信号转变为离散的数字序列。ADC 有多种,最常用的有双积分式 ADC 和逐次逼近式 ADC。

(1)双积分式 ADC:它又称为斜率 ADC,它的抗干扰能力比较强,但较逐次逼近式 ADC 转换量大,速度较慢。其主要组成及原理如图 5-23 所示。

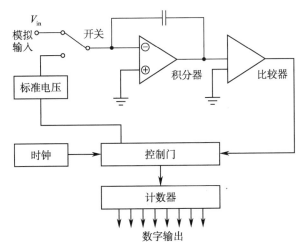

图 5-23 双积分式 ADC 工作原理图

1)积分器:由集成运放和 RC 积分环组成,是转换器的核心部分,输入端 V_{in} 接开关,输出端接比较器的输入端。

2)比较器:在积分器之后,比较器的输出信号接至控制门的一个输入端,作为关门和开门信号。

3)计数器:担负计数任务,以便把与输入电压平均值成正比的时间间隔变成脉冲的个数保存下来,供显示用。

4)控制门:具有标准周期的时钟脉冲源,接在控制门的一个输入端,作测量时间间隔的标准时间,门的另一端接比较器的输出端,以便由比较器的输出信号控制门的打开和开关。

采样阶段:转换开始时,开关与输入点接通,V_{in} 在一个固定时间内对积分电容充电,积分器开始积分。

比较阶段:当时间到时,控制门把开关转到基准电压上,电容器开始放电,放电期间计数脉冲的多少反映了放电时间的长短,从而决定了 V_{in} 大小,输入电压大则放电时间长。当比较器判定放电完毕时,便输出信号令计数停止,此后积分进入休整状态,等待下一次测量。

(2)逐次逼近式 ADC:其原理如图 5-24 所示。

将一待转换的模拟输入信号 V_{in} 与一个推测信号 V_1 相比较,根据推测信号是大于还是小于输入信号来决定减小还是增大该推测信号,以便向模拟输入信号逼近。推测信号由 ADC 的输出获得,当推测信号与模拟输入信号相等时,向 ADC 输入的数字即为对应的模拟输入的数字。

其推测的算法是:它使二进制计数器中的二进制数的每一位从最高位起依次置 1。每接一位时,都要进行测试。若模拟输入信号 V_{in} 小于推测信号 V_1,则比较器的输出为零,并使该位置为零,否则比较器的输出为 1,并使该位保持 1。无论哪种情况,均应继续比较下一位,直到最末位为止。此时在

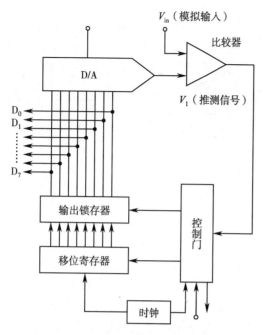

V_{in}（模拟输入）

比较器

D/A

V_1（推测信号）

D_0
D_1
D_7

输出锁存器

控制门

移位寄存器

时钟

图 5-24　逐次逼近式 ADC 工作原理图

ADC 的数字输入即为对应于模拟输入信号的数字量,将此数字量输出,即完成其 A/D 转换过程。

（3）ADC 的主要指标

1）转换速度:模拟信号首先要在时间上进行采样,将连续的信号用按一定时间间隔采样的离散值来表示。采样定理告诉我们,当采样的频率高于连续时间信号（模拟信号）最高频率 2 倍以上时,用采样得到的离散时间序列可以完全恢复原来的连续时间信号而不损失任何信息。当采样频率不够高时,信号频率大于二分之一采样频率的成分会折叠到低频端,而造成混淆。一般在 ADC 之前的模拟预处理设备中装有抗混淆滤波器,这是两个低通滤波器,可滤去信号中不需要的高频成分,使信号频率降低,利于采集。采样频率就是 ADC 的变换频率,频率高则转换速度快。CT 用 ADC 的转换速度已达微秒级。特高频率（输入信号 1～5GHz）ADC 在研发中。

2）变换精度和动态范围:实际上物理的接收设备由于动态范围和噪声的限制,所接收到的模拟量只有有限的动态范围。而整数数字量的变化是离散的,它的最小变化量是二进制数字,位数愈多,能表示的数字量的变化范围愈大。例如,一个 2 位二进制数只能表示 0～3 四种状态,而一个 10 位二进制数可表示 0～1023 共 1 024 种状态,动态范围是 $2^{10}=1 024$。ADC 的精度和动态范围可用它转换成的二进制数字的位数来表示。目前最高可达 24bit。

一般来说,ADC 的精度（位数）应与所转换的模拟信号的信噪比动态范围相适应。有时为了压缩信号动态范围,减少 ADC 的位数,在模拟预处理装置中有增益控制器或对数变换器。

众所周知,计算机只能接受数字量进行运算,而运算的结果也只能以数字量输出,然而在实际系统中会大量遇到从时间到数值都连续变化的物理量。这种连续变化的物理量,我们称之为模拟量,如温度、压力、流量、位移、电压、电流等都是属于这种模拟量。显然,模拟量要输入计算机,首先要经过模拟量到数字量的转化（简称 A/D 转换）,计算机才能接受。同样,如果计算机的控制对象是模拟量,则必须把计算机输出的数字量转换成模拟量（简称 D/A 转换）,才能用于控制。所以 A/D 转换器和 D/A 转换器在计算机控制系统中是联系外界和计算机的重要部件。它们都需要借助接口电路完成联系。

在 CT 扫描机中,探测器接收 X 线后输出相应的 X 线强度的模拟信息,此信息必须被转换为能被数字电路识别并进行处理的数字信号。A/D 转换器就是实现模拟信号到数字信号的转换,对探测器采集的模拟信息采样并积分,探测器接受 X 线强度不同,积分结果也不同。A/D 转换器是 CT 机数据采集系统（date acquisition system,DAS）的主要组成部分,它把数字化后的数据传送到数据总线,通过数据缓冲板（data buffer）逐一缓冲后传送至阵列处理器。同时,还把参考探测器的信号译码后送到主控计算机。

6. **接口电路（interface circuitry）**　其基本功能是实现将 ADC 得到的数据通过时序控制的方式,按照一定的规律传递到计算机和图像重建系统。由于数据量很大,而计算机系统的数据传输只能达到最高 64 位,不可能一次把全部数据都传输过去,无规律的数据传输又会造成图像重建时的数据混乱,因此,接口电器负责传输规则数据,使数据处理装置输出的数据有条不素地传输到计算机和图像重建系统。为降低 CT 数据噪声、加快传播速度,现在 CT 数据的传输大多已由电缆传输变为光纤传输。

（六）机架冷却系统

CT 扫描机的 X 线球管和其他电器元件在运行过程产生大量热量,为保证各电器元件的正常工作,需将这些热量及时传递至外界。CT 的冷却系统一般有水冷却、空气冷却和水、气冷却三种,各个公司在各种型号的 CT 机中分别采用其中的一种,并且这三种冷却系统各有优缺点。如水冷效果好,但是装置复杂、结构庞大,需一定的安装空间和经常性地维护;气冷效果差,其他一些方面也正好与水冷相反;而水、气冷则介于两者之间。低档 CT 扫描机多采用空气冷却,中、高档 CT 机多采用水冷或水、气冷却方式。

二、检查床

扫描床由床面和底座构成,它的运动一般由两个电机控制:一个是床身升降电机;另一个是床面水平移动电机。为了保证扫描位置的精确,无论是垂直方向床身的升降还是水平方向床面的移动都应平稳。

扫描床升降采用"马架"结构、斜体蜗杆结构等(图 5-25),上端连接床面,下端连接底座,床面可降低到 450mm,方便各类病人上下。其最低高度、进头高度以及进体高度、最高高度的控制都是通过安装在底座上的行程开关实现的。另外,在绕线轮上有一根尼龙线,它可带动编码器用来测量扫描床的高度,并在操作面板上显示。由单相交流伺服电机(水平电机)带动同步齿型皮带驱动床面的水平移动。在水平电机旁边设有一个光电编码器,测量床面水平移动的相对位置。床面移动可由计算机控制、面板控制盒和手拖动三种方式使床面水平移动。手动/自动方式的转换由扫描床尾部下面的一个手动离合器完成。

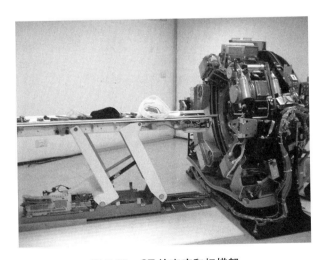

图 5-25 CT 检查床和扫描架

有的 CT 机在检查床上配有冠状位头托架,可对头部进行冠状位扫描,如鞍区病变的检查;坐位架,可进行胸部、腹部、肾等器官的纵向扫描;腰部

扫描垫,可使腰骶椎扫描检查的定位更加准确。

1. **扫描床定位** 床面移动定位的精度直接决定切片位置的准确性,定位设计精度不大于 0.1mm。

定位系统的具体工作过程是:在计算机系统设置床面位置后,发出指令,使水平电机驱动床面水平移动,到达指定位置后,光电编码器发出到位信号,使计算机系统发出指令,让单相交流伺服电机失电、停转。从而实现高精度、闭环的床面水平移动控制。

2. **床面板** 床面板由碳素纤维制成。因为碳素纤维具有高强度、重量轻、且对 X 线衰减小等特点。检查床面板比较长,达 2 200～2 400mm,床面水平移动的最大距离为 1 800mm,有的检查床设有辅助加长移动功能,床面移动可达 2 000mm,床台上设有限位开关和紧急开关,以保证床面在正常的范围内移动。扫描架上方的数码显示板可显示扫描床的高度、床面的水平位置和扫描架的前后倾斜角度。在电路设计上则相互联动和保护。

床高度指示:显示范围大多 0～550mm 或 450～1 000mm。

床水平运行指示和精度:0～1 800mm 或 0～2 000。显示误差<±2mm。自动移动精度误差<±0.25mm。

三、控制台

控制台(柜)包含数据重建系统和图像显示系统结构,包括主计算机、阵列计算机、数模转换器(D/A 转换器)、接口电路、图像显示和存储器以及负责整个设备各部之间的通信、联系和控制单元,担负整个扫描过程控制、图像的重建和显示。

(一) 计算机和图像重建系统
1. 计算机系统在 CT 中的功能

(1) 控制整个 CT 系统的运行:当操作者选用适当的扫描参数及启动扫描之后,CT 就在计算机的控制下运行。计算机协调并安排扫描期间内发生的各种事件的顺序和时间,其中包括 X 射线管和探测器在适当时刻的开和关、传递数据以及接收初始参数,执行扫描床及机架的操作并监视这些操作,以保证使所有的数据相符合。

(2) 图像重建:一幅 CT 图像的重建需要数百万次的数学运算,这些数学运算由计算机完成。完成图像重建功能的单元称为快速重建单元(fast reconstruction unit,FRU)。

(3) 图像处理:每一幅图像由众多像素组成,

每个像素具有一个数值,这些数值将转换为灰度编码。计算机必须能操纵、分析、修改这些数值,以提供更有用的可见信息。这包括:放大倍数,测量区域或距离,标识轮廓以及两个图像的比较,从CT图像中建立直方图、剖面图等等。

(4) 故障诊断及分析:目前,许多CT已可实现简单故障的自动诊断,并给出诊断结果,有些CT还能够实现与维修中心的远程网络故障诊断,维修中心可通过网络直接对设备故障进行诊断。

2. 计算机基本组成与特点　计算机系统和图像重建随着计算机技术的发展而快速发展,从早期的小型计算机系统,发展到了现在的快速微型计算机系统,其发展的根本是计算机的数据处理能力和速度的大幅度提高。

(1) CT计算机的基本组成(图5-26)所示

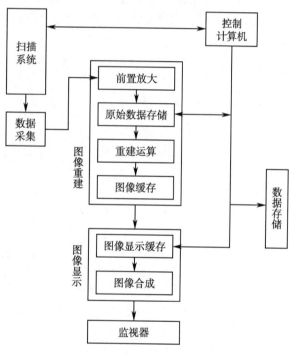

图5-26　计算机系统框图

1) 控制部分:主要完成扫描控制和数据采集控制等。

2) 图像重建单元:主要完成图像的重建运算。

3) 图像显示:主要完成图像数据的缓存与图像的显示。

4) 数据存储:主要完成原始数据和图像数据的存储。

(2) CT计算机系统应具有的特点

1) 具有足够大的内存空间,能够满足大量原始数据处理、操作与管理程序运行的存储空间需求。

2) 具有大容量运算能力,能够完成大数据量的卷积运算和反投影运算,以及图像的后处理运算。

3) 运算精度要高,对采集到的投影数据的处理应有较高的精度,以保证重建图像的质量。

4) 速度快,能够快速重建图像,满足图像的实时性要求。

5) 控制效率高,能够高效地完成对成像过程的各个环节的控制,因此在控制中多采用并行控制方式。

6) 具有一定的通用性,能够较好地与外围设备如激光相机、RIS系统、PACS系统等进行通信。

7) 具有较高的性价比。

3. 图像重建单元　图像重建单元又称快速重建单元,采用专用计算机——阵列处理器(array processor,AP)来执行图像重建和处理的任务。阵列处理器与主计算机相连,其本身不能独立工作,在主计算机的控制下,进行图像重建和处理。

图像重建阵列处理器由多个微处理器组成,并按一定顺序并行工作,互不干扰,每一个微处理器都有自己的运算器、指令存储器和数据存储器等,并按照同样的工作原则,完成图像重建的一部分工作,再通过重建控制器将各部分总和在一起构成完整的重建结果,并将结果统一存入图像存储器(image RAM)中,其结构如图5-27所示。

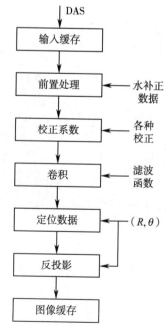

图5-27　图像重建系统结构框图

在 FRU 的输出端还有 D/A 转换器,它把最终得到的数字信号变为能驱动图像显示终端的模拟信号。由于显像管的荧光屏亮度变化的范围不太大,一般在 64~256 灰阶深度之间,所以 D/A 转换器一般用 6~8bit。高档机达到 12~14bit。

4. 计算机控制单元 计算机控制主要是针对扫描进行控制,由计算机分别进行扫描架、病人床、X 射线发生器和数据采集系统等的控制。

现代 CT 中的计算机体系结构采用多通道处理技术,其目的是提高处理速度和运算能力。具体的有串行处理方式、并行处理方式和分布式处理方式。CT 扫描机最终采用何种工作方式取决于它的制造者。

(1) 串行处理方式:把每条指令分为若干个顺序的操作,每个操作分别由不同的处理器实施。这样可以同时执行若干条指令,对每个处理器来说,每条指令中的同类操作像流水线一样被连续加工处理。这样可以提高计算机工作速度和提高各个处理器的使用效率,易于模块化。

(2) 并行处理方式:采用此种方式多由三台多任务计算机通过系统总线耦合成一系统,分别形成了扫描处理器、显示处理器和文件处理器,易于规范化。

(3) 分布式处理方式:分布式处理系统在结构上由若干台独立的处理器构成,各台处理器可分别处理同一程序的各个子程序,也可以按功能分别处理一道程序的各个阶段。每台处理器都有自己的局部存储器,因而能独立承担分配给它的任务,这些处理器在逻辑上和物理上是连在一起的,可在统一操作系统控制下工作,相互间可以通信。系统具有动态分配任务的能力,能自动进行任务调度和资源分配。其优点是:①可靠性高,其中一台处理器失效,对总系统影响不大;②灵活性高,由于系统模块化,便于扩充和更换部件;③经济性好,可以用价格便宜的微处理器,便于推广。

计算机控制中的关键一部分是对扫描过程进行控制,由计算机分别对扫描架、病人床、X 射线发生器和数据采集系统的工作过程和时序进行控制。扫描控制采用分散控制方式和集中控制方式,图 5-28 的(1)和(2)分别给出集中控制和分散控制两种形式。

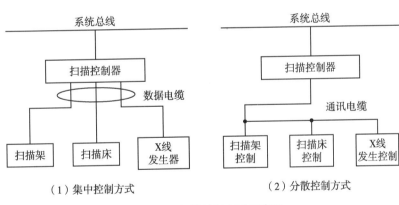

图 5-28 扫描控制方式示意图

集中控制方式是由系统总线来的所有控制信号用控制电缆输入给控制电路,再由控制电路分配给控制对象,这种控制方式全部由中央控制计算机操作,使控制计算机工作量大,不灵活。

若改用分散控制方式,这时控制计算机只需串行通信线与控制微处理器进行联络和给出控制命令,以下的全部工作均可由微处理器承担,这不仅减轻了中央控制计算机负担,而且控制调整方便、灵活,可在不影响控制计算机正常工作条件下,对扫描控制进行调试和参量重新设置。

控制计算机是作为微处理器的上行机进行集中管理和控制,现在 CT 成像装置普遍采用这种控制方式。

(二) 图像显示和存储装置

1. 监视器(显示器) 监视器的作用是:通过键盘与计算机对话(其包括病人资料的输入、扫描过程的监控等)和扫描结果图像的显示。

监视器有黑白和彩色两种,通常显示图像都采用高分辨力的黑白显示器,文字部分的显示有时采用彩色的监视器。

监视器的性能指标主要是显示分辨力,一般以点阵和线表示。另外与显示分辨力有关的是重建后图像的显示矩阵、像素大小和灰阶位深等。数字图像以二维像素矩阵的方式存储,每个像素点将其CT值转换为灰阶来显示图像,CT值与灰阶的对应由其窗宽和窗位的选择来决定。一幅典型CT图像像素矩阵为512×512,灰阶深度为8~12bit,如灰阶深度为 n bit,则图像灰度显示范围在 $0 \sim (2^n - 1)$ 之间,灰阶深度越大,显示的灰度范围越宽。显示器的分辨力应大于图像矩阵。

2. 存储器　CT的存储装置由硬磁盘、软盘、光盘、PACS系统等组成,它们的功能是存储图像与数据、保存操作系统及故障诊断软件等。

在硬件的设置上,硬盘、光盘等是分列的。通常一次扫描后,由数据采集系统采集的原始数据先存储于硬盘的缓冲区,待扫描完成后,经重建处理后的图像,再存入硬盘的图像存储区。随着网络技术的发展,也可将CT图像数据存储于PACS系统和云服务器。

大多CT扫描机设有工作站,早期称独立诊断台(independent viewing console),其主要功能是进行图像的后处理,实际上它就是一台高配置的计算机,装有各种图像后处理专用软件。通常通过网络系统从主控制台获得图像数据,再进行后处理、诊断、存储、传输和拷贝。工作站硬件的档次决定其性能,软件的优劣决定其实现的功能。

(吕庆波　王陵　张劲松)

第三节　CT扫描机的软件结构

CT扫描机必须同时利用计算机的硬件和软件,才能发挥作用。而CT机中软件最主要的功能就是把探测器收集到的投影资料用来进行图像重建。随着CT技术的不断发展和提高,CT软件越来越丰富,自动化程度亦大大提高,操作使用也越来越简便。CT扫描机的软件可分为基本功能软件和特殊功能软件两大类。

一、基本功能软件

基本功能软件是各型CT机均具备的扫描功能、图像处理功能、照相和图像储存功能、故障诊断功能、外设传送等的软件。各功能软件采用模块化设计,相对独立,它们之间的关系协调及调用由一个管理程序来完成。

(一)管理程序和各独立软件的联系方式

1. 人机对话方式　由操作者通过控制台或终端输入信息或命令,操作者可以用键盘对话,也可以用触摸监视器屏幕来对话。管理程序接到这些指令,便调用相应的功能软件。

2. 条件联系方式　某个程序在运行过程中发出一个命令信息,可以要求管理程序调度相应的软件进行工作。

3. 返回处理方式　某个程序在执行过程中发生错误,则返送信息给管理程序,由其统一处理。

这些独立的软件(图5-29)包括预校正、平片扫描、轴位扫描、图像处理、故障诊断、外设传送等。

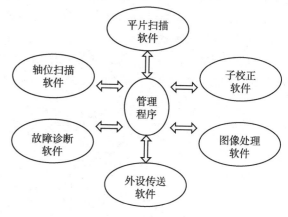

图5-29　基本功能软件的组成

(二)常用基本软件的功能

1. 校正预热程序　在CT中存有一组各项性能指标的标准值,每天开机后首先要对某些性能指标进行校正(自动),以保证CT机各部分能正常工作及影像质量。X射线管为高压器件,为了防止冷高压对X射线管的损伤,以及X线量输出准确,当长时间未做任何扫描(一般设定4小时),还应对X射线管进行预热,通常要求温度达到10%以上时才能正常工作。

2. 患者信息登记程序　为了便于管理,每个患者的扫描资料均建立为一个文件,扫描前要对患者的相关资料进行登记,包括编号、姓名、年龄等项资料。

3. CT扫描程序　根据解剖部位不同,扫描程序有各种不同的模式,如头、胸部、体部及脊柱等,不同模式的扫描参数及图像重建的计算方法预先已设定好，一般不需做重新设置，可直接进入相应的扫描程序即可完成扫描。现代CT系统具有很好的人机对话功能，可以根据需要随时修改各个部位扫描程序中的参数、扫描方式及图像重建计算方法等项内容。如有必要，操作员只需进入相应的子程序功能模块，就可以非常方便地完成修改任务。轴位扫描是CT扫描的常规方式。

4. 测量分析程序 主要功能是测量感兴趣区CT值、病灶大小等。

5. 多层面重组程序 在轴位图像的基础上，可进行矢状面、冠状面及斜矢状面等多平面重组，有利于观察病灶与周围解剖结构的关系。

6. 故障诊断及分析 当CT设备出现错误操作或故障时给出提示。

二、特殊功能软件

特殊功能软件多种多样，而且在不断增加，其不断的改进和更新取代了扫描方式的发展，成为当今CT发展的重要标志。常用的特殊功能软件主要包括：

1. 动态扫描（dynamic scan） 其功能是通过动态扫描获得组织内对比剂的时间密度曲线，用作动态研究，从而可提供更多的诊断和鉴别诊断的信息。

2. 快速连续扫描（fast continue scan） 其功能是在选取了必要的扫描技术参数后，整个扫描过程自动逐层进行，直到全部预置的扫描结束后，再逐一处理和显示图像。由于计算机的发展，现代CT可达到实时重建。

3. 定位扫描（scout scan） 如图5-30所示，其功能是可准确地标定出欲扫描的区域和范围。

4. 目标扫描（object scan） 其功能是仅对感兴趣区的层面实施扫描，而对其他感兴趣区以外的层面，则采取较大的层厚、层距或间隔扫描。

5. 平滑过滤（smoothing filtering） 其功能是使所有相邻的不同组织界面得到平滑过滤，产生平均的CT值，有效地提高相邻区域间的对比。

6. 三维图像重建（three dimensional imaging reconstruction） 其功能是在薄层连续重叠扫描的基础上可重建出三维立体图像，常简称3D-CT，较常规二维CT有更高的定位价值。常用的有六种后处理软件：

（1）多平面重建（MPR）：（图5-31）可得到任意平面的两维图像，多方位观察。

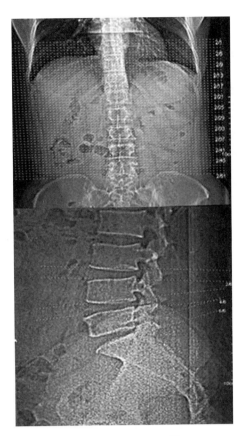

图5-30 CT定位扫描

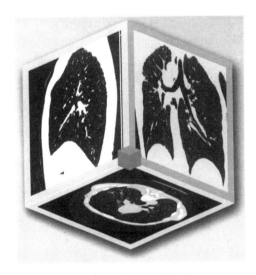

图5-31 CT多平面重建

（2）最大密度投影（MIP）：（图5-32）显示血管造影、骨骼等高密度影像。

（3）最小密度投影（min IP）：（图5-33）显示气管、肺、结肠等低密度图像。

（4）表面阴影显示（SSD）：（图5-34）用于颌面部、骨盆、脊柱等解剖复杂部位的表面三维整体显示，立体感强、有利于定位。

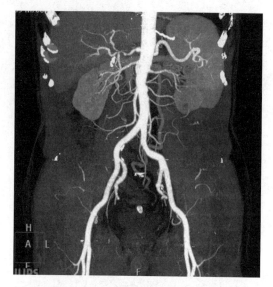

图 5-32　CT 最大密度投影显示

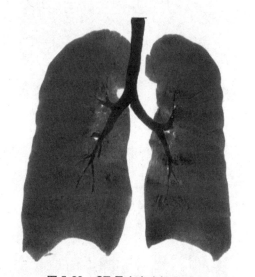

图 5-33　CT 最小密度投影显示

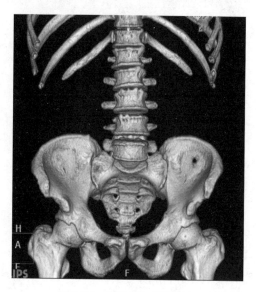

图 5-34　骨盆表面阴影显示

（5）容积再现（VR）：（图 5-35）应用全部体素的 CT 值，通过功能转换软件，进行表面遮盖技术并与旋转相结合，加上不同的编码与不同的透明技术，使表面与深部结构同时立体显示。常用于支气管、纵隔、肋骨和血管的成像，图像清晰、逼真。

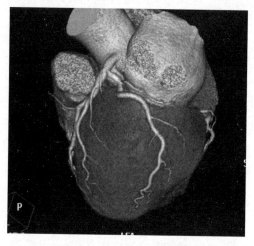

图 5-35　心脏容积再现图像

（6）仿真内镜（VE）显示：（图 5-36）仿支气管镜、胃镜等，但易产生伪影。

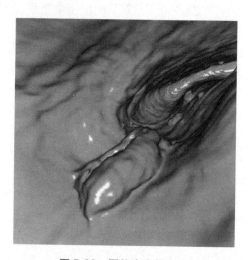

图 5-36　胃仿真内镜显示

7. **高分辨率 CT**（high resolution CT，HRCT）其主要功能是对肺部弥漫性间质性病变以及结节病变的检查与分析。

8. **定量骨密度测定**　其功能是可对骨矿物质含量进行定量测定，为老年病学的重点研究课题之一，它可定量测定身体各部分的小梁骨和皮质骨的三维单位内骨矿物含量（mg/cm^2）。其方法较多，如单光子吸收法和双光子吸收法等，单光子定量测量精度好,通常用于临床诊断及随诊;双光子定量可消除脂肪对测量值的影响,准确度高,多用于科研工作中。

9. 氙气增强 CT 扫描软件 其功能是用氙气作增强剂来测量脑血流量。

10. 心电门控扫描软件 用于心脏 CT 增强扫描。

11. 放疗立体定位软件 一般列为选配件。用于放疗精确定位。

(吕庆波 胡兴荣)

第四节 滑环 CT 和螺旋 CT 结构

滑环(slip ring)CT 是 20 世纪 80 年代后期 CT 技术的重大革新。螺旋 CT(spiral CT)是 CT 发展史上的一个里程碑,螺旋 CT 有单层螺旋 CT(single slice spiral computed tomography,SSCT)和多层螺旋 CT(multislice spiral computed tomography,MSCT)之分,其核心技术在探测器的排数和数据采样系统上。

一、滑环 CT 结构

传统 CT 机 X 射线管系统供电及信号传输是通过电缆相连,扫描时球管随机架并做圆周往复运动,每次扫描都须经过启动、加速、匀速取样、减速、停止几个过程,因电缆的往复缠绕使扫描速度难以大幅度提高,而且电缆在长期往返缠绕运动中也易出现故障。

近年来,采用了滑环技术来处理旋转部分与静止部分的馈电及信息传递,在机架扫描旋转过程中去掉了电缆,用铜质的滑环和导电的碳刷取而代之。通过电刷和滑环接触得以导电而做单向连续旋转(图 5-37)。其 X 线产生部分的滑环方式根据传递电压不同分为高压和低压滑环两种方式。前者是将放在机架外的 X 射线发生器产生的上万伏高压通过电缆传递给滑环,再用电缆与滑环接触将高压电送给 X 射线管。低压滑环是将数百伏的低压电传送给滑环,电刷将低压电传送给安装在机架内的高频高压 X 射线发生器,高压 X 射线发生器产生的高压电通过很短的一段高压电缆输送给 X 射线管。

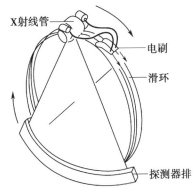
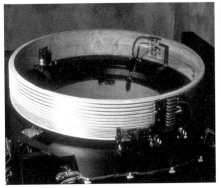
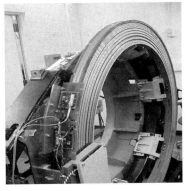

图 5-37 滑环 CT 扫描技术及结构图

高压滑环容易发生高压放电而导致高压噪音,影响信号采集的质量,进而影响图像质量,故目前大多数 CT 机采用低压滑环技术。但低压滑环由于 X 射线发生器需装入扫描架内故必须采用体积小、功率大的高频 X 射线发生器。

此类 CT 机的优点:大大缩短层间延时,扫描时间可达 1s,因而对于动态扫描,增加对比剂的利用率很有利。

信息传输系统经历了电缆、碳刷发展到射频传输方式,其传输能力已达 1GB 左右。2002 年,飞利浦公司又开发了光滑环数据传输系统利用高能激光作为数据载体,避免了各种电磁干扰。

二、螺旋 CT 结构

在连续旋转型滑环式 CT 扫描技术的基础上而产生的螺旋 CT(spiral CT)扫描技术,它是 20 世纪 90 年代初以来 CT 技术发展的又一个新的里程碑。它的最大优点是提高了扫描速度,并且采集的数据是一定范围内人体的容积数据,可进行任意的重建,提高了图像的质量和改变重建图像的方式。螺旋CT扫描技术是建立在滑环技术的基础上。有了滑环技术，X射线管才能围绕机架单方向旋转。螺旋扫描是在一次数据采集过程中X射线管和探测器不停地向一个方向旋转(第4代CT机只是X射线管旋转)，检查床也同时向前推进，整个扫描的轨迹呈螺旋形结构如图5-38。在扫描的同时探测器采集数据，当采集了足够数据后便可以重建图像，也可以把数据存储起来待扫描结束后再重建。由于在螺旋扫描时对一个特定层面来说，X射线管和探测器的旋转起始点和终止点不是在同一位置，因此对该层面会缺少一些数据，这就要用数学内插法(interpolation method)来插入数据。这对图像质量必然会有不同程度的影响，因此各公司都在这方面寻求改善的方法，开发了一些不同的算法如180°、360°线性插入法(lineal interpolation method)和非线性插入法(nonlineal interpolation method)等等。

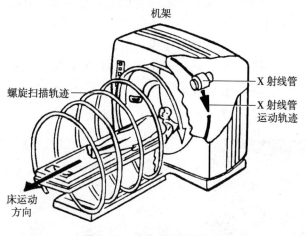

图5-38　螺旋CT扫描轨迹

（一）螺距

在扫描过程中X射线管每旋转一圈检查床推进的距离不一定要和层厚相等，检查床推进距离可以等于、大于或小于层厚。螺距(pitch)的定义是扫描旋转架旋转一周检查床运行的距离与射线束宽度的比值。它是一个无量纲的单位，可用下式表示：

$$螺距(P) = \frac{s(mm/R)}{W(mm)} \qquad 公式(5-3)$$

式中s是扫描旋转架旋转一周床运动的距离，W是射线束的宽度，R是扫描旋转架旋转的周数。

床推进距离和层厚一致时螺距为1:1(或简称螺距为1)，床推进距离大于层厚则螺距大于1，反之则小于1。螺距如大于1则采集的数据量必然较少，因而图像的质量又会差一些。但是它的优点则

是在同样的时间内或同样的X射线管旋转圈数其扫描的覆盖长度会相对地长些。如用螺距为1.5进行扫描，其覆盖面将会比螺距为1的长50%。

国际电工委员会(IEC)对于螺距的定义：

$$螺距(pitch) = 进床速度(扫描一周)/X光准直器宽度(扫描层厚×层数)$$

例如：

1. **单层CT**　层厚选择10mm(10mm X光准直器厚度)，进床速度15mm/圈

$$Pitch = 15mm/10mm = 1.5:1$$

2. **双层CT**　层厚选择10mm(20mm X光准直器厚度)，进床速度30mm/圈

$$Pitch = 30mm/20mm = 1.5:1$$

3. **四层CT**　层厚选择5mm(20mm X光准直器厚度)，进床速度30mm/圈

$$Pitch = 30mm/20mm = 1.5:1$$

在多层螺旋机器中，无论螺距的定义如何，球管旋转一周，进床距离等于总的准直宽度，其含义就是两个相邻X线束之间首尾衔接，既无X线的重叠，也没有间隔，相当于单层螺旋的螺距1的含义。进床距离如果大于总的准直宽度，两束X线间存在间隔，图像质量肯定下降，不如进床距离等于或小于总准直宽度的图像。

（二）螺距的选择

在进行螺旋CT扫描时，可结合临床的需要，选择不同的床速和层厚的比值，以满足临床的不同需要，达到理想的应用效果。加大螺距可使辐射剂量减少，缩短扫描时间，探测器接收的信息减少，此时由于单位时间内的射线覆盖率降低，图像的质量也随之有所下降，反之，其作用正好相反。在螺旋CT扫描中，床运行方向(Z轴)扫描的覆盖率或纵向分辨力与螺距有关。另外，床速和层厚的选择，还要根据机器的情况和临床诊断的需要作相应的调节，如可选择层厚10mm、床速10mm/s和层厚5mm、床速5mm/s，以及层厚10mm、床速20mm/s和层厚5mm、床速10mm/s，其螺距相同，结果也基本一样。临床检查中常用的螺距有：0.5、1.0、1.5和2.0等。目前有的机器一次采集的覆盖长度已可达150cm，并且可以不降低扫描条件(mAs、kV)以保证图像的质量。假如X射线管的热容量，发生器功率不够大则随扫描时间的延长将会逐步降低扫描的毫安值，

有的机器在螺旋扫描时设置的扫描条件比轴位时要低,为的也是保证有足够的螺旋扫描长度。多数螺旋扫描为了准确地采集容积数据,所以在扫描中患者均需闭气。而一般患者闭气的时间不可能很长,所以过长的一次采集时间并无多大的实际临床意义。现在一些螺旋扫描CT机为了适应临床的需要均具有多种螺旋扫描的模式,如往复扫描、倾斜扫描、螺旋扫描和轴位扫描混合模式等等。采用往复扫描对肝脏增强时的双期显影很有用处。还有用垂直扫描在重建时重建在倾斜面的图像,避免了机架的倾斜。螺旋扫描采集的容积数据也可以存储在硬盘上,以便根据诊断的需要改变某些参数进行后期的重建处理。由于螺旋扫描的速度很快,因而一般闭一口气便可以完成一个部位脏器的扫描。但是对于长范围扫描则需要设置两次采集间的休息和/或几个计划间的休息,这些设置是否恰当和扫描的效果均是直接相关的。有了螺旋扫描为某些新的检查功能和方法,如CTA、CTE、SSD、容积显示重建、CT透视、对比剂跟踪技术等提供了条件,大大地扩大了CT检查的内容。

螺旋CT扫描又可分为长螺旋和短螺旋、单螺旋和多螺旋等。在图5-39中,单次螺旋CT扫描,应用于快速CT检查、急诊和胸部CT普查很理想。多次螺旋CT扫描是为在扫描中需要改变扫描条件而设计的,主要应用于头、颈部的CT扫描。多方向螺旋CT扫描,可用于获得多相位造影增强的图像。螺旋放大CT扫描,应用于颞骨、脊椎、肺和肢体的预放大重建。

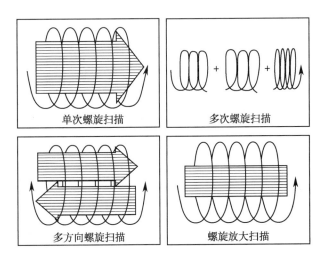

图5-39 螺旋CT扫描轨迹

此外由于螺旋扫描采集的是某一器官的容积数据(volume data),因此在重建时可以采用任意的

重建距离来进行重建而获得相应的图像幅数。重建距离越小所获得的图像数目将越多。重建距离如小于层厚则每幅图像之间将有重叠。这种改变重建距离的方法有利于将小的病灶重建在扫描层的中央,并且减轻了部分容积效应,从而提高了图像质量。另外由于图像数量的增加也能改善三维重组图像的效果。但是重建距离并不能改变扫描厚度,扫描层厚完全取决于安装在X射线管前面准直器的开口大小,这在扫描前选择参数时已决定的,所以层厚在扫描后是不能再改变的。螺旋扫描时重建距离与轴位扫描时扫描间距(层距)的概念是不同的,后者是指扫描时床移动的距离。螺旋扫描除螺距和重建距离外还有一个新的概念就是采集(acquisition)。在轴位扫描时X射线管每转一圈是一次采集,但是螺旋扫描的一次采集是指X线旋转一次而不是一圈,也就是从开始旋转直到停止旋转为止。一次采集能够转多少圈则取决于X射线管的热容量、散热系数、扫描条件(kV、mAs)、X射线管基础温度等。一次采集的圈数也反映了扫描的覆盖长度,但不等于覆盖长度;覆盖长度还与螺距和层厚有关,是三者的乘积。各个公司为了延长扫描的覆盖长度,力求加大X射线管的热容量、散热系数以及X射线发生器的功率。目前有的机器一次采集的覆盖长度已可达150cm,并且可以不降低扫描条件(mAs、kV)以保证图像的质量。假如X射线管的热容量,发生器功率不够大则随扫描时间的延长将会逐步降低扫描的毫安值,有的机器在螺旋扫描时设置的扫描条件比轴位时要低,其目的也是保证有足够的螺旋扫描长度。多数螺旋扫描为了准确地采集容积数据,在扫描中患者均需闭气。而一般患者闭气的时间不可能很长,所以过长的一次采集时间并无多大的实际临床意义。

(三)螺旋CT的内插法

我们知道,在进行常规CT全扫描时形成的是一个完整的闭合圆环,而螺旋CT扫描的圆形闭合环则有偏差,也就是说,X射线管和探测器的旋转起始点与终止点不是在同一位置。在螺旋CT扫描中,平面投影数据是通过螺旋CT扫描的原始数据内插合成,经滤过处理后投影重建成像,选择何种原始数据的内插方式则是螺旋CT扫描成像的关键问题。

螺旋CT有许多内插方式,因线性内插简单易用、效果好而被广泛采用。线性内插方式又分别有:

全扫描(full scan)法:它是360°收集原始投影数据,在卷积和反投影前不作修正,是最简单的内插算法。

不完全扫描(under scan)法和半扫描(half scan)法:分别是360°和180°加一个扇形角,它们的原始投影数据在靠近扫描的开始部分和结束部分采用不完全加权,通过靠近扫描中间部分的加强加权投影来补偿。

内插全扫描(full scan with interpolation)法:它的360°平面投影数据,通过邻近同方向的原始投影数据线性内插获取,故重建所涉及的原始数据达720°范围。

内插半扫描(half scan with interpolation)法:它是利用多余的扇形束原始数据,在原始数据附近的相反方向内插,可将数据采集角范围减少到360°加两个扇形角。

外插半扫描(half scan with extrapolation)法:它没有内插半扫描法那种投影射线的位置必须不同于重建平面的情况,若相对的射线来自平面的相同位置,外插半扫描法估计这个相应的投影值,否则,内插则按照内插半扫描法进行。在实际应用中,内插半扫描法和外插半扫描法较好,原始数据利用率高,平面合成可靠,能获得满意的重建图像。

螺旋CT的扫描参数如层厚、床的移动速度或螺距,以及图像重建的内插方式均可影响图像质量。图像质量可以由多项标准进行衡量,如层厚敏感曲线(slice sensitivity profile, SSP)、时间分辨力(temporal resolution)和空间分辨力(spatial resolution),以及噪声(noise)等。在此简单介绍螺旋CT特有的SSP概念及其相关影响因素。

在常规CT扫描中,X射线管旋转360°获得物体在不同角度的数据,然后重建成物体内部的二维分布图像。而螺旋扫描只能得到沿Z轴上(床运动的方向上)的任一点的一部分数据,因为床是不断移动的。扫描起始点是距扫描终止点最远的点,数据的中断引起了不一致性,从而产生明显的伪影。为了解决数据的不一致性,必须使用数学插值法对所有重建平面进行内插处理。

内插方式主要有两种:360°线性内插和180°线性内插。较少应用的高功能内插有单边叶法和双边叶法,SSP相当于一个二维的解剖方块,在常规轴位像上近似长方形,而在螺旋扫描像上似钟形曲线,其底部较宽。

SSP可以用线形图表示,也可以用数据测量进行量化。SSP测量有两种方法:半值全宽(FWHM)以及1/10高宽(full width at one tenth maximum, FWTM)。FWTM代表剖面的基底部宽底。最为常用的是FWHM,代表剖面的层厚大小。

常规轴位扫描时床面不移动,即螺距=0。当螺旋扫描螺距=1.0时,180°线性内插的FWHM接近常规扫描,SSP增宽不明显。单边叶法和双边叶法两种内插方式属于高功能方式,SSP几乎无改变,但重建时间延长,故目前一般采用不着180°线性内插法。

螺距大小对SSP的影响是:随螺距增大,SSP增宽。螺距从1.0增大到1.5时,SSP增宽较小;而当螺距增大到2.0时,SSP增宽非常明显。

轴位扫描的SSP几乎呈长方形,螺旋扫描则呈钟形,内插方式360°线性较180°线性SSP增宽明显,单边叶法和双边叶法内插方式SSP增宽不明显。当螺距从1.0增大到1.5时,SSP也增宽,但不同内插方式随螺距增大对SSP增宽的影响不一致。

常规CT扫描图像上,SSP完全取决于层厚大小,而螺旋CT扫描至少受3个因素的影响,即层厚、螺距和图像重建内插方式。

由于螺旋扫描图像是通过沿Z轴方向运动的一宽束X线作360°旋转获得的数据重建而形成的,故而图像厚度的界定十分复杂。由线束宽度、床速和螺旋内插方式决定的"最终影像厚度"称为有效层厚。床速越大,沿Z轴方向的数学内插程度加大,有效层面也就增加。

我们知道,由螺旋扫描获得的一系列数据可以在任一点重建,但一味缩小层面间隔而得到许多图像不仅浪费时间和精力,且意义不大。实际工作中和理论上都认为,床速的一半作为重建间隔可获得高清晰度的三维图像,过小的重建间隔会增加伪影(据重建条件和扫描区域而定)。在任何情况下,小间隔重建对于重建图像的厚度无影响。在床速大于层厚的高螺旋扫描中,选择重建间隔时应考虑有效层厚。

层厚对SSP影响最大。缩小层厚,可缩小SSP,提高分辨力,但穿过物体到达检测器的光子量减少,图像噪声增加。螺距是决定SSP大小的另一因素,螺旋CT机的螺距设置范围一般为1.0~2.0,螺距增加,SSP也增宽,但不影响图像噪声。180°内插重建方式是从两个180°的螺旋扫描的容积资料中综合成横断面的图像,这种方法所取资料少,

SSP 缩小,容积效应也相应缩小,沿 Z 轴方向的图像模糊度减小,故空间分辨力提高;另一方面,由于所取资料(或信息)少,光子量也少,噪声相应增加。而 360° 内插法是从两个 360° 曝光资料中综合成横断图像,SSP 加大,容积效应增加,沿 Z 轴方向的图像模糊度增加,空间分辨力下降;另一方面,因光子量增加,噪声下降。

(四) 螺旋 CT 的特点

螺旋 CT 扫描技术与传统 CT 扫描不同之处:X 射线管由以往的往复运动变成向一个方向旋转,同时检查床(患者)以均匀速度平移推进(前进或后退)中连续采集体积数据进行图像重建,整个扫描轨迹呈螺旋形轨迹(图 5-40)。因此,螺旋扫描技术不再是对人体某一层面采集数据,而是围绕患者螺旋式地采集数据。常规扫描与螺旋扫描技术的根本区别,前者得到是二维信息,而后者得到的是三维信息,故螺旋扫描方式又称之为容积扫描技术。

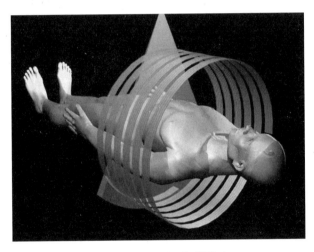

图 5-40 螺旋 CT 扫描轨迹

由于螺旋扫描,采集的是体积数据,不会有层与层之间遗漏,并可进行较薄层的扫描,获得没有重组成分的真正三维重建图像,并可视需要在所扫描的体积内,对任意剖面和位置进行重建。可根据 CT 算法的不同在重建的三维图像中把某一部分组织或器官从图像中去掉,对三维重建提供了更有利的条件,从而提高了三维重建图像质量。三维数据的采集使 CT 血管成像(CTA)成为可能,它具有没有运动、吞咽、呼吸和血流伪影,可识别钙化斑片等 MRA 所不及的特点。有的报告用 CTA 来检查肾动脉狭窄、血管瘤及内支架、移植血管等情况。

螺旋式扫描技术对 CT 设备的各部分硬件提出了更高的要求,除必须采用滑环技术外,为保证在体积扫描时连续工作,X 射线管的热容量和散热量成了影响其工作的重要参数。许多厂家和公司均在这方面进行努力,如飞利浦公司采用液态金属作为润滑剂的螺旋沟纹中空阳极柄的大容量 CT 球管,其热容量高达 8MHU,使用寿命大幅度提高、通用电气公司采用航天散热涂料来增加阳极的散热率、西门子公司则采用飞焦点技术以增加信息采集量,提高图像质量。类似的大容量而结构各异的 CT 球管已有多家公司拥有,最高热容量可达 8MHU 以上,其散热效率也可达 1MHU/min。这就为螺旋 CT 技术的发展提供了可靠的保证。

为了满足高速扫描,除要求 X 射线管的容量大幅度提高外,为保证在 1 秒钟扫描时间获得高质量的图像,必须有高性能的探测器及 DAS 系统,以保证低对比度分辨力。

由于系统长时间连续采集数据,对计算机、AP 均提出了更高的要求。各公司推出的 CT 机不少采取了新的计算机,并多为微处理机,字长大多为 64 位以上,运算速度大大提高。很多机种采用了多台微机并行工作,实现了扫描、重建、处理、存盘、照相和传输等同时进行,使扫描周期缩短及病人流通量大幅度提高。

与常规 CT 扫描相比,螺旋 CT 扫描的主要优点有:

1. 整个器官或一个部位可在一次闭气下完成容积扫描,提高扫描速度,不会产生病灶的遗漏,提高病变发现率。

2. 可变的重建扫描层面,可任意地、回顾性重建,无层间隔大小的约束和重建次数的限制。

3. 容积扫描,可行多层面及三维重建,提高了多方位和三维重建图像的质量。

4. 因单位时间内提高了扫描速度,使对比剂的利用率大大提高,可在对比剂最高峰时成像。

螺旋 CT 扫描技术的主要缺点:层厚响应曲线增宽,使纵向分辨力下降;数据存储量增加,图像处理时间延长。

(五) 螺旋 CT 的飞焦点(图 5-41)

CT 扫描时,射线通过病人后被探测器接受,探测器根据采样信号获得扫描数据,如果采样数不足,重建生成的图像可产生伪影。为了提高图像质量,增加采样数,采用的解决方法有:薄层扫描法,缩小探测器间距和探测器 1/4 移动法,以及飞焦点技术。使用小层厚可以减少条状伪影,该方法大家都熟知。若缩小探测器间距,则同样宽度的探测器系统内可以有更多个探测器紧密排列在一起,增加每次扫描的采样量。由于探测器之间有很小的间隙,为了减少扫描测量误差,也有人设计将探测器移动 1/4 距离,产生滤线栅样作用,结果得到两组不同的采样数据。将两组数据用于图像重建,可得到较好的图像质量。

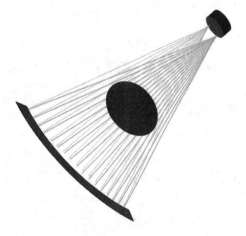

图 5-41　飞焦点技术

在多层螺旋 CT 扫描,为了获得更多的采样数据,利用飞焦点技术。飞焦点是指在 X 射线产生的过程中,电子束在磁偏转线圈的作用下,轰击在阳极靶面的不同位置上,从而使得焦点在两个不同的靶面部位快速变换。在扫描平面内(即 X,Y 轴上)采用飞焦点,由于 X 射线是从两个不同的角度进行投射,因而在不增加 X 射线的情况下,使探测器的采样间距提高了一倍,从而提高平面内的空间分辨力,这个技术在西门子 CT 上很早就已采用。同样原理,如果将平面内的飞焦点技术应用到 Z 轴上,即通过 X 光焦点在 Z 轴方向上周期性运动(也叫 Z 轴飞焦点,即 Z-sharp 技术),而使能同时采集的 CT 排数加倍,得到双倍于探测器数量的图像。

这个技术目前已经应用在新近推出的 Sensation 40、Sensation 64 及 Definition(双源 CT)等多排 CT 上。以 Sensation 64 为例:螺旋扫描时,利用 Z 轴飞焦点技术,探测器以 32×0.6mm 准直扫描,CT 系统每旋转一圈通过 64 个数据采集系统,获得了双倍于探测器排数,即 64 排 0.6mm 层厚的 CT 原始读数,同时由于在扫描中心轴向采样间距为 0.3mm,即 64 排读数交叉重叠 0.3mm,使得 Z 轴向的分辨力得以提高,而锥形角度的减小,同时降低了螺旋伪影(图 5-42)。

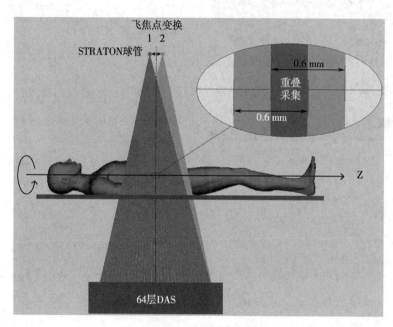

图 5-42　飞焦点的应用

探测器的一次采集称为一个读数,使用了飞焦点技术,允许在平面内以及 Z 轴方向对每个读数的偏转。这样一来,系统在通道方向和纵向的采集密度分别提高了一倍,符合香农信息理论以及奈奎斯特采样定理,可以减小平面内以及 Z 方向的混叠效应。在成像时这种混叠会使具有高对比性的物质比如人体的骨质产生线状伪影,从而使螺旋重建时发生所谓的"风车"伪影。有了 Z 向的飞焦点,混叠伪影减小了将近一个量级。跟飞焦点相对应的一个提高采样频率的措施是探测器偏置1/4,但是这种方案对多排锥形束 CT 不适用,对螺旋扫描也不适用。

三、移动式 CT 结构

常规的 CT 机都是固定安装的,无法移动。为了适应一些危重病人的检查需要,出现了移动式 CT 机。它的主要特点是扫描机架和检查床都可以移动,重量较轻。

(一) 移动式 CT 机应用原理

移动式 CT 机应用原理同非螺旋 CT 扫描机,只不过体积较小、可移动,它主要由扫描机架、检查床和控制台三部分组成,每一个单元都装有滑轮可移动。其安装要求不高,值得一提的是,它可采用单相交流电源,任何墙上电源足以能使 CT 机启动,断电后还能利用机器自带的蓄电池继续扫描约25 层。

(二) 移动式 CT 机结构特点

1. **机架** 移动式 CT 机的机架内安装了所有成像所需的重要部件,包括 X 射线管、发生器和探测器等。机架的孔径 60cm,倾斜角度是 $-25°\sim +30°$,最大 FOV 是 46cm,该机架的特点是在检查床和机架固定时,机架还能纵向平移 35cm,能适应不能移动病人头部检查的需要。

2. **X 射线管** X 射线管是低功率的,阳极靶面直径 $102\sim108$mm,倾斜角 12°,焦点尺寸是(1.3mm×0.55mm)~(1.7mm×0.7mm),产生的 X 射线光谱比较适合脑部 CT 成像。X 射线管的热容量和散热率分别是 600kHU(kilo heat units)~1MHU(million heat units)和 $125\sim200$kHU/min。发生器是输出功率为 6kW 的高频发生器,根据需要可提升到 18kW。探测器是固体探测器,数量为 400 个,测量通道为 16 个,扫描数据的采用射频传送。移动式 CT 机基本属于第三代 CT 机,X 射线管和探测器系统同步旋转,在 360° 扫描范围内都能采集扫描数据,由于采用了非同步扫描方法,探测器的数量减少了约一半。

3. **检查床** 检查床下部装有滑轮,并且能和机架对接固定。床面板是用碳素纤维做成,使 X 射线易于穿透。床面高度的调节范围是 $645\sim 1\,030$mm,床纵向移动速度 15mm/s,移动范围 $1\,300$mm,床面最大承重 160kg,最大承重时的床面移动速度为 10mm/s,载重 140kg 时,床移动的精确性是 ±0.25mm/s。

4. **控制台** 装有滑轮的控制台,通过电缆与扫描机架相连。操作台的主机是小型计算机,操作系统是 UNIX。另外,操作台还包括一个显示器、对话扩音设备、摄影机接口、网络设备和存储设备。监视器是 17 英寸(1 英寸=2.54cm)彩显,矩阵 512×512,256 级灰阶。图像存储有系统硬盘和光盘,系统硬盘的容量是 1GB,约可存储 1 200 幅 512^2 图像,系统硬盘可扩展容量,或可选用 2.3GB 的 8mm 磁带,图像除可摄影存储外,也可通过网络传输,因为主机系统是 DICOM 兼容的。操作系统中预存了 100 个不同部位的扫描程序,可简化操作程序,还可做几种常见的图像处理如放大重建、多平面显示、镜像、直方图等。

5. **有关技术参数** 扫描的层厚选择有 2mm、3mm、5mm 和 10mm,扫描时间分别是 2s、4s 和 6s。扫描 kVp 分别是 120 或 130,mA 有 10、20、30、40、45 和 50 六挡可供选择。扫描采样频率 1 440 帧/s,扫描重建时间 5s。容积扫描(螺旋扫描)时,机架旋转一周时间 2s,即 2s 获得一层螺旋扫描数据,最大连续扫描旋转 $25\sim35$ 周,床速可选范围为 2、3、5、10 和 20mm/周,重建层厚 2mm、3mm、5mm、7mm 和 10mm。

空间分辨力为 10Lp/cm,测试条件 120kVp,40mA,2s,采用空间分辨力测试专用体模获得。密度分辨力在 3mm 测试孔径时是 0.3%,测试条件 120kVp,120mAs,10mm 层厚,采用 16cm 直径密度分辨力测试体模得到。噪声水平在 120mA 时为 0.3%。移动式 CT 机的 CT 剂量指数(CT dose index)每毫安的射线剂量在头部的中央和边缘分别为 30.9mGy 和 38.2mGy,在体部的中央和边缘分别为 10.3mGy 和 32.9mGy,测试条件 120kVp,层厚 10mm。

(三) 移动式 CT 机的应用特点

移动式 CT 大大方便了一些危重和手术中病人的检查需要。如该机可搬运至手术室,无论在手术前、手术中或手术后都可以方便地使用 CT 扫描作病情的监测,或在 CT 扫描的帮助下,做神经外科方面颅脑的手术。移动式 CT 也可以搬运至急救中心或重症监护病房等,作危重病人的各类 CT 检查,对创伤性、不宜搬动的危重病人,移动式 CT 尤其适用。

四、micro-CT 结构

小动物计算机体层显像仪(micro-CT)主要用

于实验室的实验研究。这类扫描仪主要有两种类型，一类是标本型 micro-CT；另一类是活体型 micro-CT，这两类 micro-CT 在扫描时间、空间分辨力和扫描方式上都有较大的不同。

标本型 micro-CT 主要用于实验室标本的扫描，机械结构较为简单，扫描时不需扫描机架的旋转，只有标本在一个固定的机架上旋转，因为标本不是一个活体，不会产生眩晕。另外，标本固定后不会移动，相应扫描时间也可较长。

活体型 micro-CT 因为需用于活体，主要用于小动物的实验需要，要求相对较高一些。除了扫描时间短一些外，在机械结构上也安装了一个小型的检查床，扫描时也产生机架的旋转。另外，出于对动物的人道主义，还限定了一次扫描剂量的限制，同时 X 射线管的功率也相应大一些。两类 micro-CT 的比较见表 5-2。

表 5-2　标本型和活体型 micro-CT 的主要性能比较

项目	标本扫描仪	活体扫描仪
焦点尺寸	1~30μm	50~200μm
X 射线管功率	1~30W	10~300W
空间分辨力	5~100μm	50~200μm
扫描时间	10~300 分	0.3~30 分
探测器类型	数字平板	数字平板
扫描野	1~100mm	30~100mm
辐射剂量	较大	较小

与医用 CT 机比较这类扫描机的共同特点是：X 射线管的焦点较小、输出功率也较小、扫描野较小、空间分辨力较高、扫描时间相对较长，另外使用平板探测器。

五、CT 透视机结构

1. **CT 透视扫描机的启用与发展**　CT 透视机于 1993 年由日本藤田医科大学保健卫生学部（Fujita Health University，School of Health Science）的 Katada 医师首先提出。并在 1994 年的北美放射年会上发表了他们临床应用的论文，同时推出了第一台 CT 透视机产品。CT 透视机自 1996 年推出以来，它的市场占有率迅速上升，临床应用的范围也迅速扩展。它除了可作常规的穿刺外，还可以作囊肿等的抽吸、疼痛治疗（脊髓腔注射镇痛药物）、关节腔造影、吞咽功能和关节活动的动态观察等。它

的图像质量不亚于非螺旋 CT，但辐射剂量却有所降低。

2. **CT 透视机的结构特点**　CT 透视机是一种连续扫描成像的 CT 装置。在第三代滑环式扫描 CT 机的基础上，采用连续扫描、快速图像重建和显示，实现实时 CT 扫描成像的目的。

CT 透视机扫描数据采集部分采用了滑环结构，机架孔径是 72cm，扫描野范围是 18~40cm，高频 X 射线发生器，球管的热容量为 7.0MHU。操作台和监视器设计为床边式，操作台上可作床进出、床面升降及机架倾斜等各种操作。监视器端并接了一个录像机，可在必要时作录像用。

X 射线管电流（mA）的选择范围是 30~50，电压（kVp）的选择范围是 80~120。此外在 CT 透视模式时，可加用专用的滤过器，能使病人辐射剂量减少 50%。层厚的选择范围是 1/2/3/5/7/10mm，为控制辐射剂量，最长连续透视时间设置为 100 秒，可重新复位后继续使用。

有的 CT 机是采用装配 C 形臂的方式，以方便穿刺的操作需要。如某公司的 PQ6000 CT 机可专门配有被称为透视辅助 CT 系统（fluoro-assisted CT system，FACTS）的 C 形臂，该 C 形臂采用球管和一个平板探测器相连，探测器被称为非晶体硅数字探测器，成像质量良好，C 形臂还可转向至侧位，能适应不同穿刺检查的需要。

3. **CT 透视机的应用**　CT 透视机主要被用于活检穿刺。常用的非螺旋 CT 和螺旋 CT 的最大缺点是无法做到实时显示，这给穿刺工作带来很大的不便，特别是胸、腹部部位的穿刺，由于受呼吸运动影响，非螺旋 CT 扫描方法很难准确定位。目前的 CT 透视机，每秒能获得 5~8 幅图像，基本上达到了实时显示的要求。

4. **CT 透视机的原理**　CT 透视机的基本原理有以下三个方面：快速连续扫描、高速图像重建和连续图像显示。快速连续扫描技术的基础是滑环技术和扫描机架的连续旋转，因而能够实现了 CT 透视。在每一层 CT 透视图像扫描时，检查床是相对固定的，所以尽管显示器上显示的是连续的图像，但实际上它是由一连串横断面的图像组成。

透视图像成像的基本原理是，当第一次扫描机架旋转 360° 后，计算机随即重建产生一幅横断面图像，以后连续扫描每旋转 60° 的图像数据，替代前一幅图像中同一位置 60° 内的原扫描数据重建一幅图

像,接着在下一个 60°重建另一幅图像,完成 360° 后再开始新一轮的循环,所以在 CT 透视方式中,只有第一幅图像是采用一次 360°扫描数据,而以后的图像只采用了 60°的新扫描数据和 300°旧扫描数据。

5. CT 透视机的图像重建　专用图像重建处理的硬件设备主要有快速运算单元、高速存储器和反投影门控阵列处理器,这些硬件设备都安装在图像重建处理单元内,和计算机主机一起执行数据的并行处理运算。图像的显示通常采用电影显示模式,显示分辨力可以是 512×512 或 1 024×1 024。

高速的图像重建采用了不同的图像重建算法和专用的重建处理硬件。螺旋 CT 扫描是采用了数据内插算法,该算法能去除检查床移动产生的运动伪影,而实时 CT 透视连续扫描不采用内插法,所以运动伪影在所难免,但因为穿刺前诊断都已明确,少量的伪影也无妨大碍。

CT 透视机主要是采用 60°数据替代方法重建图像。当第一幅图像 1.17 秒显示后,以后每隔 0.17 秒显示一幅新的图像,为了加快显示速度图像的重建采用 256×256 矩阵。

6. CT 透视机的操作　CT 透视操作,由于病人和工作人员都暴露在射线照射范围内,射线的剂量控制也是一个重要的问题。目前这类设备中,通常都采用床下 X 射线管设置和专用的 X 线滤过器,此举约可减少病人皮肤射线剂量 50%。同时,采用低毫安、短时间也是减少辐射必不可少的措施。

（国志义　石磊　李永飞　向辉华）

第五节　多层螺旋 CT 的基本结构及特点

一、探测器阵列

单层螺旋 CT 的 Z 轴方向只有一排探测器,MSCT(以四层为例)则具有四组通道的多排探测器阵列,不同厂商的探测器排数和结构各有不同,分为对称型(图 5-43)和非对称型(图 5-44)。

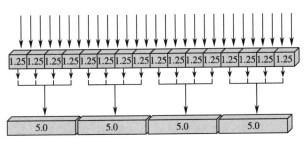

图 5-43　对称型探测器

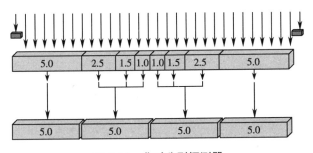

图 5-44　非对称型探测器

要获得同时四层图像,且具有不同的层厚选择,探测器在 Z 轴的单元就远远大于四排,从而形成一个二维的探测器阵列,目前各厂商解决的方法

有三种:

第一种:探测器有 34 排,中间 4 排为 0.5mm,两侧 30 排为 1.0mm 宽的探测器,最大覆盖范围为 32mm。其层厚的选择有:4×0.5,4×1.0,4×2.0,4×4.0,4×8.0 共 5 种。16 层的设计为中间 0.5mm×16 列,两侧分别为 1mm×12 列,共 40 列。

第二种(图 5-45):有 16 排探测器,每排均为 1.25mm 宽,最大覆盖范围为 20mm。其层厚的选择有:4×1.25,4×2.5,4×3.75,4×5.0,2×7.5 和 2×10.0 共 6 种。

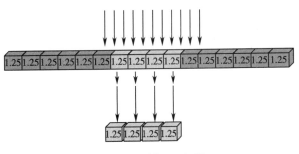

图 5-45　选择 4×1.25

第三种(图 5-46):有 8 排探测器,其厚度从 1.0mm 至 5.0mm,层厚的选择有:4×2.5(图 5-47),2×0.5(图 5-48),4×1.0(图 5-49),以及 4×5.0,2×8.0 和 2×10.0 共 6 种。而 16 层 CT 的设计为中间 0.75mm×16 列,两侧分别为 1.5mm×4 列,共 24 列。上述这些四层 MSCT 均有一个共同的特点,即探测器所采集的数据都通过 4 个采集通道输出,每个通

道的数据代表同一个 Z 轴方向的相邻 4 层的采集数据,它可能是来自一个探测器排,也可能是几个探测器排的数据相加。例如:上述的第三种技术中,中间的 4 个探测器排可以产生 4 幅 1.0mm 层厚的图像(加准直器),每 360 度可扫描覆盖 4mm的人体范围;如果选择 5mm 层厚,则每 360 度的覆盖范围为 20mm。电子电路将 1mm 和 2.5mm 三个探测器排相加,作为一个 5mm 层厚的探测器排,共产生 4 个 5mm 层厚的探测器排的数据。而上述的第一种和第二种技术,也是应用电子电路将探测器排整理成沿 Z 轴方向的 4 个通道输出。

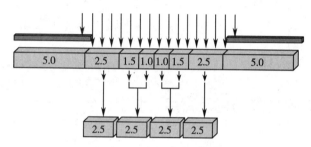

图 5-46　不对称探测器结构图

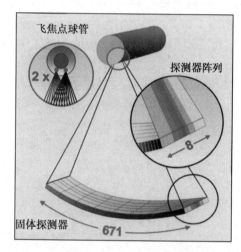

图 5-47　选择 4×2.5 的层厚

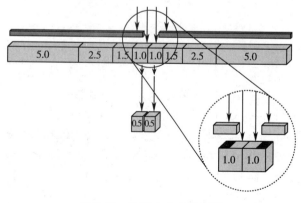

图 5-48　选择 4×0.5 的层厚

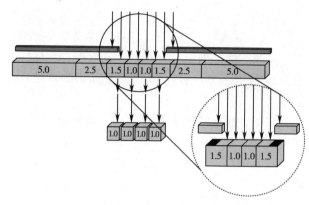

图 5-49　选择 4×1.0 的层厚

二、数据采集通道

单层螺旋 CT 仅有一组数据采集通道,而MSCT 则根据所选层厚的不同,可将多排探测器组合成不同的多组,构成多组数据采集通道。多组采集通道在扫描过程中,同时分别对各自连接的探测器接收的 X 线所产生的电信号进行采集、输出。

同一扫描周期内获得的层数:单层螺旋 CT 一个旋转周期仅获得一幅图像,而 MSCT 在一个采样周期可获得多(2 或 64)幅扫描图像。

三、X 射线束

在单层螺旋 CT 中,通过准直器后的 X 射线束为薄扇形,因为在 Z 轴方向仅有一排探测器接收信号,故 X 射线束的宽度等于层厚。在 MSCT 中,由于 Z 轴方向有多排探测器接收信号,并有四组数据采集通道,故 X 射线束的宽度等于多个(2 或 4)层厚之和,为厚扇形 X 射线束(或称锥形 X 射线束)覆盖探测器 Z 轴方向的总宽度,最厚可达 20cm 或32cm,使 X 线的利用率大大提高(图 5-50)。

四、层厚的选择方法

单层螺旋 CT 层厚的选择与非螺旋 CT 相同,通过改变 X 射线束的宽度来完成,线束的宽度和层厚相等。而 MSCT 层厚的选择不仅取决于 X 射线束的宽度,而且取决于不同探测器阵列的组合,其层厚随探测器阵列的组合不同而改变。

在常规断层扫描中,扫描时被扫描物体静止不移动,5mm 宽的 X 射线束通过 5mm 宽的人体,实际层厚与准直宽度一致。螺旋扫描中,在球管旋转的同时,病人身体也在移动,X 射线束通过人体时已经超过它的宽度。所以实际采集数据的层厚与准直宽度有一定差别。一般说来都大于准直宽度,

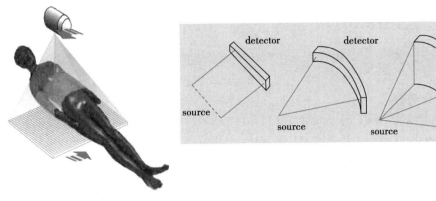

图 5-50 薄扇形和锥形 X 射线束

称之为有效层厚。有效层厚与螺距的大小和重建算法的不同有关,螺距越大,有效层厚就越厚,360°内插法图像较 180°内插法有效层厚大。计算证明,当螺距为 1 时,5mm 的准直宽度,180°内插法,实际数据获得范围为 6.5mm,即有效层厚 6.5mm。

有些螺旋 CT,在准直 1.0mm、2.5mm、5.0mm 的情况下,我们能看到 1.2mm、3.2mm、6.5mm 等不同层厚的标记,代表的就是有效层厚。有的多层螺旋机无有效层厚标记,只标记准直宽度,实际应用中要注意,如果层厚标记与探测器组合尺寸吻合,多半是准直标记;如果层厚标记与探测器组合的尺寸不吻合,多半是有效层厚的标记。

五、MSCT 的主要优点

(一) 提高了 X 射线的利用率

MSCT 与单层螺旋 CT 相比有很多明显的优点,球管输出 X 射线可多层同时利用,提高了效率。不论是单层或多层,扫描时球管的 X 线曝光是相同的,球管的负载和探测器的层数没有关系。因此,球管的热容量和寿命都不受探测器排数的影响。MSCT 工作中,不再需要等待球管冷却,如果扫描参数相同的话,四层 MSCT 完成一个病人的扫描仅是单层螺旋 CT 的四分之一的时间,提高了病人的检查效率。

长期来看,在球管的有效寿命期间,MSCT 要比单层螺旋 CT 扫描出多很多的图像,实际上节约了球管的寿命。如果一只球管最多可曝光 20 万秒,用于单排螺旋 CT,最多可扫描出 20 万幅图像(假设全部用 1 秒扫描,每一秒次曝光一幅图像)。同样的球管用于四层 MSCT,同样的条件下,将会扫描出 80 万幅图像。如果是每秒二圈(0.5 秒扫描),将会产生 160 万幅图像。如果是 50%叠加层厚重建,0.5 秒扫描,将产生 320 万幅图像,是单层

螺旋 CT 的 16 倍。

(二) 减少了 X 线的散射

扫描层厚更薄:在 MSCT 中,X 线的投影效率(有用的 X 线和无用散射的 X 线投影比例)增加,对各种层厚尤其是薄层更具有意义。单排螺旋 CT 的最薄层厚为 1mm,对病人来说,比 1mm 更薄的层厚扫描,其散射的 X 线放射是不能接受的;而对 MSCT 来说,0.5mm 层厚的采集没有问题。当 MSCT 进行 0.5mm 扫描时,像素的三个方向(X、Y 和 Z)的分辨力几乎是相同的,容积成像在各平面的重建也是等分辨力的,即称之为各向同性的或全对称的图像。一次数据采集,我们可进行多平面重建或三维重建,而这些重建图像的各方向的空间分辨力是一致的,对血管造影有特殊的意义。例如,大脑动脉环和手、腕、脚、踝和颞骨的成像。

(三) 对于四层 MSCT 探测器的几何设计有以下几个优点

1. 如果层厚参数不变,在同样的扫描时间内,其扫描覆盖范围是单排螺旋 CT 的四倍。

2. 如果病人床移动速度相同,则 MSCT 扫描的层厚仅有单层螺旋 CT 的四分之一,Z 轴的空间分辨力提高 4 倍。

3. 如果层厚参数不变,同样的扫描范围,MSCT 的扫描时间仅为单层螺旋 CT 的四分之一。此优点对某些特定病人具有非常特殊的意义,例如不能在床上躺久的少儿病人、不能憋气的病人、不能合作的病人和严重外伤的病人。

4. 如果病人床的移动速度不变,层厚参数不变,MSCT 扫描的螺距比仅有单排螺旋 CT 的四分之一,毫安秒的效率提高四倍,图像的噪声降低,图像的质量提高。

（赵宏亮 石明国）

第六节　CT 成像的性能参数

一、临床性能参数及意义

（一）低对比度分辨力

低对比度分辨力（low contrast resolution），又称密度分辨力（density resolution），这是影响 CT 图像质量的一个重要参数。其定义是当细节与背景之间具有低对比度时，将一定大小的细节从背景中鉴别出来的能力。也就是能够分辨两种低密度差的物质（一般其 CT 值为相差 3～5HU）构成的圆孔的最小孔径大小，即可以分辨的最小密度值。低对比度分辨力与 X 线剂量有很大的关系，当剂量大时低对比度分辨力会有所提高，因此在评价低对比度分辨力时一定要了解使用的剂量，并且要和测量 CT 值剂量指数时的值一致。一般厂商在提供这一指标时也会说明在什么剂量条件下测定的。这一参数的单位应为 mm、%、mGy（也有用多少 mAs 来表示）。例如，某一台 CT 机的低对比度分辨力标称为 2mm、0.35%、35mGy，即表示能看到 2mm 直径和密度差为 3.5 个 HU 的小圆孔，所用的扫描剂量为 35mGy。

测量低对比度分辨力的测试模采用有机玻璃制成，其模体上钻有不同直径、不同深度的孔，内充低密度溶液，以密度差（%）和孔径（mm）来表示。CT 机有较高的密度分辨力，典型值为 0.5%～1.0%，也就是说，X 线透射度只有 0.5%～1.0% 的组织才能从影像中区分开来。

必须注意对比度的定义，因为采用两种定义会给出两种不同的结果。当 a 和 b 分别为最大值和最小值时，a 与 b 之间的对比度可定义如下：

1. 根据调制深度定义　$\Delta = (a-b)/(a+b) \times 100\%$

2. 根据相对对比度定义　$\Delta = (a-b)/a \times 100\%$

当 a 和 b 分别为 110 和 100 时，根据上述两种定义计算得到的对比度分别是 4.76% 和 9.09%，它们之间大约相差两倍。

3. 影响低对比度分辨力的因素

（1）噪声的限制：常常用噪声的标准偏差表示。然而，固有噪声只有在没有伪像的图像中才有可能测量。噪声越大，图像中的颗粒度就越大，密度分辨力下降。当噪声减少一半时，剂量则要增加四倍；若噪声不变，像素宽度减少一半，则剂量需增加 8 倍；噪声不变，断层厚度降为一半时，剂量要增加 2 倍。所以，分辨力应限制在病理学所必需的合理范围内。

（2）X 线剂量的大小：X 线剂量加大，探测器吸收的光子量增加，信噪比提高，噪声相对降低，密度分辨力上升。

（3）被照物体的大小：被照物几何尺寸愈大，密度分辨力愈佳。

（二）空间分辨力

空间分辨力（spatial resolution），又称高对比度分辨力（high contrast resolution）。它也是衡量 CT 图像质量的一个很重要的参数，是测试一幅图像的量化指标，是指在高对比度（密度分辨力大于 10% 时）的情况下鉴别微细的能力，即显示最小体积病灶或结构的能力。它的定义是在两种物质 CT 值相差在 100HU 以上时，能够分辨最小的圆形孔径（图 5-51d）或是黑白相间（密度差相间）的线对（LP/cm）数（图 5-51b）。它可以直接用肉眼来观察孔径的大小或线对值的多少，也可以用点扩散函数方法来计算。目前，一般机器采用的大多是后者，机器能自动计算并画出调制传递函数（MTF）曲线。因此可以判断当 MTF 在百分之多少时的线对值。MTF 的百分值越低，线对数越高。因此一般厂商在技术参数表上给出的常常是 MTF=0 即截止频率的数据，以显示其较高的空间分辨力。但是截止频率的线对数是没有实际意义的，一般应采用 MTF 为 5% 或 10% 来判断该机器的空间分辨力。目前的 CT 扫描机通常为 12～16Lp/cm，有的公司采用专门软件来测量空间分辨力，资料显示可达 30Lp/cm。有许多种表示空间分辨力的方法，如图 5-51 所示。

（1）点扩散函数的半宽度法如图 5-51a 所示。这个点扩散函数由测量垂直于扫描平面的高密度金属细丝的 CT 响应得到。

（2）调制传递函数（MTF）的截止频率法如图 5-51b 所示。此函数将图像中的对比度描述为一个空间频率的函数，而被照物中的对比度是假定为 100%，所以事实上它描述了成像过程中对比度的降低，于是截止频率决定了分辨力的极限。一般可用一定的线对数目来判断调制传递函数的截止频率。

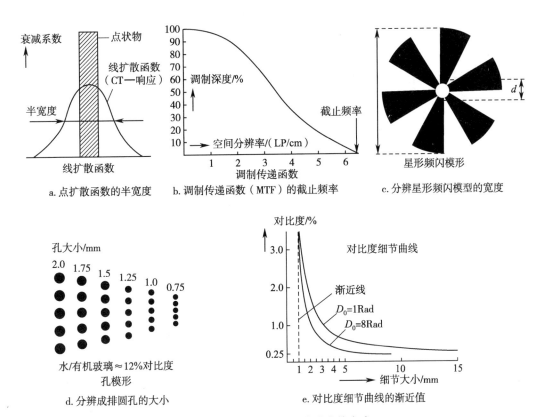

图 5-51 几种测量空间分辨力的方式

（3）星形频闪模型的可分辨的辐条宽度法如图 5-51c 所示,即用物体直径 D 表示空间频率为 F（Lp/cm）,因此,用测得的星形频闪模型截止直径 d 表示空间频率为 DF/d（Lp/cm）。

（4）分辨成排圆孔大小法如图 5-51d 所示。可分辨的一组圆孔的大小,每组圆孔按彼此间的中心距离等于该组圆孔直径的两倍的方式排列。

（5）对比度-细节曲线法如图 5-51e 所示。该曲线描绘出对比度与细节大小之间能鉴别的极限。

代表空间分辨力的单位常用毫米（mm）或每厘米的线对数（Lp/cm）来表示。

其换算关系为:5÷Lp/cm＝可辨别最小物体的直径（mm）

CT 的空间分辨力有一定的极限,比起 X 线胶片只受粒度大小一个限制参数约束,它受到下列因素的影响:

（1）探测器孔径的宽窄:孔径愈窄,孔径转移函数越宽,可提高空间分辨力。

（2）焦点尺寸:因焦点小的 X 射线管产生窄的 X 射线,可获得较清晰的图像细节。

（3）探测器之间的距离:它决定了采样间隔,间隔愈小愈好。

（4）在图像重建中选用的卷积滤波器的形式不同,空间分辨力会发生变化。

（5）矩阵、层厚、像素大小:被检物吸收系数的差别以及扫描装置噪声等对空间分辨力均有影响。层厚越薄,高空间分辨力愈好,但层厚越薄,噪声增大,密度分辨力就会降低。

由于 CT 的空间分辨力受诸多因素的影响,尤其是探测器的孔径不可能做到像 X 线胶片颗粒那样微细,故它的空间分辨力不会超过普通 X 线检查成像。

（三）伪影

CT 图像是经计算机处理的人体各部位的图像。有时由于各种因素的影响而产生被检体不存在的假像,此种假像统称为伪影（artifact）。它们是由于一些非真实的或近似的 CT 值所引起的。一般可分为两大类。

1. 与被照体有关的伪影

（1）移动条纹伪影:在扫描过程中,扫描部位的随意和不随意的运动,使得射线显示从一次检测到另一次检测的某种突然的不一致性的结果,都要产生粗细不等的、黑白相间的条状伪影。如病人点头运动、侧向运动、屏不住气、吞咽动作、心脏跳动、肠蠕动等,均可产生局部的移动条纹伪影。缩短扫描时间是克服运动伪影的最有效方法;其次是争取病人的合作或给予固定及使用镇静剂等方法,也可减少运动伪影的产生。

（2）条状或辐射状伪影:在扫描层面内遇有被照体内外有高密度物质时,如胃肠道内有残留的钡剂、碘油、术后金属银夹、假牙或牙内填充物、引流管,以及颅骨内岩骨嵴、枕骨粗隆、颅前窝、鸡冠等,体外的发夹、金属饰物、密度高的膏药等,均可产生条状或辐射状伪影。若体内组织间局部有气体存在,使得组织间的密度差别较大时,也可产生辐射状伪影。

克服此种伪影的方法,应去除被扫部位内外的异物,错开钡剂排空时间,对无法避开体内高密度结构时,可变换体位或适当增加扫描参数以减轻伪影。

2. 与 CT 机性能有关的伪影

（1）环状伪影:扫描层面上出现高密度（白色）或低密度（黑色）环状伪影,有时两者相间同时出现,呈单环状或同心圆形的多环状。其原因大多是由于探测器的灵敏度不一致、采样系统（DAS）故障等所造成的。这些伪影主要是出现在图像中的高对比度区域,并有可能向低对比度区域发散。在这一点,它们会遮盖正常的组织结构,降低图像的诊断价值。环形伪影常见于第三代 CT 机。

（2）条状伪影:扫描图像中出现直条状高密度或低密度影,可单条或多条、可多条平行、放射或无规则排列等。其产生的原因多是采样系统、传输电缆和处理器工作状态不稳定等所致,有时高压瞬间放电也可产生此类伪影。

（3）指纹状伪影:扫描图像中有时出现类似指纹状影,其原因多系 X 线球管极度衰老所造成。

（4）交叠混淆伪影:这是假定在照射物体中不出现高于采样频率的空间频率而产生的。

（5）杯状伪影:假定在射线通过被照物体时,有效线束能量保持不变而产生杯状伪影。

（6）角度伪影:投影曲线作等角分布时,则产生角度伪影。

（7）模糊伪影:重建图像的中心与扫描旋转的中心重合时,则产生此种伪影。

CT 图像质量的优劣与 CT 机各系统的性能有很大关系,不同的故障可产生各式各样的伪影,其原因复杂多样,应视具体情况区别对待。

（四）体素与像素

体素（voxel）是体积单位。在 CT 扫描中,根据断层设置的厚度、矩阵的大小,能被 CT 扫描的最小体积单位。体素作为体积单位,它有三个要素,即长、宽、高。通常 CT 中体素的长和宽都为 1mm,高度或深度则根据层厚可分别为 10mm、5mm、3mm、2mm、1mm 等。

像素（pixel）又称像元,是构成 CT 图像最小的单位。它与体素相对应,体素的大小在 CT 图像上的表现,即为像素。

（五）采集矩阵与显示矩阵

矩阵是像素以二维方式排列的阵列,它与重建后图像的质量有关。在相同大小的采样野中,矩阵越大像素也就越多,重建后图像质量越高。目前 CT 常用的采集矩阵大小基本为:512×512,另外还有 256×256 和 1 024×1 024。

CT 图像重建后用于显示的矩阵称为显示矩阵,通常为保证图像显示的质量,显示矩阵往往是等于或大于采集矩阵。通常采集矩阵 512×512 的 CT,显示矩阵常为 1 024×1 024。

（六）X 射线管热容量和散热率

X 射线管的热容量大,表示可承受的工作电流大,连续工作的时间可以延长。所以,CT 机所用的 X 射线管热容量越大越好。

与 X 线管性能指标有关的还有散热率,同样散热率越高,该 X 射线管的性能越好。现代的螺旋 CT 扫描机,对 X 线管的要求更高,因为以前的扫描是逐层进行,层与层扫描之间还可用于散热,现今的螺旋扫描一般都要连续扫描几十秒,甚至更高,所以必须要求 X 射线管有一个良好的热容量和散热率性能。

热容量和散热率的单位分别是 MHU 和 kHU。

（七）部分容积效应

在 CT 中,部分容积效应（partial volume effect）主要有两种现象:部分容积均化和部分容积伪影。

CT 成像时 CT 值的形成和计算,是根据被成像组织体素的线性衰减系数计算的,如果某一体素内只包含一种物质,CT 值只对该单一物质进行计算。但是,如果一个体素内包含有三个相近组织,如血液（CT 值为 40）、灰质（CT 值为 43）、和白质（CT 值为 46）,那么该体素 CT 值的计算是将这三种组织的 CT 值平均,最后上述测量的 CT 值被计算为 43。CT 中的这种现象被称为"部分容积均化"。

部分容积现象由于被成像部位组织构成的不同可产生部分容积伪影,如射线束只通过一种组织,得到的 CT 值就是该物质真实的 CT 值;射线束如同时通过衰减差较大的骨骼和软组织,CT 值就要根据这两种物质平均计算,由于该两种组织的衰减差别过大,导致CT图像重建时计算产生误差,部分投影于扫描平面并产生伪影被称为部分容积伪影。

部分容积伪影的形状可因物体的不同而有所不同,一般在重建后横断面图像上可见条形、环形或大片干扰的伪像,部分容积伪影最常见和典型的现象是在头颅横断面扫描时颞部出现的条纹状伪影,又被称为亨斯菲尔德暗带(Houndsfield dark band),这种现象也与射线硬化作用有关。

(八)纵向分辨力

过去与CT有关的质量参数主要由空间分辨力和密度分辨力表示。笼统地说,空间分辨力主要表示CT扫描成像平面上的分辨能力(或称为平面内分辨力,也有称为横向分辨力,即X、Y方向)。

在螺旋CT扫描方式出现后,由于多平面和三维的成像质量提高,出现了应用上的一个新概念即纵向分辨力(Z-resolution)。

纵向分辨力的含义是扫描床移动方向或人体长轴方向的图像分辨力,它表示了CT机多平面和三维成像的能力。纵向分辨力的优与劣,其结果主要涉及与人体长轴方向有关的图像质量,例如矢状或冠状位的多平面图像重组。

目前,4层螺旋CT的纵向分辨力约1.0mm,16层螺旋CT的纵向分辨力是0.6mm,而64层的纵向分辨力可达0.4mm。

(九)单扇区和多扇区重建

单扇区和多扇区重建是冠状动脉CT检查的专用术语。一般,冠状动脉CT图像的重建采用180°加一个扇形角的扫描数据,称为单扇区重建;采用不同心动周期、相同相位两个90°的扫描数据合并重建为一幅图像称为双扇区重建;采用不同心动周期、相同相位的4个45°或60°扫描数据(如GE)合并重建为一幅图像称为多扇区重建。多扇区重建的目的主要是为了改善冠状动脉CT检查的时间分辨力。

(十)准直螺距和层厚螺距

准直螺距和层厚螺距是自4层螺旋CT出现后对螺距的一些不同计算方法。准直螺距(或称螺距因子、射线束螺距)的定义是:不管是单层还是多层螺旋CT(与每次旋转产生的层数无关),螺距的计算方法是扫描时准直器打开的宽度除以所使用探测器阵列的总宽度。如16层螺旋CT每排探测器的宽度为0.75mm,当准直器宽度打开为12mm时,

16排探测器全部使用,则此时多层螺旋扫描的螺距为1(16×0.75mm=12mm,12/12=1)。4层螺旋CT时,如准直器打开宽度为10mm,使用两排5mm的探测器,此时螺距同样为1。上述螺距计算的特点是不考虑所使用探测器的排数和宽度,与单层螺旋CT螺距的计算基本概念相同,同样由于螺距变化对图像质量的影响也相同。层厚螺距(或称容积螺距)的定义是:准直器打开的宽度(或扫描机架旋转一周检查床移动的距离)除以扫描时所使用探测器的宽度,如4层螺旋CT使用2排5mm的探测器,检查床移动距离10mm,则层厚螺距为2(10/5=2)。又如检查床移动距离仍为10mm,使用4排2.5mm的探测器,则层厚螺距为4(10/2.5=4)。层厚螺距的特点是着重体现了扫描时所使用探测器的排数。

(十一)共轭采集和飞焦点采集重建

共轭采集重建是在扫描时快速地改变探测器的位置,分别采集180°和360°的扫描数据,并利用两组数据重建图像。飞焦点采集重建是在扫描时使焦点在两个点之间快速变换,得到双倍的采样数据并重建图像。共轭采集和飞焦点采集都可提高扫描图像的分辨力。

(十二)各相同性

"各相同性"名词的出现源于多层螺旋CT探测器技术的发展,主要指心脏冠状动脉的CT扫描。在256层以下(包括双源CT)CT的冠状动脉检查中,扫描机架旋转一周无法覆盖整个心脏,一般至少需5~10次旋转,由于心脏的图像是采用回顾性重建,在多扇区心脏图像重建中,需采用相同相位、不同扫描时间的CT扫描数据。而目前256层以上的心脏CT扫描,其探测器阵列的宽度旋转一周足以覆盖整个心脏,即扫描覆盖的所有层面都在同一心动周期相位中。因而这种一次旋转完成采集的心脏扫描方式,其获得的心脏图像被称为"各相同性",即无须相位选择的一次性采集。

二、CT性能参数确定的原则及要求

(一)CT设备性能参数

CT性能参数很多,根据全国大型医用设备应用技术评审委员会初步拟定的检测项目一共有10项,其定义分别简述如下:

1. 定位光的精度 这是指扫描部位激光定位线的精确度。定位光不准,势必影响扫描部位的准确性。一般可以用胶片刺孔的方法来进行测定。

2. CT 剂量指数(CT dose index,CTDI) CT 扫描时的 X 线剂量很重要。它是影响图像质量的一个重要参数,也是对病人辐照剂量的评价,一般说剂量高图像质量会相对好一些。但是剂量高了会增加 X 线辐照剂量对病人不利,另外也增加了机器、球管的负担对机器不好。因之剂量的测定非常重要,在保证图像质量的基础上,机器应给出所需的剂量,如果剂量超过指标便将判为不合格。X 线剂量是由众多因素决定的,但是对同一台设备则主要是取决于 mAs 值。厂家常会在检测图像质量参数时用较大的 mAs 值,而在剂量检测时用较低的 mAs 值,这在检测时需要注意。剂量的检测一般要用专用的模体和笔形电离室及剂量仪,也可以用热释光剂量计(TLD)来进行测量。

3. 水的 CT 值 CT 值的单位 HU(Hounsfield unit)是以水的 X 线吸收系数来定义的。对一台 CT 机来说水的 CT 值准不准是至关重要的,一般可以用水模来测定。但要注意的是水模内灌的水一定得是新鲜的或加有符合要求的防腐剂的蒸馏水,水中不能有杂质,特别是水模中灌注的水时间久了可能会有滋生的菌类或藻类而影响测量的准确度,另外水模中的空气泡也是一定要避免的。

4. 噪声 CT 机结构复杂,很多过程都可能产生噪声。因之有各种定义的噪声。我们一般注意的是影响图像的噪声,因之就可以测量一定范围的水,用该范围内水的 CT 值的标准差(SD)来表示。

5. 水模的均匀性 也就是检测 CT 扫描野中 CT 值的均匀性。可以利用水模,测定水模周边几个点与中心点的 CT 值进行比较。

以上 3、4、5 三项可以用同一个水模来完成。

6. 层厚 层厚是指扫描层的厚度。一般机器均有多种层厚可供扫描时选择。因之也要对不同的层厚分别进行测定,不同的层厚有不同的精度要求。

7. 空间分辨力 空间分辨力也称高对比度分辨力,是 CT 机影响图像质量的一个很重要参数。它的定义是在两种物质密度相差在 100HU 以上时,能够分辨最小的圆形孔或黑白相间(密度差相间)的线对(Lp/cm)值。它可以直接用肉眼来观察孔径的大小或线对的多少,也可以用点扩散函数方法来计算。目前一般机器采用的大多是后者,机器能自动计算并画出调制传递函数(MTF)曲线,故可判断出当 MTF 在百分之多少时的线对值。一般厂商在技术参数表上给出的常常是截止频率的数据,即 MTF = 0%,以显示其较高的空间分辨力。但是截止频率的线对值是没有实际意义的,一般采用 MTF 为 2% 或 5% 来判断该机器的空间分辨力。

8. 低对比度分辨力 也称密度分辨力,也是影响 CT 图像质量的另一个重要参数。它的定义是能够分辨两种低密度差的物质(一般相差仅为几个 HU)圆孔的孔径大小。密度分辨力与射线的剂量有很大的关系,当剂量大时密度分辨力会有所提高,在评估密度分辨力时一定要了解使用的剂量,并且要和第 2 项的剂量参数一致,一般厂商在提供这一指标时也会说明在什么剂量条件下测定的。这一参数的单位应为 mm,%,mGy(也有用多少 mAs 来表示的)。

9. CT 值的线性 CT 值是否准确不能单观察水的 CT 值,还要观察别的材质的 CT 值是否准确。一般在模体内还有尼龙、聚乙烯、聚苯乙烯、有机玻璃等材料的模块,可以用来分别测定这些材料的 CT 值以确定该机器 CT 值的线性是否好。

10. 检查床的移动精度 检查床移动精度也是需要考核的一项指标。通常在检测这一指标时在床上一定要加荷载(可参考厂方给出的重量),在负荷情况下进行移动精度的测定。

以上的 10 项检测项目也是目前国际上和国内常用的,这些项目在判断机器性能的权重是不完全相等的,我们验收一台新购置的 CT 机时,原则上这些项目都应该测定。假如有某一项或多项指标达不到时,用户有权要求供应机器的一方进行调整以达到出厂提供的指标,从一般情况来看很多情况通过重新调整是能够达到标准的。出现这种情况除了机器本身的质量以及运输条件的影响等有关外,有时常常是与安装工程师的责任心、技术水平、认真细致的工作态度有关。当我们进行验收检测后,发现的问题大部分是可以通过调整或更换一些必要的部件得以解决。一般验收检测可以由供货方、用户和有关的技术检测部门共同进行。假如存在的问题最终不能解决时,则需要通过商检或/和其他有关部门正式向供方提出索赔。

(二)CT 性能参数确定的原则及要求

CT 装备的购置是一项技术性、专业性、政策性很强的工作,涉及面广、影响面大、关系复杂,通常在购置前要进行认真的市场调研和综合评估。

所谓调研,就是广泛收集有关准备购置的某种型号 CT 设备相关资料,然后进行分析研究。作为设备管理部门,能否抛开自我、树立"为临床服务"

的思想,是坚持"公开、公平、公正"的原则,进行正确调研的关键。因此,在进行前期调研时,应有一个明确的指导思想。

1. **实用性** 首先要明确购买的目的,干什么用,解决什么问题,准备花多少钱,再由此为依据,去考虑品牌和配置,才能不花冤枉钱,不做糊涂事,既不人云亦云,也不会吃后悔药。因此,一切从实际出发,应当是选型的第一个原则。

2. **有效性** 强调有效,是对人民负责的具体表现。"救死扶伤,实现革命的人道主义",是卫生战线全体人员的神圣职责。因此,无论是 CT 诊断设备、检验设备、治疗设备,还是抢救设备,对施治的病人应当是有效地,合理的。否则,就违背了职业道德。

3. **先进性** 先进的 CT 医疗设备推动了医学科学的发展,为各种疾患的"早发现、早报告、早隔离、早治疗"提供了可靠手段。只有重视引进先进的技术和功能,才能有效地促进整体医疗水平的提高。因此,选型时既要兼顾技术手段的延续性,也要考虑前瞻性。

4. **可靠性** CT 医疗设备是一种特殊商品,是否准确、可靠,关系到人民群众的身体健康和生命安危,对 CT 医疗设备的选型来说,也是一不可忽视的原则。稳定性、准确性、故障率统称为可靠性,还有可维修性等,需要综合分析,慎重考虑,认真对待。

(三)采购调研及原则

有组织、有计划、有目的的先选择合适的步骤和方法进行调研,是做好 CT 设备招标采购不可缺少的重要环节。

1. **厂商介绍法** 邀请有关厂商对拟采购的 CT 设备进行介绍,是获得第一手材料的可靠来源。但是,若欲要起到去伪存真、去粗取精的效果,则必须事先准备好调查了解的提纲,并要善于提问和追问。偏听则暗,兼听则明,CT 选型也是如此。

2. **内部协调法** 在广泛调研的基础上,由院领导、使用科室和设备管理部门等有关人员,坐下来对存在的不同看法进行认真协调,是值得提倡的。这样做的好处是,通过从不同角度对一个问题进行探讨,有利于全面的把握问题的关键,减少人为因素的干扰。

3. **客观比对法** 所谓客观比对,就是把所收集到的材料,包括主要性能指标、售后服务、报价、成交价和用户群等列出一张表,对不同厂商、型号的 CT 设备进行纵向和横向比较。只要数据真实可信,这种能体现"公开、公正、公平"原则的方法,是最具说服力的。

4. **专家评估法** 邀请有关专家对拟购置的 CT 设备进行评估和把关,是很多单位习惯采用的一种论证方法,尤其是当购买大型贵重设备时,这种论证更为重要。专家评估法的好处是具有权威性,既可避免个人说了算,也能有效在化解选型过程中的矛盾。

能否保证招标后的中标产品是用户想要购买的或愿意购买的品牌,且性能质量高、售后服务好、价格合理、市场具有一定的占有率,关键在于能否正确掌握产品的技术参数确定的原则。

1. **实事求是的原则** 用户应在市场调研的基础上,根据实际工作需要和预算资金,拟定产品的技术参数和要求,确定档次和价格范围,然后再有目的地进行比较,综合归纳技术参数,不要盲目追求"最新""最好""最先进",而要强调实用性、必要性和合理性。

2. **公开公平公正的原则** 在《中华人民共和国政府采购法》总则中明确规定:应当遵循公开透明原则、公平竞争原则、公正原则和诚实信用原则,有效地规范了招标采购的严肃性。因此,用户一定要把想要买什么全盘托出,尤其是技术参数和要求,不能有歧视性条款和倾向性条款。

3. **品质优先的原则** CT 医疗装备作为一种特殊商品,直接关系到人民生命安全和身体健康,对质量来不得半点马虎。因此,一定要考虑拟购买产品的可靠性、安全性和准确性。将品质优先的原则引入到招标采购的竞争中,既是为了保护用户利益,更是体现对患者负责的精神。

4. **用户至上的原则** 购买的目的是使用,只有用户清楚自己需要什么类型的产品。因此,在审查、修改和最终确定产品技术参数和要求时,必须了解用户、尊重用户,帮助用户把好关。遇到矛盾和不明确的条款时,应站在用户的角度上进行分析研究,切记不要想当然随意更改,尤其是主要技术参数条款。

(四)招标文件的编写原则

为了避免差错、减少纠纷,编写招标文件时应注意解决好技术条款与商务条款之间的矛盾和交叉,尤其是技术参数的前后条款必须前后呼应,互相衔接,遵循一定的格式和要求。

1. 技术条款的概念要准确,语言要精练,条理要清楚,内容要规范。不要贪多求全,不要乱拆细分,不要含含糊糊,模棱两可,更不要凭想象杜撰似是而非的条款。要让厂商看得懂、看得明白,便于提供合适的产品参与竞标。否则,意味着限制或排斥潜在投标人。

2. 要认真分析和比较各厂商相应的产品的技术参数、性能和标准配置,再独自走访有代表性的用户,准确掌握产品质量的真实性、可靠性和售后服务保障性、综合各厂商同类产品的主要性能指标和技术参数,并适当提升编写出拟招标产品的技术参数一览表。

3. 请有关临床应用、工程技术和管理方面的专家从不同的角度对拟定的技术参数和要求进行审查和修改,虚心吸取有关方面的意见,必要时可以展开讨论。然后,综合权衡性能、价格和运行成本,再次进行补充、修正和完善,并最终确定打"＊"的条款,以防不够档次的产品参与竞标。

4. 除关键性指标和技术参数有明确的约定和限制外,一般通用指标不可要求太严,以利于调动厂商竞标的积极性。本着"先进、实用、有效"的原则,不要攀比,不要脱离实际,关键是能否用合理的价格买到性能价格比最好的产品。

为使对各种类型的 CT 机的特性参数有一个较详细的了解,收集了部分厂家四层以上 CT 机的主要技术指标,供选购 CT 机时参考。

（五）设备选购的原则

选购机器,不仅要考虑机器的性能和价格,还有机器配件的供应及价格、机器的维修成本等事项,如基本的应用软件配置是否完整、选购件的价格等。

医院即用户在选购 CT 机中还应注意下列几点。

（1）必要性:根据平常门诊量、CT 检查量的需要程度选择不同扫描速度、不同重建速度、不同存储容量和不同 X 射线管热容量的机型。还要根据临床专科和新技术开展的需要选购有相应功能或功能齐的高档单层螺旋或多层螺旋扫描 CT 机型。要选购适合于医院本身实际工作需要的设备,选好标准套,配好选配件,尽量做到功能上实用不浪费。

（2）可行性:在选购 CT 机中首先应考虑经济承受能力或投资合作方的实力,还要考虑本院相应的技术力量和临床各专业配套的整体技术力量,也要考虑病源数量和预期回收成本的可行性。

（3）优选性:选购 CT 中在进行需要性和可行性论证后就要进行优化选购。在优化选购中要对主机和配套附件进行①性能、功能/价格比;②质量可靠性/价格比;③配套方案的优化性和适用性;④售后服务质量;⑤长期运行成本(主要配件如 X 射线管的消耗成本)等诸因素进行综合评估,选取综合因素优越的生产公司和机型。

（六）技术参数的选择原则

由于电子学及微机技术的迅速发展,CT 机不断改进与更新,特别是软件越来越丰富,性能提高,操作简便,造价逐渐降低,这就为 CT 的普及创造了优越的条件。那么,究竟购买何种机型为好,这由很多因素确定,首先应根据医院的规模与需要,充分考虑价格效益比,以最经济的价格,发挥机器最好的效能,满足诊断的要求。一般应考虑以下几个方面:

1. **扫描时间** 一般来讲,扫描时间愈短愈好,近年来普及型 CT 机的扫描已达 1s,而大型高档机均是亚秒级扫描,但通常 1s 的扫描时间就可以达到要求了。

2. **探测器种类** 早期大多数 CT 机采用高压氙气作为检测器,但固体探测器近年来发展很快,并已应用于 CT 设备上取代了疝气检测器。总的来讲,探测器的数目越多,且收集的数据也越多,图像信息就越丰富,直接影响图像质量的高低。

3. **X 射线管的热容量及寿命** CT 机都采用大功率 X 射线管,工作时间电流大,约 200mA 以上,连续工作时间长,一个断层约需 4~8s。而小功率的 X 射线管常常要适当停扫休息,否则会超过球管的热容量。对于普及型 CT 机,球管易热,若适当搭配不同扫描部位,同样可充分发挥其效能。大功率的 X 射线管,其购管费用也随之提高。为此,在选择 X 射线管的功率大小时应以能满足本单位日常工作为原则。

4. **后处理软件（即特殊功能软件）** 在选购后处理软件时,首先应明确哪些是基本套配置和选配套配置,然后再根据医院所担负的职责配置后处理软件,切不可贪多求全,使花钱购回的后处理软件长期闲置不用,造成浪费。

5. **图像质量** 空间分辨力和密度分辨力——前者一般用线对/厘米来表示,线对/厘米愈多愈好,图像越清晰。影响图像质量的因素甚多,如检测器的多少、X 线条件、计算机软件、重建矩阵和图像处理机的性能等都有很大关系。

6. **维修和备件** 新型紧凑的 CT 机,部件少,使用微机控制,但均采用大规模集成电路,自己动手更换零件来维修电路板的可能性小,一旦发生电路板有故障,必须更换整个电路板。相反,老型号的 CT 机,分立元件较多,大部分电路板均可采用更换元件来维修。在购买 CT 机的同时,把必要的备件也考虑进去,这对今后的维修工作有利。日常运行费用和厂家的售后服务质量是充分发挥设备作用的重要环节,对医院的诊疗工作及经济效益将带来直接的影响。

7. 价格　花较少的钱,而获得高的效益,这是很重要的。主要应根据临床、科研的需求,有目的地去选购,用有限的资金,发挥机器的最高效率。

(石磊　唐永强　石明国)

第七节　CT 成像设备的安装调试

一、安装前的准备

CT 设备安装前的准备是一项至关重要的工作。根据医院所选购的 CT 设备,设备厂商向医院提供设备安装准备相关的工作流程、设备安装前机房准备的技术要求、远程宽带接入服务说明、场地检查等内容。当设备到达医院时,安装环境及场地的准备必须满足 CT 设备的严格规范,一个合格、完备的场地已经准备就绪,确保设备安装工作及时、高效、优质地完成。

1. 安装准备工作流程　设备厂商根据订单派出工程师到医院→进行机房勘察测量→向医院提供机房平面布局图及场地技术要求→医院审核确认→医院按照委托的建筑设计单位的施工图进行场地准备→确认场地完成时间→设备厂商工程师进行场地检查确认→设备运达(图 5-52)。

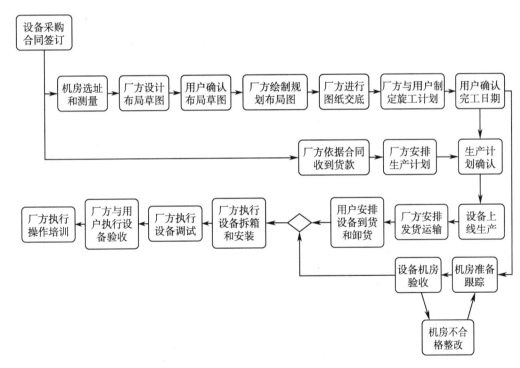

图 5-52　安装准备工作流程

2. 场地技术要求　设备厂商提供的安装前场地准备的技术要求主要包括:

(1) 机房要求:机房布局、机房尺寸、辐射防护、电磁干扰、扫描架及扫描床基础、线槽、天花板、照明、观察窗、联锁要求;

(2) 电源供应要求:系统动力电源、电源电缆、保护接地、空调电源、房间普通电源插座;

(3) 环境要求:温湿度要求、设备产热量、机房专用空调、空气质量、防尘要求;

(4) 网络要求:网络远程维修诊断、其他网络;

(5) 运输通道及所需间距;

(6) 开始安装时机房所应具备的条件。

医院根据设备厂商提供的场地准备的技术要求进行施工,在设备到达医院时,安装前的各项准备工作已完成。

二、CT 设备机房设计

(一)机房的选址

CT 设备机房的选择应根据医院的整体布局考虑,并遵循下列基本原则:

1. 有利于患者就诊 根据 GBZ 130—2020《放射诊断放射防护要求》:CT 机房的设置应充分考虑邻室及周围场所的人员驻留条件,一般设在建筑物一端,且尽可能在一楼底层或低楼层,使危重患者或行动不便的患者需要方便、快捷地得到 CT 检查,以便尽快确诊,进行紧急处理。同时要注意门诊和住院患者进行 CT 检查的分流,避免候诊时的拥挤。

2. 有利于医学影像设备的集中管理和信息网络的形成 各种医学影像设备各有其长处和局限性。将各种 X 线机、CT 设备、MRI 设备、超声设备与核医学设备相对集中地安排在一起的优点是:①方便病人就诊;②便于各种影像相互验证,综合诊断,提高诊断水平;③便于教学和科研;④便于医学影像信息网络的形成和图像的传输,实现影像信息资源的共享。

3. 有利于 CT 设备的安装和维护 CT 设备的机房应符合防潮、防尘、防震原则。CT 设备较重,安装在一楼底层(无地下楼层)可不考虑楼板的承重能力,并可不考虑地面的防护,降低防护费用,同时也便于 CT 设备的安装。

(二)机房结构与辐射防护

1. 机房结构 CT 设备重量较大,要求机房结构坚固,地面有足够的承重能力,以防机座下沉;要求机房墙壁采用混凝土浇筑或实心砖墙结构,并有足够的厚度,且用水泥灌缝。新建机房应根据需要准确设置预埋件并留好预埋孔;要求机房地面平坦、光洁、无尘,有利于 CT 设备的安装和维修保养;一般水泥或水磨石地面即可满足 CT 机房的要求,但应注意扫描架和扫描床安装处的承重能力,通常需要按设备要求浇筑混凝土 T 型基座;地面应留有电缆沟,以便布线。

2. 辐射防护 按照《放射诊断放射防护要求》,CT 设备的机房根据 CT 扫描的最大辐射剂量,设计机房顶部、地面(楼上机房)、墙壁、门、窗的防护厚度。此外,通风口、穿线孔、观察窗等都要有防护措施,机房门外设置电离辐射警告标志和工作状态指示灯,辐射防护为 2~3.5mm 铅当量。辐射防护工程验收必须通过当地卫生、环保监督部门检测验收。

(三)机房的布局设计

CT 设备机房的面积应根据《放射诊断放射防护要求》和具体设备配置结构来决定,以方便工作,便于患者、推车和担架的出入为原则。通常,安装一台 CT 设备需要多个房间,如操作控制室、扫描室、设备室、计算机室、治疗室或急救室、阅片室、网络室、激光相机室、登记室、办公室、值班室、候诊区等。机房布局主要以扫描室、操作控制室、设备室为主(图 5-53),应根据实际情况合理布局,以保证 CT 检查工作顺利进行。

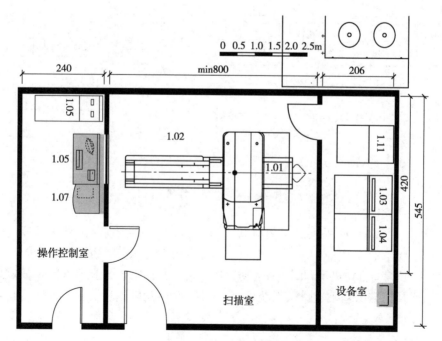

图 5-53 机房布局参考图

1. **扫描室** 安装CT扫描架和扫描床等设备。扫描架和扫描床周边应留出一定的活动空间(扫描架倾斜空间和扫描床面伸延空间),以便于工作人员、患者的活动,便于治疗车和高压注射器的移动,利于工作人员操作和扫描期间对患者的观察,也有利于维修(扫描架、机柜打开挡板空间和维修技术人员活动空间),更重要的是便于CT增强时过敏病人的抢救和危重病人的临时应急处理。CT机房面积应根据《放射诊断放射防护要求》,CT机房应有足够的使用空间,面积一般应不小于30m²,单边长度不小于4m。扫描室门宽度为1.2~1.5m,高度大于2m,便于安装时扫描架搬入。

由于CT扫描架和扫描床的自重,应安装在具有足够承重能力及混凝土必须至少有16cm厚的地面上,并委托建筑设计单位做承重和受力分析,以防止安装后地面发生下沉,如果地面不符合上面要求,应该做混凝土T型基础,如需要铺设钢筋,钢筋要求避让扫描架和扫描床的固定孔。混凝土T型基础上表面与房间装修完成后的地面持平。如CT扫描架安装下方有房间(有地下室或者二层及二层以上),院方必须向建筑设计单位确认是否需要采取必要措施确保楼板承重要求,并满足每一固定点静荷载及动荷载要求。

2. **设备间** 安装电源柜、稳压器、系统电源控制柜、热交换器、空调、不间断电源等设备。面积一般为15~20m²。如果安装机房专用空调或热交换设备,需要预留上下水管路。

3. **操作控制室** 安装操作控制台、图像处理工作站、计算机、光盘或磁盘刻录机、激光相机、打印机等,面积以20~30m²为宜。

其他各功能房间的布置应以实用、整齐、美观为原则。阅片室内设置两个区:医生诊断工作区(医生相对独立)和会诊区,既方便医生的工作,又方便对CT影像分析、评判、讨论和教学,面积30~100m²(具体面积根据工作人员数量及工作量大小制定)。准备室内应配备患者检查时的各种物品,如枕头、床单等,并便于患者更衣。治疗室内应放置治疗床、药品柜和器械柜,配备听诊器、血压表、氧气袋(瓶)、除颤器等,配备各种抢救药品,以备CT检查前准备、CT强化、意外抢救治疗。

(四)机房的环境

CT设备的运行对温度、湿度、尘埃、电源等均有一定的要求。

1. **温度** CT设备通电工作时,设备产生热量,元器件的温度要比周围环境的温度高,为便于设备元器件热量的及时散发,以免超过其最高热容量,CT设备机房内应配备空调,特别是计算机室。空调的制冷量要考虑CT设备的产热量与室内空间的所需降温量,室内温度应控制在18~22℃。在机房内配温湿度计监控,空调机组需严防冷凝滴水现象,空调机组或空调出风口严禁安装在任何设备部件的顶部。以利于设备的长期稳定工作及医患的舒适性。

2. **湿度** CT设备的机房要保持一定的相对湿度。湿度过小会使某些元件和材料的结构发生几何变形,如扭曲、断裂等,造成设备故障,并易产生静电,从而影响CT设备的正常工作。机房相对湿度应保持在40%~65%。我国北方干燥地区冬季应安装加湿机,以保持湿度相对稳定。湿度过高会使元器件性能变坏、精密机械部件生锈致使其精度降低、使用寿命缩短。我国南方潮湿地区夏季应安装除湿机,以保持湿度相对稳定。CT设备机房应特别注意室内温度的突然变化,室温突然变热会使水蒸气凝聚到元器件的表面,影响CT设备的正常工作。此时必须进行一定时间的通风,以使元器件表面的水分蒸发后才能通电工作。

3. **防尘** 防尘是电气设备的共同要求。静电感应可使灰尘附着于元器件表面,既影响元器件的散热,又影响元器件的电气性能,甚至影响元器件的寿命。一般CT设备机房和计算机室做成封闭式,通过排风扇或空调设备(建议使用机房专用空调)与室外新鲜空气保持交换。机房通风口安装空气过滤器,以避免灰尘颗粒从外面进入机房。患者、患者家属和工作人员进出应换干净的鞋,以免带入灰尘和泥土。

4. **电源** CT设备的电源不仅要求电源提供足够大的功率,而且要求电源工作频率稳定。电源变压器功率要求不能小于设备要求,电源内阻应小于0.3Ω,电源波动范围应小于±10%。若电源电压和电源频率的波动超过允许范围,会影响CT设备的正常工作,甚至造成故障。为确保CT设备的正常运行,供电系统应采用专用变压器、专用电源和电缆线。建议安装一台自动调节电压的交流稳压电源及过压保护装置,以保证 CT 设备免受外界突变电压的影响。如果采用与其他设备共用电源变压器的方式,变压器分配给 CT 的容量应大于设备的最大功率。不要在电缆上接入大功率电感性负载,如空调,水冷机,激光相机等,以避免对设备产生干扰。为保证电源内阻要求,变压器内阻要低于所要求的总内阻的一半,电缆线径须足够粗,其截面积视总长度而定,如变压器内阻不符合要求,为了满足内阻要求,电缆线径要做相应的放大。机房电源配电柜紧急断电按钮需安装在操作室中操作台旁的墙上,便于操作人员在发生紧急情况时切断系统电源。水冷机、激光相机、照明及电源插座需单独供电。

5. 地线　CT 设备要求设置专用保护接地线,接地电阻要求通常小于 4Ω,为更好保护病人生命安全,接地电阻小于 2Ω,部分 CT 设备要求达到 1Ω 以下。接地干线应选用线径 ≥16mm² 以上的铜线。接地电阻的制作方法和 X 线机接地电阻的制作方法相同,但要求更高一些。如采用与其他设备联合接地(公共地线),接地电阻值小于 1Ω,同时直接与接地体相连。在接地电阻符合要求的前提下,做好 CT 设备等电位联结,如激光相机、工作站等与 CT 设备有线缆连接的设备以及插座的保护地线,必须与 CT 设备的保护地线做等电位联结。

6. 电磁干扰　CT 扫描室和操作室必须处于静磁场 1 高斯、交变磁场 0.01 高斯以外的地方;扫描架和操作控制台距离电源分配柜大于 1m;不要将 CT 设备布局于变压器、大容量配电房、高压线、大功率电机等附近,以避免产生的强交流磁场影响设备的工作性能。

7. 网络准备　CT 设备支持 TCP/IP 网络协议具有 DICOM 接口,采用 10 至 100Mbit 自适应功能,可与高速以太网相连,采用 RJ45 的网线连接。如果接入到医院的 PACS 局域网中或连接 DICOM 激光相机网络,则需预先铺设好网络线,提供网络端口插座(RJ45)在计算机柜附近。

(五) 机房准备检查
CT 设备安装前,需对机房准备进行检查,确认安装前准备工作及机房是否符合标准和技术要求(表 5-3)。

表 5-3　CT 设备机房准备检查表

	检查项目
1	机房土建与内装修是否完成(隔断墙,室内地面,辐射防护,表面装饰,天花吊顶,门窗等)?
2	设备的混凝土基础(T 型基础)是否完成? 尺寸位置,平整度与《机房准备要求》一致? 上面没有任何装饰层?
3	设备的电缆沟,线槽及穿墙的孔洞是否已完成? 位置尺寸是否与《机房准备要求》一致? 上面是否已加盖?
4	放射防护铅玻璃窗,防护门是否已安装好? X 线警示灯是否已安装好? 接线留出位置是否与《机房准备要求》一致?
5	设备专用配电箱是否已按《机房准备要求》的要求安装好? 零线排和地线排是否安装好? 正常动力电源是否已接入?
6	如配备全机不间断电源,是否已到货并安装就位?
7	电源参数是否符合《机房准备要求》标注的要求?
8	保护地是否已检测? 电阻值是否符合《机房准备要求》上标注的要求? 电阻值为欧姆。
9	机房内空调是否已安装好并可投入正常使用? 室内温湿度是否符合《机房准备要求》标注的要求? 设备安装前两天提前开动空调抽湿。
10	机房内照明灯具是否已安装好并可投入正常使用? 电源墙插座是否已安装好并有电供应?
11	房间是否可以锁闭? 房间是否已清洁(包括电缆沟,槽内)?
12	用户的附属设备(如激光相机等)是否已到货?
13	设备搬运通道的尺寸和承重是否满足要求(包括门洞,电梯,走廊,卸货平台等)? 通道是否已清理通畅?
14	如设备到达医院后因故不能立即安装,需储藏一段时间,是否有封闭库房存储货物?

三、CT 设备的安装

(一) 开箱检查

一台 CT 设备的组成部件很多,缺少任何一件都会给安装工作带来一定的困难。CT 设备到货后,必须认真细致地及时开箱检查,以确保各部件完好无损。开箱时应确认箱体是否按照标志正确放置,箱体本身有无破损及明显雨淋痕迹,倾斜标记有无颜色变化(有的包装箱侧面有"倾斜倒置记录标记",只要该箱曾经被倒置或大幅度倾斜,标记就会发生颜色变化），箱体上的标名是否与购货合同相符等，只有确认无误后，才可开箱。否则应立即组织有关方面的人员一起开箱，以便分清责任，及时处理。如有必要，进口 CT 设备开箱检查时，还须请海关人员到场。

开箱时，箱体不能倒置，切忌用撬棍或锤子冲击箱体，以防震坏相关部件。开箱后取出装箱单，以备检验。

开箱一般在室内进行，可减少搬运工作量，并防止 CT 设备各部件的碰损和丢失，大型包装箱可在室外拆箱。开箱后应根据装箱单逐箱逐件核对，细心观察各部件是否存在明显的损坏、变形或生锈，是否缺少零件。有些部件，外观并无明显区别，但必须核对其编号，以防漏装、错装或重复装箱。应重点检查精密易碎的部件，如 X 射线管、探测器、显示器等，观察它们是否有破损、污染及霉斑等现象。在开箱过程中，如发现问题，应及时拍照，搜集整理相关文档和标签，利于索赔和更换。

（二）部件的放置定位

CT 设备的各部件较大，安装前应按照机房的安排布局就位，不宜来回搬动，以免碰坏，造成损失。搬运与放置定位前，首先应根据 CT 设备的机械安装图和机房平面布局图，或设备厂商提供的扫描架和扫描床的底座模板，在扫描室地面上画出机架和床的位置，标明各部件的尺寸和相互关系以及固定螺孔的位置，将 CT 设备的各部件尽量一次搬运、放置到位。CT 设备的扫描架备有可拆卸的带轮子的移动托架，开箱后应先为扫描架安装移动托架，将其托起后，移动到预定的安装位置，再将移动托架拆除。部分 CT 设备的扫描床也备有移动托架，可方便地将扫描床移动到安装位置。

（三）扫描架、扫描床及控制台的安装

将扫描架平稳地移到已画出的安装位置，调整扫描架两端的底座使其水平，并用膨胀螺丝固定。安装扫描床时，应先细心调准机架采样孔旋转轴、床面移动中心轴和床面水平（需通电调整扫描床完成后）再用膨胀螺丝固定。

控制台安装在控制室内，其位置应便于操作人员通过观察窗口观察扫描架的面板显示屏、倾斜运动和扫描床升降、水平运动，以便随时观察患者和设备的运行状况。

安装扫描架、扫描床及控制台时，拆除各部件（运输时防止移动损伤）的固定挡块和支架（多为红色或黄色）。

（四）接线

CT 设备各部件定位后，根据设备接线图（必要时可参见电路原理图）和设备各部件的具体位置，确定最佳布线方案，并核实各连接电缆线的编号和标记。将电源线、信号线、地线分类布线捆扎。

CT 设备各部件机械安装结束后，再按接线图，将各部件之间的电缆线连接好，如控制台至各相关部件之间的接线、扫描架内部之间的接线以及图像处理系统与相关部件的连接等。连接设备内部电缆线时注意防止螺丝掉落，一定要紧固、正确。并同时做下列检查：①电源线和电源柜是否符合设备要求；②接地电阻是否符合设备要求；③电源的电压、频率、功率是否符合设备要求；④电缆沟是否合理，各电缆线的布线是否正确、合理；⑤各部件的接地线应连接到总接地线处，并防止接地电流引起的干扰；⑥电源零线（中线）不能当地线用。由于磁光盘、监视器和打印机的"三地"（逻辑地、电源地和外壳保护地）都是连接在一起的，无法分开，为提高系统的抗干扰性能，接地线应分路敷设。

四、CT 设备的调试和验收

（一）调试

CT 设备机械安装和电气连接完毕后，通电调试前应详细阅读技术说明书，掌握电路原理图和接线图，熟悉操作，掌握调试工作程序，核实各部件连接线的编号和标记，检查接线是否准确无误，各接插件有无松动，接触是否良好。再次检查确认电源和地线是否符合要求。仔细观察电路元器件有无松动、脱落、变形、受潮及损坏，各接线是否松脱。在确认无短路、断路后方可进行通电调试。

1. 通电调试的原则　先附件后主机、先低压后高压、先单元电路后整机。在未完成低压调试前不要接上高压，以防高压电击或因控制电路不正常而损坏设备。

2. 单元电路的通电调试　宜逐个进行，以防通电时一个电路的故障会造成其他电路的元器件损坏，也有利于故障的排查和检修。通电后观察有无异常现象，确认各部分交、直流电压。

3. 机械运动的通电调试　对机械运动进行调试前，应先将扫描架、扫描床、控制台及激光相机等可移动部分的固定销拆除（固定销的颜色多为红色）。通电后，首先要进行外壳漏电和扫描架底盘漏电测试，检查确认各面板指示是否正常。完成计算机系统集成，所有系统软件和测试软件已装载。

机械运动的通电调试主要包括：①扫描床升降和平移运动的调试，平移运动的精度不够可导致扫描时出现漏层；②扫描架倾斜角度的检查与调整；③定位灯准确性的检查与调整；④扫描架的旋转调试，特别是旋转的均匀性调试，不均匀的旋转图像会出现伪影；⑤视野选择的检查与调整（部分机型）；⑥准直器的检查与调整。

4. 整机调试　机械性能调试完毕后，必须进行整机调试，才能投入使用。调试前检查确认所有部件安装完成情况，主要包括：①所有系统软件和客户软件；②图像处理工作站；③网络连接；④不间断电源；⑤空调系统；⑥X 线指示灯（控制台、扫描架前后和机房门的 X 线指示灯，以及机房门联锁装置）。

CT 设备的调试工作基本上是通过运行测试软件来完成的。调试的主要内容包括：①X 线的产生（包括 X 射线管电压、电流、灯丝电压、X 射线管中心调整、X 射线管紧固等）；②探测器的信号输出；③准直器校准；④扫描床运行；⑤图像显示系统；⑥激光相机。

注意在 X 线曝光前，首先要进行 X 射线管预热或 X 射线管训练（从低千伏到高千伏，每档千伏从低毫安到高毫安，逐步进行，使 X 射线管逐步加温到工作状态的）。

上述调试完成后可利用 CT 设备附带的模体进行模体测试。模体测试前，要求进行空气校准，以保证模体测试数据的精准。模体测试主要是测试 CT 值的均匀性和准确性，测试是否有伪影。测试时要求在水模图像中间和四周（中心及偏离水模边缘 1cm 的 12 点、3 点、6 点和 9 点位置）各设置一个感兴趣区（ROI），其 CT 值差异应 ≤ 4HU。CT 值校正一般可通过 CT 设备的随机软件来校正。

整机调试完成后，安装调试的各项检查（表5-4）正常，再对 CT 设备的各种功能，用相应的程序逐一扫描测试，若发现问题应及时调试。当全部功能都达到技术标准时，方可对患者进行 CT 扫描检查。

5. 各种软件功能的测试验证　根据选购所配置的要求进行验证，如三维重建、血管成像、CT 灌注、肺功能分析、肺内结节分析、仿真内镜、心脏后处理、骨密度测量、齿科等。建议采用对预约患者或志愿者进行扫描检查，并做图像后处理。

表 5-4　CT 设备安装调试检查表

项目		要求	检查结果
旋转时的外观检查		无漏油	OK（是/否）
		无异常噪声	OK（是/否）
风扇检查		工作正常	OK（是/否）
定位灯检查		最大偏差为 1mm	OK（是/否）
操作台系统运行状态检查		工作正常	OK（是/否）
显示器运行检查		工作正常	OK（是/否）
应急开关检查		工作正常	OK（是/否）
扫描床水平检查		工作正常	OK（是/否）
扫描床与机架的对准检查		偏差小于 1mm	OK（是/否）
扫描床高度检查		工作正常	OK（是/否）
扫描架倾斜检查		工作正常	OK（是/否）
扫描架倾斜时电缆检查		无刮碰和缠绕	OK（是/否）
扫描架旋转时电缆检查		无刮碰和缠绕	OK（是/否）
扫描水模检查（各层厚）		无伪影	OK（是/否）
		CT 值	OK（是/否）
		均匀性	OK（是/否）
		噪声	OK（是/否）
定位像扫描检查	正位	图像正常	OK（是/否）
	侧位	图像正常	OK（是/否）
断层扫描检查		图像无伪影	OK（是/否）
螺旋扫描检查		图像无伪影	OK（是/否）
图像重建检查		图像无伪影	OK（是/否）

6. 各种性能指标的测试验证　CT 设备安装调试完成后，需要进行质量检测验证。因为一是新安装的 CT 设备需要国家卫生监督部门进行验收检测合格后方能投入使用；二是所有检测数据作为今后状态检测的参考数据。检测验证项目和标准按照国家颁布的《X 射线计算机断层摄影装置质量保证检测规范》，内容包括：①诊断床定位精度；②定位光精度；③扫描架倾角精度；④重建层厚偏差；⑤CTDI$_w$；⑥CT 值（水）；⑦均匀性；⑧噪声；⑨高对比度分辨力；⑩低对比度可探测能力；⑪CT 值线性。

7. 数据备份　将通电调试过程中所测得的所有校准数据和测试图像进行硬拷贝备份，存档备查。

（二）验收

CT 设备验收应在安装后进行，通常是按照具体 CT 型号由设备厂商提供给用户的技术参数来进行验收,同时参照国家颁布的《X射线计算机断层摄影装置质量保证检测规范》的验收检测项目和评价标准。

1. 机械性能验收 CT设备的机械性能验收包括:扫描架、扫描床、准直器、探测器等。需验收的物理参数有:定位光精度,床位移精度,扫描架倾角精度、稳定性、CT值、均匀性、噪声、线性、层厚、分辨力等。

(1) 扫描架:验收时要注意扫描架固定是否牢靠,是否保持水平。扫描时,无震动且无异常声响,同时要进行所有旋转速度测试。扫描架倾角应在15°~30°左右,扫描架倾角精度一般≤±2°。

(2) 扫描床:检测床上升、下降和前进、后退是否灵活,有无异常声响。扫描床的定位精度要求≤±2mm,归位精度要求≤±2mm。

(3) 准直器:位于X射线管前方,它可大幅度减少散射线的干扰,并决定层厚或准直探测器的宽度。在多层CT中准直器的作用是限制到达探测器外面的射线,以降低对患者的辐射剂量,如果准直器不精准开口偏大,会导致辐射剂量偏大,剂量检测中CTDI$_{VOL}$会超标。

(4) 定位光精度:可通过测试模体来检测,对其扫描后利用模体表面标记与内嵌的高对比物体的空间几何关系测出定位光标对实际扫描层面位置的偏差。定位光精度要求≤±2mm。

(5) CT值的准确度:利用常规的操作参数和重建算法对测试体模的扫描来验证。CT值受千伏、线束滤过和物体厚度的影响。水的CT值定义为0HU,所测水的CT值应在±4HU范围内。

(6) CT值的线性:CT值是否准确不能仅观察水的CT值,还要观察其他材质的CT值是否准确。一般在模体内嵌有4种以上不同CT值模块,且模块CT值之差均应大于100HU。各CT值模块标称CT值与测量所得到该模块的平均CT值之差,差值最大的为CT值线性的评价参数。验收检测要求最大偏差在50HU范围内。

(7) 均匀性:整个扫描野中,均匀物质图像CT值的一致性。一致性是指要求同类物体图像中每个像素的CT值在物体各区域的狭窄界限内保持相同。同类测试物体外围和中心区域间CT值的差异在很大程度上归因于硬化效应。利用水模测定水模周边几个点与中心点的CT值进行比较,其偏差不应超过±5HU。

(8) 噪声:在均匀物质的图像中,给定区域的CT值与平均CT值的偏差,它对低对比度分辨力和高对比度分辨力具有显著影响。利用水模测定水模周边几个点与中心点的CT值、标准偏差,扫描模体中心位置处的辐射剂量不应大于50mGy。噪声应在测试体模横断面大约10%的区域内测量,平均CT值作为水CT值的测量值,标准偏差除以对比标尺作为噪声的测量值,噪声要求<0.35%。

(9) 分辨力:分为高对比度分辨力和低对比度分辨力,这两个参数相互依存,对重要组织的优质成像和图像质量评价具有十分重要的意义。

1) 高对比度分辨力(空间分辨力):它的定义是在两种物质密度相差在100HU以上时,能够分辨最小的圆形孔或黑白相间(密度差相间)的线对(Lp/cm)值。可通过直接观察图像进行评价的模体或使用通过计算调制传递函数(modulation transfer function,MTF)评价高对比空间分辨力的模体。目前一般CT设备采用的大多是后者,设备能自动计算并画出调制传递函数(MTF)曲线,故可判断出当MTF在百分之多少时的线对值。一般厂商在技术参数表上给出的常常是截止频率的数据,即MTF=0,以显示其较高的空间分辨力。但是截止频率的线对值是没有实际意义的,一般采用MTF为2%或5%来判断该设备的空间分辨力。验收检测要求,CTDI$_w$<50mGy,MTF=10%,常规算法,线对数>5Lp/cm;高对比算法,线对数>11Lp/cm。

2) 低对比度分辨力:相对于周围区域密度有较小差异时,可以观察的可视细节的尺寸。它受X线辐射剂量和图像噪声的严重影响。检测模体采用细节直径大小通常在0.5~4mm之间,与背景所成对比度在0.3%~20%之间,且最小直径不得大于0.8mm,最小对比度不得大于0.5%。调整图像观察条件或达到观察者所认为的细节最清晰状态。记录每种对比度的细节所能观察到的最小直径,并作噪声水平修正,归一到噪声水平为0.5%背景条件下的细节直径,然后与对比度相乘,不同对比度细节的乘积的平均值作为低对比可探测能力的检测值。在评估低对比度分辨力时一定要了解使用的剂量,厂商在提供这一指标时也会说明在什么剂量条件下测定的。这一参数的单位应为mm、%、mGy(也有用mAs来表示)。低对比度分辨力验收检测一般要求<2.5mm。

2. 电气性能验收 电气性能验收的目的是按照设计要求,对CT设备的接线、X射线管的质量、高压发生器的工作性能和工作时序等做全面的检查,并为以后主要参数的检测和调整排除障碍。电气性能验收的顺序应该和通电调试的顺序相同,即先进行低压试验,后进行高压试验。低压试验包括电源电路、控制电路、X射线管灯丝电路、辅助装置电路的试验。

(1) 高压试验:包括高压电路的空载和负载试验、千伏的检测、mA的检测、曝光时间的检测等。

(2) 电源电路的验收:指CT设备高压发生器前的供电线路,电源输入电压应符合说明书中规定的电压。

(3) 控制电路:电路元器件繁多,工作程序分明,电路结构复杂多样,通电验收时应循序渐进,慎重地按CT设备的具体工作程序逐一完成。

3. 图像质量验收　CT图像的质量主要依赖于两种扫描参数:一是与辐射剂量相关的参数;二是与图像处理和图像观察条件相关的参数。

与辐射剂量相关的参数有:①kV、mA;②层厚;③层数;④扫描时间;⑤层间距;⑥螺距。与图像处理相关的参数有:①视野;②扫描次数;③重建矩阵;④重建算法;⑤重建层间距。与图像观察相关的参数由窗口技术设定。这些参数对图像质量的影响,可通过测试模体进行测量,量化评估。

(1) 层厚的标称值:可由操作人员根据临床需要进行选择,通常在0.5~10mm范围内。一般来讲,层厚越大,对比度分辨力越大;层厚越小,空间分辨力越大。如果层厚较大,则图像会因部分容积效应而产生伪影;如果层厚较小(0.5~2mm),图像可能会受到噪声的显著影响(噪声主要来自X线的量子噪声)。

(2) 重建层厚偏差:可通过测试模体来检测,用于轴向扫描层厚偏差测量的模体采用内嵌有与均质背景成高对比的标记物,标记物具有确定的几何位置,通过其几何位置能够反映成像重建层厚;用于测量螺旋CT层厚偏差的标记物为薄片或小珠,标记物材料的衰减系数不应小于铅,以保证高的信噪比。调整影像窗宽、窗位,并记录,获得重建层厚的测量值。验收检测层厚标准和允差要求:层厚≥8mm时,允差为±10%;2mm≤层厚<8mm时,允差为±25%;层厚<2mm时,允差为±40%。

(3) 层间距:连续层面相邻标称边缘间的距离。一般来讲,对于给定的检查容积,层间距越小,患者的局部剂量和整体剂量越高。层间距应根据检查部位和临床要求进行选择,避免患者的被检查层面从层间隔中漏掉,层间隔不应超过预测病变直

径的一半。在需要进行冠状面、矢状面或斜面图像的三维(3D)重建时,减小层间距是十分必要的,通常将其减为零。

(4) 视野(FOV):定义为重建图像的最大直径,其值可由操作人员选择,通常在12~50cm的范围内。选择较小的FOV可增加图像的空间分辨力,其原因是整个重建矩阵用于较大FOV下的较小区域内,导致像素尺寸减小。在任何情况下,FOV的选择不仅应考虑增加空间分辨力的可能性,而且需要能检查所有可能的病变区域。如果FOV太小,相关区域的病灶可能会从可视图像中消失。

(5) kV、mA:一般来讲,管电压可选择1~3种数值(80~140kV范围)。给定kV值和层厚以后,图像质量依赖于管电流和扫描时间的乘积(mAs)。为获取临床信息,在需要较高信噪比的情况下,应选择较高的mAs。但是mAs的增加会伴随着患者辐射剂量的增加。因此与临床目的相关的图像质量应在患者辐射剂量尽可能低的情况下获得。

(6) 窗宽、窗位:窗宽定义为显示器上显示CT值的范围。窗宽由操作人员根据临床需要进行选择,以产生易于获取临床信息的图像。一般来讲,大的窗宽(如400HU)比较适合于较宽范围组织的显示,较窄的窗宽有助于在可取的精确度情况下显示特定的组织。窗位定义为图像显示过程中代表图像灰阶的中心位置。窗宽、窗位由观察者根据被检部位结构的衰减特性进行选择。

4. 各种功能软件的验收　软件功能分为通用临床应用和高级临床应用。

通用临床应用主要有:多平面重建、最大和最小密度投影、三维重建软件、容积三维重建、三维血管CTA、容积仿真内镜、小节结分析、组合图像、对比剂自动注射智能跟踪、去金属伪影技术、低剂量肺扫描、螺旋扫描降噪、肺纹理增强、运动伪影校正、条状伪影消除、颅后窝伪影校正等。

高级临床应用主要有:心脏成像、冠状动脉钙化评估分析、心脏评估、CT灌注、仿真血管内超声显示、超高分辨率成像、多功能诊断、智能血管狭窄测量分析和评估、全脑轴扫灌注功能、全脑功能成像、螺旋灌注功能、肺结节分析、结肠平铺分析、骨密度测量、齿科等。另外,需要对维修软件的检测验收,维修软件用于系统和程序的调整、检查和诊断,特别要掌握维修密码的设置。根据具体CT说明书给出的各种功能一一验收,有些功能目前还没有验收标准,只能由验收单位酌情处理。同时,验

收的过程也是一个学习的过程。

CT设备验收时,如有某一项或多项指标达不到时,用户有权要求厂方进行调整以达到出厂提供的指标,从一般情况来看,很多情况通过重新调整是能够达到标准的。出现这种情况除了与设备本身的质量以及运输条件的影响等有关外,有时与安装工程师的责任心、技术水平、认真细致的工作态度有关。当用户进行验收检测后,发现的问题大部分是可以通过调整或更换一些必要的部件得以解决。一般验收检测可以由厂方、用户和有关的技术检测部门共同进行。如存在的问题最终不能解决的,则需要通过商检和/或其他有关部门正式向厂方提出索赔。验收检测的结果以及有关的数据和图像等资料应该及时保存,因为它一方面代表了设备安装以后的状态以作为验收的依据,而更重要的是作为一种基准值,以便日后进行定期的稳定性检测时的参考,从而了解设备的运行情况和状态。当设备的一些重要部件进行更换或修理后应该进行一次状态检测,而且国家卫生监督部门每年对使用的CT设备进行状态检测。状态检测的结果将成为设备的基准值以作今后稳定性检测的参考。

当CT设备通过了验收检测,说明设备的性能已满足用户购买CT设备时的要求,为今后正常工作奠定了基础。但不能满足于此,还应该做好CT设备的质量控制,以期设备始终处于良好的性能状态,能够获得最佳图像质量和延长设备的使用寿命。这就要求用户进行定期的稳定性检测和实施厂方对设备要求的维修保养计划。CT的稳定性检测是在验收检测的基础上实施的。检测所得的数据要和基准值进行比较,观察测定的数据是否偏离基准值或超过允许的偏离值,以判断设备的状态。

五、维护保养

CT的维护保养工作是保证设备处于良好工作状态,减少故障的重要手段。CT设备经过一段时间的运转,机械部件需要润滑和再调整,电气性能漂移需要检查及再调整,损耗件需要及时更换。CT属于精密设备,正确的维护方法和保养措施,对于充分发挥它的性能,减少故障的发生,最大限度地保证使用,是不可或缺的。

(一)保养内容

1. **工作环境**　要使CT设备正常工作,首先要保证其必要的工作环境。即保持扫描室、操作室、计算机室和设备间的干净卫生,避免有害气体侵袭。保持CT设备机房的规定温度和湿度,避免周边震动等,要定期检查CT设备各房间的空调使用情况,定期清洁空调、计算机(或热交换器)的过滤网,保证其正常工作状态,使机房温度控制在18~22℃。CT设备在较高的湿度环境中运行,会频繁出现故障,显示错误信息。CT设备机房特别是计算机房间要安装空调或专用除湿机去湿,确保湿度控制在40%~65%。

CT设备要求供电稳定,电压波动小,不得在CT设备运行过程中停电拉闸。当电网电压波动较大时,稳压电路不可能完全有效地稳定输出,此时极易产生瞬间过高压,使X射线管瞬间超负荷,危及X射线管的安全。为使CT设备供电电压稳定,室内的空调和除湿机,不要与CT设备同时接在同一稳压电源上。

2. **使用操作**　CT设备必须正确使用,错误的操作,轻者达不到目的,重者造成设备损坏。

(1)使用原则:CT设备的使用应遵循下列原则——①CT设备操作人员必须具备相应的专业知识和操作技能,熟悉CT设备的结构、工作原理以及扫描技术参数选择等。应按国家的相关规定,经过专门的CT设备上岗培训并获得合格证书;②根据CT设备的特点,严格遵守使用说明书中所规定的操作规程,谨慎、熟练、正确地操作CT设备;③每日CT设备开机后,应按要求正确进行X射线管预热和空气校正,避免冷X射线管突然加上高压后因快速升温而造成阳极靶面损伤,缩短X射线管的使用寿命,保证采集数据的精准;④扫描过程中要注意操作台和显示器上各参数的变化,以便及时发现异常;⑤扫描过程中严禁更改成像参数和CT设备条件;⑥注意扫描的间隔时间,禁止超热容量使用。

CT使用的扫描条件过小会影响图像质量,过大会增加X射线管负荷。扫描间隔时间太短会造成X射线管温度上升加快,冷却时间缩短,间隔时间太长又会增加旋转阳极的启动次数,对旋转阳极也不利。工作中应选用适当的扫描条件,在不影响图像质量的前提下,尽可能减小扫描条件,降低辐射剂量。

(2)操作规程:不同厂家和型号的CT设备各有自己的使用特点和相应的操作规程。但其共同特点是:①开机前检查操作室、扫描室和计算机室的温度和湿度,使之达到规定的要求后方可开机;

②严格按照顺序启动CT设备,开机后观察各项技术条件选择是否在正常位置,并按要求进行X射线管预热和空气校正;③合理摆放患者体位,按医嘱和病变部位选择相应的技术参数进行扫描;④按要求进行CT图像后处理,同时进行图像传输和胶片打印;⑤每天下班时,严格按顺序关闭CT设备和总电源。

CT设备的X射线管预热程序是从低千伏到高千伏,每档千伏从低毫安到高毫安,逐步进行,使X射线管逐步加温到工作状态的。突然的高千伏、高毫安、长时间曝光会使处于冷却状态的X射线管靶面突然升温,有可能造成球管靶面龟裂,或产生游离气体,降低X射线管耐压;同时还可能造成冷却油碳化,绝缘性能下降而引起管套内高压放电,缩短X射线管的使用寿命。当更换新的X射线管或设备长期停用(超过一周)重新使用时,均应按设备说明书的要求手动进行X射线管的预热训练和空气校正。

CT设备的空气校正通常是由CT设备自动按校正程序完成的,按照每档千伏值、每个准直层厚、每个旋转时间进行空气校正,确保采集数据的精准。空气校正一般在X线未曝光时间超过3~4小时后或扫描室内温度发生变化时,系统会提示需要进行空气校正。

3. **日常保养**　CT设备的日常保养应按天、周、月、季度和年度计划进行,并做好日常保养工作的记录。

(1)保持机房恒定的温湿度和清洁:这是对设备工作环境的基本要求,注意在清扫机房时,尽量不用水或少用水(北方地区的冬季除外),在断电情况下,擦拭CT设备,尽量不用湿抹布。不要使用有腐蚀性的清洁剂擦拭设备,腐蚀性的清洁剂会损坏表面或引起毛细裂纹,进入设备,会损坏电子组件。若发现CT设备有受潮现象,应首先做干燥处理后,方可开机。阴雨天气应关闭门窗。

(2)保持机房和CT设备内部清洁:由于静电感应可使灰尘附着于元器件表面,影响元器件的散热和电气性能,因此CT设备机房应该是封闭房间,通过换气扇或空调与外界通风换气,其他的功能房间应该有纱窗。工作人员、患者及其家属进CT机房都需换专用拖鞋或一次性鞋套,防止灰尘和沙土落入CT设备机房。这是保证CT设备正常运转的

重要措施。

(3)CT设备定期性能检测:为使CT设备提供优质的诊断图像,必须对影响图像质量的CT设备各部件的性能参数进行经常的检测。定期对CT图像进行质量检查,使用随机附带的模体进行CT值、CT平均值、标准差、均匀性及像素噪声等的检测,并进行高对比度分辨力和低对比度分辨力的测定。全面质量控制检测的内容包括:扫描层厚、床位置精确度、床位指示精确度、X射线管输出量、噪声水平、高对比度分辨力、低对比度分辨力和CT值的线性等。

(4)注意安全检查:CT设备在使用过程中,由于机械的磨损和电器元件的老化等原因,总会产生一些不安全的隐患,因此只有随时留心观察,仔细检查,才能防患于未然,避免一些故障或事故的发生。日常检查包括:扫描床的升降和进退、扫描架的前倾后仰角度、探测器和X射线管的运行声音是否正常、接地线是否牢固、计算机是否显示X射线管温升过快、各种连线有无被老鼠咬断或绝缘橡胶被咬破等。同时还要注意对安全防护的检查,如扫描架和控制台上的紧急停止键,扫描室内的电源紧急停止按钮,机房辐射警告灯,扫描附件等,一旦发现异常,应及时修复或更换。

4. **机械部分保养**

(1)经常检查CT扫描床的活动度,观察有无摩擦现象,经常对扫描床的升降和进退轨道涂抹润滑油,以减少摩擦和磨损。

(2)为防止部件的电镀部分生锈,应经常用油布擦拭。避免碰撞喷漆或烤漆部位,以免漆皮脱落生锈。

(3)应经常检查扫描架的运行情况,正负倾斜运动时是否匀速,有无卡壳现象,正负倾斜运动的限位开关是否良好。对扫描架的倾斜运动轴应经常涂抹润滑油,防止磨损,增加灵活度。

(4)对扫描架内X射线管和探测器运行的旋转轴、视野调节轨道应经常检查,看有无磨损、断裂,并经常涂抹润滑油。应经常检查扫描架的旋转运动情况,观察旋转是否平稳、有无噪声,并做相应的处理。

(5)经常检查CT设备各部件的紧固件,如螺丝、螺母、销钉等是否有松动或脱落现象,如有应及时加以紧固,并重点检查扫描架内影响CT设备安

全稳定的螺丝等紧固件是否有松动或脱落现象。

（6）检查所有的滑轮、轴承、齿轮变速装置、传动装置和各种导轨，更换已损坏或即将损坏的部件，并重新加注润滑油，使其传动平稳、机械噪音小。

（7）检查各种平衡用及传动用的链条、钢丝绳，发现有断股或严重折痕时，应用同规格的链条、钢丝绳加以更换并调节，使之松紧适度。清除锈斑，并用机油润滑。

对CT设备运动频繁的轴承、轨道、滑轮等要重点检查。这些部分的故障往往是逐渐形成的，从局部的损伤发展到整件的损坏，以致CT设备停止运行。在检查中不仅要查出有明显损伤的部件，更重要的是把那些有隐伤的部件查出来，防患于未然。

5. 电气部分保养

（1）检查电源线的绝缘层有无老化、破损或过负荷烧焦等现象，若有上述情况应立即更换电源线。

（2）检查接地装置是否完好，若发现接地导线有局部折断应更换新线，若测得接地电阻明显增大或超过规定数值，应进一步检查各导线的连接点，必要时应直接检查接地电极。

（3）检查控制台、扫描架、扫描床等电路接线是否完好，有无破损、断路和短路现象，如有应及时更换，以防故障扩大。

CT设备运行一段时间后，各元器件的性能会发生一些改变。在电路检查中要注意测量各关键测试点的电压数值及纹波系数。定期检查、校正重要的单元电路，如探测器电源、数据采集系统各通道的增益和线性、扫描架旋转速度的控制电路等。要经常检测电源状态，调整稳压电源的工作状态，确保CT设备所需的稳定工作频率和工作电压，免受外界突变电压的影响。

6. X射线管的保养

（1）X射线管是CT设备的核心部件，既昂贵又易碎，在运输和使用中要尽量防止震动和碰撞。备用X射线管存放时应使阳极端（重量大）朝下，并包装完好，且固定牢靠。存放环境不能阴暗潮湿，存放时间不宜太久，一般一年内要使用一段时间，以便排除X射线管内部的气体。

（2）CT设备连续扫描时，应注意给X射线管留有一定的间歇冷却时间，不能让管套表面的温度超过50~60℃，并随时注意X射线管的热容量显示和报警。

（3）扫描时，应注意听X射线管内是否有放电等异常声音。若有异常声音应立即停止使用。

（4）经常检查X射线管的油路冷却系统。循环油虽然是耐高压耐高温的，但随着使用时间的延长，在高温及辐射下会被碳化，造成油路过滤器内沉积大量微细杂质，油路循环不畅，引起阻塞、漏油、进气等。当冷却风扇不正常时，油温不能及时冷却，使X射线管长期处于高温下，也可影响X射线管的使用寿命，应经常观察风扇是否正常运转。扫描曝光时，注意有无高压放电现象，若经常出现放电现象，说明绝缘油内存在较多杂质，绝缘性能变差，此时应进行换油处理。若放电是由X射线管内气体造成的，应及时更换X射线管，以防故障扩大。另外，扫描过程中要留有足够的时间使X射线管冷却，并尽可能使旋转阳极低速旋转。

（5）测量X射线管的输出量。X射线管在长期工作中，阳极不断蒸发的金属附着在X射线管内壁上，阴极灯丝因点燃而逐渐变细，内阻增大，使其发射电子的能力减弱，造成X射线管老化，导致X线辐射剂量输出不足，从而影响CT图像质量。这属于正常性损坏，无法修理，只有更新X射线管。

7. 滑环的保养

（1）滑环的处理：设置手动旋转滑环，让滑环低速连续转动，然后用纱布逐道擦拭滑环直至手感平顺、目视无明显脏污处；若有些脏污处不易擦掉，可以用橡皮擦拭；滑轨式滑环的保养需要使用专用工具进行清洁。

（2）碳刷（或电刷）的处理：取下的碳刷模块按信号类别分组，每组负责相同的信号传输，增加数量是为了信号的可靠性。先清除每支碳刷上的异物，然后擦拭清洁。观察每组碳刷的高度是否一致，若有相对低的，可调整碳刷后部弹簧。将碳刷模块固定后需让机架旋转以使滑环和碳刷充分磨合，分别进行机架慢速、中速、高速旋转，这样磨合后可充分保证扫描初期不会出错；滑轨式滑环采用电刷，用两根棉棒蘸上无水酒精后夹紧电刷清洗，如遇磨损严重的电刷用镊子夹起后从根部剪掉，如需剪掉的太多，则更换新的电刷，将电刷装回滑环时要使电刷和滑环压紧，要注意电刷间不要相互交叉，以免引起故障。

（二）定期保养计划

CT设备在使用过程中,要定期检查和保养机械部分和电气部分,以便及时发现故障和隐患,防止故障扩大和重大事故的发生,延长CT设备的使用寿命。为保持CT设备良好的运行状态,应制订相应的保养制度。

1. 日清洁　对CT控制台、扫描架、扫描床的表面,每天早上开机前或下班时要用柔软的纱布清除灰尘,以防开机扫描时灰尘吸附到电器元件上。控制台、扫描架上绝不允许放置水杯,以防水杯翻倒将水撒进CT设备内,造成重大故障或事故。每天应用半干的湿拖把清扫CT设备机房地面,最好先用吸尘器吸尘,再用拖把清扫,绝对不能用湿拖把清扫CT设备机房,以防潮气吸入设备内部,造成设备生锈和电器短路。

2. 周检查　每周应对CT设备的控制台、扫描架、扫描床、高压发生器和计算机柜等进行一次检查。用SMPTE图形调整显示器的亮度、对比度,使其保持最佳状态;检查控制台表面各技术选择键是否灵活;扫描床上升、下降和前进、后退是否灵活自如,有无运行障碍;扫描架表面上的各操作键、功能键是否灵敏有效;观察排风扇是否运转;检查CT设备的供电是否良好;检查空调是否运行良好。

3. 月保养　主要内容包括:①对控制台、计算机柜、扫描架和扫描床内部的灰尘,可用带毛刷的吸尘器抽吸。对控制台和计算机柜内的集成电路板,在清除灰尘后,需再次插紧,以防止电路接触不良;清洁通风口滤过网,必要时更换。②对扫描架、扫描床和控制台内的机械触点生锈,需要用去锈纸除去,检查各接触点有无氧化、烧熔,各连线有无松动、移位或断开,各部件有无烧焦、熔化,各紧固件是否松脱等;检查滑轮、轴承和轨道是否光滑,有无破裂、伤痕,各螺丝和销钉是否紧固,传动用的钢丝绳有无断股或严重折痕等;检查X射线管与探测器运行的轨道轴承是否正常,有无裂痕。③检查扫描架内的X射线管是否漏油或渗油,若高压发生器和X射线管内的冷却循环系统的油量减少,影响散热,应及时进行补充。检查高压插座的固定螺栓有无松动,高压发生器上的高压电缆有无松动,高压电缆的绝缘橡胶有无破损等。清理滑环碳刷和周围散落的碳粉,必要时需更换碳刷。④检查计算机柜内有无异常的烧焦味,各电路板是否松动,各连接导线是否松脱和断开等。

4. 半年保养　主要工作任务:①对各系统进风口过滤网的清洁和调换;②对扫描架内、扫描床和控制台内的机械状况、部件的运动状况进行检查;③根据CT图像质量做一些数据测试,相应做一些必要的校正和调整;④要进行接地电阻测量;⑤调整、紧固运动和传输部件的相对位置,更换有损伤和易损的零部件;⑥检查接触器触点有无损坏的痕迹,测量各档电源电压是否在标准范围,保险丝是否氧化等;⑦电路板引脚清洁并重新插紧,进行各机(箱)柜内吸尘除灰。

5. 年检测　CT设备运行一定时间后,某些机械部件和电器元件,特别是X射线管、探测器等的性能将发生变化,其主要参数可能出现不准确或不稳定,必须进行校正。CT设备最好一年进行一次定期的全面检修,以保障其运行状态良好。

（1）X射线管的检测包括:①观察管套有无漏油或渗油;②通过放大镜观察阳极靶面有无龟裂、裂纹及熔化现象;③用万用表检测X射线管阴极端X、Y、Z端子的电压是否稳定正常;④通过扫描曝光,观察mA的变化,来估测CT X射线管的真空度;⑤测量mA、kV和X线的输出量。

（2）探测器的检测包括:①探测器的吸收能力是否正常;②探测器吸收X线的均匀度如何;③探测器有无残光现象;④探测器的工作性能是否稳定;⑤各探测器之间的空隙是否扩大。

（3）检查CT设备的机械部分精度是否改变,机械与机械结合处是否松动,各部分的紧固件是否牢靠,机械运动部分是否平稳灵活。对CT设备的整个机械运动部分均需检查。

（4）清理高压插头,更换硅脂和绝缘垫。

（5）检查扫描床水平运动轴、垂直运动轴、水平运动的导向轴承是否磨损,并加润滑剂;检查枕部锁定装置与强度。

（6）检查扫描架主旋转轴承是否有过热、磨损现象,并加润滑剂;检测滑环和碳刷磨损,更换碳刷。

全面认真地检查计算机柜和控制台内的电路板,进行全面的灰尘清除,并且插紧各类电路板。检查准直器位置是否正常,准直器与探测器侧是否精确对准。补偿器的位置是否正确等,都要一一校正。检测接地电阻是否符合要求(雨季前)。北方地区在冬季之前检测。CT设备稳定性检测时间如表5-5所示。

表5-5　CT 设备稳定性检测时间表

测试内容	周期	体模	测量参数	备注
水模测试	1次/月	水模	CT 值、均匀性、噪声	在所有可用千伏值条件下,测试 CT 值的一致性,CT 值的均匀性,噪声用标准差
伪影检测	1次/月	质控模体	常用各项层厚	如有变化可能是设备系统或重建算法有问题
定位灯测试	1次/季	层厚模体	定位灯精度	通过定位灯测试,可确定内部定位灯位置与当前断层平面的偏差
断层厚度测试	1次/季	层厚模体	断层厚度	对于所有可用层厚进行测试,计算实际层厚,测试层厚是否在允许偏差之内
扫描床位置测试	1次/季	标尺	扫描床移位精度	测试实际床位是否与显示床位相符,测出定位误差和归位误差
CT 值线性测试	1次/半年	内有不同密度的材料模体	不同材料的 CT 值	模体各材料标称 CT 值与测量的平均 CT 值的偏差是否在允许偏差之内。差值最大的 CT 值线性的评价参数
高对比度分辨力	1次/半年	高对比度孔形模体 星形模体 MTF 测试模体	模体中可见孔、线对的数目或 MTF 值	孔或星形体模测试的敏感性较差,最好采用 MTF 测量,但需要测试软件
低对比度分辨力	1次/半年	低对比度测试模体	可见的孔数	低对比度评估采用多少有点主观性的目测检验方法。注意调整窗宽和窗位来改善图像的显示
CT 剂量指数测试	1次/年	16cm CTDI 头部模体 32cm CTDI 体部模体 剂量计与电离室	头部 CTDI 体部 CTDI	在所有可用千伏值条件下,分别测试头部 CTDI 和体部 CTDI 实际值与偏差
图像畸变	1次/年	质控模体	测垂直、水平方向距离	体模中相邻两个孔的距离应相等,否则图像畸变
kV 和 mA 波形	1次/年或必要时	高压分配器 示波器	kV 的形状和幅度及 mA 的波形	与前记录比较,必要时重新校正

(韩闽生　石明国)

第八节　CT 成像的主要性能参数检测和控制

CT 的应用中,必须考虑两方面的因素:为疾病的准确诊断服务,能够获得优异的图像质量以获得尽可能多的诊断信息;为满足电离辐射防护的要求,能够在获得尽可能多诊断信息的上,尽量减少病人所接受的辐射剂量,以最大限度地满足《中华人民共和国职业病防治法》和国家标准《电离辐射防护与辐射源安全基本标准》(GB 18871—2002)的要求。

为了得到良好的 CT 影像和良好的辐射防护效果,国家制定了相关的国家标准,《X 射线计算机断层摄影装置质量保证检测规范》(GB 17589—

2011)和《放射诊断放射防护要求》GBZ 130—2020,对 CT 的设备性能和辐射防护两方面进行了相应的要求。本节中,我们依据相关的国家标准对 CT 的性能参数进行定义,并对 CT 主要性能参数的检测方法进行介绍,并介绍国家标准对 CT 性能参数的控制要求。

一、CT 的主要性能参数的检测

CT 性能参数的检测与控制是为了对 CT 的应用进行质量保证(quality assurance,QA),使 CT 设备达到最佳的性能状态,获取最高质量的图像用以进行诊断,以及减少对病人的辐射到最小。CT 质量保证通过对 CT 系统的各项性能指标的检测评价、对于检测的周期性实施以控制性能参数长期处于良好状态来实现。从 CT 应用于临床开始,QA 的重要性就逐渐显现出来,一些国家和相关组织陆续制定了 CT 质量保证的规范,主要发展过程如表 5-6 所示。

表 5-6 QA 主要发展过程

时间	内容
1977 年	美国医学物理学家协会(AAPM)发布第 1 号报告《用于 CT 机性能评价的体模及 CT 机质量保证》,首次系统地阐述了 CT 设备质量保证的内容、方法、工具等
1982 年	世界卫生组织(WHO)公布了《诊断放射学中的质量保证》,对 CT 机主要性能参数制定了一些规范
1993 年	AAPM 发表了第 39 号报告《计算机断层扫描设备验收测试过程详述》,作为对第 1 号报告的补充和更新
1994 年	国际电工委员会(IEC)公布了《关于 X 射线计算机断层成像设备的稳定性测试》(IEC 1223—2.6),这是对 CT 机稳定性测试较为科学、权威的新规定,是目前国际通用标准
1999 年	国家标准《X 射线计算机断层摄影装置影像质量保证检测规范》(GB/T 17589—1998)实施
2006 年	国家标准《X 射线计算机断层摄影放射防护要求》(GBZ 165—2005)实施,《医用 X 射线 CT 机房的辐射屏蔽规范》(GBZ/T 180—2006)发布
2012 年	国家标准《X 射线计算机断层摄影装置质量保证检测规范》(GB 17589—2011)实施
2013 年	国家标准《X 射线计算机断层摄影放射防护要求》(GBZ 165—2012)实施

根据我国现行的国家标准《X 射线计算机断层摄影装置质量保证检测规范》(GB 17589—2011)和《放射诊断放射防护要求》(GBZ 130—2020),参考相关标准,我们给出了与 X 线 CT 的性能参数和防护相关的性能参数及其相应的检测手段和方法。

(一)CT 的主要性能参数

1. **CT 剂量指数**(CT dose index,CTDI) CT 剂量指数是评价 CT 成像对患者、陪护人员、操作人员的辐射影响,以及 CT 成像对环境影响的重要指标。

(1)CT 剂量指数定义:沿着标准横断面中心轴线从 −50mm 到 +50mm 对剂量剖面曲线的积分,除以标称层厚与单次扫描产生断层数 N 的乘积:

$$CTDI_{100} = \int_{-50}^{+50} \frac{D(z)}{NT} \mathrm{d}z \qquad 公式(5-4)$$

式中:

T:标称层厚;

N:单次扫描所产生的断层数;

$D(z)$:沿着标准横断面中心轴线的剂量剖面曲线。

(2)加权 CT 剂量指数:将模体中心点采集的 $CTDI_{100}$ 与外围各点采集的 $CTDI_{100}$ 的平均值进行加权求和:

$$CTDI_{w} = \frac{1}{3}CTDI_{100,c} + \frac{2}{3}CTDI_{100,p}$$

$$公式(5-5)$$

式中:

$CTDI_{100,c}$:模体中心点采集的 $CTDI_{100}$;

$CTDI_{100,p}$:模体外围点采集的 $CTDI_{100}$ 的平均值。

(3)体积 CT 剂量指数(volume CT dosimetry index,$CTDI_{vol}$):代表多排探测器螺旋 CT 扫描整个扫描容积中的平均剂量:

$$CTDI_{vol} = CTDI_{w}/p \qquad 公式(5-6)$$

式中:

p:螺距,详见螺距的定义

(4)剂量长度积(dose length product,DLP):容积剂量指数与沿 Z 轴扫描长度 L 的乘积:

$$DLP = CTDI_{vol} \times L \qquad 公式(5-7)$$

式中:

L:指沿 Z 轴的扫描长度

2. **CT 值**(CT number) CT 值作为 CT 的基本概念,是对影像信息的基本度量,要求其值准确,同时还需考虑到完整影像上 CT 值的均匀性和线性要好。

(1)CT 值定义:CT 影像中每个像素对应体素的 X 射线衰减平均值(CT 值通常用 Hounsfield unit 作为单位,简称 HU。利用下式将测得的衰减值按照国际统一的 Hounsfield unit 标度转换为 CT 值):

$$CT 值_{物质} = \frac{\mu_{物质} - \mu_{水}}{\mu_{水}} \times 1\,000 \qquad 公式(5-8)$$

式中:

$\mu_{物质}$:感兴趣区域物质的线性衰减系数;

$\mu_{水}$:水的线性衰减系数。

水的CT值:0HU;空气的CT值:-1 000HU。

常用在特定感兴趣区中所有像素的平均CT值来对CT值进行描述。

（2）CT值均匀性（uniformity of CT number）:整个扫描野中,均匀物质(一般选择水或等效水均匀模体)影像CT值的一致性。

（3）CT值线性（CT number linearity）:不同吸收系数物质影像CT值的线性关系。

（4）噪声（noise）:在均匀物质影像中,给定区域CT值对其平均值的变异。其大小可用感兴趣区中均匀物质的CT值的标准差除以对比度标尺表示。

3. **螺距（pitch）** 螺距作为螺旋CT成像的重要指标,不仅对成像质量有较大的影响,而且还对CT成像的速度有较大的影响。

球管每旋转360°诊断床的移动距离与总的成像探测器宽度之比。

$$P=\frac{d}{MS} \qquad 公式(5-9)$$

式中:

d——球管每旋转360°诊断床的移动距离;

M——球管每旋转360°所成断层图像的数目;

S——每幅断层图像的标称厚度。

4. **分辨力** 是指CT图像中分辨物体的能力,分为高对比度分辨力和低对比度分辨力。

（1）高对比度分辨力（high contrast resolution）:即空间分辨力（spatial resolution）,在物体与背景在衰减程度上的差异与噪声相比足够大的情况下,CT成像时分辨不同大小物体的能力。

（2）低对比度分辨力（low contrast resolution）:CT机图像中能识别低对比的细节的最小尺寸。

5. **几何参数** 对扫描断面影像的准确性有很大的影响。如果扫描断面和需要诊断的断面存在偏差,将会对诊断造成不利的影响。

（1）诊断床定位精度:确定诊断床径向运动的准确性和稳定性。

（2）定位光精度:确定扫描定位灯与扫描断面的一致性。

（3）扫描架倾角精度:确定扫描架倾斜角度的准确性

6. **层厚（slice thickness）** 获取的影像对应人体组织层面的厚度,在CT的应用中,分为标称层厚和重建层厚。

（1）标称层厚（nominal tomograpic slice thickness）:CT机控制面板上选定并指示的层厚。

（2）重建层厚（reconstructed slice thickness）:扫描野中心处成像灵敏度剖面曲线的半值全宽。

（二）性能检测模体的选择

CT性能参数的检测需要采用专用模体的方法进行。由于CT性能参数的检测结果依赖于检测模体和检测方法,因此检测模体和方法研究受到各生产厂家、医疗单位和监督检测部门的普遍重视。在我国应用的性能检测模体主要有四种:一种是AAPM模体,这种模体是1977年AAPM第1号报告定义的CT机性能指标,并给出了使用特定模体进行检测的方法所描述的模体,同时AAPM又设计了一种测试低对比度分辨力的ATS模体,这两个模体通常被称为AAPM模体;另一种是美国RMI公司生产的461A型插件式模体;第三种是由美国模体实验室生产的CATPHAN模体,有500型和600型两种,由于这种模体携带方便,又不需要注水使用,因此这种模体的使用频度较高;第四种是1996年北京市放射卫生防护所和中国计量科学研究院联合研制的YCTM型CT检测模体。CT性能检测模体中通常包含水或水等效材料均匀模块,用以检测CT值和CT值均匀性;空间分辨力检测模块;低对比度分辨力检测模块;层厚及CT值线性检测模块等。四种模体的总体情况如表5-7所示。

表5-7 四种模体的总体情况表

模体类型	推出年代	均匀介质	结构特点	头模直径	模体直径	模体放置方法
AAPM	1976	水	整体结构分层模块	165mm/216mm	320mm	用支架
RMI 461	1985	水等效材料	插件式	190mm	330mm	用支架
CATPHAN	1990	水等效材料	整体结构分层模块	200mm	多种尺寸体环	挂在储运箱上
YCTM	1997	水	整体结构分层模块	164mm	320mm	挂在储运箱上

做好 CT 检测工作首先要选择一个性能良好、使用方便的模体,四种模体中,RMI 461 和 YCTM (TM 164A 型)模体使用很少,较常见使用的模体是 AAPM 模体和 CATPHAN 模体,分别如图 5-54 (a)和图 5-54(b)所示。两种模体各有优缺点,下面对其进行简单的比较。

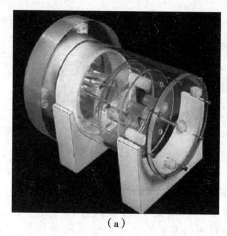 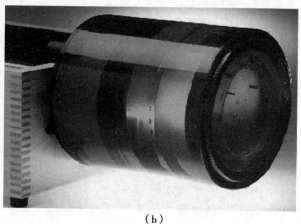

（a） （b）

图 5-54 AAPM 模体(a)和 CATPHAN 模体(b)

AAPM 模体于 1976 年开创了 CT 检测的规范方法,在很长一段时间内各 CT 生产厂家所给的性能指标都是用 AAPM 模体检测的结果,这种模体如图 5-54(a)所示。但是这种模体有主要有以下几方面的不足之处:①AAPM 模体中低对比度分辨力检测模块配制合适的溶液极为困难,一次配制后又不能稳定搁置,ATS 模体中被检物体与背景的对比度随 X 射线束的线质的变化比较大,检测不同 CT 机时实测对比度相差较大;由于这种模体只有一种对比度,当对比度远离标称值时,难以对该机的低对比度分辨力做出确切的评价。②空间分辨力检测模块中孔的分级较粗,特别一些低档机机能分辨 0.8mm 的孔却不能分辨 0.75mm 的孔,这对于 CT 机的验收检测评价造成一定困难。③AAPM 模体庞大笨重,没有防止由于热胀冷缩引起的漏水、进气的措施,监督监测部门使用这种模体感到不方便。④AAPM 模体中虽有检测 MTF 的金属丝和检测边缘扩散函数的高对比度界面模块,但这种检测方法比较复杂,无论对于 CT 机还是对于检测人员的技术要求都比较高,且不直观;孔模可进行直观的检测,密封的空气孔由于经常搬动可能进水而失效。

CATPHAN 性能检测模体采用等效水固体材料代替水作为基础制作,克服了 AAPM 模体存在的问题:①低对比度分辨力检测模块采用相同物质不同密度的材料制作背景,克服了 X 射线线束线质对对比度的影响,且设置了几种对比度,即使对比度与标称值不符,由于有几种对比度模块区的检测结果,使得检测可进行内插和分析;②空间分辨力采用了线对卡,不但分级较细且在高分辨力方向扩展到 20Lp/cm,可用来测量调制值并作为检测 MTF 的简易方法;③固体材料使用克服了漏水、进气的问题;④CATPHAN 模体还优化了层厚的检测方法,层厚检测模块采用了 23°丝状斜面,以其影像分布曲线的半高宽为基础来计算检测层厚,提高了检测精度,对于薄层扫描的层厚检测更为有利。此外 CATPHAN 模体比较小巧,便于携带且没有漏水问题,因此许多厂家已改用 CATPHAN 模体检测性能指标,它也是监督监测部门较好的选择。

下面就以 CATPHAN 模体为例来介绍 CT 性能参数的检测方法。

常用的 CATPHAN 模体有 500 型和 600 型两种,如图 5-55(a)和图 5-55(b)所示,各检测组件的定位如表 5-8、表 5-9 所示,目前应用较广泛、性价比较高并能够较充分满足性能检测要求的是 CATPHAN 500 型模体。

（三）CT 主要性能参数检测的基本要求

1. 模体的安装及摆放定位

（1）将箱盖打开到 180 度位置。

（2）取出模体,并按图 5-56 将模体悬挂在箱子一侧,并放置在病人床上。

（3）需要时可在箱盖内加入适当重物以保持平衡,也可用患者绑带将带有模体和配重的箱子固定。

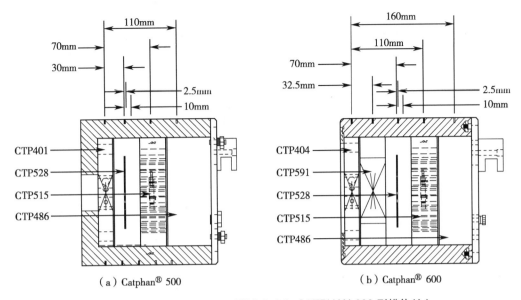

图 5-55　CATPHAN 500 型模体（a）和 CATPHAN 600 型模体（b）

表 5-8　CATPHAN 500 型模体检测组件定位

CATPHAN® 500 组件名称	距首个检测组件中心的距离/mm
CTP401 层面几何学组件	
CTP528 21 个线对高分辨力组件	30
CTP528 点源	40
CTP515 亚层面和超层面低对比度组件	70
CTP486 固体等效水影像均匀性组件	110

表 5-9　CATPHAN 600 型模体检测组件定位

CATPHAN® 600 组件名称	距首个检测组件中心的距离/mm
CTP404 层面几何学组件	
CTP591 圆珠几何学组件	32.5
CTP528 21 个线对高分辨力组件	70
CTP528 点源	80
CTP515 亚层面和超层面低对比度组件	110
CTP486 固体等效水影像均匀性组件	150

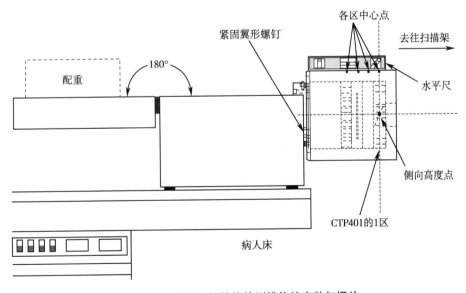

图 5-56　CATPHAN 性能检测模体的安装与摆放

（4）调整病人床高度和模体的左右位置，使第一截面（CTP401 或 CTP404 层面几何学组件）中心（模体上侧面红点和顶面红点）与 CT 机的定位光相互对准。

（5）用随模体附带的水平仪在对应床体平面的横向和纵向调整模体的水平度。

（6）可从定位扫描（扫平片），如图5-57所示，选择轴扫对准交叉丝状影像中心层面位置，或者通过床体自动定位到CTP401或CTP404中心点层面。

2. **模体定位检测**

（1）为评价第一断面扫描影像（CTP401），应检测模体位置和对准；

（2）这一断面会有4个斜面，斜面与这个组件基底到顶面呈23度角；

（3）图5-58给出当这个检测组件的扫描中心与工轴中心对准及非对准时，斜面的影像是如何变化的；

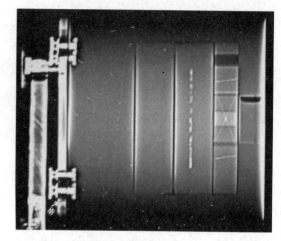

图5-57 CATPHAN性能检测模体的定位扫描图像

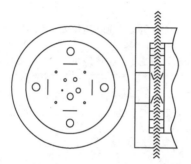

图a 正确对准在这个影像中，中心斜面影像的X，Y是对称的，表明模体正确对准。

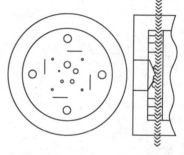

图b 斜面呈顺时针方向歪斜，当斜面从中心向顺时针方向偏转时，模体需远离机架。

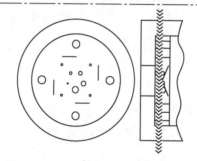

图c 斜面反时针方向歪斜，当斜面从中心向反时针方向偏转时，模体必须移向机架。

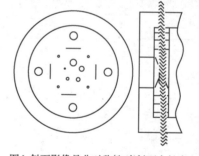

图d 斜面影像是非对称性，当斜面在长度和旋转呈非对称性表明与工轴有差的对准。

图5-58 CTP401检测组件的扫描中心在工轴中心对准及非对准时影像示意图

（4）使用扫描机栅形影像功能可以评价模体位置；

（5）如果扫描影像表示出非对准，应对模体重新定位，并重新扫描；直到确定正确对准后，方可继续进行下一个检测。

3. **选择合适的扫描条件** 应从以下几方面出发选择检测的扫描条件：

（1）根据检测目的选择扫描条件：CT性能检测方式分验收检测、状态检测和稳定性检测三种。验收检测要特别注意厂方所给性能指标的测量条件、临床实用扫描条件及设备性能极限的扫描条件；稳定性检测则要在验收检测后确定一组或少数几组临床上实用的扫描条件，在整个临床使用的过程中定期按固定的条件进行扫描以观察系统各性能参数的变化情况；状态检测介于两者之间根据实际临床应用及评价机器状态选择扫描条件。

（2）根据各种扫描条件对CT性能指标的影响来选择扫描条件：例如CT剂量指数（CTDI）的高低影响噪声大小及低对比度分辨力，有时厂家给出低对比度分辨力指标时既规定了CTDI为40mGy，检测规范中又规定了测量时的扫描条件（kV，mAs），但有时两者是矛盾的，CTDI 可能因设备中所用的 X 射线管的发射效率而异，两者有矛盾时应以 CTDI 值为准，修改 mAs 值。由于国际辐射防护及辐射源安全基本标准给出的 CT 头部扫描的多层扫描平均剂量指导水平为 50mGy，我国制定的《X 射线计算机断层投影质量控制检测规范》要求空间分辨力及低对比度分辨力要在 CTDI 为 50mGy 的条件下检测。影响空间分辨力的因素较多，例如 X 射线管的焦点探测器及准直器的尺寸、数据采集方式、扫描野尺寸、矩阵大小及卷积过滤函数等，检测前应向维修工程师了解清楚这些因素中哪些可以自选、选择原则及范围，然后根据检测目的选择测试的扫描条件。

4. 正确选择分析图像及测量参数的条件　通过扫描得到一幅模体的检测图像后必须在正确的条件下进行分析和测量。

（1）正确选择分析图像的窗宽和窗位：正确选择窗宽、窗位是分析空间分辨力、低对比度分辨力及测量层厚的关键，分析空间分辨力时窗宽设在 10HU 以下最窄处，但窗位不得大于细节 CT 值和背景 CT 值之差，同时，还要在常规算法和高对比算法两种重建算法下分别进行测量；分析低对比度分辨力测试图像时，应将窗宽设置为 5 倍 CT 值标准偏差（SD）加两对比部分（孔内、外）CT 值之差，窗位应设置为孔内外的 CT 值平均值；测量层厚时，将窗宽设置为最小值，窗位设置为斜面影像 CT 值分布曲线的半高度，这时，测得的距离才能和层厚的定义（灵敏度曲线的半高宽）相对应。

（2）选择测量 CT 值及噪声的感兴趣区（region of interest，ROI）的合适尺寸：测量 CT 值的线性时要注意不同材料间的边缘效应，因此 ROI 的直径不可过大，应选在线性检测模块之内；测量噪声时 ROI 的面积既要包括 100 个以上的像素又不可太大，太大会包含了 CT 值的不均匀性，因此在国家标准中建议采用 $1cm^2$ 的 ROI 面积测量 CT 值及噪声大小。

（四）CT 主要性能参数的检测

根据 GB 17589—2011 的要求，下面对要求的检测项目给出检测的方法。

1. 诊断床定位精度

（1）目的：由于诊断床能否准确、可重复地移动至指定位置，对确定图像的相对位置十分重要，因此需要确定诊断床径向运动的准确性和稳定性。

（2）将最小刻度为 1mm，有效长度为 500mm 的直尺在靠近诊断床移动床面外的位置固定，并保证直尺与床面运动方向平行，然后在床面上做一个能够指示直尺刻度的标记指针。

（3）保证床面负重 70kg 左右（可用中等体型成年人躺在床面上的方法）。

（4）请 CT 机的操作人员或陪检人员分别对诊断床给出定位"进 300mm"和归位"退 300mm"的指令。

（5）记录进、退起始点和终止点在直尺上的示值，测出定位误差和归位误差。

2. 定位光精度

（1）目的：检查扫描定位灯与扫描断面的一致性。

（2）将 CATPHAN 500 中的 CTP401 检测模体放置在射野中心线上固定，模体轴线垂直于扫描横断面，依据《CATPHAN 500 模体操作规程》的对中方法，首先调整轴线对中。

（3）微调模体使其所有表面标记与定位光重合。

（4）采用自动模式使模体进入扫描区域，采用临床常用的头部曝光条件、总成像准直厚度小于 3mm 的模式进行轴向扫描，获得定位光标记层的图像。

（5）方法一：根据获得的图像，比较图像中 23° 斜面的形状和位置关系与标准层面是否一致，如果不一致，则说明定位光不准确，如图 5-59 所示：

图中的定位光中心偏离 = $A \times tan23° \approx A \times 0.424$，$A$ 可用工作站中的测距确定。

（6）方法二：根据获取的图像，在轴线上前后微调模体，按照 2.（4）中的扫描条件，最终获得与标称层面一致的图像，根据模体沿轴线调整的距离，确定定位光偏离的程度。

3. 扫描架倾角精度

（1）采用中心具有明确标记的长方体模体，使其中心与断层扫描野中心重合，并水平固定，或者根据标准描述的测量基本原理，采用 X 线 CT 剂量模体，将模体中心点与断层野中心点重合，并水平固定，根据定位光精度的检测结果，调整模体位置，确定扫描层面，使得扫描层面经过模体中心点；

（2）如果采用 CT 剂量模体，将剂量模体的周边四个电离室插孔中的对称中心的两个成垂直放置，并抽出其中的固体棒；

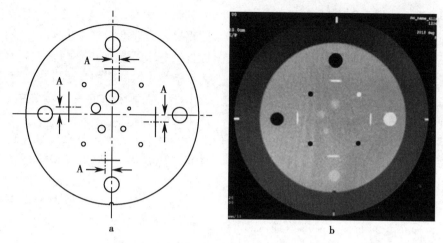

图 5-59　定位光精度检测的示意图及影像

（3）采用临床常用的头部扫描条件进行扫描；

（4）模体固定不动，机架倾斜一定角度，按常用头部扫描条件再次扫描；

（5）使用工作站中的测距软件，测量长方体模体两幅断面图像的上下边缘的距离，或者对剂量模体两幅横断面影像中上孔的下边沿与下孔的上边沿之间的距离，分别记为 L_1 和 L_2；

（6）利用以下公式计算得到扫描架倾角的实际值，与设定值比较，确定扫描架倾角精度。

$$\alpha = \arccos \frac{L_1}{L_2} \qquad 公式（5\text{-}10）$$

式中：

α——扫描架倾角大小；

L_1——垂直扫描时模体横断面影像中上下边沿之间的距离；

L_2——机架倾斜 α 角度后模体横断面影像中上下边沿之间的距离。

4. 重建层厚偏差

（1）轴向扫描重建层厚偏差

1）依据 CATPHAN 500 型性能模体进行模体对中，并定位于 CTP401 模体；如图 5-60 所示。

2）采用头部曝光条件，设定影像的标称重建层厚，进行轴向或螺旋扫描，获取模体 CTP401 的图像。

3）如上图所示，利用 23°丝状斜面影像，按照下一步的方法测量层厚。

4）对影像的调整与进行测量的方法：①调整窗宽至最小，改变窗位，直到丝形斜面影像恰好完全消失，记录此时的 CT 值，即 CT_{max}；②在该窗宽窗位条件下，测量标记物附近背景的 CT 值，即为

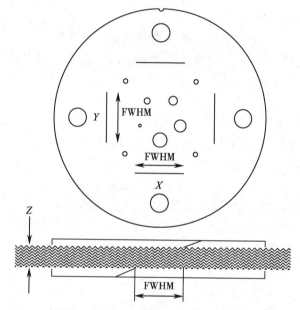

图 5-60　重建层厚偏差检测影像示意图

$CT_{background}$；③CT 值半高为上述两个 CT 值之和的一半，记为 CT_{hm}；④然后再重新调整窗位至 CT_{hm}，测量此时标记物的长度，即上图中标记的半值全宽（FWHM）；⑤再计算得到重建层厚 Z 的测量值。

$$\frac{Z}{FWHM} = \tan 23° \approx 0.424 \quad 公式（5\text{-}11）$$

（2）螺旋扫描重建层厚偏差

1）用螺旋扫描方式扫描标记物，并以 1/10 标称层厚的间隔重建图像，且 Z 轴方向图像重建的总宽度至少为 3 倍的标称层厚；

2）用适当的 ROI（如标记物为薄片，则 ROI 设定为该薄片直径的 2 倍，若为微米级小珠，则将 ROI 设定为点）测量获取的系列螺旋扫描图像中薄

片或小珠材料的平均CT值;

3)记录这些平均CT值作以Z轴为横坐标的函数曲线,并确定该函数曲线的FWHM,该FWHM即作为重建层厚的测量值。

注1:本项中所指的重建层厚是CT机默认的图像重建层厚。

注2:对于比较陈旧的螺旋CT机,很难实现1/10标称层厚重建图像,可以微调起始扫描点,获取多组重建图像,测量这些图像中心的平均CT值并作曲线,确定FWHM。

注3:对于多排CT机,目前仅限于对多层轴向扫描重建层厚的检测,检测模体中的具有确定几何位置的标记物在Z轴方向应该足够长,如果长度不能满足多层扫描的需要,可以按照探测器阵列的布局划分开来,分别检测,并保证模体中标记物的Z轴中心尽可能与检测部分阵列在同一扫描层面。

注4:对使用的具有确定几何位置的高对比标记物模体,应明确可以检测的最小层厚d,该最小层厚可按下式计算得到:

$$d = \frac{T}{\cos\theta} \qquad 公式(5\text{-}12)$$

式中:

T——标记物的厚度;θ——标记物与扫描层面所成的角度。

5. CT剂量指数

(1)采用X线CT剂量模体,头模直径为160mm,模体直径为320mm,分别在中心和距圆柱体表面10mm处有可放置CT剂量电离室探头的孔,采用X线剂量检测仪与CT剂量电离室配合检测,如图5-61所示。

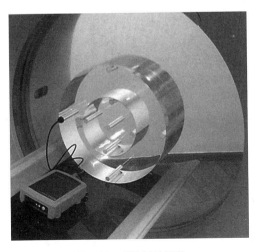

图5-61 CT剂量模体

(2)将头模置于扫描野中心,模体轴线与扫描层面垂直,周边剂量探头孔分别对应相当于时钟时针的12、3、6、9点位置,探头有效探测中心位于扫描层面厚度的中心位置。

(3)按照X线计量检测仪操作规程连接仪器与电离室,并使仪器和笔记本电脑有效连接。

(4)拔出模体中心圆柱,并插入CT剂量电离室。

(5)根据使用模体,按照临床常用头部条件进行轴向扫描;记录剂量读数,得到$CTDI_{100,c}$。

(6)将CT剂量电离室依次切换插至周边的四个电离室插孔中,并根据使用模体,按照临床常用头部条件进行轴向扫描;记录剂量读数,得到四个$CTDI_{100,p}$(分别是$CTDI_{100,p1}$,$CTDI_{100,p2}$,$CTDI_{100,p3}$,$CTDI_{100,p4}$),周边的四个插孔位置无顺序要求。

(7)将模体切换至体部模体,并采用临床常用体部条件进行轴向扫描,重复类似于(2)至(6)的步骤,以获得体部剂量读数。

(8)根据以下公式分别计算得到头部和体部的$CTDI_{100}$和$CTDI_{w}$:

$$CTDI_{100} = \int_{-50}^{+50} \frac{D(z)}{NT} dz \qquad 公式(5\text{-}13)$$

$$CTDI_{w} = \frac{1}{3}CTDI_{100,c} + \frac{2}{3}CTDI_{100,p}$$

$$公式(5\text{-}14)$$

$$CTDI_{100,p} =$$
$$\left(CTDI_{100,p}1 + CTDI_{100,p}2 + CTDI_{100,p}3 + CTDI_{100,p}4\right)/4$$

$$公式(5\text{-}15)$$

(9)对螺旋扫描,采用CT长杆电离室进行CTDI的测量,并根据公式计算出$CTDI_{w}$、$CTDI_{vol}$和DLP。

由于剂量指数是CT性能和放射防护的共同的重要指标,这项检测除了应符合国家标准《X射线计算机断层摄影装置质量保证检测规范》(GB 17589—2011)的要求外,还应符合国家标准《放射诊断放射防护要求》(GBZ 130—2020)的相关要求。

6. CT值(水)、噪声和均匀性

(1)采用均质水圆柱形模体,将模体对中(尽量不采用CATPHAN模体中的CTP486模体,因这

一模块中的材质有可能引起因使用 X 线能量的不同而带来的 CT 值测量误差);

（2）采用头部扫描条件进行扫描,且每次扫描模体中心位置处的辐射剂量应不大于 50mGy;获取 CTP486 模体;

（3）CT 值的测量:在图像中心用大约 500 像素的 ROI 测 CT 值并记录。

（4）噪声的测量:在中心用大约 500 像素的 ROI 测 CT 值的标准偏差 $\sigma_水$,并按照下式计算得到噪声 n 的值。

$$n = \frac{\sigma_水}{CT_水 - CT_{空气}} \times 100\% \qquad 公式(5\text{-}16)$$

式中:

$\sigma_水$——水模体 ROI 中测量的标准偏差;

$CT_水$——水 CT 值得测量值;

$CT_{空气}$——空气 CT 值得测量值;

$CT_水 - CT_{空气}$——对比度标尺。

（5）均匀性的测量

1）在中心用大约 500 像素的 ROI 测 CT 值;

2）用相同 ROI 在图像圆周相当于时钟时针 3、6、9、12 点的方向,在距图像边缘 1cm 处取四个 ROI,测量其平均 CT 值;

3）边缘对中心 CT 值的最大偏差为场均匀性,如图 5-62 所示。

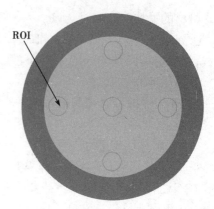

图 5-62　CT 值、噪声和均匀性的测量示意图

7. 高对比度分辨力

（1）将 CATPHAN 模体对中,并定位于 CTP528 组件,这个断面组件含有从 1Lp/cm 到 21Lp/cm 线对高分辨力的检测卡;

（2）分别按照临床常用头部条件和体部条件进行轴向扫描;

（3）周期性细节的有效衰减系数与均质背景的有效衰减系数差异导致的 CT 值之差应大于 100HU,调整图像观察条件或达到观察者认为的细节最清晰状态,但窗位不大于细节 CT 值和背景 CT 值之差;

（4）计数能分辨的最小周期性细节的尺寸（或记录 MTF 曲线上 10% 对应的空间频率值)作为空间分辨力的测量值,如图 5-63 所示。

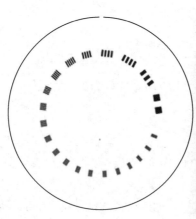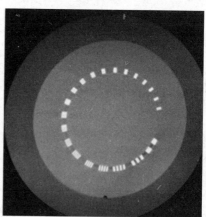

图 5-63　高对比分辨力模体和检测图像

8. 低对比可探测能力

（1）模体采用细节直径大小通常在 0.5~4mm 之间,与背景所成对比度在 0.3%~20% 之间;

（2）将模体置于扫描野中心,并使圆柱轴线垂直于扫描层面;

（3）按照临床常用头部和体部条件进行轴向扫描;

（4）由模体说明书调整图像观察条件或达到观察者认为的细节最清晰状态;

（5）记录每种对比度的细节所能观察到的最小直径,并作噪声水平修正,归一到噪声水平为 0.5% 背景条件下的细节直径,然后与对比度相乘,

不同对比度细节的乘积的平均值作为低对比可探测能力测值,如图5-64所示。

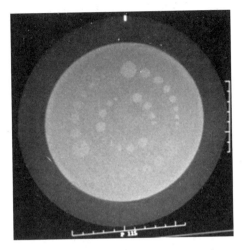

图5-64 低对比探测能力的检测图像

（6）对噪声水平的修正可按下式计算得到：

$$T\sigma^2 R^3 = k\frac{1}{D} \qquad 公式（5-17）$$

式中：

T——标称层厚,单位为毫米（mm）；

σ——噪声大小,%；

R——可观察到的最小细节直径,单位为毫米（mm）；

k——比例系数,为一常数,不用考虑其具体数值；

D——扫描剂量,单位为毫戈瑞（mGy）。

9. CT值线性

（1）将CATPHAN模体对中,并定位于CTP401模体,内嵌四个分别为Acrylic、Air、Teflon和LDPE小圆柱体的样本模块;如表5-10所示。

（2）用临床常用头部和体部扫描条件分别扫描并获取图像,如图5-65所示;

表5-10 CT值线性检测的四种样本材料的标准CT值

材料	标准CT值*
丙烯酸	120
空气	−1000
特氟纶	990
低密度聚乙烯	−100

*：标准CT值随使用X线平均能量的差异而有较小的差异。

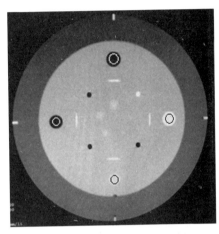

图5-65 CT值线性测量图像

（3）在图像中对应不同模块中心选取大约100个像素大小的ROI,测量其平均CT值;

（4）按照模体说明书中标注的各种衰减模块在相应射线线质条件下的衰减系数,计算得到各种模块在该射线线质条件下的标称CT值;然后计算各CT值模块中,标称CT值与测量值所得该模块的平均CT值之差,差值最大者记为CT值线性的评价参数。

以上各项性能参数检测的评价标准依据国家标准《X射线计算机断层摄影装置质量保证检测规范》（GB 17589—2011）列于表5-11中。

表5-11 GB 17589—2011中规定的CT质量控制检测要求及检测周期

序号	检测项目	检测要求	验收检测 评价标准	状态检测 评价标准	稳定性检测 评价标准	周期
1	诊断床定位精度/mm	定位	±2	±2	±2	每月
		归位	±2	±2	±2	
2	定位光精度/mm	—	±2	±3	—	—
3	扫描架倾角精度/°	—	±2	—	—	—
4	重建层厚偏差(s)/mm	$s\geqslant 8$	±10%	±15%	与基线值相差 ±20%或±1mm,以较大者控制	每年
		$8>s>2$	±25%	±30%		
		$s\leqslant 2$	±40%	±50%		

续表

序号	检测项目	检测要求	验收检测 评价标准	状态检测 评价标准	稳定性检测 评价标准	周期
5	CTDI$_w$/mGy	头部模体	与厂家说明书指标相差±10%以内	与厂家说明书指标相差±15%以内,若无说明书技术指标参考,应<50	与基线值相差±15%以内	每年
		体部模体		与厂家说明书指标相差±15%以内,若无说明书技术指标参考,应<30		
6	CT值(水)/HU	水模体	±4	±6	与基线值相差±4以内	每月
7	均匀性/HU	水或等效水均匀模体	±5	±6	与基线值相差±2以内	每月
8	噪声/%	头部模体 CTDIw<50mGy	<0.35	<0.45	与基线值相差±10%以内	半年
9	高对比分辨力/(Lp/cm)	常规算法 CTDI$_w$<50mGy	线对数 MTF$_{10}$ >6.0	线对数 MTF$_{10}$ >5.0	与基线值相差±15%以内	半年
		高对比算法 CTDI$_w$<50mGy	线对数 MTF$_{10}$ >11	线对数 MTF$_{10}$ >10		
10	低对比可探测能力	—	<2.5	<3.0	—	—
11	CT值线性/HU	—	50	60	—	—

二、CT机的验收和质量控制

CT的验收和质量控制除了通过影像的评价进行成像的评价之外,还应该通过适当的性能检测方式来评价,性能检测方式可以分为以下几个方面。

1. **验收检测(acceptance test)**　设备安装完毕或重大维修后,为鉴定其性能指标是否符合约定值而进行的质量控制检测。新装机的设备通常由监督监测部门或有相关资质的第三方检验检测机构来实施,能够很好地完成验收检测,但是重大维修后的设备常常忽视验收检测而继续使用,这是需要引起足够重视的现象。

2. **状态检测(status test)**　对运行中的设备,为评价其性能指标是否符合要求而定期进行的质量控制检测,通常一年进行一次状态检测。这一检测通常由监督监测部门或有相关资质的第三方检

验检测机构来实施,一般情况下能够较好地完成。

3. **稳定性检测(constancy test)**　为确定设备在给定条件下获得的数值相对于一个初始状态的变化是否符合控制标准而进行的质量控制检测。这一检测通常是由设备的使用方来完成的检测,但是由于设备使用方不具备检测仪器和相应的性能检测模体,因此目前这一检测实际上是没有完成的检测任务,也是需要引起足够重视的现象。

表5-11中给出了根据国家标准《X射线计算机断层摄影装置质量保证检测规范》(GB 17589—2011)中规定的质量控制检测的项目和检测要求及检测周期。

为了满足CT防护性能的要求,依据GBZ 130—2020的要求,对CTDI$_w$的验收检测,对成年患者,还应增加如表5-12的检测要求。

验收检测时,如果该医院有儿童患者需要做

CT 扫描,则需按照 GBZ 130—2020 规定进行如表 5-13 的检测(对于儿童医院和综合医院中有儿科时的要求)。

表 5-12　典型成年患者 X 射线 CT 检查的诊断参考水平

检查部位	CTDI$_w$*/mGy
头部	50
腰部	35
腹部	25

*:表列值是由水模体中旋转轴上的测量值推导的,模体长 15cm,直径 16cm(头部)和 30cm(腰椎和腹部)。

表 5-13　儿童患者诊断参考水平(Shrimpton 等,2005)

检查部位及年龄/岁	CTDI$_w$[a]/mGy	CTDI$_{vol}$[a]/mGy	DLP/(mGy·cm)
胸部:0~1	23	12	204
胸部:5	20	13	228
胸部:10	26	17	368
头部:0~1	28	28	270
头部:5	43	43	465
头部:10	52	51	619

[a]:CTDI$_w$ 和 CTDI$_{vol}$ 是利用直径为 16cm 的剂量模体计算得到的,本表所列数据为调查平均值的第三个四分位(75%)值。

(李林枫　石明国)

第九节　CT 成像设备常见故障及检修方法

CT 设备属于大型医疗设备,是精密设备,集成了机械、电子、光学、X 线、计算机、图像处理等先进技术,有着很复杂的电路结构及机械结构。它不仅包含低压电路也包含高压电路;不仅有复杂的计算机系统,也有着许多外围电路和外围设备;不仅有静止的机械部分,也有高精度的高速度的运动部件;不仅有系统的主设备,也还有许多辅助设备;等等。CT 设备由许多部件组成,每一个部件都存在一定的故障率,不同的部件故障率不同。问题的核心是出现故障后如何进行分析,如何尽快地将故障定位并加以排除。维修时,既涉及硬件的测试与更换,又需对软件进行检查和参数校正。保养和维修工作较复杂。通常可分为日常定期维修和故障检查修理两种。出现故障时,要谨慎地进行检查和修理,切忌盲目乱拆乱卸,以免使故障扩大。

随着 CT 技术的发展,各代 CT 设备结构有所不同,首先应针对具体机型,掌握说明书上所指出的项目和规定,进行定期检查和维修,以便及时发现问题,解决问题,避免一些故障。CT 设备在日常使用过程中,由于各种不同的原因而造成某些元器件及机器产生故障,使其性能下降或停机,故障原因很多,各型各色,故障有时变化也很大,有的故障现象相同,但发生的部位、部件不同;有时还可能出现同一个部件产生不同的故障现象。

CT 设备的故障可以分为硬件故障和软件故障。硬件故障基本上是由于硬件的某一部件损坏或工作状态不佳引起。硬件故障又可分为:机械故障和电路故障两类。

机械故障常见的有:转动部件失灵或卡死以及长期使用后磨损造成机械精度改变、弯曲、断裂、固定件松动或拔出,如螺钉、螺母、铆钉、键等。

电路故障就其性质而言,基本分为三种:开路故障、短路故障、漏电故障。辅助设备是扫描系统主设备以外的配套设备。例如,稳压器、高压注射器、空调设备(某些型号的机器直接与主设备相连接)、配电柜等。辅助设备的稳定性与可靠性也直接关系整个系统的可靠运行,因此不可忽视。

CT 设备的软件通常包括:操作系统、数据库、扫描程序、调试维修程序、检查程序及应用程序等。软件故障最常见的是软件被破坏,致使 CT 设备不能正常工作或停机;部分软件参数改变,出现异常图像,这需要对软件中的有关参数进行校正。

一、产生故障的原因

CT 设备在使用过程中发生故障,一般可分为三个阶段。①早期故障期:设备使用初期,元器件本身存在材料、工艺、设计等方面的问题,使用初期经过连续运行的考验,大部分会暴露出来。②偶然故障期:这个时期故障率低,设备故障率与外界因素,如温度、湿度、电源供电情况相关规律明显,与日常维护保养关系很大,采用预防维护可保证设备处于良好运行状态,减少这个阶段的故障率。③耗损故障期:这一阶段,故障率快速增加,这是设备及元器件老化、磨损等原因造成,耗损期设备故障率日趋频繁。日常工作中,造成 CT 设备故障的原因常表现如下。

(一) 正常性损耗

任何设备、任何部件都有一定的寿命,随着使用时间和使用频率的增加,故障率也在不断增多。例如,X 射线管在长期工作中,因阳极不断蒸发的金属附着在管壁上,或阴极灯丝逐渐因加热而变细,内阻增大,使其发射电子的能力减低,造成 X 射线管老化,故 CT 的 X 射线管受曝光次数的限制,射线量降低,因而导致伪影出现。此种情形便是正常性损坏,无法修理,只有更新。此外,如接触器、滑动电位器等元件也随使用年限的增长而逐渐老化;还有继电器触点的损坏;轴承的破裂;滑环与碳刷使用时间过长就会出现接触不良的情况等,很难用某一规定的使用时间来衡量,但可通过正确地使用和维护,延缓其老化过程,延长使用年限。

（二）性能参数调整欠佳

CT 设备是高精密医疗设备,在安装和检修调整过程中,必须按照说明书中的技术要求逐步调试和校准。如 X 射线管中心、旋转速度、扫描床的进出速度、图像对比度、低对比度分辨力、CT 值校准、模体校准、编码器的调整、准直器的调整、X 射线管的参考电压调整、灯丝电流调整、高压波形的测试调整等,都应细致认真对待,若调整不当,轻则工作状态不稳定,重则使元器件寿命缩短,甚至无法正常扫描工作。若电流过大或电压过高,均易导致元器件的损坏。

（三）人为损坏

这是由不正当的操作造成 CT 设备的损坏,如操作者对 CT 不熟练,对使用者要求不严,不按操作规程使用所致。如在不预热 X 射线管的情况下,便接通高压扫描,这样会迅速降低 X 射线管的使用寿命,使其突然高温而造成 X 射线管阳极靶面烧伤,轻则使 CT 图像质量欠佳,重则造成 X 射线管报废;不进行空气校正或空气校正失败,造成伪影;开机不开空调室内温度升高;关机没有按规程退出程序等。另外,有的操作员工作时将喝水杯或饮品放置在操作台上,不小心碰倒会造成操作台键盘进水,轻则停机,重则造成设备进水短路而损坏。

（四）设备质量欠佳

造成设备质量欠佳问题的原因很多,其中有:

1. 设计的原因　设备在设计时留的余地太小,例如:电源的容量不足而负载又太重;系统抗干扰能力弱;信号传递的匹配不佳;机械传动配合过于紧张;元件耐压不够;元器件选择不当等。

2. 制造加工安装调试的原因　生产过程中的质量检查与监督不严,造成不合格的产品出厂,例如:应当拧紧的螺丝没有拧紧;应当紧固的部件没有紧固;X 射线管安装的位置不佳等。

3. 元器件的质量不好　例如:旋转部件耐磨性能差(如轴承);元器件的耐压不够;元器件的热稳定性差等。

（五）环境的影响

CT 设备对环境条件要求十分严格:①电源对于 CT 设备的正常运行至关重要,由于电源电压的不稳定,忽高忽低,除影响设备的正常使用外,同时还影响设备的使用寿命。如磁盘机、磁带机正在高速旋转,磁头正在读取数据,浮在盘面上,CT 正在扫描中,此时突然停电或切换电源(瞬时停电),就有划坏磁盘,可能破坏系统软件和应用软件,也会造成设备多处损坏,给修复带来极大困难。②CT 设备的地线非常重要,接地不好往往引起机器的不稳定,有时也会产生故障。③CT 室内的温度与湿度也很重要,温度过高或相对湿度过大或过小都会引起机器的故障。如常见的因室内温度过高,导致 X 射线管过热、扫描架过热、计算机过热保护,CT 无法扫描,需等待温度降低后使用。

（六）平时维护保养不足

CT 设备的日常定期保养十分重要,需经专门培训,固定专人负责。如继电器触点不清洁,设备内部的灰尘没及时清除,高压电缆插头硅脂或变压器油没及时添加或更新,机械部分的润滑欠佳,计算机柜内的空气过滤网不勤清洁,会造成通风不畅;滑环与碳刷不定期清洁保养,会出现接触不良;高压电缆过度弯曲或受潮,会使其绝缘强度降低,造成高压击穿故障等。

适当的适时的维修保养对于延长机器的使用寿命至关重要。例如:机器内部的空气过滤网必须经常进行除尘,以便使得机器有良好的通风散热;经常地检查图像质量也是保养的重要工作,因为进行图像质量检查不仅是为了确保图像质量而且可以预先防止故障的发生;对于螺旋 CT 必须经常清理滑环由于磨损所造成的碳粉附着,同时检查碳刷磨损的情况必要时及时进行更换,此项工作对于减少故障非常重要;对于一些运动的部件必要时要经常地加润滑油以减少磨损;经常检查运动部件的紧固情况等。

二、故障检修原则与方法

（一）检修原则

1. 专业人员检修　检修时必须由具有 CT 专业知识和一定实践经验的工程技术(或影像技术)

人员负责,要有严肃、认真的工作态度。

2. **先调查后动手**　即当发生故障时,首先查看操作台显示屏上的错误代码和错误信息,通过故障代码可大致判断故障所在。各CT设备的故障代码不相同,有的设备可能不提供代码的解释,需要在工作中不断了解、摸索、总结故障代码的含义。向操作者了解发生故障的前后情况,然后再结合故障现象动手检查。

3. **先外后内**　即先检查电源是否正常,机器外部元器件及各开关旋钮的位置是否正确,然后再打开机器内部进行检查。

4. **先静后动**　即先在不通电的情况下,用眼观、鼻闻、耳听及万用电表测等,静态观察有无响声和气味。然后再接通电源,逐步认真分析和测量,找出故障发生的位置和原因。

5. **先读图后动手**　检修者一定要对所检修的CT说明书以及有关资料数据认真地阅读和掌握,掌握各种软件操作程序,并弄清机械的结构原理,电路的工作原理。CT设备发生故障时,先读懂故障部位的电路原理图,最好以流程图的形式逐步列出,特别是对继电器的工作状态分析,一环扣一环,以流程图的形式可省时省力,加快找到发生故障的原因,然后再动手找出排除故障的方法。

6. **充分发挥故障诊断软件的作用**　CT的软件中,一般都设置了各种校验程序,其中也包括故障诊断软件(维修软件)。不同CT设备的维修软件的使用方法也不同,有些CT设备还需输入密码才能使用维修软件。CT发生故障时,运行这些故障诊断程序,可提示故障部位、性质及其相关信息,结合故障现象,参考这些信息,追根求源,便可找出故障所在。

7. **综合分析,制订检修计划**　切忌无计划的"盲动"检修。检修完毕,应对CT设备进行综合校验和必要的调整,并填写检修记录。遵循上述原则,可少走弯路,加快检查和排除故障的速度,提高检修工作的效率。

（二）检修注意事项

1. **安全保护**　尽量避免在带电的情况下检修;在带电情况下进行检修时,所用检修工具,如仪表测试笔、接线夹、螺丝刀等,其金属暴露部分尽量少,以免造成短路。如无专用工具,可在普通工具上加装绝缘套管。要特别注意人身安全,检修扫描架内部的部件时,一定要将安全开关关闭,以免有人误操作时造成人身伤害;在维修过程中有时需要

辐射曝光,此时应注意防护辐射;在维修高压系统时,需要操作高压部件时必须注意将高压部件对地进行放电,以释放掉残余的电荷,避免高压伤人。

2. **按制订的检修计划进行**　检修用仪表要保证一定的精度,避免测量误差过大,影响检修工作。

3. **零部件安装复位**　凡拆下的导线均应做好记录并加以标记,以免复原时出现错线错位,造成新的故障,对需要调节的元器件,调节前后都应做好测量记录,以免错乱。对拆下的零件、螺母、螺钉等要分别放置,不可乱丢,检修后应及时装回原处。

4. **试验要慎重**　当遇到短路故障时,例如:CT设备高压击穿、机器漏电、电流过大等情况,应尽量避免过多的重复试验,非试验不可时,应选择低条件,谨慎从事,防止将故障扩大。

5. **注意防止静电**　CT设备采用大规模集成电路或超大规模集成电路,在维修时必须注意防止静电,尤其是在操作带有大规模集成电路板时必须佩戴静电防护手环,以免造成集成电路的损坏,这也是必须注意的操作规程。

（三）检修顺序

1. **了解故障情况**　配置有无改动。

2. **观察故障现象**　观察指示灯、开关等情况。

3. **工作原理分析**　分析故障产生的可能原因。

4. **拟定检测方案**　拟定出检测步骤和测试工具。

5. **分析检测结果和分析故障的原因和部位**　是检修CT最关键而且最费时的环节。

6. **故障修复**　进行更新、替换等整修工作。

7. **修复后功能检测**　必要时应作某些调整。

8. **检修记录**　填写内容有故障现象、出错代码、故障分析、检测方案和结果。

（四）检修方法

在日常检修CT设备中,会碰到性质、现象不同的故障,也有繁简、大小、隐蔽和明显的故障,这就应根据不同情况,对症下药,采取有效的检测手段,才能"准而快"地查出故障所在。在检修CT时常用的查找故障方法有以下几种:

1. **控制台面板法**　利用CT操作台上设置的开关、按键、插孔、旋钮和各种指示器等来缩小故障的查找范围。

2. **直接观察感触法**　利用人的眼、耳、鼻、手等感官,通过①看指示灯;②听声音;③闻气味;④摸温度,来发现较明显的故障。例如,接线松动

或脱离,电子管灯丝是否点燃,电阻烧坏断裂,电解电容电解液外溢,变压器烧焦,高压电缆击穿,漏油,速度不匀,mA表上冲,kV表不稳等明显故障适用此法。但也要注意,用此法找到的故障,有时可能是发生故障的表面现象,不是原因所在,因而不应急于更换零件,应认真分析引起故障的真正原因,否则故障非但不能排除,反而会加重。

3. **信号注入法**　即利用逻辑测试笔或信号发生器输出各种不同频率的信号,加到待修部件的输入端,在输出端用示波器观测其波形的变化,此法对因放大器引起的故障帮助很大。

4. **对比代替法**　即用新的元器件或电路板替换怀疑有问题的元器件或电路板,观察故障能否排除。此法需有大批的零备件,或在同型号CT设备上测试,既快又省事,对因元器件变质、虚焊等隐蔽的故障甚有效。

5. **切割法**　即有时一个故障现象牵涉面很广,会有好多个故障引起的可能,必须将这些可能性一个一个地排除,最后只剩下一种可能性。或者对于难以判断故障所在或现象相同而部位不同的故障采用此法很有效,如X线部分的mA表上冲,可先将高压发生器端电缆拔出进行高压通电试验,而后将X射线管侧电缆拔出,这样很快便可得出结论。对于计算机系统的故障,可利用终端板来分段查找,逐段排除,这样可逐步缩小故障的搜寻范围。

6. **软件法**　即充分利用故障诊断软件(维修软件)来查找故障,有的CT设备维修软件,提供错误代码,故障可能原因,检测步骤和方法,根据提示逐步检测判断,加快排除故障的速度。

7. **测量法**　即用万用表、计时器、示波器等仪表进行测量或使用体模检测,将所测数据与原资料进行对比,以便迅速准确地判断故障所在。在使用中,不同的故障,不同的部位,不同的技术要求,要选择不同的仪表。总之,测量法是检查故障常用和可靠的方法,而各类仪表又是检修的重要工具,是检修工作者的耳目,应熟练掌握并倍加爱护。

在CT机的检修工作中,方法是多种多样的,实践多了还会有很多小技巧,积累许多小经验。希望CT维修技术人员结合发生故障的现象、部位,从实际出发灵活掌握和运用。

三、典型故障分析

CT设备的故障种类和故障现象与其结构特点有直接关系,下面针对各CT设备共性故障进行分析,掌握和了解一些典型故障的现象、产生的主要原因和检修方法。

(一)伪影

CT伪影是在所有故障中最为复杂的问题,伪影的出现往往涉及设备的高压、重建、数据采集、探测器、X射线管以及软件、校准程序等。

1. **环状伪影**

(1) 产生环状伪影的原因:

①探测器损坏:探测器的某一个或某些损坏或探测效率降低;

②积分电路损坏:某个或某些通道的积分电路损坏;

③X射线管辐射输出降低:射线量不足导致剂量降低;

④X射线管位置或准直器的调整不佳:也会造成剂量的不足;

⑤探测器受潮:导致探测器的性能差异变大;

⑥探测器温度低:探测器通电时间不足,未达到温度要求,温度太低,可能产生伪影;

⑦软件损坏:校正参数表破坏;

⑧未空气校准或校准不正确,造成伪影;

⑨电网电压不稳或内阻过大导致剂量不稳,极可能产生环状伪影(图5-66)。

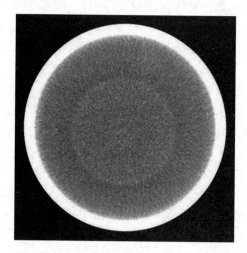

图5-66　环状伪影

(2) 检测及分析处理:

①判断X射线管:X射线管辐射能力的降低是产生环状伪影的重要原因之一。此时X射线管的辐射性能不稳定,时高时低。因此应当判断环状伪影是否由X射线管引起。但是X射线管一般来说不会发生突变,这一点是应当注意的。

②判断探测器:某个探测器损坏会引起一个圆

圈状的伪影。早期的CT采用的闪烁晶体容易受潮。当探测器受潮后也会引起环状伪影。但是和单个探测器损坏相比它们产生的伪影是不同的。探测器受潮引起的环状伪影不会是单个圆圈。

③判断积分电路:积分电路的损坏可能是单一的也可能是一组。积分电路最容易损坏的是电路板上的滤波电容。但是滤波电容的损坏常常不只影响一组通道。

④调整问题:X射线管和准值器的调整不佳导致球管发出来的X线不能全部穿透人体到达探测器,这种情况下表现的是辐射剂量不足。在检查探测器和积分板没有明显的损坏的情况下,有可能是球管和准直器调整不佳产生的伪影。需要重新进行调整。

⑤检查定位像:通过定位像可以判断通道和探测器的损坏,此时会出现平行于轴向的竖线。

⑥高压不稳会引起剂量脉冲的不稳也会导致环状伪影的产生。应当检查电网电压,特别是在曝光的过程中应当监视电网波动情况。

⑦环状伪影一般机器不会报错。

2. 条状伪影

(1) 条状伪影(图5-67)产生的原因:

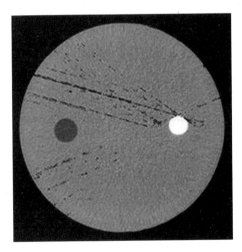

图5-67 条状伪影

①同步脉冲短缺:条状伪影往往是缺少同步脉冲引起的;

②滑环接触不良会导致信息的丢失;

③数据传输时发送与接受不可靠引起数据丢失;

④电网电压不稳引起高压脉冲的不稳导致剂量脉冲不稳。

(2) 检测与分析处理:①检查AP脉冲;②利用软件测试旋转稳定性;③检查同步信号传送通路及信号状态;④检查滑环并清理积存的碳粉;⑤检查数据传送通路;⑥检查电网电压。

3. 网格状伪影

(1) 网格状伪影产生的原因:探测器与积分电路的连接不良。

(2) 检测与分析处理:①检查探测器与积分电路的连接状况;②进行DAS的偏置与噪音测试。

4. 伪影分析

(1) 图像中心部位出现伪影,造成该伪影的原因有:①校准文件损坏,需要重新运行校准程序;②射线滤线器中心部件有裂纹;③数据采集板采集的数据异常或丢失;④探测器采集模块损坏;⑤数据采集单元中模数转换板损坏;⑥球管旋转阳极靶面有缺损;⑦探测器表面及射线透视环上有异物。图5-68是中心伪影,图5-69是中心点状伪影。

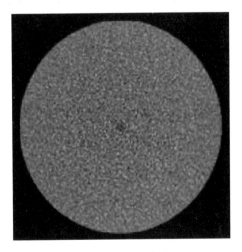

图5-68 中心伪影

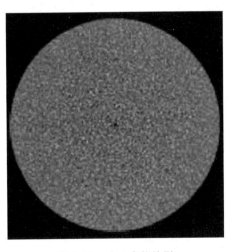

图5-69 中心点状伪影

（2）图像出现单道灰色环形伪影,原因有:①校准文件损坏;②滤线器有细小裂纹或杂质;③数据采集板相应采集通道损坏;④探测器采集模块和采集板连接线接触不良;⑤层厚控制器导轨表面有异物。图 5-70 环形伪影,图 5-71 部分环形伪影。

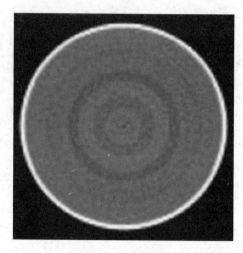

图 5-72　带状伪影

（5）图像出现多环形细环伪影,原因有:①校准文件损坏;②数据采集控制板损坏;③数据采集板损坏;④探测器采集模块和数据采集板连接排线接触不良。图 5-73 是多环伪影。

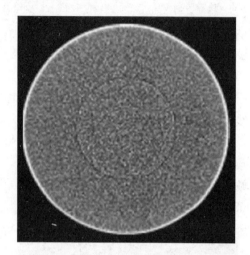

图 5-70　环形伪影

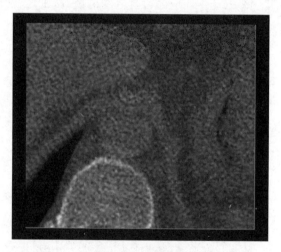

图 5-73　多环伪影

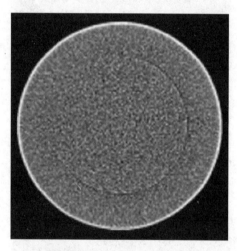

图 5-71　部分环形伪影

（3）图像出现环形带状伪影,原因有:①数据采集板采集通道损坏;②滤线器有较大裂纹;③校准文件损坏;④数据采集单元中模数转换板转换通道损坏;⑤探测器采集通道相邻几个模块损坏。

（4）图像出现多环形带状伪影,原因有:①校准文件损坏;②数据采集单元中模数转换板多个转换通道损坏或基准电压偏离;③数据采集板多个采集通道损坏或数据采集控制电路损坏;④探测器采集模块损坏;⑤滤线器或层厚控制器上有异物或损坏。图 5-72 是带状伪影。

（6）图像出现晶格状伪影,但有扫描图像。原因有:①球管旋转阳极异常;②数据采集控制板故障;③探测器偏置电压异常;④球管打火。

（7）图像出现晶格状伪影,无扫描图像,原因有:①高压系统无射线输出;②数据重建单元故障;③数据采集控制板故障;④校准文件损坏;⑤探测器损坏。

（8）图像出现麻饼状伪影,原因有:①探测器损坏;②高压系统故障;③数据采集控制板损坏;④数据采集单元模数转换板损坏;⑤探测器偏置电压异常。

（9）图像出现转向颠倒偏移,原因有:①数据采集时序控制电路故障;②数据采集触发信号异常;③重建单元故障。

（10）图像出现分离及偏移,原因有:①系统硬盘有坏扇区;②重建单元故障;③原始数据存储接口板故障(图 5-74、图 5-75)。

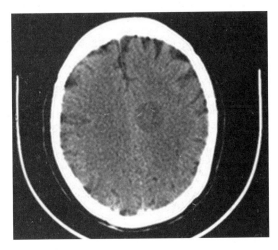

图 5-74　头部图像伪影

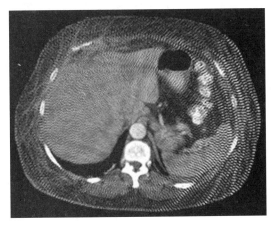

图 5-75　体部图像伪影

（二）数据采集系统（DAS）故障

数据采集系统（DAS）的功能是将穿过人体的不均匀 X 线信号转变成电信号,并将其数字化后送给计算机。判定是否是 DAS 的故障时,可以用硬盘内正常的原始数据重建图像:如果重建的图像好,说明重建系统(阵列处理器)及显示系统均正常,基本上就是 DAS 故障。检测 DAS 故障时要充分利用数据采集系统的测量软件,获得大量的数据。这些数据可以帮助分析具体的故障部位。

DAS 的故障最常见的是环状伪影。环状伪影可由探测器至中央计算机的通信故障、探测器漂移、光谱改变、数据采集系统的电压超差或波纹过大、X 线输出量不足、X 射线管和探测器的匹配位

置调整不当,准直器内有异物进入或内部的滤波片损坏、体模校准数据不准,阵列处理器中电路板或电源不正常等原因引起。环状伪影可以是单环状也可以是多环状。

常见的故障原因有:①体模校准数据不准时,环状伪影大多出现在图像的中心位置附近;②单环伪影多由通道放大板或探测器产生,每道环形等间距,多由 A/D 板引起;③多环伪影集中在图像的中心部分,表明 X 射线管输出量不足;整个图像上都有环状伪影,特别是 10mm 层厚扫描时更严重,多为 X 射线管位置偏移所致;④探测器某个单元或某几个单元损坏,或者连接探测器与滤波放大板的软电缆故障,也可出现环状伪影;⑤准直器划伤或污染时,可出现黑白成对的环状伪影;⑥补偿器出现裂纹时,可出现环形内外密度稍高的伪影;当某些电路板有问题时,也可出现环状伪影;⑦准直器位置不正常,挡住部分 X 线时,图像分辨力降低,外围出现高亮度圆环形伪影;⑧探测器一端地线接触不良时,可引起探测器左、右两边的氙气电离室内形成不同的电压差,致使探测器电离室达不到稳定的工作状态,数据收集不准确,出现多个同心圆的环状伪影,如探测器的直流电源故障时,可在扫描图像中出现多个同心的环状伪影或间距不等的粗细黑条影;⑨扫描架内通风散热条件不好,温度过高时,可出现粗细不等的高密度同心圆环状伪影。

（三）X 射线管故障

1. X 射线管的典型故障　在 CT 设备各种故障中,X 射线管是最容易发生故障的部件,因为 X 射线管是真空部件,属于 CT 设备的耗材,随着扫描曝光次数的增长,故障发生的可能性增大。常见的故障现象有:

①打火:X 射线管使用时间长了管内的高压油绝缘性能会有所降低;油冷却系统密封不好会导致空气进入形成气泡容易打火;更换新的 X 射线管时,高压插头没有完全紧固或涂抹绝缘硅脂不均匀,空气没有完全排除容易打火;有时打火也会表现为电流过载。

②旋转阳极不启动:在规定的时间内阳极旋转速度达不到要求的转速。这种情况大部分是由于轴承过热变形,使转速下降,甚至卡死。特别是扫描速度越来越快,X 射线管积累的热量不能迅速散发出去时这种故障很容易发生。这时只有更换 X 射线管才能使故障排除。

③电流过载:也是 X 射线管经常发生的故障之

一。电流过载常常由金属蒸发导致真空度下降引起,严重时只能更换X射线管。

④灯丝烧断:此种情况有时也会发生(双灯丝可以换用),这时只有更换X射线管才能解决问题。

⑤过热过压保护:在X射线管内的温度过高、绝缘油的压力过大时,过热过压保护开关对X射线管起保护作用。此故障在停止扫描使得X射线管慢慢冷却下来即可恢复。但是在任何情况下绝不可将压力开关摘除,这样做是很危险的,可能会导致X射线管的真正损坏。

⑥油循环故障:可出现油循环泵损坏,油循环油路堵塞,风扇损坏,供电电缆断,旋转停止,供电电源损坏等。

2. X射线管损坏的判断方法　判断方法主要有:

①噪声跟踪测量法:由于X射线管使用时间过长阳极靶面变得粗糙,灯丝老化变细导致射线量降低,因而使得图像噪声加大。通过测量图像CT平均值和标准偏差可以判断X射线管的寿命。

②灯丝电流比较法:测量灯丝电流与曝光次数的关系,可以判断X射线管的寿命。

③射线输出量测量法:通过测量X线的输出量与曝光次数的关系来判断X射线管的使用寿命。

④有些型号的CT提供校正测量值也可以初步判断X射线管的寿命。

3. 区别高压发生器故障　为了准确地判断X射线管损坏,必须排除高压发生器及其控制电路故障和高压电缆及插头击穿故障。因为高压发生器故障和高压电缆击穿有时也表现为电流过载,容易与X射线管故障混淆。判断方法:①摘除高压发生器的高压电缆;②摘除X射线管的高压电缆(注意高压)。

4. 延长X射线管的使用寿命　X射线管属于易损部件而且价格昂贵,因此应当尽量地延长使用寿命。延长使用寿命大致有以下几种方法:①扫描之前必须对X射线管进行充分预热,以延长灯丝的寿命;②做好维护保养工作,定期对X射线管散热系统清理灰尘;③经常检查高压插头,保持紧固的连接,以避免打火伤害到X射线管;④适当地降低扫描条件使用,缩短灯丝加热时间,避免扩大扫描范围,在不影响图像质量的前提下,降低扫描条件。

(四)X线控制及高压发生器故障

1. X线部件故障　常见故障有:

①CT内部和计算机接口部分故障:特点是手动曝光正常,计算机控制曝光不正常;

②控制部分故障:不曝光,无X线;

③高压初级直流电源及电容故障:因电压高易击穿短路不曝光;

④高压逆变器故障:不曝光,逆变器损坏时四个大功率管要一起更换,需要参数匹配;

⑤高压发生器故障:不曝光,无X线;

⑥旋转阳极控制部分故障:引起X射线管旋转阳极不转或转速不对,如阳极旋转过快,其控制刹车的继电器接点接触不良,阳极不能刹车;

⑦灯丝加热控制部分故障:加热异常也不曝光,如灯丝电流产生漂移,特别对低mA造成影响。

2. 外围设备控制故障　常见故障有:

①扫描架旋转编码器(斑马尺)故障:灰尘污染时曝光脉冲少,瞬间无mA,kV相对高(空载),可以引起X线机报错kV高;

②DAS接口板故障:X线曝光信号是从DAS接口板传输给主机的。其故障可引起X线系统的异常。如接口板损坏,当实际数据已采集结束时,接口板不发出采集后的信号,而X射线管旋转阳极仍转。所以有些看似X线的故障,其实是其他系统引起的;

③其他外围设备故障:也可引起X线系统不曝光。如阵列处理器或计算机本身故障未向X线系统发出指令,可引起不曝光(但这时往往不能旋转)。扫描旋转起始位置错误,也不能启动X线系统曝光。

(五)螺旋CT常见故障

1. 碳刷与滑环引起的故障　在螺旋CT设备中有静止与旋转两大部分。它们的连接靠的是滑环与碳刷接触。这其中包括:电源供电、控制信号传送和数据的传输。接触不良导致接触电阻增大,导电性能降低因而引起故障。常见故障有:①碳刷周围堆积的碳粉会产生打火引起断层扫描过程中曝光中断,而且此故障与空气的相对湿度有关。相对湿度过大或过小都会使故障增多。②碳刷周围的碳粉堆积会导致扫描过程中信号传输不稳因而数据丢失,严重时还可能引起机器掉电。

2. 碳刷与滑环的维护保养 碳刷与滑环的接触将直接影响到整个系统的工作稳定性与可靠性。因此应当充分重视滑环与碳刷的保养与维护：

①要经常检查碳刷的长度，当碳刷磨损到一定程度，剩余的长度到达极限时，就要及时更换，以保证系统工作的正常；

②要定期清理碳粉：机器运行当中为了减少滑环和碳刷的无效磨损，应当尽量减少不扫描患者时扫描架的旋转。

3. 其他经常引起的故障 常见故障有：

①通信故障：X 线不能得到信号曝光。指扫描架的固定部分和旋转部分的通信故障。根据通信方式的不同，原因可有碳刷的、光电的、射频的等故障。

②扫描架内灰尘大有可能堵塞某些光耦和电路的光通路，导致系统故障。清除扫描架内的灰尘特别是光耦元件的灰尘一般系统能恢复正常工作。

③系统中的继电器经常有触点接触不良而使机器不能正常工作的情况。改善继电器的触电接触状况或更换继电器可使机器恢复正常工作。

④机架内的多发故障是旋转故障，它致使扫描中断。最为常见的原因是伺服驱动系统故障导致的过载，位置反馈或速度反馈电位器、光耦、编码器损坏导致的速度控制失效，当然对于运行较久的设备还要考虑机械传动，皮带的老化等原因。另外由于长年累月的旋转震动会导致某些接插件松动（如电路板插座、电缆插头等）造成接触不良，影响系统工作的，这类故障一般与旋转有关。因此应当经常检查扫描架内的接插件的接触问题，进行定期的维护与保养。

⑤高压系统也是故障多发的部件，主要是 X 射线管、高压逆变器、高压油箱等，可以通过各种测试来区分。

（六）扫描架、扫描床、准直器机械运动系统故障

1. 扫描架旋转系统故障

（1）机械运动故障：①旋转皮带断裂松动，引起不能旋转、转速低或旋转不均匀等故障。解决方法是调整旋转齿轮的位置，使皮带紧凑，不松动打滑。②旋转电机变速器缺油、损坏等，噪声加大，震动，转速不均。③旋转电缆线松脱卡死引起机械制动。④机架缺油（润滑油），这会引起旋转阻力加大，噪音大，转速不均，CT 设备报错。旋转阻力过大，将使旋转电机电流过大，空气开关跳闸保护。

（2）供电驱动故障：①扫描架旋转系统电源故障，机架旋转速度不正常。②电机碳刷常会接触不良（碳刷属于消耗品，要定期检测，勤更换）；电机线圈也常出现断、短路故障。③驱动板故障，速度快慢不均，有伪影。④旋转锁止故障，扫描架固定不好。扫描架的刹车是靠电机制动的，电机的锁止器不好会使扫描架固定不住，但一般不影响扫描。⑤扫描架旋转系统的电路板故障，扫描架旋转系统的电路板上面有各种电位器，需根据情况现场调整，故未调好的电路板也会报错，维修人员应注意。

（3）旋转控制故障：①旋转控制系统主板故障，旋转控制系统的主板和主计算机进行通信对话，当旋转系统主板有问题时，整个旋转系统全部处于瘫痪状态，故障一般较重，较易判断，这时也不应排除计算机内和旋转系统的接口板损坏的可能性。②旋转控制板故障，旋转功能丧失。③旋转编码器光栅测速故障，缺曝光脉冲，报旋转速度错误。④旋转电机测速线圈故障，速度不均匀失控（一般加快）。⑤旋转限位开关故障，扫描架不能旋转。⑥保护开关故障，扫描架开门保护开关误动作，摆角受限。扫描架面板开门保护开关的作用是开门时不让扫描架旋转。当此开关损坏时，扫描架面板门虽没打开，但程序误认为门已开而不让扫描架旋转。⑦旋转曝光起始位置错误，不能启动曝光。原因多为编码器的参考值读数不对。需重新调整。⑧扫描起始记数开关损坏，常闭开关松开后延时闭合，引起旋转过位。扫描架旋转部分冲过位，危害很大（有可能因强烈的震动损坏 X 射线管或其他部件）。

2. 扫描架倾斜故障 常见故障有：①倾斜电机故障，机架倾斜不能进行；②倾斜检测故障，角度不对时，不能扫描（计划的角度与实际的角度不一致）；③倾斜电机机械传动故障，机架倾斜角度过冲，原因是电机的丝杠螺杆磨损严重，机械传动间隙加大所致。

3. 床水平运动故障 常见故障有：①床水平运动电机驱动板损坏，床水平运动不能进行。②床水平运动电机损坏，床水平运动不能进行。床水平电机本身损坏时较少，床水平运动不能进行多为水平移动机械性受阻所致（链条等）。③床水平运动电机水平位置检测损坏，水平位显示不对,不能扫描。另外在做定位像时,X线产生需要由床轴编码器送来的编码脉冲作为X线基本触发信号。故障时扫定位像不曝光。④水平运动电机传动间隙大,水平位置不准,不能扫描。⑤水平前后限位开关损坏,到极限位后不限位或不能扫描,(后限位压合,CT认为不在扫描位置)或不能做定位像,或床不能水平移动。⑥有的CT设备扫描时床不能水平移动,但平时手动正常。这不是床本身的故障,而是CT设备计算机控制系统的问题。

4. 床垂直运动故障　常见故障有:①垂直运动电机故障,床不能升降,故障不难判断,但要区别驱动板或控制板的故障。②床升降液压泵及电磁阀故障,有的床升降采用液压泵,泵损坏时床不能升,只能降(降床只用电磁阀)。这种床如果电磁阀关闭不严,会出现床面缓慢下降的故障,平时一般不能发现,当因此故障长时间停机时,要将床面板退到床尾。③床高度检测器损坏,高度显示不准,不能进床(高度不够),当床高度太低时,CT设备摆角受限。④床防夹保护损坏,床下有防夹开关,如损坏或误动作不能降床。⑤床垂直升降限位损坏,到极限位后不停机或上下运动之一不能进行。⑥床旁紧急停开关故障,床及扫描架不能运动,表现为机械故障。

5. 准直器故障　常见故障有:①前准直器功能故障,一般CT前准直器决定层厚,防散射线。多层CT的前准直器,只起防散射线的作用。故障时可有层厚不准,表现为扫描图像有环形伪影,CT值偏差;不能选择层厚,只能扫某一层厚的图像,在选择完层厚后CT设备等待超时。②后准直器功能故障,后准直器防散射线的,当其较前准直器窄时也出现伪影。后准直器可协助探测器完成控制层厚的任务(多层CT)。③在多层CT设备中准直器的一大作用是限制到达探测器外面的射线,以降低对病人的辐射剂量,如果准直器开档不精准(偏大),会导致辐射剂量偏大,剂量检测中表现为$CTDI_{vol}$超标。

故障原因有:

①准直器的固定螺丝松动:可引起层厚不准、伪影、机架倾斜后加重;

②检测开关损坏或误动作:光电开关(机械开关)有灰尘可以引起故障,需要清洁;

③准直器的链条、皮带故障,CT不能扫描,原因是带动链条的齿轮(检测电位器)顶丝松动;

④准直器的电机故障,这种情况比较少见,故障时准直器不动;

⑤准直器的控制电路故障,这种情况比较少见,故障时准直器不动,CT设备报错;

⑥准直器的控制传输电缆线断,故障时准直器不动,CT设备报错。

(七)　计算机系统故障

1. 应用软件故障　CT设备不能启动,缺少功能,一般不只缺少一个功能,软件参数改变,出现异常图像,极个别只有小的功能缺少(这时不好判断是否是软件的故障)。如校准软件损坏,CT设备就会出现能启动,但不能扫描或扫描后不出图像。如校准软件损坏,就会出现环形伪影。校准软件损坏可用备份的校准软件恢复,或重新做校准。

系统软件破坏可通过重新安装系统恢复。因硬盘损坏而造成的软件损坏,须将硬盘格式化后再重装系统。重装系统和计算机相似,CT设备均带有安装系统的光盘或软盘,可以恢复系统。如果硬盘损坏严重则需更换硬盘。如果CT设备只有一个硬盘,则所有图像及校准软件均丢失,重装系统要慎重,应在完全排除其他系统故障后,确认是软件损坏时才能重装。

2. 硬件故障　电源故障较多,主板故障较少,多为计算机内外围设备的接口板故障(如X线控制接口,阵列处理器接口,图像显示系统接口,DAS接口,扫描架旋转系统接口等)。这些接口板的故障,使计算机与接口管理的外围设备之间的通信中断或不完全中断,外围设备的功能受到影响。如果X线控制接口故障,则可使计算机不能控制X线的曝光。如果阵列处理器接口故障,则可使计算机不能控制阵列处理器处理图像。如果扫描架旋转系统接口故障,则可使计算机不能控制扫描架旋转。这类故障易误诊为外围设备的故障,应特别注意。

常见故障有:

①电源故障:其现象是计算机不能启动或死机;

②硬盘部分扇区损坏故障:其表现为软件功能不全,不能存储图像;

③计算机硬件电路板损坏:其现象是CT设备不能启动;

④计算机内外围设备的接口板损坏:其故障现象类同软件故障。

3. 计算机的外围设备故障　常见故障有：①有的 CT 在 DAS 和计算机或控制台之间等用光缆通信，当光缆出现断点（外观正常，内部不能导光）也使通信故障；②CT 外围设备有故障时（非计算机内），可使主机不能进入正常的开机界面，故障假象是计算机故障或软件故障，这类故障不能进一步由软件检测，也不报错，很容易误导维修人员，要引起注意；③当读取的原始数据有问题时，可以表现为计算机死机，重启后往往仍死机，需将硬盘内损坏的原始数据删除才可以消除故障。

4. 图像重建系统（阵列处理器）故障　螺旋 CT 出现之前的 CT 设备是由阵列处理器完成用扫描采集的原始数据进行图像重建的过程。随着 CT 技术的发展，现在采用计算机图像重建系统代替阵列处理器进行图像重建处理。

（1）图像重建系统故障：与一般计算机故障相似。如死机、软件损坏、硬盘、CPU、内存发生故障等。如缺乏清洁除尘，导致散热不良，程序挂起；内存及 PCI 等灰尘污染也容易导致接触不良，从而导致死机；重建的反投影板等也会因为散热不良，从而导致重建图像过慢或不能重建，甚至损坏反投影板。

（2）阵列处理器故障：阵列处理器的故障可用硬盘内以往正常的原始数据重建来判定。当显示系统正常时，如果重建出来的图像正常，则说明阵列处理器正常，故障应该在其他系统。主要故障有：

1）电路板故障：电路板的线路复杂，其故障诊断的主要方法是测量电路板和软件诊断。阵列处理器的电路板损坏，可出现无图像或图像出现扇形异常、伪影、变形等。阵列处理器的电路板损坏时，会出现相应的故障代码。

2）电路板接触不良或由灰尘引起的故障：阵列处理器的电路板不能正常工作，图像出现伪影，校准无效，屏幕没有错误信息提示。将阵列处理器的电路板拔出后清除灰尘并清洁电路板的插口后扫描图像伪影消失。

3）电源故障：阵列处理器的电源容量大（一旦发生故障很难找到合适的配件），故障率高，故障时整个阵列处理器断电，容易排除故障。

4）通信接口及接线故障：表现为阵列处理器和计算机之间的通信中断，对于完全中断的故障相对好判断；对于不完全中断的故障，由于阵列处理器还工作，只是缺少部分功能，因此需要反复分析才能判断。

5）由检测电源电压的监测电路板引起的停机：因阵列处理器的电路板较多，需要各种不同的电压，供电电压复杂，有的 CT 设备为此设置了电压的监测电路板，电路板对供电电压进行跟踪扫描，一旦某一电压值超出了规定的范围，即切断阵列处理器的供电。

6）由温度传感器引起的停机：由于阵列处理器产热大，因此风扇较多。一旦风扇停转或进风口堵塞，阵列处理器的温度升高，温度传感器将切断阵列处理器的供电，保护阵列处理器的电路板。

7）原始数据损坏导致阵列处理器死机：当采集的原始数据有问题时，阵列处理器可死机，重新开机后仍可能死机。此时需将硬盘内损坏的原始数据删除，才可排除故障。

8）阵列处理器故障引起的环状伪影：这种情况和 DAS 系统故障相似，容易误导维修人员。所以要使用正常图像的原始数据进行重建，重建后图像有伪影可判断故障为阵列处理器。

（八）操作台、图像显示系统故障

1. 操作台故障　常见故障有：

①图像显示器故障：无图像，无显示或显示不稳等。这类故障和一般显示器的相同，检修也一样。

②传输电缆有问题或插头接触不良：显示屏上可见斜行条纹，胶片上也同样，经查是计算机与显示屏间连线松动。

③键盘线接触不良或键盘故障：不能通过键盘向 CT 设备输入各种指令。

④鼠标损坏或线接触不良：不能通过鼠标向 CT 设备输入各种指令。

⑤操作台和计算机等通信电缆故障：操作台和计算机或扫描架的通信电缆接触不良或损坏影响通信。

⑥操作台电路板故障：操作台有完成其功能的电路板（和计算机或扫描架通信），其电路板损坏，也使 CT 设备通信中断。

⑦操作台的电源故障：可引起操作台的部分功能丧失，如控制台与计算机的通信正常扫描时良好（使用功能键），而使用维修软件时和计算机的通信不能正常进行（使用键盘），软件不能正常使用。

2. 图像显示系统故障　图像显示系统的功能是将数字信号转化成模拟信号后供给显示器显示图像。判断图像显示系统是否有故障时,可从硬盘内调一幅以往的好图像来显示。判断图像显示系统具体哪块电路板损坏的方法主要是靠换电路板。常见故障有:

①电源的故障:故障发生时整个图像显示系统没电,显示屏上无图像,容易排除故障。检修时,首先检测电源输出是否正常,保险管是否正常。

②图像显示系统和计算机之间的接口及通信电缆线损坏或接触不良:显示器上出现伪影或无图像,CT 设备可报错。

③图像显示系统控制板故障:其现象是不能显示图像,或显示的图像很乱,不清晰。

④图像显示系统存储器故障:其现象是显示的图像上有点状亮点、暗点或横竖线。故障原因多为图像显示系统存储器的电路板松动有灰尘造成,清除灰尘和重新将电路板插紧,故障可排除。

⑤图像显示系统和显示器之间的信号线损坏或接触不良:其显示屏上无图像或伪影,但 CT 设备不报错。现在用显卡代替以往的图像显示系统,故障明显减少。

(九)　散热系统故障

1. 散热风扇故障　扫描架、DAS、计算机、图像重建系统(阵列处理器)等均有风扇散热,长时间运行损坏较多。检修时,首先检测直流 5V 电源是否正常。检修风扇时,注意有的风扇有控制电路,一般风扇是两根线,而它是三根线,其中一根为脉冲信号控制线,当开机工作时,风扇启动运转瞬间,脉冲信号加至电源控制电路上。

2. 水冷机故障　有的 CT 设备用水冷机给扫描架散热,水冷机故障停机引起扫描架内温度升高。故障原因如冷冻液泄漏,压缩机不能正常制冷,不能降低机架内温度。

3. 风扇过滤网被灰尘堵塞故障　如 X 线控制柜内的指示灯提示过热。功率管的散热风扇被灰尘封堵,散热不好,X 线控制柜温升加重。还有温度传感器灰尘多,造成散热风扇工作不正常。

4. X 射线管油循环冷却风扇被灰尘封堵故障　X 射线管的油循环冷却好坏直接关系到 X 射线管的寿命长短。定期清理 X 射线管油循环冷却风扇的灰尘,可以保证 X 射线管的散热良好。

(十)　电源故障

电源故障主要分为:医院配电箱故障、CT 电源分配柜故障和 CT 设备的各系统电源故障。

(1) 配电箱故障主要有:

①保险丝故障:保险丝烧断,其供电的回路无电流,需更换(先检查完有无其他问题后才换)。

②变压器故障:线圈烧断,引出线接触不良。

③继电器故障:线圈烧断,继电器不工作,供电的回路没电流。接点接触不良打火,电压不稳,可以烧毁其后面的用电回路。

④配电箱开关损坏:不能开机。

(2) CT 设备的各系统电源故障:无论 CT 的内部电源还是外部供电电源均是 CT 经常发生故障的部分,由于电源是设备的功率输出部分,所以故障相对较多,且危害很大。CT 的电源故障有以下特点:

①故障的范围广:CT 设备各系统都有电源,均可以损坏,损坏后的现象各不相同。

②故障的损失大:电源本身故障又可以引起其供电设备或电路板的损坏,造成继发故障。

③故障的现象复杂:很多时候 CT 的故障现象不像电源的故障,易误导维修人员走弯路。

④故障率高:当输入的电压或其供电的负载有问题时,均可以损坏电源;另外电源本身故障。

⑤故障判断相对容易:检修时不光用万用表直流档测量直流输出(5V 电源低于 4.8V 后往往不行),还要用万用表交流档测量直流输出内的交流分量(一般 10mV 以内),必要时用示波器测量直流输出内有无高频干扰脉冲。

⑥故障具有可修复性:CT 的电路板等部件损坏时只能整体更换,不能修复,CT 的电源以往也都是整体更换。但像保险丝烧断及保险管座接触不良、电解电容失效、风扇不转等原因的导致的电源故障则可以自行修复。

⑦维修时的风险大:电源维修后电压会发生改变,须再调整电压。如果调整失误,会损坏后面的电路板,引起不必要的损失。

⑧电源散热很重要:因为一旦散热不良即引起故障,所以平时要加强设备的维护保养减少电源故障的发生。

(韩闻生　石明国)

第十节 CT检查成像技术

一、颅脑颌面及颈部扫描检查

（一）颅脑常规扫描

【适应证】

1. 颅脑外伤。

2. 颅脑肿瘤。

3. 脑血管病。

4. 颅内感染及寄生虫病。

5. 先天发育异常及新生儿疾病。

6. 脑实质变性及脑萎缩。

【检查前准备】

1. 去除头上的所有金属物（包括义齿）。

2. 扫描过程中患者需保持不动，对不配合患者或者婴幼儿可采用镇静剂。

3. 需要用对比剂强化的患者禁食4小时以上。

【扫描要求】

1. **扫描方位** 常规为横断扫描，鉴别幕上下病变时推荐增加冠状扫描或MPR。

2. **扫描角度及范围**

（1）横断扫描：扫描时以听眦线为基线，范围从枕骨大孔到颅顶。

（2）必要时增加冠状扫描或者冠状MPR，扫描或重组角度与鞍底垂直，范围根据需要制订（图5-76）。

3. **扫描参数** 扫描参数通常随机器不同而有所差别，一般不采取高分辨扫描模式。常规扫描层厚、层距为10mm。发现病变后或某些特殊情况下需做特殊扫描。薄层扫描指层厚为5mm以下的扫描，由横断位扫描图像重建冠状位、矢状位图像时，必须采用薄层扫描。

4. **增强扫描** 常规增强，静脉注射含碘对比剂50~70mL、注射速率2~3mL/s；注射完毕后扫描，必要时做延迟扫描。

（1）颅脑增强适应证：怀疑占位性病变，血管病变如血管瘤和血管畸形。

（2）颅脑增强禁忌证：碘过敏者，严重肝肾功能损伤者，严重甲亢者，急性出血和颅脑外伤者。

【重建算法】

软组织算法和骨算法图像。

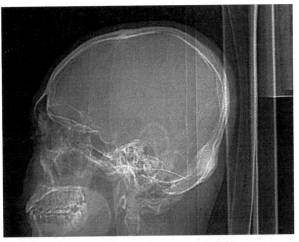
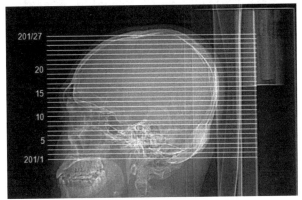

图 5-76 颅脑定位及扫描范围示意图
颅脑侧位定位像，显示扫描定位区域和扫描范围

【窗宽和窗位】

脑组织窗：用于观察脑组织。窗宽：80~100HU（外伤时适当增大窗宽，以免遗漏小面积的硬膜下和硬膜外血肿等）。窗位：30~40HU。

骨窗：用于观察颅骨。窗宽：1 500~2 500HU。窗位：400~700HU。

【影像质量标准】

脑组织窗：能够显示灰白质边界、基底神经节、脑室系统、中脑周围的脑脊液腔隙、静脉注射对比剂后的大血管和脑室脉络丛（图5-77）。

骨窗：能够显示颅骨的内板、外板、板障。

【照片要求】

常规扫描：用颅脑窗和骨窗。

（二）鞍区

【适应证】

1. 鞍内病变。

2. 鞍旁病变。

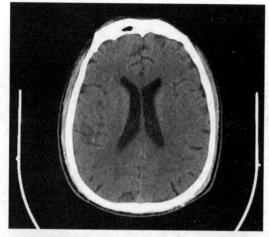

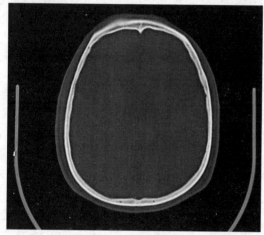

图 5-77 脑组织窗显示重要解剖部位、骨窗显示骨质结构

【检查前准备】

1. 去除头上的所有金属物。

2. 扫描过程中患者需保持不动,对不配合患者或者婴幼儿可采用药物镇静。

3. 需要强化者禁食 4 小时以上。

【扫描要求】

1. **扫描方位** 横断位扫描和冠状扫描,以冠状位扫描常用。

2. **扫描角度及范围** 冠状扫描,扫描角度与鞍底垂直,范围必须包括前床突前缘到后床突后缘,病灶较大时要前后缘都超过病灶的边缘。

3. 扫描参数

①常规冠状扫描:层厚 2mm;

②螺旋扫描:层厚 2mm,螺距 1 或 0.75。

4. **增强扫描** 必要时增强扫描。静脉注射含碘对比剂 50~70mL,注射速率 2~3mL/s,注射完毕后扫描。

【重建算法】

1. 常规扫描:软组织算法。

2. 需要观察颅骨的患者,增加骨算法图像。

【窗宽和窗位】

脑组织窗:用于观察脑组织。窗宽:80~100HU(外伤时再适当加大窗宽,以免遗漏小面积的硬膜下和硬膜外血肿)。窗位:30~40HU。

骨窗:用于观察颅骨。窗宽:1 500~2 500HU。窗位:400~700HU。

【影像质量标准】

脑组织窗:能够显示灰白质间边界、垂体、鞍上池、静脉注射对比剂后的大血管和脑室脉络丛(图 5-78)。

骨窗:能够显示颅骨的内、外板,板障。

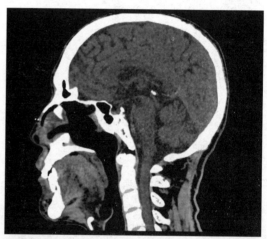

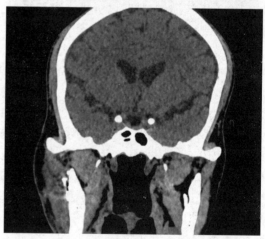

图 5-78 鞍区脑组织窗显示结构
显示前床突、垂体窝、后床突、海绵窦等结构

【照片要求】

常规扫描:用颅脑窗,外加骨窗。

(三) 颞骨

【适应证】

1. 肿瘤。

2. 炎性病变。

3. 外伤。

4. 先天发育异常。

【检查前准备】

1. 去除头上的所有金属物。

2. 扫描过程保持不动,小孩或者不配合者需药物镇静后做。

3. 需要强化者禁食 4 小时以上。

【扫描要求】

1. **扫描方位**　螺旋横断扫描后加冠状位 MPR。

2. **扫描角度及范围**

①横断扫描:扫描角度与听眶上线平行,范围从颞骨上缘到颈静脉孔下缘。

②多层螺旋 CT 增加冠状重组:重组角度与听眦线垂直,范围从岩骨前缘到后缘。

3. **扫描参数**

应用高空间分辨力算法螺旋扫描:层厚 0.5 ~ 1mm(推荐亚毫米),螺距 0.5 ~ 0.75。

4. **增强扫描**　听神经瘤或血管性病变时可做增强扫描,静脉注射对比剂 50 ~ 70mL、注射速率 2 ~ 3mL/s,注射完毕后扫描。

5. **颞骨的三维成像扫描**　采用横断位螺旋扫描,层厚 0.5mm,层距 0.3mm,扫描范围从颞骨上缘到颈静脉孔下缘。扫描完后采用三维重建软件做图像后处理。可获得 6 个方位全面的立体图像,对听骨链、范围较广的肿瘤和骨折等提供清晰的病变范围、类型和邻近结构的解剖关系,有利于制订治疗方案。

【重建算法】

常规扫描:骨算法图像(推荐应用颞骨扫描模式)。

必要时加软组织算法(例如怀疑脑桥小脑三角肿瘤)。

【窗宽和窗位】

骨窗:用于观察骨结构。窗宽:3 000 ~ 4 000HU。窗位:600 ~ 800HU。

【影像质量标准】

骨窗:能够显示颞骨的内部结构;听骨链、面神经管、耳蜗、半规管等(图 5-79)。

【照片要求】

骨窗,必要时加软组织窗。

（四）颌面部

【适应证】

1. 肿瘤。

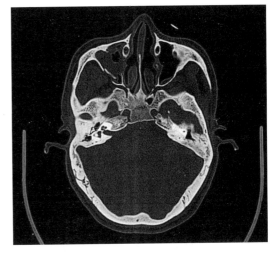

图 5-79　颞骨定位及扫描范围示意图
颞骨侧位定位像,显示扫描定位区域和扫描范围

2. 感染。

3. 外伤。

4. 先天畸形。

5. 手术前解剖观察。

【检查前准备】

1. 去除头上的所有金属物。

2. 扫描时必须保持不动。

3. 需要强化者禁食 4 小时以上。

【扫描要求】

1. **扫描方位**　螺旋横断扫描后加冠状位 MPR。

2. **扫描角度及范围**

①横断扫描:扫描角度与听眶线平行,范围从上牙槽开始到额窦水平。

②冠状扫描或重组:扫描角度与听眶线垂直,范围从额窦水平到颈椎前缘或者到蝶窦水平(图 5-80)。

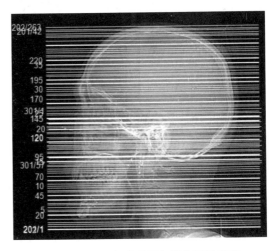

图 5-80　颌面部定位及扫描范围示意图
颌面部侧位定位像,显示扫描定位区域和扫描范围

3. **扫描参数**　①采用标准模式,层厚、层距为 5mm 的连续扫描,又因副鼻窦骨质薄弱,若重点观察薄的副鼻窦骨质是否破坏,可采用目标扫描,层厚可改为 1~2mm 的薄扫,增加曝光条件,利用骨算法重建效果更好。②多层螺旋 CT 扫描后做冠状 MPR 替代直接扫描。

4. **增强扫描**　一般不做增强扫描。在某些情况下,如颅底有破坏,进一步了解肿瘤侵犯颅内范围或病变血供情况可行增强扫描,静脉注射含碘对比剂 50~70mL,注射速率 2~3mL/s 后扫描;必要时延迟扫描。

【重建算法】

1. 常规扫描:软组织算法。

2. 骨骼观察增加骨算法图像。

【窗宽和窗位】

软组织窗:用于眶内软组织的观察。窗宽: 350~450HU。窗位:35~50HU。

骨窗:用于观察骨结构。窗宽:1 500~2 500HU。窗位:400~700HU。

【影像质量标准】

软组织窗:能够显示增厚的黏膜和软组织病变 (图 5-81)。

骨窗:能够显示骨的内部结构。

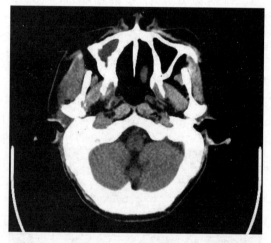

图 5-81　颌面部重要结构
颌面部显示颧骨、上颌骨、鼻骨及下颌骨等,观察鼻腔及鼻窦

【照片要求】

包括软组织窗与骨窗、冠状及横断图像。

（五）颈部

【适应证】

1. 肿瘤。

2. 淋巴结的观察。

3. 外伤及其他病变。

【检查前准备】

1. 去除颈部的所有金属物。

2. 需要强化者禁食 4 小时以上。

3. 患者头颈部保持不动,不能做吞咽动作。

【扫描要求】

1. **扫描方位**　横断扫描。

2. **扫描角度及范围**　扫描角度与横轴线平行,范围从下颌角到甲状腺下缘。（图 5-82）

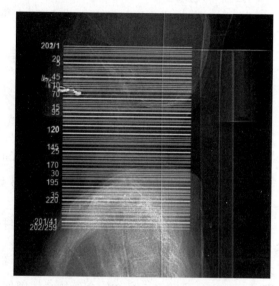

图 5-82　颈部定位及扫描范围示意图
颈部侧位定位像,显示扫描定位区域和扫描范围

3. **扫描参数**　螺旋扫描,层厚 3~5mm,螺距≤1。

4. **增强扫描**　静脉注射含碘对比剂 70~100mL,注射速率 2.5~3mL/s,注射完毕后扫描。

【重建算法】

软组织算法。

【窗宽和窗位】

软组织窗,窗宽:350~450HU。窗位:35~50HU。

骨窗:用于观察骨结构。窗宽:1 500~2 500HU。窗位:400~700HU。

【影像质量标准】

软组织窗:能够分辨颈椎及椎间盘、甲状腺、颌下腺、颈部肌肉间隙和肌群、会厌、声门、杓状会厌襞、梨状隐窝等结构,主要血管等颈部结构（图 5-83）。

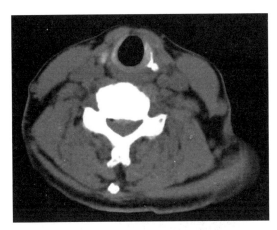

图5-83 颈部定位及扫描范围示意图
颈部解剖结构显示,如颈椎及椎间盘、颈部软组织、腺体等

【照片要求】

软组织窗。

二、胸部扫描检查技术

(一)常规胸部平扫

【适应证】

1. 常规X线检查发现病变需进一步定性和定位者,如纵隔病变、肺癌等。

2. 常规X线检查阴性而临床高度怀疑者,如肺功能异常、痰细胞学阳性等。

3. 先天发育异常。

4. CT选择性活检,穿刺定位及介入治疗等。

5. 其他疾病。

【检查前准备】

1. 去除胸部的所有金属物。

2. 需要强化者禁食4小时。

3. 训练患者屏气。

【扫描要求】

1. 扫描方位 横断扫描。

2. 扫描角度及范围 腋中线和正中线为中心,范围从肺上缘到肺下缘(图5-84)。

3. 扫描参数 层厚5~10mm,多层螺旋CT,螺距≤1.5,发现小病变可进行1~2mm薄层重建。

4. 屏气扫描。

5. 胸部为含气组织,特别适合低辐射剂量扫描,建议应用自动毫安控制技术降低患者辐射剂量。

【重建算法】

软组织窗图像:用软组织算法。

肺窗图像:用锐利算法重建图像。

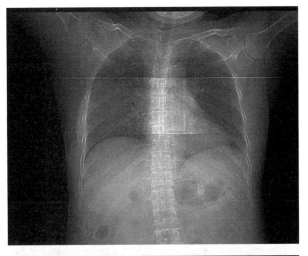

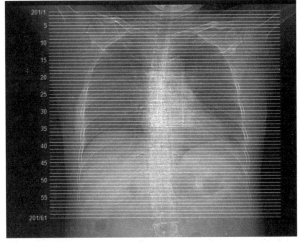

图5-84 胸部扫描范围及定位示意图
胸部正位定位像,显示扫描范围和扫描定位区域

【窗宽和窗位】

软组织窗 窗宽:300~400HU。窗位:30~40HU。

肺窗 用于观察肺内结构。窗宽:1 700~2 000HU。窗位:-700~-900HU。

【影像质量标准】

软组织窗:能够分辨纵隔结构,例如血管、淋巴结等。

肺窗:能够显示段支气管。

【照片要求】

包括纵隔窗与肺窗两组(图5-85)。

(二)胸部高分辨薄层扫描

【适应证】

1. 高分辨率CT对肺弥漫性病变及间质性病变的诊断和鉴别诊断。

2. 其他疾病。

【检查前准备】

1. 去除胸部的所有金属物。

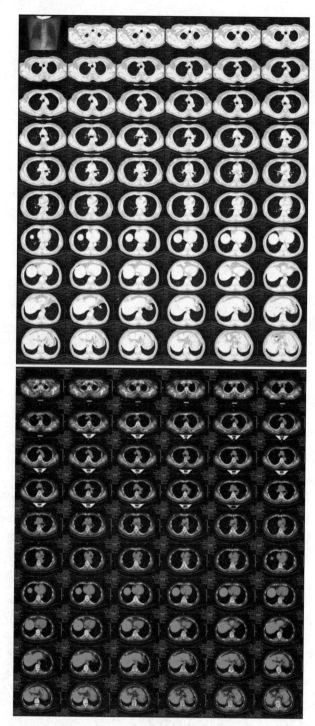

图 5-85　胸部图像胶片打印排版图示
胶片包含胸部正位定位像,扫描范围图示,肺窗和纵隔窗

2. 需要强化者禁食 4 小时。

3. 训练患者屏气。

【扫描要求】

1. **扫描方位**　横断扫描。

2. **扫描角度及范围**　腋中线和正中线为中心,范围从肺上缘到肺下缘。

3. **扫描参数**　层厚 1~5mm,多层螺旋 CT,螺距≤1,发现小病变可进行 1mm 薄层重建。

4. 屏气扫描。

5. 胸部为含气组织,特别适合低辐射剂量扫描,建议应用自动毫安控制技术降低患者辐射剂量。

【重建算法】

软组织窗图像:用软组织算法。

肺窗图像:用 HRCT 模式重新重建图像(图 5-86)。

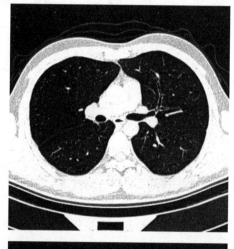

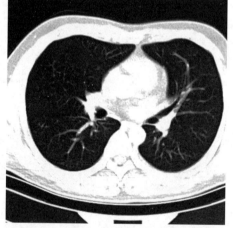

图 5-86　胸部常规肺窗和锐利算法示意图
胸部常规肺窗,锐利算法显示支气管轮廓边界清晰

【窗宽和窗位】

软组织窗　窗宽:300~400HU。窗位:30~40HU。

肺窗　用于观察肺内结构。窗宽:1 700~2 000HU。窗位:-700~-900HU。

【影像质量标准】

软组织窗:能够分辨纵隔结构,例如血管、淋巴结等。

肺窗:能够显示段支气管。

【照片要求】

包括纵隔窗与肺窗两组。

(三) 胸部常规增强扫描

【适应证】

1. 纵隔病变,肺癌等。

2. 血管病变,先天发育异常。

3. 肺阻塞性不张需要明确有无占位。

4. CT选择性活检前穿刺定位及介入治疗,需要显示肿块和血管关系。

5. 其他疾病。

【检查前准备】

1. 去除胸部的所有金属物。

2. 需要强化者禁食4小时。

3. 训练患者屏气。

【扫描要求】

1. **扫描方位** 横断扫描。

2. **扫描角度及范围** 腋中线和正中线为中心,范围从肺上缘到肺下缘。

3. **扫描参数** 层厚5~10mm,多层螺旋CT,螺距≤1.5,发现小病变可进行1~2mm薄层重建。

4. 屏气扫描。

5. 胸部为含气组织,特别适合低辐射剂量扫描,建议应用自动毫安控制技术降低患者辐射剂量。

6. **增强扫描** 静脉注射含碘对比剂60~70mL,注射速率2~3.5mL/s。根据不同要求选择扫描时间,必要时行再延迟扫描。动脉期扫描常规延迟25s,延迟期50s;可根据病变加扫肺动脉期扫描延迟为15s左右。

【重建算法】

软组织窗图像:用软组织算法。

肺窗图像:用锐利算法重建图像。

【窗宽和窗位】

软组织窗 窗宽:300~400HU。窗位:30~40HU。

肺窗 用于观察肺内结构。窗宽:1 700~2 000HU。窗位:-700~-900HU。

【影像质量标准】

软组织窗:能够分辨纵隔结构,例如血管、淋巴结等。

肺窗:能够显示段支气管。

【照片要求】

包括增强纵隔窗2期图像与肺窗两组。

三、腹部扫描检查技术

(一) 上腹部平扫

上腹部一般包括肝胆胰脾以及所在区域内的其他器官的扫描。

【适应证】

肝肿瘤、肝囊肿、脂肪肝、肝硬化、胆道占位、胆管扩张、胆囊炎和胆结石等。CT能确定脾脏的大小、形态、内部结构和先天变异等,并能区分肿瘤、炎症及外伤引起的出血等。早期发现肝占位病变,尤其是3cm以下者,进一步定性,对病灶可切除性的影像学评价。如是否累及重要的外科区域,有无肝内外转移等,查清病变的大小、形态、数目及侵犯范围。CT导向穿刺及X刀治疗前的定位扫描。

【检查前准备】

1. 充分做好胃肠道的准备。除急诊外,扫描前4~8小时应禁食。

2. 1周内不服含重金属的药物。1周内行消化道钡剂检查者在CT检查前先腹部透视,明确腹部无钡剂影响时方可行CT检查,要提早检查者需行清洁灌肠或口服缓泻药处理。

3. 检查前30分钟,口服1.5%~2.0%泛影葡胺500~800mL或者喝水500mL。

4. 预先让病人了解检查过程,训练病人平静均匀呼吸,并在扫描时屏气,屏气持续约15秒左右。

5. 对不能配合者或婴幼儿可使用镇静剂。

6. 检查的其他常规准备,如移去检查部位金属物品等。

【扫描要求】

1. **扫描体位** 患者仰卧,头先进,两臂上举抱头,身体尽量置于床面正中间,侧位定位线对准人体正中冠状面。有时也可根据观察部位的需要采用侧卧位或俯卧位。

2. **定位像** 为确定扫描基线和扫描范围应摄取一个正位定位像。

3. **扫描范围** 扫描范围自膈面向下扫至肝右叶下缘轴位扫描,扫描时按照提示进行吸气后憋住气(图5-87)。

4. **扫描参数** 矩阵512×512,层厚与层距5mm(必要时减薄1~2mm),大扫描野根据患者定位像确定,110~130kV、250~200mAs,滤过函数采用软组织算法。

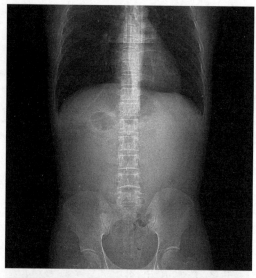

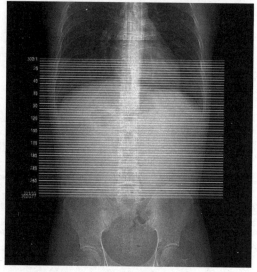

图 5-87　上腹部扫描范围及定位示意图
腹部正位定位像,显示扫描范围和扫描定位区域

【重建算法】

1. 常规扫描:软组织算法。

2. 需要观察相应区域骨质改变的患者,增加骨算法图像

【窗宽和窗位】

观察肝脏一定要变换不同的窗宽、窗位,对密度差较小的病变更要用窄窗宽观察,以免遗漏病变。对脂肪肝、多发性肝囊肿病变,W 200～250HU,L 30～35HU。一般情况下肝的观察 W 180～200HU,L 45～60HU。

【影像质量标准】

清晰分辨肝实质与血管。

【照片要求】

软组织窗。

【注意事项】

1. 检查前 1 周内不服重金属药物,如 1 周内曾进行过胃肠道钡餐造影者,则于检查前先行腹部透视,确认腹腔内无钡餐剂残留,大量钡剂残留会造成硬化伪影影响图像。

2. 扫描前适当饮水或者对比剂水混合液扩充十二指肠及胃。

3. 嘱患者一定闭住气,以免呼吸运动伪影影响图像质量。

（二）中下腹盆腔平扫

中下腹盆腔平扫包括肾脏、输尿管、膀胱、腹膜后、盆腔以及所在区域内脏器的扫描。

【适应证】

凡临床怀疑肾占位性病变,确定肿物的性质(囊性或实性),明确病变的范围及大小,肾结石、肾挫裂伤、肾盂积水等协助制定治疗计划或活检穿刺;腹部淋巴结病变、腹膜后炎症或脓肿寻找转移性癌原发肿瘤、血肿等;膀胱以及盆腔内占位等疾病;近几年胃肠道的 CT 检查也逐渐普及对胃肠道肿瘤、炎症、梗阻等疾病的诊断有一定帮助。

【检查前准备】

1. 扫描前半小时口服 500mL 水或 1.5% 泛影葡胺碘水对比剂 500mL,使胃肠道充盈,以便与肾、输尿管病变相区别。

2. 胃肠道专项检查要进行严格的准备,从前一天晚饭后开始禁食并服用泻药清肠;检查当天早晨空腹;检查前 30 分钟内口服 1 500mL 水作为对比剂使胃充盈扩张,临检查前再饮水 300mL。检查前 10 分钟肌内注射山莨菪碱 20mg(青光眼、前列腺肥大、排尿困难者不用)。

3. 进行肾脏输尿管膀胱的患者需要饮水憋尿充盈膀胱。

【扫描要求】

1. **扫描方位**　横断扫描。

2. **扫描角度**　扫描角度与横轴线平行。

3. **范围位置**　仰卧横断位扫描。先扫定位图像,扫描范围从定位图像的胸$_{11}$下缘起始向下逐层扫完双肾下极。或到剑突向下 2cm 起始向下逐层扫完双肾下极为止。因为肾的解剖位置变异较大,通常在胸$_{12}$至腰$_3$椎体或剑突至脐之间。若有盆腔则扫描至耻骨联合位置。

4. **扫描参数**　矩阵 512×512,螺旋横断扫描,层厚与层距 5～10mm,必要时病变区域减薄 1～3mm,螺距 1 左右。扫描视野根据患者体型定扫描视野,110~130kV,300~400mAs。

5. 屏气扫描。

【重建算法】

常规扫描:软组织算法。

【窗宽和窗位】

窗技术:W 200~300HU,L 25~35HU。对缺少脂肪衬托的患者 W 150~200HU,L 35~40HU 为观察图像清楚,扫描时将观察野缩小,将图像放大。

【影像质量标准】

动脉期显示肾皮质的高强化;实质期显示肾实质完全强化;延迟期显示肾盂内、膀胱内有均匀的对比剂充盈。

【照片要求】

软组织窗。

【注意事项】

1. 检查前适当饮水扩充胃肠道。

2. 检查前 1 周内不服重金属药物,如 1 周内曾进行过胃肠道钡餐造影者,则于检查前先行腹部透视,确认腹腔内无钡餐剂残留。

3. 输尿管膀胱的患者需要饮水憋尿充盈膀胱。

(三) 肾上腺平扫

【适应证】

检出肾上腺占位性病变,确定肿块的性质(囊性或实性),大小及范围。协助制订治疗计划以及观察疗效。CT 已成为诊断肾上腺病变首选的检查方法。

【扫描要求】

1. **扫描方位** 横断扫描。

2. **扫描角度及范围** 扫描角度与横轴线平行,范围一般自第 11 胸椎椎体扫描至左肾门平面,但临床高度怀疑嗜铬细胞瘤而肾上腺未发现病变时,应扫描全腹部(包括盆腔),甚至还需行纵隔扫描(图 5-88)。

3. **扫描参数** 矩阵 512×512,螺旋横断扫描,小扫描野,2mm 层厚与层距,110 ~ 130kV,300~400mAs。

4. **过滤函数** 软组织算法。

【重建算法】

常规扫描:软组织算法。

【窗宽和窗位】

W 250~350HU,窗位因人而异,具有丰富的脂肪衬托患者,L 0~20HU,消瘦病人 L 30~45HU。

为清楚地观察病变,扫描时将肾上腺局部图像

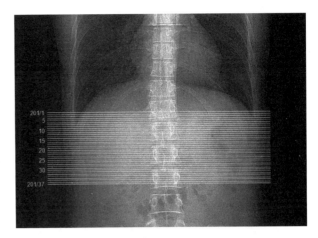

图 5-88 肾上腺扫描范围及定位示意图
腹部正位定位像,显示扫描范围和肾上腺扫描定位区域

放大。

【影像质量标准】

能够显示全部肾上腺。

【照片要求】

软组织窗(图 5-89)。

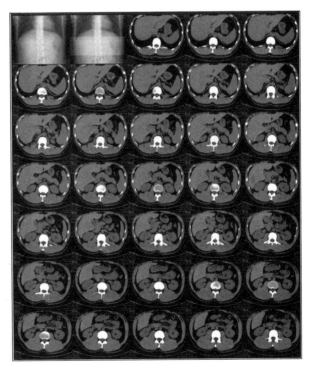

图 5-89 肾上腺胶片打印示意图
肾上腺正位定位像,显示扫描范围和肾上腺靶重建图示

【注意事项】

1. 肾上腺为小器官成像要求空间分辨力高,一定要薄层重建。

2. 肾上腺扫描一定控制好患者呼吸,呼吸不一致很容易造成呼吸伪影。

（四）腹部增强检查

包括实质性脏器的肿瘤、占位、血管异常等，能区分肿瘤、炎症及外伤引起的出血等。早期发现腹部扫描区域内的占位病变，要进一步定性，对病灶可切除性的影像学评价。如是否累及重要的外科区域，有无肝内外转移等，查清病变的大小、形态、数目及侵犯范围。

【检查前准备】

1. 充分做好胃肠道的准备。除急诊外，扫描前 4~8 小时应禁食。要进行胃肠道增强的患者要前一天晚上服用泻药清肠，第二天检查前饮水 2 000mL 左右充盈胃肠道。

2. 1 周内不服含重金属的药物。1 周内行消化道钡剂检查者在 CT 检查前先腹部透视，明确腹部无钡剂影响时方可行 CT 检查，要提早检查者需行清洁灌肠或口服缓泻药处理。

3. 检查前 30 分钟，口服 1.5%~2.0% 泛影葡胺 500~800mL。

4. 需增强扫描的患者，嘱其带一陪护人，家属在接受碘对比剂说明书上签字。

5. 预先让病人了解检查过程，训练病人平静均匀呼吸，并在扫描时屏气，强调屏气持续 15~20 秒以上。

6. 对不配合者或 5 岁以下者可使用镇静剂。

7. 检查的其他常规准备，如移去检查部位金属物品等。

【扫描要求】

1. **扫描体位** 常规为患者仰卧，头先进，两臂上举抱头，身体尽量置于床面正中间，侧位定位线对准人体正中冠状面。有时也可根据观察部位的需要采用侧卧位或俯卧位。

2. **定位像** 为确定扫描基线和扫描范围应摄取一个正位定位像。

3. **扫描角度及范围** 扫描角度与横轴线平行，扫描范围自膈面向下扫至感兴趣区的下缘，扫描时，进行吸气后憋住气，扫描结束自由呼吸。

4. **扫描参数** 矩阵 512×512，层厚与层距 5mm（必要时减薄 3~5mm），大扫描野，110~130kV，250~200mAs，过滤函数采用软组织算法。

5. **增强扫描**

（1）增强禁忌：对碘对比剂过敏者、肝肾功能衰竭者。

（2）增强扫描的目的：①更好地显示肝肿瘤；②发现平扫时未发现的等密度病变；③明确占位病变性质。

（3）对比剂使用方法：增强扫描多采用静脉内一次快速注入对比剂后立即快速连续扫描，对比剂用量一般 1mL/kg，流速 2.5~3mL/s。

（4）扫描期相：静脉内快速注入对比剂后，常规腹部先行动脉期扫描、随后进行门静脉和延迟期扫描。常规 CT 分别在动脉期（通常为对比剂开始注射后 25—30 秒进行动脉晚期扫描）、门静脉期（60—70 秒）进行扫描，最后有需要在进行延迟期扫描（对比剂注射 2—3 分钟后）。特殊病例可根据患者个体化进行扫描。若进行输尿管增强则需要对比剂进入输尿管膀胱再进行扫描，一般需要 5 到 7 分钟，若有肾积水则需要更长时间，长着可达 1 小时左右。

【重建算法】

1. 常规扫描：软组织算法。

2. 需要观察相应区域骨质改变的患者，增加骨算法图像。

【窗宽和窗位】

观察肝脏一定要变换不同的窗宽、窗位，对密度差较小的病变更要用窄窗宽观察，以免遗漏病变。对脂肪肝、多发性肝囊肿病变，W 200~250，L 30~35。一般情况下肝的观察 W 180~200，L 45~60。骨窗 W 1 500~2 500，L 600~800。

【影像质量标准】

清晰分辨肝实质与血管，病灶达到强化并与周围形成明显对比为最佳。

【照片要求】

软组织窗。

【注意事项】

1. 注射对比剂大多数患者会引起发热、心率增快等不适情况，嘱患者不要紧张按照要求配合完成检查。

2. 增强扫描前由打针护士嘱附家属在接受碘对比剂说明书上签字。

3. 增强扫描后，病人应留观 10 分钟左右，以观察有无迟发过敏反应。

4. 检查前 1 周内不服含重金属药物，如 1 周内曾进行过胃肠道钡餐造影者，则于检查前先行腹部透视，确认腹腔内无钡餐剂残留。

5. 输尿管膀胱的患者需要饮水憋尿充盈膀胱。

（五）胃肠道 CT 检查

【适应证】

胃肠道肿瘤术前评价、术后随访，临床分期等。

【检查前准备】

1. 检查前一天晚饭后开始禁食。

2. 检查当天早晨空腹。

3. 检查前30分钟内口服1 500mL水作为对比剂使胃充盈扩张,临检查前再饮水300mL。

4. 检查前10分钟肌内注射山莨菪碱20mg(青光眼、前列腺肥大、排尿困难者不用)。

【扫描要求】

1. **扫描方位** 横断扫描。

2. **体位和范围** 根据需要,采用仰卧,上界为胸骨剑突,下界至肚脐(包括膈上食管下段至胃整个轮廓,肠道检查下缘至耻骨联合)。

3. **扫描基准线** 横断面连续扫描。

4. **扫描参数** 螺旋扫描,层厚3~5mm,螺距≤1。

5. 屏气扫描。

6. **增强扫描** 对比剂;成人80~100mL离子或非离子对比剂。儿童用量按体重2mL/kg计算。

扫描时间20—25s为动脉期,50—70s为实质期。

【重建算法】

软组织算法。

【窗宽和窗位】

窗宽和窗位:W 200~400,L 30~60HU。

【影像质量标准】

胃肠道充分饮水充盈,以利于胃肠道壁微小病变的检出(图5-90)。

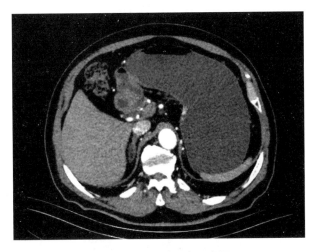

图5-90 胃肠道充盈示意图

【照片要求】

软组织窗。

【注意事项】

1. 注射对比剂大多数患者会引起发热、心率增快等不适情况,嘱患者不要紧张按照要求配合完成检查。

2. 增强扫描前由打针护士嘱咐家属在接受碘对比剂说明书上签字。

3. 增强扫描后,病人应留观10分钟左右,以观察有无迟发过敏反应。

4. 检查前1周内不服重金属药物,如1周内曾进行过胃肠道钡餐造影者,则于检查前先行腹部透视,确认腹腔内无钡餐剂残留。

四、脊柱、四肢及带骨

(一)肩关节、胸锁关节及锁骨

【适应证】

1. 肿瘤。

2. 感染。

3. 外伤。

4. 先天发育异常。

【检查前准备】

1. 去除扫描部位的所有金属物质。

2. 需要强化者禁食4小时以上。

【扫描方法】

肩关节、胸锁关节及锁骨扫描位置:解剖学姿势,头先进。自肩部皮肤上缘向下拉正为定位片,在定位片上确定扫描范围(图5-91)。

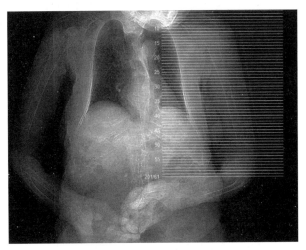

图5-91 肩部定位及扫描范围示意图

肩部正位定位像,显示扫描定位区域和扫描范围

扫描野:大或中扫描野,矩阵512×512。

层厚与层距:5mm。

呼吸:平静呼吸。

【图像算法与重建】

常规扫描:骨算法;如果需要观察软组织肿块,再用软组织算法。

进一步明确病变和组织结构的形态,大小范围以及与相邻组织的关系,可采取高分辨力的放大重建或冠/矢状位重建,但需要注意以下几点:①高分辨力的放大重建必须在扫描中保留原始数据;②冠/矢状位重建要求保证扫描切层的连续性;③冠/矢状位重建要求扫描条件、参数保持一致性。

螺旋扫描有体积数据,利用体积数据也可做三维重建。

【存档与照片】

1. 图像重建结束,上传 PACS 存档。

2. 图像质量标准:锁骨能够显示整个锁骨的结构;肩关节能够显示肩峰上缘至肩胛下缘整体结构;胸锁关节能够显示胸骨端、胸骨的胸骨切迹整个结构(图 5-92)。

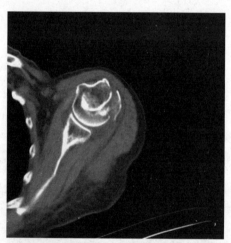

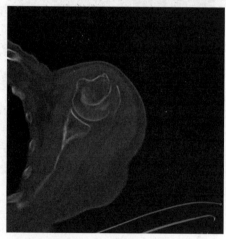

图 5-92　肩部解剖重要结构
显示锁骨、肩胛骨、肱骨上段

3. 窗宽、窗位

窗技术:一般采用骨窗和软组织窗两种窗观察。

骨窗:W 2 000~3 000HU,L 100~400HU。

软组织窗:W 200~400HU,L 20~40HU。

4. **照片要求**　常规照骨窗、软组织窗。

(二) 上肢骨

【适应证】

1. 肿瘤。

2. 感染。

3. 外伤。

4. 先天发育异常。

【检查前准备】

1. 去除扫描部位的所有金属物质。

2. 需要强化者禁食 4 小时以上。

【扫描方法】

解剖学姿势,头先进。在定位片上确定扫描范围,原则上至少附带一端完整的关节。

扫描野:为避免身体其他部位影响,采用小扫描野,行单侧扫描(双臂扫描时,分两次扫描,两次扫描参数相同)(图 5-93)。

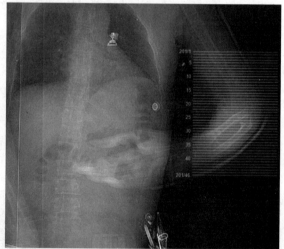

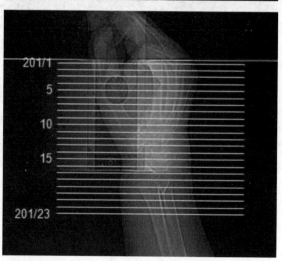

图 5-93　上肢定位及扫描范围示意图
上肢正位定位像,显示扫描定位区域和扫描范围

层厚与层距:长骨 10mm。

【图像算法与重建】

常规扫描:骨算法;如果需要观察软组织肿块,再用软组织算法。

进一步明确病变和组织结构的形态,大小范围以及与相邻组织的关系,可采取高分辨力的放大重建或冠/矢状位重建,但需要注意以下几点:①高分辨力的放大重建必须在扫描中保留原始数据;②冠/矢状位重建要求保证扫描切层的连续性;③冠/矢状重建要求扫描条件、参数保持一致性。

螺旋扫描有体积数据,利用体积数据也可做三维重建。

【存档与照片】

1. 图像重建结束,上传 PACS 存档。

2. 图像质量标准:清楚显示骨质结构、周围软组织、附带关节面。根据临床要求,病变部位重点显示(图 5-94)。

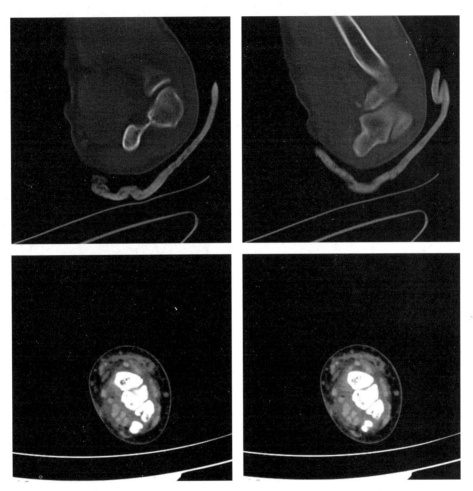

图 5-94 上肢肘关节、腕关节结构示意图

3. **窗宽、窗位**

窗技术:一般采用骨窗和软组织窗两种窗观察。

骨窗:W 2 000~3 000HU,L 100~400HU。

软组织窗:W 200~400HU,L 20~40HU。

4. **照片要求** 常规照骨窗、软组织窗。

(三) **骨盆**(含骶髂关节、髋关节)

【适应证】

1. 肿瘤。

2. 感染。

3. 外伤。

4. 先天发育异常。

5. 缺血坏死。

6. 风湿免疫性疾病的骶髂关节观察。

【检查前准备】

1. 去除扫描部位的所有金属物质。

2. 需要强化者禁食 4 小时以上。

3. 确认胃肠道内无钡剂残留。

【扫描方法】

解剖学姿势,仰卧位,头先进。双臂上举抱头,去除外裤至膝关节，双足略分而足尖向内侧旋转，两足尖并拢。自髂嵴稍向上为上界向下至耻骨联合下缘拉正为定位片，骨盆扫描从髂嵴上缘至耻骨联合下缘。骶髂关节扫描范围为整个骶骨与髋骨的连接处。髋关节扫描从髋上缘为起始向下逐层扫描（图5-95）。

扫描野：大扫描野。

层厚与层距：5mm。

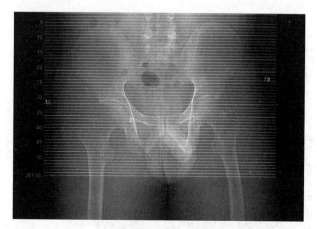

图5-95　骨盆定位及扫描范围示意图
骨盆正位定位像，显示扫描定位区域和扫描范围

【图像算法与重建】

常规扫描：骨算法；如果需要观察软组织肿块，再用软组织算法。

进一步明确病变和组织结构的形态，大小范围以及与相邻组织的关系，可采取高分辨力的放大重建或冠/矢状位重建，但需要注意以下几点：①高分辨力的放大重建必须在扫描中保留原始数据；②冠/矢状位重建要求保证扫描切层的连续性；③冠/矢状重建要求扫描条件、参数保持一致性。

螺旋扫描有体积数据，利用体积数据也可做三维重建。

【存档与照片】

1. 图像重建结束，上传PACS存档。

2. 图像质量标准：骶髂关节能够清晰显示骶髂关节的两个关节面以及骨质结构。髋关节要包括整个髋臼、股骨头和股骨颈。用骨窗显示骨内结构（图5-96）。

3. **窗宽、窗位**

窗技术：一般采用骨窗和软组织窗两种窗观察。

骨窗：W 2 000~3 000HU，L 100~400HU。

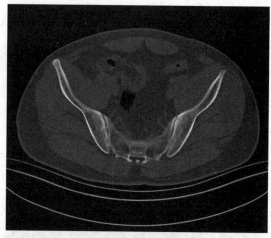

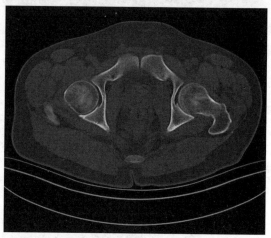

图5-96　骨盆重要解剖示意图
两侧骶髂关节、髋关节清晰显示

软组织窗：W 200~400HU，L 20~40HU。

4. **照片要求**　常规照骨窗软组织窗。

（四）下肢骨

【适应证】

1. 肿瘤。

2. 感染。

3. 外伤。

4. 先天发育异常。

【检查前准备】

1. 去除扫描部位的所有金属物质。

2. 需要强化者禁食4小时以上。

【扫描方法】

仰卧位，足先进。双上臂抱头，双足跟连线与检查床中轴垂直，从定位片上确定扫描范围，显示骨质、软组织及一端关节（图5-97）。

扫描野：中扫描野。

层厚与层距：长骨10mm。

【图像算法与重建】

骨与关节都的过滤函数都采用标准算法。

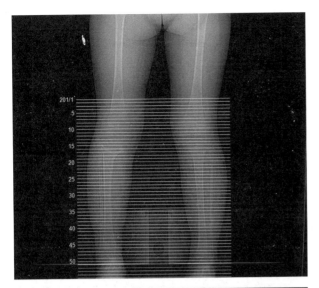

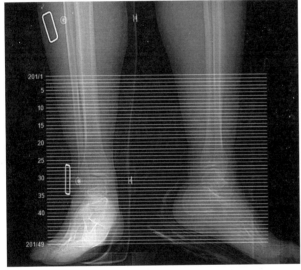

图 5-97 下肢定位及扫描范围示意图
下肢侧位定位像,显示扫描定位区域和扫描范围

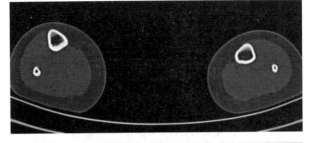

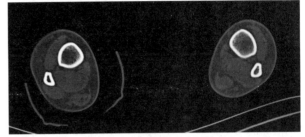

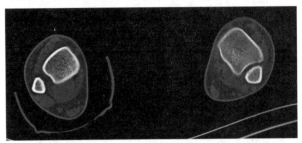

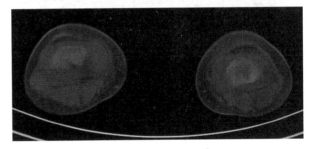

图 5-98 下肢重要解剖
下肢侧位定位像,显示膝关节、踝关节骨质完整性、关节间隙

图像重建处理:进一步明确病变和组织结构的形态,大小范围以及与相邻组织的关系,可采取高分辨力的放大重建或冠/矢状位重建,但需要注意以下几点:①高分辨力的放大重建必须在扫描中保留原始数据;②冠/矢状位重建要求保证扫描切层的连续性;③冠/矢状重建要求扫描条件、参数保持一致性。

螺旋扫描有体积数据,利用体积数据也可做三维重建。

【存档与照片】

(1) 图像重建结束,上传 PACS 存档。

(2) 图像质量标准:自股骨颈上缘至股骨内外髁下缘整体显示(图 5-98)。

(3) 窗宽、窗位

窗技术:一般采用骨窗和软组织窗两种窗观察。

骨窗:W 2 000~3 000HU,L 100~400HU。

软组织窗:W 200~400HU,L 20~40HU。

常见骨与关节正常 CT 值为:

骨:500~1 200HU;

脂肪:<-50HU;

肌肉:35~40HU。

(4) 照片要求

骨与关节须照骨窗与软组织窗,正确的选择窗宽、窗位,须根据病变的情况和欲重点观察的内容,合理选择、适当调节,达到理想的要求。

（五）脊柱与脊髓

【适应证】

1. 各种原因引起的颈椎椎管狭窄。

2. 颈椎椎间盘病变。

3. 颈椎椎管内占位性病变。

4. 颈椎椎骨外伤，特别是观察附件骨折、脱位、碎骨片的位置和椎管及脊髓的关系。

5. 颈椎椎骨骨病，如结核、良恶性肿瘤。

6. 颈椎先天发育异常。

7. 协助进行介入放射学检查

【检查前准备】

1. 脊柱 CT 摆位时要注意除去病佩戴的金属物品，如项链、金属耳环、假牙等，病人的膏药也应一并去掉。

2. 需要强化者禁食 4 小时。

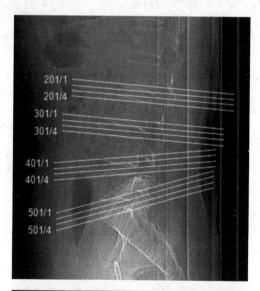

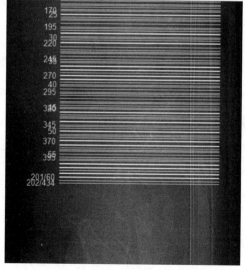

图 5-99 椎间盘扫描模式
椎间盘侧位定位像，显示扫描定位区域和扫描范围

【扫描要求】

病人取仰卧位，双手自然放在身体两侧，为了减少脊柱正常生理弯曲形成的曲度，脊柱呈生理曲度，采取侧位定位图。

1. **椎间盘扫描模式**

（1）薄层靶扫描，扫描层面需与椎间盘平行，一般每个椎间盘扫 3~5 层，包括椎间盘及其上下椎体的终板上缘或者下缘，中间至少一个层面穿过椎间隙，且不包括椎体前后缘。

（2）椎间盘较薄，选用管电流 180mAs，层厚、层距 2mm，逐层连续扫描。非常规椎间盘扫描要根据病变需求扫描（图 5-99）。

2. **椎体扫描模式**

（1）常规平扫：检查脊柱外伤引起的骨折、脱位，结核或肿瘤引起的骨质破坏等病变，扫描范围全部椎体，结核性病变视野要大，以利于观察椎旁脓肿等。可视扫描范围大小，选用管电流 250mAs，层厚、层距 5~8mm 逐层连续扫描（图 5-100）。

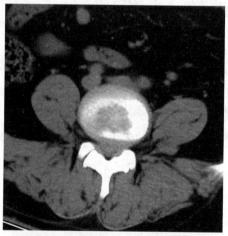

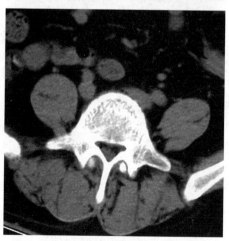

图 5-100 椎体定位及扫描范围示意图
椎体侧位定位像，显示椎体骨质、椎间盘

（2）增强扫描：怀疑病变或需要确定病变性质时要再行增强扫描，以了解病变的增强特点。静脉注射含碘对比剂 80～100mm，注射速率 2～5mL/s。

（3）螺旋扫描：层厚不大于 1mm，螺距≤1。

【后处理技术】

多平面重组（MPR）技术，可以获取颈椎的冠状面和矢状面图像。三维技术，可以从不同的角度显示肿瘤与周围软组织的相互关系；对骨关节的先天性畸形和复杂部位的细微骨折，可清晰显示组织结构之间的关系。

【重建算法】

观察椎间盘：软组织算法。

观察椎体和椎管：骨算法。

【窗宽和窗位】

软组织窗　用于观察椎间盘或软组织肿块。窗宽：300～450HU。窗位：30～60HU。

骨窗　用于观察骨质改变。窗宽：2 000～3 000HU。窗位：200～400HU。

【影像标准】

纵轴显示矢状椎管切面，保证颈椎椎体及椎间盘均得到良好显示。

【照片要求】

椎间盘用软组织窗；椎管的矢状位重组图像用骨窗。

（李剑　杨洪兵　吴志斌　石明国　郑敏文）

第六章

磁共振成像设备

磁共振成像设备是涉及计算机、电子、电磁及低温超导等多学科领域先进技术及成果为一身的大型医学影像设备,它是医学影像诊断设备中重要组成部分。本章主要讲述 MRI 设备的结构、性能参数、安装调试、质量控制及常见故障检修等。

第一节　MRI 设备的基本结构

MRI 设备是由磁体系统、梯度系统、射频系统、图像处理及计算机系统等组成,为确保 MRI 设备的正常运行,还需有射频屏蔽、磁屏蔽、冷水机组、空调等附属设施或设备。MRI 设备有多种分类方式,根据主磁场的产生方式不同分为永磁型、常导型和超导型等,根据成像范围不同分为局部(头、乳腺、关节等)型和全身型,根据磁场强度大小不同分为低场、中场及高场等。MRI 设备结构及功能组成部件如图 6-1 所示。

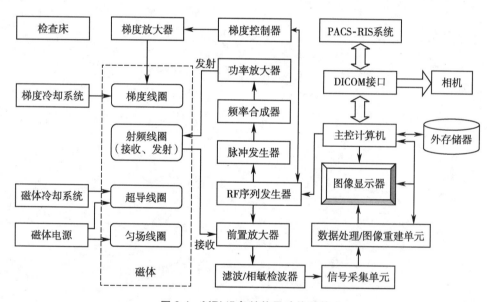

图 6-1　MRI 设备结构及功能组件

一、磁体系统

磁体系统是 MRI 设备的重要组成部分,它是产生均匀、稳定主(静)磁场的硬件,其性能直接影响图像质量。

（一）磁体的性能指标

磁体(magnet)的性能指标包括磁场强度、磁场均匀性、磁场稳定性、磁体有效孔径及磁体边缘场等。

1. **磁场强度**　MRI 设备在磁体内产生均匀、稳定的磁场称为主磁场或静磁场(static magnetic field),其磁场强度指磁体孔径内最大成像视野范围内均匀分布磁场的强弱,其大小是磁场中某点单位电流段所受力的最大值,方向为放在该点处小磁针 N 极所指的方向,用 B 表示。在国际单位制中的单位是特斯拉(Tesla,T),在高斯单位制中的单位是高斯(Gauss,G),1T = 10 000G。磁场强度越高,图像信噪比越高。图像质量越好,但人体对射频能量的吸收增加,同时增加主磁场强度使设备成本增加。目前,FDA 允许用于临床的最高场强为7.0T,大多数临床 MRI 设备的磁场强度在 0.2 ~ 3.0T 之间,10.5T、11.7T 等超高场 MRI 设备目前已经用于科学研究。

2. 磁场均匀性 磁场均匀性(magnetic field homogeneity)是指在特定容积内磁场的同一性,即穿过单位面积的磁力线是否相同。MRI 设备的特定容积采用与磁体中心相同、具有一定直径的球形空间(diameter of spherical volume,DSV),DSV 常用 10cm、20cm、30cm、40cm、45cm 和 50cm 为半径的球体。在 MRI 设备中,磁场均匀性是以主磁场的百万分之几(parts per million,ppm)为单位定量表示,如对于 1.0T 的磁场在 40cm DSV 范围内测量的磁场偏差为 0.02G,则其磁场均匀性为 2ppm。测量相同的 DSV 时,ppm 值越小,磁场均匀性越好,且通常 DSV 越大,磁场均匀性越差,图像质量也会越低。磁场均匀性是衡量 MRI 设备性能高低的关键指标之一。

磁场均匀性的测量方法通常有点对点法(peak to peak,p-p)、平方根法(root mean square,rms)及容积平方根法(volume root-mean square method,vrms)等。点对点法即成像范围内两点之间磁场强度的最大偏差 ΔB 与标称磁场强度 B_0 之比,平方根法是成像范围内测量波峰的半高全宽度;容积平方根法是在每个测量容积上选择 24 平面,每平面上 20 点采样进行测量。磁场均匀性由磁体本身结构及外部环境等决定。磁场均匀性并非固定不变,因此,必须定期进行匀场。

3. 磁场稳定性 MRI 设备受磁体周围铁磁性物质、环境温度、匀场电流及主磁场线圈电流漂移等影响,磁场均匀性或主磁场强度会发生变化,这种变化即为磁场漂移。磁场稳定性(magnetic field stability)是衡量磁场漂移程度的指标,即单位时间内主磁场的变化率,可分为时间稳定性和热稳定性两种,磁场稳定性下降,在一定程度上影响图像质量。

4. 磁体有效孔径 磁体有效孔径(effective aperture of magnet)指梯度线圈、匀场线圈、射频体线圈和内护板等均安装完毕后柱形空间的有效内径。对于全身 MRI 设备,磁体有效孔径以足够容纳受检者人体为宜,通常内径必须大于 60cm。MRI

设备孔径过小容易使被检者产生压抑感,孔径大可使病人感到舒适。MRI 设备分为大孔径和常规孔径两种,大孔径通常孔径≥70cm,常规孔径通常孔径≥60cm。大孔径 MRI 设备有利于特殊体型患者、儿童及幽闭恐惧症患者接受检查。

5. 磁体边缘场 磁体边缘场(fringe field of magnet)指主磁场延伸到磁体外部向各个方向散布的杂散磁场,也称杂散磁场、散逸磁场。边缘场延伸的空间范围与磁场强度和磁体结构有关。随着空间位置与磁体距离的增大,边缘场的场强逐渐降低(与距离的立方成反比)。边缘场是以磁体原点为中心向周围空间发散的,具有一定的对称性,常用等高斯线的三视图(俯视图、前视图、侧视图)形象地表示边缘场的分布,即由一簇接近于椭圆的同心闭环曲线表示杂散磁场分布,图中相同椭圆上的点场强均相同(用高斯表示),故称为等高斯线。由于不同场强磁体的杂散磁场强弱不同,对应的等高斯线也就不同,一般用 5 高斯(0.5mT)线作为标准。在 MRI 设备的场所设计阶段,等高斯线是经常使用的指标之一。边缘场可能对其范围内的电子仪器产生干扰,这些电子仪器也会对磁场均匀性产生影响。因此,要求边缘场越小越好,通常采用磁屏蔽的方法减小边缘场。

除了上面所提到的磁体性能指标外,磁体重量、磁体长度、制冷剂(液氦)的挥发率和磁体低温容器(杜瓦)的容积等也是超导磁体的重要指标。

(二)磁体的分类

MRI 设备的磁体通常分为永磁型、常导型及超导型三种。

1. 永磁体 永磁体(permanent magnet)是最早应用于全身 MRI 设备的磁体,是用永磁性材料产生磁场,磁体所用的永磁材料主要有铝镍钴、铁氧体和稀土钴三种。我国有丰富的稀土元素,也能大量生产高性能的稀土永磁材料,这些材料可作为生产永磁体的原料资源,目前永磁体的主流材料是稀土钕铁硼。

永磁体一般由多块永磁材料拼接而成,永磁块的排列要构成一定的成像空间,且要达到尽可能高的磁场强度及均匀性。磁体的两个磁极(靴)须用导磁材料连接起来,以提供磁力线的返回通路,从而减少磁体边缘场范围。图 6-2 为永磁体的两种结构形式,图 6-2(1)是环形偶极结构,图 6-2(2)是轭形框架结构。环形偶极结构通常由八个永磁块组成;轭形框架结构由铁磁性材料框架和永磁块组成一个 H 形空间,框架本身同时为磁通量提供回路。永磁体的极靴决定磁场分布的形状和磁场的均匀性,轭形框架结构比环形偶极结构更笨重,但边缘场的延伸范围小,便于安装和匀场。将轭形磁体的框架去掉一边,就成为目前永磁体最常用的开放式磁体,如图 6-3 所示,它是由 C 型铁轭、上下极靴及磁体基座组成,磁力线的分布如图 6-3(2)所示。

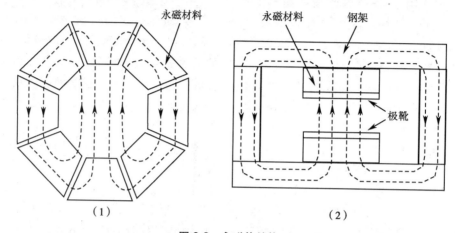

（1）　　　　　　　　　　　（2）

图 6-2　永磁体结构
（1）环形偶极结构;（2）轭形框架结构

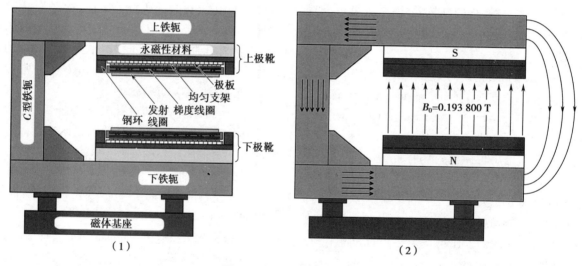

（1）　　　　　　　　　　　（2）

图 6-3　开放式永磁体结构
（1）开放式磁体结构;（2）开放式磁体磁力线

永磁体上、下极靴之间的距离就是磁体孔径,在铁磁性材料用量一定时,永磁体孔径越小磁场越强,孔径的大小必须容纳受检者,在磁体孔径一定的前提下,提高磁场强度的唯一办法就是增加磁铁用量,这样磁体重量会增加,因此,磁体设计者必须在场强、孔径和磁体重量三者之间折中进行选择。目前永磁体的场强一般不超过 0.5T。

永磁材料对温度变化非常敏感(1 100ppm/℃),因此永磁体的热稳定性较差,永磁体是通过温度控制单元维持磁体恒温。温度控制单元测量磁体温度,当温度低于设定值时,启动加热单元对磁体加温,通常磁体本身温度设置略高一些(如 30℃±0.1℃,不同厂家磁体温度要求不同),控制单元是持续工作的,确保磁场强度及均匀性,使磁体性能更稳定。

永磁体的缺点是场强较低,成像的信噪比较低,高级临床功能在该类 MRI 设备中无法实现;由于拼接磁体的每块永磁性材料的性能不可能完全一致,且受磁极平面加工精度及磁极本身的边缘效应(磁极轴线与边缘磁场的不均匀性)的影响,造成磁场均匀性较差;此外,该类磁体的重量均在数十吨以上,对安装地面的承重也提出了较高的要求。

永磁体的优点是结构简单并以开放式为主、设备造价低、运行成本低、边缘场范围小、对环境影响较小及安装费用少等。另外,永磁型 MRI 设备对运动、金属伪影相对不敏感,磁敏感效应及化学位移伪影较少,可应用于介入治疗技术。

2. **常导磁体** 常导磁体(conductive magnet)也称为阻抗型磁体(resistive magnet),根据载流导线周围存在磁场的电磁效应而设计,磁场强度与导体中的电流强度、导线形状和磁介质性质有关。从理论上讲,将载流导体沿圆柱表面绕在无限长螺线管上,则螺线管内形成磁场;另外将载流导体紧密排列在一个球形表面,球面内部会形成磁场,如果载流导体内为恒定的电流密度,则螺线管内或球面内形成均匀磁场。由于 MRI 磁体只能采用有限的几何尺寸且必须有供受检者出入的空间,所以实际磁体线圈只能采用与理想结构近似的形式。

无限长螺线管的近似结构是有限长螺线管,它靠圆柱对称的几何形状建立螺线管内部的均匀磁场。均匀磁场只能建立在螺线管中一个长度有限的区域,增加螺线管两端导线的匝数可以扩大这个均匀区域的范围,也可以在螺线两端与它同轴各附设一个半径稍大的线圈,利用这两个辅助线圈电流的磁场抵消螺线管中心两侧磁场随轴向位置的变化。

球形磁体线圈最简单的近似形式是亥姆霍兹线圈(Helmholtz coil),它是一对半径相等的同轴线圈,轴向距离等于线圈的半径,两个线圈中通大小相等且方向相同的恒定电流,则在线圈中心一个小体积范围形成均匀磁场,扩大均匀磁场范围的途径是增加线圈对数目。双线圈对结构是将四个线圈同轴排列在一个球形表面内,中间两个线圈的半径比两边两个线圈的半径大,依次类推,目前常导磁体是根据球形表面均匀分布电流密度理论而设计的,图 6-4 为四线圈的常导磁体。

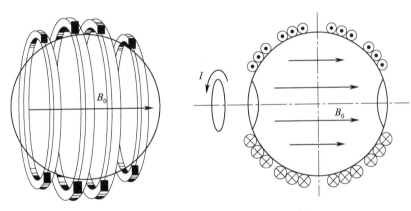

图 6-4 四线圈常导磁体结构及磁场分布

常导磁体磁场强度为:

$$B_0 = \mu_0 G \sqrt{\frac{W\lambda}{\alpha\rho}} \qquad 公式(6\text{-}1)$$

式中 W 为线圈的总功耗,λ 为空间系数,是导体截面积在线圈截面积上占的比例,ρ 为线圈的电阻率,α 为常数,G 为取决于线圈的几何形状的常数,μ_0 为真空磁导率。由此可见,常导磁体的磁场强度与功耗及线圈的几何形状有关。磁体的功耗与磁场强度平方成正比,可通过加大线圈电流来提高常导磁体的磁场强度,但增加电流,线圈将产生大量的热能,如果不释放这些热量将导致温度过高而烧坏线圈。0.2T 左右的常导磁体线圈通过的电流约为 300A,工作电压 220V 时的功耗达 60kW 以

上。因此,常导磁体必须配备专门的供电系统及磁体水冷装置。

常导磁体的线圈由高导电性的金属导线或薄片绕制而成,通常采用铝或铜薄片作线圈,每个线圈绕几千层。常导磁场的均匀度受到线圈大小和定位精度的影响,线圈越大,产生的磁场均匀性越高,但常导磁体为了减低功耗,线圈均做得不大,这样会限制磁场的均匀度;多个线圈的位置、平行度、同轴度也会有误差,当线圈通电后,彼此的磁场相互作用,可能使线圈位置发生变化,会影响磁场均匀性。影响常导磁体磁场稳定的因素主要是线圈电流,如果电流波动,即会引起磁场的波动,通常要求磁体电源输出稳定电流;再者环境因素变化,如温度变化或线圈之间的作用力引起线圈绕组或位

置的变化,对磁场稳定性也有影响。

常导磁体的优点是其结构简单、造价低廉,磁场强度最大可达 0.4T 左右,均匀度可满足 MRI 的基本要求,属于低场磁体,其成像功能已经满足临床基本需求,维修相对简便,适用于一些较偏远电力供应充足的地区。其缺点是工作磁场偏低,磁场均匀性及稳定性较差,高级临床成像在该磁体上无法实现,且励磁后要经过一段时间等待磁场稳定,需要专用电源及冷却系统,使其运行和维护费用增高,限制了常导磁体的推广应用,目前该类磁体已经不生产,低场 MRI 磁体被永磁体取代。

3. **超导磁体** 超导磁体(superconducting magnet)是利用超导材料导线或超导电缆绕制成线圈,在超导状态下产生磁场的磁体。超导线圈的设计原理与常导磁体基本相同,超导磁体产生的磁场强度高,磁场稳定性及均匀性均较高,不消耗电能且容易达到系统所要求的磁体孔径。MRI 设备中 0.5T 以上磁体基本均采用超导磁体。

(1) 超导性及超导体:超导性(superconductivity)是指在超低温下某些导体电阻急剧下降为零,超过常温导电性的现象。具有超导性的物质为超导体(superconductor)。超导体中的电子在临界温度下组成电子对而不再是自由电子,电子和晶格之间没有能量传递,它在晶格中的运动不受任何阻力,因此导体的电阻完全消失。超导体出现超导性的最高温度叫临界温度(critical temperature),通常超导材料的临界温度非常低,如水银的临界温度为 4K,锡的临界温度为 3.7K,铌钛合金的临界温度为 9.2K 左右。目前研究出一些临界温度高于液氮温区(77K)的高温超导体,但这些材料还不能作为超导磁体的线圈材料。超导体在外加磁场达到一定数值时其超导性被破坏,通常将导致超导性破坏的磁场值称为超导体的临界磁场强度(critical magnetic field intensity)。超导体在一定温度和磁场下通过的电流超出某一数值时其超导性被破坏,这个电流称为超导体的临界电流(critical current)。超导材料最成功的应用是绕制各种强磁场磁体,超导技术用得最广泛的领域是在 MRI 设备中,所有高磁场 MRI 设备均采用超导磁体。

(2) 超导磁体的构成:超导磁体的内部结构非常复杂,整个磁体由超导线圈、低温恒温器、绝热层、磁体的冷却系统、底座、输液管口、气体出口、紧急制动开关及电流引线等部分组成,如图 6-5 所示。

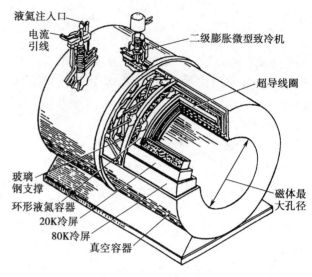

图 6-5 超导磁体的结构

目前超导线圈材料采用铌钛(NbTi)合金和铌三锡(Nb_3Sn_3)合金两种。12T 以下的超导磁体采用 NbTi 合金做超导线,12T 以上的磁体采用性能更高的 Nb_3Sn 合金。铌钛合金机械强度较高、韧性较好、易加工且性价比高,金属铌占合金的 44% ~ 50%,临界温度为 9.2K,临界电流密度为 $3×10^3$ A/mm^2,超导线圈是铌钛合金的多芯复合超导线埋在铜基内,如图 6-6 所示,铜基一方面起支撑作用,另一方面在发生失超时,电流从铜基上流过,使电能迅速释放,保护超导线圈,并使磁场变化率减小到安全范围以内。

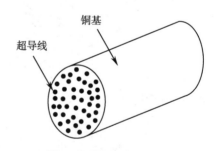

图 6-6 超导线圈的结构

超导磁体是超导线圈中通过电流而产生磁场,线圈的设计有两种,一种是以四个或六个线圈为基础,另一种是采用螺线管线圈为基础。四线圈结构是将线圈缠绕在一个经过精加工的圆柱体上,在圆柱体的外表面开槽用来绕制聚集成束状的铌钛合金导线,由于在强磁场中线圈之间存在较大的相互作用力,需要增加固定装置,这将增加散热及真空杜瓦的设计困难。

目前大多数超导磁体采用螺线管线圈,在磁介质一定的前提下,其磁场强度与线圈的匝数和线圈中的电流强度有关。改变超导磁体螺线管线圈的匝数或电流强度均可改变磁场强度。磁场强度 $B_0 \propto \mu_0 KI$，I 为线圈中的电流，K 为线圈匝数，μ_0 为真空磁导率。螺线管线圈绕组两端磁场强度为线圈中心一半，因此，在线圈绕组两端需要增加匝数或增加补偿线圈进行场强校正，确保螺线管内部一定范围内达到均匀场强。超导线圈整体密封在高真空、超低温的液氦杜瓦容器中，并浸没在液氦中才能工作，为了固定超导线圈绕组的线匝，防止其滑动，通常用低温特性良好的环氧树脂浇灌、固定、封装绕制好的超导线圈绕组，环氧树脂封装超导线圈绕组的强度要确保其能够抵抗并承受励磁过程或失超过程中线圈整体受到的径向和轴向的挤压力，而不发生位移。

超导线圈的低温环境由低温恒温器保障，低温恒温器是超真空、超低温环境下工作的环状容器，内部依次为液氦杜瓦和冷屏，其内外分别用高效能绝热材料包裹，为减少漏热，容器内部各部件间的连接和紧固均采用绝热性能高的玻璃钢和环氧树脂材料。外界热量是通过传导、对流或辐射传输进磁体的，其中辐射途径传输的热量最大。为减少液氦的蒸发，装配有磁体的冷却系统，它由冷头、气管、氦压机及水冷机等构成。冷头通常位于磁体顶部，通过绝热膨胀原理带走磁体内的热量，气管内的纯氦气（纯度在 99.999% 以上）在膨胀过程中吸收磁体内部的热量，再利用外部氦压机对氦气进行致冷，氦压机中的热量是由水冷机带走。新型磁体均采用 4K 冷头，且在磁体内有液氦液化装置，通常冷头正常工作时，液氦挥发率基本为零，如果冷却系统工作异常，液氦挥发率成倍增长。低温恒温器上有液氦加注口、排气孔及超导线圈励磁/退磁、液面显示和失超开关等引线，这些引线用高绝热材料支持和封固起来进入恒温器，它们向恒温器传导的热量被降到最低限度。

（3）超导环境的建立：铌钛合金超导线圈的工作温度为 4.2K（-268.8℃），即一个大气压下液氦的温度。MRI 磁体超导环境的建立通常需要以下步骤。

1）抽真空：超导磁体的真空绝热层是重要保冷屏障，其性能主要决定于真空度，磁体安装完毕后，首先需要用高精度、高效能的真空泵（通常用等离子真空泵）抽真空，同时需要真空表、检漏仪、连接管道等。超导磁体内的真空度要求达到 $10^{-7} \sim 10^{-6}$ Mbar（1bar=100kPa），以保证超导磁体的真空绝热性能。

2）磁体预冷：磁体预冷是指用致冷剂将磁体杜瓦容器内的温度降至工作温度。通常磁体预冷过程分为两步：首先用温度略高的液氮输入磁体杜瓦容器，使液氮能在磁体内存留，此时磁体内温度达到 77K（-196℃），再用有一定压力的高纯度氦气将磁体内的液氮吹出；其次再将液氦输入杜瓦容器内，直到液氦能在磁体内存留，此时磁体内部温度达到 4.2K（-269℃）。

3）灌装液氦：磁体经过预冷，杜瓦容器内的温度已降至 4.2K，而超导线圈稳定工作的条件是必须将其浸泡在液氦中，因此，需要在杜瓦容器中灌满液氦，一般充灌到整个容量的 95% 至 98% 左右。以上步骤都在工厂内完成，到达用户现场的磁体一般均为冷磁体。

（4）励磁：励磁（excitation）又叫充磁，指超导磁体系统在磁体电源的控制下向超导线圈逐渐施加电流，从而建立预定磁场的过程。励磁后超导线圈将在不消耗电能的情况下提供强大且稳定的均匀磁场。对于超导磁体，成功励磁的条件是建立稳定的超导环境及有一套完善的励磁控制系统，该系统一般由电流引线、励磁电流控制电路、励磁电流检测器、紧急失超开关和超导开关等组成。另外，需要高精度的专用励磁电源，这种电源是低压大电流的稳流电源，具有高精度、大功率及高稳定性等特点，电源还须附加保护磁体的自动切断装置，在励磁、退磁（demagnetization，通过磁体电源慢慢使超导线圈内电流逐渐减小为零，磁体的磁场强度变为零的过程。退磁泄去磁体内贮存的巨大能量，超导线圈仍处于超导状态）过程中及突然停电时，保护超导线圈和电源本身。不同厂家的磁体对励磁要求不同，励磁时间也不尽相同，但电流的输入遵循从小到大、分段控制的原则，因而磁场也是逐步建立的。

超导磁体线圈的稳定电流强度不仅取决于磁场场强的大小，而且与线圈的结构有关，因此，场强相同的不同磁体，其稳定电流往往是不相同的，即使是同一型号的磁体，线圈电流也因有无自屏蔽等而有所不同。

超导磁体励磁时，电流到了预定数值就要适时切断供电电源，退磁时又要迅速地将磁体贮存的磁量泄去，控制这个特殊功能的部件是磁体开关（magnet switch），它是磁体供电装置的重要组成部分。如图 6-7 所示，磁体对外可接三对引线，即磁

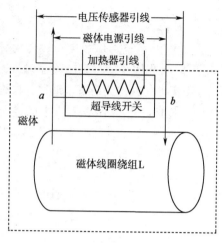

电压传感器引线
磁体电源引线
加热器引线
超导线开关
磁体
磁体线圈绕组L

图6-7　磁体开关

体电源线、感应电压检测线和加热器引线。其中磁体电源线和电压感应线是励磁专用线，励磁结束后就卸掉，平时只有加热器与磁体电源系统中的磁体急停开关相连。图中 a、b 间是一段超导线，它跨接在磁体线圈的两端，起开关作用。a-b 超导线和加热器被封装在一起置于磁体低温杜瓦容器内，其工作状态是由加热器控制的，设 a-b 线的电阻为 R_S，正常情况下，由于加热器电源关闭，a-b 线便处于超导状态（$R_S=0$），当加热器电源接通后，a-b 线就会因加热而失去超导性（$R_S \neq 0$）。励磁时，给加热器通电使其发热，a-b 线失去超导性，励磁电流流过磁体线圈 L，电流达预定值后切断加热器电源，超导线 a-b 便进入超导态，磁体线圈 L 被 a-b 线短接，形成闭环电流通路。此后就可关闭供电电源、卸掉磁体励磁的电流引线，以减少致冷剂的消耗。超导线允许的电流强度比普通铜线高出几十至上百倍，几平方毫米的导体便可通过 200～300A 的电流。磁体的励磁过程必然会引起液氦的汽化，造成磁体内腔压力的增高，为及时排出过多氦气产生的压力，此时需要打开泄压阀门，主动泄压。

（5）失超及其处理：失超（quench）是超导体因某种原因突然失去超导性而进入正常状态的不可逆过程。超导体是在极高的电流强度下工作，又处于超低温环境，比较容易发生失超。失超的基本过程是电磁能量转换为热能的过程，磁能在线圈绕组周围的传播是不均匀的，因此失超是从一点开始，并通过热传导方式向外扩散焦耳热，温度升高使线圈局部转为正常态，线圈局部电阻的出现，加热了超导线圈，使磁体电流下降为零。失超时，磁场能量将迅速耗散，线圈中产生的焦耳热引起液氦急剧蒸发，低温氦气从失超管中猛烈向外喷发，超

导线圈的失超部分可出现几千伏的高电压引起强大的电弧，可能烧焦线圈的绝缘或熔化超导体，甚至损坏整个超导线圈。失超和磁体的退磁是两个完全不同的概念，去磁只是通过磁体电源慢慢泄去其贮存的巨大能量（一个 1.5T 的磁体在励磁后所储存的磁场能量高达 5MJ），使线圈内电流逐渐减小为零，但线圈仍处于超导态；失超后不仅磁场消失，而且线圈失去超导性。

造成磁体失超的原因很多：①磁体本身结构和线圈因素造成的失超，正常运行的磁体偶尔出现的失超和励磁过程中出现的失超均是这类原因造成的；②磁体超低温环境破坏造成的失超，如磁体杜瓦容器中的液氦液面降到一定限度则可能发生失超，或磁体真空隔温层破坏等；③人为因素造成的失超，励磁时充磁电流超过额定值，使磁场建立过快时易造成失超，磁体补充液氦时方法不当也极易引起失超（如输液压力过大或输液速度过快），误操作紧急失超开关造成"意外"失超等；④其他不可抗拒的因素造成的失超，如地震、雷电、撞击等均可造成失超。

为避免失超，建立失超的预防和保护系统是十分重要的，通过传感器、探测器实时监控磁体的状态，同时建立励磁时及实现超导后的失超保护等防范措施。①超导合金纤维导线埋在铜基中，铜基在磁通量突变时对超导线起分流作用及限制热量的产生，并使热量不向超导体的其他部分蔓延，另外，要从工艺上保证超导线的焊接点引入的电阻极小。由于磁通量突变产生的热量绝大部分被铜基传导给液氦，液氦蒸发使热量散失而不致引起很大的升温，在励磁时磁通量突变最大，消耗液氦最多，应及时补充。②励磁时的失超保护十分重要，它是由失超探测器、机械式直流快速断路器、泄能电阻器组成，当失超探测器发现失超发生时，启动断路器将励磁电源和磁体超导线圈绕组隔离，并将磁体超导线圈绕组里的电流切换到泄流电阻器放电，在短时间里将其能量释放掉。③建立磁体监控和保护措施，实时监控测量磁体线圈温度、应力、液氦液位、真空度、流量、杜瓦容器压力等参数值的变化。

失超带来的问题主要是过压、过热等，失超后，首先要尽快更换失超管内的保险膜，以免空气进入磁体低温容器后形成冰块，再者要对磁体进行全面检查，找出失超原因，如果磁体尚未破坏，要尽快重新建立超导环境并励磁。

（6）超导磁体的其他组件：①失超管（quench

tube）是超导磁体不可缺少的部分之一，其作用是将磁体内产生的氦气排到室外。日常情况下只将磁体内产生的少量氦气排出，一旦失超，磁体容器中近千升的液氦变为氦气（通常每升液氦气化为 $1.25m^3$ 氦气）将从失超管喷出。如果失超管设计尺寸不足、铺设路径不合理、不通畅、甚至堵塞，磁体因内部压力快速增高而被损坏的可能性将增大。②紧急失超开关又称为磁体急停开关（magnet stop），是人为强制主动失超的控制开关，装于磁体间或控制室内靠近门口的墙上，其作用是在紧急状态下迅速使主磁场削减为零。该开关仅用于地震、火灾和危及受检者生命等突发事件时。出于安全考虑，可在失超按钮上加装隔离罩，需要严格控制进出磁体间的人员对该开关的非正常操作。

超导磁体具有线圈多、电流大及磁场高等特点，大电流在强磁场下会产生很大的应力，其压强可达百兆帕，因此在磁体设计时必须进行电磁分析及应力分析，应力与磁体结构与尺寸有关。

超导磁体优点为高场强、高稳定性、高均匀性、不消耗电能以及容易达到系统所要求的孔径，所得图像的信噪比高，图像质量好，特殊功能成像及超快速成像只能在超导高场强的 MRI 设备中完成。但是超导线圈须浸泡在密封的液氦杜瓦中方能工作，增加了磁体制造的复杂性，运行、安装及维护的费用相对较高，随着磁场强度的升高，其边缘场范围较大。

（三）匀场

受磁体设计、制造工艺及磁体周围环境（如磁体屏蔽、磁体附近固定或可移动的铁磁性物体等）影响，磁体安装就位后需要在现场对磁场的均匀性进行调整，这个过程称为匀场（shimming）。匀场是通过机械或电器调节的方法建立与磁场非均匀分量相反的磁场，消除磁场非均匀性的过程。常用的匀场方法有主动匀场和被动匀场两种。

1. 被动匀场 被动匀场（passive shimming）指在磁体孔洞内壁上贴补专用小铁片（匀场片），以提高磁场均匀性的方法。由于该匀场过程中不使用有源元件，故又称之为无源匀场。匀场所用的小铁片一般用磁化率很高的软磁材料，根据磁场测量的结果确定被动匀场小铁片的几何尺寸、数量及贴补位置，其几何形状及尺寸各不同厂家，甚至不同磁体型号均有所不同。

超导磁体的被动匀场过程是：磁体励磁→测量场强数据→计算匀场参数→退磁→在相关位置贴补不同尺寸的小铁片，这一过程要反复进行多次直至达到理想均匀性。匀场用的小铁片本身没有磁性，一旦将它贴补到磁体内壁，立刻被磁场磁化而成为条型磁铁，从而具有了与条形磁铁类似的磁场，如图 6-8 所示。图 6-9 表明匀场小铁片对磁场的作用，小铁片外部靠近磁体中心一侧的磁力线正好与主磁场反向，从而削弱了小区域内的磁场强度。匀场时，何处磁场均匀性差，就在何处贴补这种小铁片，铁片的尺寸要根据需要调整的场强差来决定。用小铁片匀场的优点是可校正高次谐波磁场产生的不均匀，材料价格便宜，不需要高精度电流。大多数铁片装在磁体孔径内，有些被动匀场中的铁片装在磁体杜瓦容器外侧，用来补偿磁体上、下钢梁（或其他金属）引起的高次谐波。

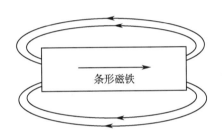

图 6-8 条形磁铁的磁场

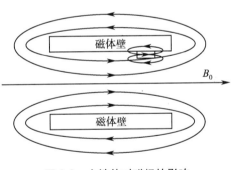

图 6-9 小铁片对磁场的影响

2. 主动匀场 主动匀场（active shimming）是通过适当调整匀场线圈阵列中各线圈的电流强度，用匀场线圈产生局部磁场的变化来调节主磁场，提高整体磁场均匀性的方法，又称为有源匀场。在没有独立匀场线圈的 MRI 设备，主动匀场是利用调节梯度磁场对主磁场的非均匀性进行动态校正。匀场线圈由若干个大小不等的小线圈组成，这些小线圈分布在圆柱形匀场线圈骨架的表面，构成线圈阵列，将其称为匀场线圈（shimming coil），安装于主磁体线圈和梯度线圈之间。主动匀场是对磁场均匀性进行精细调节的方法，匀场线圈产生的磁场可以抵消谐波磁场,改善磁场的均匀性(既可修正轴向非均匀性,也可修正横向非均匀性)。

匀场线圈也有超导型及阻抗型之分。超导型匀场线圈与主磁场线圈置于同一低温容器中,其电流强度稳定,且不消耗电能。阻抗型匀场线圈使用较广泛,但它要消耗能量,匀场电源的质量对于匀场效果起着至关重要的作用,匀场电源波动时,不仅匀场的目的达不到,而且主磁场的稳定性会变差。因此,在 MRI 设备中匀场线圈的电流均由高精度、高稳定度的专用电源提供。

二、梯度系统

梯度系统(gradient system)是指与梯度磁场相关的电路单元。其功能是为 MRI 设备提供满足特定需求、可快速切换的梯度场,主要对磁共振信号进行空间编码,在梯度回波和其他一些快速成像序列中起着特殊作用(聚相、离相等),在没有独立匀场线圈的磁体中,梯度系统可兼用于对主磁场的非均匀性进行校正,因此,梯度系统是 MRI 设备的核心部件之一。

(一) 梯度系统的性能指标

梯度的性能通常有梯度磁场强度、梯度爬升时间、梯度切换率、梯度的有效容积及梯度磁场线性等。

1. 梯度磁场强度　梯度磁场强度(gradient magnetic field strength)是指梯度能够达到的最大磁场强度,通常用单位长度内梯度磁场强度的最大值表示,单位为 mT/m。在梯度线圈一定时,梯度磁场强度由梯度电流决定,而梯度电流又受梯度放大器的输出功率限制。目前超导 MRI 设备梯度磁场强度在 30~100mT/m。MRI 设备梯度磁场强度通常是指单轴(X、Y 或 Z 轴)梯度磁场强度。

2. 梯度磁场切换率及爬升时间　梯度磁场切换率(gradient magnetic field slew rate)和梯度磁场爬升时间(gradient magnetic field rising time)是梯度系统两个重要指标,从不同角度反映了梯度场达到最大值的速度。梯度磁场爬升时间指梯度磁场强度由零上升到最大梯度磁场强度或由最大梯度磁场强度降至零所用时间,单位为 ms。梯度磁场切换率是梯度磁场强度从零上升到最大值或从最大值下降到零的速度,即单位时间内梯度场的变化率,单位为 mT/(m·ms)或 T/(m·s)。超导 MRI 设备的梯度磁场切换率可达 120~200mT/(m·ms)。梯度磁场切换率越高,梯度磁场爬升越快,即可提高扫描速度,从而实现快速或超快速成像,梯度磁场爬升时间决定或限制 MRI 设备的最短回波时间。如图 6-10 所示,梯度场的变化波形可用梯形表示,梯度场的有效部分是中心的矩形,梯形的腰表示梯度线圈通电后,梯度场逐渐爬升至最大值过程,则:

$$\text{梯度磁场切换率}_{[mT/(m·ms)]} = \text{梯度磁场强度}_{(mT/m)} / \text{爬升时间}_{(ms)} \qquad \text{公式}(6\text{-}2)$$

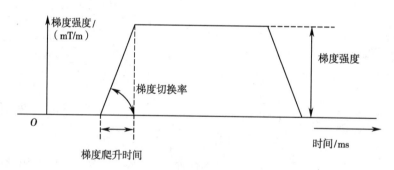

图 6-10　梯度系统性能参数的关系

3. 梯度磁场线性　梯度磁场线性(gradient magnetic field linearity)是衡量梯度场动态性能及平稳递增性能的指标,线性度是指校准曲线接近规定直线的吻合程度。线性越好,表明梯度场越精确,图像的质量就越好,非线性度随着距磁场中心距离增加而增加,因此如果梯度场的线性不佳,图像边缘可能产生畸变,通常梯度场的线性范围大于成像视野。

4. 梯度有效容积　梯度有效容积(gradient effective volume)又叫均匀容积,指梯度线圈所包容的梯度磁场满足一定线性要求的空间区域。这一区域位于磁体中心,并与主磁场的有效容积中心相同。梯度线圈的有效容积越大,成像不失真的视野范围越大。产生 X、Y 梯度的线圈通常采用鞍形线圈,对于鞍形线圈,其有效容积只能达到总容积的60%左右。

5. 梯度工作周期　梯度工作周期(gradient working cycle)指在一个成像周期时间(TR)内梯度场工作时间所占的百分比。梯度工作周期与成像层数有关,在多层面成像中,成像层面越多则梯度磁场的工作周期百分数越高。

梯度场强必须大于主磁场的非均匀性,否则磁场非均匀性将严重影响空间编码,在二维傅里叶变换成像中引起影像几何失真,在投影重建成像中不仅引起几何失真,还导致空间分辨力降低。梯度系统性能高低直接决定着 MRI 设备的扫描速度、影像的几何保真度及空间分辨力等,另外,其性能还同扫描脉冲序列中梯度脉冲波形的设计有关,即一些复杂序列的实现也取决于梯度性能。

(二) 梯度系统的组成

梯度系统由梯度线圈、梯度控制单元(gradient control unit,GCU)、数模转换器(digital to analogue converter,DAC)、梯度功率放大器(gradient power amplifier,GPA)和梯度冷却系统等组成。梯度功率放大器由波形调整器、脉冲宽度调整器和功率输出级等组成。各组件之间的关系如图 6-11 所示。梯度磁场是电流通过特定结构的线圈产生,其工作方式是脉冲式的,需要较大的电流和功率。梯度场快速变化所产生的作用力使梯度线圈发生机械振动,其声音在扫描过程中清晰可闻。

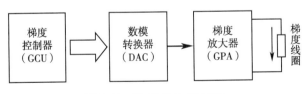

图 6-11　梯度系统工作流程

MR 成像方法不同,梯度场的脉冲形式也不同,梯度脉冲的开关及梯度波形控制由 GCU 完成,GCU 发出梯度电流数值,经过数模转换器将其转换为模拟控制电压,该电压与反馈电路的电压进行比较后送波形调整器,再经脉冲调制,便产生桥式功率输出级的控制脉冲。

1. 梯度线圈　MRI 设备梯度线圈(gradient coil)在一定电流驱动下,在整个成像范围内建立大小、方向和线性度满足要求的梯度磁场,它是由 X、Y、Z 三个梯度线圈组成。梯度线圈的设计应该满足良好的线性度、切换率快、爬升时间短、线圈功耗

小及涡流效应低等特性。

产生 Z 轴梯度场的线圈 G_Z 可以有多种形式,最简单的是 Maxwell 对。这是一对半径相同的环形线圈,两线圈中通过的电流大小相等、方向相反,根据电磁场理论,当两线圈的距离为线圈半径的 $\sqrt{3}$ 倍时,线圈产生的磁场线性最佳,且可使正中平面的磁场强度为零,图 6-12 为几组 Maxwell 对绕制的 Z 轴梯度线圈,图 6-13 是 Z 轴梯度所产生的磁场,根据右手螺旋定律可知,两端线圈产生不同方向的磁场,一端与 B_0 同向,另一端与其反向,因而与主磁场叠加后分别起到加强和削弱 B_0 的作用。

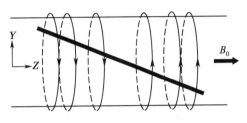

图 6-12　Z 轴梯度线圈

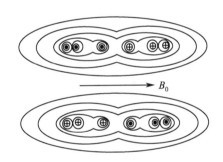

图 6-13　Z 轴梯度线圈产生的磁场

X 轴和 Y 轴梯度线圈 G_X 和 G_Y 的设计原理是依据电磁学中的毕奥-萨伐尔(Biot-Savart)定律,即适当放置四根无限长平行通电导线,其周围便可产生线性梯度磁场,且如果导线几何形状满足一定条件,则产生的梯度磁场大小只与线圈中通过的电流有关。实际上导线不能太长,必须提供适当的返回电路,因此 X 轴和 Y 轴梯度线圈使用鞍形线圈,其采用圆弧线而不是平行直线,这样对磁体入口的限制小。根据对称性原理,将 G_X 旋转 90° 就可得到 G_Y。因此,G_X 和 G_Y 线圈的设计可以归结为同一线圈的设计问题。图 6-14 及图 6-15 是 Y 轴梯度线圈及其产生的梯度磁场。

X 轴、Y 轴及 Z 轴三组梯度线圈被固定并封闭在用纤维树脂制作的圆柱形筒内,再装入磁体腔内,如图 6-16 所示。

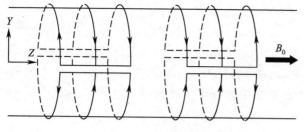

图 6-14　Y 轴梯度线圈

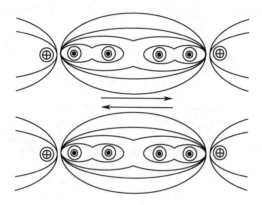

图 6-15　Y 轴梯度线圈产生的磁场

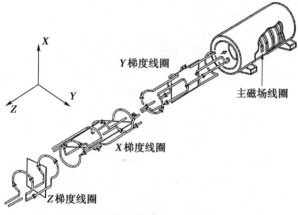

图 6-16　梯度线圈在磁体内的排列

2. 梯度控制器和数模转换器　梯度控制器（GCU）的任务是按系统主控单元的指令，发出全数字化的控制信号，数模转换器（DAC）接收到数字信号后，转换为相应的模拟电压控制信号，产生梯度放大器输出的梯度电流。MRI 设备不仅要求梯度磁场能够快速启停，而且要求其大小和方向都能够改变，反映在硬件上就是要求梯度放大器的脉冲特性高。对梯度放大器的精确控制就是由 GCU 和 DAC 共同完成的。通常 DAC 的精度（分辨率）由输入端的二进制数的位数决定，梯度系统大多采用 32 位的 DAC。

3. 梯度放大器　梯度放大器（GPA）是整个梯度控制电路的功率输出终端，要求具有功率大

（MW）、开关时间短（kHz）、输出电流精度高（kA）和系统可靠等特点。但受线路分布参数、元器件质量、涡流效应以及梯度线圈感性负载等影响，给梯度放大器的设计带来一定困难，梯度放大器性能的优劣决定整个梯度系统的性能。为了使三个梯度线圈的工作互不影响，一般都安装三个相同的电流驱动放大器。它们在各自的梯度控制单元控制下分别输出系统所需的梯度电流。

梯度放大器的输入信号就是来自 DAC 的标准模拟电压信号，该电压信号又决定了梯度电流的大小。为了精确调节梯度电流的量值，MRI 设备在梯度电流输出级与梯度放大器间加入了反馈环节。采用霍尔元件测量梯度电流，实现实时监测。MR 扫描过程中需不断地改变梯度场的强度和方向，因此，GPA 除了具备良好的功率特性外，还要有良好的开关特性，才能满足快速变化的需要。

梯度放大器是工作在开关状态的电流放大器，由于梯度放大电路的驱动电流较大，梯度线圈的电阻比较稳定，使用开关放大器可大大减少放大器中三极管本身的功耗。开关放大器与系统时钟同步工作，其输出电流平均值取决于工作脉冲的占空比，另外，梯度线圈是感性负载，电流不能突变，因此 GPA 通常采用高电压电源。假设梯度线圈的电感与电阻分别是 L 与 R，则开关管接通后电流上升的时间常数 $\tau = L/R$，通常梯度线圈的 L 很小，R 比较大，使 τ 非常短。采用高电压电源，可在管子导通的最短时间内使输出电流达到额定值，这样开关管的功耗最小。

4. 梯度冷却系统　梯度系统是大功率系统，为得到理想的梯度磁场，梯度线圈的电流达几百甚至上千安，大电流将在线圈中产生大量的焦耳热，如果不采取有效的冷却措施，有可能烧坏梯度线圈。梯度线圈固定封装在绝缘材料上，没有依赖环境自然散热的客观条件。常用的冷却方式有水冷和风冷两种，水冷方式是将梯度线圈经绝缘处理后浸于封闭的蒸馏水中散热，水再由水冷交换机将热量带出；风冷方式是直接将冷风吹在梯度线圈上，目前高性能的梯度系统均采用水冷方式。

5. 涡流及涡流补偿　电磁学定律指出变化的磁场在其周围导体内产生感应电流，这种电流的流动路径在导体内自行闭合，称涡电流（eddy current），简称涡流。涡流的强度与磁场的变化率成正比，其影响程度与这些导体部件的几何形状及与变化磁场的距离有关，涡流所消耗的能量最后均变为

焦耳热,称为涡流损耗。

梯度线圈被各种金属导体材料所包围,因而在梯度场快速开关的同时,必然产生涡流。随着梯度电流的增加涡流会增大,而梯度电流减小时,涡流

又将出现反向增大,当梯度场保持时,涡流按指数规律迅速衰减。涡流的存在会大大影响梯度场的变化,严重时类似于加了低通滤波器,使其波形严重畸变,破坏其线性度,如图6-17(2)所示。

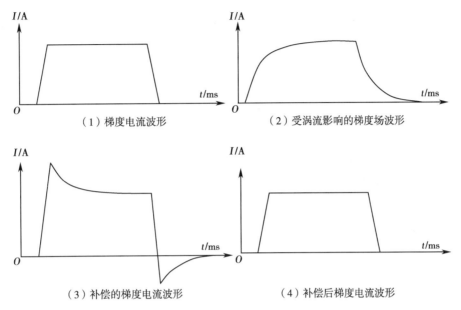

（1）梯度电流波形　　　　　　（2）受涡流影响的梯度场波形

（3）补偿的梯度电流波形　　　　（4）补偿后梯度电流波形

图 6-17 涡流对梯度波形的影响

为了克服涡流影响,通常采取下列措施:①在梯度电流输出单元中加入 RC 网络,预先对梯度电流进行补偿,如图6-17(3)(4)是补偿梯度电流及补偿后梯度电流波形,经过补偿后梯度场的波形变化已经近似理想状态。②由于涡流的分布不仅在径向,同时存在于轴向,因此采用 RC 电路不能完全补偿涡流,可以利用有源梯度磁场屏蔽的方法,即在主梯度线圈与周围导体之间增加一组辅助梯度线圈。辅助线圈与主梯度线圈同轴,施加的电流方向与主梯度电流相反,且同时通断,这样抵消和削弱了主梯度线圈在周围导体中产生的涡流,这种有源梯度磁场屏蔽使梯度系统的成本和功耗成倍增加,辅助线圈的设计必须进行电磁、力、功耗及涡流多指标分析。③可以使用特殊的磁体结构,用高电阻材料来制造磁体,以阻断涡流通路,从而使涡流减小。

梯度线圈在工作时需要高频地开启和关闭,线圈中的电流不断地发生变化,通电的梯度线圈在强磁场中由于洛伦兹力的作用而发生高频的机械振动,并产生一种非常特殊的噪声。MRI 设备的静磁场强度越高、梯度电流脉冲上升速度越快、脉冲的频率越高,产生的噪声就会越大。MRI 检查时的噪声最大可达到 110dB 以上,不仅影响医患之间的通话联络,还可对受检者造成一定程度的心理或生理

伤害。心理伤害表现为使患者恐惧心理加剧,并可能诱发癫痫和精神幽闭症。生理伤害主要表现为暂时性听力下降,而那些对于噪声高度敏感的患者,则可能造成永久性听力损伤。在平面回波成像(EPI)序列及各种运用复杂梯度波形的超快速成像技术中,梯度噪声的影响更为显著。为了保护受检者,英国卫生部于 1993 年制定了"临床用磁共振诊断设备安全性指导原则"。该原则要求对于噪声超过 85dB 的 MRI 扫描,需要对受检者采取一定的听力保护措施,如使用磁共振专用防噪音耳塞、防磁耳机并播放音乐或其他阻声器材以抵消噪声的不良影响,保证受检者的安全。

为了降低梯度线圈的噪声,各 MRI 生产厂商开发出了许多新技术,如梯度线圈真空隔绝腔技术、缓冲悬挂技术、噪音固体传导通路阻断技术、静音扫描序列技术等。此外,使用专业的吸音材料也可以实现降低噪声的目的。

三、射频系统

射频系统(radio frequency system)包括射频脉冲发射单元和射频信号接收单元两部分,其中射频脉冲发射单元实施射频(radio frequency,RF)激励,射频信号接收单元接收和处理射频信号(MR 信

号)。射频系统不仅要根据不同扫描序列发射各种翻转角的射频脉冲,还要接收成像区域内 MR 信号。MR 信号只有微伏(μV)级,必须经过放大、混频、滤波及 A/D 转换等处理,才能转化为数字信号,经过图像处理系统进行图像重建。射频系统组成如图 6-18 所示。

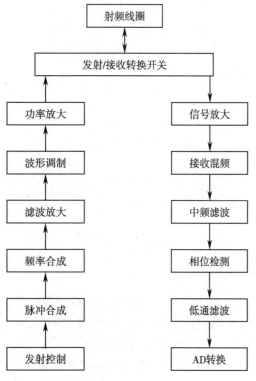

图 6-18 射频系统组成

（一）射频脉冲

受检体内的氢质子在静磁场(B_0)中发生磁共振的条件是施加与 B_0 垂直的射频场(B_1)。B_1 是在射频发射系统的控制下,由射频放大器输出射频电流脉冲激励射频线圈,以射频波的形式发射。

1. 射频脉冲类型 射频脉冲可分为硬脉冲和软脉冲。硬脉冲是强而窄的脉冲,其谱带较宽,常用于非选择性激励,在三维傅里叶变换(3DFT)成像中用来激励整个成像容积。软脉冲是弱而宽的脉冲,其谱带较窄,常用于选择性激励,在二维傅里叶变换(2DFT)成像中用来确定扫描层面。理想的射频脉冲波形是时域中的 sinc 函数,sinc 函数在电路中较难实现,MRI 设备中通常用时域方波代替。时域方波的选择性没有 sinc 函数好,但其宽度比较容易控制,在电路中实现也相对容易。

2. 射频脉冲激发频率范围 射频脉冲的激励范围由其脉冲宽度(脉冲持续时间 τ)所决定。宽度为 τ 的方波脉冲,可激发 $\omega_0 \pm \dfrac{2\pi}{\tau}$ 范围内的频率(ω_0 为拉莫尔频率),即射频脉冲所覆盖的频率范围与脉冲宽度成反比。射频脉冲越宽,其覆盖的频率范围越窄,脉冲的选择性就越好,因此用于选择性激励;脉冲越窄,覆盖的频率范围越宽,脉冲的选择性就越差,在此类脉冲的作用下,所有感兴趣内的氢质子可在瞬间同时被激发,也就是所谓的非选择性激励。

3. 射频脉冲翻转角度 在 MRI 设备中,氢质子群的静磁化强度矢量 M 不仅受主磁体 B_0 的作用,还受射频场及其本身弛豫的影响,通常假设它们的作用是彼此独立发生的。如果只考虑射频场对 M 的单独作用,实施射频脉冲激励后,静磁化强度矢量 M 受 B_1 场的作用而偏离平衡位置的翻转角 θ 为:

$$\theta = \gamma B_1 \tau \qquad \text{公式(6-3)}$$

式中 γ 为磁旋比,因此,通过调节射频场强度 B_1 和脉冲宽度 τ,可使 M 翻转至任意角度。扫描序列中射频脉冲的脉冲宽度 τ 决定射频脉冲的选择性,因而 MRI 中只能用 B_1 的大小来控制翻转角的大小。习惯上,把使 M 偏离稳定位置(B_0 方向)θ 角的脉冲称为 θ 脉冲。如偏离 90° 和 180° 的射频脉冲分别称之为 90° 脉冲和 180° 脉冲,而 90° 脉冲和 180° 脉冲是目前 MRI 中使用最多的脉冲。由上式也可以看出,使 M 翻转 180°,所需射频场的能量要比 90° 脉冲的能量增加一倍。在 MRI 设备中,射频脉冲的宽度(决定激发频率的选择范围)和幅度(决定受激发后的翻转角度)都是由计算机和射频控制系统实施全数字化精密控制的。

（二）射频线圈

MRI 设备的射频线圈相当于广播、电视用的天线。它们的区别是:广播、电视信号的发射和接收地点相距可达上百公里,接收天线处在发射的电磁波的远场中,发射天线和接收天线之间是行波耦合,行波的波长比收、发两地之间的距离小得多,行波的电场和磁场特性具有对等的意义。MRI 设备的射频线圈与被检体之间的距离远小于波长,线圈处在被接收 MR 信号的近场区域,发射和接收之间不是行波耦合而是驻波耦合,驻波的电磁能量几乎全部为磁场能量,因此,射频脉冲的激励和 MR 信号的接收不采用电耦合的线状天线,而必须采用磁耦合的环状天线,也就是射频线圈(radio frequency coil)。

1. 射频线圈的功能 射频线圈具有发射和接

收两个基本功能。发射是指射频放大器产生的激励脉冲通过射频线圈转换为在成像空间横向旋转的、具有一定频率和功率的电磁波，即射频磁场（B_1）。射频场的能量被受检体内的氢质子选择性的吸收，完成"能量交换"，受检体内的氢质子因此受到激励而发生磁共振。接收是指射频线圈中的谐振电路以及相关的射频前置放大器，将发生磁共振后的质子在弛豫过程中磁化矢量 M 变化而转换为电信号，再次完成"能量交换"，从而采集到所需要的 MR 信号。因此，可以将射频线圈理解为一种特殊的"换能器"或"能量交换器"。

2. 射频线圈的主要技术参数 射频线圈的主要技术参数包括信噪比、灵敏度、均匀度、品质因数、填充因数及有效范围等。

（1）信噪比（SNR）：射频线圈信噪比（coil signal-to-noise ratio）指射频线圈所采集的 MR 信号与噪声之比，与成像部位的体积、共振频率及线圈的几何形状等参数有关。线圈的 SNR 越高，越有利于提高影像分辨力及系统成像速度。

（2）灵敏度：射频线圈灵敏度（coil sensitivity）指接收线圈对输入信号的响应程度。线圈灵敏度越高，检测微弱信号的能力越强，但随着信号的降低，信号中的噪声水平会随之升高，从而导致信噪比下降。线圈灵敏度并不是越高越好。

（3）均匀度：射频线圈均匀度（coil homogeneity）指射频线圈发射电磁波的均匀程度。与线圈的几何形状密切相关，螺线管线圈及其他柱形线圈提供的射频场均匀性较好，而表面线圈产生的磁场均匀性较差。

（4）品质因数：射频线圈品质因数（factor of coil quality）Q 是谐振电路特性阻抗 ρ 与回路电阻 R 的比值，即 $Q=\rho/R$。Q 也定义为谐振电路中每个周期储能与耗能之比，它是反映谐振电路性质的一个重要指标。射频线圈的 Q 值越大，表示线圈在工作频率及共振频率下对信号的放大能力越强，线圈对某一频率信号的选择性越好，但线圈的通频带也随之变窄，脉冲的衰减时间也会变长，因此，应该选用适当 Q 值的线圈。

（5）填充因数：射频线圈填充因数（factor of coil filling）η 指被检体体积 V_s 与射频线圈容积 V_c 之比，即 $\eta=V_s/V_c$。η 与射频线圈的 SNR 成正比，即提高 η 可提高 SNR。因此，在射频线圈（软线圈）的结构设计以及使用过程中，应以尽可能多地包绕被检体为目标。

（6）有效范围：射频线圈有效范围（range of coil effective）指激励电磁波的能量可以到达（发射线圈）或可检测到射频信号（接收线圈）的空间范围。有效范围的空间形状取决于线圈的几何形状。有效范围增大，噪声水平随之升高，SNR 降低。

3. 射频线圈的种类 MRI 设备中使用的射频线圈种类较多，可按不同性能分类。

（1）按功能分类：射频线圈可分为发射/接收两用线圈以及接收线圈两类。

①发射/接收两用线圈：此类线圈主要功能是发射 RF 脉冲，同时具备接收 MR 信号的功能，通过电子线路在发射和接收之间进行切换，通常正交头线圈以及内置于磁体孔径内的正交体线圈大都为两用线圈。

②接收线圈：此类线圈只负责接收 RF 脉冲，表面线圈均为接收线圈（如体部表面柔软线圈）。但也有些表面线圈是发射/接收两用线圈（如头和膝关节正交线圈）。

（2）按适用范围分类：射频线圈可分为全容积线圈、部分容积线圈、表面线圈、腔内线圈和相控阵线圈等。

①全容积线圈：全容积线圈（full volume coil）指能够整个包容或包裹一定成像部位的柱状线圈，在一定的容积内可比较均匀地发射射频脉冲或接收磁共振信号，主要用于大体积组织或器官的大范围成像，如体线圈和头线圈。体线圈套装在磁体孔洞内，成为磁体的组成部分之一。

②表面线圈：表面线圈（surface coil）是一种可紧贴成像部位放置的接收线圈，表面线圈尺寸小，其形状各异，常见结构为扁平型或微曲型。成像范围有限，所得图像 SNR 高，但成像范围内的敏感度不均匀，导致所采集 MR 信号不均匀，在影像上的表现是越接近线圈的组织越亮，越远离线圈的组织越暗，其主要用于表浅器官或组织的成像。

③部分容积线圈：部分容积线圈（partial volume coil）是由全容积线圈和表面线圈两种技术结合而构成的接收线圈。

④腔内线圈：腔内线圈（intracavity coil）又称"体内线圈"，经人体对外通道插入人体内后，对人体内某些组织结构实施近距离高分辨成像的小型表面线圈。此类线圈的设计要考虑进出人体的方便性，射频电路可以安装在固定体内形成线圈，也可以把软射频线圈固定在气囊内，进入体腔后充气把环形线圈电路膨胀开之后再进行扫描。腔内线

圈仍属表面线圈,如直肠内线圈用于直肠、前列腺及子宫等器官成像。由于腔内线圈使用不方便,已经逐步退出临床。

⑤相控阵线圈:相控阵线圈(phase array coil)是由多个小表面线圈组成的线圈阵列。每个小线圈都有各自的接收通道及放大器,可用它进行大范围成像,提高 SNR。线圈阵列中每个线圈单元可同时采集其对应组织区域的 MR 信号,再将所有小线圈采集的信号有机地结合,重建 MR 成像,每个线圈单元也可任意组合或单独使用。全景成像矩阵(total imaging matrix,Tim)技术就是将多个线圈矩阵组成全身一体化相控阵线圈,扫描过程中系统自动切换线圈,可以一次性完成全身所有部位的扫描,无须重复摆放体位和更换线圈。

(3)按极化方式分类:射频线圈可分为线极化(linear polarization)和圆极化(circular polarization)两类线圈。线极化的线圈只有一对绕组,相应射频场也只有一个方向;而圆极化的线圈又被称为正交线圈,它的两个绕组工作时接收同一个 MR 信号,但得到的噪声却是互不相干的,如果对输出信号进行适当的组合,就可提高线圈的信噪比,故正交线圈的应用非常广泛。例如,磁体内置的发射/接收体线圈就是正交线圈,此外还有正交头线圈、正交膝关节线圈等。

(4)按主磁场方向分类:由于主磁场有纵向磁场(如超导磁体和常导磁体的磁场)和横向磁场(如永磁体的磁场)之分,而射频场的方向与主磁场垂直,因此,射频场的方向也要随主磁场而改变。体现在体线圈设计上,就需要采用不同的绕组结构。螺线管线圈和鞍形线圈是体线圈的主要形式,螺线管线圈主要用于横向静磁场的磁体中,鞍形线圈主要用于纵向静磁场的磁体中。

①螺线管线圈:在横向磁场的磁体中,一般采用螺线管线圈(solenoidal RF antenna)。螺线管线圈产生的射频磁场(B_1)的方向将与人体轴线一致,如图 6-19 所示。

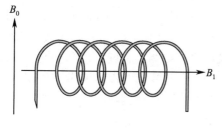

图 6-19 螺线管线圈

无限长螺线管线圈内产生的磁场是均匀的,是横向静磁场中线圈的基本绕组结构,也是体线圈的绕组形式。多匝螺线管线圈工作频率较低,包容组织范围大,故噪声也大;单匝螺线管线圈由整块薄导体板材卷成有缝圆筒状。单匝螺线管线圈电感极小,当长度为电磁波半波长的整数倍时,将有驻波谐振发生。

②鞍形线圈:在纵向磁场的磁体中,均采用如图 6-20 的鞍形线圈(saddle-shaped RF antenna),它所产生的横向射频场垂直于被检体轴线。

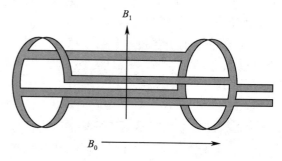

图 6-20 鞍形射频线圈

鞍形线圈是纵向静磁场中线圈的基本绕组结构,也是体线圈的绕组形式。螺线管线圈的灵敏度和射频场的均匀性均优于鞍形线圈,前者的灵敏度是后者的 2~3 倍,由于螺线管线圈对来自被检体的噪声也同样敏感,其 SNR 并不比鞍形线圈高。通常人体的噪声水平随着主磁场场强的提高而上升,因此,只有在低场的系统中,螺线管线圈的性能才明显优于鞍形线圈的性能。

(5)按绕组形式分类:根据线圈绕组或电流环的不同形式,射频线圈又可分为亥姆霍兹线圈、螺线管线圈、四线结构线圈(鞍形线圈、交叉椭圆线圈等)、管状谐振器(slotted tube resonator,STR)线圈和笼式线圈(bird cage coil)等多种形式。

笼式线圈的充分开放式设计(例如:笼式头线圈内径可达 28cm)不但大大减轻患者的幽闭恐惧感,而且也增加了临床应用范围。笼式头线圈的顶部通常配置有外视镜,使患者仰卧位接受检查时可看到磁体外面的场景,充分体现人性化的设计理念,同时也可用于磁共振脑功能成像时视频刺激画面的传送。

①低频笼式线圈:低频笼式线圈的 N 个电容对称地接在两个端环之间,连接电容和端环的导线称为笼式线圈的列线,如图 6-21 所示。

②高频笼式线圈:高频笼式线圈的 N 个电容等距地串接在两个端环上,且每个电容两端均有列线相连,如图 6-22 所示。

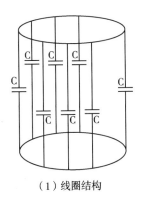

（1）线圈结构

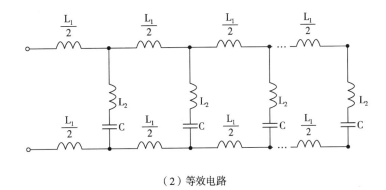

（2）等效电路

图 6-21　低频笼式线圈（ $N=8$ ）

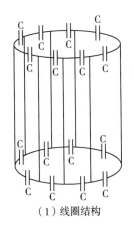

（1）线圈结构

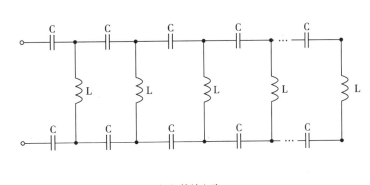

（2）等效电路

图 6-22　高频笼式线圈（ $N=8$ ）

4. 对射频线圈的要求　MRI 设备对射频线圈的要求主要包括以下几个方面：①射频线圈对谐振频率有高度的选择性，即严格谐振在氢质子的共振频率上；②必须有足够大的线圈容积（成像空间），产生的射频场（ B_1 ）在整个容积内要尽可能均匀；③从几何结构上要保证线圈具有足够的填充因数，线圈本身的信号损耗要小；④能经受一定的过压冲击，即具备自保护电路；⑤在被检体上的射频功率沉积要少，要考虑到线圈的发射效率并进行必要的射频屏蔽。

（1）线圈的调谐：MRI 设备的线圈只有谐振在氢质子共振频率时才能达到激发氢原子核和收到最大 MR 信号的双重目的。当线圈加载（即成像体置入线圈）后，线圈的固有共振频率会发生偏移，出现线圈失谐（coil detuning），即线圈的固有频率与自旋原子核共振频率不一致的现象，线圈进入磁体后，其等效电感变小，线圈也会发生失谐，因此，每次成像之前都要进行调谐。线圈调谐（coil tuning）指将线圈自身固有频率调整到自旋原子核共振频率的过程，其目的是使自旋原子核

产生磁共振现象且能够接收到最大 MR 信号。调谐通常是通过改变线圈谐振回路中可变电容的容值或变容二极管的管电压实现的，MRI 设备线圈调谐的过程与收音机的选台非常相似，均为自动完成。

（2）线圈系统的耦合：线圈耦合（coil coupling）是在线圈系统中，一个线圈的电流变化，在相邻的线圈产生感应电动势，使能量从一个电路传送到另一个电路，或由电路的一个部分传送到另一部分的现象，即在磁共振中相邻原子核的不等价磁能核之间相互作用导致信号分裂的现象。在 MRI 设备中，当线圈系统工作在表面线圈模式时，由于分别进行激励和信号接收的体线圈和表面线圈工作频率相同，二者之间极易发生耦合。如果体线圈发射的大功率射频脉冲被表面线圈接收，则可能出现下列严重后果：一是由于感应电流太大而使表面线圈烧毁；二是可能使病人所承受的射频能量过大，发生灼伤。可见，体线圈和表面线圈之间一旦形成耦合，危害会非常大，必须设法及时去耦（decoupling）。如果发射体线圈是线极化线圈，则对表面

线圈的几何形状进行调整,使其表面线圈与体线圈垂直即可。对于圆极化的体线圈,无论如何设置表面线圈的方向,二者之间的耦合都是无法去除的。尽管体线圈和表面线圈的谐振频率相同,但二者却是分时工作,即发射时不接收、接收时不发射,因此,可以采用电子开关的方式进行动态去耦(dynamic decoupling)。所谓动态去耦,是指在扫描序列的执行过程中,根据体线圈和表面线圈分时工作的特点,给线圈施加控制信号,使其根据需要在谐振与失谐两种状态下轮流转换,即在射频脉冲发射时,使体线圈谐振、表面线圈失谐;而在射频接收时,使体线圈失谐,表面线圈谐振。这种动态的调谐可使用开关二极管等电子元器件来实现。

与动态去耦相对应的静态去耦(static decoupling)是指通过机械开关的通断控制和切换不同线圈的发射和接收电路。如用发射/接收头线圈工作时,体线圈与头线圈间的去耦是通过头线圈射频插头的连接动作,直接将体线圈的发射和接收电路断开,并使其失谐。

（三）射频脉冲发射单元

射频脉冲发射单元功能是通过射频控制器提供扫描序列所需的各种角度和功率的射频脉冲。由公式(6-3)可知:改变射频场(B_1)的强度,可改变射频脉冲的翻转角。在射频发射电路中,正是通过连续调整B_1的幅度来改变射频脉冲翻转角的。

射频脉冲发射单元由射频控制器、脉冲序列发生器、脉冲生成器、射频振荡器、频率合成器、滤波放大器、波形调制器、脉冲功率放大器、发射终端匹配电路及射频发射线圈等功能组件构成,如图6-23所示。

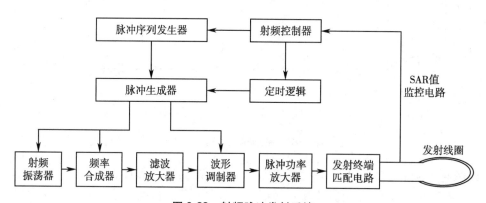

图 6-23　射频脉冲发射系统

1. 射频振荡器　射频振荡器是一种能产生稳定频率的振荡器,为发生器提供稳定的射频电源,同时为脉冲程序器提供时钟,其稳定性一般是0.1ppm 或 0.01ppm。

2. 频率合成器　MRI 设备中需要用到几种频率的射频信号。发射部分需要一路中频信号和一路同中频进行混频的信号;接收部分需要用到两路具有90°相位差的中频信号和用以混频的一路射频信号,同时整个射频部分的控制还要一个共用的时钟信号,所有这些射频信号都要求稳定性及准确度高,并且频率的大小易于计算机进行控制。这些信号采用频率合成器来产生。

频率合成器是一种通过对固定频率进行加、减、乘、除基本运算产生所需频率的部件。它是通过混频器完成频率的相加和相减,通过倍频器完成频率的乘法,通过分频器完成频率的除法,通过鉴相器和锁相环路稳定频率,所有原始频率均来自同一个频率信号源。由于 MRI 设备的工作频率适合于石英晶体振荡器的频率范围,因此,可用石英晶体振荡器作为频率信号源。如果温度可控,它对50Ω 标准电阻输出峰值为 1V 的电压,其长期稳定性一般是 0.1ppm 或 0.01ppm。

如图 6-24 所示,频率合成器由四部分组成:

①固定频率部分:提供频率合成过程中所需的各种频率,如 F_3、F_4、F_7、F_8、F_{10} 等,也可提供合成器对外输出的一些固定频率如 F_{11}、F_{12} 等;

②低频部分:输出频率 F_9,用作合成器细调步进频率;

③高频部分:输出频率 F_1、F_2,用作合成器粗调步进频率;

④相加部分:完成几个频率的相加或相减。合成器的输出频率为 $F_0 = F_1 + F_2 + F_9 + F_{10}$;其中细的步进与粗的步进相互补充使用,使 F_0 同时满足覆盖率及分辨力的要求。

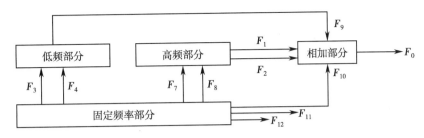

图 6-24　频率合成器工作流程

3. 波形调制器　调制器的作用是产生需要的波形,受脉冲生成器控制,当脉冲程序发送一个脉冲时,控制门接通,而在其他时间都断开。在这一过程中,射频脉冲序列所需波形,还要经过多级放大,使其幅度得以提高。

4. 脉冲功率放大器　波形调制器输出的射频脉冲信号幅度仅为 0.5V 左右,功率 1mW 左右,必须经功率放大,获得足够大的功率,通过阻抗匹配网络输入到射频线圈发射一定功率的射频脉冲。

脉冲功率放大器是射频脉冲发射系统的关键组成部分。由于射频脉冲的频率高达数十兆赫兹,采用高频功率放大器。射频脉冲频宽较窄,可采用调谐回路放大器。为提高效率,多采用乙类、丙类甚至丁类工作状态。

某型号 MRI 设备的射频发射功率 10kW(电压峰值约为 2 000V),为获得如此大的功率放大,采用多级功放及功率合成技术,其脉冲功率放大器如图 6-25 所示。

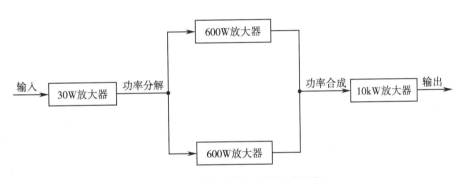

图 6-25　脉冲功率放大器工作流程

30W 放大器将调制器输出的 0.5V、1mA 的射频脉冲信号放大到 30W。由于信号还处于较低的电平,所以 30W 放大电路采用集成运算放大器,并工作在甲类的三极管放大电路。600W 放大器采用效率高的乙类推挽功率放大器,将 30W 放大电路输出的几十伏信号进一步放大。功率分解与功率合成作用是在高频功率放大器中,当需要输出的功率超出了单个电子器件所能输出的功率时,可以将输入功率分解,同时输入到几个电子器件,再将几个电子器件的输出功率叠加以获得足够大的输出功率。功率合成可通过推挽电路完成,推挽功率放大器中,两个三极管的输出由输出变压器进行叠加。并联电路也能很方便地实现功率合成。其优点是电路简单、成本低;其缺点是用来叠加的两路信号相互影响,其中一个短路或断路会使整体输入变为零。用传输变压器组成的混合网络,在实现功率合成与功率分解时,可使两个或数个放大器之间彼此隔离,互不影响。10kW 功率放大器的晶体管具有体积小、功耗低、噪声小等优点,在很多电路中可取代电子管,其缺点是功率较小,在大功率电路中,不能取代电子管。由于末级功率放大器的功率大,所以大多采用"AB"类真空四极管放大器。

功率放大器峰值功率非常大(3T MRI 设备的峰值功率约 10~36kW),真空管尺寸大,可靠性差,开关机时间较长,随着固态器件发展,目前新型 MRI 设备使用的是固态放大器,其特点是尺寸小、设计紧凑,便于维护且性能稳定。

5. 射频发射线圈　为了产生理想的射频场,射频发射线圈的设计应使其产生的射频场 B_1 尽可能均匀,且 B_1 垂直于主磁场 B_0,在共振频率处有极高的 Q 值。射频发射线圈的 Q 值越高,其能量转换率越高,射频脉冲电能转化为射频磁场能量的效率就越高。在 MRI 设备中,射频发射线圈的性能不仅取决于所用的元器件和电路形式,还决定于它的几何形状以及分布参数的利用技术。

6. 发射调谐电路 发射调谐电路起缓冲器和开关的作用,特别对于发射/接收两用线圈,必须通过该电路进行转换。图6-26为典型的发射调谐电路,其中发射线圈 L 与可变调谐电容 C_2 形成一个并联调谐电路,谐振于频率 ω_0,即:

$$\omega_0^2 LC_2 \approx 1 \qquad 公式(6-4)$$

此时线圈中的电流将是总电流的 Q 倍,Q 为回路的品质因数:

$$Q = \frac{\omega_0 L}{R} \qquad 公式(6-5)$$

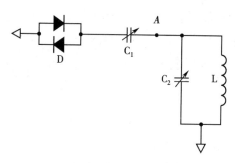

图6-26 发射调谐电路

式中 R 为发射线圈的电阻,这个电阻一般很小,Q 值为几十到几百。谐振时回路的阻抗最大,约为 $10 \sim 100 k\Omega$ 的纯电阻,而功率放大器的输出阻抗一般设计为 50Ω,即对 50Ω 负载传送的功率最大,从 A 点看,如果线圈绕组的射频电阻非常小,则网络的输入阻抗非常高($10 \sim 100 k\Omega$),直接接到功率放大器上将不匹配,使大部分功率被反射回去,为避免这一问题,引入可变电容 C_1(比较小,约15pF),调节其容量,可将谐振电路的阻抗转换到 50Ω。电路中的交叉二极管为高频二极管(低电容),有高峰值电流,可提供域值屏障,消除低电平噪声和削去发射脉冲的下降沿。射频发射时,其建立的信号通路阻抗非常小,使线圈发射脉冲射频场;射频接收时,其建立的信号通路阻抗非常大,建立信号电压。

7. 射频能量比吸收率的控制 比吸收率(specific absorption rate,SAR)是计量电磁波(无线电频率)能量被人体实际吸收多少的量,单位为瓦特每千克(W/kg)或毫瓦每克(mW/g)。世界各国政府普遍采用由独立科学机构所制定的全面国际安全准则管理射频能量对人体的暴露和辐射。MRI 设备需要采取具体防范措施对射频脉冲发射系统的

SAR 值进行严格管理和控制,防止灼伤人体等不良事件的发生。通过对不同体型匹配的电磁仿真采用精确算法进行安全建模(匹配最接近的模型),监控电路测出射频在人体内的分布,实现射频能量在人体中累积过程的实时监测。当累积 SAR 值超过预先设定的安全值时,或者 SAR 值累积趋势在未来短期(例如 6s)和长期(例如 60s)时间内将会超标时,射频控制系统会自动启动安全机制,暂停射频波的输出和扫描。

随着主磁场强度增加,MR 系统共振频率也不断提高($\omega = \gamma B_0$),使射频电磁波波长减小(波长小长小于人体尺寸),电磁波穿透人体时,由于介电效应产生驻波导致发射电磁场不均匀(人体等效介电参数对射频电磁场分布影响机制非常复杂),在成像中产生黑带,位置与人体体型及成像部位有关,射频激发不均匀导致图像质量显著下降。为克服这一缺陷,各 MRI 设备厂商均采取相应的技术手段。多源发射(multi-transmit)技术是采用多个独立的射频发射源进行射频脉冲的发射,每个独立的射频源均连接在一个独立的射频放大器,作用于发射体线圈独立单元。每个独立射频源发出的射频脉冲的波形、相位、频率和幅值等都可以完全独立调整,大大提高射频电磁场的均匀性。

(四)射频信号接收单元

射频信号接收单元的功能是接收人体产生的 MR 信号,并经适当放大和处理后供数据采集系统使用。射频信号接收系统由接收线圈、前置放大器、混频器、中频放大器、相敏检波器、低通滤波器、射频接收控制器等电路组成,如图6-27所示。

1. 射频接收线圈 接收线圈的性能很大程度上取决于线圈的几何形状和导线材料。要求接收线圈有尽可能高的 Q 值,可得到高信噪比,同时接收线圈最好是与采样体耦合紧密的小线圈,因为小线圈产生的热噪声较小,另外要求接收线圈具有高灵敏度、螺线管状的接收线圈的 SNR 高,但仅适用于主磁场方向与检查床垂直的 MRI 设备,但大多数 MRI 设备是主磁场方向与检查床平行,接收线圈多选用鞍形,其磁场很容易满足与主磁场垂直的要求,但 SNR 只有相应的螺线管线圈的 $1/\sqrt{3}$。如果用两个正交鞍形线圈组合成一个接收线圈,它们接收的信号相加,可使 SNR 提高 $\sqrt{2}$ 倍。为了提高 SNR,目前接收线圈大都采用高密度相控阵线圈。

2. 射频接收控制器 射频接收控制器是一个

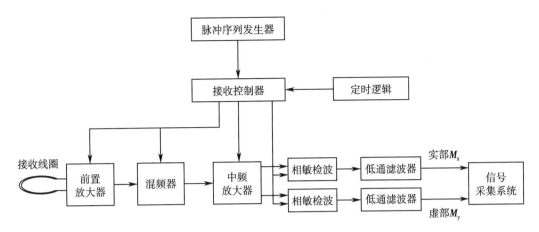

图 6-27 射频信号接收单元

电子开关,其作用是在射频发射时关闭接收门,以防止在发送射频脉冲时信号泄漏到射频接收系统。

3. 前置放大器 前置放大器是射频脉冲接收单元的重要组成部分。从射频接收线圈中感应出的 MR 信号是微瓦(μW)级功率,要求前置放大器既要有很高的放大倍数(1 000),同时噪声很低(小于 0.5dB)。前置放大器在工作频率附近必须有较为平坦的频率响应,并在大范围内有足够的线性放大特性,至少能接受 1V 左右的过载,且过载后可在小于 1μs 的时间内迅速恢复。

4. 混频器 MR 信号经前置放大器放大后到达混频器。为了提高前置放大器的灵敏度与稳定性,多采用外差接收的方法,使信号与振荡频率混频后产生一个中频信号,即将射频信号的高频率转换至较低的中间频率上,类似于广播电台的信号在收音机中的调频过程。该信号经中频放大器进一步放大后送往相敏检波器。

5. 相敏检波器 相敏检波又叫正交检波。对于频率和相位均不同的信号,相敏检波电路有很高的选择性,因而可得到较高的 SNR。MR 成像体素的空间位置信息均包含于 MR 信号中,射频脉冲序列在激发和信号读出阶段由梯度脉冲分别进行了频率和相位编码,使信号的频率和相位特性实质上代表了体素的空间位置。为了在图像重建时能够还原体素的空间信息,信号采样前就必须用硬件的办法将二者加以区分,相敏检波器是实现该功能的硬件。

检波电路的作用通常是将交流信号变为脉动的直流信号,其输出信号的幅值与交流信号之幅值成正比。在 MRI 设备的射频接收单元中,一般采用两个相同的相敏检波器进行相位检测,这两个相敏检波器的输入端分别施加与信号电压有 0°或

90°相位差的参考电压,可在输出端分别获得实部(M_x)和虚部(M_y)信号。

6. 低频放大器与低通滤波器 检波输出的低频信号为 0.1～1.0V,频带范围在零到几万赫兹,而 MR 信号在 A/D 转换时需要约 10V 左右的电平。因此,需由低频放大器对此低频信号进行放大,同时加低通滤波器衰减 MR 信号频率范围之外的频率成分。

7. 接收线圈的接口电路 图 6-28 为线圈、RF功率放大器及前置放大器之间的接口电路。在发射电磁波时,当功率较大的射频脉冲到达时,低电容开关二极管 D_1 导通,使信号进入发射线圈,同时射频脉冲也可通过四分之一波长的传输线到达前置放大器的输入端,此时无源交叉二极管 D_2 导通,使前置放大器相当于短路,从 M 点看,该短路可视为开路,因此所有发射的功率都传送到谐振电路中;在接收 MR 信号时,感应电动势太小不能使二极管组 D_1、D_2 导通,因此有效地隔离了发射器,并消除了接收器输入端的短路,接收信号全部输入到接收器。

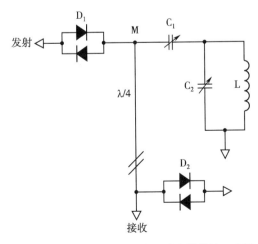

图 6-28 线圈、RF 功放及前置放大器的接口电路

四、图像重建及计算机系统

（一）信号采集和图像重建

信号采集（signal acquisition）也称为信号采样（signal sampling）或者数据采集（data acquisition），指对相敏检波后的两路信号（组织静磁化强度矢量的实部和虚部）分别进行模数（A/D）转换，使之成为离散数字信号的过程。这些数字信号经过累加及变换处理后成为重建磁共振图像的原始数据（raw data）。在 MRI 设备中，射频系统和信号采集系统的工作原理与脉冲傅里叶变换波谱仪基本相同，因而这两个系统又被合称为谱仪系统（测量系统）。图像重建的任务则是根据谱仪系统所提供的原始数据计算可显示的灰度图像。

1. 信号采样和采样保持　MR 信号是随时间连续变化的模拟信号，模拟信号只有转换为数字信号才能便于进一步处理。A/D 转换就是将模拟信号转换为数字信号的过程，它可以分为采样和量化两个步骤。

（1）采样与保持：采样是将输入信号某一瞬间的值无改变地记录下来，或者说采样是把一个连续时间函数的信号用一定时间间隔的离散函数表示。根据奈奎斯特（Nyquist）采样定理，为不使原始信号波形产生"半波损失"，模数转换器（ADC）的信号采样率至少应为原始信号最高频率的两倍。即对于一个有限带宽信号，只有采用超过奈奎斯特频率进行采样，才能保证离散数字信号可以完全逆转换，恢复到原来连续的模拟信号。

MR 信号的频谱取决于梯度磁场和层面的大小。当 MRI 设备中使用的梯度场在 $1\sim10\text{mT/m}$ 时，其相应的 MR 信号频率应为 $12\sim120\text{kHz}$，因此，信号采集系统的采样频率至少应在 $24\sim240\text{kHz}$ 以上，A/D 芯片的变换速度应满足高速率（400kHz 以上）的要求。目前 1.5T 和 3.0T MRI 设备的射频信号采样频率一般在 700kHz 到 3MHz。

采样是指把输入信号毫无改变地采纳下来，送入系统进行处理；而保持是指把采样最后一瞬间的信号记录下来，以免信号的幅值在模数转换器件由模拟到数字的量化过程中发生改变，这个量化（数字化）过程高速进行，因此非常短暂，一般在微秒级。

在 A/D 转换过程中，设 Δt 为一个采样周期，则所谓采样值的保持，是指在 0、Δt、$2\Delta t$ 等时间段内保持采样所得信号值为常值，或者在 Δt 的部分时间内是常值，以便给 ADC 预留充足的时间（微秒级）对这个常值进行高速 A/D 转换。这样，连续模拟信号在经过采样、保持之后，得到一系列平顶脉冲。

（2）频率分辨力：采样信号的频率分辨力（frequency resolution）是指信号采样频率与采样点数之比。在 MRI 设备中，信号的采样点数由扫描矩阵在频率编码方向上的矩阵大小决定，这一数值同时也决定了该方向上的空间分辨力。

2. 量化和量化误差　量化是将采样后成为不同幅度脉冲的 MR 信号以数字值表示的过程。该数字值的表达一般采用二进制数据，便于计算机的存储和处理。在量化过程中必定会引入量化误差，量化数字值级数分得越细，引入的误差就越小，成像亮度的灰度级数就越多，A/D 转换的精度就越高。然而，量化数字值级数分得过细，会增大数据的位数，这将增加计算量及芯片变换速度的要求。通常 MRI 设备中，信号量化级数为 16 位数字信号，取值为 15 536 级。

3. A/D 转换器　信号采集系统的核心器件是 A/D 转换器。A/D 转换器的两个重要指标是转换速度和精度。A/D 转换过程分为采样和量化两步，其快慢均影响 A/D 转换的速度。A/D 转换器输出的二进制数字信号，经数据接口被送往接收缓冲器等待进一步处理。上述每一个过程都是在序列发生器以及有关控制器的作用下完成。射频信号采集单元是 MRI 设备中的关键部件，如图 6-29 所示。

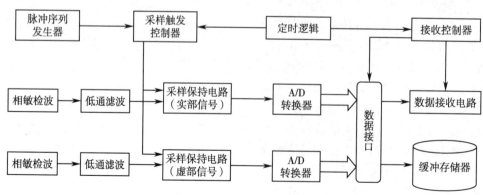

图 6-29　射频信号采集单元

4. 图像重建　MRI 系统在恒定磁场的基础上,通过施加一定的线性梯度磁场,由射频脉冲激发被检部位产生 MR 信号,再经接收电路将 MR 信号变成数字信号。此数字信号是原始数据,为获得被检部位高质量的图像,还必须经过一系列的数据处理,如累加平均去噪声、相位校正、傅里叶变换等数据处理,这些处理由图像重建器完成。

图像重建的本质是对数据进行高速数学运算。大容量的缓冲存储器(称为海量存储器)用来存储 MR 原始数据,为提高运算速度,MR 图像重建采用专用的图像阵列处理器(array processor,AP),由数据接收单元、高速缓冲存储器、数据预处理单元、算数和逻辑运算部件、控制部件、直接存储器存储通道及傅里叶变换器组成,由于 AP 具有特殊的数据格式,需要有相应的数据格式转换电路和地址选择电路。MR 图像重建的运算主要是快速傅里叶变换(fast Fourier transform,FFT)。为提高海量存储器数据输入输出的正确率,有些机型增加了错误检测纠正电路。MRI 设备数据流程如图 6-30 所示。

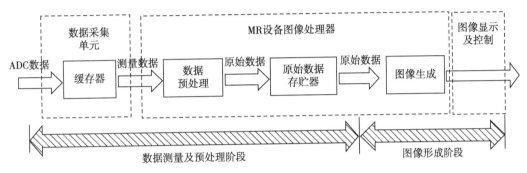

图 6-30　MRI 设备数据流程

(二) 计算机及图像显示

各种规模的计算机、单片机及微处理器等构成了 MRI 设备的控制网络。

1. 主控计算机　主控计算机(host computer)由主控计算机、控制台、图像显示器、网络适配器以及谱仪系统的接口部件等组成,如图 6-31 所示。

主控计算机系统主要是控制用户与 MRI 设备各系统之间的通信,并通过运行软件来满足用户的所有应用需求。主控计算机具有扫描控制、患者数据管理、图像归档(标准的网络通信接口,例如,

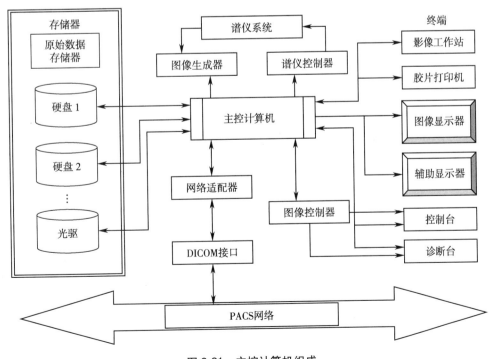

图 6-31　主控计算机组成

DICOM3.0接口)、评价影像以及设备检测(包括自检)等功能。MRI扫描中,用户主要进行患者信息登记、扫描方案制定、扫描控制以及影像调度(显示及输出)等。这些任务都要通过主控计算机的控制界面来完成。序列一旦开始执行,控制权交给测量控制系统,此后便可在主控计算机上进行其他操作。

2. 主控计算机中运行的软件 MRI设备主控计算机运行的软件可分为系统软件和应用软件两大类。

(1)MRI设备软件和硬件的关系:MRI设备软件和硬件的关系如图6-32所示。MRI设备整机可划分为用户层、计算机层、接口层和谱仪系统层4层结构,从控制的观点来看,又可将其分为软件和硬件两层结构。这两种结构分层方法,都有利于对MRI设备逻辑结构的正确认知和理解。无论何种办法,应用软件总是位于最顶层,通过操作系统等系统软件与主控计算机进行联系,从而控制整个MRI设备的运行。

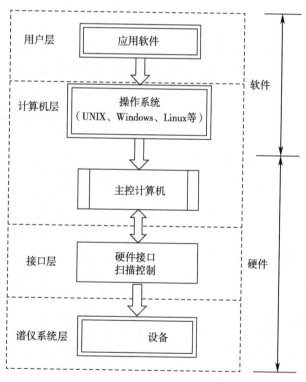

图6-32 MRI设备软件和硬件的关系

(2)系统软件:系统软件是指用于计算机自身管理、维护、控制和运行以及计算机程序的翻译、装载和维护的程序组。系统软件又包括操作系统、数据库管理系统和常用例行服务程序三个模块。

操作系统是由指挥与管理系统运行的程序和数据结构组成的软件系统,具有作业处理和实时响应的能力,将计算机内所有的作业组成一个连续流程,实现全机操作运行管理的高度自动化。目前在医学影像设备广泛使用的操作系统有Linux、UNIX和Windows等,均为多用户操作系统。

(3)应用软件:应用软件指为某一应用目的特殊设计的程序组,位于MRI设备系统结构的最顶层,一方面从用户那里直接得到需求信息,另一方面将用户的请求转变为控制数据发往谱仪设备,以便获得测量数据,最后再根据用户要求输出所需信息。

在MRI主控计算机系统中运行的应用软件通常包括受检者信息管理、影像管理、影像后处理及分析、扫描及扫描控制、系统维护、网络管理和主控程序等功能模块。

①受检者信息管理模块:受检者信息既可以从键盘输入,也可以通过"worklist(工作表)"功能从RIS(Radiology Information System,放射信息系统)中直接获得,工作表的应用解决了手工输入易发生差错的问题,同时提高了工作效率。信息管理模块将上述信息以数据库形式保留,可供检索查询。

②影像管理及处理模块:该模块是专为影像的存储、拷贝、删除、输出等操作而设计的程序,影像信息同样以数据库形式保留,可供检索查询。影像处理模块功能是实现影像的各种变换,以及影像的后处理、分析等工作和任务。

③扫描控制模块:该模块是应用软件的核心,是控制MRI设备扫描的"中枢"。在其扫描控制界面上提供数个扫描序列供用户选择应用。扫描序列可按扫描部位、器官或成像方法分类。

④系统维护模块:该模块完成MRI设备调整、维护、检修、记录等功能。

⑤网络管理模块:介于系统软件和应用软件之间的通信控制软件,主要提供文件传输、网络管理以及查询检索、存储、影像打印、工作表信息等有关的协议,便于与PACS系统互联。

⑥主控程序模块:上述所有模块之间的连接软件,提供应用软件的主菜单、用户窗口界面及主机登录用户管理等,并控制程序的运行。

3. 图像显示 原始数据在图像阵列处理器完成图像重建后,MR图像立刻传送至主控计算机硬盘中。随后,这些图像可供放射医师和技师在控制台上查询、检索、浏览、窗宽窗位调节、标记、排版打印胶片及继续完成高级影像后处理等工作。

图像显示器的性能对图像浏览和诊断工作影响很大，MRI 设备选配 1M 以上专业彩色液晶或 LED 显示器，显示器尺寸一般选择 19 英寸（1 英寸＝2.54 厘米）或更大，场频（即刷新频率）应达到 75Hz 或以上，以达到无闪烁的要求，显示器像素点距应该在 0.29mm 或更小的数值，对比度至少应达到 600∶1，亮度应高于 270cd/m²。为观察 MR 动态成像图像，显示器响应时间应低于 25ms。为方便观察者从不同视角观察显示器上的影像，其上下和左右的视角应该在±85°以上。

第二节　MRI 设备的保障体系

一、MRI 设备电磁生物效应

MRI 检查时受检者暴露于静磁场、射频场以及梯度磁场中，这些不同特性的电磁场与人体组织相互作用，产生不同的生物学效应，对受检者产生一定的影响。射频场和梯度场的生物效应比较明确，其安全指标容易量化，而静磁场的生物效应尚未明确，没有公认的安全标准。

（一）静磁场的生物效应

静磁场（主磁场）B_0 是 MRI 设备的重要组成部分。随着超导磁体技术的日益成熟，主磁场强度不断提高。但是主磁场对生物体的影响至今没有完全阐明，超高场（3.0T 以上）对人体影响的资料就更少。为此，目前美国食品药品监督管理局（FDA）将临床人体成像的最高场强限制在 7.0T 以内，并明确规定，因场强超过此限值而造成的一切不良后果均由 MRI 设备的制造商承担。

静磁场的生物效应主要有温度效应、磁流体动力学效应以及中枢神经系统效应等。

1. **温度效应**　静磁场对哺乳动物体温的影响称为温度效应（temperature effect）。1989 年，富兰克（G. S. Frank）等人采用荧光温度计对 1.5T 磁场中人体的体温变化情况进行了测量，结果表明静磁场的存在不会对人体体温产生影响，该实验所用的测温方案比较科学，其结果被广泛接受，证明静磁场不影响人体体温。

2. **磁流体动力学效应**　磁流体动力学效应（magnetohydrodynamic effect）指处于静磁场中的流动液体如血流、脑脊液等所产生的生物效应。静磁场能使血液中红细胞的沉积速度加快、还能通过电磁感应产生感应生物电位进而使心电图发生改变等。

（1）静态血磁效应：血液在磁场中的沉积现象称为静态血磁效应。血液中的血红蛋白是氧的载体，其活性成分为血红素。由于血红素含有一个亚铁离子，它具有一定的磁性，但这种磁性与血红蛋白的氧合水平有关：脱氧血红蛋白有非常大的磁矩，表现为顺磁性；氧合血红蛋白则没有磁矩，无顺磁性。脱氧血红蛋白的顺磁特性，有可能使血液中的红细胞在强磁场（包括强梯度场）环境中出现一定程度的沉积，沉积的方向取决于血流在磁场中的相对位置。由于动、静脉血含氧量不同（血红蛋白的氧合水平不同），沉积的程度也稍有不同。但是人体中血液的流动可以完全抵消红细胞微弱磁性所导致的沉降，因此，无法观察这种血磁效应。

（2）动态血磁效应：心血管系统在磁场中诱导出生物电位现象称为动态血磁效应。该生物电位与血流速度、脉管直径、磁场强度、磁场和血流方向的夹角以及血液的磁导率等因素相关，且在肺动脉和升主动脉等处最明显。生理学研究表明，心肌去极化的阈值电压约为 40mV，此阈值电压已经接近磁场强度为 3.0T 的静磁场中产生的血流电压，这可能是超高场磁共振成像过程中容易出现受检者心律不齐或心率降低等变化的原因。

（3）心电图改变：处于静磁场中的受检者的心电图会发生变化，主要表现为 T 波的抬高以及其他非特异性的波形变化（如小尖头波的出现等），这些改变是生物电位诱导变化的结果。T 波大幅度的抬高在临床诊断上被认为是心肌梗死、心肌缺血或钾中毒的心电图表现。但在 MRI 中，由静磁场引起的心电图变化并不伴随其他心脏功能或循环系统的功能损伤，且当患者完成 MRI 检查离开检查室后，其心电图上所表现出的异常变化也随即消失。因此，一般认为 MRI 检查过程中患者心电信号出现异常并不具有生物风险。但是，对于有心脏疾患的受检者，必须在 MRI 检查过程中全程监测心电图的变化。

3. **中枢神经系统效应**　人体的神经系统依靠动作电位以及神经递质来进行相关信号的传导，而外加静磁场则可能会对神经细胞的传导过程产生影响和干扰。如果干扰发生在轴突或有突触联系的神经接头部位,则可能刺激突触小泡中的乙酰胆碱或去甲肾上腺素等神经递质释放,从而导致误传导的发生。研究表明,受检者急性、短期地暴露于3.0T 及以下的静磁场中时,中枢神经系统没有明显的不良反应和生物学影响。但是在使用 4.0T 以上的超高场 MRI 设备时,大多数的志愿者会出现眩晕、恶心、头痛、口中有异味等不良反应,这表明超高场磁体的静磁场环境可导致人体产生神经电生理变化。超高场生物效应的原理以及应对措施还需深入研究,这也是目前阻碍 7.0T 以上 MRI 设备进入临床应用的安全障碍之一。

(二)射频场的生物效应

人体是具有一定电阻的导体,当人体受到电磁波照射时会将电磁波的能量转换为热量。在 MRI 过程中 RF 脉冲中的能量将全部或大部被人体组织或器官吸收,其生物效应主要表现为人体体温发生变化。

1. 射频能量的比吸收率　为了定量分析 RF 场中组织吸收能量的情况,引入比吸收率(SAR)值,可以用其作为组织中电磁能量吸收值或 RF 功率沉积值的计量尺度。局部 SAR(local SAR)和全身 SAR(whole body SAR)分别对应于局部组织和全身组织的平均射频功率吸收量。

在 MRI 中,SAR 值的大小与质子共振频率(静磁场强度)、RF 脉冲的类型和角度(90°或 180°)、重复时间和带宽、线圈效率、成像组织容积、组织类型、解剖结构等许多因素有关。射频功率吸收与组织的尺寸也有关,如果组织尺寸大于波长,则射频能量大部分被表面吸收,若组织尺寸小于波长,电磁波穿透力增加,射频功率吸收减少,当组织的尺寸等于波长的一半时,RF 脉冲的吸收量最大,这一吸收峰值所对应的 RF 频率就是共振频率。

2. 温度效应　在 MRI 检查中,组织吸收的 RF 能量大部分转换为热能,从而使组织温度升高,即为温度效应。RF 脉冲作用引起的实际组织温升还与作用时间、能量沉积速率、环境温度以及受检者自身的温度调节能力(表浅血流量、出汗程度等)等因素相关。

在 MRI 检查中,射频功率主要被外周组织吸收,在受检者体表温度升高最多,体内中心处温度升高极少,导致受检者皮肤温度显著升高,人体中散热功能不好的器官,如睾丸、眼等对温度的升高非常敏感,这些部位最容易受到 RF 辐射的损伤。有研究显示,射频照射产生的热量如果使阴囊或睾

丸组织的温度上升至 38℃~42℃,就有可能对睾丸功能造成损伤,进而导致诸如减少或停止生精、精子活力下降及细精管功能退化等症状。而对于高烧、精索静脉曲张的患者,进行 MRI 检查可能使症状加重,甚至造成暂时或永久性的不育。

眼属于血供较差的器官,散热很慢。动物实验表明,眼或头部急性、近距离的 RF 照射容易导致白内障,这是因为当射频场足够强、照射时间又足够长时,热能使眼组织受到破坏的缘故。但实验研究也表明,目前临床用 MRI 在检查过程中所引起的体温升高明显低于造成睾丸和眼睛损伤的温度阈值。

对于老年受检者、发热患者、糖尿病患者、心血管病患者、肥胖患者等体温调节机能受损或不健全的患者,接受高 SAR 值扫描之前应对患者的生理反应过程和安全性进行科学而全面的评价。此外,由于钙通道阻滞剂、β 受体阻滞剂、利尿药、血管舒张剂等药物均可以影响机体的体温调节功能,使用了这些药物的患者在进行 MRI 检查时必须密切关注其体温的变化情况,特别是在对易损器官进行 MRI 检查时,应尽量避免长时间、高 SAR 值的扫描。

(三)梯度场的生物效应

在 MRI 检查过程中,梯度场快速切换,在人体组织中产生感应电流,感应电流影响正常细胞的功能,特别是神经细胞和肌肉细胞,从而对人体机能造成一定的影响,因此,在 MRI 扫描过程中对梯度磁场的强度和切换率等参数加以限制。

1. 外周神经刺激　MRI 检查过程中,梯度磁场工作在高速切换的状态,即脉冲状态。根据法拉第电磁感应定律,穿过人体的磁通量发生变化时会在人体内部产生感应电流并形成回路,越是靠近机体外周的组织电流密度越大,而越接近身体中心的组织电流越小。当机体外周组织的感应电流密度达到神经活动电流密度 $3\,000\mu A/cm^2$ 的 10% 时,神经细胞就有可能产生误动作,感应电流刺激皮肤感觉神经或外周骨骼神经,会引起疼痛感、肌肉抽搐或收缩等不适感觉,即产生外周神经刺激,另外,如果感应电流值再增大,可能刺激血管和心脏细胞,引起心律不齐和心室颤动,通常心脏刺激阈值是外周神经阈值的 9 倍多,因此,$300\mu A/cm^2$ 则被认为是 MRI 的安全阈值。

感应电流的大小与梯度场的切换率、最大磁通强度(梯度磁场强度)、平均磁通强度、谐波频率、波形参数、脉冲极性、体内电流分布、细胞膜的电生理学特性和敏感性等诸多因素相关。梯度场脉冲的

各种参数都是由序列进行编码的,不同的序列产生的感应电流大小不同,其生物效应的强弱也不同。

2. 心脏刺激 梯度磁场切换所产生的感应电流会直接刺激心肌纤维等电敏感细胞,使其发生去极化,影响钠离子和钾离子的跨膜流动,引起心律不齐、心室或心房纤维性颤动。有研究表明,当17μA 以上的直流电通过心脏时,就可能引发心室纤颤。但现有 MRI 设备产生的感应电流远低于心肌刺激阈值。

3. 磁致光幻视 梯度磁场切换所产生的感应电流作用于中枢神经系统,从而使受检者眼前出现闪光感或色环的现象,被称为磁致光幻视(magnetophosphene),又称为光幻视或磁幻视。这种视觉紊乱的现象目前被认为是视网膜感光细胞受到电刺激而造成的,是神经系统对于梯度场最敏感的生理反应之一。磁致光幻视的产生与梯度场的变化率以及静磁场强度有关,并在梯度场停止后消失。引起磁致光幻视的频率范围非常窄,且中心频率约为 20Hz,在 MRI 扫描中,频率约为 20Hz 且强度超过 5~10mT 的梯度场会引起磁致光幻视。因此,双眼暴露于 4.0T 的静磁场中,梯度场频率为 20~40Hz 时,就可以很容易地使一个正常人产生磁致光幻视现象。

二、MRI 设备电磁安全标准

随着 MRI 技术的飞速发展,高静磁场、快速变换的梯度场及更高功率的 RF 线圈对受检者产生生物效应,在足够强度时对人体产生健康危险,因此必须对 MRI 设备产生的电磁场强度限制在一定范围内,在此介绍目前国际上主流的 MRI 电磁安全限制标准。将医院的人群分为三大类:被检查的患者、工作人员(操作者/技术人员、工程师及其他工人)及一般公众人员(大多为陪人),则磁共振系统对不同人群的影响见表 6-1。

表 6-1 MRI 系统对不同人群的影响

	患者	工作人员	一般人员
静磁场	*	* * *	*
梯度磁场	*		
RF 场	*		
噪声	*	*	
制冷剂		*	

注:*表示有影响,*的个数表示影响的程度

MRI 安全要求主要遵循下列标准:国际电工委员会[International Electrotechnical Commission(Europe),IEC]标准、国际非电离辐射防护委员会(International Commission on Nonionizing Radiation Protection,ICNIRP)、FDA[Food and Drug Administration(USA)]标准、职业安全和健康委员会[Occupational Safety & Health Administration(U.S Department of Labor),OSHA]规则、当地法规及所用设备指南等。

IEC 60601-2-33(第二版,初稿)标准将 MRI 操作模式划分为三种:常规操作模式、一级控制操作模式及二级控制操作模式,每种模式有不同范围的安全参数。常规操作模式是系统在安全参数下工作,对患者可进行常规监测(即可通过监视器观察及保持正常通话),常规操作模式适用于 0.5T、1.0T、1.5T 主场强的 MRI 系统;一级控制操作模式适用于 3.0T 的场强,在操作过程中提示"高 SAR 级扫描"及/或"高 dB/dt 扫描",需进行生理监测,如心电图、心率、血压、脉搏氧等的监测;二级控制操作模式下系统常常设有特定的保护功能键,一般系统不允许在该模式下工作,通常该模式是为研究设计的,且使用时必须经过相关部门同意。FDA 仅同意常规及一级控制操作模式。

1. 静磁场 目前用于人体的静磁场上限值没有明确的理论和实验研究值,FDA 规定成人、儿童及大于 1 个月的新生儿静磁场强度限制在 8.0T 以内,IEC 对静磁场的暴露限制为不超过 7.0T,ICNIRP 规定患者静磁场暴露限制小于 4.0T,并针对职业暴露和公众暴露做出限定,要求全工作日磁场下,头和躯干暴露限制小于 2.0T,肢体暴露限制小于 8.0T,公众暴露限制不超过 40mT。

2. 射频场 美国 FDA 对于医疗用途 RF 电磁场所制定的安全标准为:全身平均 SAR 在 15min 内小于 4.0W/kg,头平均 SAR 值在 10min 内小于 3.0W/kg,不超过 1g 组织头和躯干局部 SAR 在 5min 内小于 8.0W/kg,头和躯干以外不超过 1g 其他部位局部 SAR 在 5min 内小于 12.0W/kg。IEC 发布的《医用电器设备-2-33 部分,医用诊断磁共振设备安全要求》中规定,射频场全身 SAR 值小于 2.0W/kg,头部 SAR 值小于 3.2W/kg,躯干 SAR 值小于 10.0W/kg,四肢 SAR 值小于 20.0W/kg,ICNIRP 规定的 SAR 值限值为:头部 SAR 值小于 4.0W/kg,躯干 SAR 值小于 8.0W/kg,四肢 SAR 值小于 12.0W/kg。

3. **梯度场** 研究表明,梯度场外周神经刺激的阈值小于心脏刺激和中枢神经刺激,因此,梯度场安全标准通常将 MRI 扫描时达到或超过使外周神经出现误刺激时,受检者所经受的梯度变化率的值作为安全限制。FDA 对于梯度场的安全标准是 MRI 扫描过程中梯度场变化率不能超过外周神经出现误刺激阈值的三分之一。具体标准为:①梯度变化率(dB/dt)的最大值被限制在 6T/s 以下。②对于纵向梯度(G_Z 梯度),设梯度脉冲的波宽(对于矩形梯度脉冲)或半波宽(对于正弦梯度脉冲)为 r,则 $r \geqslant 120\mu s$ 时,dB/dt 必须小于 20T/s;当 $12\mu s < r < 120\mu s$ 时,dB/dt 应小于($2\,400/r$)T/s;当 $r \leqslant 12\mu s$ 时,dB/dt 须小于 200T/s。③横向梯度(G_X,G_Y)的 dB/dt 要小于纵向梯度上限的 3 倍。可见该标准是将梯度脉冲的脉宽和变化率联系起来定义的,即脉宽 r 越大,允许的变化率就越小。ICNIRP 仅规定 10ms 以上的交变磁场不得超过 20T/s。

三、磁场与环境的相互影响

(一)等高斯线

MRI 磁体杂散磁场的强弱与空间位置有关,随着空间中某点与磁体距离的增大,杂散磁场的场强逐渐降低。不同磁体的杂散磁场强弱不同,对应的等高斯线也不同,通常 3.0T 磁体的 5 高斯线范围要比 1.5T 磁体的 5 高斯线范围大。在等高斯线图中,曲线上每一点的磁感应强度均为 5 高斯,即 5×10^{-4}T,坐标轴表示空间中某点与磁体中心的距离,单位为 m。

图 6-33、图 6-34 及图 6-35 为某磁体等高斯线图,边缘场呈三维对称分布,且呈类似椭球形,即 x,y 向较弱,z 向较强。

(二)磁场对环境的影响

MRI 设备杂散磁场的存在可能会对周围环境中磁敏感性强的设备产生干扰,使其不能正常工作,甚至造成损坏。这种影响在 5 高斯线区域内非常明显,而在 5 高斯线以外区域逐渐减弱,表 6-2 给出了磁场附近的某些常见医疗器械/设备正常工作须满足的条件。由于心脏起搏器在 5 高斯线内其性能可能被破坏,为了保证安全,应当在 MRI 设备的 5 高斯线处设置醒目的警示标志,需要特别注意的是,在磁体失超时,5 高斯线范围在短时间内会扩大。

为了减弱 MRI 对于其他医疗器械/设备的磁影响,在 MRI 场所的选择和设计时必须留出一定的安全距离。

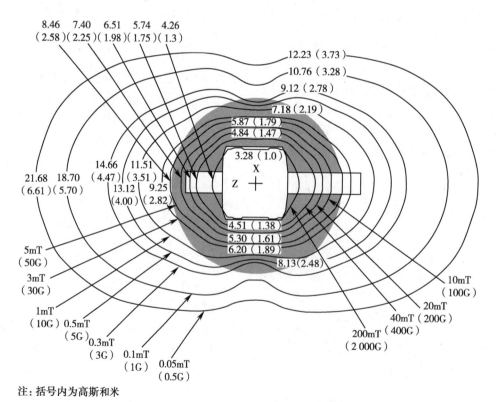

注:括号内为高斯和米

图 6-33 磁体等高斯线分布俯视图

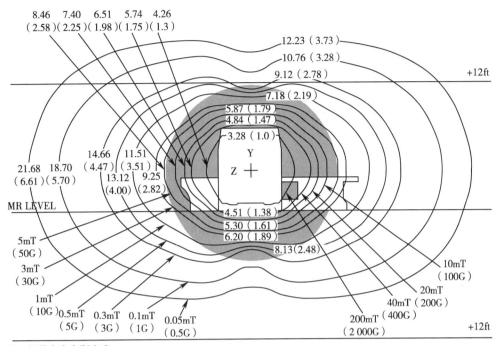

8.46　7.40　6.51　5.74　4.26
（2.58）（2.25）（1.98）（1.75）（1.3）

12.23（3.73）
10.76（3.28）
9.12（2.78）　+12ft

7.18（2.19）
5.87（1.79）
4.84（1.47）
3.28（1.0）

14.66　11.51
（4.47）（3.51）
13.12　9.25
（4.00）（2.82）

21.68　18.70
（6.61）（5.70）

MR LEVEL

4.51（1.38）
5.30（1.61）
6.20（1.89）
8.13（2.48）

5mT
（50G）

3mT
（30G）

1mT
（10G）　0.5mT　0.3mT　0.1mT
　　　　（5G）　（3G）　（1G）　0.05mT
　　　　　　　　　　　　　　（0.5G）

10mT
（100G）

20mT

40mT（200G）

200mT（400G）
（2 000G）　+12ft

注：括号内为高斯和米

图 6-34　磁体等高斯线分布侧视图

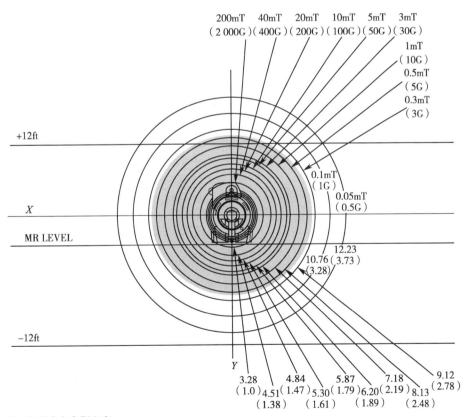

200mT　40mT　20mT　10mT　5mT　3mT
（2 000G）（400G）（200G）（100G）（50G）（30G）

1mT
（10G）

0.5mT
（5G）

0.3mT
（3G）

+12ft

X

MR LEVEL

0.1mT
（1G）

0.05mT
（0.5G）

12.23
10.76（3.73）
（3.28）

−12ft

Y

3.28
（1.0）　4.51　4.84　5.87　7.18　9.12
　　　　（1.38）（1.47）5.30　（1.79）6.20（2.19）8.13（2.78）
　　　　　　　　　　（1.61）　　（1.89）　（2.48）

注：括号内为高斯和米

图 6-35　磁体等高斯线分布前视图

表6-2 磁场附近的设备正常工作应满足的条件

设备名称	设备正常工作应满足的条件
ECT	≤0.5G
PET、PET/CT、线性加速器、CT、回旋加速器、精密测量仪、影像增强器、彩色电视机、电子显微镜、碎石机、影像后处理工作站、超声等	≤1G
多台MRI设备之间	<3G
心脏起搏器、生物刺激器、神经刺激器	≤5G

由表可见,PET、CT、超声、影像增强器及影像后处理工作站等都是具有高度磁敏感性的设备,必须与MRI设备保持足够远的距离。对于1.5T的MRI设备,CT应该安装在1高斯线以外的位置,才能保证设备的正常运行。而同时装备有多台MRI设备时,应确保任意两台磁共振设备的3高斯线都不会发生交叉。需要特别强调的是,装有心脏起搏器的患者必须远离MRI设备,虽然不同的心脏起搏器对磁场的敏感程度有所不同但一般情况下应禁止装有心脏起搏器的患者进入5高斯线内。

(三) 环境对磁场的影响

MR信号是氢质子处于静磁场中且受到一定能量的射频脉冲激励时产生的,因此MRI设备的场所和布局设计必须考虑强磁场和射频场对环境的特殊要求。MRI设备对于周围环境也有一定的要求,主要集中在防止磁场干扰方面。

静磁场的均匀性是MR图像质量的重要保证,磁体周围磁环境的变化统称为磁场干扰,磁场干扰会影响静磁场的均匀程度,造成MR图像质量下降。磁场干扰又可以按照干扰源的类型分为静干扰和动干扰两大类。

静干扰:离磁体中心点很近(2米以内)的建筑物中的钢梁、钢筋等铁磁性加固物或建筑材料(金属给排水管道、暖气管道等)均可能产生静干扰,一般可通过有源或无源匀场的办法加以克服。为了减少静干扰,在MRI设备的场所设计阶段,就要尽量对建筑物所有墙壁、地面、墙柱及磁体基座等结构中的钢材使用量加以限制。例如,磁体基座要承受五吨至数十吨的重量,但其钢材的用量不能超过$15kg/m^2$。

动干扰:与静干扰相对应,将移动、变化的磁场以及振动等干扰源统称为动干扰。常见的动干扰

有两类,一类是移动的铁磁性金属物体,如轮椅、汽车、电车、电梯、地铁、火车等;另一类为可产生交变磁场的装置和电力设施,如高压线、变压器、动力电缆、电车输电线等。

上述动干扰源对磁场的影响程度取决于各自的重量、距磁体的远近以及交变磁场的强弱等因素,其特点是随机性的,难以补偿的,对于MRI设备的正常工作非常有害。一般可允许的最大交变磁场干扰为0.001高斯。MRI设备的常见磁场干扰源及其安全距离如表6-3所示。

振动会影响MRI的图像质量,安装MRI设备的场所还应尽量远离振动源。振动又可以分为稳态振动(通常由电动机,泵,空调压缩机等引起)和瞬态振动(通常由交通工具,行人,开关门等引起),稳态振动的数值不得超过表6-4的限制,瞬态振动的数值不得超过$500×10^{-6}g(g≈9.8N/kg)$,如周围环境的振动超过此限值则需要单独分析振动对于MRI质量的影响。

表6-3 常见磁场干扰源及其安全距离

干扰源	至磁体中心的安全距离/m
地板内的钢筋网(15kg/m²)	>1
钢梁、支持物、混凝支柱	>5
轮椅、担架	>8
大功率电缆、变压器	>10
活动床、电瓶车、小汽车	>12
起重机、卡车	>15
铁路、地铁、电车	>30;超导磁体>50;永磁磁体>500

表6-4 MRI设备场地对稳态振动有效值的限制要求

振动频率范围	0~20Hz	20~40Hz	40~50Hz
振动最大值/(grms)	$(5~10)×10^{-5}$	$10×10^{-5}$	$45×10^{-5}$

四、磁屏蔽

超导MRI设备产生的磁场强度高、稳定性好且均匀度高,但是超导磁体产生的杂散磁场较高、范围较大。为了减小杂散磁场5高斯线的范围,减弱杂散磁场向周围环境的散布,并且减小外部铁磁性物质对主磁场均匀性的影响,在MRI设备安装中需要考虑磁屏蔽的问题。所谓磁屏蔽(magnetic screen 或 magnetic shielding）是用高饱和度的铁磁性材料或通电线圈来包容特定容积内的磁力线。

（一）磁屏蔽原理

将磁导率不同的两种介质放到磁场中，在交界面上的磁场发生突变，这时磁感应强度 B 的大小和方向均发生变化，即发生磁感线的折射。将一个磁导率很大的铁磁材料罩壳放在外磁场中，由于空气磁导率 μ 接近于1，而罩壳的磁导率在数千亨每米以上，使得罩壳内空腔的磁阻比罩壳的磁阻大很多，所以外磁场的绝大部分磁感应通量将从空腔周围的罩壳壁内通过，而处于罩壳内的空腔，磁感应通量是很少的，这就达到了磁屏蔽的目的。如图6-36所示，MRI 设备的磁屏蔽就是利用这种原理，通过放置铁磁材料罩壳把磁力线吸引到罩壳中去，保护了罩内的 MRI 设备不受外界磁场的干扰，同时也防止了罩内的杂散磁场影响周围环境。

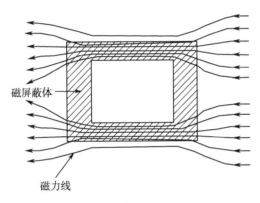

图6-36　磁屏蔽示意图

（二）磁屏蔽材料的选择

磁屏蔽材料可以根据磁导率的高低分为高磁导率材料（镍合金）及低磁导率材料（铁合金）两大类。

高磁导率材料的特点是具有很高的初始磁导率和最大磁导率。为了保持理想的磁导率，屏蔽体做成后还需进行退火处理，这类材料具有极高的磁导率，其磁屏蔽效果好，屏蔽体漏磁少；但是，这类材料的饱和磁感应强度仅为 $0.6 \sim 1\text{T}$ 之间，只有普通铁合金饱和磁感应强度的三分之一，在高场强 MRI 设备中极易饱和，这类材料的屏蔽体只有在厚度远远大于铁合金屏蔽体的厚度时，才能避免饱和现象的出现。因此并不是 MRI 设备磁屏蔽材料的理想选择。

低磁导率材料铁或钢的最大磁导率可以达到 $5\,000\text{H/m}$，对于 MRI 设备的磁屏蔽来说已经足够，因此广泛应用于制作 MRI 设备磁屏蔽体。

（三）磁屏蔽分类

从广义上讲，MRI 设备的磁屏蔽可分为无源屏蔽和有源屏蔽两种。

1. 无源屏蔽　无源屏蔽（passive shielding）是通过使用磁导率很大的铁磁材料包围主磁场的磁力线达到屏蔽效果，因其不使用电流源而得名，又称为被动屏蔽。根据屏蔽范围的不同，无源磁屏蔽又可分为三种：房屋屏蔽、定向屏蔽和自屏蔽。

（1）房屋屏蔽：房屋屏蔽是超导 MRI 设备进入市场初期采用的磁屏蔽方式。在安放超导 MRI 设备磁体间的顶、地面与四周的墙壁内装设铁磁材料，使整个房间形成一个铁磁罩壳来达到对 MRI 设备磁屏蔽的目的。通常是在磁体间的四周墙壁、地基和天花板等六面均镶入 $4 \sim 8\text{mm}$ 厚的专用硅钢板，构成封闭的磁屏蔽间。房屋屏蔽的设计相对独立，实现较为简单，是早期 MRI 设备磁屏蔽的主要方式，但由于需要使用大量铁磁材料包绕整个磁体间，铁磁材料的用量是极其庞大的，常达数十吨甚至上百吨，价格昂贵。

（2）定向屏蔽：定向屏蔽指当杂散磁场的分布仅在某个方向超出规定限度，则可只在对应方向的墙壁中安装屏蔽体，形成杂散磁场的屏蔽。这种方法特别适用于 MRI 设备和 CT（MRI）设备安装距离较近的情况，当两个设备的安装距离小于杂散磁场自然衰减距离时，就需要在两者之间增加定向屏蔽以减弱该方向上杂散磁场的影响。相对于房屋屏蔽，定向屏蔽的选择性使其既达到屏蔽效果，又节省了费用。

（3）自屏蔽：自屏蔽是在超导磁体低温容器的外面对称的安装铁磁材料作为磁通量返回的路径，减弱杂散磁场对外界的影响，该方法可以得到非常理想的屏蔽效果。带自屏蔽的超导 MRI 设备基本上解决了杂散磁场范围较大的问题。超导 MRI 设备的自屏蔽可以有板式、圆柱式、立柱式及圆顶罩式等多种结构形式，各种结构的设计都应以主磁场的均匀性不受影响或少受影响为目的。

对于自屏蔽来说，其铁磁材料屏蔽体的重量往往达到数十吨，如 1.5T MRI 设备的屏蔽体重量在20吨到30吨之间，导致了整个 MRI 设备的重量大大增加，对机房的承重提出了更高的要求。由于自屏蔽的铁磁材料紧紧包绕着超导磁体，因而构成屏蔽罩壳的铁磁材料的利用率很高，对磁场的屏蔽效果好，其屏蔽效率可在 $80\% \sim 85\%$。自屏蔽是一种

高效的屏蔽方式,其在减小杂散磁场 5 高斯线范围的同时也降低了磁体间的建设难度。图 6-37 是某

公司 1.5T 磁体设计的磁屏蔽体,其安装重量达 32 吨。

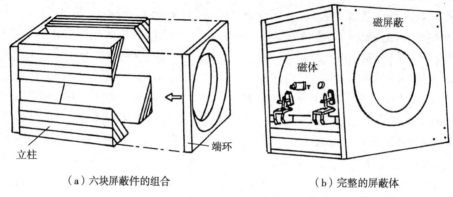

（a）六块屏蔽件的组合　　　（b）完整的屏蔽体

图 6-37　磁体自屏蔽

2. 有源屏蔽　有源屏蔽(active shielding)又称"主动屏蔽",采用通电线圈来包容特定容积内磁力线的磁场隔离方法。在 MRI 设备中,超导主线圈外面安装一个孔径较大的同轴屏蔽线圈,屏蔽线圈中的电流与超导磁体主线圈的电流方向相反,产生与主磁场反向的磁场,在磁体外部抵消部分主磁场,达到削弱杂散磁场的目的。其概念是在 1986 年正式提出的,如果线圈排列合理或电流控制准确,屏蔽线圈所产生的磁场就有可能抵消杂散磁场。

有源屏蔽的屏蔽线圈采用与超导主线圈(内线圈)相同的超导材料制作,其研制的难点之一在于要合理选择超导主线圈与屏蔽线圈的几何尺寸,尤其是两者的内径之比,以便在满足杂散磁场范围与磁场均匀度要求的条件下尽可能节省超导材料,降低 MRI 设备的生产成本。作为超导线圈的内线圈和外线圈只有浸泡在液氦容器内才能正常工作,另外,要对线圈及支撑线圈的金属骨架的受力做深入的有限元分析,一方面线圈受力所产生的微小位移与变形对磁场均匀度有着非常大的影响,另一方面局部的应力集中可能会导致局部失超。

有源屏蔽的屏蔽效率高,一般在 90%~95% 范围内,主磁场的杂散磁场范围可以有效地控制在磁体间内。有源屏蔽不需要大量使用铁磁材料屏蔽体,MRI 设备的重量也相应减轻,目前,超导 MRI 设备均用有源屏蔽。

随着超导技术和磁共振技术的不断发展,目前投入临床使用的超导 MRI 设备的场强已达到 7.0T,科研型超高场强甚至达 11.7T 以上,为了有

效的将超导磁体的杂散磁场屏蔽在磁体间内,磁共振设备的生产厂家首先采取有源屏蔽和自屏蔽的方式将超导磁体产生的杂散磁场缩减到尽可能小的空间区域内,再结合定向屏蔽,以及适当的增加磁体间的面积和高度的方法,可有效地将超导磁体的杂散磁场包容在磁体间内。

五、射频屏蔽

射频屏蔽(radio frequency shielding)是采用导电良好的金属材料镶嵌于磁体间的四壁、天花板及地板内,构成一个完整而密封的法拉第屏蔽体,隔断外界与 MRI 设备之间的电磁场耦合途径的方法,利用屏蔽体对电磁波吸收和反射作用,阻挡或减弱磁体间内外电磁波的相互干扰,保证 MRI 设备正常运行,提高磁共振图像质量。

（一）射频屏蔽原理

MRI 设备产生的射频信号是一种电磁波,通过变化的电场周围产生变化的磁场,变化的磁场周围又产生变化的电场的方式向周围空间传播。电磁波的传递不需要介质,且不同介质中的传播速度不同,当电磁波由一种介质进入另一种介质中时会发生反射及折射等。射频屏蔽主要是通过电磁波的反射(射频波在屏蔽体上的界面反射)、吸收(趋肤效应)来衰减电磁波,其作用原理如图 6-38 所示。

当电磁波到达屏蔽体表面时,在空气和屏蔽体的交界面上,由于两者的导电率不一致,电磁波会产生反射,使穿过屏蔽体表面的射频能量减弱,对电磁波进行衰减。未被屏蔽体表面反射掉的电磁波在损失部分能量后进入屏蔽体,在屏蔽体内向前

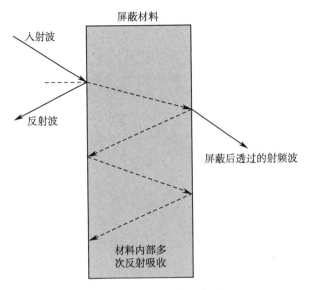

图 6-38　射频屏蔽示意图

传播的过程中会被屏蔽材料所衰减,也就是吸收。电磁波穿入屏蔽体的深度与电磁波的频率及屏蔽材料的电导率和磁导率有关系,电磁波的频率越高、屏蔽材料的电导率、磁导率越大,其穿入屏蔽体深度越小。从能量传递的观点看,电磁波在导电介质中传播时有能量损耗,因此,高频电磁波只能穿入导电介质的表面薄层内,并在导电介质表面一薄层内形成高频交变电流(涡流),这种现象称为趋肤效应。正是由于涡流的存在使导电介质表面一个薄层内的自由电子在电场的作用下产生运动而形成一个高频的传导电流,这个传导电流产生焦耳热,导致电磁波能量的损耗,使得进入导电介质内部的电磁波迅速衰减为零。在屏蔽体内尚未衰减的电磁波,剩余能量传到屏蔽材料的另一面时,再次遇到空气和屏蔽材料的交界面,由于两者的导电率不一致,电磁波会反射,并重新返回屏蔽体内,这种反射可在空气、屏蔽材料的交界面上多次发生,达到衰减电磁波的目的。

总之,射频屏蔽体对电磁波的衰减主要是基于电磁波的反射和电磁波的吸收。为了增强屏蔽效果,可以采用多层屏蔽体,其外层一般采用高电导率材料,以加大对电磁波的反射衰减作用,而其内层则采用高磁导率材料,以加大涡流效应,加大对电磁波在屏蔽体内的传播衰减。

(二)　射频屏蔽材料选择

射频屏蔽材料的屏蔽效果为电磁波的反射衰减、吸收衰减和射频波在屏蔽材料内部反射过程中多次衰减之和。通常屏蔽材料的电导率和磁导率越大,屏蔽性能越好,实际上常用的屏蔽材料不可

能兼顾这两方面。在常用材料中,银、铜以及铝的电导率相对较高,但是磁导率相对较低,作为射频屏蔽材料时以反射衰减为主;铁和铁镍合金的磁导率相对较高,但是电导率相对较低,作为电磁屏蔽材料时以吸收衰减为主。具体选用何种屏蔽材料要根据具体情况而定。

在电磁波频率较低时,吸收衰减较小,电磁波的屏蔽主要依赖于反射衰减,因而要选用反射衰减较明显的屏蔽材料,尽量提高反射衰减。在电磁波频率较高时,其屏蔽主要依赖于吸收衰减,因而要选用吸收衰减较明显的屏蔽材料,尽量提高吸收衰减。由于电磁波在屏蔽材料中衰减很快,通常把电磁波的能量由屏蔽材料表面衰减到表面值的 $1/e$(约 36.8%)处的屏蔽材料厚度称为趋肤厚度(又称透入深度),用 d 表示:

$$d = \sqrt{\frac{2}{\omega\mu\sigma}} = \sqrt{\frac{2}{2\pi f\mu\sigma}} \qquad 公式(6\text{-}6)$$

式中 μ 和 σ 分别为屏蔽材料的磁导率和电导率,f 是电磁波的频率,如金属铜的电导率 $\sigma = 5.8 \times 10^{-7} s/m$,磁导率 $\mu \approx \mu_0$;铁的电导率 $\sigma = 1 \times 10^{-7} s/m$,磁导率 $\mu \approx 200\mu_0$。比较铜和铁这两种材料,铁的趋肤厚度小于铜的趋肤厚度,即铁对射频波的吸收要优于铜对射频波的吸收。

作为射频屏蔽体,需要考虑机械强度及必要的厚度,在高频时,由于铁磁材料的磁滞损耗和涡流损失较大,从而造成谐振电路品质因数 Q 值的下降,通常在屏蔽高频射频波时,不采用高磁导率的铁作为屏蔽材料,而采用高电导率的铜作为射频屏蔽的材料。铁合金屏蔽体多用于磁场强的情况,铜屏蔽体多用于中频和高频电磁波的屏蔽。因而 MRI 设备的射频屏蔽常采用铜作为屏蔽材料。

(三)　射频屏蔽的实现

决定射频屏蔽效能的因素有两个:一个是整个射频屏蔽体表面导电的连续性,另一个是不能直接穿透屏蔽体的导电介质。

射频屏蔽体上不可避免地要留有电源线及信号线的出入口、通风散热孔等缝隙,这些缝隙成为射频屏蔽体上导电不连续的点,同时,射频屏蔽体不同部分结合处也会形成不导电缝隙,这些不导电缝隙会产生电磁泄漏。要解决这种泄漏的办法有很多,其一是在缝隙处填充弹性导电材料,消除不导电点,通常选用电磁密封衬垫作为弹性导电填充材料,但不是所有的缝隙或孔洞均会泄漏电磁波,

其泄漏与否取决于缝隙或孔洞的大小及形状,当电磁波波长远大于缝隙尺寸时,并不会产生明显的泄漏。

MRI设备磁体间的射频屏蔽对电磁波的衰减要求在90~100dB以上。在MRI设备机房的建设中,常见的射频屏蔽选用0.5mm厚的紫铜板制作,并镶嵌于磁体间的四壁、天花板及地板内,以构成一个完整的、密封的法拉第屏蔽体。上述六个面之间的接缝应当全部叠压,并采用铜焊或锡焊连接。一般采用铝合金龙骨架支撑,龙骨架与墙体间用绝缘板隔开,将整个磁体间与建筑物绝缘,只通过一根电阻符合要求的导线接地。地板内的射频屏蔽层还需进行防潮、防腐和绝缘处理。

进出磁体间的照明电源线、信号线等均应通过射频滤波器,由MRI设备生产厂家和屏蔽施工厂家提供专用波导板(conductive plate),安装在设备间及磁体间之间的墙面预留位置,是所有进出磁体间电缆及光纤的接口板及进入磁体间电源的滤波设备。在安装时要固定牢靠,传导板和屏蔽体接口要严密,避免因射频泄漏影响磁共振图像质量。所有进出磁体间的空调送风管及回风口等在穿过射频屏蔽层时必须通过相应的波导管,以有效地抑制射频干扰。在波导管的使用中需要注意:波导管对于在截止频率以上的射频波没有任何衰减作用,至少要使波导的截止频率是所屏蔽频率5倍。波导管最可靠的安装方法是焊接,在屏蔽体上开一个尺寸与波导管截面相同的孔,将波导管的四周与屏蔽体连续焊接起来,波导管本身带法兰盘,利用法兰盘将波导管固定在屏蔽体上,需要在法兰盘与屏蔽体之间安装电磁密封衬垫。

观察窗的玻璃面内需安装铜丝网,其网面密度的选择要满足网面网孔的孔径小于被屏蔽射频波波长,主磁场场强越高,电磁波频率越高,要求其网孔孔径越小。磁体间门和墙壁间的屏蔽层要密切贴合,通常使用指形簧片作为门和墙壁的接缝,指形簧片具有较高的屏蔽效能,其允许滑动接触,形变范围大,允许接触面的平整度较低,适用于需要滑动接触且需要较高屏蔽效能的场合。

射频屏蔽工程完成后,应邀请具备国家认可资质的相关专业机构按国家标准对工程质量进行检测。门、观察窗、波导孔、波导管和滤波器等屏蔽效果薄弱环节的周围需要重点测试。总的要求是各墙面、开口处对15~130MHz范围内信号的衰减不能低于90~100dB。

六、配套保障系统

MRI设备的配套保障系统主要包括配电系统、照明系统、空调系统、磁体冷却系统、安全和监测系统。

(一)配电系统

MRI设备除常规配备(AC 380V±10%)电源外,在供电系统不稳定的地区最好采用不间断电源。不间断电源是一种位于市电和用户负载之间的、可连续高质量供电的设备,在市电不正常或发生中断时,可以继续向负载提供符合要求的交流电,从而保证MRI设备的安全运行。如若市电故障时间较久,使用不间断电源完全可以完成MRI设备的数据保存和正常关机工作。对于磁共振设备来说,配备不间断电源是保证突然断电后病人和设备安全的唯一措施。不间断电源的功率由系统设备的总功率所决定(应该留有30%以上的余量)。此外,从市电至MRI设备间应采用专线供电并最好留有一路备用线路。为减少电源电缆上的电压降,从不间断电源至MRI设备的电缆应尽可能短。

(二)照明系统

MRI设备磁体间内的磁场强度极高,属于强磁场危险区,因此磁体间内的照明设施选择直流电照明,这是因为直流电不会引入外界电磁波的干扰,同时其在强磁场区域的工作更稳定,目前磁体间照明多采用12V直流LED灯,当然磁体间照明也可选择高电压直流电照明或交流电源,但交流电必须经过专门的滤波器以滤除其他频段的电磁波干扰,只保留单一的工频,交流电照明灯在强磁场中使用寿命会缩短。

(三)空调系统

MRI设备的射频放大器、梯度放大器、图像处理器、氦压缩机和电源等部件工作时都会产生一定热量,使设备间温度升高,从而影响系统的可靠性,需要安装空调系统以保障设备间和磁体间的温度处于合理的范围内。通常情况下,MRI设备对环境的要求一般为室温15~25℃、相对湿度30%~70%,安装机房专用恒温恒湿精密空调,经过适当设置达到MRI设备温度和湿度要求。不同厂家及不同型号MRI设备产热量不同,选购空调时应参照MRI设备标称的产热量并适当留有余地。另外,空调系统最好安装空气过滤器,使大部分(80%以上)大小为5~10μm的尘粒得以滤除,以保持一定的空气洁净度。

（四）磁体冷却系统

在超导 MRI 设备中，采用磁体冷却系统减少液氦蒸发，它由冷头、氦压缩机和冷水机系统组成。MRI 设备的磁体冷却系统利用了焦耳-汤姆逊效应，采用压缩制冷方式，氦压缩机是整个冷却系统的核心，起着热量传递的作用。氦压缩机的工作流程如下：氦压缩机中充以高纯度氦气（纯度99.995%），并通过绝热软管与冷头相连。工作时，经冷头返回的低温低压氦气直接送往氦压缩机，经氦压缩机压缩后的氦气压力升高，同时温度也变得很高。紧接着该高温高压氦气进入热交换器，并在其中与逆流的冷水交换热量，使其温度骤降，成为低温高压氦气。而后，将低温高压氦气经油水分离器滤除其中的油雾，得到低温、高纯、高压的氦气，此后该气流便通过密封保温软管直达位于磁体的冷头，并在冷头中节流，使其迅速膨胀，氦气的温度进一步下降，从而产生冷头所需的冷量（从周围环境吸热）。膨胀以后的氦气（低

温、低压氦气）又被送回制冷循环的输入端，开始下一个流程。

冷头是一个二级膨胀机，它与超导磁体的真空液氦容器相连接，其作用是提供冷氦气来维持液氦容器的温度。冷头工作时，氦压缩机提供的高压氦气在这里突然膨胀，导致焦耳-汤姆逊过程的发生，氦气由周围环境中吸收热量，温度进一步下降，成为低温低压氦气。这一变化过程就导致了冷头周围温度的降低，使液氦容器中挥发的氦气冷却成为液氦，减少了液氦的挥发。随着冷头技术的发展，当前已能有效的控制液氦的挥发，将液氦的挥发率维持在一个极低的水平，降低了 MRI 设备的使用维护费用。

氦压缩机工作时会产生大量的热，其采用水冷方式进行冷却。它的散热器被冷水管包绕，产生的热量最终由循环冷水带走，而这里的冷水正是由冷水机提供的。磁体冷头是氦压缩机的负载，如果将冷水机组也算在内，整个磁体的冷却系统是由三级级联冷却来实现的，如图 6-39 所示。

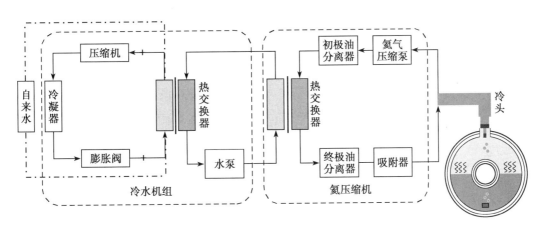

图 6-39 磁体冷却系统

冷水机提供一定温度的冷水使氦压缩机得以冷却，氦压缩机又作为冷源，通过膨胀氦气使冷头温度骤降，冷头的低温传播到液氦容器，维持液氦容器低温，使磁体得到预期的冷却。上述三级中任何一个环节出现故障，都会导致整个磁体冷却系统瘫痪，使液氦的挥发量成倍增长。如果冷水机一旦出现故障，氦压缩机会因高温报警而立即停转，冷头自然就不能制冷。液氦容器中液氦的蒸发率将成倍升高。正常情况下，冷水机只有其中一组运行，另外一组处于待机状态，如果工作机组出现故障，等待机组将立即启动，从而保证冷水的持续供应。当冷水机完全宕机，还可用自来水作为冷源，

暂时性地给压缩机制冷。

（五）安全和监测系统

为了保证 MRI 设备安全运行，防范不良事件发生，下述安全和监测设施发挥着重要的作用。

1. 警示标识 MRI 设备磁体间周围及其建筑的各进出通道口都应设置明显的"强磁场区域危险"的警示标识，防止有心脏起搏器等体内电子、金属植入物的人员误入 5 高斯线区域发生人身伤害事件。

2. 金属探测器 在磁体间入口处可安装可调阈值的金属探测器，禁止任何铁磁性物体及其他电子类植入物（如电子耳蜗、胰岛素泵、心脏起搏器

等)被携带进入磁体间内,影响电子植入仪器使用,危及人身安全。

3. 氧气监测器及应急换气机　磁体低温容器内液氦大量挥发时将产生过量氦气,使磁体间内氧含量大幅度下降。因此,有必要在磁体间内安装氧浓度监测器,并保证当氧浓度降至18%(人体所需的氧浓度下限)时自动启动应急换气机交换空气。

4. 失超开关　失超开关一般装在操作间控制台附近墙上或磁体间内。失超开关一旦被按下,超导线圈温度上升,失去超导性成为常导体,从而使得磁场迅速消减为零,低温容器内的液氦也会在数分钟内挥发一空。只有当受检者在磁体孔径内出现危险或者磁体面临危险时,才可以紧急按下此开关,使磁体上的强大磁场迅速消失,以保证受检者和系统的安全。此开关虽然是安全防护的必需,但

也有潜在的失超隐患,如果误操作会导致磁体失超,造成重大经济损失,因此需要加强该开关的使用培训及管理。

5. 断电报警装置　当MRI设备动力电停电后,该装置立即发出报警,提示MRI设备使用人员或维护人员进行紧急关机处理。

6. 系统紧急开关　在磁体间、操作间和设备间墙壁的明显部位都应安装系统紧急开关,以便在受检者或MRI设备安全受到威胁时迅速切断整个系统的供电,尽快解除对人身的伤害。

7. 消防器材　MRI设备的操作间和设备间都需配备一定数量的消防器材。与一般建筑物的消防要求不同,MRI设备必须采用无磁灭火器具。如果条件允许,磁体间可采用喷气(专门的消防灭火气体)消防装置。电子设备较多的区域内不可使用喷水灭火装置,只能使用喷气消防装置。

第三节　MRI设备的安装调试

MRI设备的构造相对复杂,且工作在强磁场环境中,在安装设备前必须制订一个合理完备的安装方案,进行充分的准备工作,确保MRI设备安装工作及时、高效、优质地完成,保证设备安全、稳定运转及获取高质量图像。

一、MRI设备的机房设计

MRI设备的安装对环境及场地的设计施工要求非常严格,在MRI设备安装前必须确保主磁场具有长期的稳定性和均匀性,且满足统一的规范。根据医院的实际情况,充分考虑人流、物流、医疗功能布局和医院长远发展需要,以满足设备使用要求。目前MRI设备不断向着高场强及高梯度场等方向发展,而各医院的其他大型医疗设备也在不断添置更新,医院各种功能楼宇的建设,使MRI设备机房场地狭窄,建造受到很大制约,因此MRI设备机房的合理设计十分重要。

(一)MRI设备机房的建造流程

医院在确定购置MRI设备型号后,设备机房建设的流程如下:①设备厂商场地工程师进行环境评估,明确设备的安装地址、运输路径并绘制设备安装机房平面图;②得到院方确认后,由屏蔽公司出具详细屏蔽土建施工图;③再次由院方、施工方及设备场地工程师共同明确具体施工操作方案;④土建施工,达到屏蔽公司进场条件后,才开始实

施屏蔽工程、水、电、地线、宽带、电话线及空调等相关设施的安装工作;⑤第三次由院方及设备场地工程师进行最后的场地检查,并明确吊装方案;⑥由专业机构进行屏蔽测试,在上述工作完成并达标后,MRI设备进场并安装调试。机房的建造要求用户、设备制造商、屏蔽公司和施工单位的共同协商努力,虽然不同类型、不同厂家的设备要求不尽相同,但基本原则一致。

(二)MRI设备机房要求及施工要点

MRI设备场地必须保证设备运行中既没有外部的干扰而影响磁场的均匀性、稳定性和系统的正常运行,也要保证人员的安全和敏感设备的功能不受磁场的影响。当磁场强度在指定区域超过5G线限制时,需要设磁场警告标志。通常MRI设备的场地布局分为磁体间(放置磁体、扫描床、各种表面线圈、各种测试水模、氧监控器及各种生理信号导联等)、设备间(放置RF系统柜、梯度系统柜、图像重建系统、氦压缩机、传导板、电源柜、恒温恒湿空调及水冷机的室内机组等)和操作间(放置主计算机、磁体监测显示器、操作台及工作站等),如图6-40所示。

1. 环境要求　MRI设备磁体的强磁场与周围环境中的大型移动金属物体可产生相互影响,通常离磁体中心一定距离内不得有电梯、汽车等大型运动金属物体,不同磁体具体限制不同。

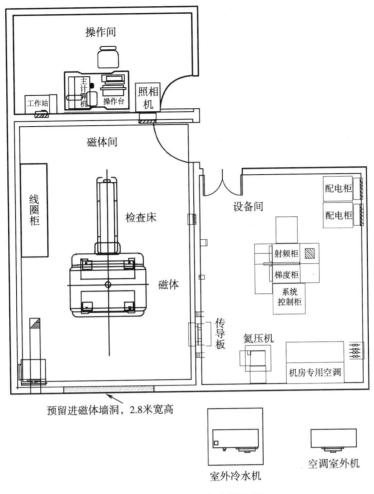

图 6-40　MRI 设备房间布局

（1）静态的干扰：铁梁、钢筋水泥（特别是磁体下方）、下水道、暖气管道。这些铁磁性物质应满足 MRI 设备最小间距及最大重量的要求（不同型号的 MRI 设备有具体要求），必要时可提交设备厂商进行评估。

（2）动态的干扰：运动的铁磁物品。为避免此影响，必须满足最小间距的要求，该间距取决于移动方向和磁场方向。

（3）MRI 设备场地附近有高压线、变压器、大型发电机及电机等时，应该提交设备厂商进行评估。若附近存在其他 MRI 设备，确保两台 MRI 设备的 3G 线没有交叉。

（4）振动的干扰：振动会影响 MR 的图像质量，对 MRI 设备场地的振动要求为：

①稳态振动：通常由电动机、泵及空调压缩机等引起，通常其振动频率不得超过一定范围（不同型号的 MRI 设备有具体要求）；

②瞬态振动：通常由交通工具，行人，开关门等引起，不得超过 $500 \times 10^{-6}g$，超过 $500 \times 10^{-6}g$ 的瞬态振动，需要分析从 0 到峰值对场地的影响。MRI 设备场地要尽量远离以下振动源：停车场、公路、地铁、火车、水泵及大型电机等。

2. 系统电源要求　MRI 设备电源均采用符合国家规范的供电制式，应按照设备所需的额定功率、频率、电压、电流要求配置专用电源，并留有一定功率余量。设备要求独立专线供电，建议使用专用变压器，为保证电源内阻要求，主电缆线线径须足够粗，其截面面积视总长度而定。辅助设备供电（机房空调、冷水机、激光打印机、磁体间照明及电源插座等）根据所需设备的负荷单独供电，必须与主系统用电分开，以避免一些频繁启动的高压设备如马达、泵、压缩机等对 MRI 设备主机干扰，主机电源需要安装稳压电源，必要时配备不间断电源设备（UPS）。

所有配电柜必须具备防开盖锁定功能，以确保电气安全作业之需。配电柜紧急断电按钮需安装在操作间中操作台旁的墙上，便于操作人员在发生紧急情况时切断系统电源。

靠近磁体的照明灯工作寿命受磁场影响,灯丝会随电源的频率而振荡,因此建议磁体间内采用直流照明电灯,直流电源的交流残余波纹应小于或等于5%,绝对禁止使用荧光灯和电子调光灯,以避免对射频的干扰,目前大多采用直流低压 LED 灯。磁体间所有照明及插座用电都必须经波导板上的线电源滤波器进入。要求屏蔽室内照明及内部装修由专业屏蔽公司来完成。

MRI 设备要求设置设备专用 PE 线(保护接地线),接地电阻小于 2 欧姆,且必须采用与供电电缆等截面的多股铜芯线,地线到达 MRI 设备专用配电柜内,尤其是在接地电阻符合要求的前提下,必须做好设备所在场所的等电位连接,例如:激光相机、工作站、插座及 RF 屏蔽体等与该设备系统有电缆连接的设备,必须与该设备的 PE 线做等电位连接。当医院安装多个 MRI 设备时,每台设备的PE 线都需按照上述要求从接地母排单独引出至设备。

3. 射频屏蔽要求 射频屏蔽的屏蔽室包括屏蔽体(地面、顶、墙),屏蔽门,屏蔽窗及波导板等,对 15~128MHz(不同 MRI 设备频率范围不同)内平面波衰减大于 90~100dB,这些值必须在 MRI 设备安装之前由有资质的专业部门(如无线电管理委员会等)测量确认。屏蔽室通过 MRI 系统接地,严禁单独接地。屏蔽室对地绝缘要求大于 1 000 欧姆。屏蔽供应商需设计并安装进入屏蔽室的所有管道:失超管、紧急排风管、空调进风、回风管道等,并负责屏蔽体上传导板和传导柜的开口及安装,所有连接进磁体间的管线如直流照明、氧气管、控制电线、风管进回风口及失超管等必须通过安装在射频屏蔽上的各种滤波器才能进入,传导板和传导柜应放置在磁场强度低于 200G 的区域。

4. 磁体间承重 MRI 设备的磁体自重在几吨至十几吨,在建造设备机房时必须考虑磁体间内地面具备充足的承重能力,请建筑结构工程师做承重和受力分析,如混凝土承重应符合安装要求并得到建筑设计部门的认可,以确保安全。

5. 温湿度及散热量 MRI 设备对工作环境的要求很高,机房温度过高导致设备出现故障,无法正常工作,严重时会使设备的电路部分烧坏。湿度过高设备的电路板容易结露,容易引起高压电路打火,还可能造成设备的接地不好。通常机房温度、湿度要求为磁体间 15~22℃、30%~60%;设备室 18~25℃、30%~70%;操作室 15~30℃、30%~

70%,房间的温度梯度(例如从磁体底部到顶部)应严格控制在 3℃ 以内。要求配备恒温恒湿专用空调(建议双压缩机组且不能安装在磁体间),需安装送风及回风的风道系统且必须单独控制。在配备空调时充分考虑设备的散热量、设备升级、其他设备及人体的散热等因素。为防止空调冷凝水滴入电子器件而损坏 MRI 设备,空调风管走向和送回风口必须避开滤波板。

6. 通风及上下水 超导 MRI 设备使用液氦作制冷剂维持超导状态,正常情况下液氦不挥发或有少量挥发,紧急状态时(失超)会在瞬间有大量氦气产生,因此磁体间必须安装足够粗的失超管,由磁体上部的出气孔通向室外大气,长度不能太长,尽量减少直角转弯,且出气口必须避开人群聚集区域,失超管由非铁磁性金属(如不锈钢管等)制成,失超管需通过波导进入磁体间内和磁体失超管口连接。另外磁体间要求安装紧急排风系统(排风量大于 35m³/min)。磁体间内不能设置上下水管道,但需在设备间的水冷机组和机房专用空调附近有上下水及地漏。

7. 设备噪声 MRI 设备运行会产生一定的噪声(尤其是高场设备),在建造 MRI 设备机房时应依据当地的法规,磁体间内装修要求使用吸音材料,所用材料的吸音因子 α 应为:吊顶大于 0.7,被衰减的主音频范围在 600~1 000Hz。各场地最终噪音水平会因为场地建筑结构、房间布局及附属设备等不同而改变。应该满足工作人员和病人舒适。通常的噪声要求:磁体间小于 90dB(A),操作间小于 55dB(A),设备室小于 65dB(A)。

8. 设备运输通道 MRI 设备属大型精密医疗影像诊断设备,设备价值巨大,且包装运输时属易碎及危险物品,运输和吊装时应谨慎对待并严格遵守设备要求,必须考虑设备的运输路径和路径的承重,要求以确保所有设备能顺利运抵安装现场。磁体是所有部件中体积及重量最大者,必须考虑门、走廊的高度及宽度,通常磁体间需预留(宽×高)3.0m×3.0m 开口以供磁体进入,确保通向磁体间的通道平整,无障碍物,必要时需搭建平台。磁体吊装前,吊装公司应到吊装现场实地查看环境状况,以确定最佳吊装方案,磁体在运输过程中任何方向的倾斜角度都不得超过 30°。

另外,因射频屏蔽工程的需要,磁体间地面通常处理为 -300mm 水平(含承重基座、防水处理),待射频屏蔽工程结束后,扫描间再回填至 ±0mm 水平。一定要考虑日常添加液氦的通道。由于液氦会蒸发，需要往磁体内定期加入液氦，液氦一般由250~500L容量的真空隔热杜瓦装运到现场，运输通道的门和走廊要有足够的宽度和高度，以便当需要添加液氦时，杜瓦能顺利通过。

MRI设备机房建造是一项复杂的系统工程，涉及多个环节，直接关系到设备能否正常稳定地发挥作用，必须引起高度重视。要求设计人员具有全面的知识和综合解决问题的能力，设计出合理实用的机房。

机房应具备以下条件：磁体间、设备间和控制间均应准备完毕，其中包括吊架、线槽、铁板、吊顶、照明、装饰及门等，所有房间均需清洁干净。安装完毕的照明灯、三相动力电源、配电柜、管道及水源等均应准备就绪，并在安装开始时能投入使用。空调系统及水冷机组安装完毕，并且24小时正常运转。

二、MRI设备的安装

MRI设备场地装备完成，就可进行设备安装工作，安装过程分为：设备拆箱、机械安装、软件安装、设备调试及设备验收移交等几个阶段。本节以超导MRI设备安装为例。

（一）设备拆箱

在设备到货后的拆箱验货过程中需注意以下几点：

1. 要将配置单、装箱单及实物进行逐一核实避免错发或漏发货。

2. 如果设备为进口厂家，设备在开箱前需当地商检部门进行现场验货，逐项审核各项报关物品是否和实物一致。

3. 由于从厂家发货到医院的过程中经过长途运输，为避免运输过程中的震动颠簸造成对设备的损害，对磁体或压缩机等部件会加贴防震标志，在开箱时要检查这些防震标志是否有异常。

（二）机械安装

MRI设备机械安装包括设备就位及物理连线。MRI设备均有元件编号系统识别设备组件，所有子系统柜及组件在其安装文件的图表中均通过编号标识。每根线缆上也有与其对应的线号及颜色。接线时应遵循以下原则：①信号线与电源线要保持一定的距离；②信号线多余的部分要盘为"8"字形，以抵消强磁场产生的涡流；③截去梯度线多余的部分。

1. **磁体间**　在磁体间内需要安装的设备有：磁体、失超开关、失超管、扫描床、氧监视器、摄像头、扬声器及传导板等。

（1）磁体就位：由于磁体是MRI设备中非常重要的部件，其工艺复杂，材料特殊，尤其是超导磁体，对运输要求比较特殊。在卸载及就位过程中需要的工具包括叉车、吊车、吊臂、吊带或钢丝绳、"U"形吊环、千斤顶、地坦克、撬杠及一些特殊工具。由于磁体的重量最重，在卸载及打开包装后，要用带吊臂的吊车将其吊至距磁体间最近的区域，用千斤顶将磁体提升，在磁体的相应位置安装地坦克，通过专用通道将磁体移动至磁体间，放置在规划好的位置（安装前已经将该位置在地面做定位标记）并进行高度及水平调节。

（2）扫描床就位：根据磁体的位置调节扫描床位置及高度（活动床及悬浮床不用固定，落地床要进行水平调整及固定）。

（3）波导板安装：根据场地预留位置安装波导板，波导板是所有进出磁体间电缆及光纤的接口，是进入磁体间电源的滤波设备，在安装时要固定牢靠，波导板和屏蔽体接口要严密，避免因射频泄露影响MR图像质量。

（4）失超开关及失超管安装：失超开关安装位置要求在明显且距门口较近的位置，在失超开关附近应有明显的提醒标记避免他人误操作，失超管在安装过程中尽量走直线，严禁过度打弯，失超管室外开口端要作好防护（防水、防鼠、防鸟等）。

（5）氧监视器、摄像头及高压注射器等第三方设备安装：这些设备所提供电源都必须经过滤波后才可接入磁体间。

（6）磁体间内各个系统电源线、信号线及光纤的连接：线缆的摆放及连接布局要严格按照安装手册的规定，如果梯度线、射频线及信号线之间的分布摆放不规范，可能会造成相互间的干扰，对图像质量产生影响，甚至严重的伪影，而且后期排查会非常困难，对于梯度线的连接严格遵守安装手册要求，避免过松或过紧。在连接光纤过程要小心避免光纤受损，光纤应摆放在易拿易放的位置。

（7）屏蔽检测：在磁体间内设备安装完成后，完成磁体入口的基建封闭及RF屏蔽工程，由专业机构进行RF屏蔽测试并出具相应的检测报告，RF屏蔽达标后方可进行下一步安装工作。

2. **设备间**　设备间除安装空调外，还要安装水冷机、梯度系统柜、射频系统柜、系统控制柜、氦压缩机及稳压电源等设备。所有这些设备及机柜均是根据其距磁场安全范围按设备厂家安装前规划好的图纸定位。由于大部分机柜较重,所有机柜做必要的固定,避免因地震等不可抗力因素导致柜体移动或倒塌。考虑后期维修的便利在机柜安装摆位时要注意预留足够的维修空间,为设备维修提供便利。不同厂家对设备间走线布局要求不同,有的厂家线路要求走地槽,有的要求走空中线架,无论如何布局,都必须遵循安全、美观、维修方便的原则。就位完成后按系统要求进行各种线缆的连接。

对于超导 MRI 设备,大部分厂家磁体在出厂时已添加了液氦,为减少液氦挥发,在设备完成机械安装后,首先要开启制冷系统以使冷头正常工作,冷头开启后要注意观察冷头的声音及压缩机压力,如发现异常需及时处理保证冷头正常工作。

3. 控制间 控制间的设备主要是主计算机、工作站及失超开关,通常情况下设备生产厂家均配备专用操作台,按照要求进行安装即可。对房间内失超开关、监测显示器等,由用户和设备安装工程师本着安全、使用方便的原则进行定位与安装。

（三）软件安装

软件安装包括操作系统安装、应用软件安装及系统配置等。通常在 MRI 设备出厂时已经将操作系统及应用软件进行预安装,在软件安装阶段只需根据不同用户的需求进行系统配置。系统配置主要进行下列工作:

1. 每个厂家对应一个设备序列号,在软件配置时需将序列号填入系统。

2. 针对该台设备的硬件配置在软件系统进行相应的设置,由于同一种产品会有不同的软件版本及硬件类型,应选择相对应的硬件如梯度放大器、射频放大器及线圈等在系统中进行相应设置。

3. 进行网络设置,添加 DICOM 打印机及网络节点。在添加 DICOM 节点前先设置本机的 IP 地址、AE Title(应用实体名称)及主机名。打印机主要需添加其 IP 地址、AE Title、端口号及 MRI 设备的 AE Title 等参数,目前大部分医院都配有 PACS 系统,在配置过程中应将这些网络节点添加到系统。

4. 系统语言、时间、医院名称及病人信息等其他相关信息进行设置。

5. 安装设备远程诊断系统。

（四）设备调试

MRI 设备调试主要包括磁体系统、梯度系统、射频系统及系统调试几个阶段。

1. 磁体系统调试 磁体系统调试主要包括励磁和匀场两个部分。

（1）励磁:在磁体电源的控制下向超导线圈逐渐施加电流,从而建立预定磁场。在完成励磁准备后,将励磁电极快速插入磁体,使其与超导线圈接触处的电极片连接,并检测电极是否接触良好,通过加热控制开关使超导线圈和励磁电源（MPS）形成回路,逐渐增加外接电源的输出使超导线圈电流随之增加,最终达到能够产生所需磁场强度的电流,如图 6-41 所示。当励磁完成且场强稳定后,关闭加热控制开关,快速拔出励磁电极,切断励磁电源与超导线圈的回路。不同厂家的励磁操作过程不一定相同,有的需要通过工程师手动调节励磁电源输出实现超导线圈电流的增加,有的厂家是通过励磁电源本身控制系统励磁过程。

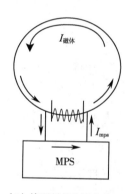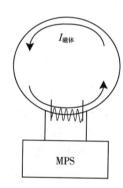

（1）接通后的电流方向　　（2）断开后超导线圈内电流方向

图 6-41　接通励磁电源前后超导线圈中电流

励磁过程注意事项:①励磁前确保励磁电源、失超开关及磁体外界接口系统自检正常,检查磁体的液氦压力是否符合励磁条件（液氦压力通常在 $0.3 \sim 0.5$ psi 范围内,1psi $= 6.894\,76 \times 10^3$ Pa）,并且在液氦充填两小时后再进行励磁;②失超管安装完成,励磁过程不能有人员进入失超管出口危险区;③清除磁体间内所有铁磁性物质;④励磁过程保持励磁电极和导线充分良好连接;⑤励磁过程保持磁体内氦气能顺利排出,带走因励磁过程产生的热量,从而避免出现失超;⑥励磁全程需用特斯拉计监测磁场强度的变化,放置特斯拉计在磁体中心,方便检测励磁数据;⑦励磁过程严格按照安装手册要求进行。

（2）匀场:匀场过程是通过人为手段使扫描野内的磁场偏差保持在一定范围内,测试不同范围内的磁场强度,通过匀场软件计算出需要在磁体不同位置进行磁场补偿。匀场时注意事项：①匀场前确保磁体间附近的较大铁磁性物质已经定位，避免匀场前后由于环境改变影响磁场均匀性；②励磁完成并且磁场稳定后再进行匀场，确保匀场数据的准确性；③特斯拉计探头位置需放置准确且整个过程要固定牢固；④匀场最终结果必须符合 MRI 设备设定的标准。

2. **梯度系统调试**　梯度系统的性能参数通常在出厂时已经按标准要求设置，在实际安装过程中由于梯度放大器和梯度线圈之间连接因医院场地的不同而存在差异，需要将系统梯度波形和实际产生的波形进行调试匹配，最终能够产生理想的梯度场，调试过程通过实际扫描进行。

3. **射频系统调试**　射频系统的调试比较复杂，为得到理想的 RF 波形及 MR 信号，主要调试参数有发射衰减校正、接收衰减校正、射频放大器最大功率校正、射频能量安全监测校准等，调试过程通过实际扫描进行，MRI 设备均有相应的调试软件。

4. **系统调试**　系统调试是完成磁场中心频率、磁场均匀性、梯度系统及射频系统后，对整个系统进行调试及校准，包括涡流补偿及校正、系统伪影测试、噪声测试、每个线圈的图像质量测试及周期性性能测试（该测试是用来测试设备整体性能，主要测试图像信噪比、伪影、图像均匀性及空间分辨力等）等。

5. **调试注意事项**　①有些调试是建立在前期调试数据基础上的，因此调试过程严格按设备安装手册上规定的顺序要求进行；②必须使用规定的工具及水模，且水模位置摆放要准确，否则影响调试结果；③对调试结果及时保存，确保扫描过程调用到正确参数。

（五）设备验收移交

MRI 设备安装调试结束后，用户要与厂商严格按照购买合同，对硬件和软件分别进行验收。设备厂家提供调试数据及配件清单，验收合格后由各方在验收报告签字并归档，在保证设备性能稳定的情况下再交付用户使用。

第四节　MRI 设备质量控制和质量保证

医学影像设备的质量控制（quality control，QC）与质量保证（quality assurance，QA）包括对能够限定、测量和调整设备的所有规范指标进行监督及评价，并保证设备运转在最佳水准，是确保医学影像符合诊断标准，提高影像质量的重要工作。国外对 MRI 设备的 QA/QC 标准的制订始于二十世纪八九十年代，美国医学物理学会（American Association of Medical Physics，AAPM），美国电气制造业协会（National Electic Medical Association，NEMA）和美国放射学院（American College Radiology，ACR）制定出了一系列的关于 QA/QC 的基本标准。我国在 2006 年发布了卫生行业标准《医用磁共振成像（MRI）设备影像质量检测与评价规范》（WS/T 263—2006）。目前，MRI 设备性能稳定性测试及日常性能检测大多由生产厂家按自己的标准进行定期检测调试。

一、MRI 设备主要性能参数检测

MRI 设备结构复杂，影响图像质量的因素很多。通常典型的 QA、QC 测试过程由以下步骤组成：①成立评估委员会，该委员会由专业医生（对有关患者的图像进行评估）、物理师（对体模图像进行评价）、技师（具体实施测试）及管理者（组织并监督整个测试过程）组成；②对设备及场地进行评估；③新安装设备则进行验收测试，否则无法进行状态及稳定性测试；④对所测试的结果进行综合评价；⑤提交 QA、QC 报告。日常工作中通常选择一些主要的性能参数，如信号强度参数、非成像参数及几何成像参数进行检测。

（一）MRI 设备检测水模

用于 MRI 设备检测的主要工具有水模、平衡仪及图像分析软件等，MRI 各种参数所用的水模也不尽相同，在此主要介绍测试用水模。

1. **水模材料**　用于 MRI 设备检测水模是由容器和内充材料组成，水模材料应具有化学和热稳定性，其理化性质在存放期间不能发生变化。应尽量避免使用着色材料，并且容器与内充材料的磁化率不应有明显的差，最好用有机玻璃或玻璃容器。水模内充材料质子含量高，保证产生足够强的 MR 信号，无论在什么场强下，建议水模材料的 T_1、T_2 及质子密度应满足：$100ms < T_1 < 1\ 200ms$，$50ms < T_2 < 400ms$，内充材料的质子密度应与水的质子密度尽量一致。

水模内充材料有水溶剂和含大量质子的凝胶

体,有些在水溶剂中加入了不同的顺磁性离子如 Cu^{2+}（$CuSO_4$）或 Mn^{2+}（$MnCl_2$）,两者可单独或混合使用,并要考虑 T_1、T_2 及质子密度变化的范围。由于 $CuSO_4$ 溶液的 T_1/T_2 值接近于 1,而生物组织的 T_1/T_2 在 3~10 之间变化,所以 $CuSO_4$ 溶液可用于除 T_1、T_2 及质子密度值以外的参数测试中,可使用 $MnCl_2/CuSO_4$ 混合液进行 T_1、T_2 及质子密度值的测试。水模溶剂的弛豫时间依赖于温度及磁场强度,且弛豫速度与顺磁性离子浓度成近似线性。琼脂凝胶体是很好的 MR 测试材料,它对温度的敏感性小于水溶液,凝胶体的贮存温度在 4~45℃ 之间,否则其特性被破坏,如果在高纯度的琼脂中加入钆顺磁性离子就成为很好的测量弛豫精确性的材料。一般情况下不需要对凝胶体的弛豫时间进行校准,但在保管时须十分小心,避免高温下水份的损失。

2. **水模类型**　有多种测试水模用于测量各种 MRI 参数,如有用于测量信噪比、信号均匀度的均匀性水模,这类水模有球形及圆柱体等形状;有由几组平行有机玻璃和具有不同间隔和宽度(0.3~2mm)玻璃板或棒制成,专门用于测量空间分辨力的水模;有一圆柱体,沿柱的长轴方向打若干孔,孔内插入玻璃管(直径相同),管内装有凝胶,该水模用于测量信号参数、信号线性、T_1 和 T_2 的精确度用对比度及对比噪声比衡量;有排列相互成一定角度的两个可产生高信号斜面组成的水模,用于测量层面厚度、层间距及层面定位。为了方便 MRI 参数的检测,还有多参数测试水模,可用一次扫描同时测量出 SNR、空间分辨力、信号均匀度、几何变形、层厚、层间距、T_1 及 T_2 等多种参数,这种水模使用方便,但价格较贵,如图 6-42 为美国体模实验室的 Magphan SMR 170 性能测试水模。

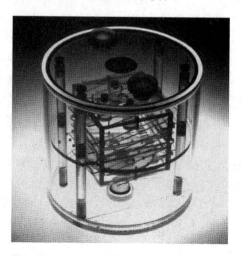

图 6-42　Magphan SMR 170 性能测试水模

（二）信号强度参数检测

1. 信噪比

（1）概念与影响因素:信噪比（signal-to-noise ratio,SNR）是图像的信号强度与噪声强度的比值,即:

$$信噪比 = \frac{S}{N} \qquad 公式(6-7)$$

式中 S 为某感兴趣区（ROI）内信号的平均值,而 N 为同一感兴趣区内噪声的平均值。信噪比是衡量图像质量的重要指标之一,信噪比越高,图像质量越好,反之,图像质量越差。MRI 图像的噪声源有多种类型,最基本的噪声源有两种:一种来自接收电路的电噪声,另一种来自受激组织的噪声,它们都与共振频率有关,但依赖程度不同。

在一定的扫描参数下,MRI 信号强度来自每个体素,任何影响体素的参数都将影响 SNR,如:体素体积增大,则信号强度增大,SNR 也随之增加。SNR 与扫描参数的函数关系如下式:

$$SNR \propto D^2 \left(\frac{d}{\sqrt{N_p \times N_f}} \right) \times \sqrt{NEX} \qquad 公式(6-8)$$

式中 D^2 为视野,$N_p \times N_f$ 为矩阵大小,d 为层厚,NEX 为激励次数。

影响 MRI 图像 SNR 的主要因素有接收线圈的几何形状及品质因数、被检测组织的弛豫时间及温度、共振频率及扫描脉冲序列参数等。信噪比是 QA/QC 中的一个重要参数,SNR 的高低直接决定图像质量的好坏,定期进行 MRI 设备的 SNR 测试是十分必要的。

（2）检测方法与结果评价　SNR 的测试要求使用均匀水模,其最小成像平面不得小于 FOV 的 80%,如图 6-43 所示。NEMA 规定测量 SNR 必须使用带负载的水模。带负载的水模由球形空心外壳和碱性导电溶液组成,以模仿人体的带电性。

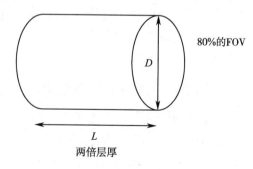

图 6-43　柱形均匀水模

通常采用自旋回波序列来进行 SNR 测量,TR(重复时间)、TE(回波时间)的值与水模内充溶液有关,通常采用的 TR 和 TE 分别为 500ms 和 20ms,扫描矩阵 256×256,层厚 3～5mm,FOV 为 220～240mm,采集次数 1～2 次,不使用并行采集技术及内部校准技术,每次测量要确保扫描参数一致,这样得到的结果才具有可比性,测得图像为如图 6-44 所示的均匀图像。

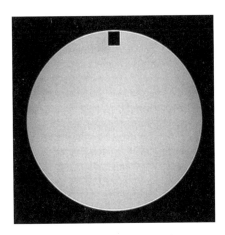

图 6-44 测量 SNR 图像

1）方法一:ACR 推荐采用信号背景法计算 SNR。信号区为图像中央 75%～80% 的区域,求此区域的图像平均信号强度,记为 S。噪声区为图像周围无伪影背景区域,求此区域信号强度标准偏差的平均值,记为 SD。根据公式(6-9)计算得出图像的 SNR。

$$SND = \frac{S}{SD} \qquad 公式(6-9)$$

由于噪声在图像中的分布并不是正态分布的,有时也会在公式(6-9)的基础上乘以一个常数校准项对 SNR 的值进行校准,如公式(6-10)所示:

$$SNR = \sqrt{2}\frac{S}{SD} \qquad 公式(6-10)$$

该方法较为简单,可用于日常 SNR 的测量。

2）方法二:由 NEMA 推荐的另一种测量 SNR 的方法是用同样参数进行两次连续测量数据,这两次测量不能间隔时间太长,最好进行交叉采集。把两幅图像相减,产生了第三幅点与点一一对应的噪声图像,用前面两次中任一次图像测量平均信号 S。噪声为由第三幅相减图像中同样 ROI 测得的噪声标准差 SD,则 $SNR = \sqrt{2}S/SD$。很多厂家推荐该方法,其稳定性和一致性比较好,但比较费时间。

SNR 测量时应该对不同的线圈分开测量。测量表面线圈的 SNR 应该使用特定的水模,信号区域应选在最大信号强度所处区域,并且每次测量时定位要准确,以确保测量具有一致性。在 ROI 选择时应该注意,避免选择无信号(零噪声)区域及有伪影的区域。一般选图像四个角区域标准差的平均,影响 SNR 的因素很多,对于某一个特定的线圈,在每次测量时都必须使用相同的扫描序列及参数,且以生产厂家给出的 SNR 标称值作为标准进行比较。

2. 图像的均匀度

（1）概念与影响因素:图像均匀度指磁共振成像系统在整个均匀扫描体产生恒定信号的能力。影响成像均匀性的因素有:静磁场 B_0 的均匀性、射频发射的均匀性、涡流效应、梯度磁场的线性、接收线圈敏感度的均匀性及 RF 脉冲的穿透效应等。

（2）检测方法与结果评价:图像均匀度检测使用均匀水模(与 SNR 检测所用水模相同)。在测试的过程中,为防止 RF 脉冲穿透效应对于图像均匀性的影响,测试水模应充入不导电溶液。而 RF 脉冲穿透效应所导致的非均匀性,应该使用内充导电溶液的水模进行独立的测试。

测量图像均匀性之前必须使 SNR 达到一定值,这样图像均匀性的测量结果才会准确。图像均匀性的检测可使用与测量 SNR 相同的自旋回波序列及参数,信号区为图像中央 80% 的区域,先分别求此区域信号的最大值(S_{max})与最小值(S_{min})。具体地,先将图像的对比度调到 100%,之后将图像的亮度逐渐降低,在图像中最先出现黑的区域就是信号最低的区域,继续将亮度降低,图像中最后还有亮度的区域即为信号最高的区域。整个图像的均匀性由公式(6-11)可得:

$$U = \left(1 - \frac{S_{max} - S_{min}}{S_{max} + S_{min}}\right) \times 100\% \qquad 公式(6-11)$$

在理想状态下,图像的均匀性应该是 100%,即 S_{max} 与 S_{min} 是相等的,但在实际中是不可能达到的。按照 AAPM 的标准,对于 FOV 为 200mm 的测量,图像整体均匀性应大于 80%,一般情况下 FOV 越大,图像的均匀性越差。而根据 ACR 的标准,对于小于 3.0T(不包括 3.0T)的设备,图像的均匀性应大于 87.5%,3.0T 设备则要求图像均匀性大于 82%。

图像均匀性的测量应在轴、矢、冠三个层面上分别进行。此外, ROI 的选择不能包括边界伪影区域。

3. 低对比度分辨力

（1）概念与影响因素 低对比度分辨力是指 MRI 设备对信号大小相近物体的分辨能力, 反应组织的对比度噪声比（contrast-to-noise ratio, CNR）。它是重要的质量控制参数, 对早期病变的诊断起着重要的作用。CNR 定义为:

$$CNR = \frac{S_1 - S_2}{SD} \qquad 公式（6-12）$$

式中, S_1 和 S_2 分别是两种组织的信号值, SD 是噪声标准差的平均值。CNR 的值取决于 MRI 设备对物质信号的响应能力, 并且还受影像的 SNR、均匀性及伪影等因素的影响。

（2）检测方法与结果评价: 低对比度分辨力测试所使用的水模是在均匀水模的基础上, 在内部制造大小不一的圆洞, 并在洞内充填性质相近的物质。

图像中两个不同区域的信号强度差异程度决定了这两个区域能否被分辨出来。目前国际上还没有通用的 CNR 测量方法及标准。其中一种方法是在两个观察区域分别放置 ROI, 测量并计算它们的 CNR; 另一种方法是通过目测的方法判断 MRI 设备的低对比度分辨, 如图 6-45 所示。

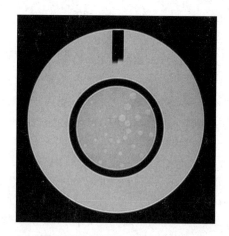

图 6-45 目测低对比度分辨力

（三）非成像参数检测

非成像参数是与 MRI 信号强度和图像没有直接关系的参数, 但这些参数对于 MRI 信号及最终图像的质量起着至关重要的作用, 如共振频率、磁场均匀性、射频翻转角的精确度、涡流补偿、梯度磁场强度校准等。

1. 共振频率

（1）概念与影响因素: MRI 系统共振频率是整个射频发射和接收单元的基准工作频率, 其值等于质子在静磁场 B_0 中的进动频率。磁共振成像中心频率的稳定性及准确性对于提高 MRI 图像的质量十分重要, 特别是在脂肪抑制、化学位移成像、磁敏感成像及磁共振波谱成像等技术中, 保持中心频率的稳定和准确尤为重要。MRI 共振频率发生变化的原因主要是静态磁场 B_0 漂移所导致, 影响因素有磁体的稳定性、均匀性及机械效应引起磁场的电流强度发生变化、均匀线圈的变化或外界铁磁性物质的影响等。

（2）检测方法与结果评价: 共振频率的校准和检测, 使用可产生均匀信号的柱形或圆形水模, 一般在水模表面有定位标志以确保定位的准确性。

中心频率的检测通常使用磁共振波谱序列, 用 10Hz 步进搜索中心频率。测量时使用水模固定架先将水模精确定位于磁体中心, 并切断所有的梯度场。之后, 通过控制 RF 合成器的中心频率来调整射频并使其达到最大信号。MRI 在进行扫描之前（或每次系统调谐后）都有预扫描过程, 其中一个重要的步骤就是调整中心频率, 并显示于软件的操作界面上, 操作者在进行 MR 扫描前必须先完成共振频率的校准。对于移动式 MRI 系统和常导磁体 MRI 系统, 在使用的过程中会频繁的升降磁场, 共振频率的校准尤为重要。共振频率的校准属于日常检测项目, 可由 MR 技师完成。并且 MRI 系统为用户提供了专用的频率调节程序, 能够自动进行频率调节。共振频率的偏移（off-resonance）称为失振, 失振的出现对于 MRI 会产生不利的影响。为了避免失振的发生, 在每次进行 QC 检测时, 应当使用不同的水模或不同的定位进行频率校准, 以保证测量的准确性, 并将每天的共振频率值加以记录以便进行趋势分析。

按照 ACR 的标准, 连续两天的共振频率的差值不应大于 2ppm, 如果变化程度较大, 则需进行系统调试。

检测中需要注意水模必须放置在磁体的绝对中心, 静磁场及 RF 场的漂移也可能导致检测失败。

2. 静磁场的均匀性

（1）概念与影响因素: 主磁场均匀性是决定 MRI 图像变形及图像均匀性的重要参数, 尤其对 MRS 质量起着重要的作用。磁场的均匀性与匀场方式有关(匀场方式分为无匀场、线性匀场及高阶匀场等方式)。测量结果与所用水模的形状、大小、层面的定位及 ROI 的选取等因素有关。

（2）检测方法与结果评价：主磁场均匀性的测量使用均匀、形状规则的大水模。

通常情况下有两种测量磁场均匀性的方法，其一是测量相位图，即测量相位在一定空间中的分布状况，使用不同回波时间的梯度回波序列进行两次测量，分别得到两幅相位图，将这两幅相位图相减，得到相位差图像，测量其中的 ROI 即是相位差值，该相位差与主磁场的差异成正比。这种方法比较准确，但是由于它需要特殊的软件，并不是在所有 MRI 设备上都能实现。另一种方法是通过测量某一特定波峰的半高宽来实现，一般半高宽以 ppm 为单位。用单一 90°脉冲序列测量水中 ^{1}H 谱的半高宽大小，如图 6-46 所示。磁场强度的测量及其此后的匀场操作均应由系统维护工程师实施。

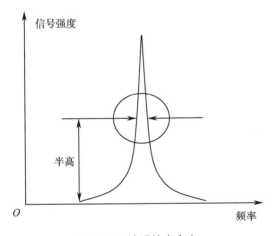

图 6-46　波谱的半高宽

ACR 的标准为在 DSV 是 30cm 时，要求磁场的均匀性小于 2ppm。通常状况下成像系统水峰的 FWHM 应小于 3~5ppm，而需进行 MRS 检查的系统的 FWHM 不应大于 0.12ppm，如果达不到以上标准，则应通过调整匀场线圈中的电流来进行匀场操作。

3. 射频发射的增益/电压及 RF 翻转角

（1）概念与影响因素：射频发射的增益/电压与 RF 翻转角精确度密切相关，并且直接依赖于图像的 SNR、线圈的调谐、水模负载及所使用的 RF 脉冲类型。RF 翻转角是射频系统的重要性能指标之一，也是 QA 所要测试的主要指标。MR 信号强度依赖于 RF 脉冲的强度，如果射频功率管的性能

下降严重，则成像系统要得到精确的 90°脉冲和 180°脉冲就会十分困难。此时，就需要根据系统的特性对 RF 翻转角进行常规检测并校准。

（2）检测方法与结果评价：射频发射的增益/电压通常情况下会被记录在扫描序列中，并且在 DICOM 文件中也有记录。RF 翻转角可用单脉冲的梯度回波序列进行检测，如 FLASH（快速小角度激励）、GRASS（稳态进动梯度回波序列）或 FISP（真稳态进动梯度回波序列），将可产生均匀信号的柱形或圆形水模放在磁体的绝对中心，把采自中心 ROI 的信号强度记录为 RF 功率或 RF 角度的函数，画出的信号强度与 RF 功率关系呈正弦曲线形式。一个简单的日常测量 RF 脉冲的方法是把短 T_1 液体的体模放在接收线圈中，且用没有梯度的翻转序列进行测量，在示波器中记录 90°脉冲及 180°脉冲后的信号，并求出两者的比值，如果比值非常高，则说明 RF 脉冲性能好，如果太低（<10），则需要进行调整。另外还可通过工程人员用毫伏表等测量工具在 RF 回路中进行测试。

对于测试结果，射频发射的增益/电压变化不应超过基线的 10%。

4. 涡流补偿　涡流对于 MRI 的影响是不容忽视的，应定期由工程技术人员对系统的涡流补偿进行检测。检测涡流补偿程度的一个简单办法是在没有梯度和加梯度两种情况下，分别施加 90°脉冲并测量 FID 信号。两次测量 FID（自由感应衰减）信号位移应该保持不变，如果变化较大就应该重新校准。另一种比较直观的观察涡流影响的方法是梯度电流感应电压曲线测量法，该测试通常由厂家工程人员进行。涡流补偿的检测周期为半年，机器每次维修、调整、升级后必须进行测试。

5. 梯度强度校准　测量实际成像的梯度强度有多种方法，用不同读出梯度对已知尺寸物体进行一系列成像，用像素组成的成像根据公式(6-13)计算读出梯度的实际强度：

$$梯度强度(mT/m) = \frac{(Hz/点) \times (物体截面的点素)}{\gamma(Hz/mT) \times (真正物的长度)}$$

公式(6-13)

其中 Hz/点＝矩阵大小/读出梯度的时间。可通过改变成像定位方法用不同方向的梯度作为读出梯度，将上述测量结果以梯度步长为横坐标、像素数为纵坐标绘图，可得到读出梯度线性实测趋势图。将梯度线性的理论值与实测值进行对比，如

果两条线重合良好,说明读出梯度尚能满足磁共振成像的要求。依此法类推可将其余两个梯度分别作为读出梯度进行测量,从而得到所有三个梯度的线性评价图。该项检测每半年进行一次,每次调整或维修梯度系统后必须做梯度磁场强度的校准。

(四) 几何成像参数检测

1. 空间分辨力

(1) 概念与影响因素:空间分辨力(也称高对比度分辨力)指单个组织体素的大小,反映了图像细节的可辨能力,是决定磁共振图像质量的重要因素之一。其与单个组织体素的大小有关,体素越大,体素中所包含的组织越多,MRI 对于相邻解剖结构的分辨能力和对微小病灶的发现能力就越弱。

成像体素的大小决定了图像的空间分辨力,即体素大、空间分辨力低,体素小、空间分辨力高。体素的大小是由视野、层面厚度及矩阵大小决定的,成像体中每一个体素对应图像中相应的像素,一般来说,像素是体素的二维表达方式。设视野为 $D \times D$,矩阵大小为 $N_p \times N_f$,层厚为 d,则体素的体积为:

$$V = d \times \frac{D}{N_p} \times \frac{D}{N_f} = dD^2/N_p N_f \qquad 公式(6-14)$$

影响空间分辨力的因素有 FOV、层面厚度及矩阵大小等。

空间分辨力是在没有大的噪声干扰下,成像系统对物体的分辨能力。传统定量分析空间分辨力是通过点扩散函数(PSF)、线扩散函数(LSF)或调制传递函数(MTF)进行的,但这些方法在日常 MRI 系统的测量中并不实用。目前常使用可观测评估的测试水模来测量 MRI 系统的空间分辨力。

(2) 检测方法与结果评价:用于空间分辨力测试的水模有多种,通常由棒状或孔状阵列组成,产生信号的阵列截面是圆形或长方形。信号区与无信号区由等宽的棒或孔分隔,相邻信号区之间的宽度是孔径的两倍,典型的用于空间分辨力测量的水模如图 6-47 所示。此水模由 5 排尺寸不同的阵列组成,其尺寸分别为 5mm、3mm、2mm、1.5mm、1.0mm,水模层选方向上的厚度至少是扫描层厚的两倍。

典型的多层扫描序列(层厚 3~10mm)都能用于空间分辨力的测量,一般建议使用测量 SNR 的

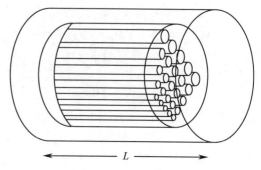

图 6-47　测量空间分辨力的水模

自旋回波序列。水模要垂直于扫描平面放置,水模中心定于磁场的绝对中心,由于频率编码与相位编码方向上的分辨力不一定相同,因此必须进行两次单独的扫描,分别得到相位和频率编码方向上的分辨力。每次扫描水模轴沿所测方向轴排列,为简化扫描,可把水模旋转 45°,同时测两个方向的分辨力。

所得图像可利用目测的方法进行评价,空间分辨力取决于最小的阵列个体,阵列中的五个信号区和四个间隔区是分开的,且用最窄的窗宽观察时能区分出来。测量空间分辨力应该在相同扫描序列下进行,分辨力应等于像素尺寸大小,如 FOV 为 256mm,用 256×256 采集矩阵,其分辨力应该为 1mm。

ACR 推荐标准为在所有方向上的空间分辨力都不应小于 1.0mm。

2. 空间线性

(1) 概念与影响因素:空间线性是用来描述 MRI 图像发生几何形变程度的参数。MRI 中产生几何变形的原因有主磁场不均匀、梯度场呈非线性、涡流、共生磁场(低场)、接收带宽及信号采集不理想等因素。

(2) 检测方法与结果评价:用于测量空间线性的水模为柱形或球形均匀水模,其最大直径应该至少占据最大 FOV 的 60% 以上。也可用如图 6-48 所示的水模,由已知尺寸的空间孔(或棒、管)阵组成,阵列中的物质定位可测并具有一定的空间规格(每个 1~2cm),阵列内的尺寸定位误差应该小于 10% 线性特征。

空间线性的测量使用测量 SNR 的自旋回波脉冲序列,最好使用大 FOV 及最大成像矩阵,可用多方向多层面对三个相互垂直的面进行成像。空间线性并不依赖于扫描时间 TR、TE 和信号采集次数。

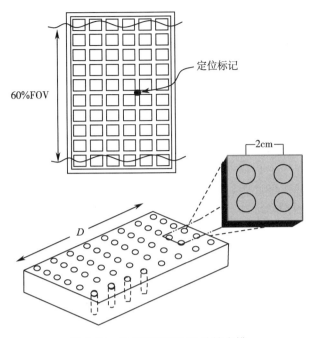

图 6-48　用于测量空间线性的水模

层面厚度的因素有梯度磁场的均匀性、RF 场的均匀性、主磁场的均匀性、在激励与读出梯度间非共面选层脉冲及 RF 脉冲波形等。

（2）检测方法与结果评价：用于评估层厚的水模有很多，大多数是利用一些可变的斜面（如平面、柱面、螺旋面）组成的水模，有楔形、交叉斜面形、阶梯形等。一种典型的水模是十字交叉的高信号斜面（high-signal ramp，HSR）组成的水模，HSR 水模一般由成对的以一定角度交叉的斜面组成，如图 6-49 所示，HSR 应该非常薄（理想情况是无限薄），以便更精确地测量层面剖面线。为了保证图像的信噪比，HSR 应该有一定厚度，但由于测量的最小厚度小于 3mm，因此必须减少斜面的厚度并增加斜面角度。通常两个 HSR 之间的夹角为 45°，且 HSR 的厚度小于层面剖面线 FWHM 的 20%（即如果层厚为 5mm，则斜面厚度为 1mm），这样的测量误差将小于 20%。

为确保测量的准确性，将图像的对比度调至 90% 以上，分别测量 X 和 Y 方向的尺寸 $D_测$，则几何形变程度定义为：

$$GD = \frac{D_真 - D_测}{D_真} \times 100\% \qquad 公式（6-15）$$

几何形变的测量应该在 FOV 内任意两个点中进行。如果在 MRI 图像处理系统中测量空间线性，则仅仅反映的是 MRI 系统的特性，如果是在胶片上测量空间线性，则反映的是 MRI 系统和胶片系统的综合特性。

一般情况下，使用 200mm 的 FOV 测量时，几何畸变应小于 1%。AAPM 要求一般畸变小于 5%。而在 ACR 标准中，测量值与真实值之差不能大于 ±2mm。

进行空间线性测量时，一定要将水模放平，最好用水平仪进行检查，以免产生误差。此外，在选择 ROI 时，注意避开被软件校准过的区域。

3. 层厚

（1）概念与影响因素：层厚是指成像层面在成像空间第三维方向上的尺寸，表示一定厚度的扫描层面，对应一定范围的频率带宽。MRI 层厚被定义为成像层面剖面线的半高宽（full width at half-maximum，FWHM），层面剖面线是 MRI 设备对某一穿透层面点源的响应，即某一点源穿透层面时，该点源产生的 MRI 信号经重建后形成的轨迹。影响

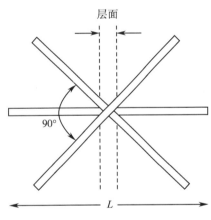

图 6-49　用于测量层厚的水模

使用测量 SNR 的多层自旋回波序列进行层厚的测量评估。对层厚的测量不仅要在图像的中心及周围进行，而且还要对磁体中心及偏中心定位进行测量，为保证 SNR，可增加扫描次数。使用不同结构的水模，检测方法也不同。

①检测方法一：使用 HSR 体模时，参数 FWHM 应该由成对斜面决定，以任意角度交叉斜面计算 FWHM 的公式如下：

$$FWHM = \frac{(a+b)\cos\theta + [(a+b)^2\cos^2\theta + 4ab\sin^2\theta]^{1/2}}{2\sin\theta}$$

公式（6-16）

式中 a、b 分别是测量 FWHM 的斜面 1 及斜面 2 的截面密度，测量 a、b 的方法有两种，一种是直

接测量图像上相应结构的长,另一种是利用层面剖面线测量。如图 6-50 所示,当 θ = 90° 时,方程简化为:

$$FWHM = \sqrt{ab} \qquad 公式(6-17)$$

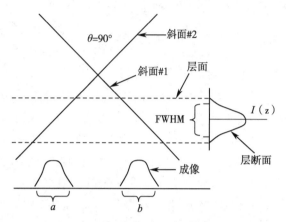

图 6-50　两斜面夹角为 90° 时层厚的测量

②检测方法二:使用单一斜面结构的体模时,可利用几何关系测量层面厚度。层厚 FWHM 的计算公式为:

$$FWHM = \tan\theta \times L \qquad 公式(6-18)$$

L 是图像中测量的实际值,如图 6-51 所示。

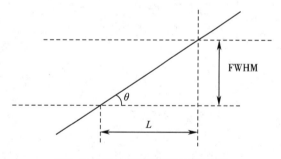

图 6-51　单一斜面结构层厚的测量

用斜面测量得到的层厚及扫描层厚与斜面厚度有关,层厚测量有一定的误差,由 Mark Selikson 等人经过研究证明层厚测量误差为:

$$\Delta_1 = \left(2\sqrt{\sqrt{2}\,b/a - b^2/2a^2} - b\sqrt{2}/a - 1\right) \times 100\%$$
$$(b > 0.565) \qquad 公式(6-19)$$

$$\Delta_2 = b/2\sqrt{2}\,a \times 100\% \qquad (b < 0.565)$$
$$公式(6-20)$$

式中 b 是斜面厚度,a 是 FWHM。

在精确测量的前提下,层厚误差应小于 20%。而根据 ACR 的标准,误差不得大于 ±0.7mm。

需要特别关注的是进行测量时一定要将图像的对比度调到最高,并将水模定位于磁体中心。

4. 层面的位置及层间隔

(1) 概念与影响因素　在临床成像中精确地确认层面相对于指示灯的位置是十分重要的。层面的位置定义为层剖面线 FWHM 中点的绝对位置。层面的间隔定义为相邻两个层面位置之差。层面定位是由外部的定位设备(MR 系统的激光指示灯或扫描系统灯)或者由内部空间层面的选择而决定的。在磁共振成像中,层面选择是由选择性射频激励脉冲及选层梯度共同作用得到的,由于梯度场的线性及 RF 脉冲选择性的影响,层面附近的质子也会受到激励,会使层面与层面间的信号相互重叠,降低有效的空间分辨力。影响层面位置及间隔的因素有梯度场的均匀性、RF 场的均匀性、非共面选层脉冲、静磁场的均匀性及定位设备的准确性等。

(2) 检测方法与结果评价:通常情况下可以使用测量层厚的水模来进行层面位置和层间距的测量,这种水模可以用参考针或外部标记来进行定位。

在成像中斜面将直接显示层面的相对位置,用自旋回波序列进行测量层面的位置及间隔。如图 6-52 所示,从剖面线中点到标记中心(固定不动)距离 D 的测量来决定层面的相对位置(O),如果水模中斜面的交叉点精确定位于磁体的绝对中心且斜面夹角为 45°,从中心参考针到层剖面线中点的

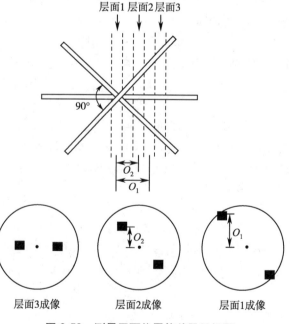

图 6-52　测量层面位置偏差及层间隔

距离将与层面距磁体中心的距离相等。任意角 θ 斜面层面的偏离位置将为：

$$O = D/tg\frac{\theta}{2} \qquad 公式(6-21)$$

ACR 推荐标准是用外部定位标记时一般允许实际层面位置在 ±2.5mm 误差范围之内,层间隔误差不能大于 20% 或 ±1mm。根据 ACR 的标准,用外部定位所有测量应处于磁场绝对中心到成像平面中心的连线。

二、MRI 设备质量控制及质量保证计划

MRI 设备质量控制及质量保证计划为 MRI 设备的 QA/QC 工作提供了一个框架,在这个框架中,可以发现、隔离、解决一些非常细微的问题。因此,制定出合适的计划对于 MRI 设备的 QA/QC 非常的重要。

(一) 质量保证与质量控制

1. **质量保证的定义** 质量保证(QA)是一个整体性的概念,它包括了 MRI 医生制定的所有管理实施方案,其目的是确保以下目标的实现:

①每一个成像步骤都是当前临床工作所需要的;

②扫描所获得的图像应包含解决临床问题所必需的信息;

③图像中所记录的信息能够得到正确的解释(诊断报告的准确性),并能被患者的主管医师及时获得;

④在能够满足上述第②条的前提下,检查结果的获得应尽可能减少患者可能发生的意外以及给患者带来的不便并降低相关的费用。

2. **质量保证的范围** 质量保证计划包括很多方面,如功效研究、继续教育、质量控制、预防性维护和设备检测等。QA 程序的首要部门是质量保证委员会(Quality Assurance Committee, QAC),此组织负责 QA 程序的整体规划,为 QA 设定目标和方向、制定规章并评估其有效性。QAC 应该由放射医师、医学物理师、MRI 技术专家、MRI 技术主管人员及其他放射科工作人员组成,如有必要,也可以包含放射科以外的医疗和后勤人员,如临床医师、护士、文秘等。

3. **质量控制的定义** 质量控制(QC)是质量保证的一个主要组成部分,是为达到质量要求而采取的一系列的技术程序。QC 主要由以下 4 个部分组成:

①验收检测:对新安装或进行大修的设备进行检测;

②设备基准性能的建立;

③发现并排查设备性能上的改变;

④核准使用设备性能产生异常的原因并加以校正。

(二) MRI 质量控制中相关人员的职责

质量保证委员会中的人员在 MRI 质量控制中肩负着如下不同的职责。

1. **MRI 的质量保证管理人员(诊断医师)肩负着以下职责:**

①确保技师在 MRI 方面具有充分的培训和继续教育;

②向 MRI 技师提供以程序手册为基础的指导性程序,确保质量控制程序对本单位所有的 MRI 工作有效;

③选择一名技师作为主要质控技术人员,执行预定的质量控制检测;

④确保适当的检测设备和材料应用于执行技术人员的 QC 检测,安排员工和时间表以便有充足的时间进行质量控制检测、记录和结果分析;

⑤定期向技术人员反馈有关临床影像质量和质量控制的正、反面信息;

⑥选择一名医学物理师管理 QC 程序及执行物理师的检测工作;

⑦至少每三个月回顾一次质控技术人员的检测结果,每年检查一次物理师的检测结果。如有需要,这一步骤可以更加频繁地进行;

⑧监督或指定一个受过专业培训的人,对工作人员、患者以及周围公众的安全防护程序进行管理;

⑨确保工作人员资格认证,MRI 原始记录和程序、质量控制、安全和防护相关记录得到正确的保存,并在 MRI 质量保证程序手册中体现出来;

⑩在影像阅读中发现质量低劣的影像时,应遵循本单位的质量校正程序。此外,质量保证管理人员还应监督和定期评价 MRI 诊断报告的质量。

2. **MRI 诊断医师在 MRI 质量控制中的领导责任**

①从事 MRI 的医师必须对本机构 MRI 质量和有效执行质量保证程序负有首要责任。质控管理人员需要回顾检测结果和阶段性趋向,在发现问题

时提供指导。

②MRI 医师必须确保有充足的时间应用于质量控制程序。

③为了保证质量控制检测执行的稳定性,必须为每个 MRI 系统选择固定的技术人员。在一组技术人员中轮流承担的做法是不可取的,它会对所测项目引入外来的变量结果。

④医学物理师/MRI 技术专家应该管理每一台 MRI 设备的质量控制程序,执行质量控制检测所规定的测试,监督 MRI 技师的质量控制工作。在缺少医学物理师/MRI 技术专家的地方,MRI 医师应承担监管 MRI 质量控制程序的工作。

⑤MRI 医师要对在其指导下产生的照片质量负最终责任,同时还应肩负起 MRI 正确的质量控制检测和质量保证程序的最终责任。

3. MRI 质量控制技师的职责 MRI 质量控制技师的职责是围绕图像质量而定的,具体地说,技师的职责包括了患者的摆位、图像的扫描过程、胶片的存贮及打印。

MRI 技师的具体质量控制程序有:

每天:准确设置和定位;轴位图像数据;预扫描参数;图像数据检测;几何图形精确性检测;空间分辨力检测;低对比度分辨力检测;图像伪影分析。

每周:硬拷贝(胶片)图像质量控制;查看物理机械检查项目。

指定质控技师的职责与设备的性能息息相关,包括图像质量和患者安全。整个 MRI 设备性能检测应在设备安装好后进行,且至少每年一次,质控技师应在大修或升级 MRI 系统后进行适当的测试。

具体测试包括:磁场均一性评价;层位的精确度;层厚的精确性;射频线圈的检测,包括信噪比和图像增强的一致性;层间射频信号干扰(层间交叉干扰);MRI 图像相位稳定性;软拷贝显示(显示器)。

质控技师负责基本的质量控制检测,并为质量控制计划制定一个参数标准,用以确定正常值的范围。

(三)MRI 质量保证程序手册

患者和临床医师都希望能获得高质量的 MRI 图像和准确的诊断报告,只有参与 MRI 质量保证的所有相关人员组成一个强大稳定的团队才能实现此目标。MRI 诊断医师、质量控制技师和其他相关人员作为一个工作团队,应该建立并遵循适用于

所有成员的 MRI 质量保证程序手册。这本 MRI 质量控制手册所描述的质量控制检测,应该是各个医院 MRI 质量保证程序手册的核心部分。程序手册应包括以下内容:

①明确 QA/QC 检测的规定职责和进行过程;

②相关记录,包括质量控制和质量保证检测的记录,设备修理、维护记录,以及质量保证会议记录等;

③对 MRI 操作技师的指导程序(应包括进行时间和内容);

④设备的正确使用和维护程序;

⑤MRI 技术的有关信息,如体位、线圈、脉冲序列和注射对比剂等有关信息;

⑥保护患者和技师免受不必要的 MRI 强磁场影响的预防措施;

⑦MRI 系统及附属设备的清洁和消毒灭菌程序。

(四)常规 QA/QC 计划

新的磁共振成像设备在进行验收检测时需要完成全面测试,前面描述的磁共振主要性能参数检测仅仅是 QA/QC 测试的一部分,生产厂家和工程技术人员应对磁共振设备进行定期维护。准确记录 QA/QC 测试结果非常重要,通常经过一段时间的比较可以得出设备运行的状况,观察系统性能有无变化,此外还应将 QA/QC 测试时的图像保存,以利于故障的分析。在每次 QA/QC 测试时一定要记录水模的摆放位置(尤其是表面线圈),并使用相同的扫描序列,在厂家进行维护或参数调整之后,及时修正基线。

QA/QC 的测试计划没有统一的标准,所用的方案也不尽相同,需要各医院根据自身的实际情况进行方案拟订。根据测试的频率可以分为日测试、月测试和年测试三类。

1. QA/QC 日测试或周测试 QA/QC 日测试时间短,一般在 5~10 分钟内完成测量,并用 5~10 分钟时间进行分析记录,通常由有经验的技术人员完成测量并记录数据,由专业人员对数据进行分析。日测试的检测项目通常有测量中心共振频率、磁场均匀性、几何形变(空间线性)、SNR 及发射增益等。

进行日测试时可以使用厂家提供的水模或用球形、柱形均匀水模。采用自旋回波序列(TR/TE = 500ms/15ms),FOV = 250mm,层厚为 5mm,成像矩阵为 256×256,rBW = 200Hz/pixel,用头线圈采集

信号,行轴位、矢状位和冠状位成像。需要注意的是扫描应当在水模定位 5 分钟后进行,以确保水模内溶液达到稳定状态,扫描完成后可按照本章第五节的方法记录并分析中心频率、磁场均匀性、发射增益、空间线性及 SNR 等参数。

2. **QA/QC 月测试** 在进行 QA/QC 月测试之前应对过去日测试的结果进行分析,之后再进行月测试的内容,整个过程一般需要 20～30 分钟的时间,并由经验丰富的技术人员完成测量并记录数据。在制订测试方案时一般要求有工程技术人员参加,月测试应对层厚、层面位置偏差、成像均匀性、空间分辨力、低对比度分辨力、涡流补偿、空间线性及 SNR(头线圈及体线圈)等参数进行详细的测量并记录。

进行 QA/QC 月测试时使用球形、柱形均匀水模及多功能水模。第一步是采用自旋回波序列(TR/TE = 500ms/20ms),FOV = 250mm,层厚为 5mm,成像矩阵为 256×256,rBW = 156Hz/pixel,用头线圈采集信号,行轴位成像。如果使用 ACR 水模,则用 ACR 特定的 T_1 加权 SE 序列(自旋回波序列)。测量完成后行层厚、层面位置偏差、成像均匀性、空间分辨力、低对比度分辨力及涡流补偿分析;第二步采用直径较大的圆形水模(直径 300mm),用体线圈进行采集,采用自旋回波序列(TR/TE = 500ms/20ms),FOV = 360mm,层厚为 5mm,成像矩阵为 256×256,rBW = 156Hz/pixel,行轴位、矢状位及冠状位成像,并记录分析体线圈的发射增益、轴矢冠位成像的均匀性、SNR 及各方位成像的几何形变;第三步可以对最常使用的线圈重复进行第二步测试(可以仅对一个层面进行)。

3. **QA/QC 年测试** 在每年或每次设备进行大的参数调整后进行,年测试的项目除了上述日测试和月测试的项目之外,还应全面分析梯度的稳定性、射频系统的稳定性及磁体的稳定性。

一个优秀的 QA/QC 计划能够优化 MRI 系统的稳定性和灵敏度。每个磁共振设备的 QA 测试都必须建立切实可行的 QA/QC 方案,并且随着测试水模及扫描序列的不断改进,将会出现更加简单的测试方法,QA/QC 计划也应随之不断完善。

第五节 MRI 设备常见故障及检修

MRI 设备结构复杂,维修工程师必须熟练掌握设备系统结构及工作原理,才能准确分析故障产生的原因,及时有效地排除故障。

一、故障产生原因

(一) 设备因素

1. **设备质量** 造成设备质量问题的原因很多,主要包括:

(1) 电路设计:电源容量不足造成控制母版直流电源过载,梯度或射频功率放大器最大输出功率不足或过大,信号传递匹配不佳,部件耐压不足致使接地线圈变容、二极管击穿等,各生产厂商在设备设计时会经过多次测试,通常这种问题出现的可能性较小。

(2) 设备出厂质量问题:生产过程中的质量检查与监督不严,造成不合格的产品出厂,如元器件的质量不好、安装调试参数不严格、射频场不均匀、磁场强度不够均匀、水冷及循环系统漏水等。

2. **设备老化** 设备使用时间过长导致元器件老化,例如接收线圈连接处长期磨损出现接触不良,扫描床运动的滑轮等常用传动部件磨损严重、电磁阀漏油等,冷头老化致使液氦挥发,由于长期使用吸入一些磁性物质,使磁体均匀性变差等。

(二) 人为因素

1. **安装调试** 无论是在机器加工制造期间,还是在安装检修过程中,调试欠佳引起故障的情况时有发生。例如,磁场不够均匀,梯度线性调整不良、梯度增益以及涡流补偿参数效果差等,射频发射、接收线圈不是最佳匹配,扫描序列参数校正不准等。

2. **操作使用** 操作使用不当也常常是引起故障的原因之一。例如,开机与关机的过程没有按操作规程规定的程序执行、设备通电后没有进行必要的预热、电源突然停电导致储能元件出现电压过冲从而损坏或损坏其他元件、开机时机房温度过高、停机之前没有按规程退出程序及线圈插拔过于用力或接触不良等等。

(三) 环境因素

1. **供电电源** 设备供电电源的电压不稳定,波动大,特别是经常或突然停电,均会对机器造成严重伤害并引起系统故障。因此,MRI设备要求配备独立供电电源,在市电不稳定的区域最好配置稳压电源。MRI设备的地线必须严格按照要求埋设。

2. **射频屏蔽** 定期检查机房屏蔽(尤其是屏蔽门),可区分是射频泄漏及设备自身故障,防止不通过屏蔽体接入磁体间的设备接入。

3. **温/湿度** 温度与湿度对整个设备很重要。机房温湿度过高对设备部件造成不良影响。

二、故障检修原则与方法

(一)检修原则

1. **尊重科学** 以科学为基础,以理论作为指导,要有严肃认真的科学态度。

2. **尊重事实** 检修过程中要客观反映事物的本质,尊重事实的真相,利用现有资料对设备的故障进行全面的分析,初步确定发生故障的范围,制定出检修方案后再着手进行检修。

3. **慎重拆卸** 在检测和拆卸过程中,要细心观察,记录每一个步骤。拆开部件前,先要考虑安装方法,保障拆卸和安装的可逆性。对于密封元件和弹性元件等拆卸时应慎重。

(二)检修方法

检修过程就是实践过程,实践需要理论作为指导。检修过程中要抓住故障的现象,透过现象看本质,只有抓住本质才能正确解决问题。检修方法有观察法、排除法、比较法、替换法及软件测试法等。机器故障往往有可能不是单一的原因引起,同一故障现象可能是硬件原因所致,也可能是软件原因导致,熟练掌握故障判断方法将会提高故障检修效率,采用恰当的思路和正确的方法,能更有效、更快速的排除故障。

值得注意的是,MRI设备检修的安全性尤为重要。铁磁性物体和工具是绝对不允许带入磁体间的,这一点有别于任何其他医疗设备的检修。

三、预防性维护

MRI设备预防性保养对于保证设备的稳定可靠运行及延长使用寿命至关重要。设备预防性保养通常有用户及厂家两级,用户定期对设备过滤网除尘、磁体内表面吸引的金属物质清除及表面线圈表面及接口的清洁等,专业人员定期对设备各参数进行测试调整(如梯度放大器和射频放大器的各参数),更换氦压缩机吸附器、扫描床运动部件的检查及各线圈参数测试等等。积极开展预防性保养和

维修,解除潜在故障和问题。

在MRI日常使用中,即使设备没有问题,也要密切注意及定期检查磁体冷却系统[包括冷头、氦压机、冷水机组(内循环和外循环)]等。注意冷头是否在持续运转、冷头电机是否有不正常的噪音、氦压机是否在持续运转、工作压力是否正常、氦压机历史记录中是否有报错信息、过滤网是否需要清洗和更换等。这样可使磁体液氦挥发率大大降低,填充液氦的时间大大延长,极大地降低设备的使用成本。

保持MRI运行环境的稳定,MRI的图像质量和周围环境有着极其密切的关系。安装调试结束以后,对于磁体近距离范围(通常在15m以内)的任何改变都将或多或少影响磁场均匀度,从而降低图像质量。应当尽量避免安装调试结束后在磁体间周围增加大型设备、建筑、停车场等铁磁性强的物体和环境,还有高频变压器、输电线等可以产生大功率电磁辐射的设备。

四、典型故障分析与排除

MRI设备结构复杂,工作在强大静磁场、快速变化的梯度场及脉冲射频场中,受环境影响因素较大,各系统之间联系错综复杂,设备发生故障的概率较高,表现形式多样,MR图像出现伪影大多数是由于设备故障引起。但MRI设备各子系统之间分工比较明确,通常设备发生故障时会出现故障信息,可从此信息中初步判断故障类型或发生故障的子系统,再进一步分析故障原因。运行过程中的故障主要是由于部件损坏、操作或者检修不当以及周围环境的干扰造成的,下面列举几个常见故障。

(一)常见故障分析

1. 出现报错信息:Auto prescan failed,the table is not at scan plane。该报错信息通常是由进床时产生故障引起的。

(1)需要检查病人衣物是否夹在扫描床板中使床没有到达扫描位置;

(2)床板下面是否有杂物及床的限位开关是否正常;

(3)床本身驱动系统是否老化;

(4)床的传动系统是否有问题。

2. 当出现提示:梯度放大器$X(Y、Z)$轴温度过高。

(1)查看错误日志,是否存在其他错误信息,

或者是否有其他提醒信息导致此错误提示。

（2）结合扫描，是否长时间使用大功率的梯度扫描序列进行扫描。

（3）检查梯度水冷系统是否工作正常。例如，一级水冷系统供水温度；二级水冷系统水压、水的流速、乃至整个水路循环是否正常。

（4）可能是梯度放大器本身故障，需要不同轴之间交换来判断故障。

（5）如果以上均正常，可能是负责反馈错误信息的部分出现了问题，需要更换。

3. 出现报错信息：X axial gradient amplifier internal wiring fault and internal power supply undervoltage。

（1）该报错信息指向X轴梯度放大器故障，而梯度部分主要由梯度线圈、梯度控制器、数模转换器（DAC）、梯度放大器（又称梯度电源）、滤波器和梯度冷却系统等组成，任何一部分出现问题都会导致梯度系统故障的发生。

（2）可能并不是报错信息显示的情况，由电线或者相关电源供应的问题引起的。此时需要一步步进行判断：①判断梯度线圈故障，量取线圈阻值。②判断控制线路，可以通过交换两个轴的控制线来排除。③梯度电源，梯度放大器，及滤波器都可以通过互相交换来找出故障部件。

4. 出现报错信息：TR driver fault detected---open circuit。射频发射接收线路的驱动电压未加载成功。

（1）检测每个射频线路节点连接是否正常，是否出现接触不良。

（2）对每个节点测量对地电压，看是否正常。

（3）如果以上无问题，则需考虑更换射频放大器或者发射接收驱动部件，此时需要诊断软件可以帮助排除哪个部件出现问题。

5. 主控计算机启动后报错与重建计算机连接丢失。

正常工作情况是重建计算机将重建后的图像发送给主控计算机用于显示和处理图像，它们之间是靠网络通信的。其结构如图6-53所示。

（1）确定网线连接正常，运用ping命令，查看主计算机与重建系统之间的数据通信是否正常。

（2）如通信不正常，可以查看相应的网卡是否工作正常，重建计算机启动是否正常。

（3）如果通信正常，计算机启动也正常，可能是计算机内部软件问题。如机器内部的数据错乱，

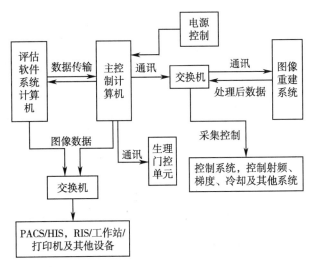

图6-53 计算机系统结构

数据库异常导致，建议结合其他报错信息分析。

（二）设备伪影故障

MR成像过程复杂，软硬件不完善，可产生各种各样伪影，有些伪影因参数设置不当造成，有些伪影是因设备故障而引起。

1. **射频噪声伪影** 在成像过程中，外源性或内源性的信号被采集，在图像上产生射频噪声形成伪影。原因很多，有内源性或外源性的原因，多与系统硬件或线圈相关。此故障需要查找射频噪声源，伪影如图6-54所示。

2. **信号溢出伪影** 经接收线圈接收的MR信号最终被传送到图像处理器进行图像重建。如果在这个过程中发生信号溢出，就会造成信号损失，形成伪影。解决此故障需进行发射接收线路检测，查找信号溢出点。伪影如图6-55所示。

3. **非线性梯度伪影** 在磁共振扫描时，快速切换梯度场的线性度因不同原因下降，形成如下非线性梯度伪影，如图6-56所示。解决此故障需做梯度线性校准或更换相关梯度部件。

（三）故障实例

1. **故障一**

（1）故障现象 某公司1.5T MRI设备，使用8通道NV头颈联合线圈进行头颅扫描时得到的图像信号过强，但正交头线圈和正交体线圈均工作正常。

（2）故障分析及排除

进行MCRⅢ（多通道线圈接收）测试，当关闭前置放大器时测试失败，而开启前置放大器时测试通过。再进行系统柜回路诊断，结果回路检测通过。由于是8通道NV头颈联合线圈所得图像严

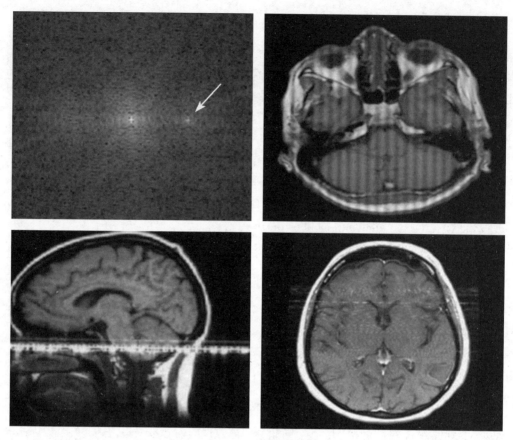

图 6-54 射频伪影

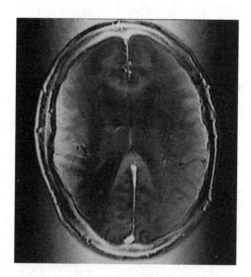

图 6-55 信号溢出伪影

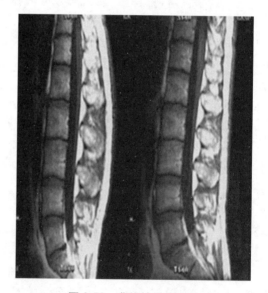

图 6-56 非线性梯度伪影

重失真,而正交头、体线圈工作正常,因此分析是否前置放大器有问题,用 BNC 接头旁路所有八个前置放大器后,8 通道 NV 线圈工作正常,再分别进一步检测,用 BNC 接头仅旁路 4 个前置放大器,另外 4 个前置放大器在相应通道上工作正常,用手动扫描进行对比,发现旁路过通道上的信号比其他没有

旁路前置放大器通道上的信号低很多,因此怀疑由于前置放大器损坏导致该线圈图像失真。更换 LPCA 主板,故障依旧。

再次观察线圈接口插口处,发现有四个针附近出现部分不正常,检测 8 通道线圈的通道开关(即线圈接口)失败。进一步对该线圈的接口进行检测,测得输入端口 A 出错,输出端正常。更换线圈插口 Port A 及相应导线,再进行检测,一切正常。由于前置放大器的控制信号来源于线圈接口 Port A,因此故障主要原因是线圈插口 Port A 的部分针损坏导致。

8 通道 NV 头颈联合线圈的接口插头由多个针组成,经常拔插,如果使用不当,非常容易损坏,因此在使用过程中一定要仔细对准针孔再用力插。

2. 故障二

(1) 故障现象:正扫描时设备突然断电,来电后重启设备,设备报"TPS no responding"。

(2) 故障分析及排除:检查 TPS(操控扫描的核心控制部件)部件,无明显故障等,看报错文件,发现有一个报重建计算机故障,ping 重建计算机,发现网络不通,检查网络接口正常。重启设备,故障依旧。重装重建计算机软件,由于是通过网络装软件,过程中报网口不通。重新给计算机并检查网线,没有发现有价值的信息,考虑到是否由于硬件故障所致,更换重建计算机主板后,设备正常使用。判断突然断电造成重建计算机主板故障。

突然断电对 MR 设备影响很大,包括梯度及射频等大功率等部件,以及所有自带稳压电源的部件都可能会被断电或闪断造成危害。所以医院要尽量保证电源的质量,以防止造成不必要的损失。建议经常断电的医院配备相应的 UPS 电源,确保突然断电后设备能正常关机,保障各 MR 设备软硬件的安全。

3. 故障三

(1) 故障现象:某公司 1.5T MRI 设备用所有线圈均无法扫描,屏幕上无任何报错信息,显示定位像扫描有叉号。停机前扫描间歇性中断,状况持续一周,时好时坏。

(2) 故障分析及排除:查看设备间,梯度风机正常,LCC 正常,DACC、梯度放大器无报错,空调温度、湿度正常。再次扫描水模,问题依旧。关闭整个 MRI 系统,开机后做 CDAS 自检、GRADM 自检及 ADCI 自检均通过,但问题依旧。

了解到不久前曾更换梯度 POWER MODULE,怀疑梯度系统问题。再次进行扫描,梯度柜 Slave Z 瞬间报错"current error",瞬间消失。查看日志文件及 Grad dump 文件,没有电源供电方面的报错,或许 Slave Z 轴输出端有问题(虚接或断路等)。

关闭梯度柜,放电后检查导线连接,X+ 与 X− 为 0.02 欧,Y+ 与 Y− 为 0.03 欧,Z+ 与 Z− 为 170 千

欧,可判断是 Z+ 与 Z− 间梯度线虚接或断路。打开 SFB,继续排查,可见最外侧、最左端滤波器接线端子上的两条梯度线全部烧断,线鼻子和 Terminal 烧在了一起,滤波器上面的橡胶盖已弹出,有液体渗出。测滤波器上下接线端子电阻为 0.03 欧,说明滤波器功能正常,但考虑到结构上会有隐患,所以决定更换。将新压的线鼻子用多层高压绝缘胶带缠绕,检查并加固其他滤波器与梯度线连接,扫描水模,设备正常运转。

4. 故障四

(1) 故障现象:MR 水冷机水管爆裂,大量水流入梯度柜和 DACC 柜,无法扫描。

(2) 故障分析及排除:首先修复水冷机。梯度柜和 DACC 内水自然风干,进行水模扫描,扫描界面及日志中报梯度错误。考虑到两个机柜都进水,故做相关检测,以排查故障。

对射频系统、CDAS 及重建器进行检测都通过,基本排除 DACC 机柜的问题。再次进行水模扫描,无法扫描。再进行梯度调整,Amplifier adjustment X 不成功。GAMP 红灯亮,表明梯度放大器有错误。查看 Grad dump 文件,可显示进水后梯度遭到破坏的时间,随着水分的蒸发,X 轴、Y 轴、Z 轴三组梯度交替报错,最终稳定在 Z 轴梯度上。

用万用表测量 POWER MODULE Z 轴上的保险,二极管档无声音,欧姆档大电阻。将 Z 轴保险与 Y 轴保险互换,错误转移至 Y 轴,Z 轴正常,可排除 Z 轴除保险以外其他部件的问题。判断 5A FUSE 出现问题。在电子市场买到两头式 5A FUSE,焊接两个管脚。换上自制保险后,系统恢复正常。进行与梯度系统有关的检测和校准。观察扫描患者情况,一切正常。

5. 故障五

(1) 故障现象:医院 MRI 设备突然出现腹部压脂图像不均匀现象。

(2) 故障分析及排除:首先考虑磁场均匀性不佳造成,检查 phantom shim check 确定磁场均匀性非常差。行 tune up 中 phantom shim 进行校正失败,用头线圈扫描水模,可见图像明显变形。考虑是否梯度导致的图像变形,在 test tool 中检查所有与梯度相关的检测,没有发现问题,行 ADC 与 current sensor 中的 offset 检测均正常。

此时分析是否医院在磁体间周围安装了大型设备,经过对周边环境考察发现:①磁体间正下方有个摆放铁担架的仓库,且从装机到现在一直存

在,铁磁性担架搬进搬出会导致磁场不稳定;②磁体间旁边有个电动车停车场,车辆进出会对磁场产生影响;③磁体间正上方加配了病房,病床是可移动性铁床,推病人进出进行治疗,铁床移动也会影响磁场。于是协助医院将担架移出仓库,病床换成塑料床,停车场拉出隔离带,完成整改后再查检磁场均匀性,结果行 tune up 中 phantom shim 进行校正仍然失败。经过分析,上述三个问题在装机时已经存在,由于均为流动性比较强的铁磁性物质,即使装机时已经将磁场匀好,铁磁性物品流动性大的因素非常容易破坏磁场均匀性和稳定性,虽然将铁磁性物品清除,但不可能恢复到装机时的周围环境,久而久之磁场均匀性被破坏。只能在清理磁体周围环境后,重新进行匀场,设备恢复正常。

通过以上几个简单的检修案例,给出了检修思路,设备维修一定是建立在充分了解设备结构、工作原理及工作过程的基础上,尤为重要的是在遇到问题时,认真查看错误信息,仔细分析故障发生的原因,对故障进行判定。

MRI 设备的维护维修和日常使用管理息息相关,随着可靠性技术的发展,MRI 的数字信号电路以内的故障率越来越低,主要问题集中在冷却、电源和强电部分。建议医院维修技术人员根据设备提示信息,检查设备故障的重点,开始先放到电源电路、数字电路接口或接口以外的控制部分以及周围环境的影响,做好平时的管理和预防性维护,才能防微杜渐,减少比较棘手的问题的出现,避免不必要的损失,增加设备的开机率。

第六节　磁共振检查成像技术

一、颅脑 MRI 检查

(一) 头颅

1. 适应证

(1) 颅脑外伤:尤其适用于 CT 检查为阴性。

(2) 脑血管性疾病:脑梗死、脑出血、脑血管畸形。

(3) 颅内占位性病变:良恶性肿瘤、囊肿等。

(4) 颅内感染与炎症。

2. 扫描要求

(1) 线圈:头线圈或头颈联合线圈。

(2) 体位:仰卧位,头先进。定位中心对准眉间及线圈中心。

(3) 成像序列:基本序列 Tra——T_1WI、T_2WI、T_2WI-FLAIR;Sag——T_1WI 或 T_2WI;Cor——T_1WI 或 T_2WI-FLAIR;必要时加做 T_2^*WI、SWI、DWI 序列。

(4) 方位:以横轴位(Tra)为主,矢状位(Sag)和冠状位(Cor)为辅。

横断面在矢状面定位,平行于胼胝体前后缘。最上一层面图像要贴近颅顶,最下一层面贴近枕骨大孔处,包括小脑蚓部。在冠状面定位像上调整左右角度,在轴位面定位像上调整旋转角度,如图6-57 所示。

矢状位在冠状面定位像上定位,平行于中线;在轴位图像上调整旋转角度,在矢状面调整上下和前后的位置,矢状面定位线的位置可以根据病变的位置左移或右移,如图6-58 所示。

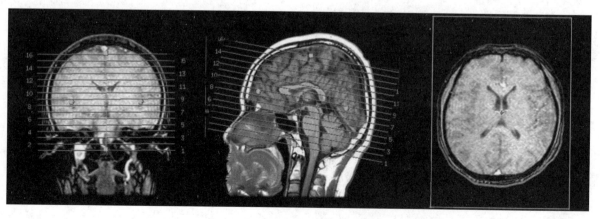

图 6-57　颅脑横轴位定位示意图

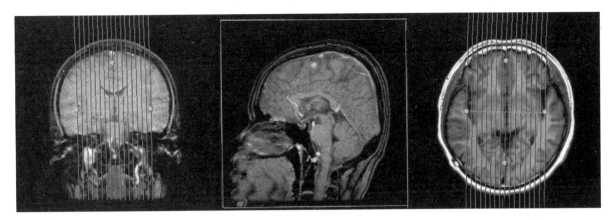

图 6-58 颅脑矢状位定位示意图

冠状位在矢状面图像上定位,平行于桥脑。扫描层数包全颅脑结构。癫痫患者,在矢状面图像上垂直于海马。在冠状面上调整上下位置,在轴位图像上调整旋转角度,如图 6-59 所示。

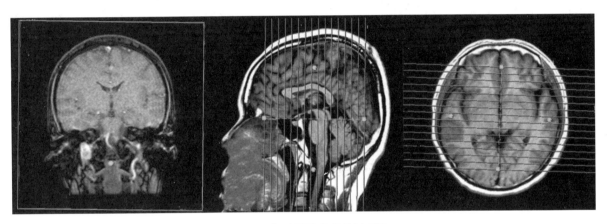

图 6-59 颅脑冠状位定位示意图

(5)增强扫描:普通增强由于 T_1WI 上脂肪及 Gd-DTPA 增强区域均为高信号,因此 Gd-DTPA 增强 T_1WI 序列根据具体病变性质及部位加用脂肪抑制技术,以抑制脂肪背景突出显示病变。

普通增强采用常规流率注射常规剂量(0.1mmol/kg)或遵循药品使用说明书;动态增强以 2~4mL/s 流率注射剂量(0.1mmol/kg)。

(二)眼与眼眶

1. 适应证

眼眶壁及周围组织,包括眼球、视神经、视网膜等在内的眶内软组织病变,病变主要为占位性病变、外伤及炎症等。

2. 扫描要求

(1)线圈及体位:同颅脑 MRI。

(2)成像序列:平扫序列包括:以轴面为主,扫描 T_2WI、脂肪抑制 T_2WI、3D T_2WI 水成像、T_1WI、3D T_1WI 序列等。

(3)方位:以横轴位(Tra)为主,矢状位(Sag)和冠状位(Cor)为辅。扫描基线平行于视神经长轴并经过视神经,范围包含眼眶上、下壁,如图 6-60 所示。斜矢状面脂肪抑制 T_2WI,扫描基线平行于受检侧视神经长轴,范围包含受检侧眼眶内外侧壁,如图 6-61 所示。冠状面 T_2WI、T_1WI,扫描基线垂直于颅脑矢状面,范围包含眼睑前缘至蝶鞍后床突,如图 6-62 所示。

(4)增强扫描:轴面、斜矢状面及冠状面脂肪抑制 T_1WI,也可采用二维或三维快速梯度回波脂肪抑制 T_1WI 序列行动态增强扫描,以便获得更丰富的血流动力学信息。

(三)耳与内听道

1. 适应证

各种炎症性、肿瘤性病变及先天性发育异常,包括耳炎、迷路炎、听神经瘤、耳蜗先天性发育异常以及人工耳蜗植入术前检查。

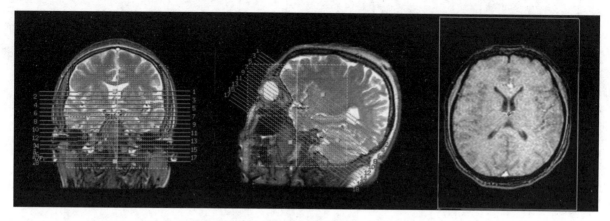

图 6-60　眼与眼眶轴位定位示意图

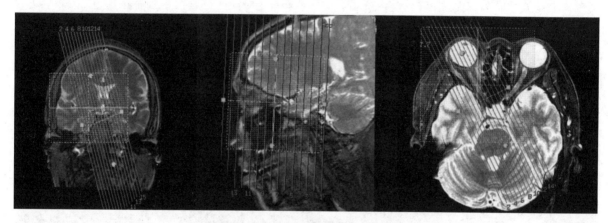

图 6-61　眼与眼眶斜矢状位定位示意图

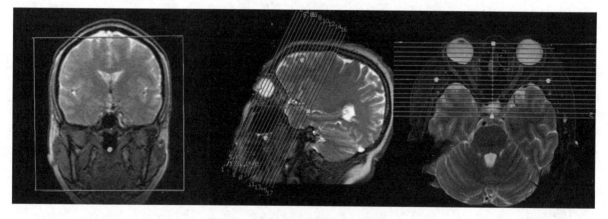

图 6-62　眼与眼眶冠状位定位示意图

2. 扫描要求

（1）线圈及体位：同颅脑 MRI。

（2）成像序列：平扫序列包括：以轴面为主，扫描 T_2WI、T_1WI、三维 T_2WI 水成像、三维平衡式稳态自由进动水成像序列。

（3）方位：以横轴位（Tra）为主，矢状位（Sag）和冠状位（Cor）为辅。

扫描基线平行于头颅前后联合连线（AC-PC线），如图 6-63 所示。斜矢状面 T_2WI 序列：扫描基线垂直于受检侧面听神经干长轴，范围包含受检侧颞骨岩部外侧缘至面听神经干延髓端。

（4）增强扫描：轴面及冠状面脂肪抑制 T_1WI、三维脂肪抑制 T_1WI。如图 6-64 所示。

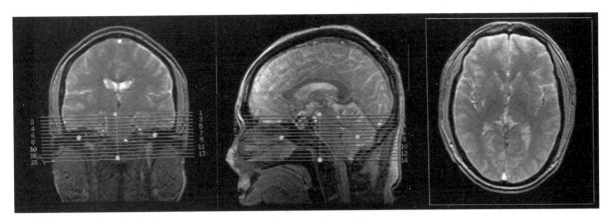

图 6-63　耳与内听道轴位定位示意图

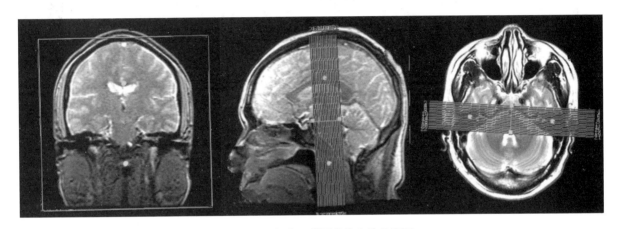

图 6-64　耳与内听道冠状位定位示意图

二、颈部 MRI 检查

颈部软组织

1. 适应证　颈部良恶性占位及各种原因引起的颈部淋巴结肿大。

2. 扫描要求

（1）线圈：颈线圈、头颈联合线圈、脊柱相控阵线圈。

（2）体位：仰卧位,头先进,定位中心对准喉结节。

（3）成像序列：冠状位脂肪抑制 T_2WI（或选用 STIR、Dixon）及 T_1WI,扫描基线平行于颈部上下长轴,方位覆盖喉结至乳突后,如图 6-65 所示。轴位脂肪抑制 T_2WI（或选用 STIR、Dixon）及 T_1WI,扫描基线垂直于颈部长轴,范围上至硬腭,下至胸骨切

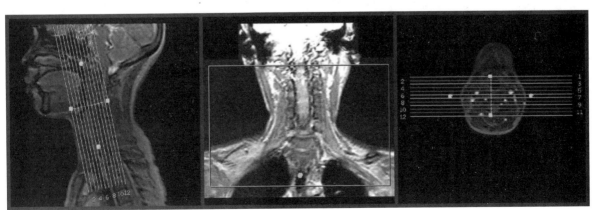

图 6-65　颈部冠状位定位示意图

迹或覆盖病变范围,如图 6-66 所示。辅以矢状位 T_1WI,扫描基线与颈部正中矢状面平行,范围包含颈部两侧软组织或病变区域。必要时可根据病情以及 MR 设备条件辅以其他的成像序列(如 DWI)。

（4）方位:以轴位、冠状位为主,辅以矢状位。

（5）增强扫描:按常规流速静脉注射钆对比剂,行横轴位、矢状位及冠状位脂肪抑制 T_1WI 序列扫描。

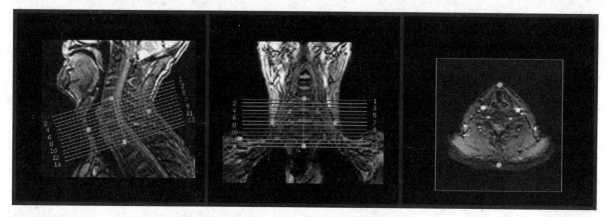

图 6-66　颈部横轴位定位示意图

三、胸部 MRI 检查

肺及纵隔

1. 适应证

（1）胸廓入口病变及其与颈部、上胸部、胸腔及纵隔结构的相互关系。

（2）气管及大支气管肿瘤。

（3）纵隔肿瘤及囊肿,及其与血管的相互关系。

（4）肺癌及其分期;显示肺门、纵隔淋巴结及肿瘤对邻近组织的侵犯程度。

（5）肺部肿块及肺不张、肺炎等病变的鉴别。

（6）鉴别放疗后纤维化团块与肿瘤组织。

（7）显示胸膜、胸壁病变。

（8）鉴别胸腔积液的性质。

（9）显示隐匿在胸腔积液内病变及肺内病变对胸壁的侵犯。

2. 扫描要求

（1）线圈:体部相控阵线圈或心脏相控阵线圈。

（2）体位:仰卧位,头先进或足先进。定位中心对准乳头连线上方 2cm 处。使用呼吸门控。

（3）成像序列:冠状位单次激发 T_2WI,不加脂肪抑制。扫描基线平行于前后侧胸壁,如图 6-67 所示。横轴位快速自旋回波脂肪抑制 T_2WI(呼吸导航)、梯度双回波 T_1WI 屏气采集序列容积扫描,如图 6-68 和图 6-69 所示。纵隔病变应加扫冠状和/或矢状面的 T_1WI;气管病变应加扫斜冠状位,扫描线平行于气管,则可显示气管全长;必要时可根据病情以及 MR 设备条件辅以其他的成像序列。

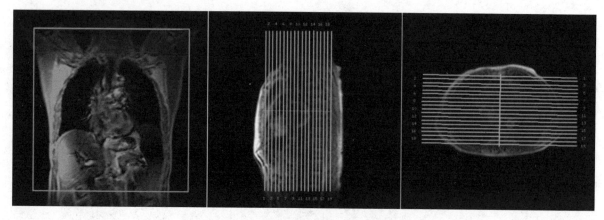

图 6-67　胸部冠状位定位示意图

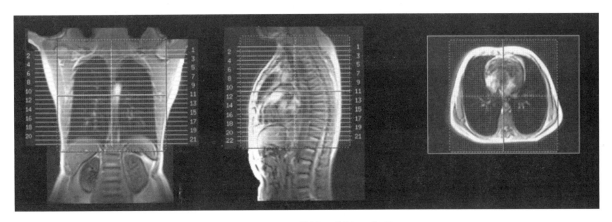

图 6-68　胸部横轴位定位示意图

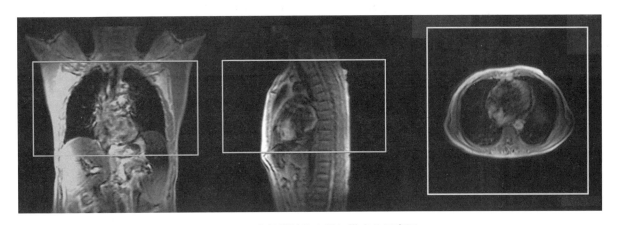

图 6-69　胸部横轴位容积扫描定位示意图

（4）方位以横轴位及冠状位为主，必要时加扫矢状位或斜位。

（5）增强扫描：横断位、冠状位、矢状位梯度回波脂肪抑制 T_1WI 屏气扫描，在设备性能支持的情况下，轴面可采用三维 T_1WI 梯度回波序列行多期动态扫描。

四、腹部 MRI 检查

（一）肝脏、脾脏及胰腺

1. 适应证

（1）原发性肝癌、肝转移癌、肝海绵状血管瘤、肝囊肿、肝脓肿、肝硬化、肝包虫病等。

（2）胆囊癌、胆管癌、胆道结石等。

2. 扫描要求

（1）线圈：体部或心脏相控阵线圈。

（2）体位：仰卧位，头先进；或仰卧位，足先进。定位中心对准线圈中心及剑突下 2~3cm。

（3）患者配合：检查前 4 小时禁食禁水，腹部加压制动。并按扫描要求进行呼吸训练，嘱咐患者配合屏气，并尽量保持腹式呼吸。

（4）成像序列：轴位呼吸触发快速自旋回波脂肪抑制 T_2WI（呼吸不均匀者可选用屏气脂肪抑制 T_2WI 序列）、屏气快速梯度回波水-脂同反相位（双回波）T_1WI 序列，扫描平面垂直于人体纵轴，扫描范围包含肝脏上下缘及脾脏，如图 6-70 所示；冠状位屏气单次激发快速自旋回波 T_2WI 序列或屏气平衡式自由稳态进动序列，冠状位也可行呼吸触发快速自旋回波脂肪抑制 T_2WI，扫描基线平行于人体冠状面，扫描范围包含肝脏前后缘及脾脏，如图 6-71 所示。必要时可根据病情及 MR 设备条件辅以其他的成像序列，如 DWI 序列等。

（5）方位：以轴位和冠状位为主，矢状位为辅。

（6）增强扫描：采用轴位三维容积快速梯度回波屏气 T_1WI 序列，行三期（动脉期、门脉期及平衡期）或多期扫描，低场设备可行二维扫描，并补充冠状位扫描。

（二）肾脏

1. 适应证　肾脏占位及肾脏血管性病变。

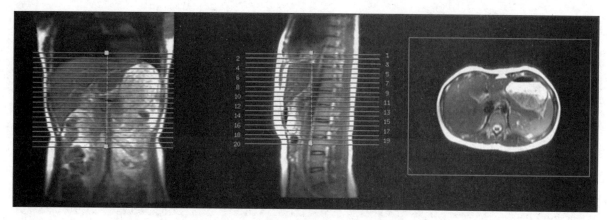

图 6-70　肝脏及脾脏横轴面定位示意图

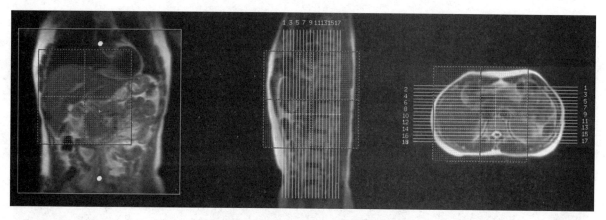

图 6-71　肝脏及脾脏冠状面定位示意图

2. 扫描要求

（1）线圈：体部或心脏相控阵线圈。

（2）体位：仰卧位，头先进；或仰卧位，足先进。定位中心对准线圈中心及剑突与脐连线中点。

（3）患者配合：检查前 4 小时禁食禁水，腹部加压制动，并按扫描要求进行呼吸训练，嘱咐患者配合屏气，并尽量保持腹式呼吸。

（4）成像序列：轴位呼吸触发快速自旋回波脂肪抑制 T_2WI 序列（呼吸不均匀者可选用屏气脂肪抑制 T_2WI 序列）、屏气快速梯度回波水-脂同反相位（双回波）T_1WI 序列，以冠状面为基准，扫描平面垂直于人体纵轴，范围包含双侧肾脏，如图 6-72 所示；冠状位屏气单次激发快速自旋回波 T_2WI 序列或屏气平衡式自由稳态进动序列，冠状位也可行呼吸触发快速自旋回波脂肪抑制 T_2WI，以横轴面为基准，扫描平面平行人体冠状面，范围包含两侧肾脏，如图 6-73 所示。必要时可根据病情以及 MR 设备条件辅以其他的成像序列，如 DWI 序列。

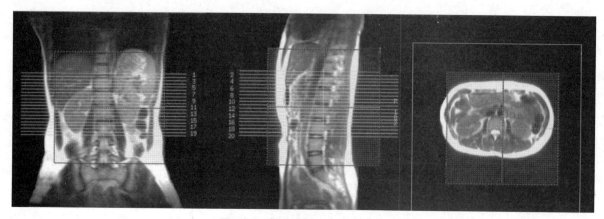

图 6-72　肾脏横轴位定位示意图

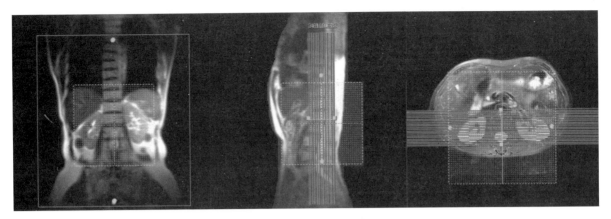

图 6-73 肾脏冠状面定位示意图

（5）方位：以轴位及冠状位为主，矢状位为辅。

五、脊柱 MRI 检查

（一）颈椎

1. 适应证

（1）脊柱外伤、骨折及颈髓损伤。

（2）颈椎病及退行性病变。

（3）脊柱侧弯、发育异常及脊髓空洞。

2. 扫描要求

（1）线圈：颈线圈、头颈联合线圈或脊柱相控阵线圈。

（2）体位：仰卧位，头先进。定位中心对准下颌角水平。

（3）成像序列：矢状面快速自旋回波 T_1WI、T_2WI 序列——扫描基线平行于颈髓正中矢状面，如图 6-74 所示，范围包含颈$_1$—胸$_2$ 椎体及两侧附件，若观察椎骨及周围软组织则必须扫快速自旋回波脂肪抑制 T_2WI。椎间盘病变轴位行快速自旋回波 T_2WI 或梯度回波 T_2^*WI，扫描基线平行于椎间盘，每个椎间盘扫描 3~5 层，如图 6-75 所示；椎体

及颈髓病变扫描基线平行于椎体横轴或垂直于颈髓纵轴，扫描范围自颅底斜坡至颈 7 水平或覆盖病变区域。必要时可根据病情加扫冠状位快速自旋回波 T_2WI、T_1WI 或其他序列，如图 6-76 所示。

（4）方位：以矢状位及横轴位为主，必要时加扫冠状位。

（二）胸椎

1. 适应证

（1）脊柱外伤及胸髓损伤。

（2）胸椎退行性病变。

（3）脊柱侧弯、发育异常及脊髓空洞。

2. 扫描要求

（1）线圈：脊柱相控阵线圈。

（2）体位：仰卧位，头先进。定位中心对准颈静脉切迹与剑突连线中点。

（3）成像序列：矢状面快速自旋回波 T_1WI、T_2WI 序列，扫描基线平行于胸髓纵轴，范围包含颈$_7$—腰$_1$，覆盖胸椎椎体及椎体两侧附件，若观察椎骨及周围软组织则必须扫快速自旋回波脂肪抑制 T_2WI，如图 6-77 所示。轴位快速自旋回波 T_2WI

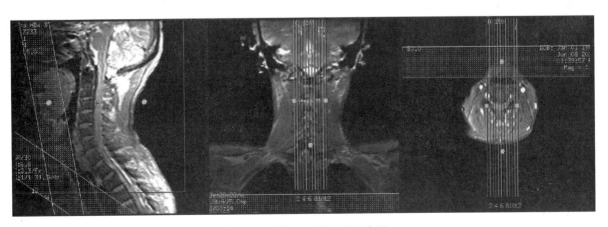

图 6-74 颈椎矢状位定位示意图

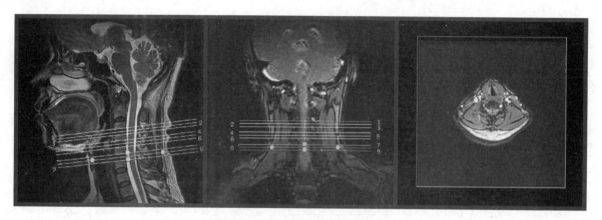

图 6-75 颈椎横轴位定位示意图

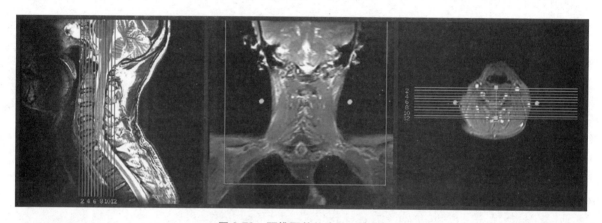

图 6-76 颈椎冠状位定位示意图

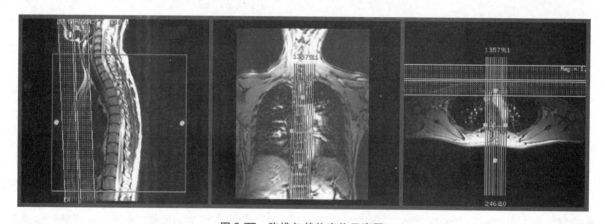

图 6-77 胸椎矢状位定位示意图

序列,椎间盘病变扫描基线平行于椎间盘,椎体及或脊髓病变扫描基线平行于椎体横轴或垂直于脊髓纵轴,扫描范围自胸$_1$至胸$_{12}$椎体水平或覆盖病变区域,如图 6-78 所示。脊柱畸形加扫冠状位快速自旋回波 T_2WI、T_1WI 序列,如图 6-79 所示。注意加扫大视野包括颈$_1$或腰$_5$矢状位快速自旋回波 T_2WI 序列 1~5 层,用于准确定位胸椎体节段。

（4）方位:以矢状位及轴位为主,必要时加扫冠状位。

（5）增强扫描:按常规剂量和流速静脉注射

钆对比剂。行横轴位、矢状位及冠状位 T_1WI 脂肪抑制序列扫描。

（三）腰椎及骶椎

1. 适应证

（1）脊柱外伤及脊髓损伤等。

（2）腰椎病及退行性病变等。

（3）脊膜膨出、脊柱侧弯、发育异常及脊髓空洞等。

2. 扫描要求

（1）线圈:脊柱相控阵线圈。

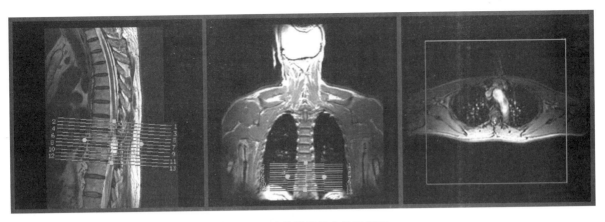

图 6-78　胸椎横轴位定位示意图

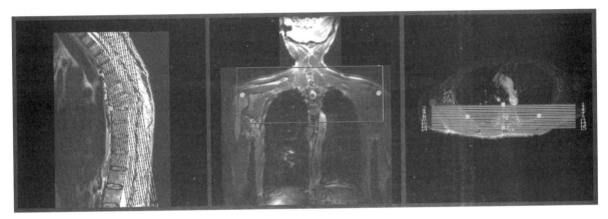

图 6-79　胸椎冠状位定位示意图

（2）体位：仰卧位，头先进。腰椎定位中心对准线圈中心及脐上 3cm，骶椎定位中心齐髂前上棘连线中点。

（3）成像序列：腰椎——矢状面快速自旋回波 T_1WI、T_2WI 序列，扫描基线平行于腰椎管矢状面，范围包含胸$_{12}$—骶$_2$，覆盖腰椎椎体及两侧横突，如图 6-80 所示，若观察椎骨及周围软组织则必须扫快速自旋回波脂肪抑制 T_2WI。轴位快速自旋回波 T_2WI 序列，椎间盘病变扫描基线平行于椎间盘，每个椎间盘扫描 3~5 层，如图 6-81 所示；椎体及或脊髓病变扫描基线平行于椎体横轴或垂直于腰椎管纵轴，扫描范围自腰$_1$至骶$_1$椎体水平或覆盖病变区域。脊柱畸形加扫冠状位快速自旋回波 T_2WI、T_1WI 序列，如图 6-82 所示。注意 T_1WI 有任何异常高信号时，加扫 T_1WI 脂肪抑制序列。骶椎——矢状面快速自旋回波 T_1WI、T_2WI 序列，扫描基线

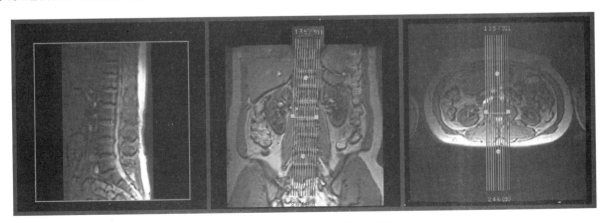

图 6-80　腰椎矢状位定位示意图

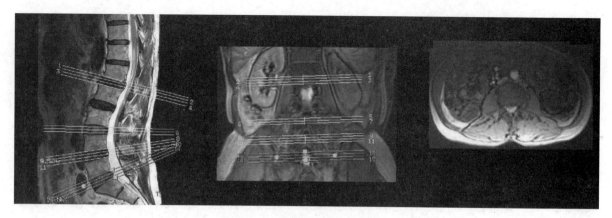

图 6-81　腰椎横轴位定位示意图

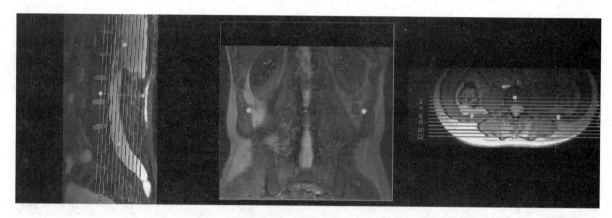

图 6-82　腰椎冠状位定位示意图

平行于椎管矢状面,范围包含骶椎椎体两侧,腰₃至全部尾椎,若观察椎骨及周围软组织则必须扫快速自旋回波脂肪抑制 T_2WI。轴位快速自旋回波 T_2WI 序列,扫描基线平行各骶尾椎椎间隙或平行于椎体横轴,扫描范围包含骶椎、尾椎或覆盖病变区域。注意扫描骶椎时要加扫斜冠状位快速自旋回波脂肪抑制 T_2WI 序列,其扫描基线平行于骶椎椎管冠状面,范围包含骶尾骨前后缘。T_1WI 有任何异常高信号时,加扫 T_1WI 脂肪抑制序列。

(4)方位:以矢状位及轴位为主,必要时加扫冠状位。

(5)增强扫描:腰骶椎增强要求一致,按常规剂量和流速静脉注射钆对比剂。行横轴位、矢状位及冠状位快速自旋回波脂肪抑制 T_1WI 序列扫描。

六、盆腔MRI检查

(一)子宫及附件

1. 适应证

(1)子宫肿瘤(子宫肌瘤,子宫颈癌,子宫内膜癌等),子宫内膜异位症。

(2)卵巢肿瘤(卵巢囊腺瘤,卵巢囊腺癌,畸胎瘤等)。

2. 扫描要求

(1)线圈:体部或心脏相控阵线圈。

(2)体位:仰卧位,足先进或头先进。定位中心为耻骨联合上缘上 2cm。

(3)成像序列:矢状位快速自旋回波脂肪抑制 T_2WI 序列,扫描层面需平行子宫长轴。轴位快速自旋回波脂肪抑制 T_2WI、快速自旋回波 T_1WI、DWI 序列,冠状位快速自旋回波 T_2WI 序列。扫描范围包含子宫及两侧附件区域。

(4)方位:以矢状位和轴位为主,辅以冠状位,如图 6-83、图 6-84、图 6-85 所示。

(5)增强扫描:矢状位(子宫病变)或轴位(卵巢病变)快速梯度回波三维 T_1WI(低场设备可行二维扫描),常规三期(动脉期、静脉期、延迟期)增强扫描,每期 15~20s。在设备性能支持的情况下,选用动态增强扫描,周期时间<10s/期,扫描周期>30个,获取组织血流灌注信息行灌注定量分析及时间-信号强度曲线分析。

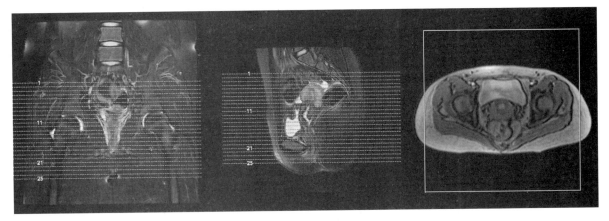

图 6-83 子宫及附件轴位定位示意图

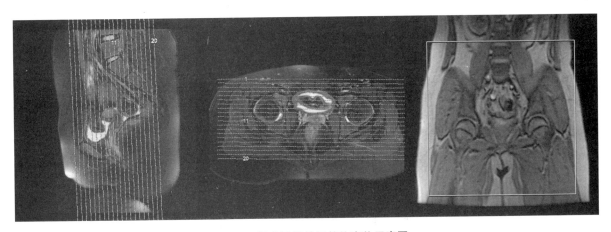

图 6-84 子宫及附件冠状位定位示意图

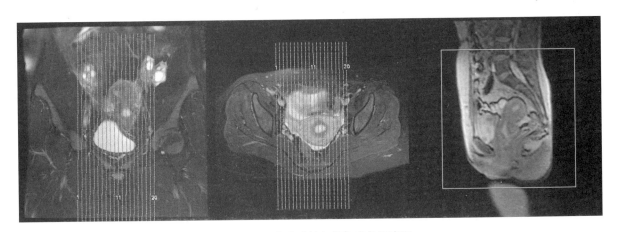

图 6-85 子宫及附件矢状位定位示意图

（二）前列腺和膀胱

1. **适应证** 前列腺良性增生及前列腺癌。

2. **扫描要求**

（1）线圈:体部线圈或心脏相控阵线圈。

（2）体位:仰卧位,足先进或头先进。定位中心为耻骨联合上缘。

（3）成像序列:轴位快速自旋回波 T_2WI、快速自旋回波 T_1WI、DWI 序列;斜冠状位快速自旋回波脂肪抑制 T_2WI 序列,扫描基线与前列腺上、下长轴平行;矢状位快速自旋回波 T_2WI 或脂肪抑制 T_2WI 序列。

（4）方位:以轴位和冠状位为主,辅以矢状位,如图6-86、图6-87、图6-88所示。

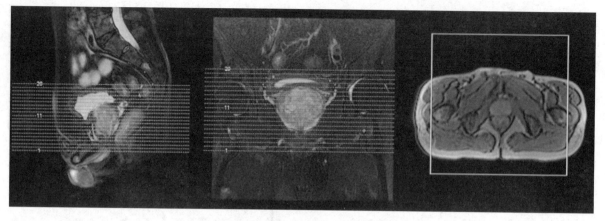

图 6-86 前列腺轴位定位示意图

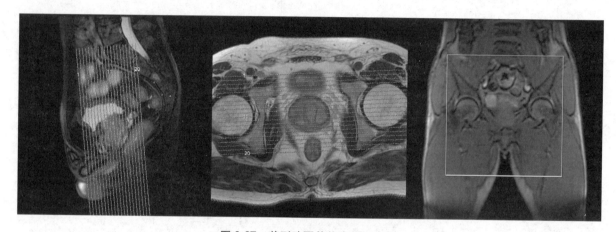

图 6-87 前列腺冠状位定位示意图

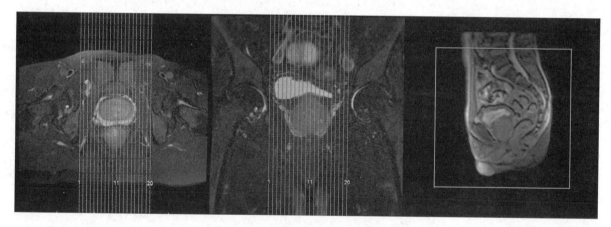

图 6-88 前列腺矢状位定位示意图

（5）增强扫描：轴位快速梯度回波三维 T_1WI（低场设备可行二维扫描），常规增强扫描至少采集三期（动脉期、静脉期、延迟期），每期 15~20s，并补充冠状位、矢状位扫描。在设备性能允许的情况下，可选动态增强扫描，周期时间<10s/期，扫描周期>30 个。

（三）直肠

1. 适应证 直肠占位性病变。

2. 扫描要求

（1）线圈：体部线圈或心脏相控阵线圈。

（2）体位：仰卧位，足先进或头先进。定位中心为耻骨联合上缘。

（3）成像序列：大范围盆腔扫描——包括矢状位单次激发快速自旋回波 T_2WI、轴位快速自旋回波脂肪抑制 T_2WI、快速自旋回波 T_1WI 及 DWI。小 FOV 高分辨率直肠扫描——斜轴位快速自旋回波 T_2WI，扫描基线垂直于病变段直肠长轴，范围覆盖病变段直肠；矢状位快速自旋回波 T_2WI，范围覆盖完整直肠两侧；斜冠状位快速自旋回波 T_2WI，扫描基线在矢状位图像上与直肠上、下长轴平行。小 FOV 高分辨率直肠扫描所有序列不加脂肪抑制。

（4）方位：以矢状位和轴位为主，辅以冠状位，如图 6-89、图 6-90、图 6-91 所示。

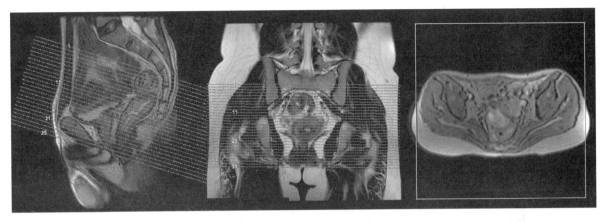

图 6-89 直肠轴位定位示意图

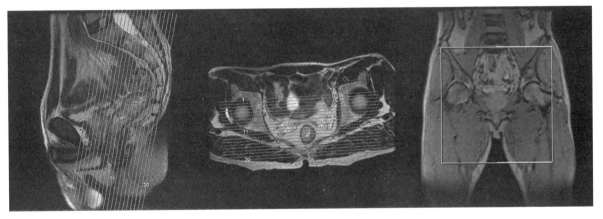

图 6-90 直肠冠状位定位示意图

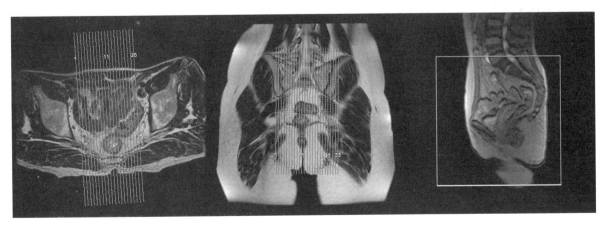

图 6-91 直肠矢状位定位示意图

（5）增强扫描：先行局部直肠多期增强扫描，再行大范围盆腔扫描。直肠扫描行常规三期（动脉期、静脉期、延迟期）增强扫描，斜轴位快速梯度回波三维 T_1WI，再补充直肠斜冠状位及矢状位扫描。在设备性能支持的情况下，直肠增强扫描选用动态灌注增强扫描，周期时间<10s/期，扫描周期>30 个，获取组织血流灌注信息行定量分析及时间-信号强度曲线分析。

七、骨关节 MRI 检查

（一）肩关节

1. 适应证 肩袖损伤、外伤及周围肌腱损伤、盂唇损伤病变。

2. 扫描要求

（1）线圈：柔软表面线圈或肩关节线圈。

（2）体位：患者仰卧中立位，即患者上肢自然伸直置于体侧，掌心面对躯体（大拇指朝上）。有时可采用仰卧外旋位（即掌心向上，大拇指朝外），

但要尽量避免仰卧内旋位扫描（即掌心向下，大拇指朝内）。

（3）成像序列：基本检查序列快速自旋回波 T_1WI、快速自旋回波脂肪抑制质子密度加权成像（PDWI），辅以快速自旋回波脂肪抑制 T_2WI、3D 快速梯度回流脂肪抑制 T_1WI 序列作为补充序列。

横断位：从肩锁关节开始向下至腋下范围。FOV 中心必须以肱骨头为中心，远离胸腔，以避免呼吸运动的影响，如图 6-92 所示。

冠状位：在横断面 T_1 或 T_2 图像上定位，平行于冈上肌腱。FOV 中心必须以肱骨头为中心，远离胸腔，以避免呼吸运动的影响，如图 6-93 所示。

矢状位：在横断面 T_1 或 T_2 图像上定位，平行于关节面定位。FOV 中心必须以肱骨头为中心，远离胸腔，以避免呼吸运动的影响，如图 6-94 所示。

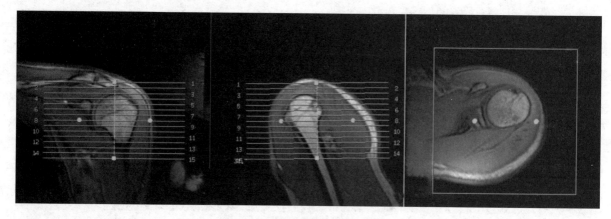

图 6-92 肩关节横断位定位示意图

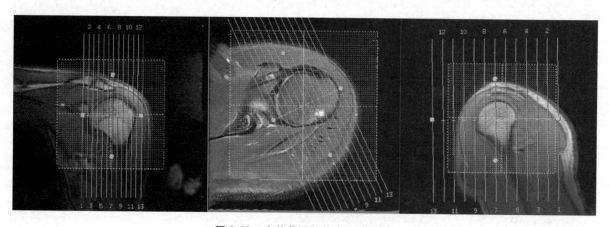

图 6-93 肩关节冠状位定位示意图

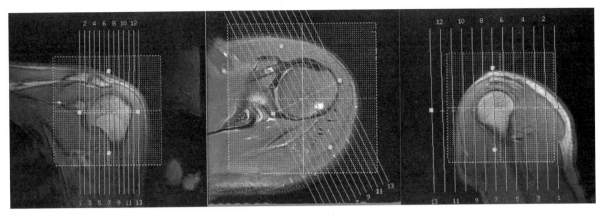

图 6-94　肩关节矢状位定位示意图

（4）方位:以斜冠状位、斜轴位为主,斜矢状位为辅。

（5）增强扫描:肩关节增强主要应用于肩关节良恶性病变的评估与鉴别,以快速自旋回波脂肪抑制 T_1WI 为基本序列,辅以快速梯度回波脂肪抑制 3D T_1WI 序列,静脉注射钆对比剂,剂量 0.1mmol/kg,2mL/s 团注。

（二）腕关节和手

1. **适应证**　腕关节创伤性损伤、风湿性关节炎、肿瘤以及血管源性疾病等。

2. **扫描要求**

（1）线圈:小柔软表面线圈或是腕关节专用线圈。

（2）体位:仰卧位或俯卧位,头先进。

（3）成像序列:常规做轴位自旋回波脂肪抑制 T_2WI、T_1WI,矢状位自旋回波脂肪抑制 T_2WI 序列。范围自尺桡骨远端至指骨远端。

横断位:在三平面冠状面定位像上画线,扫描范围从尺桡骨到掌骨,如图 6-95 所示。

冠状位:在腕关节横断面图像上定位,在矢状面和冠状面定位像上修正画线角度,如图 6-96 所示。

矢状位:在腕关节横断面图像上定位,在矢状面和冠状面定位像上修正定位线角度,如图 6-97 所示。

（4）方位:以轴位及冠状位为主,必要时加做矢状位。

（三）膝关节

1. **适应证**

（1）膝关节创伤性急性损伤及关节周围软组织的损伤。

（2）退行性骨关节病、骨髓病变、感染性病变及肿瘤性病变等。

2. **扫描要求**

（1）线圈:膝关节专用线圈或柔性线圈。

（2）体位:仰卧位,足先进。

（3）成像序列:矢状位自旋回波脂肪抑制 PDWI、T_1WI 序列、冠状位自旋回波脂肪抑制 PDWI 和轴位自旋回波脂肪抑制 PDWI 序列,为更好地显

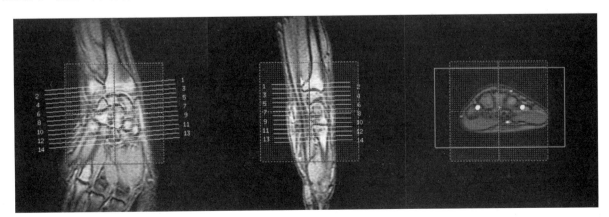

图 6-95　腕关节横断位定位示意图

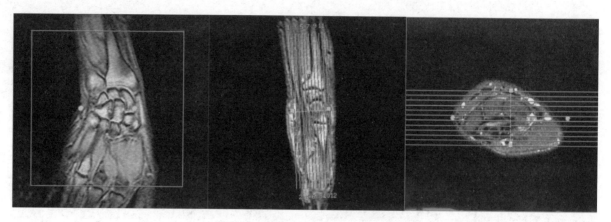

图 6-96　腕关节冠状位定位示意图

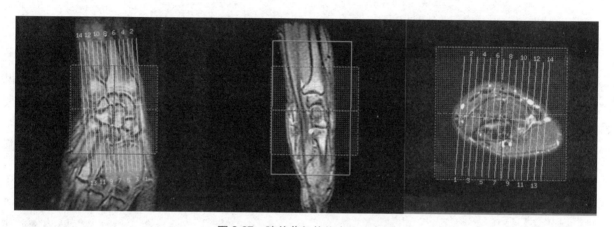

图 6-97　腕关节矢状位定位示意图

示关节软骨可加做矢状位自旋回波脂肪抑制 3D T_1WI 或梯度回波脂肪抑制 T_2^*WI。

（4）方位：以矢状位、冠状位为主，必要时加做轴位。

矢状位：膝关节矢状面定位常见两种，一是垂直于股骨髁后缘，相当于膝关节正中矢状面定位；另外一种是平行股骨外侧髁前缘定位，这种定位平行后交叉韧带，如图 6-98 所示。冠状位：在三平面

矢状面定位像上，定位冠状面定位线，横断面上冠状面定位平行于股骨髁后缘。FOV 以髌骨下缘为中心，扫描范围自髌骨中心开始向后划线，包括部分软组织即可，如图 6-99 所示。横断位：在三平面矢状面图像上定位横断面，自髌骨上缘髌上囊至胫腓关节面。横断面定位像上调整旋转角度，冠状面图像上调整左右位置，如图 6-100 所示。

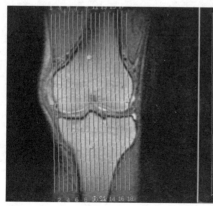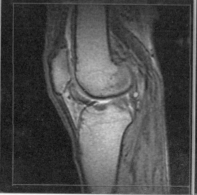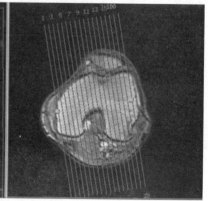

图 6-98　膝关节矢状位定位示意图

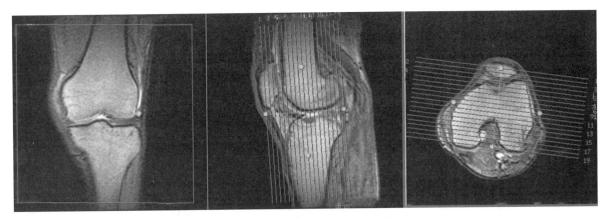

图 6-99 膝关节冠状位定位示意图

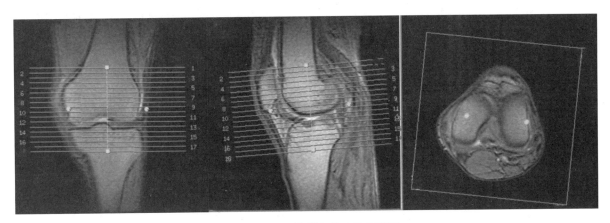

图 6-100 膝关节横断位定位示意图

（四）踝关节

1. 适应证

（1）踝关节外伤导致的韧带、肌腱以及关节软骨的损伤。

（2）退行性骨关节病、感染性病变、肿瘤性病变及骨髓病变等。

2. 扫描要求

（1）线圈：踝关节（膝关节）专用线圈或柔线圈。

（2）体位：仰卧位，足先进。

（3）成像序列：矢状位自旋回波脂肪抑制 PDWI TSE、T_1WI 序列、冠状位自旋回波脂肪抑制 T_2WI 和轴位自旋回波脂肪抑制 T_2WI 序列，为更好的显示关节软骨可加做矢状位自旋回波脂肪抑制 3D T_1WI 或梯度回波脂肪抑制 T_2^*WI。

矢状位：在三平面冠状面定位像上定位矢状面，垂直于关节面，矢状面定位像上调整上下位置，注意包括整个跟骨，横断面定位像上调整旋转角度。扫描范围包括内外踝，如图 6-101 所示。冠状

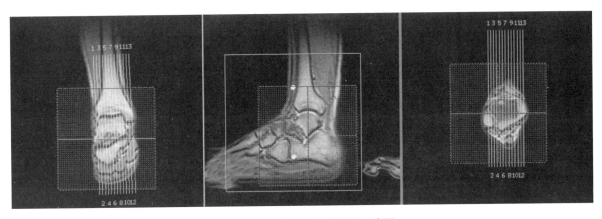

图 6-101 踝关节矢状位定位示意图

位:在矢状面图像上定位冠状面,垂直于关节面,冠状面定位像上调整上下位置,注意包括整个跟骨,横断面定位像上调整旋转角度。扫描范围包括踝关节、内外踝、跟骨,如图 6-102 所示。横断位:在矢状面图像上定位横断面,自胫骨下端扫描至跟骨。冠状面图像上调整左右位置,如图 6-103 所示。

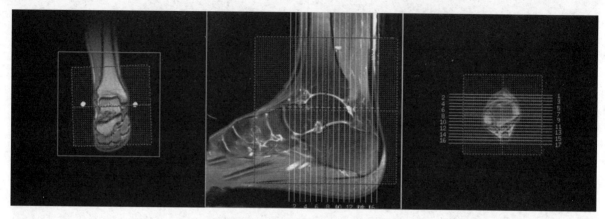

图 6-102　踝关节冠状位定位示意图

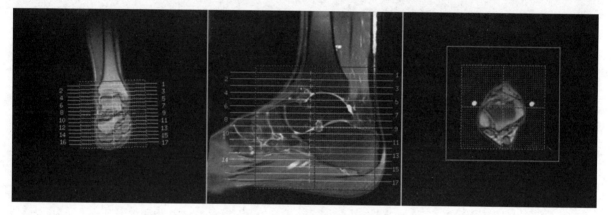

图 6-103　踝关节横断位定位示意图

（4）方位:以矢状位、冠状位和轴位为主。

（5）增强扫描:踝关节磁共振增强扫描主要应用于关节良恶性病变的评估与鉴别。分别在增强前后扫描一个能显示病变的最佳位置的自旋回波脂肪抑制 T_1WI,以评估增强前后病变的强化程度。静脉注射钆对比剂,剂量 0.1mmol/kg,2mL/s 团注。

（赵海涛　郑建民　常英娟　任芳
王虹　石明国）

第七章

超 声 成 像

第一节 超声发展史

超声医学研究超声波在医学领域的应用,是集医学、声学和计算机科学于一体的学科,具有医、理、工相结合的特点,涉及内容广泛,凭借其无创、便捷和高效等优点在临床的诊断和治疗中得到了广泛应用。

超声的应用历史悠久,早在1794年,意大利传教士兼生物学家Lazzaro Spallanzani在研究中发现,蝙蝠可以发出一种频率高于人耳响应阈值的声波(即超声波),靠回波来进行夜间导航和捕食活动。1880年,Pierrer Curie和Jacques Curie发现了压电效应,这是制造超声换能器的物理基础。1917年,应用压电效应发明制成的压电超声辐射器,开启了应用超声探测技术的时期。早期超声的应用主要集中于工业探伤及军事探测等。1942年,奥地利的K. T. Dussik首先把工业探伤原理应用于医学诊断,利用超声穿透法来探测颅脑疾病,并于1949年成功获得了头部包括脑室的A型超声图像,从而拉开了超声诊断的序幕。

超声成像主要依赖于对超声回波信号的检测、信息提取和后处理,经历了从一维超声(A超)到二维超声,从灰阶超声到多普勒超声等不同发展阶段,并且发展出三维超声、超声造影、超声弹性成像等新技术。

A型超声:1949年Dussik利用超声透射法初步获得了头部的A型超声图像,但并未达到实用程度。1952年,美国Wild等应用反射式A型超声诊断仪分析组织构造成功获得了脑肿瘤的反射波。之后相继有此法在胆结石、乳腺肿瘤、肾肿瘤等方面的诊断应用报道。我国的超声医学起源于1958年,上海市第六人民医院周永昌等与汕头超声仪器研究所姚锦钟共同研制了我国第一台A型超声诊断仪,首次将A型超声用于疾病诊断。A型超声成像为振幅调制,以超声传播和反射时间为横坐标,以反射波幅度为纵坐标,所显示的一维波形图仅能反映某一方向的一维深度的各点的回波信息,缺少脏器组织的解剖形态,至20世纪70年代末,A型超声逐渐被实时超声显像所取代,目前仅在少数器官(眼球、脑中线等)中保留应用。

B型超声:1952年,美国的D. H. Howry和Bilss开始研究超声显像法,同年,Wild首次成功获得乳腺声像图。早期B型超声显像多为慢速或准实时成像。自20世纪60年代中期开始研究快速实时成像技术,1973年,Bom提出的多阵元电子相控阵扫查实现了B型超声的实时成像。我国在1960年制成首台B型超声诊断仪,1975年有了接近实时成像的国产超声诊断仪。B型超声成像为灰度调制,以回波的幅度调制光点亮度,显示为二维切面图,可直观反映组织结构与病变的关系,主要应用于腹部、妇产、浅表等器官的超声检查。B型超声是目前临床应用最广泛的超声技术,也是其他超声成像的基础。

M型超声:1954年,瑞典的Edler等人首先用M型超声进行心脏疾病的诊断,M型超声采用回波幅度调制法,以光点亮度表示声束上各扫描点的回波幅度,所得图像以横坐标表示时间,纵坐标表示距离。1961年,上海中山医院与第一医学院仪器修配厂协作研制成了我国第一台M型超声诊断仪。M型超声特别适用于对脏器运动情况的观察,因此主要应用于对心脏各类疾病的诊断,现在多与B型超声和彩色多普勒超声诊断法联合应用。

多普勒超声：当超声照射到运动的物体时会发生多普勒效应,通过检测体内运动体所产生的多普勒频移信号就可以获得体内运动体的运动状况,这一过程即为对速度信息的提取,也叫多普勒超声。最早将多普勒效应原理应用于超声诊断的是日本的里村茂夫,1957 年,他发表多篇文章认为可以通过多普勒频移信号判断心脏瓣膜病。1959 年,Fram Kein 研制出脉冲多普勒超声。80 年代初,彩色多普勒超声兴起,日本的 Aloka 公司首先将彩色多普勒血流成像技术用于开发心脏疾病的诊断。我国的多普勒超声研究晚于国外。1960 年,上海第三人民医院首先用连续多普勒超声诊断仪探测心脏,经过多年研究,1987 年我国研制出脉冲式多普勒诊断仪。1989 年,深圳安科公司生产出我国第一台彩超机。多普勒超声包括频谱多普勒、彩色多普勒和组织多普勒,均为应用多普勒效应显示血流及组织运动情况的成像技术,近三十多年来发展迅速,已成为心血管系统疾病诊断及其他系统血液循环情况必不可少的检查方式之一,获得广泛临床应用。

三维超声：1956 年,美国 Howry 等提出了三维超声成像的概念,20 世纪 70 年代后,相关报道开始逐渐增多。1972 年,McDicken 等用一种基于光纤技术的探头实现了超声图像的三维显示。1977 年,Matsumoto 等实现了基于计算机技术的三维超声心动图成像。1989 年,Baba 等设计了一种现代三维超声系统的雏形,并报道了该系统在人胎儿成像中的应用。1991 年,Sheikh 提出实时三维超声心动图概念,1998 年,Shiota 等用矩阵型探头实现了实时动态三维超声心动图。1988 年,我国有了首次关于三维超声心动图的报道,之后相继有三维超声在腹部及妇产科的应用报道。20 世纪 90 年代中期开始,随着计算机技术及图像处理技术的进步,三维超声逐步进入临床实用阶段。2001 年,基于矩阵探头的实时三维成像问世,使得三维超声广泛应用于心血管、腹部及妇产科领域。

超声造影：1968 年,Gramiak 使用生理盐水和吲哚菁绿的混合振荡液进行右心腔显影,图像明显增强,这开启了超声造影成像的研究。早期超声对比剂无成膜物质,成泡直径大,无法通过肺循环,只

能进行右心显影。1984 年,Feinstein 等制备的由白蛋白包裹的微泡对比剂直径明显缩小,超声造影进入左心造影时代。目前国内临床应用最多的超声对比剂是意大利 Bracco 公司生产的 SonoVue（内含六氟化硫 SF_6 气体）,此外通用电气公司的 Sonazoid 也已进入中国市场。超声造影技术可以观察病变组织的血流灌注情况、肿瘤的血管分布特征等、评估肿瘤治疗疗效等,是目前超声诊断的重要手段,也是当前超声研究的热点之一。

超声弹性成像：病变组织因其内部成分的改变,其弹性（硬度）特征也会随着病变的发生发展而变化。19 世纪 80 年代,人们开始利用超声进行组织弹性（硬度）的测量。1991 年,Ophir 的团队提出弹性成像（elastography）技术,通过外部压迫的方法对组织的弹性模量分布进行评估和成像。2002 年,日本日立公司首先推出压迫式弹性成像超声仪器,并广泛应用于临床。1999 年,瞬时弹性成像概念被提出,该方法采用脉冲激励使组织内部产生瞬时剪切波,通过测量剪切波的速度反映组织硬度,2001 年研制出的 Fibroscan 便是利用该技术进行肝纤维化的无创评估。此外,声辐射力脉冲成像技术（acoustic radiation force impulse,ARFI）、剪切波弹性成像（shear wave elastography,SWE）等技术也相继被研究并应用于不同公司的超声诊断仪中。超声弹性成像作为一种新的成像技术,目前主要应用于肝纤维化和部分肿瘤的评估和诊断,是临床医师关注的研究热点,具有广阔应用前景。

除以上超声成像技术的发展外,超声图像的处理和分析也在不断发展。近年来,人工智能技术已在许多领域取得了瞩目的成就,也不断被用来进行医学图像相关的研究,这大大推动了依赖海量信息数据分析的超声医学的发展,目前其在甲状腺、乳腺等部分病变区域识别和诊断方面的价值得到显现并逐步被应用于临床。

超声医学技术已日趋成熟,但超声医学工程仍是一个迅猛发展的学科,新的成像技术、新的信息处理方式、新的应用领域等新进展不断涌现,超声医学正向着更规范、更精准的方向飞速发展,超声诊断和超声影像引导的介入诊治技术将随着科学技术进步,得到更好的发展和应用。

（宋宏萍）

第二节 超声物理基础

一、超声的定义

物理学上,波通常是指某一物理量以扰动或振动形式在物质中传播的过程。如机械振动的传播形成了声波,也称之为机械波,所传递的能量为机械能;光子的振动传播形成了光波,其能量为电磁波。

值得注意的是,波是能量在传递、移动,但承载传递的物质微粒并不移动到其他位置,只是在原位进行上下(纵向)或左右(横向)方向的小幅度运动而已,绝大多数情况下肉眼是无法看到的。

人类可以听到的声波振动频率在 20~20 000Hz,超声波(ultrasonic wave)是高于人耳听觉上限的声波(按听觉统计取听觉上限频率,即 2 万 Hz),听不到的称之为次声,频率在 20Hz 以下。

声波的振动频率范围见图 7-1,此图很好诠释了各种声波的关系。

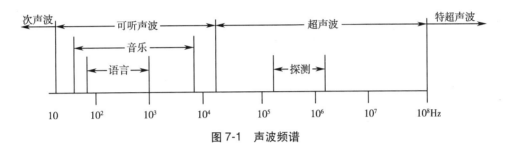

图 7-1 声波频谱

二、超声的物理量

超声波是振动频率在 20 000Hz 以上的机械波。此时的超声波长短、频率高,决定了其具有一些重要的特性,使之能广泛应用于医学领域。下面我们来了解关于超声波的物理量,以帮助理解超声在传播、成像、临床应用中的特点。

1. 医用超声的频率和波长 在医学上,超声波可成像用于诊断、可加热用于理疗及治疗等,超声工作频率亦有所不同,即使同一用途,如诊断,其诊断的对象不同,所选用的频率也不尽相同。

超声波遵循波动规律,它的波长 λ、频率 f 和波速 c 等参数满足如下公式:

$$c = f \cdot \lambda \ 或 \ \lambda = \frac{c}{f} \qquad 公式(7\text{-}1)$$

由上式可知,当波速一定时,频率越低,则波长就越大,反之则小。

下表列出了常用医学超声的用途、频率、波长(表 7-1)。

表 7-1 医用超声波的频率和波长

用途	成人脏器	儿童脏器	眼科	成人脑部	儿童脑部	妇产科	妊娠监护	血流测量	超声治疗
频率/MHz	2~3	2~10	5~15	1~2.5	2~5	2~5	2~5	2~2.5	0.8~1.5
波长/mm	0.75~0.5	0.75~0.15	0.3~0.1	1.5~0.6	0.75~0.3	0.75~0.3	0.75~0.3	0.75~0.06	1.9~1.0

超声诊断使用兆赫量级(MHz)频率,治疗则频率较低以便有足够的穿透力并能较好实现能量转换(机械能转换为热能),多在 0.7~1.5MHz,而超声显微镜已利用到吉赫(GHz)量级。

2. 超声的传播速度 c 由于超声的传播是依靠传播介质的相互作用而传递的,超声在组织中的传播速度与组织的弹性模量有关,因此不同频率的超声在同一组织中传播,速度是相同的;相同频率的超声在不同组织中传播,速度有可能不同。在医学超声诊断中,常以 1 540m/s 这个人体软组织的平均传播速度来计算超声在组织中传播的距离,因此这个速度又称为超声成像仪中的定标参数。

3. 声阻抗率 声阻抗率在医学超声诊断中的作用非常重要,它决定超声的传播特性,由介质的密度与声速的乘积($\rho \times c$)计算出其大小,是影响超声传播的重要因素(见表 7-2)。

表 7-2　几种介质和人体正常组织的参数

介质名称	声速/(m/s)	声阻抗率/(×10⁶Rayl)	备　注
空气	330	0.000429	常温常压下
水	1 497	1.51	
脂肪	1 476	1.41	
骨骼	3 190～3 406	5.57	颅骨的声阻抗率
肌肉		1.68	
人体软组织	1 540 (1 450～1 570)	1.63 (1.41～1.87)	平均值
压电晶体 (PZT-5)	4 400	39.0	

注：1Rayl＝10Pa·s/m。

4. 声压、声强　声压的大小反映声波的强弱。在声波的作用下，原来静止的介质质点获得能量在平衡位置进行来回振动，使介质产生压缩和膨胀而具有形变位能，此时压强之差即为声压。

单位时间内发射出的声能为声功率（瓦，W）。声强是指单位面积单位时间内传播的声能，单位为 W/m²。在医学超声诊断应用中，由于多采用脉冲超声进行检测和成像，其声强还需考虑空间和时间特性，有空间和时间的峰值声强、平均声强之分。

5. 机械指数和热指数　众所周知，由超声导致生物效应的发生机制主要有两种：热学因素和力学因素。AIUM（美国超声医学学会）等国际专业学术组织规定，超声仪器必须将与此有关的参数显示出来，这些参数就是机械指数（mechanical index，MI）和热指数（thermal index，TI）。

MI 是指相关生物机械效应的计算值，用来评估潜在的机械生物效应。目前使用超声造影剂对心脏、腹部进行扫描时，尤其要注意 MI 值的大小。

TI 是用来指示人体组织吸收超声能量引致热效应而产生的温升。它其实是对简化的人体组织模型中可能产生的温升作一个大概的估计。对应于成像应用领域中不同软组织和骨组织的解剖学组合，该参数又分为 TIS（软组织热指数）、TIB（骨组织热指数）和 TIC（颅骨热指数）。

三、超声波的传播特性

超声波在声阻抗率有差别的组织中传播，会产生反射、折射、透射、散射（背向散射）、衰减、多普勒效应等变化，这些变化也是波的传播规律。人们

正是利用超声波的这些变化规律，分析出组织的特性，并显示在屏幕上，从而获得了与组织特性变化一致的超声图像，间接反映出人体解剖结构。

1. 声学边界　声波在传播时在声学边界上会发生反射、折射等变化。即声阻抗率有差别的组织界面为声学边界，如果是两种不同的组织，但其声特性阻抗相同也不出现声学边界，也就无法发生反射、折射等传播特性。

2. 声波的反射、透射和折射　当超声波入射至两种声阻抗率不同的组织交界面即声学边界时，如界面的线度比波长大得多时，在界面上会发生反射、折射和透射，其规律与物理光学的相同。如图 7-2 所示，脚标 i、r、t 分别表示入射、反射和折射波。组织 Ⅰ 和组织 Ⅱ 的声阻抗率分别为 $\rho_1 c_1$ 和 $\rho_2 c_2$。

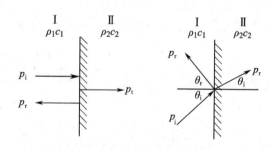

图 7-2　声波的斜入射和垂直入射

当超声波垂直入射到界面时，在界面上能量分配关系为：在界面上反射波声能与透射波声能之和等于入射波声能，即声能量在界面上是守恒的。则反射系数 R 定义为反射声能通量与入射声能通量之比，即（其中 Z 为组织的声阻抗率）

$$R=\left(\frac{Z_2-Z_1}{Z_2+Z_1}\right)^2 \qquad 公式（7-2）$$

透射系数 T 定义为透射声能通量与入射声能通量之比,即

$$T = \frac{4Z_1Z_2}{(Z_2+Z_1)^2} \qquad 公式(7\text{-}3)$$

上述两式相加即可得:$T+R=1$。

3. 散射 当超声在弹性媒质中传播时,组织不均匀或有其他各种障碍物,如在空气悬浮的灰尘和水雾,在血液中流动着红细胞和在大的平面分界面遇到的起伏不平等等,这将使一部分声能偏离原来传播的方向。声波朝许多方向做不规则的反射、折射和衍射的现象就是散射。如图7-3是超声波在血液内传播过程中发生的散射现象,由于血细胞与血液的声阻抗率差别较大,会对超声发生散射效应,此时血细胞充当着散射体角色。

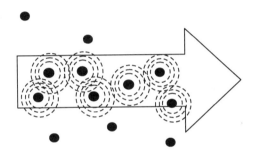

图7-3　超声波遇到散射体产生散射

大粗框箭头表示超声传播方向及超声场,黑圆点为血细胞。声场内血细胞成为散射体微粒,散射超声。黑圆点周边的圆圈表示散射声场。

4. 超声的衰减 超声波在非理想的弹性媒质中传播时,随着传播距离的增加,其总能量逐渐减弱的现象就是超声的衰减。

衰减大小可用衰减系数来描述,表达为 dB/(cm·MHz)。超声频率越高,组织吸收的超声能量就越多,衰减也就越大。所以在探测深处组织或厚度大的脏器时不宜使用很高的频率,对浅表组织和脏器可用较高频率,通常眼科可用高到 $10\sim20$MHz 的超声,心脏和腹部脏器检查则用 $2.0\sim5.0$MHz。

传播介质的衰减特性还可以用半值层来描述。半值层是指超声声能减少一半时的传播距离。通常肝脏的半值层为 2.4cm,血液 35cm,血浆 100cm(测值均在 1.0MHz 情况下获得)。

5. 超声多普勒效应 1842 年奥地利科学家多普勒·克里斯蒂安·约翰(Doppler Christian Johann,图7-4)发现了一种物理现象,即当固定频率发射声源与接收器在连续弹性媒质中做相对运动时,接收

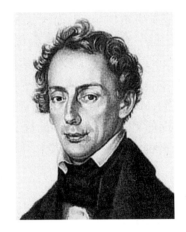

图7-4　奥地利科学家多普勒先生

器接收到的声波频率与发射声源频率不同,其频率差别与两者的相对运动速度矢量有关。这种现象被以他的名字命名为多普勒效应。

多普勒先生还观察发现,频率的偏移满足以下公式:

$$f_D = \pm\frac{2v\cos\theta}{c}f_0 \quad 或 \quad v = \pm\frac{c}{2f_0\cos\theta}f_D = kf_D$$

$$公式(7\text{-}4)$$

v 是发射与接收界面间的相对运动速度,θ 为运动方向与声束的夹角,c 是超声波速度,k 表示常数。在医学超声中,c 通常取 $1\,540$m/s,控制超声声束尽量与感兴趣的运动角度一致即 $\theta=0$,f_0 为超声频率,只要测出多普勒频移 f_D,就可以算出界面运动速度 v。多普勒频移的大小是与界面运动速度成比例的。这正是医学超声多普勒技术检测血流速度的原理。

医学临床观察中,需要了解一些脏器的运动信息如心脏、血管内血流动力学变化,因此应用多普勒技术观测心脏房、室壁,或瓣膜运动,又或红细胞这类散射体的运动,可以实现无创检测。

四、超声生物效应

超声波在人体组织中传播,还会引起一些变化,称之为超声的生物效应。主要有以下三类:

1. 机械效应 机械波波动引起介质受挤压、拉伸的作用。

2. 热效应 机械能转换为热能,这种变化称为热效应。

3. 空化效应 超声在特定条件下,引起超声作用声场中的微小气泡振荡并破裂的过程。其

实,空化效应发生条件非常"苛刻",换言之,即发生率非常低,但一旦发生,其后果会很"严重",会引起剧烈的化学和物理反应,因为其产物主要为有危害的自由基。

前面提到,MI 和 TI 分别指示超声诊断仪超声作用于人体时的力学和热学因素的数值大小,此时也是表征超声机械效应和热效应作用大小的一种方式。

因此,空化效应是引起人们对超声是"绿色、安全"说法担忧的主要原因。但是,超声检测成像仪有严苛的制造标准要求下,发射的超声"剂量"完全在安全范围,在正常成像过程中,不会发生空化效应,从而保证超声应用是"安全"的。这也是超声在医学领域应用以来,一直保持超声"安全"记录的重要原因之一。

（朱　霆）

第三节　超声换能器

一、压电效应

早在 1880 年,有两位法国的物理学家发现,在石英晶体加上重物在其某些表面出现电荷的堆积,且电荷的量与施加重物的重量有关。这种现象就是压电效应的最早发现。

压电效应就是,在某些各向异性的材料加上力,使其电荷中心不重合而在材料表面产生电荷分布,这种物理现象称为正压电效应。相反若加上电场,极化位移使材料内部产生应力,从而导致微小形变,该物理现象称为逆压电效应。石英晶体是最早被发现具有压电效应的天然材料。

压电效应是可逆的,即压电材料既具有正压电效应,又具有逆压电效应。超声医学成像设备利用压电材料的这些特性,制作能够发射超声或检测反射回来超声的器件,这种能把电能和超声能(机械能)实现互相转换的器件被称为超声换能器,医学超声中通常称为探头。

超声探头发射超声波时利用逆压电效应,将电压转变为声压,向人体发射超声,接收超声时则利用了正压电效应,将人体组织反射回来的(超声)声压转变为电信号。

二、超声换能器的结构

医用超声换能器,尤其是诊断成像用的目前均为多阵元换能器,即由多个相对独立、压电特性完全一致的压电晶片构成,这些独立的压电晶片又称为压电阵元。阵元数目也从早期的四五十个发展成多达 256 个、512 甚至 1 000 多个,三维实时心脏超声探头的阵元数可高达 3 000 个以上。超声换能器的基本结构分主体、壳体两部分,每部分组成和

功能如下:
　　主体:压电晶片——发生压电效应的元件
　　　　　吸收块——吸收背向发射和反射回来的声能,也称为背材
　　　　　保护层——减轻晶片磨损,进行阻抗匹配,也称为面材或匹配层
　　壳体:外壳——为换能器的结构件
　　　　　接插结构——经接插机构与仪器连接
　　　　　电缆线——超声电信号的载体

换能器的主体是起到发射和接收超声波的功能,压电晶片本身较脆并因绝缘、密封、防腐蚀要求,它必须装在壳体内。外壳除了支撑、容纳、密封、绝缘、承压、屏蔽、保护晶片的作用外,还担负着压电晶片与仪器信号传输的作用。

三、超声换能器的种类

为了更好地在临床中应用,多将不同应用场合的超声探头(图 7-5)做了分类,其中最常用的分类方法是按照应用部位划分的,如腹部、心脏、小器

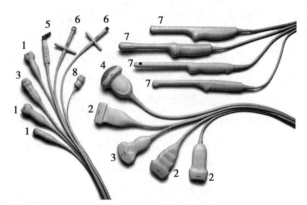

图 7-5　各类探头

其中 1 为相控阵探头,多用于心脏成像;2 为线阵探头多用于小器官、肢体血管的成像;3 为凸阵探头多用于腹部脏器成像。

官、血管等探头,如按照探头成像方式划分又可以有凸阵(图7-5中的3)、线阵(2)、相控阵(1)和机械扇形扫描探头(8)等等。还有根据探头在人体表面和体腔内不同,而分为体表探头(图7-5中除5和7)、腔内探头(如经直肠探头和经阴道探头等,见图7-5中的7,以及经食管心脏探头)、术中探头(图中的5)等。

(朱　霆)

第四节　医学超声成像原理

本节着重介绍超声成像原理,医用超声诊断设备常用的成像工作模式及其工作原理。

一、超声诊断设备的分类

超声诊断设备根据其原理和体系,常有以下几种分法。

（一）按获取信息的空间分类

1. 一维超声设备,如 A 型、M 型、D 型;

2. 二维超声设备,如凸阵扫描、线阵扫描与扇形扫描的 B 型;

3. 三维超声设备,如三维容积超声等。

（二）按超声波的波形分类

1. 连续波超声设备,如连续波超声多普勒血流超声诊断仪;

2. 脉冲波超声设备,如 A 型、M 型、B 型。

（三）按利用的超声物理特性分类

1. 反射型超声设备,图像信息产生于超声经过人体组织界面反射和散射变化,如 A 型、B 型、M 型、D 型、彩色血流超声诊断仪。

2. 多普勒型超声设备,图像信息产生于人体组织界面和运动细胞散射引起的超声频率、相位变化。如多普勒诊断系统、血液检测仪、胎儿心脏超声诊断仪等。

3. 透射型,如超声全息成像仪、超声显微镜、超声 CT 和超声声衰减成像仪等。

（四）按显示方式分类

按显示方式分类,需涉及医学超声设备体系与扫描方式,通常分为 A 型、B 型、M 型、D 型等,下文将进行详细说明。

二、回波检测原理

超声回波检测原理是指利用超声换能器向人体内部发射超声波,当遇到声阻抗不同的组织界面时将产生反射或散射脉冲。检测回波信号的幅度和延迟时间,就可对组织进行位置定位,明确毗邻关系,并检测其组织特性,同时检测回波信号的频率和相位变化,可以确定组织脏器界面的运动情况。实质上,超声回波检测技术,正是利用超声波在物体表面产生反射或散射的物理特性,展开组织定位定征的过程。这就是超声回声检测的原理,也是医学超声成像的物理基础。

如为了确定换能器与组织界面间的距离 L,可从超声设备发射超声到接收反射回波信号的时间间隔来分析。超声信号实际行程则为 2L,往返所需要的时间 t,超声传播速度 c,即公式 $2L = c \times t$,由此可以导出组织位置距离体表的距离(深度),即:

$$L = \frac{1}{2}c \times t \qquad 公式(7-5)$$

当取生物组织媒质的声速 $c = 1\,540\text{m/s}$,根据发射信号与回波信号的时延 t,即可计算出组织的深度,进而明确组织位置。

三、超声显示方式

超声诊断设备目前多采用超声脉冲回波法来实现诊断。根据显示方式的不同,通常分为 A 型、B 型、M 型、D 型等。

（一）A 型超声波诊断仪

A 型超声波诊断仪采用幅度调制的显示法(amplitude modulated display),又称 A 超或 A 型显示模式。它是超声技术应用于医学诊断中最早、最基础的成像方式。

成像原理是:换能器探头以固定位置和方向对人体发射脉冲超声,每个脉冲超声在组织中传播时,遇到声阻抗不同的界面产生反射,通过换能器接收到反射回波信号后,送入显示器的 Y 方向偏转板上,控制光点的上下移动在显示器上形成尖峰波形。波形的幅度与界面反射回波的信号大小有关;显示器 X 方向偏转板加上与超声脉冲同步的时基信号,则显示器可以显示稳定的波形,其中波形的高低表示回波信号的强弱,水平方向代表超声的传播距离即探测深度。可根据回波出现的位置,回波幅度的高低、形状、多少和有无来提取受检体的病变和解剖有关诊断信息(图7-6)。

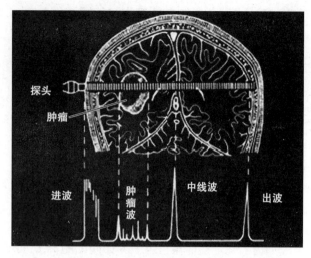

图 7-6　1937 年,利用 A 型超声波确定颅内肿瘤及积水

探头
肿瘤
进波　肿瘤波　中线波　出波

A 型超声诊断仪出现后,被广泛应用于医学各科的检查,从人的脑部直至体内脏器。其中应用最多的是对肝、胆、脾、肾、子宫的检查。对眼科的一些疾病,尤其是对眼内异物,用 A 型超声诊断仪比 X 线透视检查更为方便准确。在妇产科方面,对于妇女妊娠、子宫肿块以及避孕器等进行定性的检查,A 超既准确又方便。

但是由于 A 型超声诊断仪显示的回波图,只能反映有限组织的回波信息,不能获得在临床诊断上需要的解剖图形,且诊断的准确性与操作医师的识图经验关系很大,再加上 B 型超声诊断仪的出现,A 超的应用价值已逐渐降低,面临被淘汰的边缘,目前市场上 A 型超声诊断仪已很少生产和使用了。

（二）B 型超声诊断仪

B 型超声诊断仪是在 A 型的基础上发展起来,是一种辉度调制型显示法(brightness modulated display),又称 B 超、黑白超或 B 型显示模式。

成像原理与 A 型相似,利用超声脉冲反射法可获得回波幅度和回波波源深度的信息。在 A 型成像中通常用显示器的横坐标表示深度(传播距离),纵坐标表示回波信号的大小,它属一维幅度显示,无法表现声束扫描方向。而 B 型将幅度调制显示改为辉度调制显示,则把回波信号加到显示器的调辉极(z 轴)上,对光点进行调辉。光点的亮度(通常称"灰阶")与回波幅度之间存有一定的函数关系。代表不同回波幅度的灰阶点,按其回波源的空间位置,显示在与超声束扫描线位置相对应的显示扫描线上,一般显示在显示器竖直方向上,即表示回波深度的信号加在显示器 y 方向偏转板上。用手动的、机械的或电子的方法移动或偏转声束,对被检组织结构进行扫描和显示,在显示器的 x 偏转板上加上与声束扫描方向一致的控制信号,可获得一幅两维 B 型切面图像(图 7-7)。

B 型超声依据断层图像的特征进行诊断(图 7-7),主要由图像形态、辉度、内部结构、边界回声、回声总体、脏器后方情况以及周围组织表现等。如肝胆胰脾肾和膀胱等内部结构;区分肿块的性质;显示心脏及瓣膜等动态器官的运动情况。B 型超声具有操作简便、价格便宜、无损伤无痛苦,适用范围广等特点,因此被广泛接受而应用。

（三）M 型超声诊断仪

M 型超声诊断仪,是一种运动显示法(motion mode scope),也称 M 超或 M 型显示模式。与 B 型显示相似,都是采用辉度调制,以不同的灰阶点来反映回波的强弱。

成像原理:换能器以固定位置和方向对人体扫描,代表超声扫描深度的时基信号加到显示器的垂直偏转板上,同时将来自不同深度的回波信号加在显示器控制极,对垂直扫描线进行调辉。而在显示器的水平偏转板上加一慢变化的时基扫描信号,使

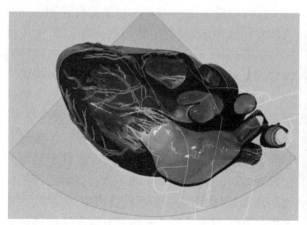

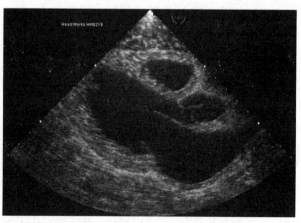

图 7-7　利用 B 型超声进行心脏检查

代表深度的垂直扫描线以慢速沿水平方向移动,形成一幅一维空间组织结构运动轨迹图。这种轨迹图代表沿扫描线各层组织相对体表的相对距离,随时间的变化曲线,反映一维空间组织结构运动情况。

M 型超声诊断仪对人体中的运动脏器(图7-8),如心脏、胎儿胎心、动脉血管等功能的检查具有优势,并可进行多种心功能参数的测量,如心脏瓣膜的运动速度、加速度等,通常对心脏的 M 型扫描所得到的显示图称为超声心动图。但 M 型显示不能获得解剖图像,它不适用于对静态脏器的诊查。

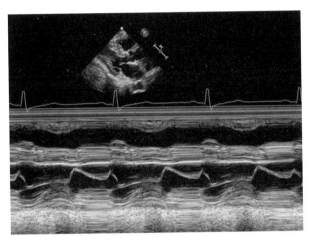

图7-8　M 型超声图像

为提取更多的诊断信息,M 型扫描常与 B 型联合扫描,即通过 B 型切面图像准确选择观测具体部位的 M 型图像,从而可避免 M 型扫描的盲目性。同时,M 型扫描常与心脏其他参数,如心电图、心音图、心尖搏动图和超声多普勒频谱图同步进行联合显示。

(四) D 型超声诊断仪

D 型超声诊断仪是一种基于多普勒效应的显示法(Doppler modulation display),又称 D 超、D 型显示模式。其成像原理与适用范围,下文将进行详细说明。

四、声束聚焦

前文提到,超声声束在传播一段距离后,声束会扩散引起信号减弱穿透力下降,导致远场的超声分辨力下降,而聚焦可有效地使发散的声束收敛,是超声仪器广泛使用的一种技术。其实质是使超声光束在某横截面上形成一个狭窄的点,称为焦点。在焦点处,光束的横向分辨力也最大。在焦点之前是近场或菲涅耳区,声束在这里会聚;焦点的远端是声束发散的远场或夫琅禾费区。聚焦分为两种主要类型:固定聚焦和动态聚焦。

(一) 固定聚焦

单阵元超声换能器具有固定的聚焦深度,这是由换能器的设计决定的,换能器前部设计有一个透镜,或者是一凹形压电材料,使发射的超声束聚焦到一个固定的焦点上。这种类型的换能器出现在早期的超声仪器上,但现在已弃用这种探头,因其仅一个焦距,适用性太差。

(二) 动态聚焦

现代超声诊断仪主要使用两种技术来进行成像动态聚焦。

1. 发射聚焦　通过给每个压电元件的激发增加一个时间延迟来实现。为了实现聚焦,最外部的阵元首先被触发,最中心的阵元最后被触发。超声波脉冲相互干涉,以产生一个复合脉冲,该脉冲在焦点上收敛。焦点深度是由这些脉冲之间的时间延迟决定的。减少阵元延迟之间的时间差,导致声束更发散,从而实现更深的聚焦深度。同理,增加阵元之间延迟时间差可以实现较浅的聚焦深度。

2. 动态接收聚焦　边缘阵列接收到的回波比中心阵元接收到的回波飞行了更长的距离,可以通过重新调整回波相位以防止分辨率的损失。动态接收聚焦正是通过引入以深度作为函数的电子延迟来重新调整信号的相位。从较深处返回的回波施加以较小的时延,而从较浅处返回的回波则施加较大的时延。

五、电子线阵与凸阵扫描

(一) 线阵扫描

线阵扫描是以线阵换能器为基础,由电子开关或全数字化系统控制顺序扫描来实现的。阵元数已从早期的 40 个、120 个发展到现在的 256 个、512 个甚至 1 024 个等。每次发射和接收声波时,将若干个阵元编为一组,由一组阵元产生一束扫描声束并接收信号,然后由下一组阵元产生下一次发射声束并接收信号。在有些线性扫描方式中,对于同一条扫描声束,其参与发射声波和接收声波的阵元也可略有差别。把每次接收的回波信号经过放大处理后,加在显示器 z 轴上,调制其亮度,由 y 轴表示回波深度,x 轴对应声束扫描的位置,由此合成一幅矩形超声断面图像。

上述描述是最基本也是最常见的常规扫描,为了改进此扫描方式的不足和提高扫描分辨率还可采取隔行扫描、飞越扫描、半步距扫描和微扇角扫描等。

(二)凸阵扫描

现有 B 型超声设备,尤其是线性扫描 B 型超声设备,常配有凸阵扫描探头进行腹部脏器的扫查。凸阵扫描探头的阵元排列仍然是线性的,只不过线性排列的阵元安置在一凸形的支撑面上,构成凸阵扫描探头。

凸阵探头的声束控制方式与线性扫描系统的基本相同,由一组阵元发射,产生发射声束;接收时,将该组阵元输出叠加求和,合成接收声束。之后,通过电子开关的切换,产生下一条发射与接收声束。为保证声束有较理想的特性,发射、接收时需考虑阵元在凸面上排列造成的行程差,同时也常将发射聚焦、接收动态聚焦等技术结合使用,来改善凸阵扫描图像的分辨力。

凸阵扫描的图像同时兼有线性扫描的近场和扇形扫描远场都较大的特点,克服了线性扫描的远场和扇形扫描的近场都较小的缺点。由于凸阵扫描方式与线性的相同,其电路构成基本相同,所以

线性扫描 B 超系统可同时支持线阵和凸阵探头的扫描,同时,线性扫描 B 超系统的造价和技术难度远低于相控阵扇形扫描 B 超系统。

六、电子相控阵扇形扫描

电子相控阵扫描,采用较小尺寸的线阵换能器进行多阵元等延迟发射和接收超声波,使合成声束方向发生偏转,声束很容易通过胸部肋骨间小窗口在人体内作扇形扫描以达到探测整个心脏的目的,这种扫描方式称为相控阵扫描,能实现这种扫描方式的探头就称为相控阵探头。

(一)相控发射

多阵元超声换能器发射超声时,阵元组内各阵元同时被激励,则产生的合波波束如图 7-9(A)所示,波束垂直于换能器表面,主波束与阵列的对称轴重合,若阵元间按一定时差 $\Delta\tau$ 顺序被同一脉冲激励,各相邻阵元所产生的超声脉冲亦将相应延迟 $\Delta\tau$,合成波束不再垂直于阵列,而是与阵列的法线形成一夹角 θ。$\Delta\tau$ 变化时,θ 角也变化,若保持 $\Delta\tau$ 不变,颠倒阵元被激励的先后顺序,合成波束将偏转到阵列法线另一侧相同夹角的方向(图 7-9)。

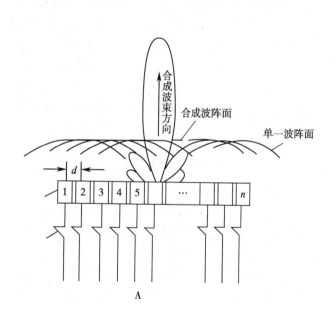
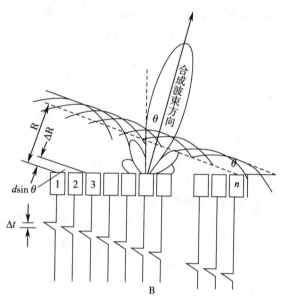

图 7-9　相控发射波束

声束偏转角 θ 是阵元间受激励延迟时间 $\Delta\tau$ 的函数(图 7-10)。按延时间隔顺序激励各阵元,发射的超声波在传播媒质中叠加形成合成波束。M 表示合成波波前平面。从波的合成理论可知,合成波波前平面与各阵元的波前相切,所以各阵元到合

成波波前平面的距离等于各个阵元波前平面的半径,合成波束的指向与阵列法线方向的夹角为 θ 时,相邻阵元的波行程差 L 为:

$$L = d \cdot \sin\theta \qquad 公式(7\text{-}6)$$

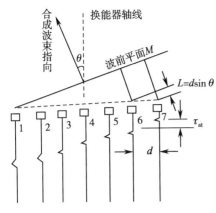

图 7-10 声束偏转角度与发射延迟的关系

对应于这一行程差的偏转延迟时差 $\Delta\tau$ 也是 τ_{st}，即公式：

$$\tau_{st} = \frac{d}{c}\sin\theta \qquad 公式(7\text{-}7)$$

上式中，c 是组织中的声速，且设组织内声速恒定，则可表示为公式：

$$\theta = \sin^{-1}\left(\frac{d}{c}\tau_{st}\right) \qquad 公式(7\text{-}8)$$

该式即为发射声束偏转角 θ 与偏转延迟 τ_{st} 之间的数字关系式。改变 τ_{st} 就可改变声束偏转角 θ，使合成合波束按扇形等角速度扫描。

（二）相控接收

当换能器发射的超声波在媒质内传播遇到回波目标时，将产生回波信号。回波信号到达各阵元的时间存在差异，这一时差与媒质中声速和回波目标与阵元之间的位置有关。如果能准确地按回波到达各阵元的时差对各阵元接收信号进行时间或相位补偿，然后求和叠加，就能将特定方向的回波信号叠加增强，而其他方向回波信号叠加后减弱甚至完全抵消。这样，接收延迟叠加产生接收合成波束，使阵列换能器接收信号具有了方向性。改变对各阵元或各通道回波信号补偿的延迟时间，就可改

变接收合成波束相对于阵列法线的偏转角度。这就是相控接收的原理。

在相控阵扇形扫描过程中，为了进行显像，并使发射与接收合成波束宽度尽可能窄，且具有较高的信号检测灵敏度，要求发射合成波束与接收合成波束的偏转角相等，因而发射与接收偏转延迟也相等。

七、机械扫描技术

机械扫描技术是通过伺服电机驱动机械传动，使超声换能器按照一定的运动轨迹进行旋转或平移，实现空间多声束扫描的一种超声显像技术。

常见的扫描的方式包括机械扇形扫描、机械径向扫描等。

机械扫描仅使用几个压电晶片实现声束扫描，晶片数目少且尺寸较大，聚焦容易实现，旁瓣小，声场特性好；探头与体表接触面积小，具有近场视野小、远场视野大等特点，因此可以实现小声窗成像，避开肋骨和肺对超声声束的障碍作用，非常适合心脏的切面显像，它是早期推出应用相控阵探头进行心脏实时动态研究的价廉质优的替代探头。此外，机械扫描探头还可以用于腹部器官、妇产科和新生儿颅内结构的切面显像检查。

但机械扫描探头的缺点也是显而易见的，其机械传动装置易磨损，导致扫描过程中随使用时间变长而重复性、稳定性变差。同时机械探头体积大，操作不便，还有噪音，探头与体表组织接触面过小，需适当加压才能使其整个探头与组织接触来获得满幅图像。因此，随着相控阵心脏探头材料日臻完美、相控电子扫描和控制技术日趋高效，相控阵探头价格大幅降低、性能更好，机械探头的替代使命已完成，现已少见此类探头。但其曾经在超声诊断成像中，发挥过重要的作用。

（胡 芮）

第五节 超声多普勒血流检测与成像

超声波在传播过程中，遇到运动目标会产生多普勒效应，无创的超声多普勒诊断仪正是利用了这个原理来无损检测人体内部的血流动力学指标。

近年来，多普勒超声技术在医学临床上得到了

越来越广泛的应用，主要用来测量血流各项动力学指标，还可以用于测量血压、进行听诊、胎儿监护等。进行超声多普勒检查时根据频移情况可以了解血流有无异常、发现病变、进行心血管病变的诊断。

一、医学多普勒信号的模型

（一）实际流体和理想流体

流体是液体和气体的统称。实际流体是指自然界中实际存在的液体或气体，人体血流动力学所研究的对象主要是血液，是实际流体的一种。实际流体既可被压缩又有黏滞性，流动时，由于体积的变化和内摩擦力的存在而产生能量转化或消耗，实际情况非常复杂。理想流体是为了便于分析和理解不同实际流体的流动规律而假想的一种不可压缩且无黏滞性的理想模型。由于不考虑压缩形变和内摩擦，就不涉及流体内部机械能与热能的转化，所以理想流体的流动，遵循机械能守恒定律，此时理想流体可以用来近似描述某些实际流体的流动情况。

（二）连续性方程

质量守恒定律是自然界普遍存在的客观规律，其在流体力学中的体现就是连续性方程。当稳定流动的理想流体通过流管时，取任意两个与流管轴向垂直的截面 S_1 和 S_2，设通过 S_1 和 S_2 的理想流体流速为 v_1 和 v_2，由于理想流体不可压缩性，则通过两个截面的流体总量是相等的，这就是理想流体的连续性方程，即

$$S_1 \cdot v_1 = S_2 \cdot v_2 \qquad 公式(7-9)$$

这说明对于理想流体，相同时间通过流管任意横截面的流量相同，而流速与横截面积呈反比。由此可见，当把血管内血液流动近似视为理想流体时，血流量不变，当血流通过不同直径的血管时，血管横截面小（细）的血管，血流速度大（快），反之亦然，血管横截面大（粗）的血管，血流速度小（慢）。

（三）伯努利方程和简化的伯努利方程

伯努利方程是理想流体稳定流动时所遵循的基本方程，符合机械能守恒定律，即一定质量的理想流体，在稳定流动时其动能、势能和压强之和为一个常量，即

$$p + 1/2 \cdot \rho v^2 + \rho gh = C \qquad 公式(7-10)$$

其中，p 为压强，ρ 为流体密度，v 为流体流速，h 为横截面相对于参考面的高度差，C 为常量。

当流体在水平流管内流动时，高度差可忽略不计，势能为零，则

$$p_1 + 1/2 \cdot \rho v_1^2 = p_2 + 1/2 \cdot \rho v_2^2 \qquad 公式(7-11)$$

那么两横截面的压力阶差 Δp 表示为

$$\Delta p = p_1 - p_2 = 1/2 \cdot \rho v_2^2 - 1/2 \cdot \rho v_1^2$$
$$= 1/2 \cdot \rho (v_2^2 - v_1^2) \qquad 公式(7-12)$$

这就是利用伯努利方程来测量狭窄口前端与后端的压力阶差。其中，狭窄口的出口流速 v_2 远大于入口流速 v_1，则其动能 $1/2 \cdot \rho v_1^2$ 可忽略不计，则

$$\Delta p = 1/2 \cdot \rho v_2^2 \qquad 公式(7-13)$$

需要注意的是，公式中的压力阶差单位是国际单位制的 Pa，换算成 mmHg 单位时：

$$\Delta p \approx 4 v_2^2 \qquad 公式(7-14)$$

这就是在超声医学中利用简化的伯努利方程计算压力阶差 Δp 的方法。

（四）血液的实际流动状态

1. **层流**　血流在各段直径近似相等的血管内流动，以相同的形式作规则的分层流动，无压缩与交错运动，在某横截面上表现为中心处血流速度最快，流速从中心处向边缘处依次递减，边缘处血流速度最慢，称为层流。

2. **湍流**　血流从一个狭窄的血管突然进入一个宽大的血管时，通过交界面的瞬间，血管内流线会分散。中心处流线继续向前流动，流速快，周围流线向边缘处偏离，流速减慢，更有的边缘流线出现回旋打转，这种流动状态称为湍流。

3. **涡流**　血流通过重度狭窄的横截面时，流线出现明显变化，表现为无规则的多方向混杂流动，流速有大有小，方向有正有负，并形成若干漩涡，这种杂乱的流动状态称为涡流。

二、D 型超声诊断仪基本原理

多普勒效应是指当振动源与接收端之间存在相对运动时，所接收的振动频率与实际振动频率发生改变的物理现象。在超声医学诊断中，应用多普勒效应，血液中红细胞的运动速度，超声探头发射的超声波在人体组织中的传播速度，超声探头发射的超声频率，由多普勒效应所产生的红细胞散射回声频移等参数，可以共同用来表征血管中血流动力学情况。

（一）多普勒超声的类型

1. **连续波多普勒**　连续波多普勒（continuous wave Doppler，CW）又称连续型多普勒（continuous-mode Doppler），是最早出现的一种多普勒技术。探

头内有两个换能器，一个连续发射超声信号，一个连续接收回声信号，可连续检测血流情况。后来使用多阵元探头和相控阵技术，可以将探头晶片分为两组，一组连续发射另一组连续接收。由于连续波多普勒诊断仪发射高频连续波，可测流速很大的血流，且不会产生混叠现象。但无法选择检测深度，且回波信号受数字模拟转换器工作效率的限制，最大可测血流速度上限约为 10m/s，而此上限完全满足临床的需要。

2. **脉冲波多普勒** 当连续多普勒经过的地方存在两个以上的运动目标时，系统所测得的信号将是所有运动目标信号的混合。为了检测特定目标（深度）的血流信息，在连续多普勒的基础上，提出了一种深度可控的脉冲多普勒（pulsed wave Doppler，PW）方案，它是另一种多普勒技术。超声探头间歇式发射超声脉冲，传播经过一段时间后遇到散射体会产生散射，再通过控制接收散射回声信号，可以有选择地接收所需位置的回声信号，分离出特定深度的多普勒频移信息。所需检测位置的深度可用延迟电路来实现，检测取样大小由取样容积决定。

3. **高脉冲重复频率多普勒** 高脉冲重复频率多普勒（high pulse repetition frequency Doppler，High PRF），又称为扩展量程多普勒（extended range Doppler），是对脉冲波多普勒的一种改进，是为了提高脉冲波多普勒最大可检测血流速度的能力。它的特点是超声探头在发射一个脉冲波之后，不等取样部位的回声信号返回探头，就又发射第二个脉冲，因此，在同一时刻，取样深度范围内可有两个或两个以上的取样容积，随着脉冲重复频率的成倍增加，最大可测血流速度的范围也相应地成倍增加。

（二）多普勒超声的信号处理

1. **频谱分析** 由于血管内血流沿径向存在一个流速剖面，或由于检测声束经过多条血管，回波信号中会包含各种频率分量，利用频谱分析（spectral analysis）可以把复杂的频移和回波信号强度区分并以频谱显示出来。目前超声诊断仪主要利用快速傅里叶变换（fast Fourier transform，FFT）进行实时频谱分析的，上述复杂信号经过快速傅里叶变换可分解为频率和振幅两个分量以实时的血流频谱形式显示出来。

2. **壁滤波** 多普勒回波信号中除了包含着血流信号外，还包含血管或其他脏器的壁运动所产生的干扰信号。壁运动的速度低，它产生的多普勒频移较小，但是由于脏器界面的镜像反射，它产生的回波信号在幅度上远大于红细胞产生的后向散射信号，会对血流频谱图形产生干扰，壁滤波器实质上是一个高通滤波器，保留了血液产生的频移信号，抑制了室壁等产生的高能低速干扰信号。

3. **脉冲重复频率与最大测量速度、最大测量深度** 脉冲多普勒利用选定不同深度实现定点检测，由于传播速度一定，传播深度和延迟时间关系保持一致，即观测点越深，延迟时间越长，所需脉冲周期越长，脉冲重复频率（PRF）越小。而在信号检测和处理技术中要求，对一个周期性变化的量，取样频率必须大于观测对象变化频率的两倍，即满足奈奎斯特抽样定理，即脉冲重复频率 PRF 大于多普勒频移 f_d 的两倍，才能够准确显示频移的方向和大小，否则就会出现频率失真（frequency aliasing）。因此，满足抽样定理的脉冲重复频率与最大测量速度关系是

$$f_d = 1/2PRF \qquad 公式(7-15)$$

脉冲多普勒最大测量深度 L 与系统的脉冲重复频率 PRF 有关，即

$$PRF = c/2L \qquad 公式(7-16)$$
$$L = c/2PRF \qquad 公式(7-17)$$

脉冲多普勒最大测量速度 V、超声工作频率，也均与系统的脉冲重复频率 PRF 有关。对同样的红细胞运动速度，探头工作频率越高，散射回的频移频率也就越大，它的最大可测血流速度就越小。在探头工作频率相同时，取样频率主要受探查深度的限制，探测深度越大，取样频率就越小，最大可测血流速度就越小。因此，为了提高脉冲多普勒最大测量速度，可以通过减小取样深度，降低超声探头工作频率以及提高脉冲重复频率 PRF 来实现。

（三）多普勒技术的临床应用

1. **心血管系统** 检测瓣口的狭窄性血流、关闭不全的反流，心腔内、大血管内的分流，判断血流的起源、走向、时相、速度等。

2. **腹部及浅表器官** 检测其正常、异常血流情况，病变区有无血流分布等。

3. **外周血管** 检测动脉血管判断有无管腔狭窄、闭塞，评估真性、假性动脉瘤，夹层动脉瘤等；检测静脉血管判断有无血栓形成，静脉瓣功能不全等。

三、彩色血流成像工作原理

（一）彩色多普勒技术原理

彩色多普勒血流成像可在心脏、腹部、外周血管的二维图像上实时显示人体血流彩色图像，判断狭窄性病变和射流方向；直观显示和分析反流、分流的特点；显示脏器及病灶的血流流向和分布。在临床应用中具有图像逼真、简便、特异性高的独特优越性。

彩色多普勒血流成像，以脉冲波多普勒技术为基础，涉及运动目标显示器（MTI），自相关函数计算，数字扫描转换、彩色编码等技术，它用一多阵元探头发出超声束对组织脏器行平面扫描，血流探查区每一个方向上要发射几个脉冲，接收到的回波信号分两路，一路形成 B 型图像，另一路进行自相关处理，使用一种运动目标显示器，测算出血流中血细胞的动态信息，并根据血细胞的运动方向、速度、分散情况，用红、绿、蓝三原色对不同血流信息进行彩色编码，将编码结果用不同颜色显示在相应的二维黑白解剖结构声像图内。

（二）彩色多普勒技术的种类

1. 速度型彩色多普勒　以红细胞运动速度为基础，用彩色信号对血流显像，其技术特点为：

（1）以彩色表示血流方向，例如以红色表示流向探头的血流，以蓝色表示背离探头流动的血流；

（2）以彩色信号的色调（明亮度）粗略表示血流平均速度的快慢，彩色越明亮表示流速越快，色调越暗淡，表示流速越慢。

2. 能量型彩色多普勒　以红细胞散射能量（功率）的总积分进行彩色编码显示，其技术特点为：

（1）成像对超声入射角的相对非依赖性。超声入射角的变化，只改变红细胞运动的功率谱-时间曲线的特性，曲线下的面积即能量不变，因而成像相对不受超声入射角的影响。

（2）对血流的显示只取决于红细胞散射的能量（功率）存在与否。因而能显示低流量、低速度的血流，即使灌注区的血流平均速度为零，而能量积分不等于零，也能用能量多普勒显示。

（3）不能显示血流方向。

（4）不能判断血流速度的快慢。

（5）不能显示血流性质。

（6）对高速血流不产生彩色信号混叠。

3. 速度能量型彩色多普勒　既以能量型多普勒显示血流，同时又能表示血流的方向。

（三）彩色多普勒血流显示方式

在彩色多普勒成像中，有速度、方差和能量三种显示方式。显示角度可以从 30°~90° 选择，最大帧速率为 25~30 帧/s，显示角度越大，彩色成像区域越大（宽度或深度），则帧速率越低。

1. 速度-方差显示　以彩色及其色调表示血流方向及速度。当血流速度超过仪器所能显示的极限或血流方向明显紊乱时，在血流的红色或蓝色信号中夹杂其他彩色，如绿色的斑点状信号，这就是速度-方差显示，因为彩色多普勒血流成像是以自相关技术中计算的方差表示取样部位的流速值范围。速度方差值越大，绿色斑点的亮度越明显，否则，绿色的亮度越小，常见于湍流及高速血流。速度-方差显示时，朝向探头的血流由红色与绿色叠加可变为黄色信号，背离探头的高速血流由蓝色与绿色叠加可变为青蓝色信号。

2. 速度显示　以红色显示血流朝向探头，蓝色表示血流背离探头，以颜色的色调（色泽）来表示。流速越高，色调越浓即彩色越亮；反之，流速越低，色彩越暗。

3. 方差显示　当血流速度超过仪器检测的极限或血流方向明显紊乱时，彩色信号从单一彩色变为多种朦胧色，即五彩镶嵌，更多见于极高速血流的显示，如瓣口狭窄的射流等。

4. 能量显示　在能量型朦胧色多普勒显示中，彩色信号的明亮表示血流运动的多普勒能量大小，适用于低速血流的显示。

（四）彩色多普勒血流成像技术的局限性

1. 超声入射角的影响

（1）速度型彩色多普勒技术受到超声入射角的影响，入射角与血流方向成 90° 时，其余弦值为零，不能对血流成像。

（2）以横向走形显示较长血管的血流时，流入血管的血流因朝向探头显示为红色信号，在接近中间处的血流因与超声入射角成 90° 无彩色信号，但实际上血流方向并未发生改变。图 7-11 显示了血流方向与彩色多普勒图像的关系。

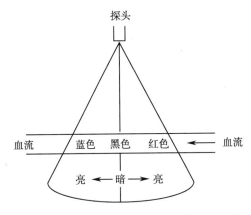

图 7-11　血流方向与彩色显示的关系示意图

（3）超声入射角的余弦值,影响所计算的速度值,对于速度恒定的血流,因入射角的变化可使彩色信号的色调发生变化,但不等于血流速度发生变化。

2. 超过奈奎斯特频率极限时出现彩色信号混叠　当血流速度超过 PRF/2 时,即超过奈奎斯特采样频率,表示血流速度超过可测量的最大速度,此时发生彩色信号的混叠,表现为多彩信号,血流方向难于辨别。

3. 对二维 B 超图像的影响　彩色多普勒血流信号是叠加在二维黑白灰阶图像上的,因彩色多普勒需处理的数据量很大,为了获得实时图像显示,即较高的帧频,需要用较小的扫查角度,影响二维图像的质量。采用多通道多相位同时分别处理彩色多普勒和二维成像,可提高彩色多普勒显像的帧频及保持较高的二维灰阶图像成像质量。

4. 湍流显示的判断误差　湍流的主要特点是血流的多方向性,因此当湍流以方差显示时,出现绿色的斑点信号。而方差显示方式时,当血流速度过快,超过奈奎斯特采样频率极限时,同样会显示绿色斑点信号。因此,当方差显示出现绿色斑点信号时,不一定是湍流,也有可能是血流速度过快。

四、多种工作方式复合显示的医学超声设备

（一）B 超与脉冲多普勒技术复合显示

利用多阵元换能器的波束控制或相控阵扇形扫描获得 B 超图像,同时结合多普勒检测,在二维图像上用一条亮线表示声束所在位置(连续波和脉冲波分别用不同的线型表示),屏幕分屏显示 B 型图像可提取该声束路径上不同深度的血流信息,并进行实时频谱分析。进行频谱实时显示时,B 型图像是静止的,若要重新调整取样线,冻结频谱显示,即实时显示是在两种显示模式之间切换。B 型图像可以是线阵电子扫描图像,或者是线性凸阵电子扫描图像。

（二）B 超与彩色多普勒技术的复合显示

这是彩色多普勒显示的基本组合形式,即先进行 B 超像扫描,确定需观察的血流区域,设定彩色成像取样框进行彩色多普勒成像。通常取样框的设定需小于 B 超图像,因为彩色取样框越大,需处理的多普勒信号越多,速度越慢,帧频越低,不利于观察目标的运动。另外,彩色取样深度越深,也影响图像实时性,因此,尽可能缩小取样框的大小,减低彩色取样深度,提高图像帧频。

目前,随着计算机技术与电子技术迅猛发展,医学超声设备不断更新换代,其图像处理能力显著提升,多种成像模式的复合早已成为可能。目前,一台技术成熟、性能可靠的超声设备,几乎同时兼顾 B 型、C 型、M 型、D 型多种显示方式,甚至还包括尚未提及的更多的超声成像新技术。多种工作方式的复合显示,使得在同一时刻同一幅超声图像中可以获得更多的组织信息,为疾病诊断或治疗提供更多的图像支持。

（胡　芮）

第六节　超声仪器的组成结构

随着电子技术的发展,高速计算机发展以及人工智能的普及,超声在临床涉及愈来愈广泛,超声诊断仪器的内部电路由原来的模拟电路逐渐转换为数字合成电路,形成了现今的全数字超声诊断仪器。在图像正常显示、允许的最大灵敏度和亮度条件下,所观测到回波目标的最大深度,该值越大,越能在生物体内更大范围进行检查,就是超声设备所需要的性能指标。这里对线阵 B 超主要技术指标做一介绍,详细介绍超声诊断仪的组成结构,大家对医学超声诊断仪性能有初步的了解。

（一）医学超声诊断仪的主要指标

1. 探头频率　探头频率也叫工作频率,是指超声探头发射频率,一般探头标识频率,指探头或者仪器设备中心频率或者载波频率,如 5.0MHz、10MHz,甚至 18MHz 等,它既与探头晶振的固有频率有关,也与发射振荡电路的其他参数有关。由于

超声诊断仪都是脉冲反射成像。探头发射的仅是高频的脉冲载波信号。通常探头只有一个中心频率,理论上是有一定带宽的信号,这里仅仅意味着超声信号的频带很窄。

当探头为宽频带探头时,发射的超声一般为一宽频带信号。无法用中心频率来标称探头的工作频率。当探头为谐波成像探头时,其发射频率与接收频率并不相同,后者为前者的 2 倍;若是变频探头,则探头可依据操作者设定的条件,分别在不同的频率工作。

2. 脉冲重复频率(pulse repetition frequency, PRF)　PRF 是超声诊断仪很重要的指标,超声诊断仪发射的超声波是脉冲信号;按一定时间间隔重复地发射同样的脉冲信号,此时间间隔称为重复周期 T。

$$PRF = 1/T \qquad 公式(7-18)$$

脉冲每秒钟出现的次数称为重复频率 F,脉冲重复频率的高低选择是有要求的,其最低重复频率为下限频率 F_{min},最高频率为上限频率 F_{max}。

下限频率根据采样理论确定,当观察运动目标时,重复频率应不小于运动最高频率的两倍。观察心脏时,运动目标的最高频率为二尖瓣的运动频率,大约为 100Hz。因此,F_{min} 应大于等于 200Hz。考虑到图像的清晰度,系统的重复频率应大于 200Hz。

上限频率取决于最大探测深度 L 与多次反射衰减的时间。为了不出现距离模糊,在发射下一个周期脉冲信号前,来自最远探测深度的标的回波信号已到达了接收换能器表面。

$$F_{max} = 1/T = c/2L \qquad 公式(7-19)$$

目标脉冲持续时间称为脉冲宽度 W。重复频率越小,超声探测深度越深。超声发射脉冲的带宽(频带)越宽,其纵向分辨力越高。脉冲重复频率还要选取还要考虑不发生多普勒信号频谱的混叠,脉冲重复频率应满足:

$$PRF > 2fD_{max} \qquad 公式(7-20)$$

3. 带宽　在脉冲回波系统中所发射的是脉冲超声波,这种脉冲只有很短的持续时间。根据频谱分析可知,一个脉冲包含有许多谐波,即有一个频带的宽度;这个含有许多谐波的宽带就称为带宽;其最大能量集中在中心频率附近。

4. 几何分辨率　分辨力是超声诊断中的一项重要技术指标,与诊断结果密切相关。常分为两大类:基本分辨力及图像分辨力。基本分辨力分为纵向分辨力、横向分辨力及侧向分辨力;图像分辨率又分为细微分辨力及对比分辨力。由于彩色多普勒超声仪器的发展,将彩色信号重叠在二维超声图像上,故又形成了空间分辨力及时间分辨力等。分辨力与超声转换器性能、生物组声场特性、扫描方式以及设备的显示器性能等都有很大关系。

(1)纵向分辨力(longitudinal resolution):纵向分辨力又称轴向分辨力或距离分辨力,是指沿声束轴线方向,在 B 超图像显示中能够分辨两个回波目标的最小距离,是衡量设备对超声波在其轴向对物体的识别能力。对于连续超声波,纵向分辨力可达到理论上的半波长,该值越小,声像图上纵向界面的层理越清晰。超声波波束在纵向可分为近场(near field)、焦区(focus zone)和远场(far field)三个区域,且呈现近场收敛、远场发散的特性。因此频率越高分辨力越好。如图 7-12 所示,提高发射频率可以提高纵向分辨力,但是在实际中,生物组

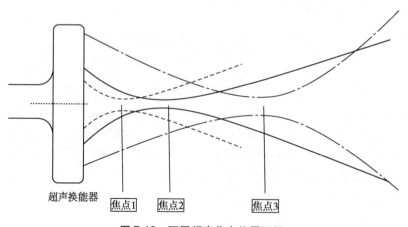

超声换能器　焦点1　焦点2　焦点3

图 7-12　不同频率焦点位置不同

织会对超声波的衰减随着频率的增加而增大,影响穿透力。频率越低,波长越长,其幅值衰减越小,则探测深度越大,但分辨力变差。相反,频率越高,探测深度越小,但分辨力变好。因此纵向分辨力一般只能达到 2~3 个波长。为了满足临床的需要,设计不同频率的换能器来诊断生物体的不同部位。

(2)横向分辨力(transverse resolution):横向分辨力又称侧向分辨力,指在超声束的扫查平面内,垂直于声束轴线的方向上能够区分两个回波目标的最小距离,它是衡量仪器的超声波在其垂直于轴线方向上的识别能力。在声束扫描成像过程中,超声束的有效宽度与横向分辨力密切相关,声束越窄,横向分辨力越好。由换能器声场特性可知,超声束是发散的,在近场,声束宽度与换能器尺寸相当,在远场,声束宽度随传播距离增加而变宽。因此,横向分辨力下降。而提高频率,近场延长,远场声束扩散角变小,则说明频率越高,横向分辨力越好。归根结底横向分辨力和声束宽度密切相关。而声束宽度与晶片直径和工作频率有关。但是换能器尺寸不可能做得很大,频率不能无限高。因此一般应用了分段动态聚焦和连续动态聚焦,从而提高了侧向分辨力。随着增益的升降声束宽度相应地变宽和变窄,而目标回波声像的横向尺寸也相应地拉长和缩短。显示器亮度和媒质衰减系数等都会影响侧向分辨力,所以在测量侧向分辨力时,一定要将设备的增益和亮度调到最佳状况。

(3)侧向分辨力(lateral resolution):可分辨与声轴垂直且与扫描平面平行的直线上两点的最小距离。侧向分辨力等于声束的侧向有效宽度。矩形声束有短轴和长轴,一般把长轴方向的分辨力称为侧向分辨力。侧向分辨力实际是扫描方向上的横向分辨力,也即垂直于探头短轴方向的分辨力。

纵向分辨力、横向分辨力和侧向分辨力区分如图 7-13。

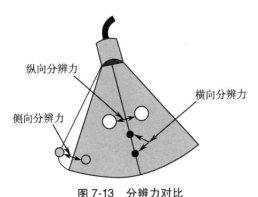

图 7-13　分辨力对比

(4)对比分辨力:成像系统可显示相似振幅回声而不同灰阶细微差别的能力,也即显示不同组织回声细微差别的能力。用以区分超声图像中相邻两个结构亮度的程度,即画面上最大亮度与最小亮度之比。对比度分辨力越好,图像的层次感越强,细节信息越丰富,图像越细腻柔和。影响这一因素的原因,主要取决于声信号的频宽和显示电路的灰阶。

(5)时间分辨力:超声成像系统每秒成像的帧数称为帧频,是指单位时间成像的幅数。每秒 20 帧以上的系统称为实时成像系统,与静态成像系统对应。帧频越高成像速度越快,则时间分辨力越高。实时成像是 B 超的一大特点,可以实时观察心脏、血流的运动变化情况。B 超诊断系统由于采用反射成像,超声波在人体组织中的平均传播速度为 1 540m/s,声波从探头发射到达 1cm 的组织深度然后再反射回探头约需 13μs,设最大探测深度为 dcm,则按最大探测深度计算每条扫描线需 13Dμs,如果每帧图像由 N 条扫描线构成,则一帧图像需要 13DNμs,则帧频 FR 为

$$Fv = 10^{-6}/13DN \qquad 公式(7\text{-}21)$$

由此可见,帧频、扫描线数和探测深度三者之间成一定比例,若要提高一个指标必然牺牲另外两个为代价。从设备成像质量考虑,扫描线数越多图像质量越好,但扫描线束增加后必然降低帧频或探测深度,帧频太低会出现设备图像闪烁问题,探测深度不足则影响诊断质量。因此一般都需要平衡三者关系,取得最优图像质量。

(二)超声成像系统的构成

随着超声技术的不断突破,超声诊断仪在近些年有了长足的发展,超声成像系统的发展和进步借鉴了声呐、雷达、人工智能等各方面的技术。超声成像系统按成像原理可以分为:A 型超声、B 型超声、M 型超声、D 型超声等四种,此外 3D 技术、人工智能技术的引入,也为超声成像系统的发展起到推动和变革性的作用。但目前市场上所有超声设备,由于所采用的信号显示方式、声束扫描方式以及探头的不同,形成多种超声成像系统。但功能和技术都在 B 型超声集中体现出来,很多新功能也是在 B 超基础上进行改进。为了提高成像性能,一方面在换能器、结构以及显示器等外在做了大量研究,另一方面在信号与图像处理上采用新技术。

从 B 超诊断仪电路结构来看,虽然不同设备电路设计不尽相同,但是基本组成结构基本相同,主

要由探头、发射与接收单元(Tx/Rx)、数字扫描转换器(Dsc)、显示部件、记录仪以及电源等部件组成。具体的电路模块,主要是前置放大电路、A/D转换电路、时间增益补偿、数字电路及电源部分等。

按照目前设备较为普遍的方式,超声成像结构框架图基本如图7-14:

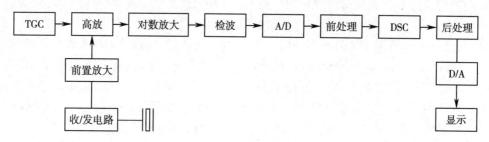

图7-14 超声设备成像结构框架

1. 接收放大 超声成像系统需要使用各种超声换能器支持特定的诊断检查。每个换能器由一组压电传感器单元阵列构成,它们集中能量并发射到人体内部,然后接收相应的反射信号。接收到的回波脉冲转换成电信号输出,每个电信号通过纤细的同轴电缆连接到超声系统。因为该信号动态范围有限,因此需要加到前置放大器上进行放大,采用增益控制要求,以便达到人体反射回波要求。实际上是采用一定的电压曲线来控制放大器的增益,使不同深度下的超声回波获得不同的放大倍数。

超声波在人体组织中向组织深部传播和返回时,其强度会随时间(距离)衰减,那么接收到的回波会出现近场强远场弱的现象,因此回波的大小差异不同。为了使处在不同深度、具有相同反射系数的界面图像有同样的灰度,则需要用时间增益补偿电路。另外,在临床诊断中有时希望突出某一深度范围内的回波信息,也需要人为地调节该深度范围内的信号增益。我们将这类问题统称为时间增益补偿(time gain compensation,TGC)又称为深度增益补偿(depth gain compensation,DGC),就是时间/距离补偿增益。TGC功能键就是增加了向远场传播的声波能量,又放大了远场返回的声波信号,最终使同一切面内近场、远场的图像亮度趋于一致。

2. 对数放大 面对过大的输入信号动态范围,采用将设备输出信号与输入信号呈对数函数关系的放大电路,接收机采取的增益控制技术是进行对数压缩。

由于反射系统的差别,相邻的各体反射与散射回波信号是大小不同,信号幅度常会在很短时间间隔内从几微伏变化到几伏,但输出信号应保持在几十毫伏到几伏范围内;另外显示器的动态范围又很小。为了均衡这类差异,并且将大范围的回波信号显示在小动态范围显示器上,必须压缩动态范围。因此在超声设计上需要使用满足上述性能的对数放大器。超声采用对数放大器为线性-对数放大器,即在小信号时为线性放大,在一定范围内对数放大。

3. 检波 在超声波的反射中,会存在各种波形,因此,需要将高频信号过滤,对信号进行筛选,仅留下信号的变化幅度、相位、时间等超声回波所需要的信号。一般采用抗混叠滤波器,置于接收通道,用于滤除高频噪声和超出正常最大成像频率范围的信号,防止这些信号通过转换混叠至基带。如图7-15所示,为了抑制混叠并保证信号的时域响

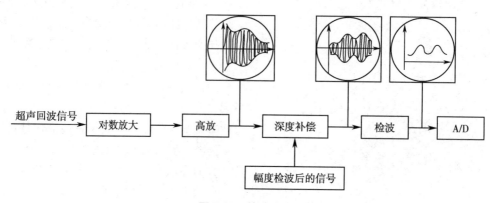

图7-15 检波流程

应,滤波器需要对频率以外的信号进行衰减。

4. 图像处理技术 在带有数字扫描变换器的超声诊断设备中,一般都在数字扫描变换器前后分别设置前处理和后处理部件,在 DSC 前对信号进行处理称前处理,在其后进行处理称后处理。

前处理指的是完成时间增益补偿、动态范围、图像显示深度变化、帧相关以及边缘增强等。综合运用这些方式,可有效提高设备图像质量,突出有用信息。

5. 数字扫描变换器 当下随着数字计算机的迅速发展,现代超声诊断仪基本为数字超声设备,带有图像存储和处理等装置。

作为医学超声成像处理技术的数字扫描变换器(digital scan convertor, DSC),在 1974 年 B 超设备中已经使用。ADC 的输出信号通过高速低电压差动信号(LVDS)串口传输给数字接收波束成形器。波束成形器内置上变频低通滤波器或带通数字滤波器,这些滤波器把有效采样速率提高多倍,从而提高了系统波束成形的精度。经过适当

的延时,通过延迟系数加法器进行叠加,得到合适的焦点。信号还进行适当的变换,在叠加之前进行变迹,可以调节接收孔径,降低旁瓣对接收波束的影响,从而提高图像质量。接收到的波束成形数字超声信号进行处理,得到视频和音频输出信号。

6. 后处理 从三个方面对超声图像进行后处理,首先可对图像像素点处理,使用不同灰阶变化如窗口灰度处理等。第二是在二维平面对图像整体处理。第三是对图形进行时序处理,如冻结回放等。

7. 显示 超声脉冲回声信号经过放大、检波、视频处理等方式后,最后在显示器上作为出入信号进行显示。现在的显示器一般都是医学诊断显示器。具备高清晰高亮度等特点,采取了稳定的亮度控制技术,对显示亮度所反馈的信息随时进行校准,使其始终保持在标准亮度之上,支持灰阶显示,反映了黑白图像之间的层次,配备有医疗专用显示器应当配有专用显卡。

(杨新星)

第七节 超声成像新技术

除经典的二维灰阶超声和多普勒模式外,超声新技术也在不断创新、快速发展,如三维超声、多普勒新型检测技术、超声造影、超声组织应变及应变率成像等,均获得了满意的临床效果,并根据其独特的影像表现特征,在各自的相关优势诊断病种临床应用中,陆续推出了使用指南及诊断规范。

其中,三维超声成像将超声影像从二维提升到空间的三维立体成像,到 21 世纪初突破了实时三维成像的瓶颈,获得了能满足心脏实时成像的三维实时图像,实现帧频达 24 帧以上、扫描角达 30°×60°以上。它被喻为超声技术的第二次革命。近年来,结合彩色多普勒、声束捕捉和光影技术构建了惟妙惟肖的三维图像(文末彩图 7-16)。

超声造影则被誉为带来超声技术第三次革命的源动力。随着超声对比剂研制的进展,更安全、更微小、更稳定、更易于使用的微气泡对比剂相继问世,超声造影成像技术对诊断良恶性包块(文末

彩图 7-17)、微小灌注、肝肾移植的功能评价等,获得极其敏感的诊断指标。

近年来,超声成像诊断技术更是向更高、更新的领域发展,如三维打印、超声 AI 诊断、与磁共振等其他影像技术的融合成像等,带来令人兴奋同时也带来了思考。如人工智能辅助诊断,随着机器自我"学习"能力的不断提高和完善,其为临床提供了高效,精准,重复性高的新方法,为影像技术的应用提供巨大的帮助,但也对人类提出了挑战,人类如何去与它同进步共存亡。而多参数磁共振与超声融合靶向穿刺和系统穿刺对前列腺癌进行的研究表明,融合技术较单一超声引导下的穿刺诊断价值,癌检出率明细高于非融合组。

同时,超声成像技术不仅仅是用于诊断,治疗领域,即充分利用超声无创获得人体内部组织结构图像信息的特点,结合微创治疗技术,在超声引导下开展全身多个部位的穿刺介入治疗,获得了满意的治疗效果,实现了跨界。目前,不仅能在超声引

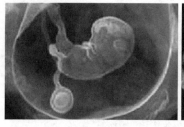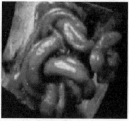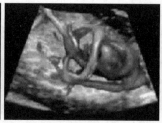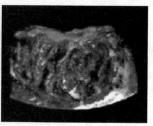

图 7-16　容积成像技术实现早到 8 周胎儿成像（左一），以及立体感超自然的缠绕脐带（左二）、胎盘血流（右二三）

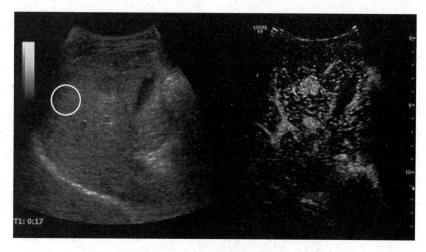

图 7-17　超声造影前后对比图

左图为常规二维灰阶超声，病灶区（画圈处）仅见一低回声弱衰减灶，后回声增强，边界清形态尚规则，内回声欠均匀。超声造影显示，病灶动脉相呈整体均匀回声高增强（右图），表明病灶性质活跃。

导下进行组织学活检、囊液抽吸和注药治疗、经皮肿瘤热凝固或消融治疗、心内房室间隔缺损封堵等微创介入手术，更是独特地创建了丽文术式，主要是针对心脏难治性梗阻性肥厚型心肌病的一种先进的术式（图 7-18），在超声引导下经皮经肋间经心外膜射频针穿刺心肌，直接对室间隔进行消融。这种术式突破以往经导管室间隔化学消融或外科室间隔切除术，为患者带来更安全、更高效的治疗手段。这些治疗手段，不仅开拓了视野和思路，也创新性拓展了超声的治疗领域，期待超声治疗有更多的应用场合。

超声技术的发展，注定可积极推动影像医学进步。我们拭目以待超声新型成像技术，助力医学诊断、治疗的跨越式进步。

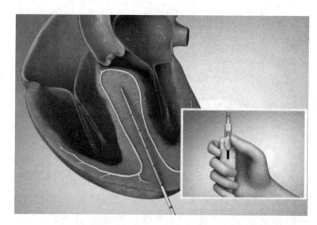

图 7-18　丽文术式治疗示意图

右下角小图是获得专利的丽文术式治疗装置

（朱　霆）

第八章

核医学成像

第一节　核医学概述

一、核医学的定义及内容

核医学(nuclear medicine)是研究核技术在医学上应用的学科,也可定义为应用放射性核素(即开放型放射性核素)所释放的射线,对疾病进行诊断、治疗和科学研究的学科。由于"核医学"在应用原理、诊疗方法、仪器设备及防护管理等方面都独具特点,故而形成一门专门的学科,即核医学。

核医学涵盖基础核医学、实验核医学和临床核医学三大部分。基础核医学主要包括核医学仪器及放射性药物这两大核医学支柱;实验核医学是应用放射性核素示踪技术,进行生物医学研究,以探索生命科学的奥秘,揭示机体的生理生化过程及病理变化规律,并为许多新药的应用开辟捷径;临床核医学是利用核素发射的核射线对疾病进行诊断和治疗的一门临床专科。

临床核医学又包括诊断核医学和治疗核医学两个部分,本章的主要内容是诊断核医学,其中核医学诊断设备及其应用代表了当今核技术、计算机技术等高精尖科学技术发展的先进水平,是本章的主体。诊断核医学的应用范围,广泛涉及临床医学的所有诊疗系统,内容丰富多样。从所使用的技术手段来看,它涵盖了影像诊断技术、功能测定技术、体外分析技术等。

诊断核医学,按放射性核素是进入受检者的活体内或加入离体样本内,又分为体内检查法和体外检查法两类。体内检查法又可分为显像法和非显像法(即核素脏器功能检查法)两种。

发展核医学仪器及放射性药物这两大支柱,是发展核医学的基础和先决条件。核医学仪器是建立在放射性探测技术与微电子技术基础上的。它是核技术、电子学和医学相互渗透、互相结合的一门边缘学科。核医学诊断就是将某种放射性药物注入(或摄入)患者体内,根据核医学仪器所测得该放射性药物在脏器组织中的分布及随时间的变化情况,了解人体的生理、生化、病理生理等过程及脏器形态改变情况,以作为诊断疾病的功能影像学依据。

二、核医学诊断原理和特点

(一) 核医学诊断基本原理

放射性核素示踪技术(radionuclide tracer technique)是核医学诊断的基本原理和方法学基础。示踪技术是基于放射性核素的标记化合物/标记药物,与未标记的同一种物质具有同一性,加上放射性核素发射射线的可探测性这两个基本性质,即可采用它作为"示踪剂",利用它发出的射线来探测它在生物体系中的分布位置、参与代谢的来龙去脉和变化规律,据此以达到诊断和治疗疾患的目的,以及对生物医学进行深入的研究。

依据上述基本原理,可以看出"示踪技术"必须具备下列两个基本条件:

1. 示踪剂与被追踪的物质具有同一性　即该两者具有相同的化学性质、免疫学质和生物学行为,例如以^{131}I-NaI作为示踪剂,用以追踪稳定性碘化物^{127}I-NaI在甲状腺的代谢功能;再如以^{18}F-FDG(^{18}F-氟代脱氧葡萄糖)作为示踪剂,用以追踪葡萄糖在肿瘤中的代谢高低,来鉴别肿瘤的良恶性等。

2. 放射性核素的可探测性　示踪剂与被追踪的物质除具有上述的同一性外,还具有不同性,即在示踪剂的分子结构中含有放射性核素,该核素通过不断衰变释放具有一定特征的核射线,该射线可被放射性探测仪记录和显示出来,从而对被追踪物进行定位和定量分析。

（二）示踪技术的分类

示踪技术可分为体内示踪技术和体外示踪技术两大类。

1. 体内示踪技术　又称为体内（活体，*in vivo*）检查法，他是以完整的机体作为检查对象，通过活体显像来观察示踪剂在机体脏器内的吸收、分布、代谢和排泄等运转规律。此技术的临床应用主要包括核素显像技术和核素脏器功能检查两类。

2. 体外示踪技术　又称为离体（体外，*in vitro*）检查法，例如临床常用的取自机体的体液（包括血清、腹水、胸腔积液、尿液等）进行体外免疫分析诊断（如 RIA）；也可取机体的组织或细胞，进行物质代谢与转化的示踪研究，或取组织/细胞，进行细胞动力学分析、放射自显影研究等。

（三）活体核素显像检查法的基本原理

放射性核素或其标记药物，与一般药物一样，在被引入人体之后，根据其化学和生物学特性，决定其生物学走向和行为：或是被某一脏器的某种细胞摄取和浓集，或是经由某一脏器的某种细胞清除和排出，或是参与某一代谢过程，或是简单地在某一生物区通过和积存等。由于它们发射能穿透组织的核射线，用放射性探测器可在体表探测到它的所在，从而可用显像方式或非显像方式，定位和/或定量地显示放射性药物浓集的影像和/或功能曲线。经过大量试验，用统计学方法求出药物浓集的正常规律、正常值、变异范围等，对脏器的功能状态或代谢状态作出判断。因此，核医学活体显像检查法实为一种脏器功能代谢的检查法，本法与以显示解剖结构为主的其他医学影像法（如 CT、MRI 等）有很大的不同，故可利用放射性核素显像法的优势，结合与其他医学影像法的优势互补性来诊断疾病，这是当前影像医学诊断发展方向。

放射性核素显像是以脏器内外，或脏器与病变之间的放射性浓度差别为依据的一种脏器、组织和病变的显像方法。此法必须具备以下两个基本条件：

1. 合适的放射性药物　具有能够选择性聚集在特定脏器、组织或病变的放射性化合物或放射性药物，使该脏器、组织或病变与邻近组织之间的放射性浓度出现一定差异，达到能清晰显示病变的水平。

2. 核医学显像装置　具有能够探测到上述放射性浓度差异的核医学显像仪器。根据需要，或者显示出平面或断层影像，或者显示出动态功能曲线。

（四）非显像的核素检查法

除核医学显像可进行疾病诊断外，核医学技术中还有一些通过非显像的技术方法进行疾病的诊断，这些非显像的核素检查法主要包括通过探测器检测相关脏器的放射性计数而判断脏器功能的方法，这种方法利用较为简便的放射性探测器（例如甲状腺功能测定仪），在体表探测和记录放射性药物在脏器/组织中被摄取、聚集和排出的情况，以时间-放射性曲线等形式显示。另一种是将放射性示踪剂引入体内后，收集离体的生物样品（例如血样、排泄物或呼出气体等）进行放射性计数，用于测定血容量、计算示踪剂排出量和检测胃内幽门螺杆菌等。

总之，核医学利用示踪技术的基本原理，通过显像或非显像的方法探测放射性核素在脏器的分布，通过判断脏器的功能状态或显示病变情况，从而对疾病进行诊断。

三、放射性药物与核医学仪器

放射性药物和核医学仪器是核医学的两个重要支柱，尤其是核医学显像必须要结合放射性药物及核医学仪器，核医学显像通过注射放射性药物后，利用核医学仪器探测或显示放射性药物在体内的分布，用以进行疾病的诊断。近年来放射性药物和核医学仪器均获得快速发展，有力的推动临床核医学的发展。

（一）放射性药物

1. 放射性药物概念与特点　放射性药物是指含有放射性核素、用于医学诊断和治疗的一类特殊药物。放射性药物可以是简单的放射性核素无机化合物，如 $^{99m}TcO_4^-$、$Na^{131}I$ 等，而大部分临床用放射性药物是由放射性核素和非放射性被标记物质两部分组成。非放射性被标记的部分包括化合物、生化制剂（多肽、激素等）、生物制品等。与普通药物相比，放射性药物的主要特点包括：

（1）具有放射性：因此需要特殊包装和标志，使用时需要有一定的放射防护设备和放射测量仪器。

（2）具有特定物理半衰期：放射性药物随时间而衰变致活度递降，故半衰期短的放射性药物不能超期贮存。

（3）具有特异性：某种放射性药物仅选择性

聚集在某脏器或某种病变部位,使该脏器或病变部位显像和/或发挥治疗作用,而给于其他脏器或正常组织的放射量较小且显影不明显。

2. 放射性药物制备 放射性药物制备包括放射性核素制备及放射性药物的标记两部分。由于放射性药物可以是单独的放射性核素,也可以是放射性核素标记的化合物或其他物质。因此,放射性核素是放射性药物的重要组成部分,通常可以通过核反应堆、加速器和放射性核素发生器等三种方式获取医用放射性核素。核反应堆是一种可控制的重核裂变链式反应的装置,其生产放射性核素是利用反应堆提供的高通量中子流照射靶材料,吸收中子后的靶核发生改变,变为不稳定的(放射性)核素,即通过核反应获得放射性核素。加速器是通过电流和磁场使带电粒子得到加速轰击靶核后引起的核反应生产放射性核素。放射性核素发生器是一种定期从较长半衰期的放射性母体核素中分离出衰变产生的较短半衰期的子体放射性核素的装置。放射性核素标记是将放射性核素通过化学反应与化合物等相连接,通常核素标记通过化学合成法、生物合成法及金属络合法等。

3. 放射性药物分类 放射性药物按照对疾病进行诊断与治疗的不同功能可分为诊断用放射性药物和治疗用放射性药物。其中诊断用的放射性药物按用途可分为脏器显像用药物(显像剂)和功能测定用药物两类。核医学显像是最为常见的诊断用放射性药物,通过口服、吸入或注射进入体内,特异性地集聚于靶器官或组织,用适当的方法和仪器对其产生的 γ 射线进行探测,从而获得药物在体内的位置及分布图像,通过连续动态显像还可获得其在体内不同器官或组织中参与代谢状况及放射性活度随时间变化的信息,用于诊断各种疾病及获得脏器或组织的功能状态。治疗用放射性药物主要由载体和治疗用放射性核素两部分组成。理想的体内治疗药物需要良好的物理特性和生物学性能,包括适合的有效半衰期、能量、射程及辐射生物效应等。目前,以 β 粒子发射体应用较多,如^{131}I 对甲状腺功能亢进及分化型甲状腺癌具有良好的治疗效果,近期 α 粒子发射体核素^{223}Ra 治疗骨转移正进入临床研究阶段并取得很好的临床效果。

(二)核医学仪器

核医学仪器是核医学的重要支柱,核医学仪器种类繁多,可以分为非显像仪器和显像仪器两大类。尤以核医学显像仪器在临床有着广泛的应用。

1. 核医学仪器分类 核医学仪器设备中的仪器设备大部分为核射线探测仪器设备,此外还有放射性药物制备仪器设备等。核射线探测仪器设备分类方式有多种,可按用途、探测原理及探测器材料分类。按用途分类,核射线探测仪器设备可分为显像设备、非显像功能测定仪器、样品测量仪器、放射防护仪器、放射性药物制备仪器等。其中显像设备主要用于临床显像,测定患者体内放射性药物的摄取、分布、排泄等,并以图像的形式显示结果。最早的显像设备为扫描仪(也称扫描机),目前核医学中常用的显像设备有 γ 相机、单光子发射计算机体层显像仪(single photon emission computed tomography,SPECT)、SPECT/CT、正电子发射计算机体层显像仪(positron emission computed tomography,PET)、PET/CT、PET/MR 等。非显像功能测定仪器用于测定患者体内某些器官组织的放射性药物摄取、排泄等,以数据、曲线的形式显示结果,目前核医学中常用的非显像测定仪器为甲状腺功能仪及肾图仪。此外,核医学仪器中还包括用于样品测量的仪器如活度计及体外分析仪器。用于防护目的的探测环境及工作人员所受的辐射,核医学中常用的有表面沾污检测仪、环境辐射监测仪、个人剂量仪等。用于放射性药物制备仪器设备有钼锝发生器、回旋加速器及正电子药物合成器。钼锝发生器用于制备核医学中最常用放射性核素^{99m}Tc。回旋加速器用于生产正电子核素。正电子药物合成器利用回旋加速器生产的正电子核素合成正电子药物。

2. 主要核医学显像仪器 单光子发射计算机体层显像仪和正电子发射体层仪(PET)是核医学主要的两种显像仪器。其中 SPECT 主要用于对发射单光子的核素进行显像,如^{99m}Tc,而PET 主要用于对发射正电子核素进行显像如^{18}F。SPECT 是核医学临床中使用最多、最普及的设备。SPECT 利用不同的放射性药物对人体各组织器官进行功能显像,其放射性药物主要为产生单光子的核素如^{99m}Tc 标记的放射性药物,目前 SPECT 已成为临床中必不可少的影像设备。PET 是采用正电子核素如^{18}F、^{11}C 等标记的放射性药物,PET 显像采用符合探测,使空间分辨力力及灵敏度同时得到大幅度提高,PET

显像已广泛用于对肿瘤的诊疗。

无论是SPECT还是PET都只能显示放射性药物在体内不同脏器或病变部位的分布,属于功能显像,能对病变组织进行定性诊断。但二者不能清晰的显示解剖结构,不能准确确定病变的具体位置。为了更好地确定病变的性质及部位,将SPECT或PET与CT或MR结合,形成SPECT/CT、PET/CT及PET/MR等可同时获取兼具功能影像与解剖影像,有效提高对疾病诊断的效能。如PET/CT是将PET和CT在硬件、软件及图像上有机地融合在一起,给功能影像赋予了精细的解剖结构,在一幅PET/CT图像上,我们既可以获得丰富的分子代谢的功能信息,又能了解病灶与脏器及其他组织的解剖关系,从而大大提高肿瘤诊断的灵敏度、特异性和精确度。

近年来,以^{68}Ga等正电子核素标记药物PET显像的不断拓展,以及^{177}Lu标记的多种分子探针快速用于肿瘤核素靶向治疗,极大地拓展了放射性药物的范畴。以PET/MR等先进核医学仪器的出现,进一步提高图像质量和诊断的准确性,不断提升核医学显像的临床价值。放射性药物与核医学仪器双星闪耀的发展模式将更有效的提升核医学的价值,更好地服务于临床医疗。

四、核医学显像及其临床应用

(一)核医学显像

核医学显像是核医学的重要内容,是根据放射性核素示踪原理,利用放射性核素或其标记化合物在体内代谢分布的特殊规律,从体外获得脏器和组织功能结构影像的一种核医学技术。核医学通过显示放射性药物在体内的分布与代谢,观察组织器官功能状态,显示病变组织,诊断和指导疾病的治疗。

1. **核医学显像原理** 放射性核素显像是建立在脏器组织和细胞对显像剂代谢或特异性结合的基础之上,与其他以解剖学改变为基础的影像学技术在方法学上有本质的区别。不同脏器的显像需要不同的显像剂,并且同一脏器的不同功能或不同的显像目的也需要使用不同的显像剂,可以认为核医学的影像实际上就是反映该脏器或组织特定功能的显像图。不同的显像剂通过合成代谢、细胞吞噬、特异性结合、循环通路、选择性排泄、离子交换或化学吸附等方式聚集或显示特定的脏器、组织或病变部位,不同的放射性核素显像剂在体内有其特殊的分布和代谢规律,能够选择性聚集在特定的脏器、组织或病变部位,使其与邻近组织之间的放射性分布形成一定程度浓度差,而显像剂中的放射性核素可发射出具有一定穿透力的γ射线,可用放射性测量仪器在体外探测、记录到这种放射性浓度差,从而在体外显示出脏器、组织或病变部位的形态、位置、大小以及脏器功能变化。在短时间内自动连续成像,或者在一定时间内多次显像,可以获得特定脏器、组织的系列图像,通过计算机处理可计算出特定区域的时间-放射性曲线及相应的参数,从而对其进行定量分析,将定位和定性诊断与定量分析有机地结合起来。

放射性核素显像是以脏器内、外,或脏器与病变之间的放射性浓度差别为依据的一种脏器、组织和病变的显像方法。因此,放射性核素显像需有合适的放射性药物,具有能够选择性聚集在特定脏器、组织或病变的放射性化合物或放射性药物,使该脏器、组织或病变与邻近组织之间的放射性浓度出现一定差异,达到能清晰显示病变的水平。此外,放射性核素显像需要有合适的核医学显像装置,具有能够探测到上述放射性浓度差异的核医学显像仪器。

2. **核医学显像方法** 放射性核素显像的方法众多,根据影像获取的状态分为静态显像和动态显像;根据影像获取的部位分为局部显像和全身显像;根据影像获取的层面分为平面显像和断层显像;根据影像获取的时间分为早期显像和延迟显像;根据病变组织对显像剂摄取与否分为阳性显像和阴性显像等。静态显像是当显像剂在脏器内或病变处的分布处于稳定状态时进行的显像,而动态显像是在显像剂引入体内后,迅速以设定的显像速度动态采集脏器的多帧连续影像或系列影像;局部显像仅限于身体某一部位或某一脏器的显像,全身显像是放射性探测器从头至足依序采集全身各部位的放射性并合成为全身影像;平面显像是脏器或组织的某一方位在放射性探测器的投影,它是由脏器或组织在该方位上各处的放射性叠加所构成,而断层显像在体表连续或间断采集多体位平面影像数据后,由计算机重建成为各种断层的影像;早期显像是在显像剂注入体内后 2 小时以内所进行的显像,延迟显像则是显像剂注入 2 小时以后,或在常规显像时间之后延迟数小时至数十小时所进行的再次显像称;阳性显像是某些显像剂主要被病变组织摄取,而正常组织一般不摄取或摄取很少,反之则为阴性显像。

3. 核医学显像特点 由于核医学显像是建立在器官组织血流、功能和代谢变化的基础之上,因此与 CT、MRI 和超声等主要建立于解剖结构改变基础上的影像学方法相比,核医学有以下几个显著特点:

1) 有助于疾病的早期诊断:放射性核素显像不仅显示脏器和病变的位置、形态、大小等解剖结构,更重要的是从细胞或分子水平提供有关脏器、组织和病变的血流、代谢等方面的信息,甚至是化学信息,可以在疾病的早期尚未发生形态结构改变时对疾病做出早期诊断。

2) 进行定量分析:放射性核素显像具有多种动态显像方式,使脏器、组织和病变的血流和功能等情况得以动态显示,根据系列影像的相关数据可计算出多种功能参数进行定量分析,不仅可与静态显像相配合提供疾病更为早期的表现,而且有利于疾病的随访观察和疗效评价。

3) 特异性高:放射性核素显像可根据显像目的要求,选择某些脏器、组织或病变特异性聚集的显像剂,所获取的影像常具有较高的特异性,可显示诸如受体、肿瘤、炎症、异位组织及转移性病变等组织影像。

与此同时,核医学显像是功能影像,其对组织结构的分辨率不及其他影像学方法,与 CT、MRI 和超声检查相比,核医学图像解剖结构显示不清晰、图像分辨率低。为克服这一问题,将多种不同显像方式相结合形成多模态显像如 PET/CT、SPECT/CT、PET/MRI 等融合显像,真正实现了解剖结构影像与功能/代谢/生化影像的实时融合,成为影像医学的发展方向。

(二)核医学显像的临床应用

核医学显像所使用的仪器主要包括 SPECT 和 PET,主要是由于不同显像剂其中的放射性核素在衰变过程中产生的射线不同。两种显像方法在临床具有广泛的应用,SPECT 在全身骨显像、心肌显像等各脏器中都有广泛的应用;而 PET 显像在肿瘤、神经系统等又重要的临床价值。

1. SPECT 显像的临床应用 目前有数十种放射性药物可用于 SPECT 显像,可对心血管、呼吸系统、消化系统、泌尿系统及骨骼系统等各种脏器疾病进行诊断。通过使用不同的放射性药物,这些放射性药物以各种不同的方式聚集在脏器组织,最终通过 SPECT 显像对疾病进行诊断。如全身骨显像通过注射 ^{99m}Tc-磷酸盐主要有亚甲基二磷酸盐(^{99m}Tc-MDP),利用其与骨组织中的羟基磷灰石晶体通过离子交换或化学吸附的方式沉积在骨骼组织。由于局部骨骼对显像剂的摄取,与该局部血流量和骨盐代谢水平、新生成的胶原的含量相关。因而在成骨过程活跃的部位显像剂的摄取增多而形成放射性浓聚的"热区";而在血流量减少和/或成骨活性低的部位,则显像剂摄取少而表现为放射性稀疏缺损的"冷区"。通过该原理对骨骼疾病进行判断,并广泛用于恶性肿瘤患者探查有否骨转移及转移灶的治疗随访、骨痛的筛查、原发性骨肿瘤患者,评价病灶侵犯范围、转移及复发等。而另外一种临床判断心肌是否缺血的心肌灌注显像则是利用正常或有功能的心肌细胞选择性摄取某些碱性阳离子或核素标记化合物(^{99m}Tc-MIBI),心肌局部放射性药物的蓄积量与局部心肌血流量成正比的原理,通过核医学显像设备(γ照相机、SPECT 或 PET)进行显像。心肌血流灌注正常区域心肌显影,而血流量减低的区域、缺血或坏死的心肌则影像变淡(稀疏)或不显影,从而达到了解心肌供血情况并诊断心血管疾病的目的。除此以外,SPECT 还广泛用于泌尿系统、消化系统、呼吸系统及神经系统,准确判断各脏器的功能,早期显示和诊断多种疾病。

2. PET 显像的临床应用 通过对正电子核素的检测而进行的 PET 显像已用于肿瘤、神经系统及心血管系统等多种疾病,其中临床应用最为广泛的仍然是对肿瘤的显像,主要是应 ^{18}F-FDG 作为显像剂。 ^{18}F-FDG 是一种与天然葡萄糖结构相类似的放射性核素标记化合物, ^{18}F-FDG 与天然葡萄糖一样,进入细胞外液后能够被细胞膜的葡萄糖转运蛋白识别跨膜转运到细胞液内,被己糖激酶磷酸化生成 ^{18}F-FDG-6-PO$_4$。与天然葡萄糖磷酸化生成 6-磷酸葡萄糖相类似,磷酸化的 ^{18}F-FDG 获得极性后不能自由出入细胞膜;但与 6-磷酸葡萄糖不同的是 ^{18}F-FDG-6-PO$_4$ 并不能被磷酸果糖激酶所识别进入糖酵解途径的下一个反应过程,而只能滞留在细胞内。由于肿瘤细胞代谢旺盛,需要摄取大量 ^{18}F-FDG,

因而,通过 PET/CT 可显示代谢旺盛的肿瘤组织。目前,PET/CT 显像与广泛用于肿瘤诊疗的各个环节,如对肿瘤的早期诊断、肿瘤的临床分期及治疗后再分期、肿瘤治疗过程中的疗效监测和治疗后的疗效评价、肿瘤的良、恶性鉴别诊断、肿瘤患者随访过程中监测肿瘤复发及转移等。通过 PET/CT 高灵敏、高分辨的显像能提供精准的信息,有效指导肿瘤的临床治疗,全面提升治疗效果,成为肿瘤精准诊疗的重要途径。

(杨卫东)

第二节　核医学显像的物理学基础与辐射防护

一、原子核的放射性衰变

原子核由于放出某种粒子而转变成新核的变化叫作原子核的衰变(decay)。大量的同种原子核由于衰变过程,原状态的核数目不断减少,新核的数目不断增加,如 α 衰变、β 衰变等。对个别核来说,这种衰变以一定的概率发生(见半衰期)。此外,不稳定的基本粒子转变为新粒子的过程也称为衰变。放射性原子核能自发地进行核内结构和能级的改变,转变为另一种新的原子核并发射 α、β、γ 射线,最终达到稳定核状态。

(一) α 衰变

不稳定的重原子核,自发放出 α 粒子的衰变叫做 α 衰变。α 衰变可以用以下衰变公式表示:

$$_Z^A X \rightarrow _{Z-2}^{A-4}Y + _2^4 He \qquad 公式(8-1)$$

其中 $_2^4 He$ 为氦原子核,即为 α 粒子。元素 X 转化成 Y。α 粒子的电离作用强,贯穿本领小。

(二) β 衰变

1. **β⁻ 衰变** $_Z^A X \rightarrow _{Z+1}^A Y + e^- + \tilde{\nu}$。其中 e^- 为电子,$\tilde{\nu}$ 为反中微子。X 核的一个中子转变成一个质子而放出一个 β⁻ 粒子。能发生 β⁻ 衰变的核素有:^3H、^{14}C 等。

2. **β⁺ 衰变** $_Z^A X \rightarrow _{Z-1}^A Y + e^+ + \nu$。其中 e^+ 为正电子,ν 为中微子。X 核的一个质子转变成一个中子而放出带一个单位正电荷的 β⁺ 粒子。能发生 β⁺ 衰变的核素有:^{11}C、^{15}O、^{13}N 等。

3. **轨道电子俘获** $_Z^A X + e^- \rightarrow _{Z-1}^A Y + \nu$。原子核俘获核外轨道上一个电子,使核内一个质子转变为中子。

β 射线是高速运动的电子流。电离作用小,贯穿本领大。

(三) γ 衰变

原子核发生 α、β 衰变时,往往衰变到子核的激发态。处于激发态的原子核不稳定,向低激发态或基态跃迁,同时放出 γ 光子。γ 射线能量等于两个能级能量之差。(注意区别的是 X 射线是由原子内能级之间跃迁放出的光子,能量在数电子伏到数千电子伏之间;γ 射线能量一般在数电子伏到十几兆电子伏之间)

γ 衰变常由同质异能跃迁产生,即原子核由亚稳态变为稳态。如:$_{43}^{99m}Tc \rightarrow _{43}^{99}Tc + \gamma$;$_{48}^{113m}In \rightarrow _{48}^{113}In + \gamma$

γ 射线的性质是光子流,贯穿本领最大。

二、射线与物质的相互作用

各种射线进入物质中会与物质发生多种不同的作用,射线与物质的相互作用是探测射线的理论基础,也是放射防护的依据。

(一) 带电粒子与物质的相互作用

带电粒子包括 α、β 射线、质子等。它们进入物质后会发生以下几种效应。

1. **电离和激发** 带电粒子在从吸收物质原子旁掠过时,由于它们与壳层电子之间发生静电库仑作用,壳层电子便获得能量。如果壳层电子获得的能量足够大,它便能够克服原子核的束缚而脱离出来成为自由电子。这时,物质的原子便被分离成一个自由电子和一个正离子,它们合称离子对。这样一个过程就称为电离。如果带电粒子给予壳层电子的能量较小,还不足以使它脱离原子的束缚而成为自由电子,但是却由能量较低的轨道跃迁到较高的轨道上去,这个现象称为原子的激发。处于激发态的原子是不稳定的。它要自发地跳回到原来的基态,其中多余的能量将以可见光或紫外光的形式释放出来,这就是受激原子的发光现象。

2. **散射** 散射是带电粒子与被通过的介质的原子核发生相互作用的结果。在这种作用下,带电粒子只改变运动方向,不改变能量。方向改变的大小与带电粒子的质量有关。发生散射时,带电粒子受原子核库仑场作用与原子核发生弹性碰撞。

3. **韧致辐射** β 粒子与物质相互作用,除了电离和激发损失能量外,当入射能量很高时,还会因骤然减速而发出 X 射线,造成辐射损失,这称为韧致辐射。β粒子质量小、速度快,轫致辐射是其能量损失的重要方式。并且对高原子序数物质更易发生。故防护β射线应采用低原子序数的材料,如有机玻璃、铝等。

4. 湮没辐射 β$^+$粒子与物质作用,也可产生电离、激发、散射和轫致辐射,其能量在物质中耗尽时会与物质中的负电子相结合,正负电子的静止质量立即转化为两个运动方向相反、能量各为0.511MeV的γ光子而自身消失。由β$^+$粒子湮没而产生的γ光子称为湮没辐射。PET就是利用β$^+$粒子的这个效应来探测γ光子的。

5. 吸收 带电粒子与物质发生以上作用,其能量逐渐全部耗尽,直至不再存在,这称为带电粒子的吸收。

射线在物质中可穿透一定的距离即射程,射程指吸收前粒子通过的路程。α粒子在能量耗尽后会俘获物质中两个电子变成中性He原子。在此之前其在物质中所经过的距离即为它在该物质中的射程。α粒子在空气中的射程为:$R_0(\mathrm{cm}) = 0.318E \times 3/2(\mathrm{MeV})$。在组织中的射程为:$R_t(\mathrm{cm}) = 0.00122R_0$。β衰变发出的电子其能量是连续分布的,故没有确定的射程,一般用其最大射程。对于铅吸收体,β粒子最大射程的经验公式为:

$$R_{\max} = \begin{cases} 0.542E_{\mathrm{m}}^{-0.133} & (0.8\mathrm{MeV} < E_{\mathrm{m}} < 3\mathrm{MeV}) \\ 0.407E_{\mathrm{m}}^{1.38} & (0.15\mathrm{eV} < E_{\mathrm{m}} < 0.8\mathrm{MeV}) \end{cases}$$

公式(8-2)

(二)γ射线与物质的相互作用

γ光子不带电荷,不能直接使原子电离和激发。它是通过光电效应、康普顿效应和电子对效应产生次级电子而使原子电离或激发。

1. 光电效应 入射光子把自身的全部能量传递给原子中的束缚电子,电子获得足够的能量脱离原子的束缚成为光电子发射出,原光子消失,这个过程称为光电效应。放出光电子的原子由于壳层中产生空位,所以也可放出特征X射线或俄歇电子,而后恢复到正常状态。

2. 康普顿效应 γ光子与壳层电子发生弹性碰撞,把部分能量传递给壳层电子使其脱离原子成为反冲电子(又称康普顿电子)。γ光子能量减小,运动方向改变。康普顿散射截面σ_c与物质的原子序数Z成正比,与γ光子能量成反比。

3. 电子对效应 当γ光子能量>1.022MeV(2个电子的静止质量)时,光子会与原子核作用,使原子发出一个e^-和一个e^+,光子本身消失,称为电子对效应。它是能量转化为质量的过程,与正电子湮没辐射过程相反。电子对效应截面随γ光子能量增加而增加。

4. γ射线的吸收 无论γ射线与物质发生上面哪一种作用,都会从原来的入射γ射线束中移去,称为被物质吸收。吸收物质使γ射线强度减弱到原来一半时所需的厚度称为半厚度(half thickness),用$D_{1/2}$表示,以厘米为单位。它与吸收系数的关系为:

$$D_{1/2} = \ln 2/\mu = 0.693/\mu \qquad 公式(8-3)$$

半厚度随所用屏蔽物质和射线能量的不同而变化。如铅对^{99m}Tc的半厚度为0.03cm。一般放射源经7个半值层屏蔽后,其强度可减弱至原来的1%,经10个半值层屏蔽后,可减弱至原来的0.1%。

三、电离辐射的生物效应

电离辐射的生物效应,是指电离辐射作用于生物机体,将其能量传递给生物大分子,继之引起的细胞、组织和器官等一系列的物理、化学和生物学变化的复杂过程。由此造成生物体各系统的功能、代谢和结构等改变,以及产生的一系列生物学效应。

(一)辐射对生物机体作用的机理

一般认为辐射对于生物机体的作用,可分为原发作用和继发作用两个方面:

1. 原发作用 从机体吸收辐射能量开始,射线引起机体的最早期变化,在生物大分子受到的辐射损伤的发展过程中,既有辐射对这些大分子的"直接作用",又有辐射作用于机体内水分子,所形成的自由基等产物引起的"间接作用"。

2. 继发作用 在发生上述早期原发作用的基础上,所形成的各种活性基团,不断攻击生命大分子,导致生物显微结构的破坏,继而发生一系列生物化学和病理生理学的损伤效应,直至出现明显症状之前所经历的一系列变化。他们包括:①细胞膜和血管壁的通透性改变;②神经体液失调;③毒血症,源自细胞或组织中产生有毒的活性物质等。

总之,辐射生物学效应是非常复杂的,当前对原发作用和继发作用的划分亦尚无确切的界限。

(二)辐射生物学效应的分类

电离辐射作用于机体、将其能量传递给机体

后,造成了生物大分子、细胞、组织和器官一系列结构和功能的变化。根据照射的不同形式及产生效应的不同结果,辐射生物学效应可大致分为以下几类:

1. 外照射效应和内照射效应(按照射方式划分) 外照射效应是辐射源从体外对机体进行照射引起的效应,系由穿透力强的 γ 射线、中子、X 射线等引起。内照射效应是放射性核素通过消化道、呼吸道或皮肤伤口等途径进入机体,在机体内发射出射线产生的生物效应。内照射效应一般以射程短、比电离度强的 α、β 射线为主,主要发生在放射性核素通过的途径,和沉积所在的组织器官。若该核素同时发射 γ 射线或 X 射线,则其效应亦可波及全身。

2. 局部效应与全身效应(按照射范围划分) 局部照射是当外照射的射线照射身体的某一部位,引起局部组织的反应者称局部照射。全身照射是当全身受到均匀或非均匀照射,所产生的全身效应。

3. 近期效应和远期效应(按效应出现的时间划分) 近期效应是指机体受照射后数小时至几周内出现的效应,如急性放射病,主要发生在核事故或核武器袭击所致的受害者;若在较长时间内机体受到超过剂量限值的辐射,即可能引起慢性放射损伤。而远期效应是机体受辐射后数月乃至数年才发生的效应,潜伏期较长,其中包括放射性白内障,白血病等致癌效应,以及引起寿命缩短等。

4. 躯体效应和遗传效应(按效应作用的对象划分) 躯体效应是出现在受照射者机体本身发生的各种效应,称为躯体效应。又可区分为全身效应和局部效应。遗传效应是由于受照射个体的生殖细胞发生突变,而在子代身上表现出的效应称遗传效应。这是由于电离辐射造成受照者生殖细胞遗传物质的损伤,引起基因突变和染色体畸变,导致后代先天畸形、流产、死胎和某些遗传性疾病。

5. 确定性效应与随机性效应(按效应作用的随机性划分) 确定性效应又称非随机性效应,指生物效应的严重程度与受照剂量大小呈正相关。这种生物效应存在剂量阈值,只要照射剂量达到或超过剂量阈值,效应肯定发生。如照射后的白细胞减少,放射病,白内障,以及皮肤红斑、脱毛等辐射皮肤损伤,均属于确定性效应。随机性效应指生物效应的发生概率(而不是其严重程度)与照射剂量的大小呈正相关。目前认为此类效应不存在剂量阈值,如辐射致癌效应、辐射遗传效应,均属于随机性效应。

四、辐射防护原则与措施

(一) 辐射防护的原则

为使公众免受电离辐射的过度或不必要的照射,必须采取一定措施进行辐射防护。辐射防护的主要目的在于使人体受照剂量,保持在规定的阈剂量以下,以防止确定性效应的发生,并保证减少随机性效应的发生。国际放射防护委员会提出下列辐射防护的三项基本原则:

1. 实践的正当化 采用电离辐射的任何实践都应经过论证,确认该项实践是值得进行的,其所致的辐射危害,与个人或社会从中获得的利益相比,是可以接受的。如果拟议中的照射实践,不能超过辐射危害加防护费用的代价而获得的净利益,就不得采用该项实践。

2. 放射防护最优化 以防护最优化为原则,避免一切不必要的照射,用最小的代价去换取最大的净利益,从而使一切必要的照射,保持在可以合理达到的最低的水平。这一水平还须受到个人剂量限制的约束。

3. 个人剂量的限制 为实现上述两项原则(正当化和最优化)而设立的具体量化标准,应保证受照射人员的剂量当量,不超过规定的限值。

(二) 辐射防护的基本措施

根据射线作用于人体的照射方式可分为外照射与内照射两类,外照射主要指辐射源从体外对机体进行的照射;而内照射主要指开放性放射源通过消化道、呼吸道、皮肤、伤口等进入体内。针对射线不同的照射方式,应分别采取下列防护措施:

1. 外照射防护措施 主要包括时间防护、距离防护和屏蔽防护三项。

(1) 时间防护:由于外照射的累计照射剂量与照射时间成正比。因此,在保证工作质量的前提下,应尽量缩短接触放射性工作的时间,以达到减少受照剂量的目的。采取限定工作时间、人员轮流作业等措施都属于时间防护。

(2) 距离防护:由于点状放射源在周围空间某处的辐射剂量率,与距放射源距离的平方成反比,故某处与放射源的距离越大,其受照的剂量率越小。所以在操作时要尽量延长与放射源的距离。例如,在工作中使用机械手、机器人;在核事故中尽量远离放射性沾染区等,都属于距离防护。

（3）屏蔽防护：就是在人与放射源之间设置一道防护屏障，借助物质对射线的吸收减少人体受照射的剂量。α射线和低能的β射线因射程短，无需特殊设备屏蔽。其他种类射线，根据射程和能量选用不同的防护材料。因为射线穿过原子序数大的物质，会被吸收很多，从而减弱对人体的辐射剂量。常用的屏蔽材料有铅、钢筋水泥、铅玻璃等。

2. **内照射防护措施**　内照射防护的关键在于防患于未然，即尽一切可能防止放射性核素通过各种途径进入体内，把放射性核素的年摄入量控制在规定的限值之内。内照射防护的主要措施包括：

（1）防止放射性物质经呼吸道吸入：呼吸道吸入是造成体内放射性污染的主要途径。在这方面的主要措施有：增加室内通风、使用通风橱或手套厢、进行湿式作业等。一般情况下可佩带一般口罩或特殊防护口罩，必要时要带面具和穿气衣。

（2）防止放射性物质经食管进入体内：食入被放射性物质污染的食物和饮水，是造成体内放射性污染的另一个途径。所以要加强对水和食品的监测，禁止在工作区或污染区进食或吸烟。注意防止手的污染。

（3）防止放射性物质经体表进入体内：皮肤被污染后，除会对皮肤造成照射外，放射性物质还会通过正常皮肤或伤口进入体内，造成体内沾染。应避免皮肤与放射性物质接触，为此可穿戴一些个人防护器具。离开工作场所和污染区时，要仔细清洗，特别注意洗手及一些特殊部位的清洗。洗消前后都应进行体表监测。

（杨卫东　王云雅）

第三节　放射性探测器与放射性测量技术

放射性探测是用探测仪器把射线能量转换成可记录和定量的光能、电能等，通过一定的电子学线路分析计算，表示放射性核素的活度、能量、分布的过程，其基本原理是建立在射线与物质相互作用的基础上。

用于放射性探测的仪器种类繁多，但基本结构是一致的，由两部分组成，包括放射性探测器和后续电子学单元。放射性探测器常被称为探头，主要作用在于将射线能量转换为电能，通过射线在其中产生电离或激发，并将产生的离子或荧光收集并转变为可记录的电信号而实现。常见的探测器主要包括：以气体为介质的气体电离探测器、以固体或液体为介质的闪烁探测器、半导体探测器和感光材料探测器。核医学显像仪器所用探测器主要包括闪烁探测器和半导体探测器，固体探测器是目前应用最普遍、最广泛的探测器。

一、电离探测器

电离辐射（α粒子、β粒子、γ射线等），均可直接或间接引起气体原子的电离，产生一对电子-离子（即正负离子对）。电离产生的电子-离子对的数目与电离辐射传递给气体的能量成正比。例如，在空气中产生一个电子-离子对平均需34eV的能量。如果用外加电场收集这些电子-离子对，在电场的作用下，电子和离子会分别向电场的两极运动，形成电流。根据电流的大小来测定射线的强度和能量等。这就是气体电离探测的基本原理。

气体电离探测器的主要组成部分为一个具有两个电极的容器，其中充以工作气体，通常为惰性气体、氮气和空气（如充以一个大气压的氩、甲烷和酒精的混合气体）。对不同的射线的探测，采用不同种类的气体）。两个电极上外加电压，随外加电压的增加，离子和电子按相反方向运动形成电离电流，电流的变化有不同的形式，随电压由低向高变化，电流-电压曲线可分为三个工作区域：饱和区、正比区和盖革-米勒区（即G-M区）。图8-1为气体电离室的示意图。

离子对收集数与外加工作电压之间的关系如图8-2所示：

图中各区域分别为：

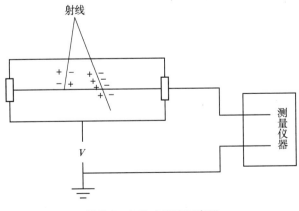

图8-1　气体电离室示意图

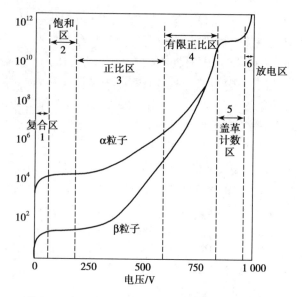

图 8-2　离子对收集数与外加工作电压之间的关系

1. **复合区**　工作电压很低而存在电子-离子对的复合,随着电压上升复合损失减少,电流趋于饱和。

2. **饱和区**　也可称为电离室区:在这个区域内,生成的离子对电荷全部收集,输出信号的大小反映了入射离子损失在探测器内的能量。

3. **正比区**　随着工作电压增大,初始电离产生的电子与气体分子碰撞,再次发生电离而倍增出大量正负离子对,出现"雪崩"现象。这时电离电流增值不仅与工作电压成正比,而且与初始电离的离子对数,也即与射线在探测器中消耗的能量成正比。正比区中,电流随电压的增加线性增加。正比计数器的探测工作即在这个区域进行。

4. **有限正比区**　工作电压继续增加,由于电离电荷足够多,使得它产生的电场抵消一部分外加工作电压,结果限制了次级离子的继续增加。此时电离电流与工作电压比例关系不恒定。

5. **盖革区(G-M 区)**　工作电压进一步增加,产生大量二次离子和光子,引起气体放电。此时收集电荷与原始电荷无关,输出信号很大,而且输出电压幅度是恒定的。当有一个光子或粒子射入时,就输出一个脉冲信号。工作在这个区域的气体探测器称为 G-M 计数管。常用的防护用表面污染检测仪、多功能辐射检测仪及环境辐射监测仪等的探测原理均采用此类 G-M 计数管。

6. **连续放电区**　工作电压再增加,气体因强电场而放电,在该工作区会使会损坏探测器。

利用以上不同工作区所设计的探测器分别为:电离室、正比计数器、G-M 计数管和连续放电型探测器。其中连续放电型探测器包括流光室、火花室和闪光室,是高能核物理的粒子探测手段。

G-M 计数管中要加入猝灭气体以阻止其无休止放电,加入卤素类元素者称为卤素管,加入有机物者称为有机管。若用电路控制,则为外猝灭。图 8-3 为 G-M 计数管的工作特性的示意图:设在某一工作电压范围内,计数率基本不变,其对应曲线称为坪曲线。工作电压一般选在该坪曲线的前 1/3 处。G-M 计数管除了可以探测 α、β 等带电粒子外,也可探测 γ 射线。

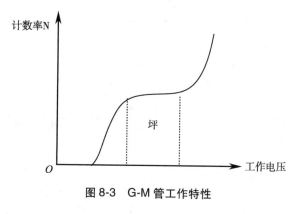

图 8-3　G-M 管工作特性

气体探测器的特点是:探测器的灵敏、体积、大小和形状几乎不受限制;没有辐射损伤和极易恢复;经济可靠。

二、闪烁探测器

射线使闪烁探测材料的原子激发,原子从激发态回到基态或较低能态时发出闪烁荧光,这些荧光为可见光(波长在 400nm 左右),可用肉眼观察到,因此称为闪烁探测。闪烁荧光可通过光电倍增管转换成电信号,经放大后记录下来。入射到闪烁探测材料的一个 γ 光子或射线粒子(β 粒子、电子),可产生多个荧光光子,经光电倍增管转换放大,输出一个电脉冲。电脉冲的幅度取决于荧光光子的数量,与闪烁探测材料吸收的能量成正比。记录电脉冲的数量、幅度、波形可以获得射线的强度、能量、种类等信息。核医学中大部分仪器设备均采用此类闪烁探测原理,这包括所有的显像设备(如 γ 相机、SPECT、PET、PET/CT 等)和非显像测定仪器(如肾功能测定仪、甲状腺功能测定仪)以及体外分析仪器(如井型 γ 计数器、放免测量仪及液闪测量仪等)。

按照不同的闪烁探测材料,探测仪器设备可分为液体闪烁探测器(液闪仪)和晶体闪烁探测器等。固体闪烁探测材料又分为有机晶体和无机晶体。目前核医学中常用的闪烁探测材料为固体闪烁晶体,因此本节将重点介绍固体闪烁探测器。固体闪烁探测器既可测定射线强度,也可测射线能量。闪烁探测器有较高的探测效率,可探测各种类型的辐射,并能在很高计数率下工作。

结构与原理

固体闪烁计数仪(solid scintillation counter)是核医学最常用的核射线探测器,主要由晶体(闪烁体)、光导、光电倍增管、前置放大器及后续电子学线路等组成。晶体、光电倍增管(PMT)、前置放大器等部件共同组成探测器(探头),其主要作用是将射线能量转换成电脉冲信号,入射粒子射到闪烁体上,引起闪烁体中原子激发,原子退激发出荧光。荧光通过光收集部件进入PMT,先通过"光阴极"产生光电效应发出光电子,光电子经PMT中"打拿极"的倍增作用,逐级放大,最后在PMT的"阳极"产生一个负脉冲,该脉冲的幅度的大小正比于射线能量,负脉冲数量的多少正比于射线强度。

1. 晶体 用于放射测量的闪烁晶体是在放射线或原子核粒子作用下发生闪烁现象的晶体材料,其主要作用是将射线的辐射能转变为光能,因此又称为闪烁体(scintillator)。目前常用的闪烁体有两大类:无机闪烁体、有机闪烁体。无机闪烁体由无机晶体加少量杂质(激活剂)构成,如NaI(Tl)、ZnS(Ag)等,前者用于探测γ射线,后者用于探测α粒子。有机闪烁体是芳香族的碳氢化合物,包括有机晶体(如蒽晶体)和塑料闪烁体。无机闪烁体对γ射线的测量优于有机闪烁体,使用最广泛。

不同材料的晶体对探测器性能有不同的影响。NaI(Tl)晶体的特点是光子产额最大,发射波长与光电倍增管光阴极的匹配性好,有很高的发光效率,并且在发光波段有明显的吸收,对X射线和γ射线均有良好的分辨能力。此外,它的价格便宜,制备较为方便,晶体的大小和形状可满足各种仪器设备的要求。因此NaI(Tl)晶体除了用于单光子显像外,还广泛用于X射线、γ射线的能量和强度的探测。

γ射线进入NaI(Tl)闪烁体后,无直接电离作用,而是通过光电效应、康普顿散射效应和电子对生成作用,在闪烁体内形成次级电子,次级电子迅速与NaI中的原子特别是原子量较大的碘原子相互作用,碘原子内的一部分外层电子发生能量的跃迁而处于"激发状态"。这些电子很快释放出多余

的能量,恢复到原来能量相对平衡状态,即称为"退激"。退激时电子从高能级回到原来能级,释放出的能量有一部分变为光能,以荧光光子形式出现,即为闪烁体发出的荧光。目前临床上显像用的γ相机和SPECT仪器,所用的晶体均为NaI晶体。

NaI晶体在射线作用下能产生一定波长的光子,但它同时又会吸收一定波长的光子,如果NaI晶体的纯度很高,其吸收光谱往往与发射光谱重叠,使光子在晶体内被吸收而不能透过晶体,而以热能等形式损耗。为防止这种现象,必须在晶体内加入适当杂质,使晶体的吸收光谱有别于发射光谱。通常在NaI晶体中以0.1%~0.5%的Tl(铊)为杂质(又称为激活剂),加入至NaI晶体中。Tl的原子也能被激发,在退激时也以荧光形式放出能量。这种荧光的光子具有特征性光谱,不会被晶体吸收。最后荧光的光子可透过晶体到达光电倍增管。NaI(Tl)晶体是无色透明的无机晶体,已广泛用于γ射线的探测。该晶体具有以下优点:

(1)密度大($\rho = 3.67g/cm^3$),对射线的阻止本领(即吸收率)高。

(2)荧光转换率高。

(3)荧光衰减时间极短(约$10 \sim 8s$),得到高的时间分辨力率,适合高计数率下工作。

(4)晶体产生荧光光子的数量与入射γ射线能量之间线性好,且范围宽。

(5)制备方便,大小形状(如块状、井型、环型)可满足临床各种需要。

(6)价格低廉。

NaI(Tl)的主要缺点是密度和原子序数较低,虽然应用SPECT显像(^{99m}Tc的γ射线能量为140keV)时可以得到令人满意的探测效率,但对能量>200keV的γ射线探测效率明显下降。因此专用型PET和PET/CT已被具有高密度和高原子序数的新型材料所取代。此外NaI(Tl)晶体易潮解(潮解会使晶体透明度减低、变黄、性能变差),薄晶体制造困难。因此需要封装,和保持外周环境干燥。一般封装在铝盒中,铝盒的上端表面辅以光学玻璃,盒内表面涂有一层白色氧化镁粉末,以利反光。此外,其空间分辨力不如半导体探测器。

大尺寸闪烁体可以提高γ射线探测效率和灵敏度,但会使分辨率变差和准直器深度效应变差,另外也会提高造价。

晶体的厚度影响着探头的性能。增加晶体厚度可增加γ射线被吸收的概率,提高探测灵敏度;

但同时也增加了散射的概率,降低了空间分辨力。用于 γ 相机和 SPECT 探头的晶体一般在 6.4mm（1/4in）~ 25.4mm（1in）。对低能 γ 射线,薄晶体可提高 γ 相机的固有分辨力。理想的情况是射线进入晶体后经过一次相互作用就以闪烁荧光的光子的形式发射出来,这样产生的闪烁点定位准确、分辨率好。但实际情况是射线进入晶体后经多次相互作用才被光电倍增管探测,导致定位欠准确,空间分辨力降低。对 ^{99m}Tc（140keV γ 射线）等低能射线,大部分相互作用发生在晶体前端 2 ~ 5mm 内,对此能量范围的射线,应该使用薄晶体。使用厚晶体对灵敏度的改善不太明显,而可使空间分辨力明显降低。如果将晶体从 12.5mm 降到 6.5mm,空间分辨力可提高 70%,而相应的灵敏度仅损失 15%。SPECT 探头通常使用 9.525mm（3/8in）。对带符合探测的多功能 SPECT（SPECT/PET）,为了兼顾高能射线（511keV γ 射线）的探测,通常使用 15.875mm（5/8in）~ 25.4mm（1in）的厚晶体。

BGO（锗酸铋晶体）、LSO（硅酸镥）和 GSO（硅酸钆）都是 PET 显像常用的晶体材料,各有优缺点。BGO 具有较大的原子序数和密度,对 511keV 光子可提供很高的探测效率,价格比较便宜,但其缺点是衰减较慢、光子产额较低,导致其时间分辨力和能量分辨率较差。LSO 晶体的密度最大,衰减常数（余辉时间）最小,光子产额高,在大剂量时可以显著减少扫描时间,提高工作效率,适合快速 3D 采集,但是图像质量会有所下降。此外,其光输出与能量不成比例,价格较高。GSO 晶体性能比较均衡,扫描速度与图像质量也兼顾最好,虽然其光子的拦截能力相对略差,光子产额也较低,但其能量分辨率高于 BGO 和 LSO,这使得其抗散射能力较强,加上较短的余辉时间,也非常适合 3D 采集。缺点是晶体较脆,切割工艺技术要求较高,因而价格也较高。LSO 以其光输出高、发光衰减短、能量分辨率高、密度大,以及理化性质稳定,不潮解、对 γ 射线探测效率高等特点,引起极大关注,并被认为是综合性能最好的无机闪烁晶体材料,是未来代替 NaI（Tl）、BGO 的理想 PET 用闪烁晶体。

2. 光收集部件　为了使闪烁体发出的荧光能均匀有效地传到 PMT 光阴极上,在闪烁体与 PMT 之间加入光折射率与 NaI 相近的光收集部件,包括反射层、光学耦合剂、光导等。

反射层:封装 NaI（Tl）晶体的铝盒,内面衬有薄层氧化镁,其作用是把闪烁晶体内向四周发射的荧光光子有效地反射至光电倍增管光阴极的方向上。

光学耦合剂:折射率较大的硅油、硅脂、甘油、凡士林等。光学耦合剂的作用是有效地把光传递给光电倍增管的光阴极,以减少全反射。

光导（light guide）:聚乙烯基甲苯、聚苯乙烯塑料、有机玻璃等。连接不同端面积的闪烁体和 PMT 管端。光导的作用也是有效地把荧光光子传递到光电倍增管的光阴极,主要是闪烁体不能与光电倍增管直接耦合时使用。

3. 光电倍增管（photomultiplier tube,PMT）PMT 是基于光电效应和二次电子发射效应的电子真空器件,是一种没有灯丝的真空光电器件,它的作用是将闪烁体产生的荧光转换成电信号,并放大以供测量记录,因此它也是一种光电转换放大器件,由光阴极、电子光学系统、二次发射倍增系统和阳极构成。光阴极是一层半透明的薄膜,受到荧光照射后会产生光电子,光电子通过电子光学输入系统进入倍增系统,一般光电倍增管有 8 ~ 14 级次阴极,在阴极和阳极间配置适当的高电压,通常是几百到几千伏,通过分压器逐级加到各个次阴极上,次阴极受到电子轰击时会产生比轰击电子数更多的电子,每递增一级次阴极,产生的电子即以一定的倍数增加。倍增的倍数与光电倍增管的构造和次阴极的多少有关,还随高压升高而增加。阳极收集到最后的次阴极来的电子流后,电位瞬间降低,形成一个负脉冲,故 PMT 能极其灵敏地将微弱的荧光按比例地转换成较大的电脉冲,其响应时间很短。

PMT 的主要性能指标包括灵敏度、量子效率、光谱响应、电流放大倍数（增益）、暗电流、噪声等、线性电流、脉冲幅度分辨力、时间特性和稳定性等。好的光电倍增管可放大 10^7 ~ 10^8 倍,最初的一个电子就可以在阳极上形成一个毫伏级的脉冲。射线的能量越大,产生的光电子数就越多,输出的脉冲幅度就越大（图 8-4）。故产生的脉冲大小与原来的光电子数成正比,因此质量好的光电倍增管可以用作射线的能谱分析。暗电流是指在完全不接受光子的情况下,加一定的高压也会有脉冲输出的现象。暗电流会增大测量的本底,干扰低水平的样品测量。

一般将闪烁探测器和前置放大器都装在一个暗盒中,以避免在高压作用时由于漏光而损坏光电倍增管。暗盒的外面用铅屏蔽包围。

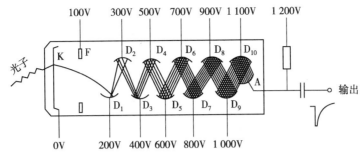

K.光阴极；F.聚焦极；D₁~D₁₀.打拿极；A.阳极

图 8-4　光电倍增管的工作原理图

闪烁体的发光光谱要尽可能好地与光电倍增管的光谱响应相匹配,以获得高的光电子产额。因为要对电子作倍增,故 PMT 要求加很高的阳极电压。最高可达 1 200V。其工作电压曲线与 G-M 计数管工作特性曲线类似,也有一个坪区。应选择工作电压在坪区内,电压过低不能充分倍增,电压过高会缩短 PMT 寿命。PMT 的输出脉冲幅度值正比于倍增的光电子数,从而正比于入射粒子的能量。其脉冲数量正比于入射粒子数量。

SPECT 与 γ 相机探头中光电倍增管的数量依据探头尺寸大小不等,从十几个到几十个甚至上百个。

光电倍增管的输出分为两路,分别输入位置电路和能量电路进行定位和能量甄别。

三、半导体探测器

半导体探测器(semiconductor detector)是以半导体材料为探测介质的射线探测器,包括金硅面垒型、Ge(Li)探测器、高纯锗(HPGe)探测器。

半导体探测器实际上是一种固体二极管式电离室,其工作原理类似于气体电离室,但其检测元件是固态半导体。半导体探测器有两个电极,加有一定的偏置电压。当放射性粒子射入半导体探测器的灵敏区间时,产生电子-空穴对。电子和空穴受外加电场的作用,分别向两极运动,形成脉冲电流,再经放大后,由多道分析器或计数器记录。通常使用的半导体探测器主要有结型、面垒型、锂漂移型和高纯锗等几种类型。半导体探测器通常是测量单个射线粒子产生的脉冲信号,可用于测量 α、β 和 γ 辐射。

半导体探测器的特点:能量分力率高、脉冲时间短、能量线性好、体积适中、工作电压低等,目前在核医学射线探测中应用很少,但有良好的应用前景。

半导体碲锌镉(cadmium-zinc-telluride,CZT)探测器是目前新型探测器的研究重点之一,这种探测器的优点是直接把 γ 射线转换成电子信号,而不再借助于闪烁晶体和光电倍增管,实现真正的全数字化探测,缺点是价格昂贵。CZT 探测器具有光电倍增管探测器无可比拟的高灵敏度,在同样放射性强度的情况下,可获得比一般探测器高数倍的计数率;可显著提高系统能量分辨率和空间分辨力,可以探测到更小的病灶,明显改善图像质量。

四、热释光探测器

热释光(thermoluminescence)是由辐射源照射某些矿物晶体而产生的一种次级效应。它是晶体在受辐射作用后积蓄的能量在加热过程中以光的形式释放出来的显像。热释光探测材料为热致发光体的晶体。在晶体中,未被照射时,电子处于基态,该能带被填满,称为满带;在高能带上,没有电子填入或尚未填满,称为导带。在靠近导带下面有局部能级,能够吸收电子,称为陷阱,在没有受到辐射照射前,电子陷阱是空着的。当电离辐射照射晶体时,产生电离或者激发,使满带中的电子受激而进入导带,同时产生空穴。电子在晶体导带中自由运动,直到它们被陷阱俘获。对晶体加热,俘获的电子受热后,获得足够的能量摆脱束缚跃回低能态,同时以可见光形式释放多余的能量。晶体受热时发光量越大,表征它接受的累积辐射量越大。

目前常用的个人剂量仪为热释光剂量仪,其优点是体积小、灵敏度高、测量精度高、重复性好、发光材料可重复使用,但不能即时读出辐射量,只能定期在专用设备上测得累积辐射量。

五、放射性测量技术

(一)放射性测量相关概念

1. 本底计数(background counting)　本底计数是指在待测样品的"放射性计数"之外,测量装置显示出的计数。本底计数的来源主要包括周围环境的放射性;宇宙射线;测量装置中探测器材料和屏蔽物质中所含放射性杂质;某些探测元件的热噪声和电子仪器的噪声信号。样品中含有的干扰放射性核素等。

2. 衰变率(decay rate)和发射率(emissivity) 衰变率是指单位时间内放射性样品中的原子核的衰变数,即指放射性活度,单位是贝可(1Bq = 1s^{-1})。发射率是指放射性样品在单位时间内平均发射的粒子数。

发射率≥衰变率

3. 计数率(counting rate) 指测量装置记录到的"单位时间内的脉冲数"。计数率不仅与测量装置的探测效率有关,也与分辨时间有关。

4. 探测效率(detection efficiency) 影响因素:射线的吸收、散射、源与探测器的几何位置,以及探测器本身的探测效率。

5. 分辨时间(resolving time) 测量装置一次计数后的失效时间。在分辨时间内到达的第2个信号就不能引起仪器的计数。

设分辨时间为τ_0,则对分辨时间引起的漏计数校正公式为:

$$N_0 = \frac{N}{1 - N\tau_0} \qquad 公式(8-4)$$

N为实测计数率,N_0为真实计数率。

6. 放射性计数的统计学(statistics of radio-counting) 放射性核素的衰变是一种随机过程,即衰变是必然的,衰变的时机却是偶然的,就是说,任一放射性原子核都必定发生衰变,但在何时发生衰变,不能预期,和其他原子核的衰变也不相关,也不受外界因素影响,其衰变系遵循自身一定的内在规律。就每种放射性核素整体而言,它具有一定的代表其衰变特征的衰变常数和半衰期,当多次重复测量该放射性核素样品的放射性活度时,即使测量条件完全相同,每次测得的结果也不尽相同,但每次结果相差并不太大,总是围绕一定的平均值上下波动,这反映放射性衰变的"统计涨落",它服从一定的统计规律。

由上可知,要得到样品的真正的放射性活度(计数的"真值"),就需要做无限次测量,或做一次无限长时间的测量,以求得接近"真值"的均值,但这在实际上是不可能的。在放射性的实际测量中,一个放射源只计数一次,计数时间也不长,故难以得到计数真正均值,一般允许取一次计数值(n)来代表计数的平均值。

根据统计学计算,总计数n越大,相对标准差越小,测量的精度越高。表8-1中列出了总计数值与标准差和相对标准差之间的关系。可以看出,要使CV减少至1%,有必要获得10 000总计数,而且仍有31.6%的概率超过此误差范围。

表8-1 测量总计数和标准差的关系

总计数	标准差	相对标准差
100	10	10
1 000	31.6	3.2
10 000	100	1.0
100 000	316	0.32
1 000 000	1 000	0.10

(二)α放射性样品的活度测定

探测器选择:

1. 气体电离探测器 电离室、正比计数器、G-M计数管。

2. 闪烁探测器 如ZnS(Ag)、CsI(Tl)探测器。

3. 半导体探测器 金硅面垒型探测器。

α粒子射程短(一张纸就可挡住),故测量α粒子要考虑物质的自吸收。薄样品测量较为容易。而对厚样品,因为自吸收不易校正,故测量困难。

(三)β放射性样品的活度测定

探测器:G-M计数管、流气式正比计数器,半导体探测器和闪烁探测器。最常用液体闪烁探测器。

探测β射线的难点包括β射线系连续谱(从0~E_{max})。不同能量的β粒子,其吸收厚度也不同;进入探测器的辐效应区所产生的脉冲,其幅度大小也不一样。小幅度的有可能被视为噪声被甄别掉;β粒子质量小,易被散射,使计数率有可能增加,也有可能减少。

测量方法有:小立体角法(绝对测量方法);相对测定法(用标准源);4π计数的液闪测量法。

(四)γ射线能谱(energy spectrum)测量

γ射线作用于晶体后,按一定比例产生光电子、康普顿电子和电子对等次级电子。这些电子的能量各异,其中光电子的能量十分接近γ射线的能量,所以由它转换成的脉冲高度可以代表γ射线的能量。测量特定核素的γ射线都可得到特定的脉冲群,不同位置和高度的脉冲的分布状态即为γ射线的能谱。γ射线的能谱,实际就是γ射线的强度-能量关系曲线。常应用于:环境监测、核医学及其他领域的放射性同位素应用。测量γ射线能谱的具体用于研究原子核的能级结构和衰变规律和鉴别样品中含有哪些放射性核素,以对样品作定性和定量分析。

1. 测量用仪器

（1）单道 γ 谱仪（single-channel γ spectrum analyzer）:结构如图 8-5。

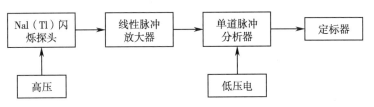

图 8-5　单道 γ 谱仪的组分

由于闪烁探测器输出的脉冲幅度与 γ 射线能量成正比,所以 γ 能谱测定实际是对脉冲的幅度分析。单道分析器能选择脉冲幅度,通过改变下甄别阈及上甄别阈,而维持道宽不变就能测量能谱。这样测得的能谱也叫微分谱。道宽越窄,能谱形状越精确。不设上阈仅改变下阈测得的能谱为积分谱。

（2）多道 γ 谱仪（multi-channel γ spectrum analyzer）:结构如图 8-6。

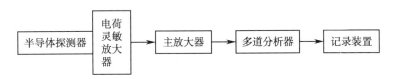

图 8-6　多道 γ 谱仪的组分

多道 γ 谱仪可应用于:活化分析、放射性核素纯度鉴定、调节 γ 相机的 PMT,使其性能保持一致性等。

与单道 γ 谱仪相比的差异是:多道 γ 谱仪采用的是"多道分析器",常用的有 256 道,512 道、1 024 道、4 096 道等。

多道分析器＝多个单道分析器+存贮器

基于微机的多道分析器＝多单道分析器+微机

2. γ 射线能谱分析　γ 光子进入闪烁体中可发生以下三种效应:

（1）光电效应（photoelectric effect）:γ 光子能量全部转给光电子（photoelectron）。

（2）康普顿效应（Compton effect）:γ 光子能量部分转给康普顿电子（Compton electron）。

（3）电子对效应（electron pair effect）:γ 光子的能量全部转化为一对正、负电子。

上述三种效应产生的电子（包括光电子、康普顿电子、正负电子对）,均可能使闪烁体中的原子激发,当其退激时即发出荧光,在转换过程中的能量变化特征如下:

（1）光电子能量＝入射光子能量,故光电子形成的峰被称为光电峰（photopeak）,或称光峰,又叫全能峰（full energy peak）。

（2）康普顿电子能量是从零到某最大值（接近全能峰）,故康普顿电子峰为一个连续分布的平台（康普顿坪）,散射光子的能量是从零到最大值,可能跑出闪烁体外,也可能再发生光电效应。这时它的荧光仍归属于入射的 γ 光子,故其能峰也在全能峰处。此外也还可能形成反散射峰（反散射峰包括入射 γ 光子与屏蔽材料等相作用,发生散射后形成的脉冲）。

（3）电子对效应中的"负电子",通过引起介质（如闪烁体）的原子激发,将其能量转化为荧光光子,"正电子"亦在与介质相互作用、动能耗尽后,与介质中的自由电子相结合,再通过质能转换、产生 2 个 0.511MeV 的 γ 光子。如果其中一个 γ 光子跑出闪烁体,而另一个光子继续与闪烁体发生光电效应,则总的能量为入射光子能量减去 0.511MeV（即减去逃离光子的能量）。若 2 个光子都逃离出闪烁体,则最后能量为入射光子能量减去 2×0.511MeV。分别称为单逃逸峰 S 和双逃逸峰 D。

通过以上分析,可以理解下面 ^{137}Cs 的能谱:A～D 段为康普顿坪;E 为全能峰;C 为反散射峰;B 为特征 X 射线形成的峰。因 ^{137}Cs 能量为 0.661MeV,低于 1.02MeV,故没有逃逸峰（图 8-7）。

^{24}Na 会放出能量分别为 1.38MeV 和 2.76MeV 的 2 个光子,后者会发生电子对效应,故可形成 2.76-0.51 和 2.71-2×0.51 的两个逃逸峰。如图 8-8 所示:

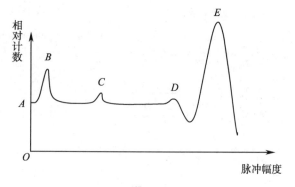

图 8-7　^{137}Cs 的能谱图

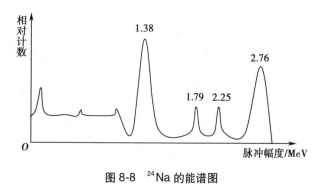

图 8-8　^{24}Na 的能谱图

3. **能量分辨率**(energy resolution)　由于统计涨落,使单能 γ 射线的全能峰有一定宽度,形成一个正态分布曲线。若两种 γ 射线能量接近就会分辨不开。定义全能峰的半高宽(FWHM)为该谱仪的能量分辨率。能量分辨率不仅与谱仪本身性能有关,还与 γ 射线能量有关。为了比较不同谱仪的能量分辨率,通常用 ^{137}Cs 的 γ 射线的 FWHM 表示。

（五）γ 射线强度测定

1. **相对测量法**　用积分测量,即全谱测量。

先用发射率已知的标准源测定探测装置的探测效率(η),已知:$\eta = n_0/N_0$(式中 N_0 为标准源的发射率,n_0 为测得的计数率)。例如:对于计数率为 n_s 的样品,其 γ 射线发射率应为 $N_0 = n_s/\eta$。应用条件:①两者测量条件应保持严格一致;②两者能量应相同或十分接近。

2. **全能峰测量法**　方法同上,只是不用全谱而只选全能峰。这样的好处是能把探测装置的噪声和干扰对计数的影响减小到最低限度。

γ 相机就是采用全能峰测量,以减小本底计数。

（李桂玉）

第四节　γ 相机与 SPECT

γ 相机也称为 γ 照相机,是核医学影像设备中的一种最实用、最重要的基本仪器,于 1958 年由 Hal O. Anger 发明,所以又称为 Anger 相机。γ 相机由准直器、NaI(Tl)晶体、光导、光电倍增管矩阵、位置电路、能量电路、显示系统和成像装置等组成。准直器、晶体和光导、光电倍增管矩阵等构成可单独运动的部分,称为探头。

单光子发射计算机体层仪(SPECT)可用于获得人体内放射性核素的三维立体分布图像,具有 γ 相机的所有功能,其性能高于普通 γ 相机。在 SPECT 断层成像采集时,探头围绕患者旋转。根据需要在预定时间内采集 360° 或 180° 范围内不同角度处的平面图像,任一角度处的平面图像称为投影图像(projected image)。利用在不同角度处获得的多幅投影图像,通过数据处理、校正、图像重建获得体内断层图像,即 SPECT 断层图像。

SPECT 与 γ 相机系统均由硬件系统及软件系统组成。硬件系统有探头、电子线路部分、机架、扫描床及计算机组成;软件系统由采集软件、校正软件、图像处理软件及显示软件等组成。

一、γ 相机与 SPECT 的基本结构

（一）SPECT 与 γ 相机的探头

1. **结构与原理**　γ 相机的探头是 γ 相机的核心部件,决定了整个系统的性能指标。SPECT 探头与 γ 相机探头的组成及原理基本相同,探头主要由准直器、闪烁晶体、光电倍增管(PMT)阵列组成。在探头部件上,配置了维持探头正常工作的电子线路,如维持光电倍增管工作的高压电源、电子信号的前置放大电路、将模拟信号转化成数字信号的模数转换电路、确定接收射线位置坐标的 X、Y 定位电路等。临床使用的 γ 相机通常只有一个探头,SPECT 最常配有 2 个探头。双探头 SPECT 依据两个探头的相对位置分为固定角和可变角两种(图 8-9)。目前,SPECT 多设计为可变角,两个探头可设置为 180°、90°、76° 或 102° 成角等不同角度,以满足不同脏器的显像检查。此外,还有一种双探头 SPECT 设计为悬吊式探头,这种悬吊式设计使得探

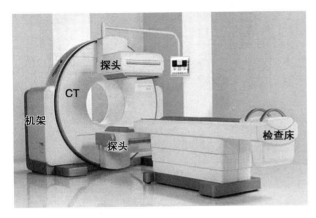

图 8-9 双探头 SPECT 外形结构图

头摆放和成角更灵活。

穿过准直器的 γ 射线，射入闪烁体晶体内，引起闪烁体中分子原子激发，原子退激发出荧光。荧光通过光收集部件，进入 PMT 并照射到光阴极上，光阴极受照后发生光电效应发出光电子。光电子经 PMT 中各极的倍增作用，逐级放大，最后在 PMT 阳极产生一个负脉冲，该脉冲幅度的大小正比于射线能量，脉冲数量的多少正比于射线强度。

目前，大多闪烁体晶体均基于 NaI，近年来新型碲锌镉（CdZnTe，CZT）固态半导体探测器的出现，显著提高了 SPECT 的能量分辨率和信噪比，打破了晶体+光电倍增管+后续电路这种光电数模转换的基本模式。当 γ 射线到达固态晶体上时，就能在晶体内产生电信号随后直接生成数字图像，从而提供以前无法实现的成像方式，诸如相似能量同位素可同时成像。此外，CZT 检测器材料能安全直接地放到强磁体附近，例如磁共振成像（MRI）中所用的强磁体，使 SPECT/MRI 成为可能。（图 8-10）

2. **准直器**（collimator）

（1）准直器的作用

准直器是由具有单孔或多孔的铅或铅合金块构成，一般还掺入少量铋等元素，其孔的几何长度、孔的数量、孔径大小、孔与孔之间的间隔厚度、孔与探头平面之间的角度等依准直器的功能不同而有所差异。放射性核素是任意地向各个方向呈立体空间发射 γ 射线，将准直器安装在探头的最外层，让一定视野范围内一定角度方向上的 γ 射线通过准直器小孔进入晶体，而视野外与准直器孔角度不符的射线则被准直器屏蔽，从而起到空间定位选择器的作用，这也是造成 γ 相机及 SPECT 灵敏度低的主要原因。（图 8-11）此外准直器还可以起到保护晶体的作用。

根据需要将准直器设计成不同的形状和结构。设计各异的准直器对 γ 光子的吸收程度不同，导致探头的灵敏度及分辨率等性能各不相同。可根据不同要求撤卸/更换探头上的准直器。

（2）铅准直器的分类

按不同性能可分为：高灵敏（孔径大）型、高分

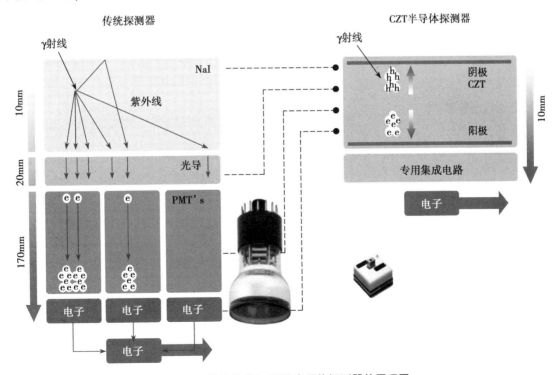

图 8-10 传统技术与 CZT 半导体探测器的原理图

准直器俯视图

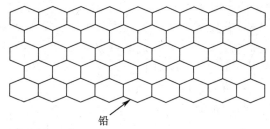

铅

准直器平视图

入射γ光子

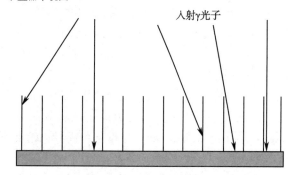

图 8-11　平行孔型准直器俯视图及准直原理

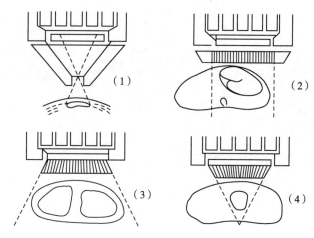

（1）单针孔型　（2）平行多孔型　（3）发散孔型　（4）聚焦孔型

图 8-12　几种基本类型的准直器

辨（孔径小）型和通用型（兼顾灵敏度和分辨率）等。

按探测不同能量可分为：

低能（< 150keV）型：准直器厚度 20mm，20 000~42 000 个孔。

中能（150keV ~ 410keV）型：准直器厚度 80mm，8 000~10 000 个孔。

高能（> 500keV）型：准直器厚度 > 100mm，1 000~4 000 个孔。

准直器的孔数越多，孔径越小，分辨率越好。但灵敏度降低。

按孔的形状结构可分为：针孔型、平行多孔型、发散孔型、聚焦孔型等类（图 8-12）。

1）单针孔型：针孔准直器外形呈圆锥形状，下端形成一个小孔。由于是小孔成像，所成图像与物体互成反像，类似照相机。针孔准直器对图像的最大影响是分辨率和图像大小的改变。

分辨率公式如下：

$$R = \frac{d_e(t+b)}{t}　\text{公式（8-5）}$$

式中：R 代表分辨率；t 代表针孔到晶体的距离；b 代表针孔到物体的距离；d_e 代表针孔的有效孔径。上述 b 和 d_e 项是可控的，针孔的孔径越小，探测距离越小，分辨率就越好，反之亦然。

针孔准直器是倒置交叉成像，在针孔孔径的基础上形成一定的视野角度。当 $t=b$ 时，图像大小无

变化；当 $t>b$ 时，图像就会被放大；当 $t<b$ 时，图像就会被缩小。做小脏器成像时就可以利用它的放大功能将图像放大。同时采集的图像的大小通常没有可比性。解决方法是给目标脏器设定一个固定距离，使成像的脏器占据屏幕视野的 80% 左右，这样就可以保证图像大小的可比性。

2）平行多孔型：具有均匀的深度响应（即在空气中，不同深度对放射源有相似的灵敏度，但在组织内会受组织衰减而改变）。图像大小与距离无关，分辨率与孔径有关。

平行孔准直器的孔的排列是均匀和相互平行的，单个孔的直径、孔的总数目、孔间隔厚度和准直器本身厚度都影响探测分辨率和灵敏度。平行孔准直器对图像的分辨率的影响由以下公式确定：

$$R = \frac{r(T_e+b+c)}{T_e}　\text{公式（8-6）}$$

式中：R 代表分辨率；r 代表准直器孔径；b 代表准直器表面到探测物体的距离；c 代表准直器上面到晶体的距离；T_e 代表准直器的有效厚度。

公式中所有的子项都可以影响到分辨率，然而只有 b 是可控的。对于一个既定的准直器而言，只有 $b=0$ 时，它的分辨率才能达到最好。所以，在对位患者时，一定要使探头尽可能地贴近患者。

3）发散孔型：可扩大视野 10% ~ 20%。用于大器官显像和全身扫描。其灵敏度和分辨率均比平行孔差。距离越远，视野越大。

4）聚焦孔型：与针孔作用类似，灵敏度高（多孔）对深部病变有较高的分辨率。

（3）准直器的性能参数

1）几何参数：准直器的几何参数有孔数、孔径、孔长及孔间壁厚度，它们决定了准直器的空间分辨力、灵敏度和适用能量范围等性能参数。在同样能量下，准直器的空间分辨力与灵敏度不可能同时提高，提高空间分辨力会导致灵敏度的降低，提高灵敏度会导致空间分辨力的降低（表8-2）。

表 8-2　准直器几何参数与其他参数的关系

几何参数	孔径↑	孔深↑	孔间壁厚度↑	成像距离↑
空间分辨力	↓	↑	—	↓
灵敏度	↑	↓	↓	↓
能量范围	—	↑	↑	—

2）空间分辨力：空间分辨力是指区别两个邻近点源的能力，通常以点源或线扩展函数的半高宽（full width at half maximum，FWHM），来表示准直器的空间分辨力。半高宽度越小，表示空间分辨力越好。

准直孔越小，准直器越厚，探头与病人距离越近，分辨率越高。目前 SPECT 均配有体表轮廓跟踪的功能，使探头与人体各个部位保持一致且最近的距离，以提高图像质量。

3）灵敏度：准直器的灵敏度反映能通过准直器的 γ 光子占入射到准直器的 γ 光子的比率。准直孔越大，准直器越薄，灵敏度越高；孔间壁越厚，探头与病人距离越远，灵敏度越低。

4）适用能量范围：准直器的适用能量范围由孔长和间壁的厚度决定。高能准直器孔更长，孔间壁也要求更厚。

3. 闪烁探测器（scintillation detector）　目前临床用 γ 相机和 SPECT 的探测器，均为 NaI 闪烁探测器。闪烁探测器是探头的核心部件，其功能为能量转换，即把具有一定能量的 γ 光子，转换成后期电子电路系统可以处理的电信号。

γ 照相机探头内可选择安装数量不等的 PMT（如 19、37、61、91 个），PMT 一般呈蜂窝状排列（图 8-13）。

有些 SPECT 采用了管输出漂移的自调节校正电路，可对 PMT 增益作"在线"校正，从而改善均匀度、分辨率和线性。其原理示意图参见图 8-14。

装在 PMT 中的发光二极管构成的参考源发出 1 000Hz 的光脉冲，PMT 对此脉冲作取样并与参考

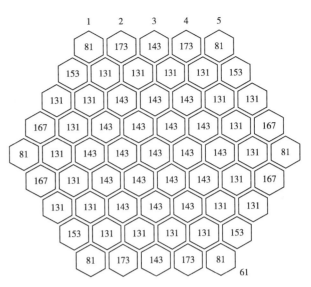

图 8-13　探头中光电倍增管（PMT）的排列方式

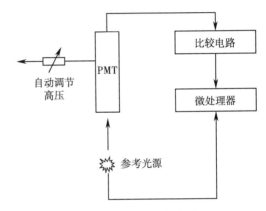

图 8-14　PMT 增益自调节电路原理图

源的设置比较。如果两者有差别，则通过改变 PMT 中的两个倍增极（又称打拿极，dynode）的电压作偏差校正直到无差别。

能量校正：采集一幅均匀源的图像，根据其不均匀性作一幅校正图，根据此图作各个 PMT 的 Z 信号输出调节，即能量校正。

（二）SPECT 与 γ 相机的电路

SPECT 与 γ 相机的电子线路，主要由放大电路、位置电路、能量电路、线性校正、能量校正及均匀性校正电路等组成。其中核心电路为位置电路和能量电路，位置电路的功能是确定探测到的 γ 光子的所在位置，能量电路的功能是甄别 γ 光子的能量，使之形成图像。

一个 γ 光子可在闪烁晶体中产生多个光子，继之由不同位置的多个光电倍增管接收，各个光电倍增管接收的闪烁光子数目，随其离闪烁中心（产生 γ 光子处）的距离增加而减少。由位置电路和能量电路根据不同位置的光电倍增管接收的闪烁光

的强度来确定 γ 光子的位置。位置电路的输出,除以能量电路输出,得到闪烁光子在 X 方向和 Y 方向的位置坐标。

$$X = \frac{\sum X_i I_i}{\sum I_i} \quad Y = \frac{\sum Y_i I_i}{\sum I_i} \quad 公式(8-7)$$

定位电路是由一个 X、Y 电阻矩阵结构实现的。矩阵中各个电阻值根据其所在位置赋予不同大小。文末彩图 8-15 中粉红和蓝色虚线就代表了正 X 方向和负 X 方向的电阻值分布。红色实线是 X 位置信号大小值。可见经电阻矩阵处理后,落在探头不同位置的信号均可测出精确的 X 坐标值,同理也可测出 Y 方向的坐标值。定位网络是模拟电路,给出的位置也是模拟量,可精准地确定点的位置(文末彩图 8-15)。目前所有的 SPECT 都是针对数字信号作图像处理,故需要把此模拟信号转换为数字信号,模/数变换一般是在后续电路中进行。

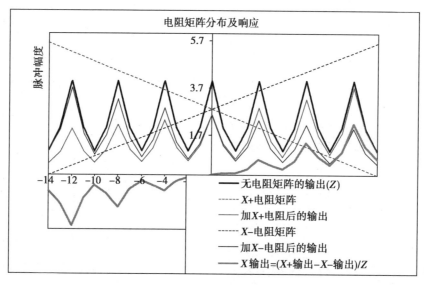

图 8-15　经电阻矩阵处理后的输出信号

经过计算机处理,最终形成放射性核素的计数分布图像。再将计数分布图像转变为不同灰度或颜色的分布图像,显示在计算机屏幕上,所形成的可视图像,即为 γ 相机图像或 SPECT 平面图像。

（三）SPECT 与 γ 相机的机架与扫描床

SPECT 机架与 γ 相机的机架不同。γ 相机的机架的功能仅为固定支撑探头,并使之能在一定范围内移动/转动。SPECT 机架除了上述功能外还提供使探头绕扫描床旋转的功能。一个或多个 γ 相机探头可装在一个能旋转的环形支架上,探头可绕人体长轴连续或步进旋转。探头从多角度获取多幅二维投影视图,利用重建软件,可得到横断面、矢状面和冠状面的断层图像。γ 相机通常不设置专用的扫描床;SPECT 需配置专用的扫描床,为进行全身扫描,有的 SPECT 配置可移动扫描床,也有的配置可移动扫描探头(图 8-16)。

（四）计算机

计算机作为 SPECT 或 γ 相机的工作站,具有为控制 SPECT 或 γ 相机的采集、处理、存储及显示

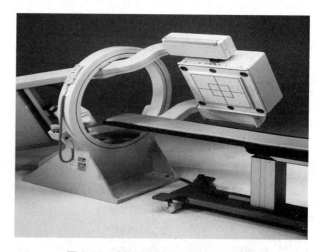

图 8-16　SPECT 探头、机架与扫描床

图像等功能。SPECT 的断层图像需要重建及各种校正软件,并需要更大的图像存储空间,因此要求配置更高的计算机。

二、SPECT 的图像重建

由投影数据经过计算、处理得到断层图像,该

过程称为重建（reconstruction）。重建图像有很多种方法，SPECT常用的有两种：滤波反投影法（filtered back projection，FBP）和迭代重建（iterative reconstruction，IR）法。

（一）滤波反投影重建法的基本原理

设投影的分布曲线为：$\lambda_\varphi(r,n)$。φ为角度。$rn=p$为投影的横坐标。投影的过程是把(r,n)二维空间分布转换成$r\cdot n$的一维空间分布。方法是把$r\cdot n$作为横坐标，把该坐标对应的所有计数求和作纵坐标。对SPECT而言，是由人体的三维空间→γ相机采集的二维图像。

反投影是投影的逆过程。即把$\lambda_\varphi(r\cdot n)$这一曲线换成以该曲线为剖面的柱面。即所有$r\cdot n$相同的点$r$赋予相同的计数值（图8-17）。

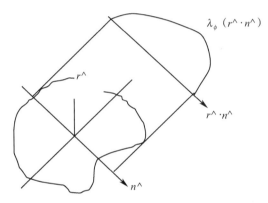

图8-17　投影的空间分布关系

反投影求和是对反投影的各个柱体求和：$b(r)=\int_0^\pi\lambda_\varphi(r\cdot n)\cdot d\varphi$，$b(r)$称为和图像。

可以证明（略），对于一个点源$f^\delta(r)=\delta(r-r_0)$，其和图像$b^\delta(r)=\dfrac{1}{|r-r_0|}$，即反投影求和得到的是中心强、边缘弱的发散图像（图8-18）。

反投影求和的点扩散函数是$|r|^{-1}$，其傅里叶变换就是调制传递函数（MTF）。对任意形状的源f

(r)则有：$b(r)=\int_\infty d^2rf(r)\dfrac{1}{r-r_0}=f(r)\cdot\dfrac{1}{|r|}$对上式作二维傅里叶变换得式8-8

$$F\{b(r^\wedge)\}=F\{f(r)\}\cdot F\left\{\frac{1}{|r|}\right\}=F\{f(r)\}\cdot\frac{1}{|\rho|}$$

公式（8-8）

由上式可推知滤波反投影法（FBP）的重建步骤为：

（1）反投影求和→$b(r)$

（2）傅氏变换→$F\{b(r)\}$

（3）滤波→$|\rho|F\{b(r)\}$

（4）反傅里叶变换→$f(r)$

也可以把第（3）步提前到开始，即先对投影作傅氏变换，对其滤波，再反傅里叶变换，然后再作反投影求和（两者等效的基础是傅里叶投影定理）。

滤波函数$|\rho|$：又叫Ramp滤波函数，频响曲线为图8-19中间的图形。

其对物体滤波后的效果是在边缘产生负脉冲（因边缘为高频，经Ramp高频处放大后，频率更高，这只有形成负下冲才能实现），经Ramp滤波后的投影再作反投影求和，其模糊效应便被负脉冲所抵消。

实际的Ramp滤波函数要使其在高频处逐步降低到0。原因有2个：①防止噪声过放大。可通过加平滑型滤波函数实现。②因离散取样造成图像有截止频率。可加窗函数，如Shepp-Logan滤波函数。有时为了在平滑的同时还要保持一定的分辨率，可采用恢复型滤波函数。

常用的平滑型滤波函数有：Hanning、Butterworth等。

分辨率恢复型滤波函数有：Metz、Wiener等。

奈奎斯特频率：能唯一确定带限信号的最小采样频率。SPECT因FWHM的存在因而是带限信

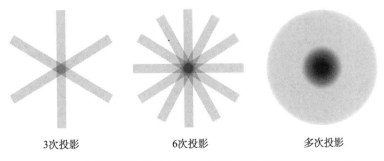

3次投影　　　　6次投影　　　　多次投影

图8-18　点源的反投影以有限的反投影角度，可以看到星状伪影

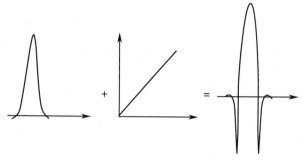

图 8-19　重建滤波过程

号,上限频率为 $f_m = \dfrac{1}{FWHM}$,则奈奎斯特频率为 $2f_m$(对应 64×64 矩阵)。窗函数的截止频率应等于 f_m。

(二)迭代重建的基本原理

迭代法的目的是寻找二维分布度函数 $f(x,y)$,

使它与检测到的投影数据相匹配。具体做法为:先假设一个最初的密度分布(如假设所有各点的值为0),根据这个假设得出相应的投影数据,然后与实测到的数据进行比较。如果不符,就根据所使用的迭代程序进行修正,得出一个修正后的分布。这就是第一次迭代过程。以后,就可以把前一次迭代的结果作为初始值,进行下一次迭代。在进行了一定次数的迭代后,如果认为所得结果已足够准确,则图像重建过程就到此结束。

一种最简单的迭代算法是所谓的代数重建技术,图 8-20 给出了一幅由四个像素组成的图像,若四个像素的值分别为 5、7、6、2。则可以分别获得 6 个投影数据,包括两个水平方向,两个垂直方向和两个对角线方向,分别是 7、11、9、13、12 和 8。

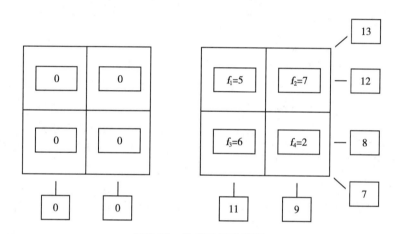

图 8-20　迭代法重建说明

迭代开始,先令所有的重建单元的值为 0,第一步计算出垂直方向的投影值,分别都是 0,如图 8-20。把这个计算值与实测值 11 和 9 相比较后,将其差值除以 2 以后分别加到相应的单元上去,就可得到垂直方向的迭代结果,如图 8-20 所示。

在此基础上可以再 $f_1^{(1)} = f_3^{(1)} = 0 + \dfrac{11-0}{2} = 5.5$ 做水平方向的迭代,此时有计算值 10、10,实测 $f_2^{(1)} = f_4^{(1)} = 0 + \dfrac{9-0}{2} = 4.5$ 值为 12、8,将它们比较后求出差值,分别加到有关的像素上去,结果如图 8-21 所示:

迭代法作图像重建算法有很多,如 ART(Android runtime)、SIRT(同步迭代代数重构法)、ML-EM 法(最大似然最大期望值法)等。

三、SPECT 的图像校正

(一)衰减校正

1. 衰减现象　由于光子在人体内服从指数衰减规律,SPECT 采集到的投影及重建图像会受衰减的影响而造成计数减低伪影。对于一个放射性均匀分布的圆柱形放射源,其投影和重建图像如图 8-22 所示。

投影过程可表示成:

$$CT : \lambda_\varphi(P) = \int d^2 r \mu(r) \delta(p - r \cdot n)$$

公式(8-9)

$$SPECT : \lambda_\varphi(P) = \int d^2 r f(r) e^{-u(r) \cdot r \cdot n} \perp \delta(P - r \cdot n)$$

公式(8-10)

因 $\mu(r)$ 分布因人而异,是未知量,$f(r)$ 与 $\mu(r)$ 不能同时解出。故 SPECT 无精确解,现有的衰减

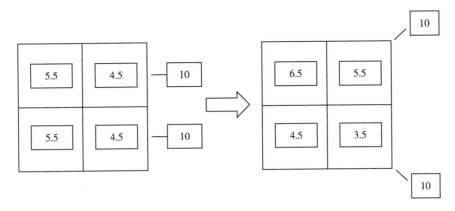

图 8-21 迭代法重建说明

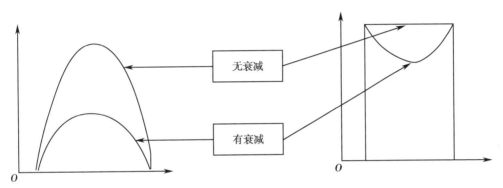

图 8-22 衰减对 SPECT 图像的影响

校正方法(实验法除外)都是近似的。

2. 衰减校正方法

数学法:用近似的条件限定后求解原方程。

实验法:透射法测出 $\mu(r)$ 分布,作逐点校正。

具体方法有:前校正法(Sorenson,Tanaka)、后校正法(Chang,RPC)、解析法(Tretiak and metz, Bellini,Inouye 等)、迭代法(Walters,Budinger 等)。

(1)Sorenson 法

假定:①物体断面为圆或椭圆形;②活度均匀分布;③μ 均匀分布。

设 C 与 C' 是互成180°的一对投影,L 为衰减区域的平均长度,fL 为活度区的平均长度,f 为分数因子。μ 为衰减系数。则校正后的投影 C_0 为:

$$C_0 = \sqrt{cc'} \frac{\mu fL \cdot e^{\mu L/2}}{2Sinh(\mu fL/2)} \quad \text{公式(8-11)}$$

(2)Chang 法

假定:①物体轮廓已知或可测;②μ 均匀分布;③取衰减的平均值。

则 $C_0 = C_{测} \cdot a(x,y)$。即对重建后的图像的每个像素作逐点校正。校正矩阵 $a(x,y)$ 为:

$$a(x,y) = \left[\frac{1}{m} \sum_{i=1}^{m} \exp(-\mu l(x,y,\theta_i)) \right]^{-1}$$

公式(8-12)

式中 l 为 θ_i 角度处 (x,y) 点距探头的距离。

解析法均假定 μ 为常数。然后对衰减的 Radon 变换求解得到本征解。

为获得精确的体内不同组织的衰减系数分布,可以用 X 线 CT 采集的同一患者图像计算衰减分布图。要想利用这个衰减图到核医学图像中,必须把 X 线 CT 图像与核医学图像精确对位,即做精确的图像融合。要对来自不同仪器的图像做图像融合是非常费时而且不易配准。为实现精确和省时的融合,已有把 X 线 CT 与 SPECT 或 PET 结合在一起的新机型。如 HAWKEYE 就是把一台简单的 X 线球管结合在其双探头 SPECT 上,从而可以在同一台机器上得到患者的衰减图,并可以方便地与核医学图像融合并做衰减校正。

(二)散射校正

γ 射线在患者体内及晶体内行进的过程中,部分 γ 光子会与体内组织及晶体相互作用发生康普顿散射。核医学成像设备均采用在全能峰处设置能窗进行能量甄别筛选,去掉低能的散射光子。减小能窗可以限制散射光子,但也会降低灵敏度,并且能窗宽度受闪烁探测器的能量分辨率的限制。由于探测器的能量分辨率有限,那些经过小角度散射,能量损失不大的γ光子仍能通过能量甄别器,被记录下来,造成混淆和假计数,使图像变模糊,分辨率下降。散射还会使本底计数提高,造成不均匀的本底噪声,降低了图像的对比度,可使小病灶淹没在本底中。

散射校正有很多种方法,基本原理为:估计散射光子对成像的贡献,然后将其从投影数据或重建图像中减掉散射成分。对SPECT,准直器限制了视野外部的散射及部分视野内的散射。

康普顿散射造成图像边缘模糊(空间分辨力降低),在做定量分析时需作散射校正。常用方法有:

1. 作衰减校正时取较小的衰减系数 μ 值(组织对 ^{99m}Tc 为 0.15m^{-1},可取 0.11~0.12cm^{-1})。

2. 投影与模糊函数作反卷积。

3. 能量窗采集图像:一个窗是光电峰,另一个窗是康普顿坪(对 ^{99m}Tc 为 92~125keV)把前者减去后者的一半,即得校正后的图像。

四、SPECT 与 γ 相机的主要性能指标和质量控制

SPECT 是由 γ 相机的探头旋转来工作的,因此 SPECT 系统的性能,包含了 γ 相机的性能、断层的性能及全身扫描的性能。

(一) γ 相机的性能指标和质量控制

γ 相机的性能分为固有性能(intrinsic characteristic)和系统性能(system performance)两大类。"固有性能"为卸下准直器时 γ 相机探头的性能;"系统性能"为安装准直器后 γ 相机探头的性能,故系统性能与准直器的性能有关。同一类性能指标又有有效视野(useful field of view,UFOV)和中心视野(central field of view,CFOV)之分。UFOV 由厂家设定,通常为探头尺寸的95%;CFOV 为 UFOV 的75%。γ 相机性能反映平面图像的质量。

1. **空间分辨力**　空间分辨力(spatial resolution)是影响图像质量的一项重要指标,反映能分辨两点间的最小距离,通常用线扩展函数(line spread function,LSP)、半高宽(full width at half maximum,FWHM)及1/10高宽(full width at one tenth maximum,FWTM)来表示。FWHM 及 FWTM 越小,分辨力越高。

系统空间分辨力(system spatial resolution)由固有空间分辨力和准直器空间分辨力综合构成:$R_s = (R_i^2 + R_c^2)^{1/2}$

提高分辨力的途径有:增加 PMT 的数量(晶体大小保持不变)、入射 γ 射线能量增大,晶体变薄、能量窗宽减小等。此外,在采集图像时,应尽可能使准直器贴近病人体表。分辨力大小与探头和体表的距离呈线性关系。距离越远,分辨力越差。

固有空间分辨力测试方法:铅栅模型、线源线扩散函数。

质控要求:固有空间分辨力<3.8mm,系统分辨率 8~12mm。

2. **固有泛源均匀性**　"固有泛源均匀性"描述的是在探头全视野内,对一个均匀分布的放射源响应的差异,即计数密度(单位面积的计数)的差异。均匀性包括积分均匀性(integral uniformity,Ui)和微分均匀性(differential uniformity,Ud)。

积分均匀性描述由均匀入射的 γ 射线在探头视野中产生的最大像素计数(Max)与最小像素计数(Min)按照下列公式确定:

积分均匀性 Ui = ±100(Max−Min)/(Max+Min)

公式(8-13)

微分均匀性描述由视野中 X 方向及 Y 方向相邻5个像素中,最高像素计数(Hi)与最低像素计数(Low)按照下列公式确定:

微分均匀性 Ud = ±100(Hi−Low)/(Hi+Low)

公式(8-14)

影响因素:PMT 性能不一致,空间线性变坏,晶体性能变差和损坏,能量窗的漂移等。

以上"均匀性"的测试,需分别用临床使用的全部准直器来进行,这项测试有助于发现某个准直器存在的问题。

质控要求:固有泛源均匀性——微分<2.6%,积分<4.2%。

3. **固有能量分辨率**　"固有能量分辨率"是衡量 SPECT 分辨光电峰能力的一个参数,反映其鉴别原 γ 闪烁事件和散射事件的能力,定义为光电峰半高全宽与峰值之比的百分数。要求小于10%。

影响能量分辨率的因素有:各个 PMT 的分辨率不一致、晶体的性能和 PMT 与晶体间耦合是否良好等。

4. **固有空间线性**　"固有空间线性"是反映 γ 光子位置产生几何畸变(失真)程度的参数。

绝对线性:线扩散函数峰位的最大位移。

微分线性:线扩散函数峰值间隔的标准差。均用毫米表示。

绝对线性和微分线性值越小,其线性越好。

影响因素:位置加权电路矩阵的直线性和混合器、比率电路的线性工作范围。

5. 系统灵敏度 "系统灵敏度"是表征系统的探测效率,描述探头对源的响应能力,定义为单位活度的计数率,与准直器的类型、窗宽、源的种类及形状有关,主要决定于闪烁体和准直器的效率。

6. 计数率特性 当视野中的活度较低时,γ相机计数率随活度的增加而增加;当活度增加到一定值时,计数率开始随活度的增加而减少。计数率特性(count rate performance)描述计数率随活度的变化的特征。由最大计数率、20%丢失时观察计数率,及观察计数率随活度的变化曲线表示。计数率特性分固有(无准直器,源在空气中)计数率特性和有散射系统(有准直器,源在水中)计数率特性两种情况。

7. 多窗空间配准度 表征在不同能量情况下,SPECT 图像位置偏离的一个参数。

8. 全身扫描系统分辨率 测试在全身扫描条件下,γ相机对发生在不同位置的闪烁事件的分辨能力。

(二) SPECT 的性能指标和质量控制

因为重建过程包含求和、滤波等步骤,SPECT的投影中如果有畸变,会在重建中被放大,造成断层图中的伪影。由于影响 SPECT 旋转稳定性的因素很多,故使用要十分小心。购买新机器要做验收测试,平时要定期做质量控制。除γ相机本身的质量控制因素外,SPECT 还有以下内容:

1. 一般性物理检查 支架、检查床、运动轨道等在垂直和水平方向是否倾斜。这些倾斜会造成全身扫描速度不匀,也可造成旋转中心位置的偏移,使重建图像出现伪影。

2. 旋转中心校正 SPECT 的旋转中心(center of rotation,COR)是个虚设的机械点,它位于旋转轴上,是机械坐标系统、探头电子坐标和计算机图像重建坐标共同的重合点。任何不重合都表现为旋转轴倾斜和旋转中心漂移(center of rotation offset)。旋转轴倾斜及旋转中心漂移会在 SPECT 图像上产生伪影。旋转中心偏移可以软件进行校正,但是 Y 轴倾斜只能通过对机械旋转轴的调校得以纠正,无法用软件校正。

3. 断层均匀性 断层均匀性是指对均匀体源所成的断层图像中放射性分布的均匀性。断层图像的均匀性比γ相机平面图像的均匀性差,因为探头旋转可造成均匀性降低,另外,重建过程对非均匀性有放大作用。保证断层图像均匀性首先要使γ相机的均匀性处于最佳状态。断层均匀性实际上是 SPECT 对核素在体内三维分布能否真实再现的指标。断层均匀性与重建算法及总计数有关。

4. 断层空间分辨力 断层空间分辨力是指 SPECT 断层成像的空间分辨力,包括三个方向的分辨力:X 方向、Y 方向、Z 方向,用点源或线源的扩展函数在不同断层中的半高宽来表示。断层空间分辨力分有散射和无散射两种情况,半高宽越小,分辨率越高。

断层厚度也是 SPECT 的性能指标,其实质上为轴向分辨力。

SPECT 空间分辨力在 10 ~ 20mm 范围内。SPECT 的空间分辨力与多种因素有关,准直器的类型、衰减校正、散射、晶体厚度、重建算法等都会影响空间分辨力。

5. 总体性能评价 SPECT 系统在与临床相似的条件下,对特定总体性能测试模型进行断层图像采集和重建,以此判断系统性能的优劣,同时检测系统各项校正、临床采集参数、图像重建处理、衰减校正和滤波函数运用是否正确。因为测试结果会因所用模型的不同而产生差异,为此测试时必须详细记录全部测试条件,以便日后参考。

五、SPECT/CT 图像融合

医学影像技术的发展及临床应用的实践告诉我们,面临复杂的临床问题,没有哪一种方法可以单独解决问题,每一种影像技术都有各自的长处和不足。核医学图像的主要缺点是信息量小,图像分辨率较低,特别是缺乏解剖学信息,而这些不足很难通过核医学本身来解决,CT 或 MRI 与之相比,分辨率高,具有精细的解剖结构,但缺乏功能信息,而给 SPECT 配置 CT 不仅可以做衰减校正,还可以为核医学的图像提供解剖定位数据,将 SPECT 和 CT 的图像融合可使图像的质量明显的提高,而且有了解剖和功能的双重信息。

图像融合技术设备整合阶段可将不同类别的影像设备安装在同一机架上,在保持病人体位不变的条件下完成两种检查。两种图像无须对位,只需要调整显示矩阵,即可融合(图8-23)。

按照被融合图像的特点,图像融合可分为三种:单模融合、多模融合及模板融合。(图8-24)

SPECT/CT 是将 SPECT 和 CT 各自原有的优

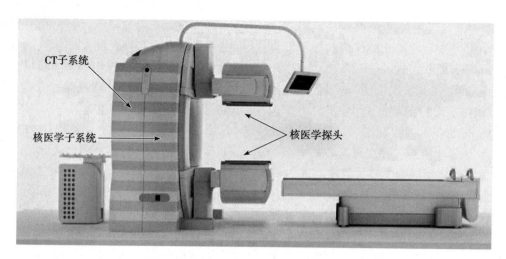

图 8-23　SPECT/CT 设备整合

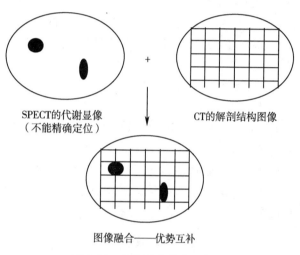

图 8-24　图像融合技术示意图

势有机结合起来的全新系统,其中 SPECT 与 CT 的结构原理同前所述,以下主要介绍其较独特的方面。

(一) 硬件同机

将 CT 的 X 线球管和探测器安装在 SPECT 系统的旋转机架上,使病人可同机进行 CT 和 SCPET 检查。一般 X 线球管和 SPECT 探头并排安装在系统的旋转机架上,X 线球管在后方,SPECT 探头在前方。扫描过程中,系统会自动移动检查床的位置,使检查部位位于 X 线球管下或 SPECT 探头下。

(二) SPECT/CT 中 CT 的作用

SPECT/CT 具有同一机架、检查床和图像处理工作站。单独 SPECT 进行断层成像时采用常氏平均衰减校正,校正精度较低,影响定量分析的准确性。而 SPECT/CT 利用高分辨率的多排螺旋 CT 进行衰减校正,比 γ 穿透源衰减校正速度快,比平均法衰减校正精度高,有利于临床诊断和高精确度定

量分析。目前 CT 已提升为诊断级,除上述衰减校正及融合定位功能外,还可以提供诊断信息。

CT 用于 SPECT 衰减校正有优点与不足。

1. 优点

(1) CT 数据比透射扫描具有低的统计噪声,因此降低了衰减校正 SPECT 发射图像的统计噪声,提高了校正精度。

(2) CT 透射扫描时间明显缩短,提高患者舒适度,提高患者流通量。

(3) CT 对 SPECT 图像数据的衰减校正精度远比软件的组织平均校正精度高。

(4) 患者流通量增加,从而提高经济效益。

2. 不足

(1) 在高 CT 值的组织中容易引起过度校正,导致放射性定量高估。

(2) 过度校正会造成体内金属植入物伪影。

(3) 高密度对比剂会带来过度校正伪影。

六、SPECT/CT 全身骨显像及骨断层融合显像

下面以 SPECT 最多见的骨显像为例对三种类型显像方式进行说明(文末彩图 8-25)。

(一) 全身显像(whole body imaging)

在全身移动,获得全身的平面像,通过一次成像法展示全身骨骼情况,其局部成像即静态显像(static imaging)。常规静态全身骨显像图像采集通常在给药后 2~5 小时进行,婴幼儿由于骨显像剂从软组织中清除较成人快,采集可在给药后 1.5 小时进行。

1. 骨血流血池显像方法

(1) 患者准备:无须特殊准备。请患者摘除

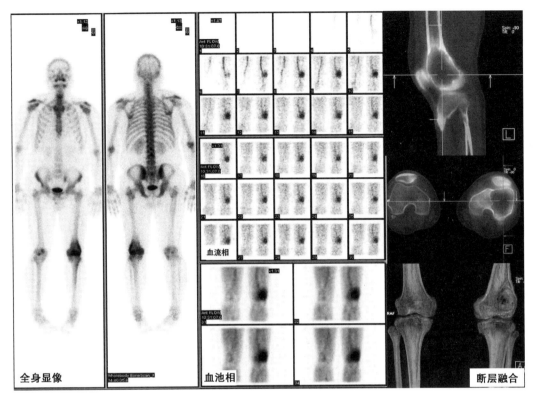

图 8-25 SPECT 骨三相显像图

金属物品。因疼痛而不能卧床者,应提前注射镇痛药物。

（2）显像剂：^{99m}Tc-MDP，740~925MBq（20~25mCi）使用"弹丸"式静脉注射。

（3）采集方法：探头配置为低能通用型准直器,能峰为 140keV,窗宽 20%,矩阵为 64×64;床边弹丸式静脉注射显像剂后即刻采集,血流灌注相为 2s/帧,采集 30 帧;血池相 60s/帧,采集 4 帧。

2. 骨延迟显像方法

（1）患者准备：无须特殊准备。注射完显像剂后要多饮水,成年人在注射显像剂后 2 小时内饮水应达到 500~1 000mL,注射后 2 小时以上检查,检查前排净尿液,不要让尿液污染患者的衣物和身体。请患者摘除金属物品。因疼痛而不能卧床者,应提前注射镇痛药物。

（2）显像剂：^{99m}Tc-MDP 740~925MBq（20~25mCi）。

（3）采集方法：患者仰卧于检查床上,双臂紧贴躯体,手掌朝下并展开,脚尖并拢,脚后跟分开。配用低能通用型或低能高分辨型准直器。能峰为 140keV,窗宽 20%,使用全身采集软件,矩阵 256×1 024,Zoom 值 1.0。

3. 局部静态显像方法

采集方法：配用低能通用型或低能高分辨型准直器。能峰为 140keV,窗宽 20%,矩阵为 128×128。采集计数 500~1 000K。

4. 结果判断

（1）正常影像：

1）血流相：静脉注射骨显像剂后 8~12s 可见大动脉和二级动脉陆续显影,随后逐渐显示软组织的轮廓,骨骼放射性较少。两侧相对应的血管和组织显影时间和放射性分布基本一致;

2）血池相：此时显像剂大部分均匀分布在血管床和血窦内,软组织轮廓更加清晰,放射性分布较浓,骨骼放射性仍较稀疏,大血管显影仍清晰。两侧影像对称。

3）延迟相：此时血液中的放射性已经很少,软组织的影像很淡,骨骼显影清晰（同全身或局部静态骨显像）。

（2）异常影像：骨动态显像时,病变部位在各时相的变化要与相对应的健侧或周围正常组织进行对照分析,也可利用计算机 ROI 技术进行定量分析。

1）血流相异常：①局部动脉血流灌注增高,表现为骨骼部位和邻近的软组织局部放射性异常聚集,常见于原发性恶性骨肿瘤和急性骨髓炎等。②局部动脉血流灌注减少,表现为病变部位放射性分布较对侧稀疏、减低,灌注时相改变(峰时延迟、峰值降低),可见于动脉中断、骨坏死(如股骨头缺血性坏死)、骨梗死和某些良性骨病变等。

2)血池相异常:①局部放射性增高,表现为病变处放射性异常增浓,见于恶性骨肿瘤和骨髓炎等,这是由于局部血管增生、扩张所致;也可见于静脉回流障碍,如儿童特发性股骨头坏死(Legg-Perthes 病)。②局部放射性减低,通常表现为局部放射性分布不均匀,放射性增高的同时伴放射性减低,提示有骨坏死存在。

3)延迟相异常:

局限性异常放射性增浓:可见于多种骨骼疾病的早期和伴有破骨、成骨过程的进行期。放射性浓集程度与疾病的程度和性质有关,一般恶性肿瘤常较良性肿瘤要明显;异常影像的数量也有一定意义,当有恶性肿瘤病史的患者影像上出现多发病灶,骨转移的可能性很大,如为单发灶则转移的可能性较小;病灶形态也有助于疾病的诊断,通常可见点状、片状、团块状和一些特殊类型等。

局部异常放射性减低:可见于骨囊肿、股骨头缺血性坏死等缺血性骨疾病和溶骨性病变等。另外身体上金属物品也可表现为减低区,应注意鉴别。

"超级影像"(superscan),放射性在全身骨骼均匀对称的高度浓聚,而肾脏不显影的骨骼影像称"超级影像"。对于恶性肿瘤患者,这种影像提示有广泛弥漫骨转移的可能;对于非恶性肿瘤患者应考虑甲状旁腺功能亢进症。

骨骼以外放射性浓集:

①技术因素:骨显影剂标记率不高,游离的 ^{99m}Tc 使胃、甲状腺和结肠显影;标记时形成颗粒,使肝、脾显影。

②生理因素:正常女性乳腺偶可显影,妊娠期和哺乳期妇女可见双侧对称性放射性浓集。

③病理因素:软组织炎症,如多发性肌炎、蜂窝织炎等;软组织损伤,如心肌、脑梗死等,软组织钙化、如肿瘤钙化和肾结石等;原发性和转移性癌,如肺癌、乳腺癌和肝转移癌。

5. 临床应用

(1)骨转移瘤的早期诊断;

(2)原发性骨肿瘤的诊断和疗效观察;

(3)急性骨髓炎的早期诊断;

(4)股骨头无菌性(缺血性)坏死的早期诊断;

(5)骨折的诊断;

(6)移植骨的监测;

(7)代谢性骨病的诊断;

(二)骨断层融合显像

断层显像(tomography imaging):骨断层成像能避免解剖学结构重叠对显示病变部位和形态的影响,提高深部组织病变结构显示,降低邻近组织和器官高放射性的影像,区别体表放射性污染,断层显像能获得靶与非靶组织的高信噪比,使诊断可靠性进一步提高。

1. 显像方法　患者仰卧位,尽量让患者感觉舒适、放松,左右肢体和躯干位置尽量保持对称,根据病变部位不同,双手交叉抱头或置于身体两侧,激光灯将病变部位调整到 CT 旋转中心,且病变部位距检查床两端至少30cm。采用低能高分辨准直器,探头 H 模式,能峰 140keV,能窗 20%,矩阵 128×128,Zoom 值 1.0,顺时针旋转 180°,步进式采集,每帧采集 10s(根据病变部位放射性计数和患者情况可适当延长或缩短每帧采集时间),采集 32帧。图像采集时,使用体表轮廓跟踪技术,尽量贴近患者。CT 扫描时使用 CARE Dose4D 技术,螺距 1.5,层厚 5mm(2×2.5mm),CT 重建层厚为 3mm,重建增量为 2mm,根据需要选择相应的窗宽窗位进行重建。

2. 临床应用

(1)骨肿瘤的诊断与鉴别诊断:骨肿瘤样疾病多种多样,SPECT/CT 断层融合显像融合了解剖图像与骨代谢图像,通过组织代谢特征对于肿瘤的来源与良恶性的鉴别具有很高的诊断价值。

(2)移植骨的监测:骨移植术后,通过观察细节部位骨骼的代谢情况,可以判断移植骨的活性。

(3)炎性疾病的鉴别诊断:对于炎性骨病如骶髂关节炎、特异性炎症,如骨与关节结核等可以通过 CT 提供的骨质变化特征及骨代谢异常分布的部位特征与肿瘤等疾病进行鉴别。

(4)创伤的鉴定(隐匿性骨折、疲劳骨折的判断)。

(5)股骨头病变的诊断。

(马温惠)

第五节　PET

正电子发射体层仪（positron emission tomography，PET）是利用发射正电子的放射性核素或其标记物为显像剂，对脏器或组织进行功能代谢或分子靶点成像的医学影像设备。正电子放射性核素的标记物可以是生理活性物质（如葡萄糖、水、氨基酸、神经介质），也可以是分子靶点的特异性配体（如小分子配体或抗体）等。因此，PET 实质上可以准确示踪这些生理活性物质或分子靶点在人体内的分布规律或动态变化，从而在分子水平上反映和研究生理或病理过程。因此，PET 是重要的分子影像学（molecular imaging）成像方式，显示组织器官分子改变或组织器官的功能状态，有利于对疾病性质进行准确判断。但 PET 显像无法提供脏器周围的解剖结构，因而单纯 PET 显像可能难以判断病变准确的体内位置，将 PET 与 CT 结合，将同时提供病变性质及准确位置，提供更为全面的信息，因此目前 PET/CT 成为核医学的重要临床显像设备。

一、PET 显像原理

（一）湮灭辐射

与 SPECT 探测的单光子衰变不同，PET 显像是基于湮灭辐射实现的。湮灭辐射是指放射性核素在衰变过程中发射出带正电荷的电子（正电子，β+），正电子在介质中平均运行 1~3mm 的极短距离后，即与邻近带负电荷的电子发生湮灭而消失，正负电子对的质量转化为一对能量相等（均为 511keV）、运动方向相反的 γ 光子（图 8-26）。PET 即通过探测这对能量相同、方向相反的光子对而实现成像。

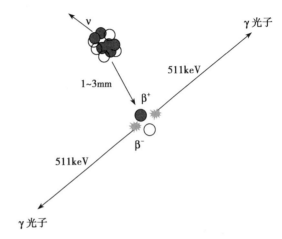

图 8-26　正电子湮灭辐射的原理示意图

在核医学中常见的正电子放射性核素如表 8-3 所示，它们的半衰期一般较短，不仅具有较低的辐射剂量，还可在短时间内数次注射成像，以获得重复观察结果。

表 8-3　PET 常用的正电子核素的物理性质

正电子核素	半衰期/min	最大能量/MeV	水中最大射程/mm	水中平均射程/mm
^{15}O	2.05	1.72	8.2	1.10
^{13}N	9.9	1.19	5.4	0.60
^{11}C	20.4	0.97	5.0	0.28
^{18}F	109.7	0.64	2.4	0.22
^{68}Ga	68	1.89	9.1	1.35

（二）符合探测

与 SPECT 带有准直器的平板探测器不同，PET 对射线的探测是由大量不带有准直器的环形探测器实现的。在环形探测器阵列中，相对放置的两个探测单元可探测到一次湮灭辐射发出的一组 γ 光子对（即一次符合事件），此两个探测单元之间的连线称为符合线（line of coincidence，LOR），湮灭事件的位置必然在 LOR 上；同一放射源可得到大量的 LOR，通过对大量 LOR 的计算即可对放射源的空间位置进行精确定位（图 8-27）。这种基于两个探测单元间的连线来确定湮灭位置的方法称为电子准直，这种探测方法称为符合探测。大量符合事件被储存在与患者投影相应的阵列中，并可用标准的断层技术重建出断层图像，从而显示出正电子示

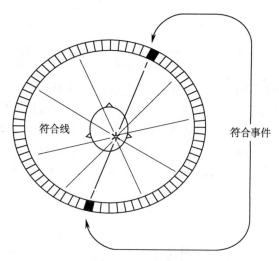

图 8-27　PET 的符合探测原理示意图

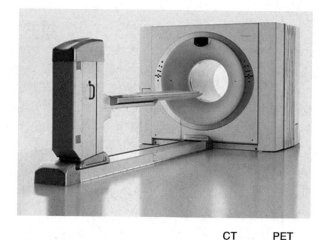

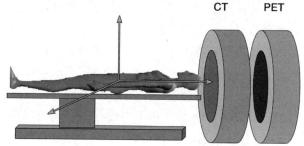

图 8-28　PET/CT 机架及内部结构示意图

踪剂在人体内的分布。

符合探测技术利用了光子对的两个特性,一是两个光子方向相反;二是两个光子都以光速飞行,几乎同时到达 LOR 上的两个探测单元。需要说明的是,实际探测过程中,由于大量放射性衰变会同时发生,且 γ 光子运行中可能发生散射,符合事件除真符合外还可发生随机符合和散射符合事件,后两种符合事件都会造成定位错误,属于图像噪声,如果不予以剔除就会降低图像分辨力和对比度,影响图像质量。PET 用专用技术来校正随机符合和散射符合,记录的符合事件经过处理、校正、重建后可获得正电子核素标记的示踪剂在体内分布的PET 断层图像。

因此,基于符合探测原理,PET 无需 SPECT 的物理(铅)准直器即可得到射线源的位置信息,即电子准直。与物理(铅)准直相比,电子准直具有更高的灵敏度和均匀性。临床 PET 的图像分辨率可达 3mm 左右,而 SPECT 为 10~15mm。

二、PET 的基本结构

PET 主体设备由机架、检查床、控制电路等部分组成。机架是其中最大的部件,包括探测器、电子线路、移动控制系统等。其中,决定 PET 性能的关键部件是探测器,主要由闪烁晶体和光电倍增管两种核心元件组成。图 8-28 为 PET/CT 融合成像设备照片。

(一) PET 设备组成

PET 系统的硬件主要包括机架、检查床及计算机工作站等。其中机架是最大的部分,内部装备有透射源、隔板、激光定位器、探头、探测器

电子线路、复合线路、分拣器、移动控制系统等,机架的主要功能是采集数据。主机柜主要由输入输出系统、内外存储系统、电脑 CPU 等组成,主要功能是数据存储、处理和图像重建。计算机工作站控制所有的硬件设备、数据采集和预处理,执行各种误差校正、重建图像,对图像进行处理和分析,显示图像和有关信息。除数据采集和图像重建以外,PET 的核心软件还包括数据库管理及操作(查询、排序、添加、删除、编辑)、图像后处理和分析(图像的平滑、滤波、边缘增强、算术和逻辑运算、曲线生成、功能图等),图像的拷贝及文件管理(打印、存储),文件格式的转换及网络传输等功能。决定 PET 性能优劣的关键部件是探头。

1. 探头　PET 探测光子的过程与 SPECT 类似,是由闪烁晶体把 γ 光子转换为荧光,进而被光电倍增管转换为电信号。但与 SPECT 不同的是,PET 闪烁晶体不再是平板型大晶体,而是由许多小块晶体排列成环状,其中每一块小晶体和与之连接的光电倍增管和电子线路成为一个探测器。所以,PET 探测器是由许多个探测器排列而成的环状探头(图 8-29)。

探测器晶体的性能及尺寸是影响 PET 系统性能的关键因素,晶体的厚度影响 γ 光子探测效率和

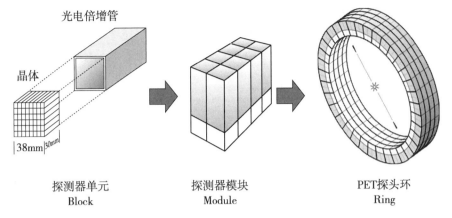

光电倍增管

晶体

|38mm|30mm|

探测器单元
Block

探测器模块
Module

PET探头环
Ring

图 8-29 PET 探头结构

能量分辨率,晶体厚度增加可以使光子与晶体发生相互作用的概率增加,会提高探测效率;但同时也增加了产生的闪烁光在到达光电倍增管之前被晶体本身吸收的概率,从而导致光电倍增管产生的脉冲能谱增宽,能量分辨率下降。此外,晶体块的表面积会影响探测灵敏度和空间分辨力,晶体面积大,接受入射光子概率增加,灵敏度增高,但晶体块任意位置接受的入射光子均被定位于晶体中心,会导致分辨力下降。

2. 闪烁晶体 闪烁晶体的作用是将入射的 γ 光子转换为荧光光子,供光电倍增管进行后续转换。当一个 γ 光子进入闪烁晶体后,会与晶体发生相互作用而损失一部分能量,损失的能量传递给相互作用的晶体原子,使其从基态跃迁到激发态。处于激发态的原子存在时间非常短,其从激发态恢复到基态时就会发出可见光子,称之为闪烁光子,整个转换过程一般在纳秒至微秒内完成。探测器中晶体的性能及尺寸,是影响 PET 系统性能的关键因素之一。

闪烁晶体的主要性能参数包括:

(1) 发射光谱:晶体被 γ 光子激发产生的荧光光子能量并不是单一的,其发射光子的波长分布曲线称为发射光谱。发射光谱越集中,在光电倍增管中的光电转换效应越好。

(2) 衰减长度:衰减长度为入射光子能量衰减到初始值的 1/e 时所走的距离。晶体的衰减长度越短,则阻止 γ 光子的本领越强,探测效率越高,从而使用较薄的晶体即可获取较高、较均匀的空间分辨力。

(3) 闪烁衰减时间:闪烁晶体被单次激发后,晶体发射光子的数量下降到初始值的 1/e 时所需的时间称为闪烁衰减时间,也称退光常数。晶体的

闪烁衰减基本为指数衰减。衰减时间短,则时间分辨力高,可使随机符合事件数下降,也可缩短系统死时间。

(4) 光电效应分支比:光电效应分支比即入射光子在晶体中发生光电效应的概率。入射光子发生光电效应时,其能量全部沉积在晶体的作用点,使闪烁光子位置集中,利于探测。而如果入射光子发生康普顿散射,会使晶体的闪烁光子位置分散,或者飞出晶体致使闪烁光子数量减少。所以光电效应分支比高,则对入射光子的定位精度好,能量分辨率好。

(5) 发光效率:发光效率是晶体将入射光子能量转换为荧光光子的比率。常用光产额来表示,为吸收入射光子单位能量所引发的闪烁光子数,光产额高,则能量分辨好。

(6) 能量分辨率:由于产生光脉冲各个过程的统计性,对应于入射的单能光子,晶体输出的脉冲幅度会在一定范围内分布。能量分辨率(R_E)的定义是脉冲能谱分布的半高宽与入射光子能量之比:

$$R_E = FWHM_E / E \qquad 公式(8-15)$$

式中:E 为入射光子的能量,$FWHM_E$ 为能量分布的半高宽。该值越小,则晶体输出的脉冲能谱越集中,能量分辨能力越高。

综上,PET 的闪烁晶体应具有如下性能:时间分辨好、γ 光子阻止本领强、光子产额高。在目前主流的 PET 商品中,多使用掺铈氧化正硅酸镥($Lu_2SiO_5[Ce]$,LSO)、锗酸铋晶体($Bi_4Ge_3O_{12}$,BGO)或掺铈氧化正硅酸钆($Gd_2SiO_5[Ce]$,GSO)等晶体类型。常用的 PET 设备晶体性能如表 8-4 所示。

表8-4 PET常用闪烁晶体的性能

闪烁晶体	BGO	LSO	GSO
发射波长/nm	480	420	440
衰减长度/mm	11	12	15
闪烁衰减时间/ns	300	40	60
光电分支比/%	43	33	–
光产额（光子数/MeV）	9 000	25 000	8 000
能量分辨率/%	10.2	10	8.5
密度/（g/cm³）	7.1	7.4	6.7

BGO的主要优点是：阻止本领强、化学性能稳定、机械强度好。

LSO的主要优点是：密度和原子序数都较高，对γ射线有高的探测效率，光子输出额较高。此外，它很牢固且不吸湿，容易制造探头。

GSO的主要优点是：具有较高的能量分辨率、阻止本领和温度稳定性。

晶体的厚薄会影响探测效率和能量分辨率。晶体加厚可增加入射光子与晶体的相互作用机会，使探测效率提高；但晶体所产生的闪烁光在到达光电倍增管之前，被晶体自身吸收或散射的机会也会相应增加，使光电倍增管产生的脉冲能谱分散，能量分辨率下降。

晶体的表面积会影响灵敏度和空间分辨力。晶体面积大，则接受入射光子的机会增加，使灵敏度提高；但因晶体块上任何位置接受的入射光子均会被近似定位到晶体块中心，表面积增大会使空间分辨力下降。因此，对晶体尺寸的设计，应兼顾上述影响因素。

3. 光电倍增管（PMT） 光电倍增管的作用是把晶体产生的较弱的闪烁光信号转换、放大成电信号，放大倍数一般高达$10^6 \sim 10^9$。PMT主要由光阴极、电子聚焦系统、多级倍增极和阳极组成。光阴极上喷涂有光敏材料，可将入射的光子转换成光电子。光电子经电子聚焦系统聚焦和加速后，会打在倍增极上形成二次发射，产生更多的电子。随着各个倍增极上加有依次递增的电压，从光阴极发射的电子逐级倍增，最后飞向阳极收集形成放大的脉冲电流输出。此信号再由后续电子线路处理。

4. 探测器 PET与SPECT探测γ光子的相同点在于，二者都是由闪烁晶体把γ光子转换为荧光光子，进而被光电倍增管转换为电信号。PET与SPECT的不同点在于，PET的探测器不是SPECT

的平板构型，而是由许多小块晶体组成的环状晶体阵列。具体来说，如图8-29所示，每一块晶体会被分割成多个更小的晶体块（如8×86×6等），构成一个探测器单元；每一个探测器单元后连接光电倍增管，构成探测器模块；探测器模块排列成环，多个这样的环纵向依次排列组成一个圆筒状的探测器。

探测器环数的多少决定了PET轴向视野的大小和断层面的多少。探测器环数越多，其轴向视野越大，一次扫描可获得的断层面也越多。每个环上的探测器都可以与空间相对的同一环及邻近环的多个探测器形成响应线，可通过记录符合事件确定湮灭辐射源所在的响应线；总响应线数一般可达数千万条。因此，探测器环中的探测器单元越多，则响应线密度越大，断层图像的空间分辨力越高。

（二）CT扫描仪设备组

X射线CT的主要结构包括X射线断层扫描装置和计算机系统两大部分，前者主要由产生X射线束的球管以及接收和检测X射线的探测器组成；后者主要包括数据采集系统、中央处理系统、操作台等。此外，CT机还应包括图像显示器、多幅照相机等辅助设备。

1. 高压发生器 高压发生器的作用是为X射线管提供高电压。目前CT扫描仪使用的高压发生器多为高频高压发生器，工作原理是把低压交流电转换为直流电，然后经过逆变器变为高频电流，在经过倍压器变为高压电流供给X射线管。供给X射线管的电流要求比较高，现代CT扫描仪中的高压发生器已经被数控高频变换电压发生器替代，利用数字振荡电路将直流电压斩波为高频并输出到高压变压器，整流滤波后加至X射线球管。

2. X射线球管 X射线球管是CT扫描仪的关键部件，只有X射线球管提供稳定高质量的X射线，才能实现CT扫描仪的功能。X射线球管主要由灯丝、靶、管套组成，球管工作时，电流通过灯丝，电子在高压驱动下高速逸出并轰击球管的阳极靶，进而产生X射线。

3. X射线探测器 X射线探测器是一种将X射线能量转换为可供记录的电信号的装置，一个典型的探测器包括：闪烁体、光电转换阵列和电子学部分，此外还有软件、电源等附件。CT中常用的探测器类型有两种，一种是收集荧光的探测器，称闪烁探测器，也叫固体探测器；一种是收集气体电离电荷的探测器，称气体探测器，它收集电离作用产生的电子和离子，记录由它们的电荷所产生的电压信号。探测器接收到射线照射,然后产生与辐射强度成正比的电信号。PET/CT 中的探测器均为新型固体探测器,构成材料为稀土陶瓷,新一代固体探测器具有透明度好、X 射线吸收能力强、光输出高、响应速度快、没有放射性等优点。

探测器由多个探测单元排列成环形,CT 用探测单元的物理尺寸比 PET 小得多,探测单元数量越多,采集数据量越大,重建图像的质量就越好。CT 探测器工作原理与 PET 相似,晶体起到波长转换器的作用。X 射线与晶体发生碰撞后产生光电效应,产生的光电子在晶体内部使原子达到激发态,原子由激发态回到基态时,会发射波长大于 X 射线光子的可见光或者紫外光。低能光子通过反射层和耦合收集到光电二极管上形成电脉冲,这就是 CT 采集的基本信号。

三、PET/CT 图像采集和重建

PET/CT 图像采集方法分为 PET 图像采集和 CT 图像采集,其采集处理过程分为六个步骤:CT 定位像、CT 扫描、CT 衰减校正、PET 图像采集、PET 图像重建、PET 图像和 CT 图像融合。

(一) CT 定位像

CT 定位像是为 CT 扫描进行定位。通过快速采集 X 射线透射图,利用透射图精确选择 PET/CT 检查部位和扫描范围。

(二) CT 扫描

按照 CT 定位像选择确定扫描范围进行 CT 扫描,并重建 CT 断层图像。目前 PET/CT 配备的 CT 扫描仪可以在十几秒至几十秒内完成全身 CT 扫描,在采集的同时进行图像重建。扫描时可以根据实际需要来选择 X 射线管电流。

(三) CT 衰减校正

CT 成像的 X 射线能量显著低于 PET 成像的 γ 射线能量,组织对 X 射线和 γ 射线的衰减系数也不同。同一种组织,射线能量越高,其吸收系数越小,不同类型组织的吸收系数随着射线能量变化而发生变化。用 CT 做 PET 衰减校正时,需要把各种组织对 X 射线的衰减系数转换为对 γ 射线的衰减系数,才能对 PET 进行衰减校正。

(四) PET 图像采集

PET 图像采集有多种方式,采集过程包括空白扫描、投射扫描和发射扫描,对于 PET 扫描仪来说,需要进行空白扫描和投射扫描计算衰减校正系数;而对于 PET/CT 而言,衰减校正由 CT 数据来完

成,不需要 ^{68}Ge 射线源的投射扫描,PET/CT 图像采集不需要进行空白扫描和投射扫描。因而,PET/CT 数据采集主要是采用发射扫描的方式进行,发射扫描又可以从空间上分为 2D 和 3D 方式,从时间上可以分为静态、动态和门控采集,另外还有全身采集、局部采集等方式。

PET 扫描的目的是获得示踪剂在体内的空间分布,示踪剂通过发射湮灭光子对来指示所在位置,发射扫描的目的就是通过探测体内的这些湮灭光子对来获得示踪剂的具体位置信息。

1. 空白扫描(blank scanning) 空白扫描的目的是监测探测器性能随时间发生的漂移,并与透射扫描一起计算衰减校正系数。空白扫描是每天必做的一项质量控制任务,每天扫描开始前由计算机自动控制执行。空白扫描的辐射源是装在机内的线源。空白扫描的结果经探测效率归一化校正后,以正弦图的形式提供,并与标准化正弦图比较,探测器块的探测效率变异超过某一阈值会报警。

2. 透射扫描(transmission scan) 由于人体等扫描目标会使 γ 光子发生衰减,因而需要根据目标的密度差异进行衰减校正。透射扫描的目的是获得扫描目标各体素对 γ 光子的衰减系数,从而对 PET 图像各体素的信号值进行衰减校正。透射扫描所探测的 γ 光子并不是体内的示踪剂发出的,而是由体外放射源发出并穿透身体的光子。透射扫描时,^{68}Ge 线源绕着身体旋转进行采集。透射扫描与空白扫描的区别是:前者的视野中有病人等扫描目标参与,而后者无病人参与,由二者可计算出组织的衰减系数。对一体化 PET/CT,衰减校正由 CT 数据来完成,不需要 ^{68}Ge 线源的透射扫描。

值得注意的是,透射扫描与相对应的发射扫描必须保证病人的位置是一样的,否则衰减校正后的重建图像中将会出现严重的伪影。

3. 发射扫描(emission scan) PET 扫描的最终目的是获得示踪剂(即显像剂)在体内的空间分布图像。示踪剂通过发射湮灭辐射形成的光子对,来指示自己所在的分布位置。发射扫描的目的就是通过探测体内的这些光子对,从而获得示踪剂所在位置的分布图像。

(1) 2D 和 3D 方式:环形探测器能够以 2D 或 3D 的方式进行数据采集,PET/CT 中的 PET 扫描仪具有可以自动伸缩的隔板,在 2D 方式采集时隔板伸出,以阻止来自其他环中的光子干扰,只允许同环内的探测器相互形成符合线。3D 采集是一种

快速立体采集,隔板撤出以方便不同环间的探测器相互符合,探测空间扩大为整个轴向视野。3D 采集形成的符合线比 2D 方式多出 8~12 倍,且灵敏度远高于 2D 方式,但数据量过大会导致重建时间延长。

(2)静态和动态方式:静态采集是常用的采集方式,一般是在体内示踪剂分布稳定后开始采集,采集时间较长,一次数据采集所重建出的图像通常称为"一帧"。如果需要研究示踪剂在体内的动态分布过程,则需要在注射示踪剂的同时开始进行数据采集,每帧采集时间短并进行连续采集形成图像序列。

(3)门控采集:门控采集本质上是一种周期性重复的动态采集,是利用脏器的周期性运动特点将采集与运动周期同步,是一种为消除器官运动伪影而采用的采集方式。例如在进行心脏检查时,对应于心动周期各时相将采集分割为几个时间段,形成连续的几帧构成一个采集周期,当帧数达到所需时采集停止,由累加数据进行图像重建,进而产生一组可以分辨心脏运动的图像。此外,进行胸腹部检查时,可使用呼吸门控采集消除呼吸运动的影响。

(4)全身采集:全身采集需要一次进行几个床位相邻的静态采集,现代 PET 扫描仪具有进行全身采集的功能,其数据采集软件能够使各个床位精确定位,并且图像重建软件能够将多个相邻的静态采集数据相互衔接组成任意长度的三维数据,进而重建出全身图像。

(五)PET 图像重建

1. PET 2D 图像重建 常用的 PET 2D 重建算法包括滤波反投影法、ML-EM 法(最大似然最大期望值法)、OSEM 法(有序子集最大期望值法)等。这些方法中,滤波反投影法属于解析算法,其他两种则属于迭代算法。

(1)滤波反投影法:滤波反投影法(filtered back projection,FBP)是 PET/CT 最常用的图像重建方法之一。该方法以中心切片理论为基础,首先对投影数据进行傅里叶变换等预处理,然后通过滤波对过采样进行预校正,最后再进行反投影重建出图像。FBP 法的优点是操作简便,易于临床实现,但是抗噪声能力差,在采集数据为相对欠采样和热源尺寸较小(如早期小肿瘤)情况下,往往难以得到令人满意的重建图像,并且其定量精度差。

(2)ML-EM 法:最大似然最大期望值法(maximum likelihood expectation maximization,ML-EM 法)至今仍是许多重建算法的基础能够更好地考虑系统模型的物理效应,而且能够针对探测数据和噪声的统计泊松特性建立数学模型,所以该算法重建的图像质量要优于传统的 FBP 法。然而,ML-EM 法在迭代过程中,会产生图像质量退化而导致的棋盘效应,从而导致非收敛的迭代过程。

(3)OSEM 法:有序子集最大期望值法(ordered subset expectation maximization,OSEM)算法对 ML-EM 法的迭代方程进行了细微的改进来提高图像重建的速度。在 OSEM 算法中,子集划分的不同会对重建图像的收敛速度以及重建质量有较大的影响。如果子集划分得较细,则重建的图像容易被投影数据中的噪声所干扰;而如果子集划分得较粗,重建图像的质量可以提高,但同时其收敛速度会变得很慢。

2. PET 3D 图像重建 3D 重建和 2D 重建有两个重要的不同之处,由于 3D 采集时更多的倾斜面交汇于扫描器的中心,所以扫描器对轴向视野中心的活动比对扫描器边缘的活动更加敏感,因而会产生空间偏差,从而使 3D 解析重建更加复杂。另一方面,全 3D 数据包含多组切片,而用解析法重建图像仅需其中的一组,因此全 3D 数据包含了较多的冗余。3D 图像重建方法包括重组法、重投影法、迭代重建等。

(1)重组法:基本思想是将 3D 数据重组成 2D 数据集,这些重组数据在几何上等同于传统的 2D 采集数据,因此可以采用 2D FBP 算法分别对每一切片进行重建。这样,重组法就将 3D 重建问题分解成了一系列独立的 2D Radon 变换的集合。重组法的优点是每一幅重组的正弦直方图都可以采用 2D 解析或迭代算法进行高效重建,此外重组法还可以显著减少数据量。该方法的缺点是会导致空间变化失真、放大统计噪声等。

常用的重组法有单层重组(monolayer reconfiguration)、多层重组(multilayer reconfiguration)和傅里叶重组(Fourier reconfiguration,FORE)等。单层重组忽略了响应线与断层平面间的夹角,降低了偏离视野中心区域的空间分辨力,因此适用于小视野的探测器组成像。多层重组将倾斜的响应线均匀地重组到两个探测器环之间的各个平面上,可以用于某些较大视野的探测器组成像,但稳定性不太理想。FORE 在 2D 频率空间将倾斜响应线重组到距两探测器环中间平面轴向相位移为某一数值的平面上,可以在很大程度上提高重建图像质量,是目前应用较为广泛的一种重组方法。

(2) 3D 重投影法:3D 重投影算法(three dimensional reprojection,3DRP)是一种恢复测量 3D X 射线投影数据空间不变性的方法。由于 3D 柱状扫描器的几何结构会导致扫描过程中部分投影数据的缺失。3D RP 法首先通过 2D FBP 法重建一幅近似的图像,然后用某种方法对近似图像进行投影来替代缺失方向的投影数据,最后再用 3D FBP 公式重建图像。

(3) 3D 迭代重建:2D 迭代方法可以很容易地扩展到全 3D PET 测量和重建。在 3D PET 成像中,图像模型是 3D 体积而非 2D 平面,系统模型将体素和全 3D PET 投影联系在一起。对 2D 测量的控制原理和统计关系的优化算法同样适用于 3D PET 测量。实际应用中,全 3D 迭代重建的最大问题是计算量过大,对存储和处理都提出了严峻的挑战,随着计算机处理技术的提高 3D 迭代重建的速度得到了显著改善。

四、PET/CT 性能指标

(一) PET 性能指标

1. **能量分辨率(energy resolution)** 能量分辨率定义为入射光子产生的脉冲能谱分布的半高宽与入射光子能量之比。该值越小,能量分辨率越高。能量分辨率是 PET 探测器的重要性能指标,该值越小,能量分辨率越高。它代表 PET 系统对散射符合计数的鉴别能力。能量分辨率主要取决于晶体的光子产额、阻止能力及光电倍增管的性能。

2. **空间分辨力(spatial resolution)** 空间分辨力反映 PET 分辨空间两点间的最近距离。用点扩散函数(PSF)的半高宽(FWHM)及 1/10 高宽(FWTM)描述成像系统的分辨力。FWHM 越大,点源的扩展程度越大,分辨力越低。分辨力有径向、切向和轴向,分别由 PSF 的径向、切向和轴向的 FWHM 及 FWTM 来描述。

3. **均匀性(uniformity)** 均匀性反映 PET 系统对视野中任何位置的放射源的探测能力。理想的 PET 系统对视野中任何位置的放射源应该具有相同的探测能力;但由于计数的统计涨落及探头的非均匀响应,在均匀源的图像上会造成计数偏差,

该偏差越小,均匀性越好。一般采用视野中最大计数和最小计数与平均计数的相对偏差大小来描述 PET 均匀性。相对偏差越小,均匀性越好。

4. **灵敏度(sensitivity)** 灵敏度是指 PET 系统在单位时间内单位活度或单位放射性浓度条件下所获得的符合计数。影响灵敏度的因素包括:探测器所覆盖的立体角和探测器效率。系统灵敏度取决于扫描仪的设计构造及数据的采集方式。如 3D 采集比 2D 采集的灵敏度可增加约 5 倍。

灵敏度制约扫描的时间和所需的示踪剂的剂量。示踪剂剂量一定时,灵敏度越高,所需的采集时间越短。这对动态采集有重要意义。当扫描时间一定时,灵敏度越高,所需示踪剂剂量越小,以降低病人所接收的辐射剂量,有利于辐射防护。

5. **散射分数(scatter fraction,SF)** 散射分数是散射符合计数在总符合计数中所占的百分比。描述 PET 系统对散射计数的敏感程度,散射分数越小,系统剔出散射符合的能力越强。

6. **计数率特性** 在符合探测中,总计数里除了真符合计数外,还不可避免的包含着散射符合与随机符合的计数,后两者会增加图像噪声,降低信噪比与对比度。所以在 PET 图像中除了与真符合计数相关的统计涨落噪声外,还必须考虑散射与随机符合噪声,为了衡量图像的信噪比特性,引入了噪声等效计数的概念。

当放射性活度较低时,噪声等效计数约等于真符合计数,随着活度的增加,散射与随机符合逐渐增加,真符合也在大幅度的增加,此期间真符合计数在主宰着图像的质量,图像质量呈上升趋势。活度增加到一定量时,噪声等效计数会达到峰值,此时的信噪比最高,图像质量最好。这时如果再增加活度计量,散射与随机符合会大幅度增加,真符合计数会停滞或下降,噪声等效计数也在逐渐下降,因而图像质量会逐渐下降。

7. **计数丢失及随机符合校正精度** 描述 PET 系统对随机符合及由死时间引起的计数丢失的校正精度。

8. **散射校正精度** 散射校正精度描述 PET 系统对散射符合事件的剔除能力。

9. **衰减校正精度** 描述 PET 系统对射线在介质中衰减的校正能力。

(二) CT 技术参数与性能指标

CT 有多种技术参数与性能指标,主要参数及指标如下。

1. **机架的检查孔径** 机架的检查孔径是表征 CT 性能的一项重要指标,随着技术的发展过程,市场上种类繁多的常规 CT 在结构上大体上逐渐形成三类规格。

(1)标准规格 CT:孔径 70cm。

(2)短轴距 CT:一些经济型 CT 所使用的球管容量较小,工作时管电流小,为提高 X 线强度,缩短焦点到探测器之间的距离,孔径减小为 65cm 左右。

(3)大孔径 CT:指孔径在 80cm 以上的 CT,主要用于放射治疗模拟定位,为方便体部定位架的摆放和成像而增大孔径。

2. **X 线高压发生器的功率** 发生器的功率直接与 CT 设备的档次成正比。现在高档 CT 设备发生器功率多为 60kW,中档设备 40kW 左右,普及型低档 CT 的 X 线功率一般在 30kW 以下。

3. **X 线球管的热容量和散热率** X 线球管是 CT 设备关键的部件,也是最昂贵的消耗品。CT 的螺旋扫描工作方式大大延长了 CT 的曝光时间,只有极高阳极热容量的球管才能承受长时间连续曝光的负荷。X 线球管的热容量的单位为热单位量(heat unit,HU)。伴随着 CT 扫描速度同步提高,X 线球管的热容量从几百 kHU 开始,1MHU、2MHU、3MHU、4MHU、5.3MHU、6.8MHU、7.5MHU 到 8MHU 甚至 10MHU。

4. **曝光参数(X 线球管电压和管电流)** X 线球管电压决定了发射 X 线的硬度,即 X 线的能量。如果 X 线球管电压为 120kV,则发射 X 线的最大能量为 120keV。

一般要求 X 线球管电压的变化范围为 80keV,100keV,120keV,140keV。

X 线球管电流决定了发射 X 线的强度,即 X 线光子的个数。X 线的强度过低,会影响图像质量,强度过高会增加病人的辐射量。

5. **探测器指标** 探测器的指标有:探测器单元大小、数量、类型、探测效率、响应速度、余辉、输出信号强度、各探测单元的均匀性等。

探测器数量:探测器数量通常指沿着环形方向排列的探测单元个数。探测器数越多,采集数据量越大,重建图像质量越高。沿轴向排列的探测单元个数称之为排数。探测器的排数越多,采集视野越大,采集时间越短。

探测器单元的大小:探测器单元越小,空间分辨力越高。目前探测器单元的大小有 0.5mm、0.625mm、1mm 或 1.25mm 等。

探测器材料:目前,CT 探测器材料为稀土陶瓷。

6. **扫描速度** 扫描速度指机架旋转一圈(360°)所用的时间。

7. **扫描范围** 扫描范围指轴向扫描的范围,也是可进床扫描的距离,用长度表示,目前多数 CT 的轴向扫描范围可以达到 150cm 以上。PET/CT 要求配套的 CT 具有从头到脚的全身扫描能力,要求扫描范围大于 190cm,这样才能与 PET 的全身扫描相匹配。

8. **扫描视野** 扫描视野指横向扫描的视野,即可重建影像的范围,用可见影像的直径表示。对于 70cm 以下孔径的 CT 一般至少有两个扫描视野,进行头部检查的 25cm 扫描野和进行体部检查的 50cm 扫描野,也有些设备分的更细一些,可多达 5 种扫描野。80cm 的大孔径 CT 多了一个 60cm 的扫描野,更适合带放疗定位架和超肥胖患者的检查。

9. **层厚** 层厚指横断图像的厚度,由探测器的实际检测宽度决定。层厚越小,空间分辨力越高。但是,层厚越小,探测器的接受 X 线光子照射的面积越小,在相同照射剂量下,信号的噪声越大,要获得好的图像,必须增加曝光 mA,这样使患者接受剂量过大,增加球管的负荷。

10. **空间分辨力** 空间分辨力是 CT 机在高对比度(物体对比度>100HU)情况下分辨相邻两个最小物体的能力。

CT 空间分辨力用在一定调制传递函数(MTF)值下每厘米可分辨线对数,如 18Lp/cm at 0% MTF,表示 MTF=0 时,1cm 中可分辨的线对数为 18。

五、PET/CT 的质量控制和日常维护

(一)PET 部分

1. **空白均匀性扫描** 早期的 PET 都配置有放射性棒源,将棒源伸出围绕空白视野旋转作均匀性扫描被称为空白扫描。现在的 PET 大多与 CT 融合,已大多不配置放射性棒源,均匀性扫描时借助于模型放射源,视野已不空白,但还是习惯性叫作空白扫描。

均匀性扫描非常重要,因为它除了提供每日均匀性状况和其他别的参数外,还用于均匀性校正的计算以及衰减校正的计算。具体的操作步骤很简单,配置有放射性棒源的仪器,调出专用程序按要

求进行即可。没有配置棒源的仪器，需要先摆放好桶状放射性模型，然后调出专用程序进行即可。空白均匀性扫描给出的结果是比值参数，即本次扫描与标准均匀性扫描的比值，其他参数各厂家不尽一致。上述的结果参数如有异常，先初步筛查一下原因，并及时通知维修工程师给予解决，然后再重做，直至正常。

影响均匀性结果的因素包括两大部分，即环境因素与线路硬件。环境部分包括温度、湿度与放射性污染；线路硬件部分包括晶体老化或损坏，线路接触不良、老化，高压漂移等。

2. **标准化设定** PET重建图像都会在轴向划分出多个层面，层面的划分基本上依据传统2D采集时的直接层面（同一环晶体之间的符合层面）与间接层面（与相邻晶体环的符合层面）。由于几何角度的原因，直接层面与间接层面符合响应量不一致，其表现为重建图像上出现不同亮度的斑马线，为了消除这一现象，引进了标准化设定。

标准化设定的原理是采集均匀性模型图像，求出各层面对均匀性模型响应的不一致状况，计算出相差系数，然后对重建图像进行校正，使得图像上无任何带状伪影。

标准化设定的具体操作步骤各厂家不尽一致，有的使用桶状模型放射源，有的使用机器内配置的棒源，一般情况下调出专用程序依据要求进行即可。

需要进行标准化设定的情况是：重建图像出现斑马线样条状伪影，新仪器安装后以及设备大修后。

3. **活性度与标准摄取值校正** PET检查能够提供定量与定性两方面的诊断信息，尤其定量信息是PET检查的特色，更是相对于其他影像学检查的优势所在。定量指标的准确性完全取决于仪器系统对活性度的刻度以及活性度校正系数。仪器本身的性能指标，诸如均匀性、能峰设定以及高压漂移等都能够影响定量指标的准确性，因此必须定期地对仪器进行活性度标定。

活性度标定主要由维护工程师来完成，核医学技师必须对此有足够的了解。活性度标定的原理是用已知精确比活性度的均匀水模扫描成像，然后以重建图像的像素为单位进行活性度标定，或计算出刻度系数并保存，最终应用于定量指标的计算。

活性度标定有几个关键步骤至关重要：①活性度标定之前，仪器的各项性能必须精确调试，使其处于最佳状态；②活度计的精确度，因为已知的单位活度是由活度计测定的，所以活度计一定要定期检测并精确标定；③模型灌注，标定是以重建模型图像的像素为单位进行的，因而模型本身的均匀性非常关键；④置放模型，模型在视野中的位置也非常关键，一定要按要求精确对位。

活性度标定的常规要求是每季度一次，另外新仪器安装后和设备大修后必须进行活性度标定。

4. **环境控制** 目前PET主要使用的晶体是LSO和BGO，与早期的碘化钠晶体对比，它们对温度的反应没那么敏感，但依然对环境有很严格的要求，温度变化过大同样会影响晶体的功能。任何能导致温度骤升骤降的因素，比如阳光直射、门窗对流通风等都应该尽量避免。PET机架探测器部分要求不能断电，这又对恒温恒湿的要求提出挑战。空调的性能质量，无间断电源的配置一定要符合要求，工作人员不但在上班期间，更要在节假日等非上班时间查看机房的温湿度变化。一般情况下机房要求的温度范围是20~25℃；湿度范围是30%~70%，各厂家可能还会有具体要求，请依照要求严格执行。由于仪器一直处于通电状态，更容易吸附尘土，机房一定要保持清洁无尘。

（二）CT部分

1. **球管预热** 球管需要预热到正常的工作温度，才能保证射线质量，从而呈现最佳工作状态，并以此确保恒定的高质量图像。有的厂家在球管预热过程中还包括：①检查球管束光器Z方向（轴向）控制功能是否能正常工作，控制功能主要是用来补偿球管旋转阳极由于温度变化导致射线发生的偏移；②灯丝电流调整，在球管的使用过程中，灯丝会老化（灯丝会变细，电阻变大），从而影响球管电流。

球管预热是依照提前预设好的一组曝光条件来运行，球管预热不但能降低图像出现伪影的可能性，同时还有助于延长本身的使用寿命。

球管预热的执行时间是每次开机后，或者开机状态超过两小时没有作任何扫描，下一次扫描之前进行。

球管预热前一定要去掉扫描视野内的任何物体。具体操作步骤各厂家不尽一致，有的单独进行,有的和其他校正同时进行,届时调出专用程序,依照要求严格执行即可。另外需要注意的是,探测器有其标准的工作温度,由于断电而执行的球管预热,一定要等探测器温度恢复正常后进行。

2. 探测器对管电流与管电压响应的校正 现代 CT 使用的是多排探测器,每排都有很多个体积非常小的个体探测器组成。一般而言个体探测器的灵敏性不尽相同,并且受温、湿度环境的影响,还会随着时间而有所变化。为了使各个探测器的输出信号均匀一致,需要用各组管电压、不同管电流在不同层厚的条件下,每日进行空白视野情况下的空气校正。

仪器每一次系统的调试之后,都要以每个个体探测器为基本单位建立一个基础校正表。空气校正时,用不同的组合条件直接对探测器进行曝光扫描。比如以管电压为基础,依次在 80kV、100kV、120kV、140kV 的条件下,分别选取临床常用的管电流和层面厚度进行空白扫描,直至完成所有的组合条件。然后用各组的探测器响应数据,去和基础校正表进行比较,并进行校正,使其最终的信号输出均匀一致。

空气校正要求每天必须进行。执行时扫描视野内不能有任何物体。各厂家都有各自的专用程序,形式上不尽相同,但其主题内容是大体一致的,届时调出专用程序,依照要求严格执行即可。

3. CT 值的检测与校正 CT 值是重建图像中的像素值,为一个相对值。水的 CT 值为零,是其他组织 CT 值的标准参考值。在实际应用中,将人体各组织(包括空气)的吸收衰减值都与水相比较,并将致密骨的 CT 值定为上限,空气的 CT 值定为下限,其他各组织的 CT 值依次排列其间,形成一个相对吸收系数的标尺。

管电压和管电流能改变物体的衰减系数值,因而会影响 CT 值及其线性度。温、湿度等环境因素的变化会影响探测器对射线的响应,进而能影响 CT 值。

有关 CT 值的检测,各厂家都有专用程序,届时将水模置放在视野中心,调出程序执行即可。校正时将各个管电压、管电流与不同的层面厚度形成不同的组合,分别对水模进行校正,直至水的 CT 值恢复到正常范围。CT 值的检测要求每天进行,若有异常应该尽快进行校正。

4. 环境控制 环境因素对 CT 系统的性能以及图像的质量影响较大,控制好机房环境是日常质量控制的重要一环。

CT 系统运转状态时会产生大量的热能,温度过高可能会损坏某些元器件。温度变化大时将会影响探测器对射线的响应,进而影响图像的质量。因而机房温度要求相对稳定,一般情况下温度范围以 20~25℃为宜。

机房环境要求有一个相对湿度。湿度过低会使线路产生静电;湿度过高会导致某些元器件出现锈痕而造成接触不良;探测器也会因湿度的过高与过低而出现灵敏度的不一致,损害图像质量。这就要求机房的相对湿度有一个适度的范围,一般情况下要求的适度范围是 30%~70%。

CT 滑环长期高速旋转时会产生碳粉,有可能造成附近线路短路以及信号传输干扰等故障。仪器设备由于其线路排热而造成机内负压,特别容易引起灰尘附着于元器件表面,从而妨碍线路散热,情况严重时又能导致其性能变化。所以要求机房内环境一定要清洁,并定期请专业维护人员进行线路除尘。

5. PET/CT 融合精度与校正 目前大多数的 PET 都与 CT 进行图像的同机融合配准:PET/CT 能够一次性提供 CT 擅长的解剖形态信息和 PET 擅长的功能代谢信息,并将它们有机地融合在一起,其意义后文会详细说明。这样就引入了图像配准精度的概念,如果配准有误差,将会对图像诊断带来极大的不方便。

一般情况下,PET 与 CT 机架有自己的精确固定位置,不会轻易滑动。病人检查床由于承受重力和机械磨损,可能会影响图像配准的精确度。

图像融合精度的检测与校正有两种方式:即机架内配有棒源和无配置棒源。配置有棒源时,需要柱状实体模型,模型内含有两个以上的高密度的小型球状体或柱状体,将模型置放在视野中间,先行 CT 扫描,再用机架内棒源做 PET 视野的透射扫描。没有配置棒源时,需要两根放射性线源,将其交叉摆放在视野中间,先行 CT 扫描,再行 PET 扫描。两种方式最终都会提供模型的 PET 与 CT 的融合图像,并计算出配准差值(X、Y、Z 方向,有的系统含有旋转方位)。如果差值超出正常范围,则进行自动校正,直至恢复到正常范围。

日常工作中要多关注融合图像的准确度,如有异常,立即通知维修工程师进行校正。此外,大修后或涉及机架位置的维修后,要求作配准校正。

6. PET质量控制频度(表8-5)

表8-5　PET质量控制频度

测试项目	验收	大修后	天	周	月	季	年
空间分辨力	●	●				●	
系统灵敏度	●	●				●	
系统均匀性	●	●			●		
均匀性校正	●	●	●				
散射分数	●	●					
计数丢失	●	●					
随机符合	●	●					
噪声等效计数率	●	●					
标准化设定	●	●				●	
空白均匀性扫描			●				
活度与SUV值标定			●				
数据库管理					●		
硬件除尘							●
PET/CT配准	●				●		

六、PET/CT及PET/MR图像融合及特点

(一) PET/CT及PET/MR图像融合

核医学图像的主要缺点是信息量小,图像分辨率较低,特别是缺乏解剖学信息,难以准确识别核医学异常信号的位置和临床意义。CT或MRI与核医学影像相比,具有较高的空间分辨力高,可反映精细的解剖结构,但缺乏功能或分子信息。将PET与CT或MRI影像进行融合,可以将PET灵敏度高的优势与CT或MRI空间分辨力高的优势结合;不仅有PET显像提供的功能和分子信息,还增加了CT或MRI扫描提供的精确解剖信息或MRI的多序列功能信息(文末彩图8-30)。多种影像提供的诊断信息也可叠加印证,使临床医师能够早期、准确、全面的掌握病变的多重信息,在肿瘤、神经、心血管等多种重大疾病的诊断、临床分期、疗效评价、临床决策以及放疗定位等方面均有重要的临床应用价值。因此,PET与CT或MRI影像进行多模态图像融合,具有较单一模态影像更为显著的临床价值。

最初的图像融合是将不同设备中采集的图像通过空间配准实现融合,即异机融合。但由于患者在不同设备中的位置和姿态可能存在较大差异,异机融合难以实现精准的融合精度。同机融合成像是将多种影像的采集融合于同一台设备中,患者无须变换体位即可获得多种模态影像,其融合配准精度优于异机融合。因此,以PET/CT和PET/MR为代表的同机融合成像设备已成为核医学影像的发展趋势。

与PET/CT设备相比较,PET/MR设备不仅提供很好的软组织对比度、降低电离辐射,而且可提供大量的MRI结构和功能诊断信息,如功能、波谱和扩散张量成像,更有助于全面分析病变的特征和性质。

(二) PET/CT显像特点

同机PET/CT把PET与CT两种影像诊断技术有机结合在一起,结合了PET和CT的优点,能在一次扫描中同时获得疾病的生理代谢和解剖信息,提供了真正的解剖代谢图像,与单独的PET扫描仪相比,PET/CT图像上不仅有PET显像提供的功能信息,还增加了CT扫描提供的精确解剖位置信息,CT图像对病变精确定位,此外结合CT图像提供的诊断信息,与PET图像相互补充印证,对临床诊断如虎添翼,其在肿瘤的诊断、临床分期、疗效评价、指导制订治疗方案、以及肿瘤放疗的精确定位等方面均有重要的临床应用价值。

1. **更精确的衰减校正图**　普通PET扫描图像通常统计噪声较高,解剖细节和分辨力均有限。CT图像以Hounsfield Unit(HU)代表人体的X射线

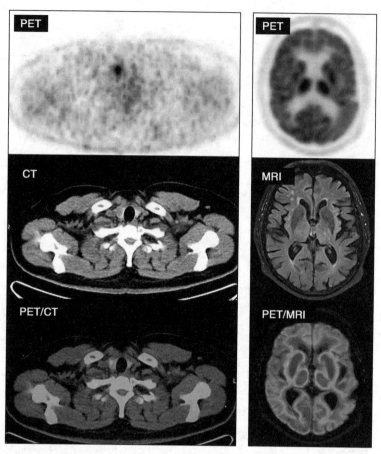

图 8-30　PET/CT 和 PET/MRI 融合成像实现多模态影像的信息融合

密度,它由穿透人体的低能高通量的 X 射线获得,因而空间分辨力高和统计噪声低。逻辑上把 HU 转变成衰减系数得到透射图像是可行的,但 511keV 的光子和 CT 的 X 线光子的衰减系数不同,目前临床应用的第二代 PET/CT 采用双线性算法对低密度和高密度组织的衰减进行更准确校正。

2. 更短的图像采集时间　通过 CT 透射扫描减少发射扫描图像的噪声,因而允许每个床位 3min 采集时间。对于常规全身 PET 扫描,从颅底到大腿近段需要 5~7 个床位。每个床位发射扫描需要 2~3min,总的检查时间为 10~20min。CT 采集从颅底到大腿的时间一般小于 1min。因而透射扫描时间明显减少。

3. 更精确的解剖定位　基于 CT 扫描的衰减图像,由于减少了在衰减校正中的噪声而具有高的统计质量和低噪声水平。为了获得有诊断质量的 CT 图像和使病人接受尽可能小的辐射剂量,CT 的管电流在二者之间折中。用于 PET/CT 扫描时 CT 管电流最初固定为 80mA,但有些病人图像质量下降,因此 CT 管电流应根据病人体重进行调整。

4. 更多的诊断信息　进行 PET/CT 检查时由 CT 偶然发现病变虽然不是很常见,但却是很重要的问题。有学者在对 250 例 PET/CT 检查中的 CT 进行单独分析的回顾性研究中,在未进行增强扫描时发现了包括肾占位、肾囊肿、腹主动脉瘤、硬化性骨转移和肝硬化门静脉高压在内的 7 个临床重要病变,这些病变单独 PET 未能发现,因此要对 PET/CT 中的 CT 图像进行仔细的观察。

七、动物正电子发射计算机断层仪(小动物 PET)

在生物医学研究领域,大量的研究依赖动物模型来完成,动物成像是做动物实验新的重要手段之一。许多传统成像手段,如 CT、MRI、超声、SPECT、PET 等,都能用在小动物成像上。小鼠因为繁殖快、成本低而成为人类疾病动物模型的主体。近年来,PET 在疾病模型研究上显示了相当大的潜力,其最突出的优点是灵敏度高且能进行功能成像、更有利于研究生物、生理过程及病理生理变化等,还可定量测量并且可将动物实验结果推广至临床。由于临床 PET 本身性能的限制,其显像效果无法满足小动物显像研究的要求。小动物 PET(micro-

PET)与临床 PET 的不同之处,是其空间分辨力专门为小动物的 PET 显像研究而设计制造的,较临床 PET 大大提高,可达 1mm 左右。小动物 PET 是进行动物模型研究的强有力工具,可提供生物分布、药代动力学等多方面的丰富信息,准确反映药物在动物体内的摄取、分布、代谢、排泄等动态过程。小动物 PET 显像可在同一只动物身上进行连续的纵向研究,监控动物生理、生化过程,量化各种治疗方法干预疾病进程的效果,可排除传统研究方法中由于动物个体差异或离体标本取材造成的误差。作为生物医学研究的重要技术平台,小动物 PET 在动物模型研究和临床研究之间架起了一座桥梁,图 8-31 是小动物 PET/CT 的照片。

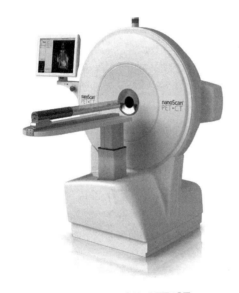

图 8-31 小动物 PET/CT

早期的动物 PET 是为灵长目动物显像而设计的,其探测器与临床用的 PET 一样,均可由 BGO 晶体和光电倍增管(PMT)耦合而成,探测环直径较大,约为 64cm,重建空间分辨力为 3.8mm×3.8mm×4.2mm,绝对灵敏度 0.36%。随着鼠基因学的发展以及人类疾病模型鼠的大量建立,价格低、易于得到的啮齿动物成为实验动物的主体,动物 PET 的研究目标也转向了啮齿类动物尺度的小动物 PET。

早期动物 PET 的设计均建立在 BGO 晶体耦合 PMT 技术基础上。近年来随着晶体材料、探测技术、电子学、图像重建及计算机技术的发展,大量新技术应用于小动物 PET 的研制,小动物 PET 的分辨率不断提高,目前最新的 micro-PET 系统的重建图像分辨率已达 0.85mm。

小动物专用 PET/CT 扫描仪将极大提高 PET 显像的准确性。作为动物显像的技术平台,小动物 PET 必将在医学研究、基因工程、新药开发与评价等领域发挥越来越重要的作用。

八、PET/CT 肿瘤显像

(一)FDG-PET/CT 检查原理

^{18}F-氟代脱氧葡萄糖(^{18}F-FDG)是目前临床广泛使用的葡萄糖代谢显像剂。^{18}F 是一种发射正电子的核素,半衰期为 110min,适合进行 PET 显像。^{18}F-FDG 的结构类似于葡萄糖,区别在于葡萄糖的一个羟基基团被一个 ^{18}F 原子所替代。^{18}F-FDG 的摄取过程类似于葡萄糖的糖酵解过程,经细胞转运后,在己糖激酶作用下被磷酸化;但与葡萄糖不同,^{18}F-FDG 经磷酸化后,生成 ^{18}F-FDG-6-PO$_4$,无法继续参与进一步的糖代谢过程,^{18}F-FDG-6-PO$_4$ 因此被滞留在细胞中,即代谢陷入作用。因此,^{18}F-FDG 可反映活体细胞葡萄糖摄取水平的高低,应用 PET 可获得反映 ^{18}F-FDG 在活体内分布的实时定量图像。^{18}F-FDG 可在临床应用于各类糖代谢相关疾病的临床显像中,如肿瘤、心肌存活、脑功能、炎症等,但肿瘤是其中应用比例最高的疾病,本节以肿瘤为例对 ^{18}F-FDG 的临床应用进行简要介绍。

肿瘤组织是机体内一种异常的新生物,肿瘤细胞因增殖速度较快而对能量需求较高,因此较正常细胞利用更多的葡萄糖。肿瘤细胞表面葡萄糖转运体和细胞内己糖激酶的表达数量和活性均显著增高,导致肿瘤细胞中无氧糖酵解过程明显增加。基于肿瘤与正常组织间的糖代谢水平差异,^{18}F-FDG PET 显像可以比 CT 等结构影像更为灵敏、准确的发现恶性肿瘤组织,并且其摄取水平也可以对肿瘤恶性程度进行定量,从而对恶性肿瘤进行精准的鉴别、分期、分级、复发监控和疗效评价。

(二)FDG-PET/CT 肿瘤相关适应证

1. 占位性病变良恶性的鉴别诊断。
2. 恶性肿瘤全身分期、分级。
3. 肿瘤治疗后残余或复发的早期判断。
4. 肿瘤的疗效监测。
5. 肿瘤原发灶的影像诊断。
6. 不明原因肿瘤标志物升高或其他疑似肿瘤可能的排查。

(三)显像剂与给药途径

显像剂(^{18}F-FDG)的注射剂量根据受检者体重计算,成人 5.18~8.14MBq/kg(0.14~0.22mCi/kg);儿童 5.18~7.40MBq/kg(0.14~0.20mCi/

kg);给药途径采用静脉注射或输入。

（四）显像方法

1. 受检者检查前准备

（1）检查前 24h 内避免剧烈运动。

（2）检查前禁食 4~6h，最好多喝白开水。

（3）静脉注射 ^{18}F-FDG 前即刻快速测量血糖。当血糖>11mmol/L 时，宜重新安排受检者的检查时间。

（4）体部显像受检者注射 ^{18}F-FDG 后，要在光暗、安静、温暖的房间内休息 45~60min，采取平卧、半卧或坐位。脑显像受检者，在注射 ^{18}F-FDG 前 10~15min 封闭视听，注射时和注射后继续封闭视听至检查前。

（5）注射 ^{18}F-FDG 后，40min 内分次饮水或低浓度 CT 对比剂 500mL（如 1%~1.5%泛影葡胺水溶液），以充盈肠道。显像前先排尽尿液，排尿时注意尿液不要污染衣裤、袜和手等，并再饮水或低浓度 CT 对比剂 200~250mL，使胃充盈。

（6）上检查床前取下受检者身上的金属物品，如发夹、假牙、假发、手机、钥匙、硬币、项链、胸罩和皮带等。

（7）当给予静脉 CT 碘对比剂时，事前必须确认受检者有无对碘对比剂过敏、应用二甲双胍治疗糖尿病以及肾脏疾病史，当血清肌酐>177μmol/L 不应给予静脉对比剂。

（8）对精神过度紧张的受检者和患儿，检查前可用镇静药，以避免体位移动。患儿用 5%水合氯醛，按 1mL/kg 计算，可口服或灌肠。

（9）孕妇和哺乳期妇女原则上避免 ^{18}F-FDG PET/CT 检查；若哺乳期需要接受检查，应当在检查后停止哺乳 12 小时后再行哺乳；孕妇、儿童不要陪伴受检者进行 ^{18}F-FDG PET/CT 检查。

2. 图像采集

（1）透射显像采集：固定体位并定位后，根据设备类型行 ^{68}Ga 或 ^{137}Cs 或 X 线 CT 等局部透射断层显像。采集顺序、总计数与时间、CT 扫描参数参照设备厂家的推荐方法。

（2）发射显像采集方式：位置与透射显像完全相同。应注意将可疑病灶位于采集视野中心。包括两种基本方式：

①动态采集：静脉"弹丸"注射 ^{18}F-FDG 后，立刻启动预设的动态采集程序，参考程序为 30s/帧×10,60s/帧×5,5min/帧×8；并定时抽取对侧静脉血供定量计算肿瘤 ^{18}F-FDG 摄取率。注射时应选择

病灶对侧肘静脉进行注射。

②静态采集：临床最常用的方法，局部静态断层显像可在静脉注射 ^{18}F-FDG 后 45~60min 进行。

（3）静态采集范围分类：

①体部显像（skull base to mid-thigh imaging）：从颅底至大腿中上段。大多数肿瘤显像选择该范围。

②局部显像（regional imaging）：指身体某一特定部位，为观察某区域的原发灶或/和转移灶的当前情况或变化情况（包括自然变化和治疗反应）。

③全身显像（whole body imaging）：从头顶至足。当可疑肿瘤侵及头皮、颅骨、脑或下肢时选用。

全身显像采集模式如下：注射 ^{18}F-FDG 药物 60min 后，行全身 PET/CT 扫描。取仰卧位，双手上举置于头顶，双手无法上举的患者可将双手置于腹部。扫描范围由颅顶至大腿近端部位，可根据患者病情适当增大扫描范围。定位像采集完毕后，分别设置体部（颅底至大腿近端）和头部（颅顶至颅底）的 PET 和 CT 扫描要覆盖的扫面范围（确认已启用 PET Planning 窗口中的 Match PET FOV），CT 视野自动与整个 PET 病床对齐，以确保 CT 和 PET 的采集长度相同。先进行体部扫描，后进行头部扫描。体部扫描时将检查床适当升高将患者体部置于扫描中心视野，头部扫描时适当降低检查床高度并叮嘱患者将双手置于腹部，头颅位置尽量正中对称。定位像扫描参数：电流 35mA，电压 120kV，长度 1 536mm，层厚 0.6mm，kernel（卷积核）选择 T80s sharp，窗值选择 Topogram Body，方向选择头-足，当定位像中出现所需扫描范围时手动停止定位像采集。CT 采集采用 CARE Dose4D 技术，头-足方向扫描，体部 mAs 为 130，头部 mAs 值为 300，kV 值为 120，体部扫描层厚 5.0mm（24×1.2mm），头部扫描层厚为 3.0mm（24×1.2mm），螺距为 0.8。CT 重建卷积核选择 B 19f PET very smooth，窗值选择 ad-bomen，轴向重建，重建增量为 3.0mm，选用 Extend FoV，Fov 值为 700mm。PET 采集时务必要在"Routine"任务卡中选择正确核素和药物，正确填写注射剂量、注射日期、注射时间，每个床位采集时间为 2min，确定用于 PET 衰减校正的 CT 图像。PET 重建采用迭代法，迭代次数为 4，子集数为 8，图像尺寸 168，Zoom 值为 1.0，选择高斯滤波，FWHM（mm）为 5.0，选用 Scatter correction 和 Match CT slice location。

（4）静态采集受呼吸运动的影响：PET 和 CT

虽然是在同一扫描机上进行检查,先做 CT 扫描,再做 PET 采集,两者有时间差,在全身和体部显像时,两者的时间间隔更为明显。由于 PET 采集时间较长,为了使 CT 和 PET 图像尽量配准得好些,一般在 CT 和 PET 分别采集的全过程均采用自然均匀的浅呼吸。呼吸运动可能造成一些病变定位不准确,特别对在肺基底段和外周、肝膈顶部、接近肺的软组织表面的病变影响明显,并可导致半定量分析结果失真。如有条件可进行运动校正或呼吸门控采集。

(5) 静态特殊采集　双时相显像:为鉴别良恶性病变和/或识别生理性摄取,可行双时相显像,即在常规显像后,间隔一定时间(一般为注射后 2 小时),在需要的部位行第二次显像。为了与常规显像比较,考虑到放射性药物的衰变因素,可适当延长采集时间。

(6) 泌尿生殖系统肿瘤显像:当常规显像不能完全排除泌尿道尿液内放射性对图像分析的干扰时,应进行利尿显像。行常规显像后 30～60min,口服呋塞米(速尿)40mg 或静脉注射呋塞米 50mg。给利尿药前后多饮水、多排尿,再过 30 分钟憋尿再次进行肾区和/或盆腔局部显像。比较两次显像所见将有助于对结果的判断。

(7) 脑显像:摆位时,将受检者的头部舒适地置于头托内,摆正头部,切勿偏转,并尽量使横断切面平行于 OM 线。探头视野包括整个脑部,并嘱受检者闭眼,保持头部不动,机房内暗光,尽量减少声音刺激,采集时间 1 个床位加长至 6～8min。

(8) 辅助放疗计划显像:显像前调好定位灯,将放疗定位床固定在检查床上,确保[18]F-FDG PET/CT 显像与放疗机的体位完全一致。

3. 图像处理

(1) 对采集所得数据进行时间和组织衰减校正:根据仪器与图像条件选择合适的滤波函数进行图像重建,获得横断面、冠状面及矢状面三维断层图像用于视觉分析,局部[18]F-FDG 异常浓聚常示为阳性表现。

(2) 半定量计算肿瘤各种摄取比值:如肿瘤靶/本比值(即等范围兴趣区肿瘤与周围或对侧正常组织的放射计数比值)、标准摄取值[SUV =(局部放射性活度/mL 组织)/(实际放射性注射剂量/g 体重)]。

(3) 定量计算肿瘤[18]F-FDG 摄取率:应选择合适的生理及数学模型,但代谢动力学测定技术要求高,需特殊定量软件支持,目前临床应用受限。

(五) 显像结果判断指标

在阅片时要注意将[18]F-FDG PET 和 CT 两者的信息综合分析。在判断 PET 反映肿瘤代谢水平方面,常采用视觉阅片和半定量分析指标。视觉阅片时,病灶对放射性摄取的增高或降低代表病灶代谢活性增高或降低,鉴于肿瘤多呈高代谢表现,对可疑或已肯定的放射性摄取增高灶要在排除生理性摄取的基础上认真分析,如对孤立性肺结节(solitary pulmonary nodule,SPN)以纵隔血池为对照,等于或高于纵隔血池放射性摄取视为代谢活性增高;对肾上腺病灶以肝脏为对照,高于肝脏放射性摄取视为代谢活性增高。

PET 的特点是可对摄取信号进行定量分析,常用的定量分析指标有以下两种:

1. 标准摄取值(standard uptake value,SUV) 是指病灶的活度浓度与全身平均活度浓度之比,计算公式如下:

$$SUV = \frac{\{病灶活度浓度\}_{MBq/mL}}{\{静脉注入总活度/体重\}_{MBq/g}}$$

公式(8-16)

严格说来,SUV 的单位是 g/mL,但一般将 1g 组织近似为 1mL 体积,则 SUV 没有明确单位。SUV 有平均值(SUV_{mean})和最大值(SUV_{max})之分,SUV_{mean} 重复性较差,SUV_{max} 重复性较好。SUV 值可作为良恶性鉴别、恶性程度分级、疗效对比评价的重要定量依据。SUV 测定受多种因素影响,如采集距注射[18]F-FDG 的时间、图像重建所用滤波函数与截止频率、感兴趣区勾画方式、体重和注射量剂量测量正确与否、血糖浓度等。

2. 靶区/非靶区(T/NT)比值 由于一些病变的糖代谢水平个体差异较大,也可以肝脏、心血池等正常组织为非靶区参照,使用肿瘤与非靶区的比值即 T/NT 值进行定量分析。例如,淋巴瘤的 Ann Arbor 评分标准即以病灶与肝脏、心血池的 T/NT 值作为依据;临床对大动脉炎的视觉评分标准也是以病灶与肝脏的 T/NT 值作为依据。

(六) 正常影像所见与注意事项

^{18}F-FDG 是类似葡萄糖的能量底物,可进入体内各种正常细胞,根据脏器能量需要和消耗的程度,各处的[18]F-FDG 聚集量也有所不同,统称为生理性摄取,属于[18]F-FDG PET、[18]F-FDG PET/CT 显像的正常表现。正确识别生理性摄取,有助于降低诊断的假阳性率。

在^{18}F-FDG PET、^{18}F-FDG PET/CT 正常影像中,脑皮质和其他灰质部分的放射性摄取为各脏器之首,这是因为脑的正常生理活动需要大量能量,而葡萄糖几乎是脑的唯一能量底物。禁食状态下心脏对^{18}F-FDG PET 的摄取变异较大,约50%左室心肌有生理性摄取。由于^{18}F-FDG PET 经肾排泄不同于葡萄糖,不能被肾小管重吸收,肾实质有中度摄取,肾集合系统有显著摄取。消化道的生理性摄取表现多样且很常见。骨骼肌在活动后或肌肉收缩时有明显的生理性摄取,如眼肌、喉部肌肉、脊柱旁肌肉。乳腺的摄取呈对称性,女性在月经期或排卵期可见子宫内膜或卵巢的生理性摄取,男性睾丸亦可见生理性摄取。

(七) 特异性 PET/CT 肿瘤显像剂

尽管^{18}F-FDG 是 PET/CT 应用最广泛的显像剂,但随着生物化学和核医学技术的发展进步,多种靶向肿瘤诊疗关键靶点的特异性 PET/CT 显像剂不断问世,极大提升了肿瘤临床的精准诊疗水平。在这其中,以生长抑素和 PSMA 为靶点的多肽类 PET/CT 显像剂已经获得美国食品药品监督管理局等监管机构的批准,用于神经内分泌肿瘤和前列腺癌的早期诊断、分期和疗效监测。同时,将显像核素更换为治疗性核素(如^{177}Lu 和^{90}Y 等),这些特异性显像剂还可转化成为肿瘤靶向内照射治疗的药物,实现肿瘤的诊疗一体化。随着肿瘤特异性显像剂的种类的不断增加和临床应用的不断深入,PET/CT 精准诊断和诊疗一体化技术在未来的肿瘤临床实践中一定会发挥越来越大的作用。

(康 飞)

第六节 核医学非显像设备

核医学仪器设备多种多样,除通过显像对疾病进行诊断的核医学显像设备,如单光子发射计算机体层仪(SPECT)和正电子发射体层仪(PET)外,还有为 SPECT 和 PET 准备放射性核素的发生器和医用回旋加速器;同时核医学还有通过对脏器放射性核素计数而判断脏器功能的核医学功能测定仪,如甲状腺功能仪等。此外,体外分析所用的 γ 井型探测仪,还有用于放射性活度测量的活度仪和检测辐射剂量及辐射防护仪器等,本节将集中对这些非显像仪器进行介绍。

一、医用回旋加速器

随着核医学的快速发展,对医用放射性核素提出了更高的要求,反应堆生产的放射性核素,多是以发射 β$^-$ 射线(有的伴发 γ 射线)的富中子核素,其品种和核素性质并不能完全满足应用上的需求。为了生产发射 β$^+$ 射线的缺中子核素,一般采用回旋加速器来生产。加速器的配套设备比较小型化,投资比反应堆少,可每日开机生产,因而发展迅速。用加速器生产医用放射性核素,主要应把握以下几点。

(一) 回旋加速器的原理

医用小型回旋加速器是基于拉莫尔定律、劳伦斯回旋加速理论和托马斯等时性回旋加速理论设计。带电粒子在磁场和交变电场作用下,反复在磁场做弯曲运动(回旋)并被交变电场反复加速,直

至达到预期所需粒子能量,通过粒子束流引出系统引出,轰击靶系统中的靶材料,获得所需放射性核素(图 8-32)。

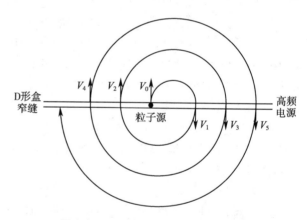

图 8-32 回旋加速器工作原理示意图

(二) 回旋加速器的基本组成及主要功能

医用小型回旋加速器是目前核医学领域结构最复杂、涉及专业学科最多、技术要求极高的设备。不同型号的回旋加速器结构有较大的差异,但其基本组成相同,包括以下几部分:

1. **磁场系统** 主要由上下磁轭、磁铁、磁场线圈、线圈电源等构成,其作用是提供偏转力约束离子在磁场中按一定轨道弯曲运动。

2. **射频系统** 主要由高频共振线(RF 谐振腔)、RF 电源发生器和 RF 馈通电路三个子系统构成,其功能一是提供粒子的加速电场,二是提供从

离子源中拉出粒子的电场。

3. 离子源系统　由供气系统、放电室、引出系统及聚焦系统等组成,是加速器关键部件之一,其作用是产生带电粒子,为加速器提供离子束。

4. 束流引出系统　由于医用回旋加速器使用的均是 H^- 离子源,所以引出系统相对简单,主要包括剥离碳膜、转载碳膜的圆盘转动器(多叶转动器)、马达等装置。其作用是将加速到一定能量的粒子束流引到靶体上,与装载的靶料产生核反应。

5. 靶系统　靶系统是指能提供靶料发生核反应,并能将核反应产物高效率传输到合成器的部件。一个完整的靶系统应包括靶载体、靶体、准直器、靶膜、管路阀门、靶支持单元和控制系统等,目前的医用小型回旋加速器中根据靶产物的不同其所用的靶料也不同,进而靶的结构也各不相同。

6. 真空系统　主要由真空腔、真空泵、真空阀、真空计及控制部分组成。真空系统为加速粒子的轨道空间提供高真空条件,一方面降低加速束流与气体分子的碰撞丢失;另一方面对高频高压电场提供绝缘条件,避免放电干扰。

7. 冷却系统　主要包括水冷却、风冷却及氦冷却。

8. 控制系统　加速器控制单元、真空控制单元和界面控制单元组成,用于控制系统执行加速器的各种程序。

9. 诊断系统　包括触发式嵌入探针和上下成对的准直器、束流分析器。作用是监测分析束流轨道上几个位置的束流,使其能够稳定进入加速轨道,并发出调整优化靶束流的指令达到高效率的轰击。

10. 自屏蔽系统　自屏蔽系统采用含有对 γ 射线有效挡阻的高效材料(如铅等),同时在离子源部位周边还增加了可以吸收中子的防辐射材料。

(三) 核反应的选择(表 8-6)

1. 氘核引起的核反应　当氘核的能量提高至 $10\sim15MeV$ 时,即能引起此类核反应。生产放射性核素的氘核反应有好几种:如 (d,n), $(d,2n)$, (d,α) 等。

2. 质子引起的核反应　(P,n) 反应是加速器生产放射性核素的主要核反应,回旋加速器提供的能量高、流强大的质子束可用于生产的绝大多数常用放射性核素,如亲核氟化标记所需 ^{18}F 可通过 $^{18}O(P,n)^{18}F$ 核反应生产,使用固体靶可生产新兴核素 ^{64}Cu、^{89}Zr 等,或代替反应堆生产 ^{99m}Tc,亦可使用

表 8-6　加速器生产常用的医用放射性核素

核素	半衰期	核反应
^{11}C	20.5min	$^{14}N(P,\alpha)^{11}C$
^{13}N	9.97min	$^{16}O(P,\alpha)^{13}N$
^{15}O	2.03min	$^{15}N(P,n)^{15}O$
^{18}F	110min	$^{18}O(P,n)^{18}F$
^{64}Cu	12.7h	$^{64}Ni(P,n)^{64}Cu$
^{68}Ge	288d	$^{66}Zn(\alpha,2n)^{68}Ge$
^{68}Ga	68.1min	$^{68}Zn(P,n)^{68}Ga$
^{89}Zr	78.4h	$^{89}Y(P,n)^{89}Zr$
^{99m}Tc	6.02h	$^{100}Mo(P,2n)^{99m}Tc$
^{111}In	2.80d	$^{109}Ag(\alpha,2n)^{111}In$
^{124}I	4.2h	$^{124}Te(P,n)^{124}I$
^{131}I	8.04d	$^{130}Te(d,n)^{131}I$

液体靶代替 ^{68}Ge-^{68}Ga 发生器通过 $^{68}Zn(P,n)^{68}Ga$ 核反应生产 ^{68}Ga。(P,α) 是质子引起的另一核反应,临床上主要通过 $^{14}N(P,\alpha)^{11}C$ 用来生产探针 ^{11}C 标记所需 $^{11}CO_2$,或通过 $^{16}O(P,\alpha)^{13}N$ 生产心肌显像剂 ^{13}N-氨水。

3. 氦核引起的核反应　$(\alpha,2n)$ 反应是加速器生产放射性核素的另一主要核反应,目前主要通过 $^{66}Zn(\alpha,2n)^{68}Ge$ 核反应生产 ^{68}Ge-^{68}Ga 发生器母体核素 ^{68}Ge,也可生产科研常用核素 ^{111}In。

(四) 靶系统的选择

根据制备所用的靶材料形态不同,加速器的靶可分为气体靶、液体靶和固体靶三种。国内现有加速器几乎均配备气体靶和液体靶,用于生产 ^{11}C 和 ^{18}F 标记药物,而固体靶核素制备通常需要更高的能量,因而固体靶配备较少。

1. 气体靶的靶室材料　通常是铝,如 ^{11}C 靶、^{15}O 靶等,其靶室密闭性是生产安全的关键。

2. 液体靶的靶室材料　通常是银或铌,如 ^{13}N 靶、^{18}F 靶及 ^{68}Ga 靶等。^{18}F 液体靶又可分为低压靶和高压靶,在低压状态下,辐射和靶水沸腾会造成靶物质的较大损失,影响产额;高压靶室内无膨胀空间,使水的辐解降低或辐解后的氧和氢容易复合,故产量显著提高。但高压靶对 ^{18}O-水的纯度和丰度要求较高,需丰度大于90%,电阻率大于 $18.0M\Omega\cdot cm$。

3. 固体靶可根据制作方式分为这几种类型
①高纯金属直接作靶,在制备^{57}Co,^{109}Cd时,可直接用金属铁、金属镍和金属银片做靶;②电积沉淀制靶,如制备^{64}Cu时使用电镀法将镍电镀在圆形金靶上;③包封靶,即将粉末靶子物包封在靶盒中或将其密封在薄壁金属管内;④熔融靶,即将粉末靶子物熔化烧结在支持体上;⑤金属靶托槽靶,是在靶托表面均匀开槽,将粉末压入槽内的方式。

(五) 靶物质的选择

由于加速器所选择的轰击核反应,系采用能量高、流强大的带电粒子做轰击物,故对制靶有几点特殊要求。

1. 靶物质的厚度　为了充分利用带电粒子,一般采用厚度大(常选$50\sim100\mu m$)者,以便使大部分轰击粒子都被阻挡在靶物质内,从而提高核反应效应。

2. 靶物质的耐热性　为了实现带电粒子之轰击核反应,需将带电粒子的能量加到几兆电子伏、甚至几百兆电子伏,当它轰击靶之时,靶的温度会升高到每毫米几千摄氏度,而会将靶物质熔融、挥发。为此要求:①靶物质具有良好的热稳定性和导热性;②增加靶的面积,以降低单位面积靶面上的热功率密度;③采用旋转式活动靶,进行间歇照射;④用流水或液氮冷却靶体。

二、医用核素发生器

医用放射性核素除了用反应堆(或由核燃料经后处理)生产和用加速器制备外,还有一些是由核素发生器来获得的,其结构见图8-33。由于核素发生器具有实用、小型和便于运输等优点,因而已普及应用于各大、中型医院的核医学科。现将目前核医学常用的几种发生器列于表8-7。

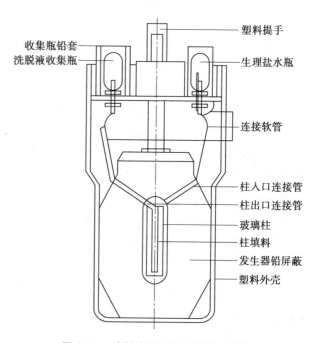

图 8-33　放射性核素发生器的示意图

表 8-7　几种核医学常用的核素发生器

子体核素	$T_{1/2}$/h	衰变类型	主要γ线能量/keV	母体核素	$T_{1/2}$/d	柱色谱剂	淋洗液
^{99m}Tc	6.02	IT	140	^{99}Mo	2.75	Al_2O_3	生理盐水
^{188}Re	16.98	β^-	155	^{188}W	69.4	Al_2O_3	生理盐水
^{68}Ga	1.12	β^+	511	^{68}Ge	288	TiO_2	0.05mol/L HCl

(一) 放射性核素发生器的原理和特性

1. 放射性核素发生器的基本原理　放射性核素发生器是一种能从较长半衰期的母体核素中,分离出由它衰变后产生的较短半衰期的子体核素的一种装置,是医用放射性核素的主要来源之一。在发生器中,子体核素随着母体核素的衰变而不断增长,但子体核素也在不断地发生衰变而减少,经一定时间后,母体核素中的子核素的放射性活度即会达到平衡。采用合适的分离方法(如淋洗法),可从母体核素中分离出无载体的子体核素。只要还存在足够量的母体核素,上述衰变过程和分离过程即可周而复始地进行多次,直至母体核素的放射性衰减至不够应用为止。由于从母体核素装置中淋洗出子体核素的分离过程,可形象地比喻为"挤牛奶",故核素发生器又有"母牛"之俗称。

2. 放射性平衡　在常用的核素发生器中,母体核素和子体核素的放射性平衡有两种。

(1) 暂时平衡型:当母体核素的半衰期比子

图中标注(从上到下、从左到右):
- 塑料提手
- 收集瓶铅套
- 洗脱液收集瓶
- 生理盐水瓶
- 连接软管
- 柱入口连接管
- 柱出口连接管
- 玻璃柱
- 柱填料
- 发生器铅屏蔽
- 塑料外壳

体核素者长,但又不算太长(即 $\lambda_1 > \lambda_2$)。母体和子体之间的放射性平衡即为"暂时平衡"型,目前常用的 ^{99}Mo-^{99}Tc 发生器即属此类型。

(2)长期平衡型:当母体核素的半衰期比子体核素者长得多(即 $\lambda_1 \gg \lambda_2$)时,即为"长期平衡"型。这类发生器在分离出子体核素后,需累积达到 7 个子体核素的半衰期后,母体和子体之间即可再次达到放射性平衡。例如,^{68}Ge-^{68}Ga 发生器即属此种"长期平衡"型。

3. 对医用放射性核素发生器的基本要求

(1)从发生器得到的子体核素,应具有理想的放射性核素纯度和放化纯度,以确保放射性药物的高质量。

(2)从发生器得到的子体核素,应具有合适的半衰期、合适的辐射类型和能量。一般要求子体核素的半衰期小于 24 小时,其衰变产物最好是稳定性核素,以减少对受检者的辐射剂量。

(3)获得的子体核素产品必须达到无菌、无热源,且能方便地制成适用的放射性药物。

(4)母体核素易于得到,发生器的结构设计合理、操作简便且便于运输。

(5)发生器所附设的屏蔽厚度应符合有关防护规定,在使用场所应再附加屏蔽,以确保操作人员的安全。

4. 淋洗效率和淋洗曲线 医用放射性核素发生器,常用的是柱色谱型发生器,它是以色谱柱的形式制成的。它根据母体和子体核素在某些吸附剂上吸附能力的不同来分离子体核素的。对这类采用淋洗方法来分离子体核素的发生器来说,淋洗效率和淋洗曲线即成为需考虑的主要问题。

(1)淋洗效率:指淋洗下来的子体核素的放射性活度,相当于淋洗开始前,发生器中原有子体核素的总活度的百分数。

(2)淋洗曲线:自淋洗开始,逐次按每管搜集一定容积(如 0.5mL 或 1mL)的淋洗液,作为横坐标;将每管测得的放射性活度,作为纵坐标,作淋洗曲线(图 8-34)。从该图看出:淋洗曲线 A 较陡,而曲线 B 较平缓,这说明当淋洗液的容积相同时,曲线 A 的淋洗效率明显优于曲线 B 者。

(二)^{99}Mo-^{99m}Tc 发生器

^{99}Mo-^{99m}Tc 发生器是目前核医学科最常使用的发生器,也是最早开发的发生器之一。其生产的子体 ^{99m}Tc,是目前应用最广泛的放射性核素,几乎占

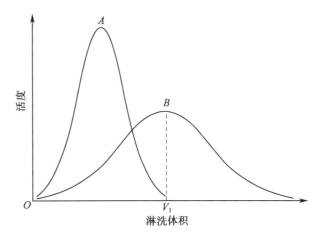

图 8-34 放射性核素发生器的淋洗曲线示意图

临床应用的 80% 以上。

目前母体大都采用裂变产物所获得的 ^{99}Mo,先纯化生成 $(NH_4)MoO_4^{2-}$ 溶液,将它注入预先装入 Al_2O_3(吸附剂,5~10g)的吸附柱内。由于 $^{99}MoO_4^{2-}$ 可与 Al_2O_3 牢固结合,而其衰变的子体 $^{99m}TcO_4^-$ 与 Al_2O_3 结合较弱,故而用生理盐水淋洗此发生器的吸附柱,很容易将 $^{99m}TcO_4^-$ 淋洗下来,淋洗效率可高达 70%~80%。所收集到的淋洗液,可直接用于某些脏器显像或用于多种脏器显像剂的标记。

^{99}Mo-^{99m}Tc 发生器的优势有以下几点:

1. 可获得反应堆和加速器不易生产的 ^{99m}Tc。^{99m}Tc 在临床使用中极具优势,首先 ^{99m}Tc 属短寿的($T_{1/2} = 6.02$ 小时)纯 γ 核素,其发射的 γ 射线的能量适中(141keV),适宜于 SPECT 显像,能量分辨率较高;其次对受检者的辐射剂量较小;两者废物处理较简化,利于安全环保。

2. 所得到的子体核素 ^{99m}Tc 无载体、纯度高,化学性质活泼。在一定条件下,可与多种含氧、氮、硫等的有机或无机化合物结合,形成络合物,这些络合物无论在体内或体外都较稳定,可用于显示多种脏器的图像,以满足临床的诊断需求。

3. 分离 ^{99m}Tc 的淋洗方法操作简便、快速,减少了对操作人员的辐射剂量。用此法还可反复多次淋洗子体核素,价廉实用(图 8-35)。

(三)^{68}Ge-^{68}Ga 发生器

^{68}Ge-^{68}Ga 发生器是另一核医学科常用的发生器。母体为加速器通过 $^{66}Zn(\alpha, 2n)^{68}Ge$ 核反应生产得到的 ^{68}Ge($T_{1/2}$ 为 288 天),较长半衰期便于其长期使用,有效使用期可长达 12 个月;衰变的子体 ^{68}Ga($T_{1/2}$ 为 68.1 分钟)是目前新药研究使用最多的正电子核素之一,在医学诊断中可采用 PET

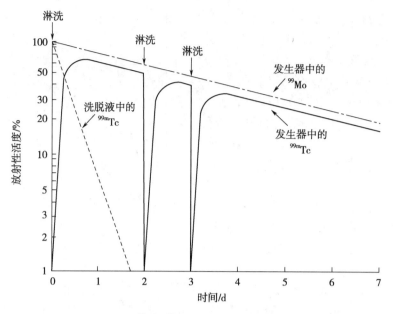

图 8-35 ^{99}Mo-^{99m}Tc 发生器淋洗生长曲线

扫描以提高确诊率,且短半衰期可降低病人所受的辐射剂量。同时,^{68}Ga 可与 DOTA、NOTA 等多种螯合基团形成稳定络合物,以满足小分子、多肽或抗体的标记。

最初^{68}Ge-^{68}Ga 发生器是将母体^{68}Ge 吸附在活性 Al$_2$O$_3$ 或 ZrO$_2$ 吸附柱上,以 0.005mol/L 乙二胺四乙酸(EDTA)淋洗柱上的子体^{68}Ga,但由于^{68}Ga 是以 EDTA 络合物的形式被淋洗下来,因而制备大部分药物前均需将^{68}Ga 转化为其他化学形式,操作复杂、费事费时。目前市售的^{68}Ge-^{68}Ga 发生器以 TiO$_2$ 或 SiO$_2$ 作为柱填料,通过低浓度超纯盐酸(0.05 或 0.1mol/L)即可将^{68}Ga^{3+} 淋洗下来,得到无载体,纯度高,可直接用于探针标记的 GaCl$_3$ 溶液,淋洗效率大于 75%。^{68}Ge-^{68}Ga 为长期平衡型发生器,淋洗后 4 小时^{68}Ga 的相对活度已超过 90%,7.95 小时即达母子平衡,相对活度大于 99%,故在一个工作日内可淋洗数次子体^{68}Ga。

(四)^{188}W-^{188}Re 发生器

^{188}Re(rhenium-188,$T_{1/2}$ = 16.98 小时)是一种极具潜力的医用核素,其发射高能量的 β 粒子,可取代^{90}Y 进行内照射治疗,还发射少量低能 γ 射线(E_γ = 155keV,占 15%),可用于 γ 显像,并可利用此 γ 射线进行核素治疗的剂量分析。而且它还容易联接到已经偶联复合剂修饰过的生物分子上。

^{188}W-^{188}Re 发生器的母体^{188}W($T_{1/2}$ = 69.4 天)采用反应堆通过两次(n,γ)反应来制备,核反应为:^{186}W(n,γ)^{187}(n,γ)^{188}W。与^{99}Mo-^{99m}Tc 发生器

类似,^{188}W 也固化在 Al$_2$O$_3$ 柱上,采用无菌生理盐水(<10mL)淋洗子体^{188}Re。

三、甲状腺功能仪

甲状腺组织具有吸收和浓聚无机碘的功能,放射性^{131}I 作为碘的同位素也能被甲状腺摄取并参与甲状腺激素的合成,其被摄取的数量和速度与甲状腺功能密切相关。在^{131}I 衰变过程中放出的 γ 射线,可以通过甲状腺功能测定仪(简称甲功仪)(图 8-36)在受检者的颈前中部探测到,其测得的放射性计数可以反映甲状腺摄取^{131}I 的数量和速度,有助于对甲状腺疾患的诊断和/或对^{131}I 治疗剂量的计算。

甲状腺功能测定仪由 γ 闪烁探头,光电倍增

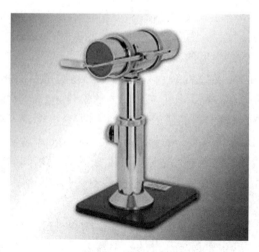

图 8-36 甲状腺功能仪

管、放大器、配套电子线路以及计算机等组成。γ闪烁探头前安装一个张角形的准直器，它的作用是γ闪烁探头主要限于记录甲状腺部位的射线，尽量减少来自身体其他部位的射线干扰，使测量结果尽可能真实反应甲状腺摄取^{131}I的功能曲线图。（图8-37）。

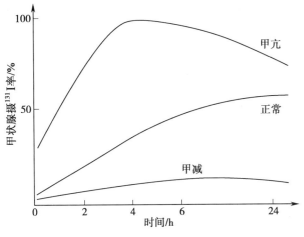

图 8-37 甲状腺摄^{131}I 曲线图

四、体外样本测量仪器

井型γ探测仪是核医学中常用的体外分析仪器，采用闪烁探测原理，用于在临床及研究工作中分析体外样品，进行体外放射分析及示踪实验等方面。常用的体外样本测量仪器还有液体闪烁计数仪等。

（一）γ计数仪

γ计数仪分为γ射线探测器和电子线路部分，其中探测器又包括闪烁晶体、光导和光电倍增管，后续电子学线路包括放大器、单道或多道脉冲高度分析器、定时记录器和显示打印等装置。闪烁晶体通常设计为井型，故称为γ井型探测仪，可用于测量样品的γ计数率或计数。

进行放射免疫测量时将含有放射性样品的试管放入"井中"，而设计成井型的探测器，使测量样品时的几何条件接近4π，探测效率高，且使探头更易被铅堡屏蔽，从而降低本底计数。但源在井中的几何位置不同，样品体积不同都会引起一部分γ射线从井口逃逸，样品离井口越近、体积越大，探测效率降低越明显。因此，应尽量保证计数的同一批样品的体积相同，几何位置一致。

γ计数仪又分为积分测量式γ计数仪和微分测量式γ计数仪：

1. 积分测量式γ计数仪 积分测量式γ计数仪的框架结构主要包括闪烁探头、前置放大器和定标器等三部分。此类γ计数仪本底较高，仅用于样品数量少，精度要求低的检测。

2. 微分测量式γ计数仪 微分测量式γ计数仪是在上述积分测量式γ计数仪闪烁探头、前置放大器、定标器结构的基础上，增加了单道脉冲分析器，能够选择一定能量范围（窗宽）作微分测量。例如，^{125}I是放射免疫分析法常用的放射性核素，其半衰期为60.2天，其能量包括31.5keV的单光子峰和63keV的符合能峰。测量^{125}I时，将窗宽选在20~80keV的范围内，可以剔除窗宽以外的"干扰脉冲"，降低本底，使测量结果更准确。

临床上常用的放射免疫γ计数仪为了满足测量大批样品之需，一般采用多探头γ计数仪，可以同时测量多个样品。多探头γ计数仪有多个探头及各自的探测分析系统，使用时需要调整各个探头的探测分析系统，使窗宽和探测效率保持一致。还配有自动换样装置及计算机完成数据采集和处理。

对γ计数仪的性能指标的主要要求包括本底计数≤80cpm；对^{125}I的探测效率≥75%；8小时探测效率的误差不大于±3%；多个探头的一致性偏差≤2%。

（二）液体闪烁计数仪

液体闪烁计数仪（liquid scintillation counter）使用的闪烁体是将闪烁体溶解在溶液中配制成的闪烁液，放射性样品置于闪烁液中进行测量。闪烁体也称为荧光体，是闪烁液的溶质部分，根据荧光体的荧光特性可以将闪烁体分为第一闪烁体和第二闪烁体。除了溶剂和闪烁体外，有些闪烁液中还添加了助溶剂和抗猝灭剂，以增加闪烁液溶解含水样品的能力和改善计数效率。

液体闪烁计数仪的原理是溶剂分子吸收放射性核素发射的射线能量被激发，并传递激发能量使闪烁体分子激发，激发态的闪烁体回到基态时发射荧光光子，光子穿透闪烁液和瓶壁，输入光电倍增管进行能量转换。后续的电子学线路对信号进行放大并分析后再进行记录和显示，同样可以配备计算机自动换样并完成数据采集和处理。

液体闪烁测量基本可达到4π立体角的几何测量条件，用于测量能量较低，射程较短，容易被空气和其他物质吸收的α射线、低能β射线（如^{3}H、^{14}C等）。工作中应避免放射性能量在测量瓶中的传递和转换过程受到影响，这会使放射能减少，引起能量传递的中断，导致液体闪烁测量的效率下降，即猝灭现象。引起猝灭现象的原因主要有化学猝灭、颜色猝灭、光子猝灭(局部猝灭)等三类。

五、放射性活度计

放射性活度计(radioactivity calibrator),是用来测量放射性药物或试剂所含放射源活度的一种专用测量仪器,是工作在饱和区的电离室探测器,其探头为全封闭结构的井型电离室,如图8-38所示。就其所测量的放射线而言,基本都是测量 γ 射线,也可测量 β 射线。测量时,将盛有放射性药物或试剂的小瓶或注射器,直接放入活度计井中,故放射源对电离室的立体角接近 4π,从而使测量接近绝对测量,可直接准确读出放射源的活度,用贝可(Bq)或居里(Ci)数表示。活度计是核医学工作中最基本的度量仪器,关系到诊疗用药物放射量的准确性,为了保证结果的可靠性,对仪器进行质量控制尤为重要。活度计是国家规定在核医学科唯一进行强行检测的核医学仪器。

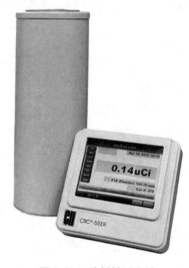

图 8-38 放射性活度计

活度计的工作原理:进入电离室的射线会使工作气体电离,产生的电子、次级电子和离子对,在外加电场作用下形成电离电流,在输出回路产生信号电流。当外加电压足够大时,会使电离电流达到饱和,其饱和电流(I_s)与入射到电离室的射线的计数率(n_i)成正比关系——即 $I_s \propto n_i$;故通过测量 I_s 就可确定放射源的活度。

六、辐射防护仪器

(一) 个人剂量仪

个人剂量仪是用来监测从事放射性工作人员

接受外照射剂量的仪器。要求准确测量受照剂量,按国家规定将受照剂量保持在合理的低水平,以确保工作人员的辐射安全。当前常用的这类仪器是"热释光剂量仪"。

热释光剂量仪,是利用热致发光原理,记录累积辐射剂量的一种器件。该器件接收照射后产生热能,再用光电倍增管测量热释光的输出,即可读出辐射剂量值,即使搁置很长时间后,其读数衰减不明显。此类剂量仪具有组织等效性好、线性响应好、量程较宽、可重复使用等优点而得到广泛应用。使用时,应将个人剂量仪佩戴在规定的部位。使用单位应配合防护监测机构,做好发放和收集工作,避免丢失、损坏和混淆。

(二) 表面沾污测量仪

表面沾污测量仪的用途:检测放射性工作场所和实验室的工作台面、地板、墙面、手、衣服、鞋等表面,看是否存在放射性污染或污染的程度(图8-39)。

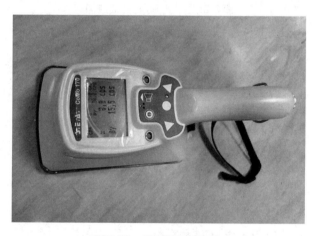

图 8-39 表面沾污测量仪

污染测量仪的探头类型:有盖革-米勒管(G-M管),闪烁探测器,电离室等类型。采用闪烁探测器和电离室者的体积较大,最常见的是 G-M 管型测量仪。G-M 管是一圆柱形管,其中含有特别配置的惰性气体混合物。仪器还装置两个电极,连接高压电源(一般 500～1 000V),以及扬声器、闪光灯和计数率仪,可同时产生声、光、电显示。放射线通过G-M 管引起电离产生电脉冲,每个脉冲作为电子信号被记录下来,脉冲数与入射光子数成正比。电脉冲通过扬声器和闪光灯发出尖锐的叫声和闪光,聆听叫声和观测闪光,可以比较直观地感受辐射水平的消长变化。计数率仪探测到的计数显示,每分钟稍有差异(取决于放射性的随机统计涨落),探测单位有 cpm（每分钟计数）、cps（每秒钟计数）、μSv/h（每小时微希沃特）。测量一段时间的平均读数会更加精确。

（三）场所辐射剂量监测仪

场所辐射剂量监测仪是专门用于放射性工作场所的剂量监测装置，具有剂量率和累积剂量测量、超剂量声光报警、阈值记忆和多点扫描数据管理等功能。探测器安装在回旋加速器室或其他辐射剂量较高场所，通过电子计算机系统控制，可连接多路剂量监测，进行多点辐射剂量监控。回旋加速器室内的辐射剂量监测仪与门锁连动，当室内辐射剂量超标时，门锁不能打开，防止人员进入。

（叶佳俊　王云雅）

第九章

辅助成像设备

辅助成像设备是优质图像生成、输出和医生浏览并可用于诊断的设备，在现代医学影像成像技术中的作用十分突出。比如：可有效提高血管造影中的强化、可进行成像后的图像浏览和诊断以及冠状动脉的检查。越来越受到影像学专家及临床医生的认可。本教材把辅助成像设备编成独立章节，其目的也是想强调辅助成像设备在《医学影像成像》中的重要性，这非常符合医学影像设备快速发展的大趋势。由于本章篇幅有限，现仅选编医用打印机、医用高压注射器、医用显示器和心电门控装置四个方面的内容。

第一节 医用打印机

医用打印机是指将医学图像打印到胶片或相纸上来实现图像显示的设备，是现代医用影像输出图像最常见的硬拷贝设备。

医生通过胶片或相纸来阅读图像，可以快速浏览并作出初步诊断，携带和交流极其方便，因此，胶片或相纸仍然是医学图像的主要载体，正广泛地应用于医学影像记录、诊断阅读、相互交流和病例存档等各个环节之中。在全社会网络系统未实现互联互通之前，医用影像打印机还将长期存在并继续发挥其重要的作用。

本节主要介绍医用打印机类型和结构。

一、医用打印机发展历史

医用打印机发展的历史，按成像技术可划分为以下三个阶段：视频多幅照相（mulit video camera）、湿式激光打印（wet laser printing）和干式打印（dry printing）技术。

（一）视频多幅照相机时代

20 世纪 80 年代开始，随着 CT 和 MRI 的投入使用，大量的人体图像出现在计算机上，单幅的图像浏览不方便医生进行诊断，由此诞生了视频多幅照相机。

视频多幅照相机实际上是一台带有移动镜头的照相机，该照相机从 CT 或 MRI 主机中获取视频图像，利用显像管阴极射线管（cathode ray tube,

CRT）显像，通过快门开关和马达移动，获取一幅图像在胶片上曝光一次，再移动后获取下一幅图像曝光，按照事先设定的胶片曝光格数曝光所需图像后冲洗胶片即可获得一张载有多幅 CT 或 MRI 图像信息的胶片。

视频多幅相机主要是通过 CRT 曝光显像，CRT 显像管具有很明显的缺陷，容易老化，曝光度不易控制，且其分辨率和灰阶度低，无法将 CT、MRI 图像精准显示出来，图像质量不尽如人意。

（二）湿式激光打印时代

1984 年，为了提高图像显像的精准度，保持图像质量的一致性，激光成像技术便应用于医学，使用激光扫描成像的激光打印机开始承担 CT、MRI 等数字设备的图像打印。

激光成像技术直接使用数字影像设备输出的数字图像，不仅可以对每一幅图像的单个像素点进行显像控制，而且，其显像点阵数目可等于或大于原图像的矩阵点阵数，所以，其成像点可等于或小于原始图像像素点。这样，计算机中的数字图像可以毫无保留的精准显像在胶片上，相对于视频照相机，其胶片成像质量有了明显的提高。因为是激光照射成像，设备衰减时间也大大延长，图像成像稳定，质量控制可得到一定保证。

激光打印机初始使用感光胶片，激光照射后的胶片要通过暗室技术用显影、定影的方法使图像最终显像。因此,这种技术叫湿式激光打印技术。暗室技术中的显影、定影还存在着人为操作的问题,这种技术也决定着胶片的显影质量。虽然有的公司推出了打印和冲印一体机,使得打印自动化程度得到了提高,但是成像质量仍然存在很多问题。首先,打印、冲印设备联在一起,设备构造复杂,胶片行程较长,故障频出;其次,受显影、定影液环节影响,图像质量难以保证,而且显影和定影液极容易污染环境。

(三) 干式打印机时代

为进一步得到优质稳定的图像,减少显、定影液大量使用对环境造成的严重污染,从 20 世纪 90 年代开始,不需要使用显、定影液技术的干式打印技术被广泛推广和使用,利用激光照射成像和热敏成像的干式打印机逐步取代湿式激光打印机。

近年来,随着 CT、MRI、CR、DR、DSA、PET、PET/CT 等先进数字化成像设备的快速发展,海量数字化图像的出现,一种医用多媒质的打印设备开始被投入使用。这种打印设备不仅可以打印胶片,还可以打印相纸,而且,黑白胶片、彩色胶片、彩色相纸可以任意选择,同机打印。

二、医用打印机分类

(一) 按打印精度分类

按打印精度可分为普通图文打印机和医学图像专业打印机。

1. 普通图文打印机　是指市面上销售的通用打印机,打印分辨率虽然也很高,但其打印图像的灰阶度不高,成像质量与原始图像差异大,因此,这些打印机打印的图像一般用于报告资料存档,不能用于医疗影像诊断。目前使用的主要有激光、喷墨和热升华打印机。

2. 医学影像专业打印机　是指使用专门的医用打印成像机,考虑到要用于医学影像诊断,这类设备需要获得国家食品药品监督部门颁布的医疗器械许可证才能在医疗领域销售和使用,其打印精度高,对图像打印分辨率和灰阶度都有特殊要求。

(二) 按成像方式分类

按成像方式可分为激光打印机(光-热成像、诱导成像)、热敏打印机(直热式成像、染料升华式成像)、喷墨打印机等。

(三) 按打印介质分类

按打印介质可分为胶片打印机(湿式、干式)、相纸打印机(热敏纸、光面纸、相纸)和多媒质打印机。

湿式胶片打印机因成像结构复杂、环境污染严重,目前已很少使用。

(四) 打印机和打印介质选择

当代的医学影像主要是指数字影像设备输出的图像,不同的图像有着不同的特点。实际使用时,应根据使用目的选择不同的打印方式和不同的打印媒质。一般来说,如果打印图像只用于报告资料存档,其打印分辨率要求不高,可选用普通图文打印机,这种打印设备简单,耗材便宜,费用低廉。如果打印图像用于影像诊断,则打印分辨率要求很高,要使用医用专业打印方式,通过选用专门的打印设备和耗材,得到高清晰度且能用于医学诊断的图像。

1. 超声类设备　要打印的图像主要是黑白图像、彩色多普勒图像和胎儿四维图像。如果打印存档报告,可选择使用普通彩色打印机,打印包含图像和文字的图文报告,打印介质使用普通光面纸即可。如果仅打印图像,则可使用热敏打印机,该机通过截取超声机视频信号,利用热敏技术进行打印,黑白和彩色均可打印,打印介质为普通热敏纸。如果要打印图像用于影像诊断,可选择医用多介质打印机,可打印专业的彩色和黑白图片。

2. 内镜类设备　要打印的是镜下图片和诊断报告,其打印目的是存档,因此,选用普通图文打印机(普通激光或喷墨打印机),打印介质使用普通光面纸即可。

3. CR、DR 类设备　获得的图像都是黑白图像,打印的目的是用于医疗影像诊断,因此,必须使用医用专业打印设备,一般使用干式激光胶片或热敏胶片打印机。

4. CT、MRI、DSA、PET、PET/CT 类设备　获得的图像有灰阶图像和彩色图像,打印图像的目的主要用于医疗影像诊断,必须使用医用专业打印设备,仅打印灰阶图像可使用干式激光胶片或热敏胶片打印机。打印彩色图像可使用医用专业彩色打印机或多媒质彩色打印机,多媒质打印机的打印介质可以多样化,如黑白胶片、彩色胶片、彩色专业相纸等。

三、常用医用打印机结构

(一) 湿式激光胶片打印机

湿式激光胶片打印机主要由五部分组成。

1. 激光打印部分　是激光打印机的核心部

件,包括激光发生器、调节器、发散透镜、多角光镜、聚焦透镜、高精度电机以及滚筒等。其功能是完成激光扫描,使胶片曝光。激光发生器是激光成像系统的光源,激光束将输入的信号以点阵扫描方式记录在激光胶片上。

2. **胶片传输部分**　包括送片盒、收片盒、吸盘、辊轴、电机及动力传动部件等。其功能是将未曝光的胶片从送片盒内取出,经过传动装置送到激光扫描位置。当胶片曝光后再将胶片传送到收片盒,或直接输送到自动洗片机的输入口,完成胶片的传输任务。

3. **信息传输与存储部分**　包括电子接口、磁盘或光盘、记忆板、电缆或光缆以及 A/D 转换器、计算机等。它的主要功能是将主机成像装置所显示的图像信息,通过电缆及电子接口、A/D 转换器输入到存储器,再进行激光打印。电子接口分视频接口和数字接口,根据成像系统的输出情况不同选择不同的接口,以接收视频或/和数字图像信息。一台激光打印机一般为多接口配置,可同时满足多台主机设备的图像打印工作。

4. **控制部分**　包括键盘、控制板、显示板以及各种控制键或旋钮,用于控制激光打印程序、幅式选择、图像质控调节等作用。操作控制键盘外形精小,操作方便,功能齐全。

5. **自动冲洗部分**　分别为激光打印机配备的相应的洗片机和冲洗套药,功能基本相同。

工作流程:将胶片从供片盒中取出,经过传动装置送至激光扫描位置,当胶片受激光感光后被传送至冲片机,经显影、定影、烘干后完成图像输出。系统流程控制如图 9-1 所示。

(二)干式激光胶片打印机

干式激光胶片打印机一般采用光热式成像技术,因没有显影、定影过程而不需要使用化学液体试剂,具有操作简单、环保节水等特点,已成为胶片打印的主流产品,医用光热式打印机主要由数据传输系统、激光光源、激光功率调制及扫描/曝光系统、胶片传送系统、加热显影系统以及整机控制系统等部件构成,如文末彩图 9-2 所示。

1. **数据传输部分**　是光热式成像系统与数字成像设备的数据通道,它接收摄影设备的数字图像数据,并输送到系统的存储器中。需要胶片曝光操作时,控制系统直接从存储器中将要打印的图像数据取出。

2. **控制部分**　是整个光热成像系统控制中

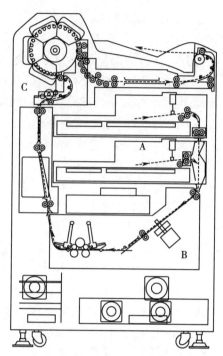

图 9-1　湿式激光打印流程图
A. 送片区;B. 激光扫描成像区;C. 冲印区

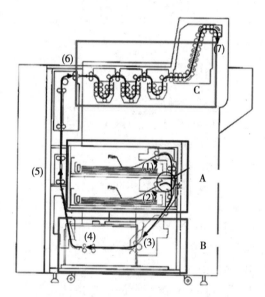

图 9-2　干式激光打印流程图
A. 送片区;B. 激光扫描区;C. 加热区

枢,负责系统各部件状态的统筹控制,主要包括激光器的开启或关闭,激光功率调制系统和扫描光学系统中的电机或振镜调节和控制,以及胶片传送系统的运行等。

3. **激光功率调制部分**　主要为激光器发生器,分为直接调制和间接调制两种。

直接调制是直接控制半导体激光器的光功率;间接调制是半导体激光器以一个稳定的功率输出激光,然后在激光光路上加上调制器,如声光调制器等,以此来改变激光的光功率。胶片上某一点显影后的密度值与激光照射在该点时的光功率值成正比,光功率越大,密度越高;而激光的光功率值又由打印的数字图像的灰度值决定。

4. **胶片传送系统**　包括送片盒、收片盒、辊轴、高精度电机及动力传动部件等。其功能是将要曝光的胶片从送片盒内取出,经过传动装置输送到激光扫描位置,再把已曝光的胶片送到加热鼓进行加热显影,最后把显影完成的胶片传送给收片盒。

工作流程:打印机先通过数据传输系统将图像数据接收到机器内部的存储器中,然后从片盒中取出胶片,输送到激光扫描曝光的位置,同时控制系统根据图像数据控制激光器功率以及光点在胶片上的位置,使胶片正确曝光;每扫描曝光一行后,胶片在传送系统的带动下精确地向前移动一个像素的距离,然后开始下一行的扫描。直到完成整个胶片的"幅式扫描曝光",最后胶片进入加热鼓中显影,并送至收片盒。系统流程控制见图9-2。

(三) 干式热敏胶片打印机

热敏成像打印技术起源于20世纪60年代发明的传真机,在90年代初随着热敏胶片技术的成熟,才应用于医学影像打印领域。随着人们对于环保意识的增强,热敏打印机越来越受到重视,现已成为医学影像输出的重要打印机。

根据热敏技术方式分为染色升华热敏打印机和直接热敏成像打印机。前者打印速度较慢,主要用于打印彩色相纸和彩色胶片,实际使用量不大,在此不做介绍。直接热敏打印机较前者打印速度较快,主要用于灰度胶片打印,根据其加热方式分为银盐加热成像直热式打印机和微囊加热成像直热式打印机。

直接热敏成像打印机的结构主要由五部分组成:开关电源系统、数据传输系统、胶片传送系统、热敏加热显影系统以及整机控制系统等部件构成。

1. **数据传输部**　是直接热敏成像系统与CR、DR、CT、MRI或其他医疗摄影设备的数据通道,它接收摄影设备的数字图像数据,并输送到系统的存储器中。需要胶片曝光操作时,控制系统直接从存储器中将要打印的图像数据取出。

2. **胶片传送系统**　包括送片盒、收片盒、辊轴、高精度电机及动力传动部件等。其功能是将要曝光的胶片从送片盒内取出,经过传动装置输送到热敏头,再把已曝光的胶片送到出片口。

3. **控制系统**　是整个直接热敏成像系统控制中枢,负责系统各部件状态的统筹控制,主要包括热敏头的开启或关闭,热敏电阻的功率调制和高精度电机控制,以及胶片传送系统的运行等。开关电源系统为数字胶片打印机各工作单元提供相匹配的电源供应。

4. **热敏加热显影系统**　主要是热敏头,由放热部分、电路控制部分和放热片组成。放热部分是一个玻璃制成的半圆形锥体凸起部分,其内配置了若干个放热电阻和电极。在被保护套覆盖的控制电路内,安装了控制数字图像转换成灰阶图像的集成电路。放热部分由联成一体的散热片组成,工作时调节温度的恒定。热力头成像采用一次放热方法,高密度黑色的像素会表现成网点状,而低密度部分的像素的噪声会很明显。

在高密度部位,由于密度上升的同时网点之间发生部分耦合现象,使图像的灰阶没有连续性,造成密度分散,效能低下。现在的热分配系统是在副扫描方向把放热点分成8个,使灰阶的图像从低密度到高密度之间的一个像素内有8个放热点,使获得的图像既连续又平滑。在热分配系统中,8个放热点的每一个都能控制256个灰阶,8个放热点组合在一起,其灰阶控制能力可达到11比特($256 \times 8 = 2\,048$)。同时还采用高像质修正技术,有电阻补正,均一补正,热比率补正和清晰度补正。电阻补正主要是纠正发热电阻本身产生的误差;均一补正主要是针对电阻补正后产生的不均匀现象,采用光学阅读后分别进行补正;热比率补正主要是用于电路内电压下降的补充修正工作;清晰度补正是为达到最佳的成像结果而对图像做进一步的灰阶处理。所有这些技术的应用保证了图像质量的稳定和准确,从而满足影像诊断的需要。

当胶片通过时,热力头产生的热量使其与胶片紧密接触,这样胶片产生不同密度的灰阶影像,并且采用特殊的减速机和马达组合的驱动,实现高精度、高转矩的传送。

工作流程:首先通过以太网络接收数字图像数据,并将图像数据存储到计算机硬盘。由计算机的影像控制系统负责把主机的图像数据进行整理,调整图像的尺寸、大小、版面,同时可对图像的对比度、密度进行调节等。控制系统产生程控信号控制打印引擎从胶片输入盘选择合适尺寸的胶片,传送到14英寸(1英寸=2.54厘米)宽的打印头电阻器线,一行接一行的直接完成数控热敏成像过程。它的打印过程和激光光热式打印过程相似,也可以分为行式打印和幅式打印,唯一不同的在行式打印过程。

成像完毕后的胶片由分拣器输出到指定的输出盘,相机内置密度检测调节装置,它得到的图像密度检测信息送回图像信息处理单元的计算机,如果密度检测和原始图像不符合,它会提示相机需要校准。这样就形成了一个闭环的图像质量调控体系,使相机的图像质量始终保持一致,无须手动校准,确保了影像的诊断质量。系统流程控制见文末彩图 9-3 所示。

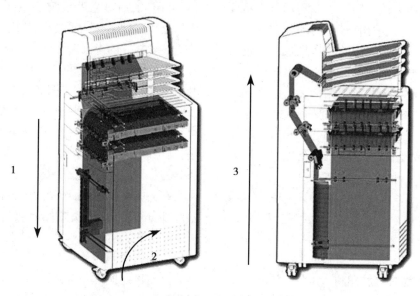

图 9-3　干式热敏打印流程图

(四) 彩色胶片/相纸打印机

彩色胶片/相纸打印机一般采用喷墨技术打印,就是通过将墨滴喷射到打印介质上来形成文字或图像的打印设备。随着喷墨打印技术的进步,照片级彩色喷墨打印迈过了颗粒、层次、介质等一道道阻碍,打印出来的图片不亚于传统银盐工艺的效果。

随着 CT、MRI、DSA、PET、PET/CT 等数字影像设备的飞速发展,三维甚至四维图像后处理技术有了快速提升,血管成像和功能成像技术已广泛应用于临床,输出的图像含有彩色图像,极大的丰富了诊断信息,但也给图像打印提出了新的要求,照片级喷墨打印机成了彩色图像输出的最佳打印设备,其打印介质可选相纸或胶片。

彩色喷墨打印机主要由以下几大部分组成:

1. 机壳部分　包含控制面板、接口、托纸架、卡纸导轨、送纸板、出纸板等。

2. 字车(墨盒匣)机构　字车机构中的字车(墨盒匣)是安装喷头的部件。字车在字车机构中传动皮带的拖动下,沿导轨做左右往复的直线间歇运动。因此,喷头便能沿字行方向,自右向左或自左向右完成打印动作。

3. 主/副电机　主电机负责带动传动皮带使字车机构驱动的动力,副电机负责进纸机构和抽墨机构的驱动动力。

4. 进出纸机构　打印机多数采用摩擦式进纸方式的进纸器,这部分由压纸辊、变速齿轮机构及负责进纸器驱动的副电机。副电机在清洗状态时,用于驱动抽墨机构。

5. 感应器　为了检测打印机各部件的工作状态和控制打印机的工作,在喷墨打印机中设置了许多感应器,包括字车初始位置感应器、进纸器感应器、纸尽感应器、纸宽感应器、墨盒感应器,分别是检测打印机的各部件工作状态;用于检测喷墨打印机及打印机内部温度感应器及用于检测喷墨打印机中墨水通道压力的薄膜式压力感应器。

6. 供墨机构　包含打印喷头、墨盒和清洁机构。

7. 控制电路　主要由主控制电路、驱动电路、传感器检测电路、接口电路和电源电路组成。

工作流程:首先通过以太网络接收数字图像数据,并将图像数据存储到计算机硬盘。由计算机的影像控制系统负责把主机的图像数据进行整理,产生程控信号控制打印引擎从胶片输入盘选择合适尺寸的胶片,并将原始图像数据转换传送到喷头,逐行逐点喷墨形成图像。

（五）自助打印机

自助打印机将普通图文打印机、专业胶片打印机集于一体，配合患者身份识别系统，既能打印患者的诊断报告，还打印患者检查图像，实现自助打印报告和胶片，自动化程度高，免除了患者排队之苦，还能节约患者等待结果时间，目前已在各大医院陆续投入使用。

自助打印机主要由四个部分组成：

1. 计算机部分　提供软件和驱动器以运行系统并通过网络与医院的系统进行通信。

2. 文档打印机　打印纸质诊断报告。

3. 胶片打印机　用于胶片上打印医疗影像。可使用干式激光打印、干式热敏胶片打印或喷墨胶片打印等干式胶片打印机。

4. 患者身份识别部分　包含条形码读卡器、IC卡读卡器、磁卡读卡器、近场通信NFC（近场通信）读卡器等读取和识别患者身份的部件。

其外部和内部结构如图9-4所示。

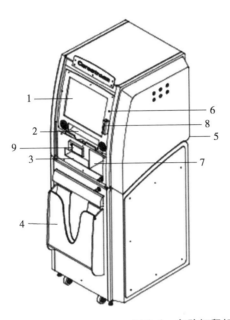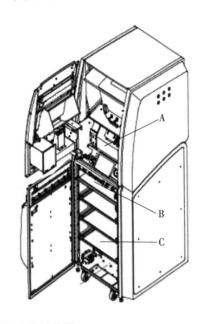

图9-4　自助打印机外部和内部结构图
A.文档打印机；B.激光打印机；C.片库、传片区
1.显示屏；2.纸质输出托盘；3.条形码扫描仪；4.胶片输出托盘；5.开关；6.摄像头；7.医院IC卡插槽；8.磁卡插槽；9.近场通信NFC读卡器

工作流程：患者持医院就诊卡或个人信息卡，读取就诊信息，查获影像检查信息，点击打印报告和胶片，纸质文档打印机和胶片打印机同时工作，先后将检查报告和影像胶片打印输出到接收盘。

四、常用医用打印机性能参数

（一）打印机关键技术指标

1. 打印速度　打印速度决定打印机工作能力大小，高速打印意味着大吞吐量，可适应多种影像设备的打印需要。打印速度计算单位按照每小时可打印14×17英寸的胶片数量进行统计。

2. 首次打印时间　打印机从待机状态到打印第一张胶片完成时间，这其中包含启动转换时间，即从待机状态到打印状态需要的转换时间。

3. 打印像素直径　指打印输出图像的单像素大小，代表图像打印的精度，单位用微米（μm）表示。打印的像素直径越小，打印的图像精度越高。

4. 打印分辨率　指打印机在每英寸长度范围内能打印的点数，即每英寸长度范围内的像素个数，用dpi（dot per inch，点每英寸）表示，是衡量打印机打印质量的重要标准。DPI值越大，说明图像精度越细，其打印质量就越好。

5. 打印灰阶度　指单个像素在黑白影像上的色调深浅的等级，代表了输出图像像素点由最暗到最亮之间不同亮度的层次级别，单位用bit表示。如果值越大，就说明这中间层级越多，所能够呈现的画面效果也就越细腻。以8bit为例，能表现出2^8，即256个亮度层次，我们就称之为256灰阶。

（二）常用医用打印机性能参数

表9-1所示。

表 9-1 常用医用打印机性能参数对比表

	(K) DV6800	(K) Drypro793	(F) Drypix7000	(A) Drystar5503	(C) 366-4	(CO) CI
成像技术	激光	激光	激光	DDI	喷墨	DDI
显影成分	Ag 原子	Ag 原子	Ag 原子	银离子微囊	墨滴	有机银盐
信号载体	激光头	激光头	激光头	热敏头	喷墨头	热敏头
打印介质	激光胶片(灰阶)	激光胶片(灰阶)	激光胶片(灰阶)	热敏胶片(灰阶)	彩色胶片/灰阶黑 白胶片/彩色相纸	彩色胶片/灰阶黑 白胶片/彩色相纸
打印分辨率/dpi	650	580	508	508	600	320
打印矩阵大小(14×1 英寸)	8 824×10 774	8 079×9 725	3 520×4 280	6 962×8 408	8 400×10 200	4 480×5 440
打印像素直径/μm	39	43.75	50	50	50	40
打印灰阶/bit	14	14	14	14	14	12
最大打印密度/O.D.	3.6	3.0	3.4	3.2	3.0	3.1
最大打印速度(14×17DVB)	160	120	140	100	70	100
支持胶片尺寸种类	5 种	3 种	3 种	3 种	5 种	9 种

第二节 医用高压注射器

医用高压注射器(automatic electro mechanical contrast medium injector)作为医学影像系统中的辅助设备,是随着 X 线机、快速换片机、影像增强器、人工对比剂等医用设备及 X 线对比剂的发展而逐渐出现的。20 世纪 80 年代,出现了用于造影的自动注射器,并应用于血管造影检查中。现在,医用高压注射器已广泛应用于 DSA 血管造影、CT 增强造影扫描和 MRI 增强扫描等检查中。

一、医用高压注射器种类和工作特点

医用高压注射器按传动方式分为两种基本类型;按性能分为压力型和流率型两类;按临床应用分为 DSA 检查、CT 检查和 MRI 检查三种类型。

(一)按传动方式分类

医用高压注射器按传动方式分类可分为气压式和电动式两种。目前多用程控电动式高压注射器,它是以电动泵为动力,驱动电机经离合器、减速器带动传动效率极高的滚珠丝杆推动注射活塞进行注射,调节电机转速就可以改变注射压力,可电动抽液、分级注射。因此控制电机的转速和动作时间,就可控制注射速率和注射量。并安装同步曝光、超压和定量保护报警系统。是目前高压注射器较理想的类型。

(二)按性能分类

医用高压注射器按性能分类可分为压力型和流率型两类。压力型是以调节压力来控制对比剂注入的速度,缺点是不能显示对比剂的流率,也无流率保护装置。流率型注射器可控制对比剂注射速度,装有压力限度保护装置。但注射对比剂时不能显示压力,如果流率选配不当时,注射压力可超过最大限度,有击穿心壁或血管的危险。

新型的高压注射器采用微机处理技术,借助计算机自由编制注射程序,自动调节压力、流率。适用于各种型号的导管,可以满足心血管造影的要求。

(三)按临床应用分类

按临床应用分类可分为 DSA 检查、CT 检查和 MRI 检查三种类型。

1. DSA 检查 对于头颈四肢动脉、肝肾动脉、支气管动脉、髂动脉及静脉系统等血管的造影检查在没有高压注射器时,只能采用人工手推法来注射对比剂,缺点是操作者接受辐射较多。而在进行心脏和主动脉等大血管造影时,尤其是主动脉造影和逆行性动脉造影,必须在很短的时间内注入大量对比剂以达到靶血管内良好的充盈进而显示血管状况的诊断要求,用手推法显然达不到此目的。高压注射器可以在短时间内注入高于血流稀释速度的多量对比剂,以达到显影所要求的浓度。高压注射对比剂流速一般要求达到15～25mL/s,最高压力可达到1 200psi(1psi＝6.894 76×10³Pa),高压注射器是心血管造影中必不可少的设备之一。

2. **CT检查**　以往的人工手推法不能准确控制对比剂注射速度,血管强化效果不佳,达不到诊断要求。高压注射器具有操作简单,血管强化程度高,对比剂用量少等优势;它可根据检查部位不同,一次或分次设定对比剂的量和流速,更加精准的显示目标血管,为明确诊断提供可靠的影像依据。高压注射器还带有自动加温装置,可有效预防对比剂副反应的发生。但由于高压注射对比剂流速快,注射压力最高可达325psi(1psi＝6.894 76×10³Pa),对严重的高血压、心脏病等患者要特别注意,应适当降低压力和流速。高压注射器为CT完成精准的血管增强扫描提供了必要手段。

3. **MRI检查**　磁共振高压注射器系专为磁共振设备所设计,能够在强磁场环境下工作。由于磁共振对比剂的渗透压较碘对比剂低,所需对比剂注射总量也较少,注射压力通常选择100psi以下(MRI高压注射器的压力最高也可达到325psi),因此用高压注射器进行增强扫描通常是安全的。磁共振高压注射器可准确地预设注射速度、对比剂总量和延迟时间,有利于MRI的快速精准扫描。

(四) 工作特点

1. **一次吸液,分次注射**　电动式高压注射器可一次性吸液,分次注射。在做选择性心血管造影时,为确认导管头端的位置是否正确,通常需做多次注射甚至重复注射。

2. **心电同步**　注射对比剂时可受心电信号的控制(ECG门控)并与其同步,能在每个心动周期甚至同一相位上进行注射,即所谓"心电门控心血管造影",使造影更安全、有效。

3. **程序控制**　高压注射器的注射速率可从每小时数毫升提高到每秒数十毫升,注射率变化范围大。程序控制装置可以有效控制注射速度和出现异常时的保护。

4. **独立结构**　注射头是一个独立部分,可以自由转动,可改变方位和角度,便于吸液、排气,并可最大限度的接近病人来进行注射。注射器头可以取下,安装在导管床的边框上,在床面移动时,病人和注射器头同步移动,两者处于相对静止状态,这样可防止床面带动病人移动时,将已插好的心导管拽出或移位。注射筒分透明塑料和不锈钢两种。

二、医用高压注射器结构

(一) 结构

高压注射器由注射头、控制台、多向移动臂和机架等构成,如图9-5所示。

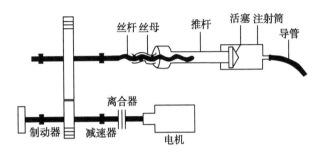

图9-5　电动式高压注射器结构示意图

1. **注射头**　由注射电机、注射筒及注射筒活塞,显示容量刻度装置、指示灯和加热器等组成。

(1) 注射电机:注射器的主要部件,为对比剂的注入提供注射动力;

(2) 注射筒:一般规格有150mL、200mL等;

(3) 注射筒活塞:在注射筒内前进或后退,进行注射或吸液;

(4) 指示灯:主要显示注射筒的工作状态,指示灯亮为工作状态;

(5) 加热器:使注射筒内已预热的对比剂温度保持和体温一致。

2. **控制台**　由信息显示部分、技术参数选择、注射控制等组成。

(1) 信息显示:主要显示注射器的工作状态及操作提示,如对比剂每次实际注射量、注射速率、对比剂累积总量、剩余量及操作运行中故障提示等;

(2) 参数选择:按照检查要求,可分别选择注射量、注射流率(mL/s)、选择单次或多次重复注射、注射延迟或曝光延迟选择。

3. **多向移动臂及机架**　高压注射器具有两节移动臂,安置在落地机架上。也有安置固定在天花板上的支架上,支架有两节横向曲臂,移动方便。

工作时移近病人、接入导管或连接好留置针进行注射。

（二）工作原理

1. 系统方框图　整个系统由键盘控制台、主处理器、模拟接口、伺服控制、注射头、通用接口和电源组成，如图 9-6 所示。

有的注射器有两个流率控制环路：流率设定环和校准环。

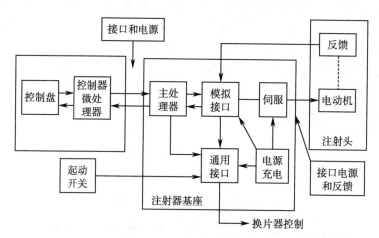

图 9-6　高压注射器系统框图

（1）流率设定环：设定流率由微处理器处理后送出 8 位数字信号，经 D/A 转换器变成模拟信号供给伺服控制中的差分放大器，再经 PWM（脉宽调制）等控制电路控制注射电机转速。设定流率与电机转速反馈信号（即实际流率）相比较，当两流率不等时，电机转速就会自动调整。

（2）流率校准环：从处理器来的（设定流率）与实际检测的脉冲（实际流率）相比较，将两者脉冲率的差进行积分，产生一个流率校准因数，这个校准因数送入伺服控制电路中的差分放大器，当实际与设定流率相等时，流率校准因数为零。

（3）对比剂注射量控制：对比剂注射量由一个电路控制，注射筒活塞（等于注射量）由另一个电路监测。为了使注射量精确，微处理器计算从增量编码器送来的脉冲并与设定注射量比较，如果实际注射量达到设置注射量，注射就会停止（这部分由注射筒活塞位置监测控制）。

（4）压力控制：压力由两个电路——监测与限制主电路，对电机电流进行采样并精确测量实际压力，如果实际压力试图超过预置压力，则注射流率就会被限制。如果主电路发生故障，则另一个压力电路允许注射器继续进行注射，并显示该压力电路信息。

（5）键盘控制：键盘控制由控制面板、系统显示组成。它允许进行注射编程，观察每次注射后的结果，从处理器中读出信息等。处理器含有微处理器、存储芯片及其电路。微处理器直接控制键盘板上所有控制功能。

2. 主处理器　主处理器在整个系统中起着主控作用。

通过它的总线、状态和控制线与系统中所有相应的电路进行通信，它提供以下功能：

（1）与键盘控制板接口通信（RS-422 接口）；

（2）读控制板上的注射程序；

（3）把从预编程存储器（PPI）中来的程序送到控制板，将信息送至系统进行显示。

3. 伺服控制　伺服系统的主要功能：

（1）为注射头电机产生电能；

（2）控制对比剂的流率、注射量及压力；

（3）检测实际注射流率和压力信号；

（4）当有错误时使电机停止运转。

三、医用高压注射器性能参数

（一）性能参数

主要是调节对比剂注射流率、总量、压力及选择注射时机等的参数设置。血管造影中，对比剂注射的流率、剂量及注射压力需根据血管的直径、走向、扭曲度、受检血管范围而定，同时受对比剂浓度、温度、导管尺寸、导管类型等相关因素影响，正确设置注射参数对完成血管造影检查起着重要的作用。CT、MRI 设备在进行血管造影时，同样要考虑高压注射器的注射方式及压力选择等参数，如表 9-2、表 9-3 所示。

表9-2 CT脏器增强扫描高压注射器注射方式及流速选择表

检查项目	头部	肺部	腹部	四肢
注射方式/mL	60~70+30	80~100+30	80~100+30	70~80+30
注射流速/(mL/s)	3~3.5	3~3.5	3~3.5	3~3.5
对比剂浓度/(mgI/mL)	300~370	300~370	300~370	300~370
延迟时间/s	18~25+60~70+120	20~25+60~70+90	25~30+50~60+120	25~30+60~70+120

说明:注射方式=对比剂量+生理盐水量;延迟时间=动脉期+静脉期+延迟期(本表以3期相增强法为例,期相的增减应根据病情而定,这里不再过多赘述)

表9-3 CTA高压注射器注射方式及流速选择表

检查项目	头颈部	肺动脉	肺静脉	冠状动脉	胸主动脉	腹主动脉	下肢动脉
注射方式/mL	50~60+30	50~60+30	60~70+30	60~80+混合+30	70~80+30	70~80+30	80~100+40
注射流速/(mL/s)	4~4.5	4~4.5	4~4.5	4~5	4~4.5	4~4.5	4.5~5
对比剂浓度/(mgI/mL)	300~370	300~370	300~370	300~370	300~370	300~370	300~370
延迟时间/s	18~24	13~16	20~25	20~25	20~25	22~28	35~40

说明:注射方式=对比剂量+生理盐水量;冠状动脉:三期相注射法=对比剂+对比剂和生理盐水一定比例的混合液+生理盐水。

（二）操作面板

1. **信息指示窗** 主要显示自检信息、工作状态、设备运行状态等。

2. **上升/下降时间设定区** 当注射器从停止状态到达正常注射期间,注射的速度从0mL/s上升至设定的注射速度,这一时间段称为上升时间。从设定注射速度下降至较低速度的时间称为下降时间。

3. **注射持续时间设定区** 使对比剂持续在一次造影采集期间。

4. **注射流率设定区** 设定注射速度。流率单位有mL/s、mL/min、mL/h。

5. **准备注射状态设定区** 该设定区是为了防止注射器误动作。在进行注射前首先要选择单次或多次注射键进行准备。

6. **压力极限设定区** 设定注射时压力,有四种压力单位psi(磅力每平方英寸)、kg(千克)、kPa

(千帕)、AUTO(大气压)。当实际压力大于设定压力极限时,对比剂注射速度将达不到所设定的数值。

7. **延迟时间设定区** 延迟方式有X线曝光延迟和注射延迟两种。选用X线曝光延迟方式时,在注射器启动后,先执行注射命令,延迟到设定时间后再发出信号触发X线机曝光。选择注射延迟时,在注射器启动后,X线设备先开始曝光,延迟到设定时间后再执行注射命令。

8. **程序存取区** 可存储注射程序,可预置注射参数,以便快捷调用。

9. **多层次注射设定区** 在对比剂总量充足前提下,可进行多层次的设定。在多层次注射时,应先设计出注射计划。

10. **复位按钮** 使面板上各项设置参数恢复初始状态。

第三节 医用显示器

医用显示器是医学影像设备以及影像存储与传输系统(picture archiving and communication system,PACS)工作站显示图像和信息的输出设备。随着医疗卫生信息技术的发展和普及,PACS现已覆盖了我国大部分医院从临床科室、数字化手术室到放射影像功能科室。在放射影像功能科室的管理和调配下,海量的图像数据可直接传送到医生诊断工作站和电子病历(electronic medical record,EMR)系统,供医生随时查询、检索、调用、阅读、诊断以及书写报告。通过医用显示器来阅读图像将逐渐成为主要的阅读形式,"软阅读"(soft-copy reading)一词也应运而生。"硬拷贝"(照片/观片灯)阅读方式也逐渐被"软阅读"方式所取代。

医用显示器快速发展的背景:一是影像数据

量大幅度增加,由于 CT、MRI 技术的发展,多层 CT 扫描和动态 MRI 生成的影像数据量是原有的几十倍甚至上千倍。难以在"照片/观片灯"模式下全部硬拷贝;二是数字化影像的动态范围宽,目前的 CT、MRI 图像一般均具有 0 ~ 4 095 个灰度级,打印成胶片时是在设定的窗宽、窗位条件下成像的,这样必定会带来图像信息的丢失,即灰度级由 0 ~ 4 095 减至 0 ~ 255,且不能调整窗宽、窗位;三是目前的成像设备(如 CT、MRI、DSA 等)都能提供 3D 甚至 4D 动态图像和功能成像,产生大量的信息,传统的阅读模式则无法读取这些动态信息。

一、医用显示器分类

医用显示器经历了从普通黑白阴极射线管(cathode ray tube,CRT)显示器到彩色 CRT 显示器,再到专业灰阶 CRT 显示器的发展;从普通彩色液晶显示器(liquid crystal display,LCD)到专业灰阶 LCD 的发展,目前正在向专业彩色 LCD、发光二极管(light emitting diode,LED)和硅基液晶显示器(liquid crystal on silicon,LCOS)方向发展。

(一) 按结构分类

医用显示器从结构上划分,主要有阴极射线管 CRT 显示器、LCD 液晶显示系统和医用影像投影仪(holo-screen)三种。

(二) 按外观分类

可分为直画面的"竖屏"显示器,横画面 4:3 的"横屏"显示器和横画面 16:9 的"宽屏"显示器三种。"竖屏"显示器是为了适应传统 14in×17in 照片竖直画面阅读图像的习惯和规则而设计的。

(三) 按扫描线数分类

可分为 1K(一幅图像的扫描线数为 1 000 行)、1.5K、2K、5K 等四种显示器。

(四) 按像素数分类

可分为 1MP、2MP、3MP、5MP 等四种显示器。

1. 1MP　称为 1 百万像素。有 1 024×1 280 竖屏、1 280×1 024 横屏两种,常用横屏显示,多用于 CT、MRI、数字胃肠机。

2. 2MP　称为 2 百万像素,简称 1K。有 1 200×1 600 竖屏、1 600×1 200 横屏两种,常用竖屏显示,多用于 CR、DSA、数字胃肠机、PACS 阅片工作站。

3. 3MP　称为 3 百万像素,简称 1.5K。有

1 536×2 048 竖屏、2 048×1 536 横屏两种,常用竖屏显示,多用于 CCD-DR、PACS 诊断工作站。

4. 5MP　称为 5 百万像素,简称 2K。有 2 048×2 560 竖屏、2 560×2 048 横屏两种,常用竖屏显示,多用于平板 DR、乳腺机、PACS 诊断工作站。

(五) 按输出接口及显示器数量分类

可分为单头单屏,双头双屏,四头四屏,八头八屏(用于会诊读片)。"头"表示显卡的视频接头。

(六) 按用途分类

可划分为诊断级、浏览级、教学级等三种显示器。

二、医用显示器结构

医用 CRT 显示器虽已淡出市场,部分厂家甚至已停止生产,但医院里仍有一定量的 CRT 显示器正在"服役"。在此,对 CRT 显示器结构和工作原理只做简单介绍。

(一) 医用阴极射线管显示器

阴极射线管显示器,通常称为 CRT 显示器,是应用最普遍的显示技术,这种技术现已非常成熟,很长一段时间都是显示器市场的主流。

1. CRT 构造　CRT 是由外壳、显像管、高压嘴、偏转线圈、电子枪、显像管电路、视频电路、和主电路板等部分构成,如图 9-7 所示。通过控制显像管电子枪中电子束的扫描,在荧光屏上显示出影像。

2. CRT 工作原理

(1) CRT 工作原理:CRT 在加电以后,灯丝发热,热量辐射到阴极,阴极受热便发射电子,在偏转线圈产生的磁场作用下,电子束会按照要求偏转,扫描涂覆在 CRT 玻璃屏内壁上的荧光粉,它将电子束的动能转换成光能,从而显示出光点,由光点组成影像。

(2) CRT 电子束和聚焦偏转的原理:要实现高清晰度的影像显示,就必须对电子束进行精密的控制,对电子束来说偏转和聚焦控制是非常重要的两个方面。电子束的发射和聚焦控制是在电子枪内进行的,通过对电子枪电极的控制实现聚焦。电子束的偏转扫描是在显像管的外部进行的。在显像管的管颈处套上一组垂直偏转线圈和水平偏转线圈,通过磁场实现对电子束的偏转控制。

(3) 性能参数:常用显像管的性能参数如表 9-4 所示。

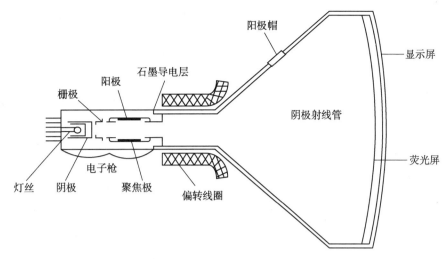

图 9-7 CRT 医学影像显示器结构图

表 9-4 常用显像管的性能参数

参数名称及单位	9in 显像管	12in 显像管	14in 显像管	16in 显像管	19in 显像管
屏幕对角线长度	9in	12in	14in	16in	19in
偏转角	90°	90°	70°	114°	110°
中心分辨力/行	550	500	600	600	600
边缘分辨力/行	450	400	500	500	500
灯丝电压/V	12	12	6.3	6.3	6.3
灯丝电流/A	0.085	0.085	0.6	0.6	0.6
截止电压/V	−25～−65	−25～−65	−30～−90	−30～−90	−20～−80
加速极/V	400	120	300	400	400
聚焦极/V	0～300	0～300	−199～+425	−100～+450	−100～+450
阳极高压/kV	9	12	12	14	16
最大调制量/V	19	19	25	25	25

注:1in=2.54cm。

1) 荧光屏尺寸:是指荧光屏的对角线尺寸。目前,常用的国产黑白显像管尺寸有:9in、12in、14in、16in、19in 等五种。

2) 偏转角:9in、12in、14in 显像管的偏转角均为90°,16in 以上的显像管偏转角大一些。

3) 阳极高压:不同的显像管需要的阳极高压也不同。显像管越大,一般所需要的阳极高压就越高。阳极高压一般为 9~16kV。

3. 彩色 CRT 显像管 如图 9-8 所示,在彩色显像管的荧光屏内侧由红(red,R)、绿(green,G)、蓝(blue,B)三种荧光粉组成一个个很小的像素单元,在显像管的后部是能发射电子束的电子枪,电子枪所发射电子束的强弱受显像管电路的控制。

对于彩色显像管来说,分别控制三束电子束的强弱就是控制 R、G、B 三基色光合成的。比例,如果三色均衡则显示黑白图像;若三色不均衡时则为彩色图像(例如彩超)。

(二) 医用平板液晶显示器(LCD)

1. LCD 的构造 核心部件为液晶面板,其成本占到平板液晶显示器总体成本的 2/3。常见的液晶面板类型有四种:TN-LCD(扭曲向列型)、STN-LCD(超扭曲向列型)、DSTN-LCD(双层超扭曲向列型)和 AM TFT-LCD(有源薄膜晶体管液晶显示器)。目前广泛使用的是 AM TFT-LCD 型平板液晶显示器,其液晶面板的主要构成包括背光膜组(荧光管)、导光板、偏光板、滤光片、玻璃基板、配向膜、

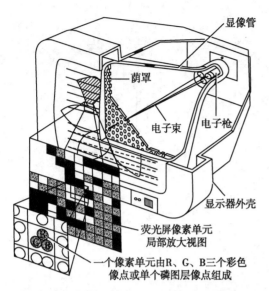

图 9-8　彩色 CRT 显示器电子枪和荧光屏的结构图

薄膜晶体管、液晶材料等,如图 9-9 所示。

2. LCD 工作原理　LCD 和 CRT 工作原理相比有所不同,CRT 主要是依靠显像管内的电子枪发射的电子束射击显示屏内侧的荧光粉来发光,在显示器内部人造电磁场的控制下,电子束会发生一定角度的偏转,扫描目标单元格的荧光粉显示不同的色彩。而 TFT-LCD 却是采用"背光源(backlight)"原理,使用灯管作为背光光源,通过辅助光学模组和液晶层对光线的控制来达到理想的显示效果,如文末彩图 9-10 所示。

液晶是一种规则性排列的有机化合物,它是一种介于固体和液体之间的物质,目前用于制造平板

液晶显示器是细柱型(nematic)。液晶本身并不能发光,它主要是通过电压的更改产生电场而使液晶分子排列产生变化来显示影像。

液晶面板主要是由两块无钠玻璃夹着一个由偏光板、液晶层和彩色/单色滤光片构成的夹层所组成,如图 9-11 所示。偏光板、彩色/单色滤光片决定了有多少光可以通过,以及生成何种颜色或灰阶的光线,从而显示出彩色或灰阶影像。扭曲向列(twisted nematic)型液晶被灌在两个制作精良的平面之间构成液晶层,这两个平面上列有许多沟槽,单独平面上的沟槽都是平行的,但是这两个平行的平面上的沟槽却是互相垂直的。位于两个平面间液晶分子的排列会形成一个 z 轴向 90° 的逐渐扭曲状态。背光光源即灯管发出的光线通过液晶显示屏背面的背光板和反光膜,产生均匀的背光光线,这些光线通过后层会被液晶进行 z 轴向的扭曲,从而能够通过前层平面,作为显示器的亮态(最高亮度)。如果给液晶层加电压将会产生一个电场,液晶分子就会重新排列,光线无法扭转从而不能通过前层平面,以此来阻断光线,呈现暗态(最小亮度)。如果电场不特别强,液晶分子处于半竖立状态,旋光作用也处于半完全状态,则会有部分光透过前层平面,可呈现出中间不同等级的灰阶和亮度。

液晶面板是被动式显示器件,自己无法发光,只能通过光源的照射显示影像。目前 LCD 一般采用冷阴极荧光管作为背光光源。冷阴极荧光灯管内充满惰性气体和微量水银,并在玻璃管内壁涂有

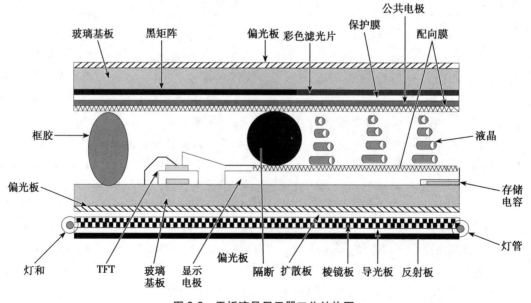

图 9-9　平板液晶显示器工作结构图

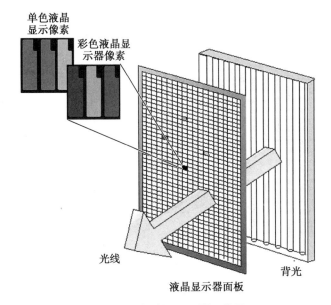

图 9-10 平板液晶显示器工作原理

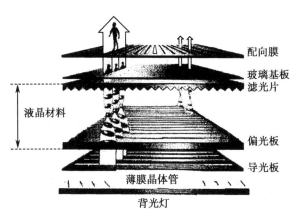

图 9-11 平板液晶显示面板结构和工作原理图

荧光粉,当加高电压到管两端的电极上时,两极便开始放电,水银会因电子或充入的惰性气体的原子等相互碰撞而被激活,发出紫外线,紫外线再激活荧光粉发光。经过长期不断的改良,目前的冷阴极荧光管技术已经非常成熟,其使用寿命长,在亮度、节电性等方面性能优异。冷阴极荧光管属于管状光源,为了使荧光屏不同区域的亮度能够均匀分布,需要大量附件。

3. LCD 性能和特点 LCD 的性能主要取决于其亮度、画面均匀度、可视角度和反应时间等。其中反应时间和可视角度均取决于液晶面板的质量,画面均匀度则和辅助光学模块有很大关系,而 LCD 的亮度主要取决于背光光源的光亮度。当然,整个模组的设计也是影响产品亮度的一个重要因素。

从技术角度来说,提高亮度的方法有三种:

(1) 提高液晶板的光通过率,但这是有极限的。

(2) 增加背光灯管数量,亮度有很大提高,在相同的参数下,液晶的明亮度效果要好一些。不过更多的冷阴极荧光管意味着功率消耗增大。

(3) 通过在荧光屏表面加入数层带有特殊化学涂层的薄膜光学物质对外来光线进行处理,一方面折射成不同的比例,使反射的光线得以改变方向并互相抵消,另一方面能最大限度地吸收外来光线,改变光线传播的波长和反射,经过这样的处理后,就能最大限度地减少外来光线在荧光屏造成的反射,把在荧光屏上产生的反光度和反光面积降低至最低的程度,从而使背光源的光线能更好地透过液晶层,使亮度更高,反射更低。

(三) 医用发光二极管显示器(LED)

LED 是一种低场型电致发光器件,它的工作原理是在Ⅲ-Ⅴ族化合物的 PN 结上加正向偏压,使势垒高度降低并产生少数载流子的注入。注入的少数载流子和该区的多数载流子复合,将多余的能量以光子的形式辐射出来。LED 包括可见光、红外光和半导体激光器 3 种,但用于电子显示的仅限于可见光 LED。由于 LED 从本质上讲是一种半导体二极管,它具有如下特点:

1. 工作电压低,一般在 2V 左右,能直接用 CMOS 电路驱动。

2. 发光效率高,可大于 101m/W。

3. 响应速度快,可达 1ns 量级。

4. 可靠性高。

LED 构造的核心是用半导体发光材料制作的 PN 结,芯片大小约 0.3mm×0.3mm×0.3mm,芯片外用高透明度和高折射率的材料封装,封装材料可减小芯片材料和大气在折射率上的失配,提高光的出射率。不同外形的封装,可调节出射光的角向分布。有时在一个底座上安装发不同颜色光的几枚芯片,使 LED 显示不同的光色。LED 的伏安特性与半导体二极管大致相同,它的发光亮度与电流成正比。在光纤通信中用作调制光源,在光电耦合器中用作电光转换等。

(四) 医用硅基液晶显示器(LCOS)

LCOS 是由 Aurora Systems 融合半导体和液晶两项技术的优势在 2000 年开发出来的分辨率更高、价格却可能更低的新技术。由于 LCOS 采用半导体的方式来控制分辨率,而较高的分辨率又导致较小的画面颗粒,所以画质自然真实。LCOS 技术代表了倍频扫描电视和电脑显示器的完美结合,分割画面和多重扫描可使其应用多样化、生活化和人性化。

1. LCOS 的构造　液晶材料涂于 CMOS 硅芯片表层。芯片包含了控制电路，并在表层涂有反射层。在芯片外部或者内圈设置有隔离器以保持盒厚的均匀性。盒厚只有 $1\mu m$ 左右。取向层可以确保液晶分子取向一致。由于液晶须通过一部分电流，因而在晶体上部加设了一个次级透明电极。玻璃基板用以保护液晶和稳定液晶的位置。

LCOS 面板的结构有些类似薄膜晶体管(thin-film transistor, TFT)LCD，一样是在上下二层基板中间撒布用来加以隔绝后，再填充液晶于基板间形成光阀，借由电路的开关以推动液晶分子的旋转，从而决定画面的明与暗。

2. LCOS 工作原理　在 LCOS 微显示器中所采用的是扭曲向列型液晶材料。当电流到达液晶体时，液晶分子的扭曲程度会发生变化。根据这个原理，光束要首先通过一个起偏器以使光波传播保持特定的偏振方向，然后在液晶介质中光的偏振方向随着液晶分子的扭曲方向的变化而变化，接着光束又经过 LCOS 反射表面的定向反射，然后再穿过一个检偏器。

三、医用显示器主要技术参数和功能

由于数字化放射科及 PACS 的运行是在计算机环境下的图像工作站上进行浏览、分析和诊断。因此确保电子化显示设备的图像显示质量是至关重要的，其影响因素也远较传统模式复杂。

（一）主要技术参数

1. 亮度　人眼进行图像分辨的主要参数为：物体与背景的亮度差以及人眼辨别细节的能力（即视觉灵敏度）。如果背景亮度太低，医生就会感觉不舒服，影响读片效果。一般读片灯箱的亮度为 $500cd/m^2$，要求医用显示器的亮度也能达到同等亮度。

医用显示器的最高亮度应达到 $700\sim1\,000cd/m^2$（LCD 的亮度标称值为背光管所产生的最大亮度）。医用显示器需要高灰阶来表达医学影像，高亮度可增加最黑到最白之间的灰阶，为医生准确诊断提供保障。

2. 分辨力　它包括密度分辨力及空间分辨力。

密度分辨力用离散灰阶级的总数来度量，例如 CT 的密度分辨力可达 2^{14}（16 384 级灰阶）。目前医用 LCD 中的 10 位薄膜晶体管(TFT)可以显示真正的 1 024 级灰阶，与 8 位 TFT 显示器相比，可以提供比 8 位分辨力显示器多 4 倍的数据，从而能够显示更加精确的诊断图像。

空间分辨力常以描述物体的像素总量来度量。与此相关的是可寻址像素的数目与可分辨像素的数目。高分辨力 CRT 显示器的可寻址像素矩阵高达 2 048×2 560，但其可分辨矩阵远小于此值。CRT 显示器的分辨像素数由电子束斑尺寸(beam spot size)，显示信号的带宽(bandwidth)和每一刷新周期内光栅数确定。

3. 灰阶　它又称为灰度等级，显示器荧光屏上人眼能观察并区分的灰度级数就是显示器的灰阶。灰阶数越大，则图像的层次越丰富，真实感越强。

对医用显示器来讲，灰阶十分重要，因为灰阶越多，图像上可区分的组织厚度越薄。这对增加临床诊断的准确性是很重要的。

4. 响应时间　医用显示器多数是对放射数字化影像的显示，CT、MRI、CR、DR 影像均为静态，响应时间不是重要指标。因此，医用显示器的响应时间有 50ms、35ms、25ms，浏览影像时没有太大的差异。当应用于 DSA 或数字胃肠机时，应当首选 25ms(1MP、2MP)的显示器。

5. 扫描非线性失真　在扫描正程期间，扫描点的位移与时间成正比，扫描就是线性的；如果扫描点的位移与时间不成正比，那么扫描就是非线性的，可能产生非线性失真，表现为图像失真。

非线性失真分为水平方向失真与垂直方向失真。图 9-12 是输入方格信号时，图像显示的非线性失真的情况。

扫描非线性失真的大小定义为：

$$e=\frac{b_{max}-b_{min}}{(b_{max}+b_{min})/2}\times100\%\qquad \text{公式(9-1)}$$

式中 e 为扫描非线性失真的平均百分数；b_{max} 为最大宽度；b_{min} 为最小宽度。

一般要求 $e<10\%$，如果 $e<5\%$，则人眼感觉不到图像失真。

6. 几何失真　它也由扫描非线性引起，主要与偏转线圈绕制不对称有关系。常见的几何失真如图 9-13 所示。

对于梯形和菱形失真，失真的大小可用平均百分数表示为

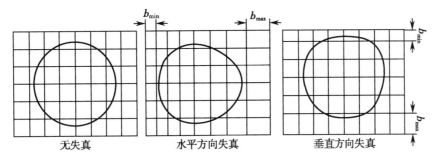

图9-12　扫描非线性引起的图像失真

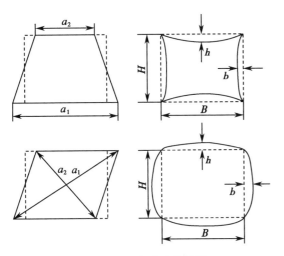

图9-13　几何失真的类型

$$e = \frac{a_1 - a_2}{(a_1 + a_2)/2} \times 100\% \qquad \text{公式（9-2）}$$

式中 e 为几何失真的平均百分数；a_1 为最大形变尺寸；a_2 为最小形变尺寸。

对于枕形失真和桶形失真，失真的大小可用形变百分数表示为

$$e = \frac{h}{H} \times 100\% \qquad \text{公式（9-3）}$$

式中 e 为垂直几何失真的形变百分数；h 为垂直形变尺寸；H 为垂直基本尺寸；当 b、B 分别替换 h、H 时，e 为水平几何失真的形变百分数。

几何失真可以通过调节偏转线圈上的调整磁片或者在偏转线圈上增加磁性贴片的方法加以校正。

7. 信噪比　在显示器整个荧光屏上，除目标图像外，往往还有密密麻麻的小亮点，这就是噪声。为了得到高质量的图像，就要控制噪声的大小，使噪声尽可能小。

噪声的大小可用信噪比表示。信噪比（S/N）的定义为信号的电压峰值 V_S 与噪声电压 V_N 之比

的分贝数（dB），即 $S/N = 20\lg(V_S/V_N)$。S/N 越大，图像的噪声越小。噪声的大小，还影响图像的清晰度。如果显示器噪声很大，就不能很清楚的显示图像的细节。

8. 坏点　对 LCD 来讲，像素在 1MP、2MP、3MP、5MP 时，行业标准要求每屏不允许出现分散的 5 个坏点或集中的 3 个坏点，以保证图像质量。

（二）主要功能

医用显示器与普通显示器相比较，医用显示器要求有更严格的技术参数与更强大的功能扩展。医用显示器与普通显示器的参数比较如表 9-5 所示。

1. DICOM 校正　人眼对灰阶的反应并不是线性关系，眼睛对明亮部分的反应较黑暗部分灵敏。DICOM 3.0 为显示灰阶图像提供了灰阶标准显示函数，以使给定图像在不同亮度的显示系统上表现出的灰度感或基本外貌呈现较好的相似性，并且为给定显示系统提供便于使用的数字驱动级别。为得到严格的感知线性，需应用软件对重现的图像进行调节以和用户的期望值相匹配。

医用显示器必须具备调整灰阶显示曲线以符合 DICOM 3.0 中规定的灰阶显示函数功能且有较高亮度的显示系统能显示更多可分辨的灰阶数。

一般是用 SMPTE 图案（影像测试卡）检验显示系统是否符合 DICOM 显示函数。在诊断中，能区分的灰度差异（组织密度差异）越小越好，这对早期病灶的诊断有很大帮助。彩色显示器和没有 DICOM 显示函数校准的黑白显示器，无法清楚显示 5% 以下、95% 以上的灰阶，若病灶影像灰度刚好处在此灰阶范围内时，就很容易造成漏诊。

2. 亮度恒定　无论是 CRT 还是 LCD，亮度都会随着使用时间的延长而衰减。LCD 内部设有传感器（sensor），能检测 LCD 的亮度并自动调整。使 LCD 在使用寿命内能始终保持稳定的亮度，使不同 LCD 具有相同的亮度和灰阶表达。通过传感器电

表 9-5　医用显示器与普通显示器的参数比较

参数项目	普通彩色显示器	普通黑白显示器	医用显示器
最大亮度	$200 \sim 300cd/m^2$	$600 \sim 800cd/m^2$	$600 \sim 1\,000cd/m^2$
分辨力	$1\,280 \times 1\,024$	$1\,280 \times 1\,024$	$1\,280 \times 1\,024$
		$1\,200 \times 600$	$1\,200 \times 600$
		$1\,560 \times 2\,048$	$1\,560 \times 2\,048$
			$2\,048 \times 2\,560$
对比度	$300:1$	$600:1$	$1\,000:1$
灰阶	8bit	8bit	$10 \sim 12$bit
横/竖屏	横	横/竖	横/竖
专用灰阶显卡	×	×	√
内置亮度恒定控制器	×	×	√
DICOM 校正	×	×	√
QA 校正软件	×	×	√
PM 远程管理软件	×	×	√

路对 LCD 的亮度进行恒定亮度控制,达到 PACS 网络医用 LCD 的一致性和整体性要求。其实现方式如下:

(1)亮度恒定:每次开机都将 LCD 设定在恒定亮度值,并保证 LCD 有 3 万~5 万小时的亮度恒定寿命,按每天工作 10 小时计算,LCD 的寿命为 10 年。

(2)亮度自动调整:LCD 的亮度会随温度的变化而变化。亮度传感器能检测 LCD 的亮度并自动调整使之稳定。

(3)30 秒预热:LCD 在刚开机时,不会立刻达到设定的亮度。大约需经过 20~30 秒钟后才会达到设定的亮度。在亮度未达到设定亮度时,LCD 不能用作诊断。

3. QA 校正软件　医用 LCD 应配备 QA 校正软件,在 LCD 安装后,LCD 的校正,以保证显示图像符合 DICOM 要求。

用 QA 校正软件驱动 LCD,在单位时间内依次显示 1 024 或 2 048 个灰阶的原始亮度值,并与 DICOM 标准值进行误差计算,然后进行灰阶亮度差值补偿校正,并将校正值存入显示灰阶数据库,驱动每一次开机时的灰阶亮度,保证 LCD 显示的图像符合 DICOM 3.0 的要求。一般 DICOM 校正数据存储到 LCD 或显示卡中。具有校正数据存储功能的 LCD 可解决由于系统故障重新装机,必须重新进行 DICOM 校正的问题,保证 PACS 系统的工作效率。

四、医用显示器的信号输入接口和驱动卡

(一) 信号输入接口

1. **信号分离型 BNC 接口**　采用这种方式,信息传输的质量好,不易受外界信号的干扰。目前,还有一部分医用显示器产品仍在使用此种模拟视频信号接口方式。

2. **DVI(DVI-I、DVI-D、DVI-A)接口**　目前,绝大多数医用显示器均使用 24 芯数字显示界面(digital visual interface,DVI)接口。DVI 接口用于与具有数字显示输出功能的显卡相连接。

(二) 驱动卡

医用显示器是由医学成像设备主控计算机或者 PACS 系统医生诊断工作站的主机箱内置的显示驱动卡(简称显卡)驱动的,因而其显示图像、扫描场频、行频、亮度和对比度控制、DICOM 显示校正曲线也是受显卡控制的。

一般医用显示器均配有专门的显卡,还有一部分医用显示器除了可以接驳自身所配原厂显卡以外,还能够接驳通用显卡,当然,使用通用显卡会损失一些专业性能。

医用显示器驱动卡按照可接驳的显示器数量可分为单头显卡、双头显卡以及四头显卡。其视频信号输出接口类型一般为 BNC 模拟接口,以及 DVI 数字显示界面接口。显卡电路板上内置 10bit

数字化显示控制器,可输出还原 1 024 级灰阶。显卡与计算机的接口一般为 64bit,66MHz PCI 总线接口,其数据总线吞吐能力高达 400MB/S。显卡内置的数模(D/A)转换器可输出分辨力高达 2 048×2 560,无闪烁刷新率高至 75Hz。显卡支持的主机平台既有 Microsoft Windows NT/2000/XP,也有专业的 UNIX 平台,例如 Sun Solaris 等。

显卡又称显示器适配卡,是连接主机与显示器的接口卡。其作用是将主机的输出信息转换成字符、图形和颜色等信息,传送到显示器上显示。

1. 主要技术参数

(1)架构:图形显示卡架构表示像素渲染管线与纹理贴图单元的数量关系。目前主流中低端显卡,基本上是 8×1 架构或 4×2 架构,而高端产品则拥有 12×1 架构其至 16×1 架构。8×1 架构代表显卡的图形核心具有 8 条像素渲染管线,每条管线具有 1 个纹理贴图单元;而“4×2 架构”则是指显卡图形核心具有 4 条像素渲染管线,每条管线具有 2 个纹理贴图单元。即在一个时钟周期内,8×1 架构可以完成 8 个像素渲染和 8 个纹理贴图;而 4×2 架构可以完成 4 个像素渲染和 8 个纹理贴图。从实际显示效果看,二者在相同工作频率下性能相近。

(2)核心频率/显存频率:显卡的核心频率是指显示核心的工作频率,其工作频率在一定程度上可以反映出显示核心的性能,但显卡的性能是由核心频率、显存、像素管线、像素填充率等多方面的情况所决定的。显存频率与显存时钟周期是相关的,二者成倒数关系,也就是显存频率 = 1/显存时钟周期。

(3)显存容量:显存容量是显卡上本地显存的容量数,决定显存临时存储数据的能力,在一定程度上影响显卡的性能。目前主流的 256MB 和 512MB,专业显卡已具有 1GB 显存。

在显卡最大分辨力方面,最大分辨力在一定程度上跟显存有着直接关系,因为这些像素点的数据最初都要存储于显存内,因此显存容量会影响到最大分辨力。

显存容量越大并不意味显卡性能高,决定显卡性能因素首先是其所采用的显示芯片,其次是显存带宽(取决于显存位宽和显存频率),最后是显存容量。

(4)像素填充率:像素填充率的最大值为 3D 时钟乘以渲染途径的数量。像素填充率 = 架构参数×核心频率。如当核心频率为 200MHz,4 条渲染管道,每条渲染管道包含 2 个纹理单元,其填充率就为 4×2 像素×2 亿/s = 16 亿像素/s。这些像素构成显示画面,每帧在 800×600 分辨力下一共就有 800×600 = 480 000 个像素,以此类推 1 024×768 分辨力就有 1 024×768 = 786 432 个像素,故在不超过处理极限时,分辨力越高时显示芯片就会渲染更多的像素,因此填充率对衡量显卡性能有重要意义。

(5)显存位宽:显存位宽表示一个时钟周期处理的数据位数,显存位宽决定显存带宽。显存带宽 = GPU 时钟频率×显存位宽/8。在显卡工作过程中,Z 缓冲器、帧缓冲器和纹理缓冲器都会大幅占用显存带宽资源。当显示卡进行大量像素渲染工作时,显存带宽不足会造成数据传输堵塞,导致显示芯片等待而影响处理速度,成为显卡整体的性能瓶颈。显存带宽的计算方法是带宽 = 工作频率×数据位宽/8。目前显存主要分为 64 位和 128 位,在相同的工作频率下,64 位显存的带宽只有 128 位显存的一半。

(6)顶点着色引擎数:顶点着色单元是显示芯片内部用来处理顶点(vertex)信息并完成着色工作的并行处理单元。顶点着色单元决定了显卡的三角形处理和生成能力,所以也是衡量显示芯片性能特别是 3D 性能的重要参数。中高端图形显示卡的顶点着色引擎数一般在 6~8 之间。

2. 工作原理

(1)CPU 到显卡的数据传输:CPU 将有关作图的指令和数据通过总线经总线接口传送至显卡。

(2)显卡内部图像处理:GPU 根据 CPU 的要求,完成图像处理过程,并将最终图像数据保存在显存中。

(3)最终图像输出:在 VGA(视频图形阵列)接口显卡中,RAM DAC 从显存中读取图像数据,转换成模拟信号传送给显示器。对于具有 DVI 接口显卡,则直接将数据传递给显示器相应接口。

3. 医用图形显示卡的特殊要求 医用影像工作站应用医用显示器,具高亮度高灰阶分辨力,同时出于医生及临床医生在读片过程中的实际需要,对适配医用显示器的图形显示卡在性能和功能上提出了更高要求:

(1)显示模式:由于诊断工作站需要两台或多台显示器时,显卡能够实现独立显示、扩展显示、复制显示等显示模式之间的灵活转换,便于医生的诊断。

(2)一卡两显:当一台工作站配有两台显示

器时,显卡有两个输出口。

（3）主副显示互换:当工作站有一台普通显示器,同时有一台或多台医用显示器时;设定普通显示为主显,医用为副显时,普通显示器和医用显示器分别显示彩色和灰阶图像时,彩色不应有缺色,灰阶不应有断层,不应出现普通显示器为主显时,医用显示器会有灰阶断层;医用显示器为主显示时,彩显会缺彩色,且程序菜单打开时,总出现在高分辨力的医用显示器上字单色且缩小。

（4）彩色-黑白转换:医用显卡（灰阶显卡）,配医用显示器,显示彩色图像时,RGB 三原色信号,往往只使用 G 色表现灰阶图像,使彩色图像显示成灰阶图像时,丢失了 R、B 二个原色的信息。

（5）10bit 灰阶输出:普通显卡技术建立在 Windows 技术平台上,输出 8bit 信号,灰阶应为 256 灰阶,但 Windows 系统调色盘独占去了 20 个灰阶,显示器实际显示的灰阶只有 236 个灰阶,有些影像会出现明显的灰阶断层,这也是普通显卡不能替代医用显卡的原因。

（6）横/竖屏转换:医用显卡有横/竖屏显示设置,一般 CT、MRI、DSA、乳腺用于横屏显示,CR、DR 胸片用于竖屏显示。

五、医用显示器质量评价和检测

医学显示器质量评价测试标准包括三个:显示亮度和空间分辨力测试标准 SMPTE RP 133—1991、DICOM 显示一致性标准和医用影像显示质量评测指南 AAPM-TG18。

（一）显示亮度、空间分辨力测试标准（SMPTE RP 133—1991）

20 世纪 90 年代初,美国电影与电视工程师学会提出了 SMPTE RP 133—1991 标准,即《用于医学影像诊断的监视器和相机硬拷贝测试图规范"（SMPTE 1991）》。SMPTE RP 133 详细描述了用于评测模拟和数字显示系统分辨率的测试图和各项要求,包括所需的格式、尺寸和对比度等。该标准为用户提供了对软拷贝和胶片硬拷贝显示系统的质量检测方法,该方法适用于显示系统初始安装阶段及日常维护阶段。

图 9-14 是被广泛使用的 SMPTE 测试图,将其显示在显示器上或通过相机输出打印到照片上观察,可检测显示系统的亮度、对比度、空间分辨力、一致性和失真度等特性。

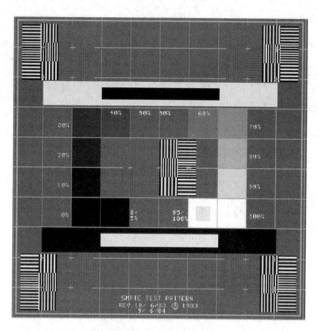

图 9-14 SMPTE 测试图

在 SMPTE 测试图中央位置,分布一组亮度不同的方块,由白色块（亮度 100 环）渐变到黑色块（亮度 0%）,其中在图中白色箭头所示方块中嵌入了一个 5% 亮度的小色块,在图中黑色箭头所示方块嵌入了一个 95% 亮度的小色块。对显示系统检测时,若能够看见上述 5% 和 95% 两个小色块,就可认为该显示系统的亮度和对比度是合乎要求的。同时,在 SMPTE 测试图四个角落和中央位置,分布着一些黑白相间、水平和竖直走向、宽度不一的条块,对显示系统检测时,若能够清楚的分辨出所有条块,并且没有重叠、变形,则可认为显示系统的空间分辨力和失真度是合乎要求的,图 9-15 是几何失真测试图。

由布列根和妇女医院（Brigham and Women's Hospital,BWH）提出的 BWH 测试图经常被用于测试显示系统的显示灰阶范围。该图显示时,若出现类似于同心圆环状的显示效果,则表明该显示系统所提供的灰阶范围不足。

（二）显示一致性测试（NEMA-DICOM）

DICOM 是由美国放射学会（ACR）和国际电气制造业协会（NEMA）共同制定,用于规范系统间、设备间医学图像通信的标准。自公布后,得到医学成像设备厂商、PACS 厂商广泛的支持。今天,DICOM 标准已被公认为必须共同遵循的最低标准。实际上,DICOM 每年都会增加新的内容,涵盖的范围也从图像通信扩展到医学图像信息安全、显示一致性等更为广泛的领域。

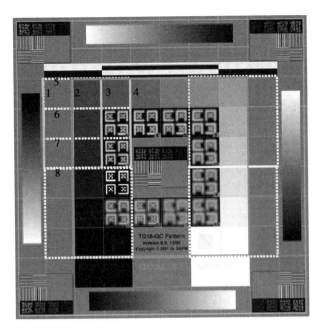

图 9-15　几何失真测试图

是灰度变化与亮度呈线性关系,而是灰度变化与人眼视觉感知呈线性关系。

(三) 医用图像显示质量评测指南 (AAPM-TG18)

美国医学物理师协会第 18 工作组(The American Association of Physicists in Medicine Task Group 18)是由政府机构(如 FDA)、医学物理师、放射医师、高校研究机构、医疗设备厂商、医用显示器厂商共同组成的,专注于医用显示器效果评价的机构。

TG18 推荐了一系列标准测试图来评价显示设备的功效,包括对显示设备的:反射、几何失真、亮度、分辨率、噪声、闪烁、色度、伪影等特性的测试,提供了定量测试和视觉测试两种方法。TG18 提供了 DICOM 16bit TIFF 和 8bit TIFF 格式的测试图,测试图分为 1 024×1 024(1K)和 2 048×2 048(2K)两种规格,用户可直接在 TG18 网站上下载使用,同时 TG18 还提供了通过测试软件自行生成测试图的方法。

TG18 还详细定义了如何使用测试图来评价显示质量的方法、所需测试工具以及不同等级显示器的最低指标。TG18 强调医学图像显示质量控制应该成为医疗影像技术业务的日常工作之一,并详细定义了医用显示设备初始安装、每天、每月、每年医学图像显示质量控制所必须完成的评测内容、方法和必须达到的指标以及针对评测结果建议的操作。

2000 年,DICOM 标准推出了关于灰度图像显示标准方面的内容(Part 14):灰度标准显示函数(GSDF)。其目的是:医学图像传输到任意地点,在任一 DICOM 兼容的显示设备上(无论是胶片,还是显示器),图像能够以一致的灰度表现得到表达。"一致的灰度表现"即相同的图像灰度变化(如图像中两个区域的灰度值差异)对应到相同可感知的亮度级别变化。需要强调的是,GSDF 要求的并不

第四节　心电门控装置

随着医学成像设备的不断发展,无创的心脏及冠状动脉影像学检查已成为现在临床医生在诊治心脏疾病前重要的常规检查项目。但由于心脏器官的搏动(例如呼吸、心跳:房、室搏动等)容易使得成像设备(SPECT、MRI 及 CT 等)在采集图像过程中产生心脏器官正常搏动带来的伪影,从而降低了图像的分辨率,给影像诊断带来极大困难。为了获得更好的图像质量,一般运用诸如呼吸补偿和呼吸门控、心电门控和心电触发等技术来做影像采集技术修正。所谓心电门控(electrocardiogram gating)技术就是为了减少或消除心脏大血管的搏动对图像造成的影响而采取的技术手段。

一、SPECT 心电门控结构

门电路帧模式采集(gated frame mode acquisition)该方法是研究运动脏器功能和提高运动图像分辨力的重要方法。SPECT 中应用最多的是心电门控采集。如图 9-16 所示,以动态帧模式采集为基础,用周期性的心电 R 波信号对采集过程进行门控。以 R 波为标志,把每个心动周期等分成 n(8、16 或 32)个时间段,计算机在存储器中建立对应的 n 个独立的矩阵(如 128×128)。每个 R 波到来时,顺序在相应的矩阵中存入相等时间段的计数。从第二个 R 波开始,数据的存储则重复上一过程。此过程一般要累积数百个心动周期的计数,以尽可能增加信息量,减少统计误差。

二、MRI 心电门控结构

(一) MRI 心电门控结构

ECG 波形、脉搏波形和呼吸波形由各自的探测器取出,送至安装在检查床尾部的生理测量模块(physiologic measurement module, PMM)。图 9-17

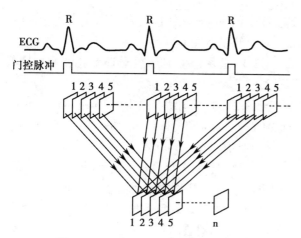

图9-16 心电门控帧模式采集示意图

所示,PMM将每一波形数字化并提取触发信号。这些信号和触发信号以串行方式输出,并经光缆送到控制台。图像处理单元(IPU)中的图形处理板GRD PCB将接收的信号分离为信号和触发信号,并将信号转化成模拟信号送到PSC PCB。PSC

PCB负责梯度磁场电源分配和触发信号对RF发射装置和接收装置的同步控制。

(二) MRI心电门控技术

1. 心电触发及门控技术(ECG trigger and gating) 心电触发技术是利用心电图的R波触发信号采集,使每一次数据采集与心脏的每一次运动周期同步。门控技术则是采用阈值法,根据心电图与心动周期的关系设上、下阈值(即"门"),所有数据采集在"门"内进行,超出"门"则不采集。

2. 回顾性心电门控(retrospective electrocardiogram gating)**技术** 回顾性心电门控与前瞻性心电门控的不同之处在于,它不是利用心电图R波为触发信号,不以一个心动周期为一个数据采集单位,而是连续采集数据,心电图的变化与数据采集互不影响。在每一次数据采集时,相应的心电图位置被记录并储存。

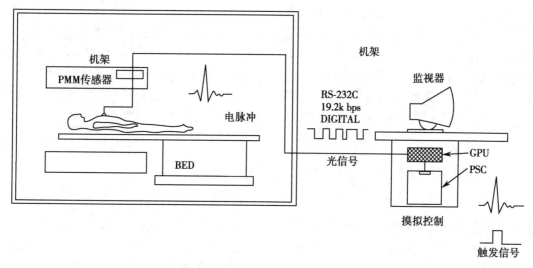

图9-17 MRI心电门控结构示意图

三、CT心电门控装置结构

(一) CT心电信号采集

心脏搏动时,随着心肌的极化、去极化过程,人体的不同部位有着微弱的电位区别,这些电位信号反映了心脏的工作状态。三导联测量法是一种简便有效的心电信号采集方式,如图9-18所示,原理是通过测量左锁骨下(LA)、右锁骨下(RA)、左肋弓下(LL)的电位,进行差分运算:

一导联 $I = LA - RA$

二导联 $II = LL - RA$

三导联 $III = LL - LA$

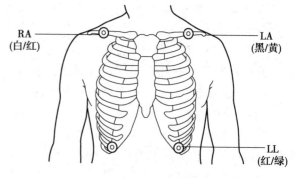

图9-18 三导联测量法导线连接示意图

人体体表的电位信号很微弱,一般在0.5~5mV之间,并且伴随着干扰引入的杂波,需要特殊设备采集处理。心电门控采集装置的基本原理如图 9-19 所示。

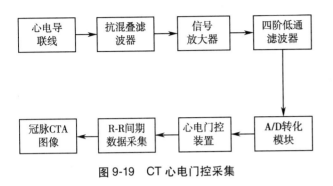

图 9-19　CT 心电门控采集

电位信号经过与人体良好接触的电极片,传输到抗干扰性能良好的导联线上,再传输到信号采集前端。采集前端的信号放大器将微弱的电信号放大,通过一个四阶低通滤波器,滤除噪声信号,得到人体的特征信号波形。该波形经过采集前端处理器内部的高性能 A/D 转化模块对信号进行实时的数字化,通过门控装置,在 R-R 间期内进行有效的采集,最后形成图像。

（二）CT 心电门控技术

一般来说,在心脏舒张中、晚期心脏的运动最慢,这一时段持续 100~150ms。因此,CT 冠状动脉的图像采集应在心动周期这一很短的时间内进行。心电门控的本质是在心脏搏动最慢的心动周期时点采集数据,将图像质量所受的影响减低到最小。

1. **前瞻性心电门控触发**（prospective ECG trigger）　采用步进式扫描,采集既定时相,如 R-R 间期 75% 时点的心脏图像。采用前瞻性门控方式较回顾性心电门控可降低患者接受的辐射剂量。在先进的 CT 设备中结合大螺距扫描能将冠状动脉 CTA 的辐射剂量降至 1mSv,甚至 1mSv 以下。

2. **回顾性心电门控**（retrospective ECG gating）　采集的是整个心动周期的容积数据,可在 R-R 间期的任意百分点重建心脏图像,弥补了前瞻心电门控的不足,也克服了心律失常时心动周期不一致的限制。回顾性心电门控最佳重建时点增加了诊断的准确性,有助于避免因心脏运动伪影造成的误释。在需要进行动态分析、心功能评价以及患者心率不能满足前瞻性心电门控要求时推荐临床使用回顾性心电门控方式采集冠状动脉 CTA 数据。

（赵雁鸣　胡鹏志　李娅　蔡娅
张利娟　石明国）

推荐阅读

1. 石明国,韩丰谈.医学影像设备学.北京:人民卫生出版社,2016.

2. 石明国.医学影像设备学.北京:高等教育出版社,2008.

3. 石明国.现代 CT 设备质控管理与操作规范.北京:人民卫生出版社,2018.

4. 韩丰谈,朱险峰.医学影像设备学.北京:人民卫生出版社,2010.

5. 石明国.医学影像设备(CT/MR/DSA)成像原理与临床应用.北京:人民卫生出版社,2013.

6. 石明国.医学影像技术学:影像设备质量控制管理卷.北京:人民卫生出版社,2011.

7. 国家卫生健康委员会.X 射线计算机断层摄影装置质量保证检测规范:GB 17589—2011.北京,2011.

8. 卢虹冰.医学成像及处理技术.北京:高等教育出版社,2013.

9. 石明国.现代医学影像技术学.陕西:陕西科学技术出版社,2007.

10. 石明国.实用 CT 影像技术学.陕西:陕西科学技术出版社,1995.

11. The Phantom Laboratory. CATPHAN 500 and 600 Manual. Salem:NY 12865-0511 USA,2009.

12. 杨正汉,冯逢,王霄英.磁共振成像技术指南.北京:人民军医出版社,2007.

13. 黄钢.核医学与分子影像临床操作规范.北京:人民卫生出版社,2014.

14. 石明国.中华医学影像技术学:影像设备结构与原理卷.北京:人民卫生出版社,2017.

15. 何文,唐杰.超声医学.北京:人民卫生出版社,2019.

16. 任卫东,常才.超声诊断学.3 版.北京:人民卫生出版社,2013.

17. 潘中允.简明核医学.北京:北京大学医学出版社,2004.

18. AAPM Report No. 39. Specification and Acceptance Testing of Computed Tomography Scanners Report of Task Group 2 Diagnostic X-Ray Imaging Committee. Published for the American Association of Physicists in Medicine by the American Institute of Physics,1993.

19. 王秋良.磁共振成像系统的电磁理论与构造方法.北京:科学出版社,2018

20. 赵喜平.磁共振成像系统原理及其应用.北京:科学出版社,2000.

21. 周永昌,郭万学.超声医学.6 版.北京:人民军医出版社,2012.

22. 甲子乃人.超声设备使用入门.3 版.朱强,译.北京:人民军医出版社,2012.

23. 牛金海.超声原理及生物医学工程应用:生物医学超声学.上海:上海交通大学出版社,2017.

中英文名词对照索引

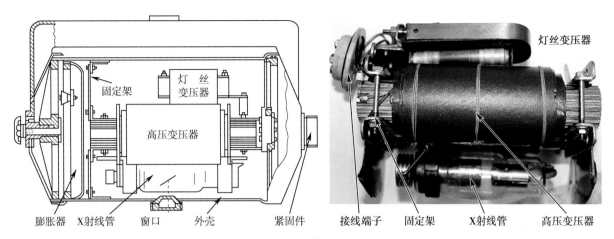

图 2-16　X 射线管头结构示意图

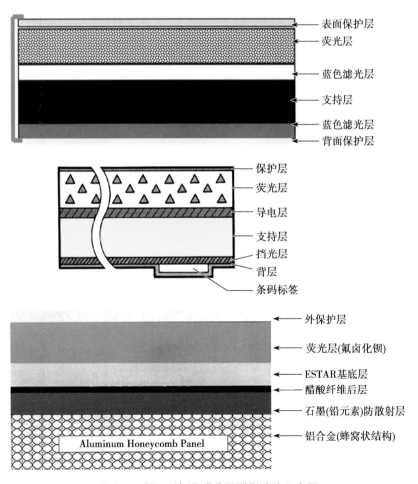

图 3-5　CR 系统 IP 成像及潜影消除示意图

1

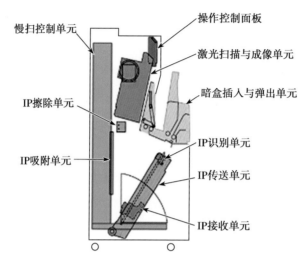

图 3-13　柜式阅读器内部功能单元标识示意图

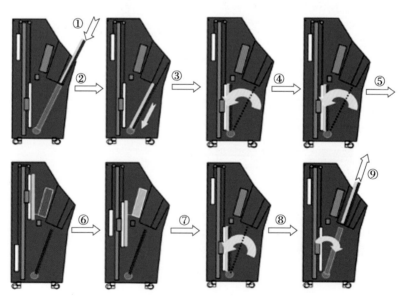

图 3-14　IP 在阅读器中运行顺序步骤示意图

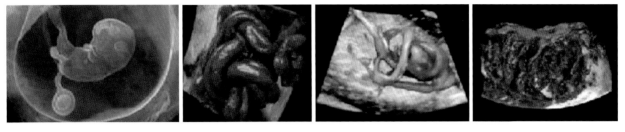

图 7-16　容积成像技术实现早到 8 周胎儿成像（左一），以及立体感超自然的缠绕脐带（左二）、胎盘血流（右二三）

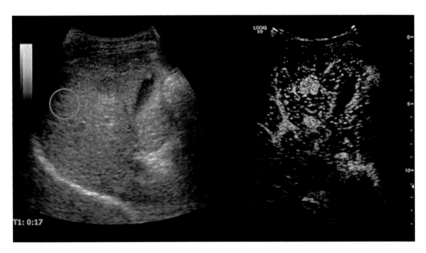

图 7-17　超声造影前后对比图

左图为常规二维灰阶超声，病灶区（画圈处）仅见一低回声弱衰减灶，后回声增强，边界清形态尚规则，内回声欠均匀。超声造影显示，病灶动脉相呈整体均匀回声高增强（右图），表明病灶性质活跃。

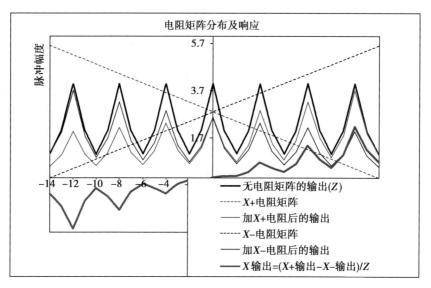

图 8-15　经电阻矩阵处理后的输出信号

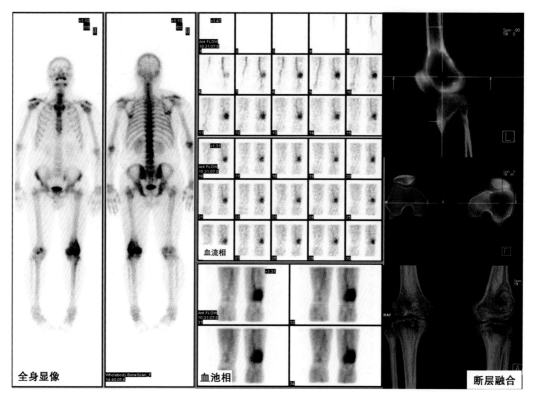

图 8-25　SPECT 骨三相显像图

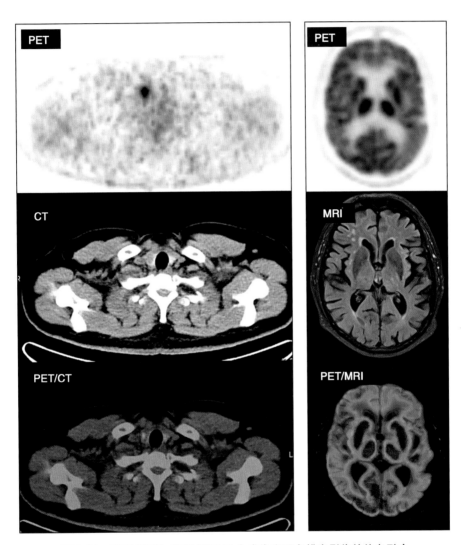

图 8-30 PET/CT 和 PET/MRI 融合成像实现多模态影像的信息融合

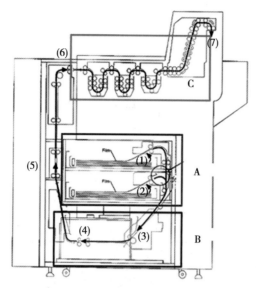

图 9-2　干式激光打印流程图
A. 送片区；B. 激光扫描区；C. 加热区

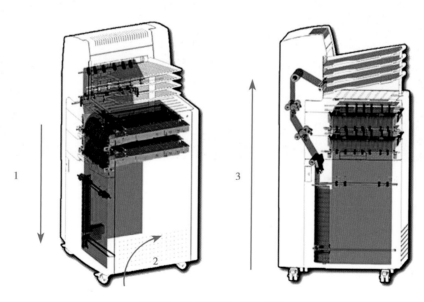

图 9-3　干式热敏打印流程图

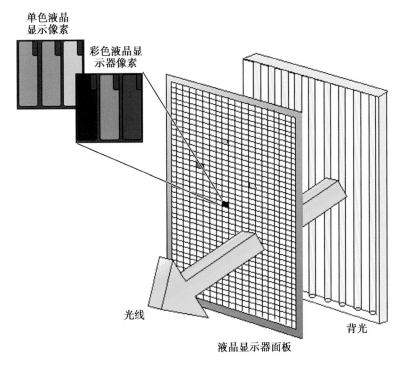

单色液晶
显示像素

彩色液晶显
示器像素

光线

液晶显示器面板

背光

图 9-10　平板液晶显示器工作原理